ANATOMIE DES MENSCHEN

Zweiter Teil

ANATOMIE DES MENSCHEN

für Studierende und Ärzte
dargestellt nach systematischen, topographischen und praktischen Gesichtspunkten

von Prof. Dr. med. et phil.
A. WALDEYER
ehemals Direktor des Anatomischen Institutes der Humboldt-Universität Berlin

unter Mitarbeit von Dr. med.
U. Waldeyer
ehemals 1. Oberarzt am Anatomischen Institut der Humboldt-Universität Berlin

fortgeführt von Prof. Dr. med.
A. Mayet
Direktor des Anatomischen Institutes der Universität Mainz

Zweiter Teil

Kopf und Hals · Auge · Ohr · Gehirn · Arm · Brust

14., neubearbeitete Auflage
mit 446 meist farbigen Abbildungen

1979

WALTER DE GRUYTER · BERLIN · NEW YORK

CIP-Kurztitelaufnahme der Deutschen Bibliothek

Waldeyer, Anton:
Anatomie des Menschen: für Studierende und Ärzte, dargest. nach systemat., topograph. u. prakt. Gesichtspunkten / von A. Waldeyer. Unter Mitarb. von U. Waldeyer. Fortgef. von A. Mayet. – Berlin, New York: de Gruyter.

Teil 2. Kopf und Hals, Auge und Ohr, Gehirn, Arm, Brust. – 14., neubearb. Aufl. – 1979.

ISBN 3-11-005734-4

Printed in Germany.

Satz und Druck: F. Bruckmann KG, München.
Bindearbeiten: Lüderitz & Bauer Buchgewerbe Gmbh, Berlin.
Einbandgestaltung: U. Hanisch, Berlin.

Vorwort zur 14. Auflage

Nachdem der II. Band des *Waldeyer* seit der 6. Auflage unverändert erschienen ist, war eine sorgfältige Überprüfung des Textes und der Abbildungen sowie ihre Anpassung an die Fortentwicklung der Anatomie erforderlich. Da das Buch nicht nur den Studierenden, sondern auch praktizierenden Ärzten und Zahnärzten dienen soll, war auch eine Revision der vielen Hinweise auf die Klinik notwendig.

Umfangreichere Änderungen oder Ergänzungen habe ich im Abschnitt über die Anatomie der Zähne, ferner bei der Besprechung der Kerne des Großhirns, vornehmlich des Thalamus, beim Kleinhirn, bei der Hörbahn und beim Spatium parapharyngeum vorgenommen. Viele Bilder sind neu gezeichnet worden, einige wurden durch neue ersetzt. Die Farbe der Muskeln in den Abbildungen wurden jener des I. Bandes angeglichen.

Dem Verlag danke ich für die großzügige Unterstützung meiner Arbeit. Mein besonderer Dank gilt den vielen Studenten aus dem gesamten deutschen Sprachgebiet, deren Zuschriften mir geholfen haben, manche Unstimmigkeit in Abbildungen und Text zu beseitigen. Auch diesmal hat mir die Akademische Oberrätin, Frau Dr. med. *S. Heil* bei der Anleitung der Zeichner und beim Lesen der Korrekturen in bewährter Weise geholfen. Die künstlerische Arbeit lag in Händen von Frau *R. Drews*, Herrn *A. Drews*, Herrn *G. Schlich* und Frau *G. Schmitt-Teßmann*.

Mainz, September 1978 *A. Mayet*

Vorwort zur 1. Auflage

Acht Jahre lang wurden die zahlreichen Freunde des I. Bandes auf eine harte Probe gestellt. Bereits 1942 war der größte Teil der Klischees fertig. Der Satz lag zum Teil schon im Umbruch vor. Das Papier war bereitgestellt. In wenigen Minuten wurde die jahrelange Arbeit ein Raub der Flammen. Es wurde sofort mit dem Wiederaufbau begonnen. Doch noch zweimal zerstörten die Furien des Krieges bereits wiedererstandene Teile der Originalzeichnungen, der Klischees und des Satzes.

Die zahlreichen günstigen Urteile über den I. Band aus den Kreisen der Anatomen, Kliniker und praktischen Ärzte, vor allem aber die begeisterte Aufnahme, die er bei den Studenten gefunden hatte, gaben mir den Mut und die Kraft, zum vierten Male an die Arbeit zu gehen und allen Schwierigkeiten zum Trotz den II. Band zu vollenden.

Die Korrekturen des II. Bandes lasen meine Frau, Dr. med. Franziska Waldeyer geb. Werner, und stud. med. Hans Zimmermann, der mir auch bei der Aufstellung des Sachregisters half. Ihnen mit dem Verlag gilt mein besonderer Dank.

Möge das Buch den Weg zu den alten Freunden finden, zahlreiche neue hinzugewinnen und Künder sein des deutschen Lebens- und Aufbauwillens.

Berlin-Marienfelde, im August 1950 *A. Waldeyer*

Vorwort zur 2. und 3. Auflage

Die Neuauflage bedeutete für Autor und Verlag eine große Arbeitslast, da alle Druckstöcke und 159 Originalzeichnungen der I. Auflage verloren gingen. Sie wurden durch möglichst naturgetreue, größere und instruktivere ersetzt. Darüber hinaus wurde die Zahl der Bilder um 93, darunter 15 Röntgenaufnahmen, auf 447 erhöht. Die bessere bildmäßige Ausstattung soll es dem eiligen Leser, dem Studenten und dem vielbeschäftigten Arzt ermöglichen, sich schnell über eine Region zu orientieren.

Die Umstellung auf die internationalen Pariser Nomina anatomica (PNA, 1955) und die in New York (1960) beschlossenen Korrekturen der Pariser Namen machte eine intensivere Überarbeitung des Textes notwendig. Bei stärkeren Abweichungen von den Jenaer Namen (JNA, 1937) wurde der bisherige Name im Text in eckigen Klammern eingefügt, und im Sachregister kursiv gedruckt. Die Kapitel Kopf-Hals, Gehirn, Arm und Brust wurden besonders gründlich überarbeitet. Dabei wurde der ursprüngliche Gedanke, schon frühzeitig von der systematischen zur topographischen und angewandten Anatomie vorzudringen und den Studenten unter Betonung funktioneller Zusammenhänge und praktisch-anatomischer Hinweise näher an die Klinik heranzuführen, noch stärker betont. In den knappen systematischen Übersichten wurde eine gewisse Vollständigkeit erstrebt. Manche aufgeführten Einzelheiten haben für die praktische Medizin keine große Bedeutung und können beim Studium vernachlässigt werden, ermöglichen aber bei einer speziellen Fragestellung eine schnelle Orientierung.

Der um 78 Seiten vermehrte Umfang ist im wesentlichen durch die zusätzlichen und größeren Bilder bedingt. Straffe Gliederung und unterschiedliche Schrifttypen sollen auch vom Schriftbild her das Lesen und Wiederholen erleichtern.

Sämtliche neuen Zeichnungen wurden in besonders intensiver Zusammenarbeit mit dem Diplom-Graphiker Herrn *Horst Link* und meiner langjährigen Mitarbeiterin Frau Oberarzt Dr. *Ursula Schröder* nach Präparaten erstellt, die zum größten Teil die Präparatoren *G. Kunz* und *G. Wilcke* schufen.

Es ist mir ein Herzensbedürfnis, Herrn *Horst Link* für die hervorragende künstlerische Gestaltung, Frau Oberarzt Dr. *U. Schröder* für den selbstlosen Einsatz bei der möglichst naturgetreuen Erstellung der Bilder und den Herren *G. Kunz* und *G. Wilcke* für die Anfertigung der Präparate meinen besonderen Dank auszusprechen.

Es unterstützten mich beim Lesen der Korrekturen und der Umstellung auf die Pariser Namen neben den jüngeren Mitarbeitern (Dr. *Gisela Behne*, Dr. *Eveline Henkel*, *Winfried Kleinau*, *Ute Kleinschmidt*, *Gerhard Kunz*, Dr. *Marianne Post*, Dr. *Wolfgang Salinger*, *Ursula Schönheit*, Dr. *Bodo Schönheit*, Dr. *Gert-Dieter Spranger*, *Hartmut Wenk*, Dr. *Jürgen Wenzel*, *Helmut Winter*) und Fräulein *Frieda Trost* vor allem Herr Oberarzt Dr. *H.-H. Loetzke*, Herr Oberarzt Dr. *J. Staudt* und Herr Dr. *Wolfram Richter*. Bei der Aufstellung des Sachregisters halfen Frau *Doris Förste* und Fräulein *Helga Stanke*. Ihnen allen gilt mein besonderer Dank. Schließlich danke ich noch Herrn Prof. *W. Kirsche* für die sechs schematischen Zeichnungen der Abb. 279 sowie den Herren Prof. *Liess* und Prof. *Leonhard* für die Röntgenbilder.

In alter Verbundenheit ermöglichte mein Verleger Herr D. h. c. Dr. h. c. *Herbert Cram* die großzügige buchtechnische Ausstattung. Dafür gilt ihm und seinen Mitarbeitern mein ganz besonderer Dank.

Möge auch die in neuem Gewande erscheinende Auflage den Jüngern Äskulaps das anatomische Rüstzeug für das ärztliche Handeln vermitteln helfen.

Berlin, im Herbst 1964 *A. Waldeyer*

Vorwort zur 6. Auflage

Bei der Überarbeitung der 6. Auflage wurden in verschiedenen Kapiteln neue Forschungsergebnisse eingefügt. Neu bearbeitet wurden das Endokard, der Oesophagus und die Stammganglien. Das Riechhirn wurde in olfaktorisches und limbisches System gegliedert. Unstimmigkeiten und Druckfehler wurden beseitigt. Herzlich danke ich den Herren *Graumann*, *Platzer*, *Lierse* und *Helmke Schierhorn* für zahlreiche Hinweise und Anregungen. Bei meiner Verbundenheit mit der studentischen Jugend habe ich mich wiederum über zahlreiche Zuschriften gefreut. Zeigen sie mir doch, mit welcher Aufmerksamkeit und Kritik sie arbeiten.

Mein besonderer Dank gilt wieder meiner Frau, Dr. med. *Ursula Waldeyer* geb. *Schröder*. Nachdem sie mich schon als langjährige und engste Mitarbeiterin nach dem Verlust aller Klischees des II. Bandes unter Hintansetzung ihrer eigenen Arbeit besonders bei der Erstellung der neuen Abbildungen unterstützt hatte, war sie mir bei der Überarbeitung der 6. Auflage, beim Lesen der Korrekturen und bei der Überholung des Sachregisters eine äußerst wertvolle Hilfe.

Berlin 45, Hortensienstr. 38 *A. Waldeyer*

Vorwort zur 7. – 13. Auflage

Nach dem Tode von Herrn Professor *Anton Waldeyer*, am 10. Juni 1970, blieben die siebente und die folgenden Auflagen unverändert.

Februar 1975 *Der Verlag*

Inhaltsübersicht

Kopf und Hals

Das Sehorgan

Das Ohr

Das Gehirn

Der Arm

Die Brust

Kopf und Hals

Allgemeines. Der Kopf hat als Sitz des Gehirns und der Hauptsinnesorgane (Gehör-, Gleichgewichts-, Seh-, Geruchs- und Geschmacksorgan) und als Eingangstor des Luft- und Speiseweges eine weitgehende morphologische Sonderstellung. Die für den Rumpf charakteristische segmentale Gliederung der Knochen, Muskeln, Gefäße und Nerven ist am Kopf nur schwer zu erkennen oder fehlt vollständig. Bei den höheren Wirbeltieren wird die Sonderstellung des Kopfes schon rein äußerlich durch die Ausbildung des Halses betont. Der Hals ermöglicht die gute Beweglichkeit des Kopfes und damit die volle Ausnutzung der Sinnesorgane für die Orientierung in der Umwelt.

Als äußerlich abgesetzter Körperabschnitt fehlt der Hals den Fischen und Amphibien. Die letzteren haben aber bereits einen freien Halswirbel, den Atlas, wenn er sich auch nach außen hin noch nicht dokumentiert. Der bei Reptilien, Vögeln und Säugetieren vorhandene „Hals" hat nur in seinem dorsalen Teil, in der Wirbelsäule, den sie bewegenden Muskeln und den segmentalen Gefäßen und Nerven, Rumpfcharakter. Der ventrale Teil hat mit dem Kopf den Viszeral- oder Kiemenbogenapparat gemeinsam.

Da der dem Kopf und Hals gemeinsame, dem Rumpf fehlende Kiemenbogenapparat als morphologische und funktionelle Einheit beschrieben werden soll, werden Kopf und Hals im Zusammenhang dargestellt. Dies ist um so mehr berechtigt, als der üblichen äußerlichen Abgrenzung des Kopfes keine innere entspricht.

Grenzen. Die Grenzlinie zwischen Hals und Brust verläuft vom Oberrand des Brustbeins entlang dem Schlüsselbein zum *Acromion* (dem seitlich am weitesten ausladenden Teil des Schulterblattes) und von dort zum deutlich vorspringenden Dorn des 7. Halswirbels (*Vertebra prominens*). Die Grenzlinie zwischen Kopf und Hals verläuft vom Kinn am Unterrand des Unterkiefers entlang bis zum Kieferwinkel, steigt hinter dem Unterkieferast aufwärts bis zum Ohransatz und zieht von dort horizontal bis zur *Protuberantia occipitalis externa,* einem meist gut tastbaren Knochenvorsprung am Hinterhaupt.

Die knöcherne Grundlage des Kopfes, der Schädel, das **Cranium,** ist nur von relativ dünnen Weichteilen bedeckt und daher weitgehend der Untersuchung von außen zugänglich. Genaue Kenntnis des Schädels ist deshalb die Voraussetzung für die Untersuchung des Kopfes.

A. Der Schädel, Cranium

Der menschliche Schädel besteht aus 22 Knochen, von denen 21 so fest durch Nähte miteinander verbunden sind, daß man sie nur schwer isolieren kann. Nur der Unterkiefer ist mit dem Schläfenbein gelenkig verbunden. Die meist platten Knochen begrenzen Höhlen, die das Gehirn und die Sinnesorgane aufnehmen.

Für die praktische Medizin kommt es darauf an,

1. den Schädel als ganzen zu verstehen,
2. die Begrenzung und Lage der Höhlen sowie die Löcher und Kanäle zu kennen, die in sie hinein- bzw. aus ihnen herausführen.

Die vielen kleinen morphologischen Einzelheiten an den isolierten Knochen sind von sekundärer Bedeutung. Sie können bei der Darstellung und beim Studium zurückgedrängt werden.

Gewöhnlich unterscheiden wir einen Gehirnschädel, **Cranium cerebrale** oder **Neurokranium,** und einen Gesichts- oder Eingeweideschädel, **Cranium faciale** oder **Cranium viscerale** (Splanchnokranium). Der Gehirnschädel bildet die feste, knöcherne Hülle für das Gehirn und enthält in besonderen Knochenkapseln, den Felsenbeinen, das Gehör- und das Gleichgewichtsorgan. Der Gesichtsschädel liefert die knöcherne Grundlage für das Gesicht, enthält das Seh- und das Geruchsorgan und trägt die Zähne. Er umrandet den Anfangsteil des Luft- und des Speiseweges und liefert die Streben, die den Kaudruck verteilen und auf den Gehirnschädel übertragen. An der Begrenzung der Nasen- und der Augenhöhlen beteiligt sich auch der Gehirnschädel.

Die Grenzlinie zwischen Hirn- und Gesichtsschädel erkennen wir am besten in der Seitenansicht, *Norma lateralis* (Abb. 4). Sie verläuft vom Oberrand der Augenhöhle zum Oberrand des äußeren Gehörganges.

I. Der Gehirnschädel

Die Hirnkapsel hat eiförmige Gestalt. Das Schädeldach, **Calvaria,** ist konvex, der Schädelgrund, **Basis cranii,** verhältnismäßig flach.

Die Grenze zwischen beiden ist eine künstliche. Sie wird bei der Eröffnung der Schädelhöhle durch den Sägeschnitt des Anatomen gelegt.

Wie am Kopf des Lebenden unterscheiden wir eine Stirn-, Schläfen-, Scheitel- und Hinterhauptsgegend. Diesen Gegenden entsprechen im wesentlichen die gleichnamig benannten Knochen.

1. Ansicht von oben, Norma verticalis

In der Ansicht von oben sehen wir vorn das **Stirnbein,** in der Mitte die beiden **Scheitelbeine,** hinten das **Hinterhauptsbein.** Die **Kranznaht,** *Sutura coronalis,* verbindet das Stirnbein mit den Scheitelbeinen. Die mediane **Pfeilnaht,** *Sutura sagittalis,* vereinigt die beiden Scheitelbeine. Am Hinterhaupt stoßen in der **lambdaförmigen Naht,** *Sutura lambdoidea,* die Schuppe des Hinterhauptsbeines und die Scheitelbeine zusammen. Diese Nähte sind beim jugendlichen Schädel ausgesprochene Sägenähte (*Suturae serratae*). In ihrem Verlauf kommt es nicht selten (besonders häufig in der Lambda- und Pfeilnaht) zur Bildung von selbständigen **Nahtknochen,** *Ossa suturarum.*

Die **Verknöcherung der Nähte** zeigt große individuelle und zeitliche Unterschiede. Sie beginnt gewöhnlich im 20. bis 30. Jahr in der Pfeilnaht; im 30. bis 40. Jahr folgt die Kranznaht. Vorzeitige Nahtverknöcherung führt zur Mikrozephalie (S. 72).

Am Schädel des Neugeborenen (Abb. 1) setzt sich die Pfeilnaht in die **Stirnnaht,** *Sutura frontalis,* fort. Diese trennt die beiden Stirnbeinhälften, verstreicht meistens frühzeitig, bleibt aber in seltenen Fällen dauernd erhalten. Dort, wo Stirn-, Pfeil- und Kranznaht zusammentreffen, besteht beim Neugeborenen und Säugling eine mit Bindegewebe ausgefüllte, rautenförmige Knochenlücke, die vordere oder **Stirnfontanelle,** *Fonticulus anterior* (major). An der Vereinigung von Pfeil- und Lambdanaht liegt die dreieckige, hintere oder **Hinterhauptsfontanelle,** *Fonticulus posterior* (minor). Sie ist bei reifen Feten keine eigentliche Knochenlücke mehr, sondern nur noch eine dreieckige Vertiefung, die der Spitze des Hinterhauptsbeines entspricht.

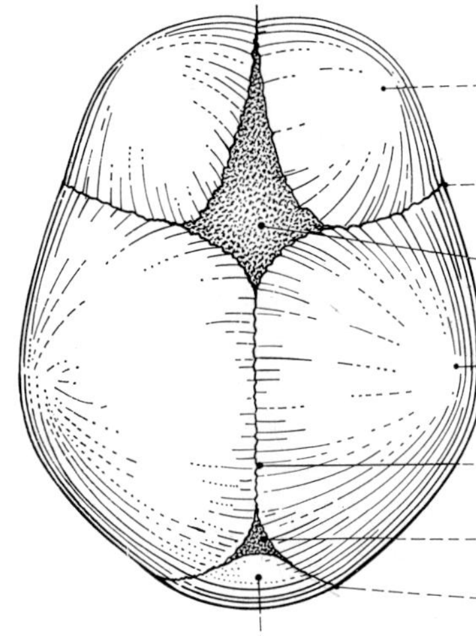

Abb. 1. Schädel eines Neugeborenen. Ansicht von oben (Norma verticalis)

Anwendung: Der charakteristische Verlauf dieser Nähte und die Form der Fontanellen ermöglichen es dem Geburtshelfer, sich an der rundlichen Wölbung des Schädels zu orientieren und die Kopfstellung im Becken zu ertasten. Die weiten, noch nicht verzahnten Nähte gestatten, daß der kindliche Kopf sich der Form des Geburtskanals anpaßt, wobei sich die einzelnen Knochen gegeneinander verschieben. Die Stirnfontanelle schließt sich normal in der ersten Hälfte des 2. Lebensjahres. Bleibt sie länger bestehen, so kann man auf eine Störung im Knochenwachstum (*Rachitis*) schließen.

Beim *Hydrozephalus* (Wasserkopf), wo die Fontanellen wegen des erhöhten Liquordruckes länger offen bleiben, sticht man durch die seitlichen Teile der Stirnfontanelle (nicht in der Mitte, weil innen der Sinus sagittalis superior liegt) in die Hirnventrikel ein, um Liquor cerebrospinalis zu entnehmen.

Bei Neugeborenen und bei Kindern springen die Zentren der Stirn- und Scheitelbeine höckerartig als **Tubera frontalia** und **parietalia** vor. In ihnen beginnt die Verknöcherung, die dann nahtwärts fortschreitet. Von den Höckern laufen die trajektoriellen Strukturen, die Knochenbälkchen, radiär auf die Nähte zu.

2. Die Seitenansicht, Norma lateralis

(Abb. 2–4)

Der zentrale Knochen der Seitenwand der Hirnkapsel ist das **Schläfenbein,** *Os temporale.* Es steht (Abb. 2) nach hinten mit dem **Hinterhauptsbein,** *Os occipitale,* nach oben mit dem **Scheitelbein,** *Os parietale,* nach vorn mit dem **Keilbein,** *Os sphenoidale,* in Verbindung. Außerdem hängt es mit dem Viszeralschädel zusammen (im Kiefergelenk mit dem Unterkiefer, durch den Jochfortsatz, *Processus zygomaticus,* mit dem Jochbein, *Os zygomaticum*). **Das Stirnbein,** *Os frontale,* grenzt nach hinten an das Keilbein und das Scheitelbein, nach unten an verschiedene Knochen des Gesichtsschädels (Nasenbein, Oberkiefer, Siebbein und Jochbein).

Am **Neugeborenenschädel** können wir in der Seitenansicht (Abb. 3) **3 Bestandteile des Schläfenbeins,** die Schuppe, **Pars squamosa,** den Felsenbeinteil, **Pars petrosa,** und den Trommelfellring, **Anulus tympanicus,** unterscheiden. Sie sind durch Spalten, *Fissurae,* oder Nähte, *Suturae,* noch teilweise voneinander getrennt. Sie entstehen auf verschiedener entwicklungsgeschichtlicher Grundlage (S. 60).

Zwei kleine, durch Bindegewebe verschlossene Fontanellen, die Keilbeinfontanelle, Fonticulus sphenoidalis (oberhalb des großen Keilbeinflügels), und die Warzenfontanelle, Fonticulus mastoideus (hinter der Pars petrosa), haben keine praktische Bedeutung, weil sie durch die sie deckenden Muskeln nicht getastet werden können.

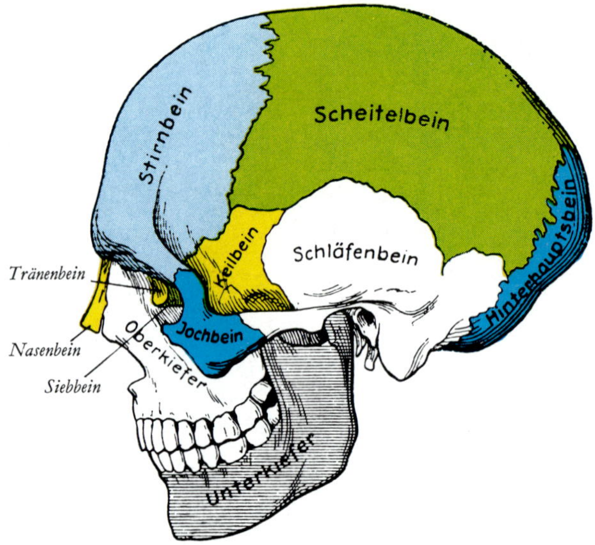

Abb. 2. Seitenansicht (Norma lateralis) des Schädels. Die verschiedenen Farben sollen die Lage der Knochen im Schädelganzen hervorheben

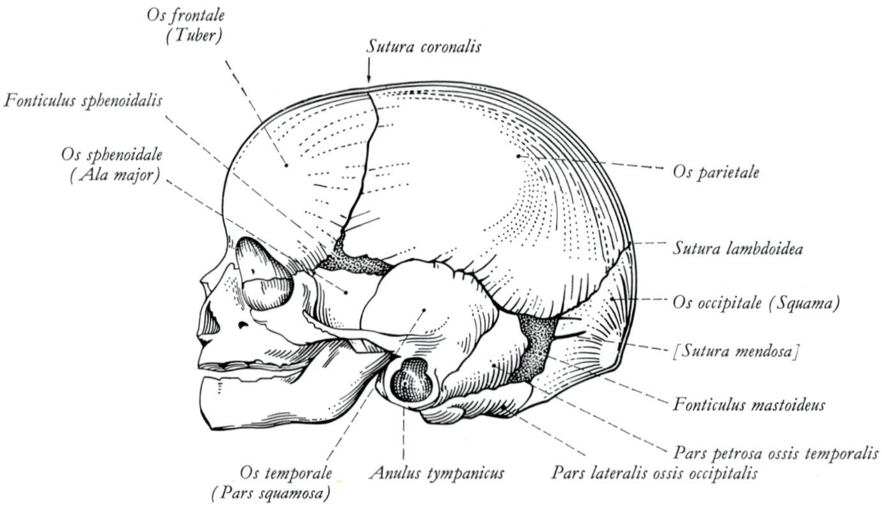

Abb. 3. Seitenansicht (Norma lateralis) eines Neugeborenenschädels

Das Relief der Seitenwand des Gehirnschädels

(Abb. 4)

wird weitgehend durch den Schläfenmuskel, *M. temporalis*, und seine *Fascia temporalis* bestimmt. Vom Jochbeinfortsatz des Stirnbeins aus laufen zwei parallele Linien, die stärkere **Linea temporalis inferior** und die schwächere **Linea temporalis superior** (fascialis), im Bogen über die Schuppe des Stirnbeins und über das Scheitelbein. An der *Linea temporalis superior* ist die *Fascia temporalis* befestigt. An der *Linea temporalis inferior* und dem von ihr eingefaßten ebenen Feld, dem **Planum temporale,** entspringt der mächtige *M. temporalis*. Sind die Kauwerkzeuge und damit auch der *M. temporalis* schwach entwickelt wie beim Neugeborenen (Abb. 3), so fehlen die Linien. Sind sie gut entwickelt (Abb. 4), so treten sie deutlich hervor.

Bei Tieren mit starkem Kauapparat rücken sie weiter nach oben, um das Ursprungsfeld für den Muskel zu vergrößern. Beim erwachsenen *Orang* und *Gorilla* rücken sie bis zur Pfeilnaht vor und bilden dort mächtige Muskelkämme, *Cristae*.

Im Bereich der *Lineae temporales* ist der Hirnschädel durch Verstrebungen verstärkt (Abb. 63). Sie sind Teil eines starken Knochenrahmens der die Schläfengegend umgibt (S. 65). Die Stärke des Schläfenmuskels beeinflußt auch noch die Form des Jochbogens. Starke Muskeln drängen ihn nach außen und lassen ihn henkelartig vorspringen. Auch die Stärke des Warzenfortsatzes ist weitgehend von der Leistung der dort ansetzenden Muskeln, vor allem des *M. sternocleidomastoideus*, abhängig.

Von topographischer Bedeutung ist die **Spina supra meatum,** ein kleiner dornartiger Vorsprung am hinteren oberen Umfang des *Porus acusticus externus* (Abb. 4). Sie dient zur Orientierung bei der *Antrotomie* (*Eröffnung des Antrum mastoideum bei Mittelohrentzündungen*).

Zum Schluß wollen wir noch die bisher nicht erwähnten Nähte verfolgen. Da sie nach den benachbarten Knochen benannt werden, sind ihre Namen leicht abzuleiten, nicht stumpfsinnig auswendig zu lernen. Wir beginnen (Abb. 4) mit der *Sutura frontozygomatica* (Grenze zwischen Stirn- und Jochbein), folgen der *Sutura sphenofrontalis* (Keil-, Stirnbein) bis zur Kranznaht, *Sutura coronalis* (Stirn-, Scheitelbein), verfolgen nach hinten die *Sutura sphenoparietalis* (Keil-, Scheitelbein). Von ihrem Ende verläuft die *Sutura sphenosquamosa* (Keil-, Schläfenbein) nach unten, die *Sutura squamosa* (Scheitel-, Schläfenbein) im Bogen nach hinten. Sie setzt sich nach hinten in die *Sutura parietomastoidea* (Scheitelbein-Warzenteil) fort und läuft nach oben in die *Sutura lambdoidea* (Scheitel-Hinterhauptsbein), nach unten in die *Sutura occipitomastoidea* (Hinterhauptsbein-Warzenteil) aus. Die *Sutura temporozygomatica* trennt Schläfen- und Jochbeinanteil des Jochbogens.

3. Ansicht von vorn, Norma frontalis

(Abb. 5)

Die Hirnkapsel wird in der Ansicht von vorn in der Hauptsache vom **Stirnbein** gebildet. Seine **Pars orbitalis** weist gegen die Augenhöhle und beteiligt sich an der Bildung der Hirnschädelbasis. Mittels eines scharfen Randes, **Margo supraorbitalis,** geht sie in die Stirnschuppe, **Squama frontalis,** über. Die stark konvexe Stirnschuppe ist die knöcherne Grundlage der Stirn. Oberhalb der Nasenwurzel liegt ein erhabenes, ebenes Feld, die **Glabella.** Von ihr verlaufen die Oberaugenbrauenwülste, **Arcus superciliares,** im Bogen lateralwärts. Sie sind ebenso wie die Stirnhöcker, **Tubera frontalia,** individuell verschieden stark ausgebildet. Manchmal kann man auch beim Erwachsenen noch eine mediane Stirnnaht feststellen (*Sutura frontalis persistens*, Abb. 5). In dieser Ansicht sehen wir noch die großen und kleinen **Flügel des Keilbeines.** Sie begrenzen von

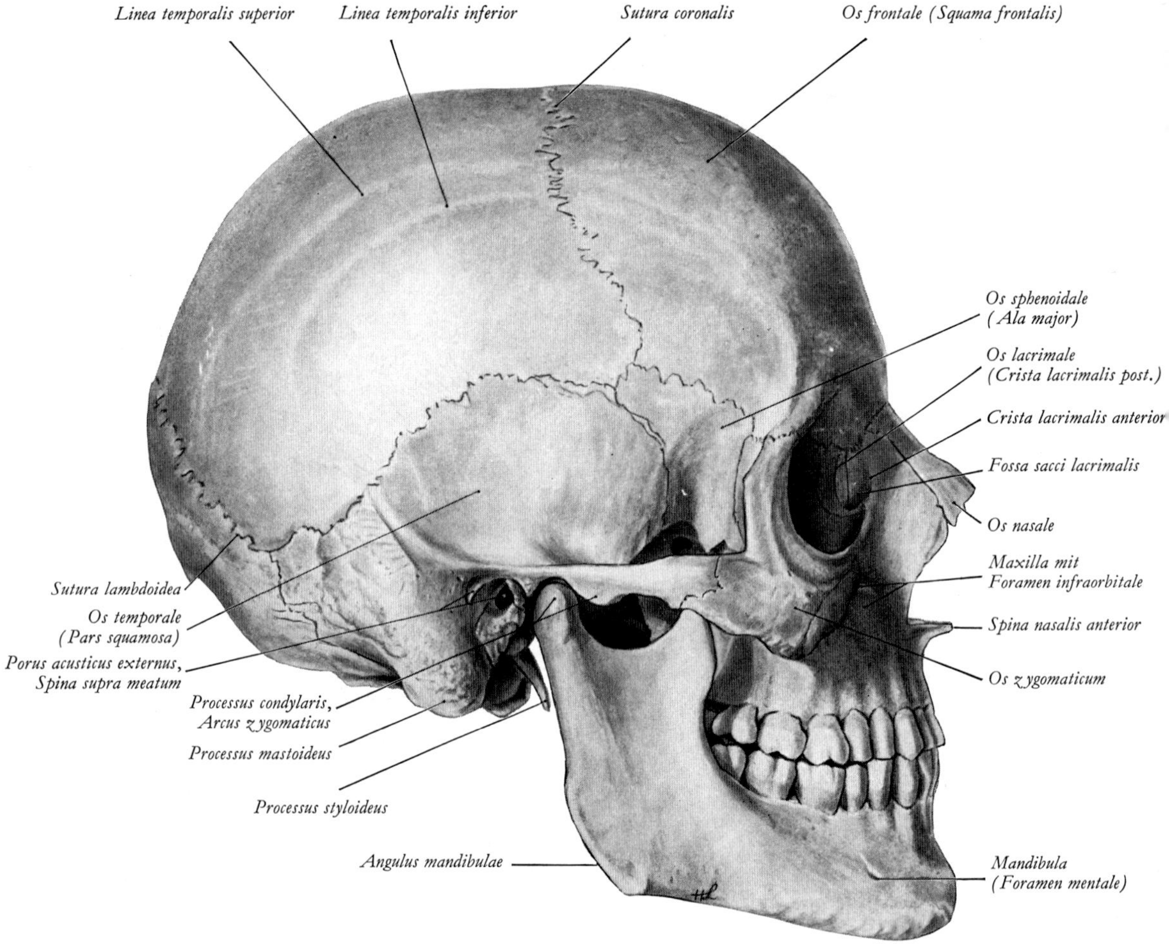

Abb. 4. Seitenansicht (Norma lateralis) des Schädels

hinten und oben her die Augenhöhle und helfen gleichzeitig die Hirnschädelbasis bilden. Zwischen großem und kleinem Flügel führt ein breiter Spalt, die **Fissura orbitalis superior** [cerebralis], von der Augen- in die Schädelhöhle.

4. Ansicht von hinten, Norma occipitalis

Diese Ansicht zeigt als Hauptknochen die Schuppe des Hinterhauptsbeines, die **Squama occipitalis,** daneben noch die **Pars petrosa** [mastoidea] der Schläfenbeine und die **Scheitelbeine.** Die *Squama occipitalis* (Abb. 10) hat ungefähr in ihrem Zentrum die höckerartige **Protuberantia occipitalis externa.** Von ihr ziehen kräftige Leisten, **die Linea nuchae suprema** und **superior,** im Bogen lateralwärts und grenzen ein oberes, dreieckiges, glattes Feld (*Planum occipitale,* Oberschuppe) von einem unteren, viereckigen, mit Leisten und Gruben versehenen Feld, ab (*Planum nuchale,* Unterschuppe).

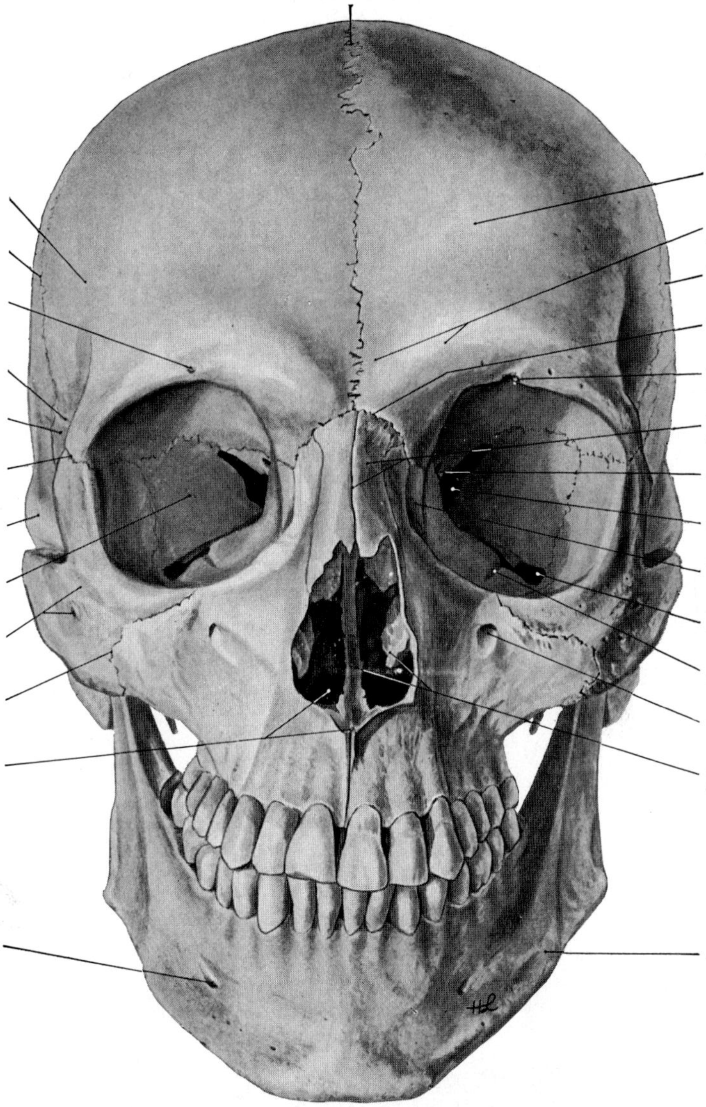

Abb. 5. Schädel mit persistierender Stirnnaht. Ansicht von vorn (Norma frontalis)

Das Hinterhauptsbein entsteht aus 6 Teilstücken, von denen 2 als Deckknochen (*Ossa interparietalia*), die übrigen als Ersatzknochen angelegt werden. Die als Ersatzknochen gebildete Unterschuppe ist von der desmal vorgebildeten Oberschuppe noch beim Neugeborenen unvollständig durch eine Naht (*Sutura mendosa*) getrennt. Bildet sich diese Sutur nicht zurück, so bleibt die Oberschuppe als selbständiger Knochen erhalten (*Os interparietale*). Durch ähnliche Unregelmäßigkeiten in der Verschmelzung im Bereich der Schuppe entsteht auch das Inkabein. Dieser überzählige Knochen wird an altperuanischen Schädeln besonders häufig gefunden.

Der untere Teil der Schuppe wird durch die sagittale **Crista occipitalis externa** und die quere **Linea nuchae inferior** [plani nuchalis] in 4 Felder (für den Ansatz der kräftigen Nackenmuskulatur) geteilt.

5. Innenansicht des Schädeldaches

Das durch einen horizontalen Sägeschnitt abgetragene Schädeldach zeigt an der konkaven Innenfläche die baumförmig verzweigten **Sulci arteriosi,** Furchen für die Aufnahme der *Aa. meningeae.* In der Mediansagittalen verläuft der breite, flache **Sulcus sinus sagittalis superioris,** eine Furche für den *Sinus sagittalis superior*, einen großen venösen Blutleiter. Seitlich von dieser Furche finden wir Grübchen von wechselnder Zahl und Größe, die **Foveolae granulares** (für die *Granulationes arachnoideales*).

6. Die Schädelbasis, Basis cranii

Verglichen mit dem stark gewölbten Schädeldach ist sie verhältnismäßig eben. Sie ist gleichsam die Sehne des vom Schädeldach beschriebenen Kreisbogens. Wir unterscheiden an ihr eine Außen- und eine Innenfläche, eine innere und eine äußere Schädelbasis.

a) Die innere Schädelbasis, Basis cranii interna

(Abb. 6 u. 7)

Sie wird (Abb. 6) von 4 unpaaren, hintereinander gelagerten Knochen (dem Stirnbein, dem Siebbein, dem Keilbein, dem Hinterhauptsbein) und den paarigen,

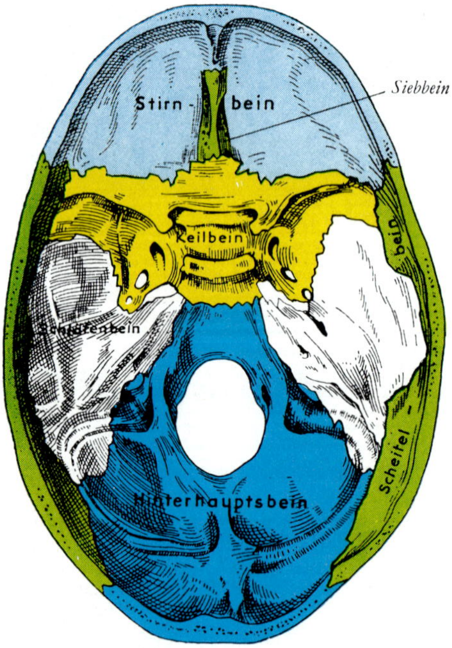

Abb. 6. Schädelbasis von innen

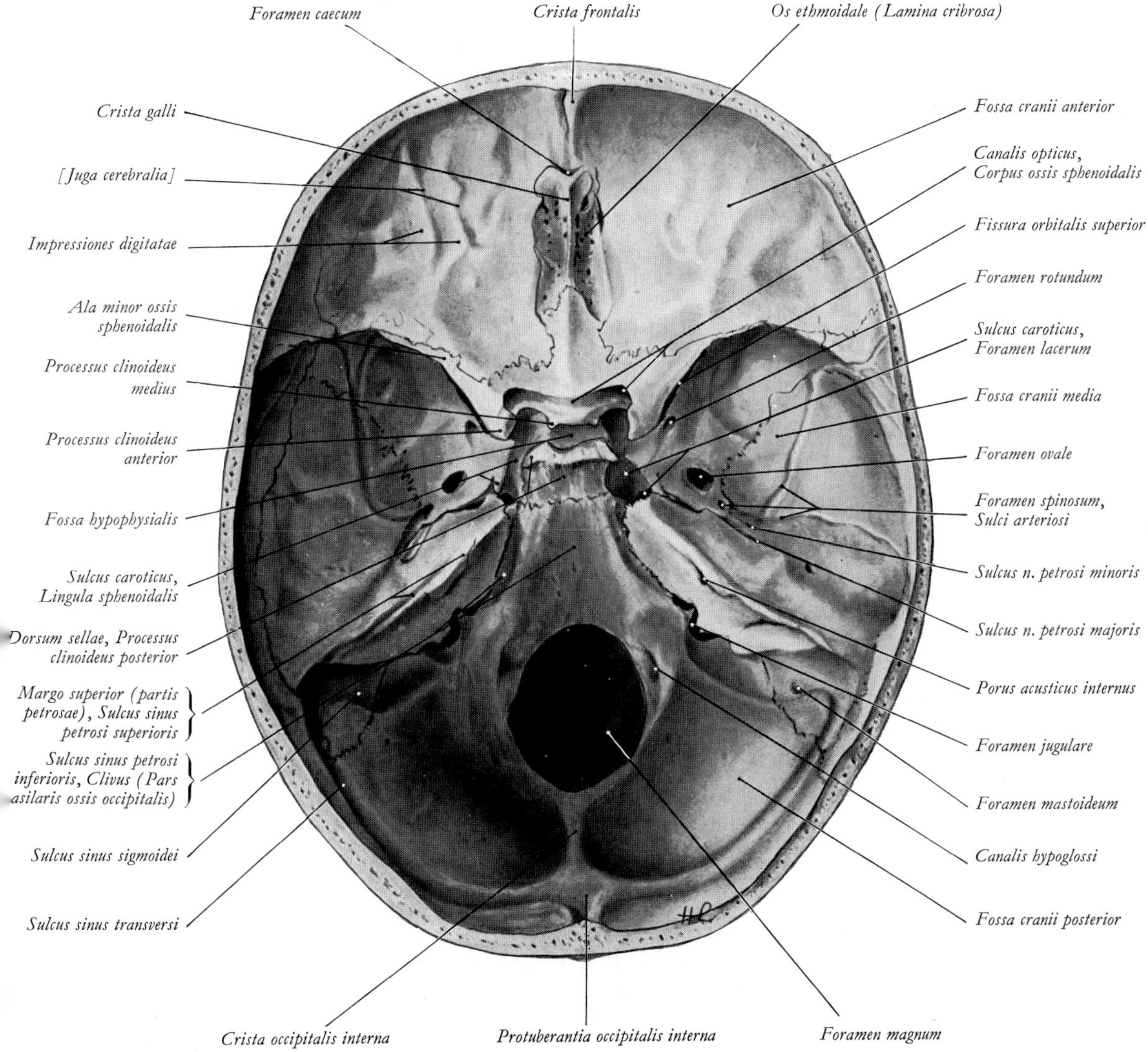

Abb. 7. Innenfläche der Schädelbasis (Basis cranii interna)

seitlich gelegenen Schläfenbeinen gebildet. Gegenüber dem ziemlich einheitlich gebauten Schädeldach zeigt sie folgende Charakteristika:

1. Sie weist **3 terrassenförmig** hintereinander gelegene **Gruben,** die vordere, mittlere und hintere Schädelgrube, die *Fossa cranii anterior, media* und *posterior*, auf.
2. Gegenüber der ziemlich gleichmäßig dicken Schädeldecke finden wir an der Basis einen bunten **Wechsel von dicken und dünnen Knochen.**
3. Sie ist von zahlreichen großen und kleinen Löchern (*Foramina*), Kanälen (*Canales*) und Spalten (*Fissurae*) durchbrochen. Diese lassen Gefäße und Nerven aus- und eintreten. Die Öffnungen schwächen die an sich schon ungleich

stark gebaute Basis noch weiter. Schädelbasisbrüche kommen deshalb weit häufiger als solche der Schädeldecke vor (Abb. 61).

α) Die vordere Schädelgrube, *Fossa cranii anterior*,

ist die höchstgelegene der 3 Terrassen und nimmt die Stirnlappen des Gehirnes auf. Sie wird (Abb. 6 u. 7) von der dünnen **Pars orbitalis** (Dach der Augenhöhle) des Stirnbeins, dem Körper und den kleinen Flügeln des Keilbeins, **Corpus** und **Alae minores** [parvae] **ossis sphenoidalis,** und der Siebplatte des Siebbeins, **Lamina cribrosa,** gebildet. Wir unterscheiden an der vorderen Schädelgrube ein unpaares Mittelfeld (*das Dach der Nasenhöhlen*) und die beiden seitlichen Abteilungen (*das Dach der Augenhöhlen*).

Im Mittelfeld finden wir von vorn nach hinten:

1. das *Foramen caecum,* beim Erwachsenen ein blind endendes Loch, beim Kind häufig ein Kanal zur Nasenhöhle (*V. emissaria*);
2. die *Crista galli,* eine hahnenkammartige Leiste des Siebbeins, die der Hirnsichel, Falx cerebri, zur Befestigung dient;
3. die *Lamina cribrosa,* eine siebartig durchlöcherte Platte des Siebbeins zu seiten der Crista galli. Sie läßt die dünnen Riechnerven, *Nn. olfactorii,* zur Nasenhöhle und die kleine A. ethmoidalis anterior in die Schädelhöhle ein- und, nach Abgabe der A. meningea anterior, in die Nasenhöhle austreten;
4. das *Corpus ossis sphenoidalis,* den Körper des Keilbeins.

Die seitlichen Abteilungen, gebildet von den *Partes orbitales* des Stirnbeins und den *Alae minores* [parvae] des Keilbeins, zeigen die **Impressiones digitatae,** Eindrücke für die Stirnhirnwindungen, und Leisten, die den Furchen des Stirnhirnes entsprechen. Der kleine Keilbeinflügel läuft nach medial in den stumpfen **Processus clinoideus anterior** [alae parvae] aus.

β) Die mittlere Schädelgrube, *Fossa cranii media,*

reicht vom scharfen hinteren Rand des kleinen Keilbeinflügels bis zur oberen Kante der Felsenbeinpyramide, *Margo superior partis petrosae.* Sie läßt ebenfalls ein unpaares Mittelfeld und paarige, seitliche Gruben unterscheiden.

Das Mittelstück beginnt vorn mit einer flachen Furche, die zum *Canalis opticus* (*Austrittsstelle des N. opticus und der A. ophthalmica*) führt. Hinter dem Sulcus fällt das Mittelstück zum Türkensattel, **Sella turcica,** ab. An der Vorderwand des Sattels erheben sich die stumpfen *Processus clinoidei* [sellae] *medii.* Die Rückwand des Sattels, **Dorsum sellae,** steigt steil an und endet mit einer stumpfen Kante, von der die *Processus clinoidei posteriores* [dorsi sellae] seitlich abgehen. Die Sattelgrube wird auch **Fossa hypophyseos** genannt, weil sie die *Hypophyse,* den Hirnanhang, aufnimmt. Der Boden der Grube ist nur durch eine dünne Knochenlamelle von der Keilbeinhöhle (einer Nasennebenhöhle) getrennt (*Operationsweg bei Hypophysenoperationen!*).

An den Processus clinoidei in der Umgebung des Türkensattels ist das *Diaphragma sellae,* eine horizontale Platte der harten Hirnhaut, befestigt. Es deckt die Hypophyse zu und läßt nur ein feines Loch für den Hypophysenstiel frei.

Die seitlichen Gruben werden vom großen Flügel des Keilbeins, **Ala major** [magna] **ossis sphenoidalis,** von der vorderen Fläche der Felsenbeinpyramide, **Facies anterior partis petrosae,** und der Schuppe des Schläfenbeins, **Pars squamosa ossis temporalis,** gebildet. Sie nehmen die Schläfenlappen des Gehirns auf. Von ihnen führen besonders viele **Löcher und Spalten** nach außen.

1. Die **Fissura orbitalis superior** [cerebralis] ist dreieckig, liegt zwischen Ala minor

und major des Keilbeins und führt die *Nn. ophthalmicus, trochlearis, oculomotorius* und *abducens* aus der Schädelhöhle zur Augenhöhle und die *V. ophthalmica superior* aus der Augenhöhle zum Sinus cavernosus.

2. Das **Foramen rotundum** durchbohrt die Wurzel der Ala major und entläßt den *N. maxillaris* zur Flügelgaumengrube.
3. Das **Foramen ovale** liegt weiter lateral und hinten und läßt den *N. mandibularis* zur äußeren Schädelbasis austreten.
4. Das **Foramen spinosum** durchbohrt den hintersten Zipfel, die *Spina*, des großen Keilbeinflügels, ist sehr klein und führt die *A. meningea media* (aus der A. maxillaris) und den *Ramus meningeus des N. mandibularis* von außen in die Schädelhöhle.
5. Das **Foramen lacerum,** ein unscharf begrenztes Loch zwischen dem Hinterrand der Ala major und der Spitze der Felsenbeinpyramide, ist am nicht mazerierten Schädel durch eine faserknorpelige Platte verschlossen.
6. Die **Fissura sphenopetrosa** ist der seitliche Ausläufer des Foramen lacerum. Sie entläßt die *Nn. petrosi* [superficialis] *major und minor* zur äußeren Schädelbasis.
7. Die innere Öffnung des **Canalis caroticus** liegt unmittelbar hinter dem Foramen lacerum in der Spitze der Pyramide. Durch sie tritt die *A. carotis interna,* das Hauptgefäß für das Gehirn, aus dem Felsenbein in die Schädelhöhle, verläuft seitlich des Türkensattels nach vorn und erzeugt dort den flachen *Sulcus caroticus.*
8. Der **Hiatus canalis** [Apertura interna canaliculi] **n. petrosi minoris** ist eine feine Öffnung auf der Großhirnfläche der Pyramide. Von ihr führt eine schmale Furche für den Nerven zur Fissura sphenopetrosa.
9. Der **Hiatus canalis n. petrosi majoris** [n. facialis] ist nur wenig größer als die vorige Öffnung und liegt unmittelbar hinter ihr. Durch ihn tritt der *N. petrosus major* (aus dem Facialis bzw. Intermedius) in die Schädelhöhle ein, verläuft in einem feinen gleichnamigen Sulcus zur Fissura sphenopetrosa, durch die er zur Außenfläche des Schädels gelangt.

Das Relief der seitlichen Gruben. Vom Foramen spinosum läuft ein **Sulcus arteriosus** (für die A. meningea media) zur seitlichen Wand und gabelt sich in einen vorderen und hinteren Ast. Über die praktisch wichtige Lagebestimmung s. Abb. 294. Die Spitze der Pyramide zeigt eine flache Delle, die **Impressio trigemini,** für das *Ganglion trigeminale* [Gasseri] des N. trigeminus. Die Mitte der *Facies anterior* [cerebralis] der Pyramide wird durch den oberen Bogengang zur **Eminentia arcuata** vorgebuckelt. Lateral und dorsal von ihr finden wir das **Tegmen tympani,** die dünne Decke des Mittelohrraumes. Es trennt den Mittelohrraum von der Gehirnhöhle (*Schläfenlappenabszesse vom Mittelohr aus*!). An der oberen Felsenbeinkante verläuft der **Sulcus sinus petrosi superioris** [cristae pyramidis] für den Sinus petrosus superior.

Praktische Anwendung. Die Schädelbasis ist im Bereich der mittleren Schädelgrube durch die vielen Löcher und dünnen Stellen besonders geschwächt. Schädelbasisbrüche sind hier häufig, halten sich an die Stellen des geringsten Widerstandes. Aus der Verletzung der durch die Löcher tretenden Gefäße und Nerven kann man auf die Lage der Bruchlinien (Abb. 61) schließen. Auf die Beziehungen zwischen Pyramide (Innen- und Mittelohr) und Schläfenlappen wurde bereits verwiesen. Vergrößerungen der Hypophyse schädigen häufig die anliegende Sehnervenkreuzung. Operativer Zugang zu diesen Geschwülsten durch Nasen- und Keilbeinhöhle.

γ) Die hintere Schädelgrube, *Fossa cranii posterior*

Sie wird begrenzt durch das *Dorsum sellae,* die Rücklehne des Türkensattels, durch die von vorn medial nach hinten lateral verlaufende obere Felsenbeinkante und durch den *Sulcus sinus transversi* des Hinterhauptsbeins. An diesen Grenzen heftet sich das Kleinhirnzelt, *Tentorium cerebelli*, an. Diese dachartig abfallende Platte der harten Hirnhaut (Abb. 292) schließt die in der Grube untergebrachten Hirnteile (Kleinhirn, Brücke und verlängertes Mark) nach oben weitgehend ab. Die knöcherne Grundlage der Grube liefern das Hinterhauptsbein, die hintere [Kleinhirn-] Fläche der Pyramide und das Dorsum sellae des Keilbeins. Wir unterscheiden ein unpaares Mittelstück und paarige, seitliche Gruben.

Das Mittelstück ist der **Clivus** (*Blumenbach*), ein nahezu ebener, vom Türkensattel zum großen Hinterhauptsloch, **Foramen** [occipitale] **magnum,** sanft abfallender Abhang. Der *Clivus* wird vom Körper des Keilbeins und vom Körper, *Pars basilaris*, des Hinterhauptsbeins gebildet. Zwischen beiden besteht bis zum 20. Lebensjahr eine Knorpelfuge, die **Synchondrosis sphenooccipitalis.** Am Seitenrande des Clivus verläuft jederseits der **Sulcus sinus petrosi inferioris.** Er zieht an der Unterkante der Pyramide entlang nach lateral und hinten zum *Foramen jugulare* und nimmt den Sinus petrosus inferior auf.

Auf dem Clivus liegen die Brücke und das verlängerte Mark. Zwischen Brücke und Clivus verläuft in der Mediansagittalen die *A. basilaris*.

Die seitlichen Gruben nehmen die Hemisphären des Kleinhirns auf. Sie werden in der Mittellinie durch eine Leiste, die **Crista occipitalis interna,** getrennt. Diese verläuft vom *Foramen magnum* zu einem höckerartigen Vorsprung, der **Protuberantia occipitalis interna.** Von der letzteren zieht eine breite Furche, der **Sulcus sinus transversi,** nahezu horizontal nach vorn bis zur Felsenbeinpyramide, wo er in den **Sulcus sinus sigmoidei** übergeht, der sich mit einer sigmaförmigen Krümmung nach unten und medial zum *Foramen jugulare* wendet.

Das **Foramen jugulare** liegt zwischen Felsenbein und der *Pars lateralis* (lateral vom Foramen magnum) des Hinterhauptsbeins. Beide Knochen zeigen hier einen Ausschnitt, die *Incisura jugularis*, die zusammen das gleichnamige Loch begrenzen. Meist wird es durch die *Processus intrajugulares*, feine, spitze, von den beiden Knochen ausgehende Fortsätze, in ein kleineres vorderes Loch (für den Durchtritt des *Sinus petrosus inf.*, *N. glossopharyngeus*, *N. vagus* und *N. accessorius*) und ein größeres hinteres Loch (für die *V. jugularis interna*) unterteilt.

Die **Partes laterales** des Hinterhauptsbeins begrenzen seitlich das Foramen magnum, sind in der Jugend durch Knorpelfugen, durch die *Synchondroses intraoccipitales anteriores* [basilaterales] von der *Pars basilaris* und durch die *Synchondroses intraoccipitales posteriores* [squamolaterales] von der *Squama occipitalis* getrennt. Sie werden durch den **Canalis hypoglossi** durchbohrt. Oberhalb des Kanals liegt das *Tuberculum jugulare*.

Durch das große, ovale **Foramen magnum** steht die Schädelhöhle mit dem Wirbelkanal in Verbindung.

Es treten hindurch: die *Medulla oblongata*, die *Nn. accessorii*, die Wurzeln der *Nn. cervicales I*, die *Aa. vertebrales*, *Aa. spinales anteriores* und *posteriores*, die *Rr. meningei* der *Aa. vertebrales* und Venengeflechte.

An der **Facies posterior,** der hinteren oder Kleinhirnfläche, **der Felsenbeinpyramide** finden wir den ovalen **Porus acusticus internus.** Er führt in den **Meatus acust. int.,** den inneren Gehörgang, durch welchen die *Nn. facialis*, *intermedius* und *vestibulocochlearis* [statoacusticus] in Begleitung der *A. u. V. labyrinthi* (erstere aus der A. basilaris) ins Felsenbein ziehen.

Emissarien (*Vv. emissariae*) sind dünnwandige Venen in Knochenkanälen, die das Blut aus den *Vv. diploicae* des Schädeldaches sammeln und in die Blutleiter (*Sinus*) des Schädelinneren oder in die Venen der Weichteile des Kopfes oder in beide abführen. Sie haben eine große praktische Bedeutung für die Fortleitung von Entzündungen und für den Druckausgleich, da sie das Blut des Schädelinneren mit dem Blut außerhalb des Schädels in Verbindung setzen. Emissarien beinhaltet:

1. das *Foramen parietale*, im Scheitelbein, neben der Pfeilnaht,
2. das *Foramen mastoideum*, vom Sulcus sinus sigmoidei zur Außenfläche der Pars petrosa,
3. der *Canalis condylaris*, vom Sinus sigmoideus (nahe dem For. jugulare) zur äußeren Schädelbasis (hinter dem Condylus occipitalis),
4. die *Fissura orbitalis superior* (für V. ophthalmica superior),
5. das *Foramen ovale*,
6. der *Canalis caroticus*,
7. der *Canalis hypoglossi*,
8. das *Foramen magnum*.

Canales diploici (*Brescheti*) sind Kanäle in der Diploë der platten Knochen des Schädeldaches für die gleichnamigen Venen. Im Präparat der Abb. 8 sind sie mit Metall ausgegossen. Wir unterscheiden *Canales* bzw. *Vv. diploicae frontales, temporales anteriores* und *posteriores* und *occipitales*. Sie münden durch die Emissarien in die äußeren und inneren Venen des Schädels.

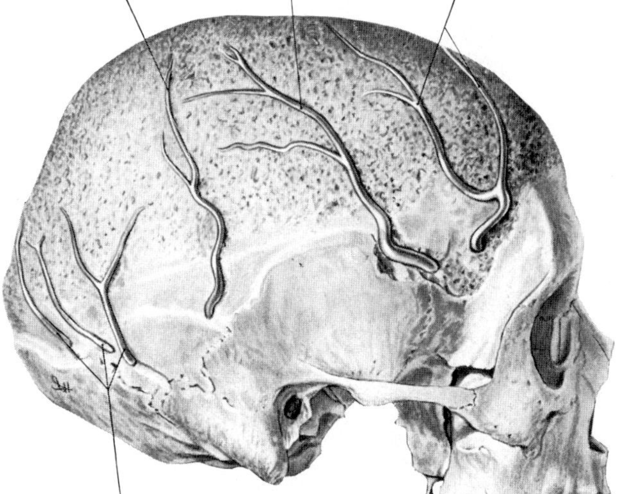

Abb. 8. Vv. disploicae und Diploë des Schädels nach Entfernung der Tabula externa. Injektion der Venen mit *Wood*schem Metall

Die Nähte der Basis cranii interna sind nach den benachbarten Knochen benannt. Eine große praktische Bedeutung kommt ihnen nicht zu. Man verfolge sie in Abb. 6 und 7. Von vorn nach hinten sind es folgende: *Sutura frontoethmoidalis, sphenoethmoidalis, sphenoparietalis, sphenosquamosa, occipitomastoidea.*

Synchondroses cranii, Knorpelverbindungen zwischen den Schädelknochen sind: *Synchondrosis sphenooccipitalis, sphenopetrosa* und *petrooccipitalis*. Dazu kommen am kindlichen Schädel: die *Synchondrosis intraoccipitalis anterior* (zwischen Körper und Pars lateralis des Occipitale), die *Synchondrosis intraoccipitalis posterior* (zwischen Squama und Pars lateralis des Occipitale).

b) Die äußere Schädelbasis

gehört in den hinteren Zweidritteln dem Hirnschädel, im vorderen Drittel dem Gesichtsschädel an.

α) Der hintere Teil

wird von der Außenfläche des **Os occipitale** gebildet (Abb. 9, 10 u. 12). Es liegen vor dem Foramen magnum die *Pars basilaris*, seitlich von ihm die *Partes laterales*, hinter ihm die *Squama* des Hinterhauptsbeines.

Die Pars basilaris steht vorn durch die *Synchondrosis sphenooccipitalis* mit dem Keilbeinkörper, seitlich durch die *Synchondrosis petrooccipitalis* mit der Felsenbeinpyramide in Verbindung. Auf der Mitte der Pars basilaris erhebt sich das flache **Tuberculum pharyngeum** (zur Anheftung des Pharynx).

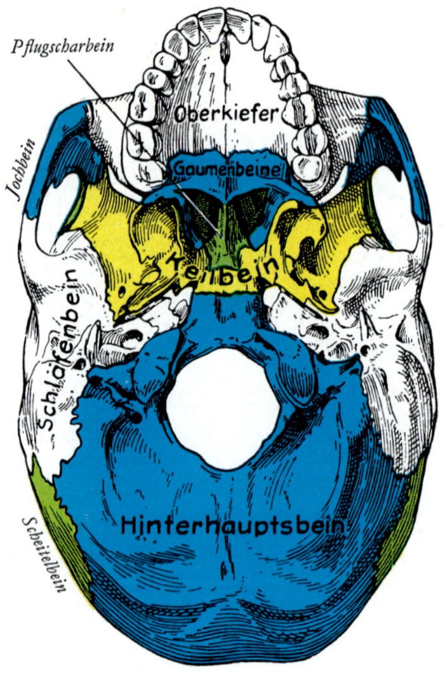

Abb. 9. Schädelbasis von außen. Farbiges Schema

Die Partes laterales tragen die **Condyli occipitales,** 2 längliche, bikonvexe Gelenkfortsätze für die gelenkige Verbindung mit dem Atlas. Die Längsachsen ihrer überknorpelten Gelenkflächen schneiden sich vorn. Manchmal ist die Gelenkfläche durch eine quere Furche in ein vorderes und ein hinteres Feld geteilt. Hinter dem Condylus mündet der **Canalis condylaris** (*Emissarium*!). Seitlich vom Condylus sind die Partes laterales zur **Incisura jugularis** eingekerbt. Der **Processus jugularis** springt hier gegen die Pyramide vor. Der **Processus intrajugularis** unterteilt mit dem gleichnamigen Fortsatz der Pars petrosa das Foramen jugulare. Der **Canalis hypoglossi** durchbohrt die Partes laterales quer.

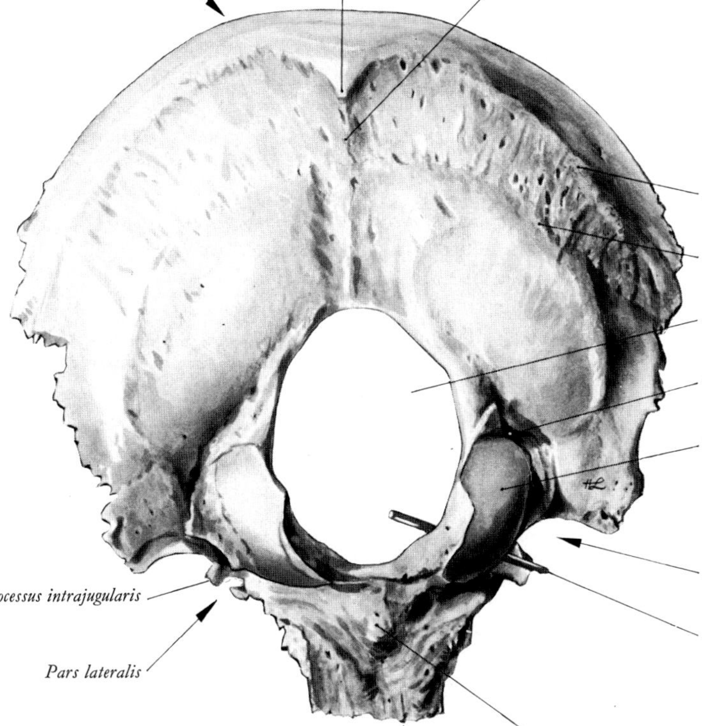

Abb. 10. Hinterhauptsbein (Os occipitale). Außenansicht

Auf der **Squama occipitalis** erhebt sich die **Protuberantia occipitalis externa.** Die seitlich von ihr ausgehenden kräftigen **Lineae nuchae superiores** begrenzen nach oben das Ursprungsfeld für die Nackenmuskulatur. Es wird durch die mediane **Crista occipitalis externa** und die queren **Lineae nuchae inferiores** [plani nuchalis] in 4 ungefähr gleich große Felder unterteilt.

β) Der mittlere Teil

wird vom Keilbein und den beiden Schläfenbeinen gebildet.

A. **Die facies inferior des Schläfenbeins** schiebt sich zwischen das Hinterhauptsbein und den großen Keilbeinflügel (Abb. 9). Ihr Hinterrand bildet mit dem Os occipitale das Foramen jugulare. Die Facies inferior zeigt unterhalb des Foramen eine mächtige Aushöhlung, die **Fossa jugularis** (für die Aufnahme des *Bulbus superior v. jugularis*). In der Tiefe dieser Grube liegt (Abb. 11) der *Canaliculus mastoideus* (für den *Ramus auricularis n. vagi*). Medial vorn von der Fossa jugularis liegt der **Canalis caroticus,** die Eintrittsstelle für die *A. carotis int.* in die Schädelhöhle. Zwischen dieser und der Fossa jugularis finden wir die kleine **Fossula petrosa** mit der äußeren Öffnung des *Canaliculus tympanicus* (für den *N. tympanicus*). Unmittelbar dahinter liegt eine kleine dreieckige Grube mit der *Apertura externa canaliculi cochleae.*

Lateral von der Fossa jugularis liegt der Griffelfortsatz, **Processus styloideus.** Sein Anfangsteil steckt in einer knöchernen Scheide (*Vagina processus styloidei*) die vom Boden der Paukenhöhle und von der Pars tympanica des Schläfenbeins gebildet wird. Hinter dem Griffelfortsatz finden wir das **Foramen stylomastoideum** (Austritt d. *N. facialis*).

Lateral vom Foramen treffen wir den kräftigen Warzenfortsatz, **Processus mastoideus.** Dieser zeigt an seiner medialen Seite einen tiefen Einschnitt, die **Incisura mastoidea** (Ursprung des *Venter posterior m. digastrici*). Weiter medial von dieser verläuft der flache **Sulcus a. occipitalis.** Hinter dem Warzenfortsatz, nahe dem Hinterhauptsbein, liegt meist ein großes **Foramen mastoideum** (Abb. 12). Die **Pars tympanica** des Schläfenbeins bildet den Boden und die Seitenwände des knöchernen äußeren Gehörganges, **Meatus acusticus externus osseus.** Nach vorn trennt ein scharfer Knochenspan die Pars tympanica von der Pars squamosa. Dicht nebeneinander liegen hier die **Fissura petrotympanica** (*Glaser*sche Spalte, Austritt der *Chorda tympani*) und die *Fissura petrosquamosa* (unwichtig!).

Vor dem Canalis caroticus liegt die Mündung des *Canalis musculotubarius.* Er wird durch eine knöcherne Scheidewand, *Septum canalis musculotubarii,* in einen **Semicanalis m. tensoris tympani** und einen **Semicanalis tubae auditivae** unterteilt.

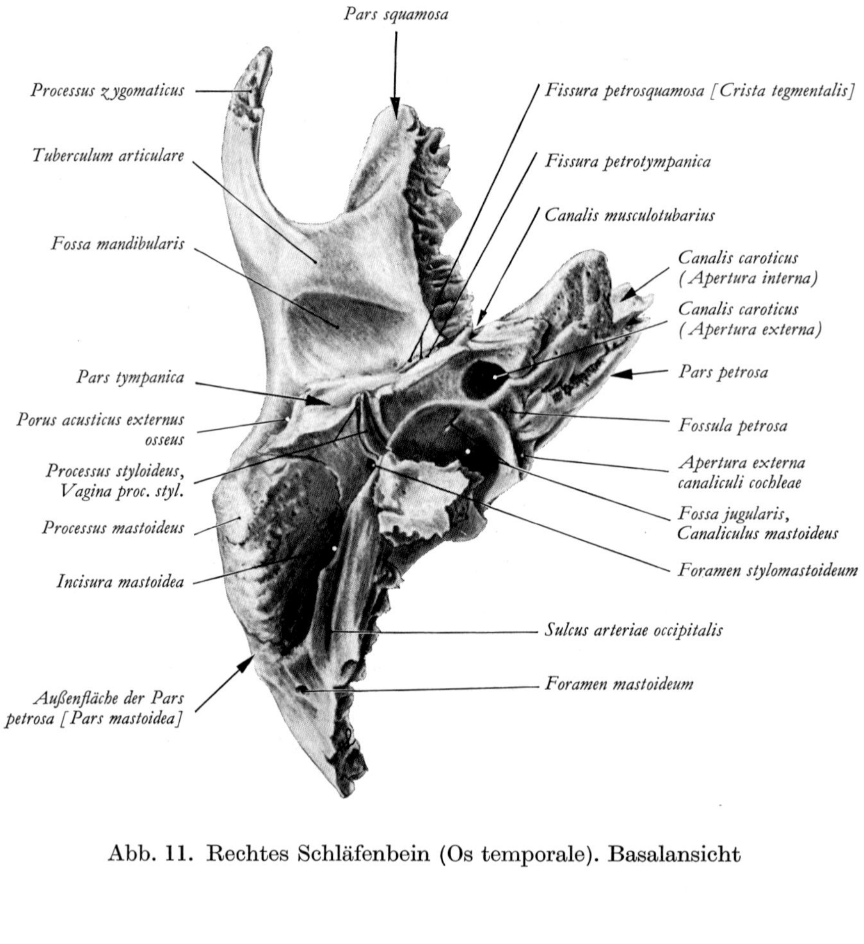

Abb. 11. Rechtes Schläfenbein (Os temporale). Basalansicht

Die **Pars squamosa** des Schläfenbeins zeigt unmittelbar vor der Pars tympanica die Gelenkgrube für den Unterkiefer, die **Fossa mandibularis.**

Ihre enge Nachbarschaft zum äußeren Gehörgang erklärt, daß dieser beim Sturz auf den Unterkiefer brechen kann.

Vor der Gelenkgrube liegt an der Wurzel des Jochfortsatzes, *Processus zygomaticus*, der Gelenkhöcker, **Tuberculum articulare.** Auf ihm gleitet bei ausgiebigen Öffnungsbewegungen der Gelenkkopf des Unterkiefers.

B. **Vom Keilbein** sehen wir an der äußeren Schädelbasis den Körper, **Corpus,** die großen Flügel, **Alae majores,** und die Flügelfortsätze, **Processus pterygoidei.**

Am **Körper** ist das Pflugscharbein (Abb. 9) befestigt. Es gehört bereits zum Viszeralschädel.

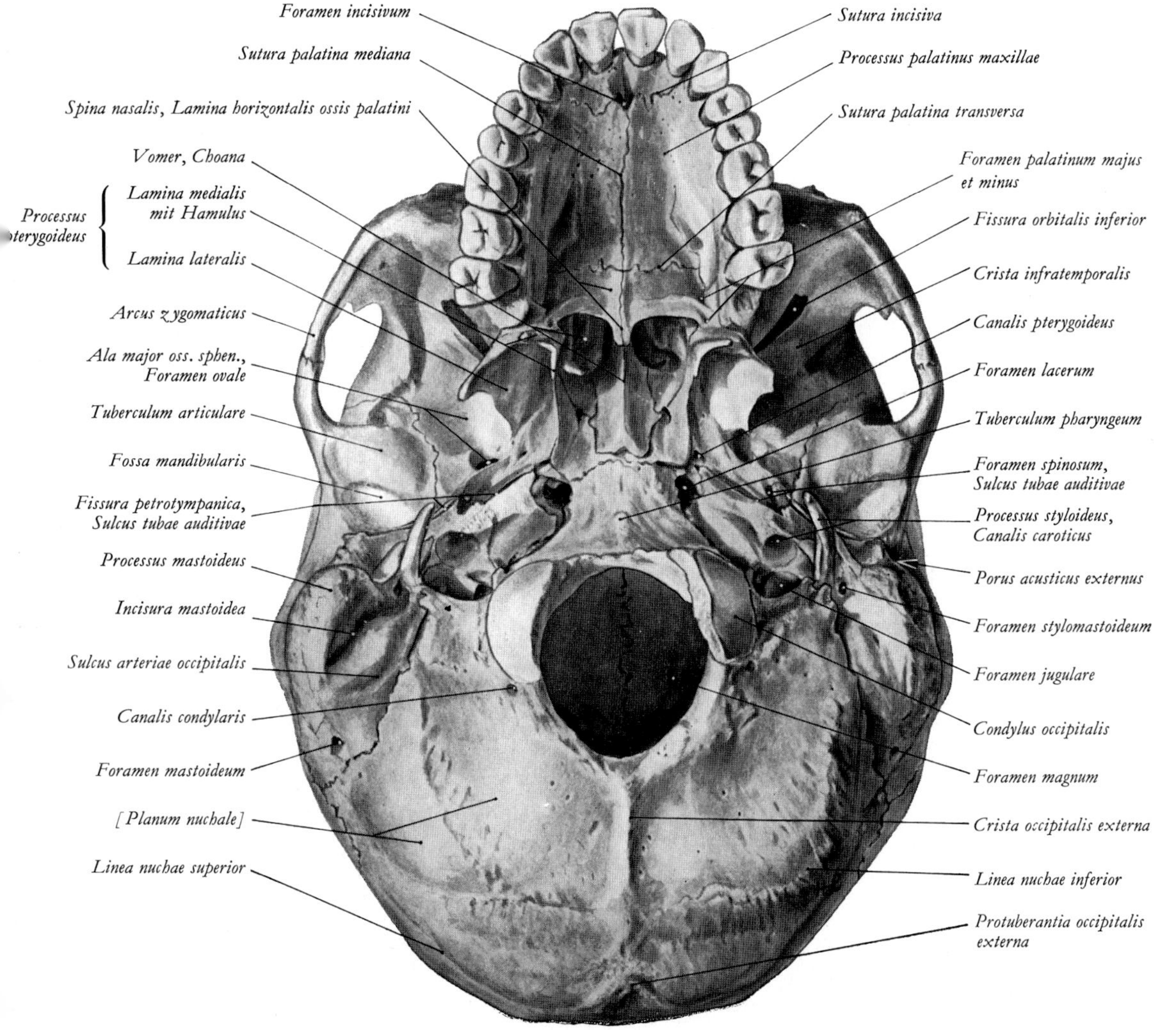

Abb. 12. Basalansicht (Norma basalis) des Schädels

Die **Alae majores** sind nach hinten und unten zur **Spina ossis sphenoidalis** ausgezogen. Sie ist von dem kleinen **Foramen spinosum** durchbohrt (für die *A. meningea media*). Medial und vorn von ihm mündet das **Foramen ovale** aus. Die *Facies temporalis* der Ala major wird durch eine Knochenleiste, die **Crista infratemporalis,** unterteilt. Medial von ihr entspringt ein Kopf des M. pterygoideus lateralis.

Die Processus pterygoidei ziehen an der Grenze von Körper und großen Flügeln abwärts. Sie bestehen aus einer **Lamina medialis** (bindegewebig vorgebildet) und einer **Lamina lateralis** (knorpelig vorgebildet), die durch die **Fossa pterygoidea** (Ursprung des M. pterygoideus medialis) getrennt werden. Die *Lamina medialis* endet in Höhe des Gaumens mit einem Haken, dem **Hamulus pterygoideus,** der einen feinen Sulcus für die Sehne des M. tensor veli palatini trägt. Die Wurzel des Processus pterygoideus wird in sagittaler Richtung von dem **Canalis pterygoideus** durchbohrt, der den *N. petrosus major* und *N. petrosus profundus* in die Flügelgaumengrube, *Fossa pterygopalatina,* führt und eine kleine Arterie beherbergt. Unmittelbar unterhalb seiner hinteren Öffnung liegt an der Wurzel der Lamina medialis die **Fossa scaphoidea** (Abb. 21). Sie dient einem Teil des M. tensor veli palatini als Ursprung.

γ) Der vordere Teil

der äußeren Schädelbasis (Abb. 9 u. 12) gehört dem Viszeralschädel an und wird S. 43 besprochen.

7. Die isolierten Knochen des Gehirnschädels

kann man durch Sprengung eines Schädels mittels quellender Erbsen erhalten. Das Studium der isolierten Bausteine vermittelt uns keine wesentlich neuen Erkenntnisse. Es sind keine funktionellen, sondern nur entwicklungsgeschichtliche Einheiten, die zur einheitlichen Hirnkapsel zusammengefügt sind. Sie sollen deshalb nur recht kurz besprochen werden.

a) Das Scheitelbein, Os parietale

(Abb. 13 u. 14),

ist ein viereckiger, gewölbter Knochen mit einer Außenfläche, *Facies externa* (Abb. 13), und einer Innenfläche, *Facies interna* (Abb. 14). Die 4 Ecken sind der *Angulus frontalis, sphenoidalis, mastoideus, occipitalis.* Die 4 Ränder bezeichnen wir als *Margo sagittalis, frontalis, squamosus, occipitalis.*

An der konvexen Facies externa (Abb. 13) suchen wir auf: *Linea temporalis superior und inferior, Tuber parietale, Foramen parietale.*

An der konkaven Facies interna (Abb. 14) beachten wir die *Sulci arteriosi,* den *Sulcus sinus sagittalis superioris,* den *Sulcus sinus sigmoidei,* das *Foramen parietale.*

b) Das Stirnbein, Os frontale

(Abb. 15 u. 16),

besteht aus der konvexen **Squama frontalis,** der **Pars nasalis** (Verbindung mit den Nasenbeinen) und den paarigen, durch die *Incisura ethmoidalis* getrennten **Partes orbitales.**

An der **Squama frontalis** unterscheiden wir eine konkave Innenfläche, *Facies interna,* eine konvexe Außenfläche, *Facies externa* (Abb. 15), und die kleine *Facies temporalis.*

Der *Margo supraorbitalis* trennt die *Facies externa* von den Partes orbitales. Er zeigt 2 Einschnitte bzw. Löcher, *Incisura* (*Foramen*) *frontalis* und *supraorbitalis.*

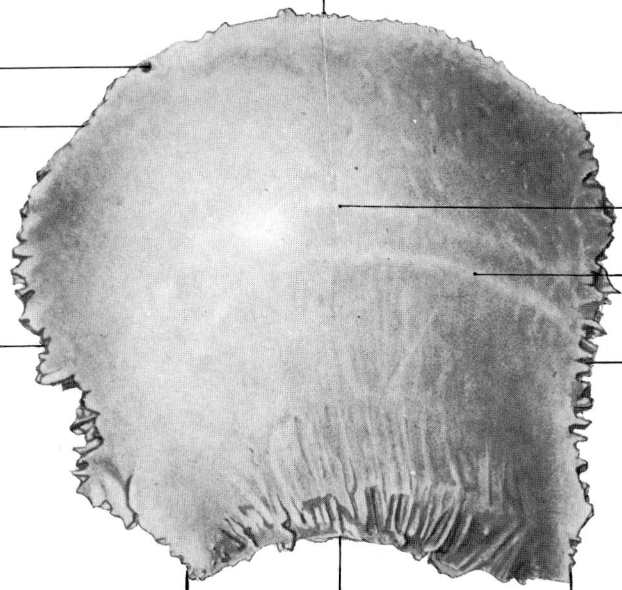

Abb. 13. Rechtes Scheitelbein (Os parietale). Außenfläche (Facies externa)

An der Facies externa (Abb. 15) suchen wir auf: *Tuber frontale, Glabella, Arcus superciliaris* und *Linea temporalis,* die die kleine seitliche *Facies temporalis* abtrennt.

Von der Pars nasalis geht die *Spina nasalis* ab (in Abb. 15 gegabelt, meist einfach).

Der Processus zygomaticus (Abb. 15) stellt die Verbindung mit dem Jochbein, *Os zygomaticum,* her.

Die **Pars orbitalis** bildet das Dach der Augenhöhlen und der Siebbeinzellen. Ihre *Incisura ethmoidalis* nimmt die Lamina cribrosa des Siebbeins auf. Das *Foramen ethmoidale posterius* führt A. und N. ethmoid. posterior von der Augenhöhle in die hinteren Siebbeinzellen. Das *Foramen ethmoidale anterius* führt A. und N. ethmoid. anterior aus der Augenhöhle in die Schädelhöhle. Man suche ferner auf: die **Spina trochlearis** (für die Anheftung der *Trochlea,* einer Knorpelspange zum Durchtritt der Sehne des M. obliquus superior), die **Fossa glandulae lacrimalis** (lateral vorn, zur Aufnahme der Tränendrüse), den *Margo supraorbitalis,* den *Margo sphenoidalis* (für die Ala major), den *Margo parietalis* (für das Os parietale) und den *Processus zygomaticus* (für das Os zygomaticum).

An der **Pars nasalis** springt die *Spina nasalis ossis frontalis* vor.

c) Das Hinterhauptsbein, Os occipitale

(Abb. 10 u. 17),

besteht aus der **Pars basilaris,** den **Partes laterales** und der **Squama occipitalis.**

Man beachte in Abb. 17 die gezackten Ränder, *Margo lambdoideus* und *Margo mastoideus,* den *Processus jugularis,* den *Proc. intrajugularis* und die *Incisura jugularis.*

An der Innenfläche (Abb. 17) suche man auf: die *Protuberantia occipitalis interna,* die *Crista occipitalis interna,* den *Sulcus sinus sagittalis superioris,* den *Sulcus sinus transversi,* den *Sulcus sinus sigmoidei,* den *Canalis hypoglossi,* den *Canalis condylaris* und das *Tuberculum jugulare.*

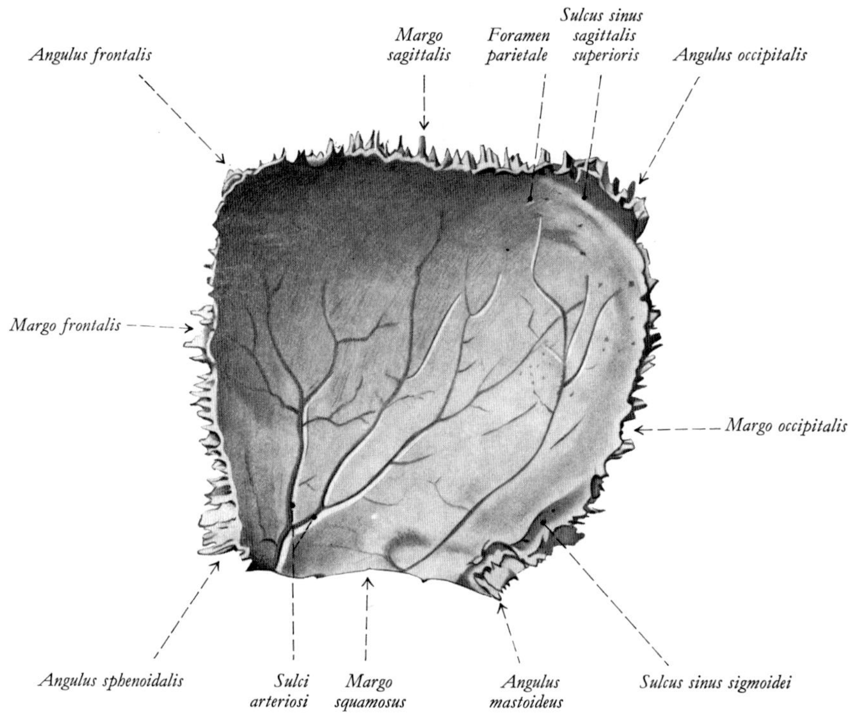

Abb. 14. Rechtes Scheitelbein (Os parietale). Innenfläche (Facies interna)

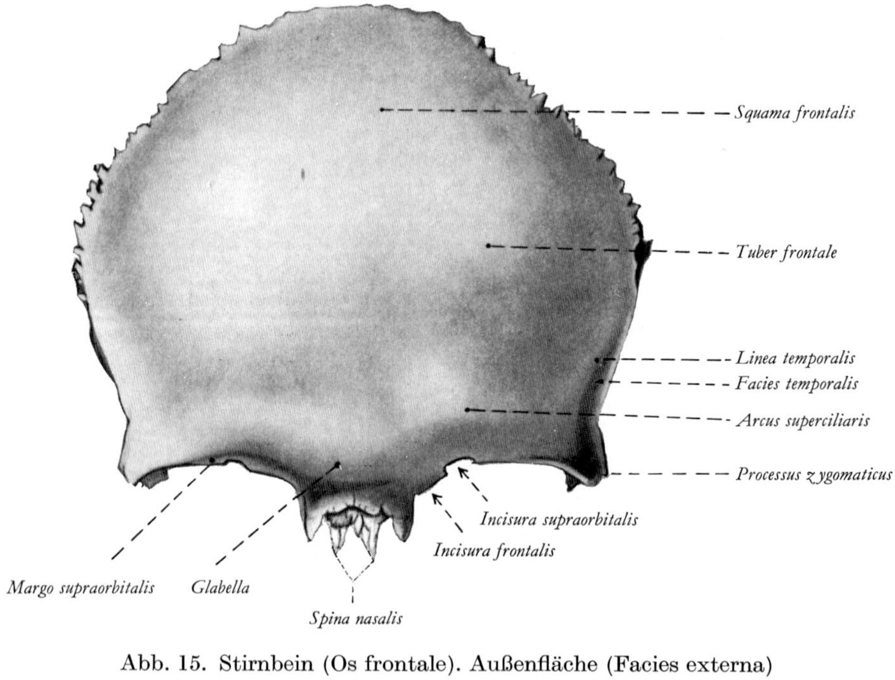

Abb. 15. Stirnbein (Os frontale). Außenfläche (Facies externa)

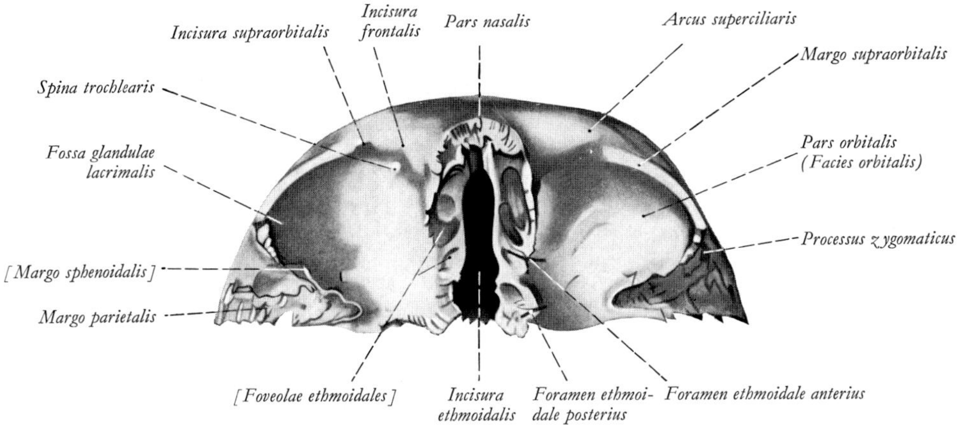

Abb. 16. Stirnbein (Os frontale). Augenhöhlenfläche (Facies orbitalis)

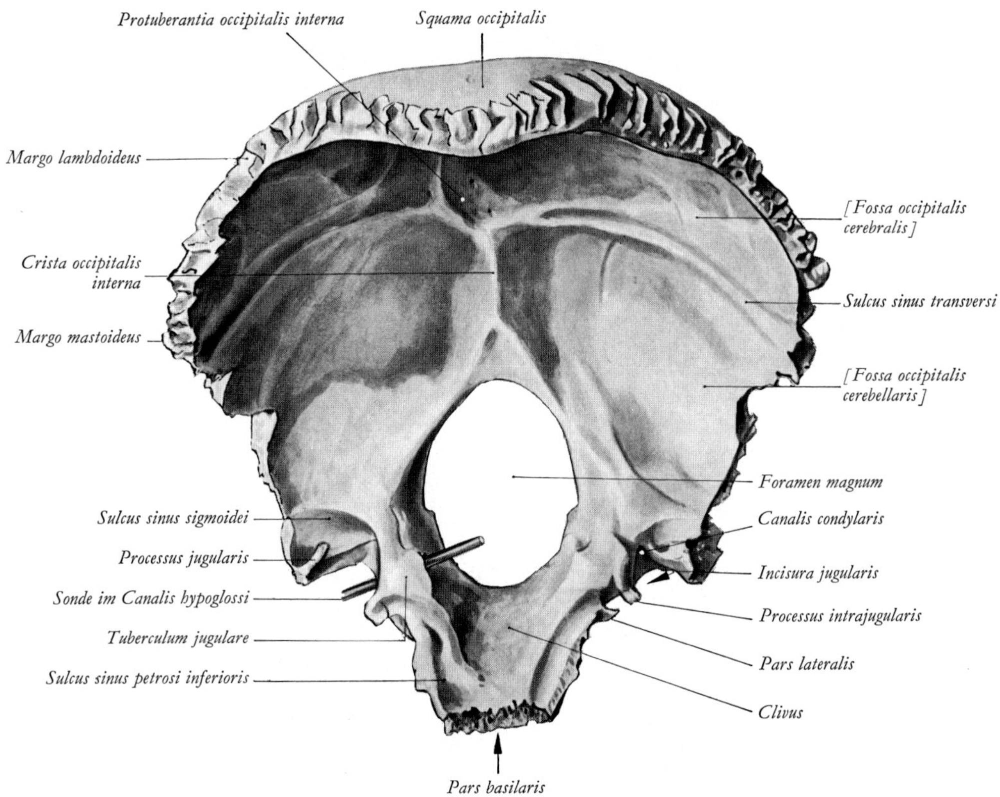

Abb. 17. Hinterhauptsbein (Os occipitale). Ansicht von innen und vorn

d) Das Schläfenbein, Os temporale

(Abb. 11, 18 u. 19),

besteht aus: 1. der **Pars petrosa,** der Felsenbeinpyramide mit dem Warzenfortsatz als Grundfläche, 2. der **Pars squamosa,** der Schuppe, 3. der **Pars tympanica,** dem Trommelfellteil.

Man bestimme die Ränder: *Margo sphenoidalis, parietalis, occipitalis* und die *Incisura parietalis.*

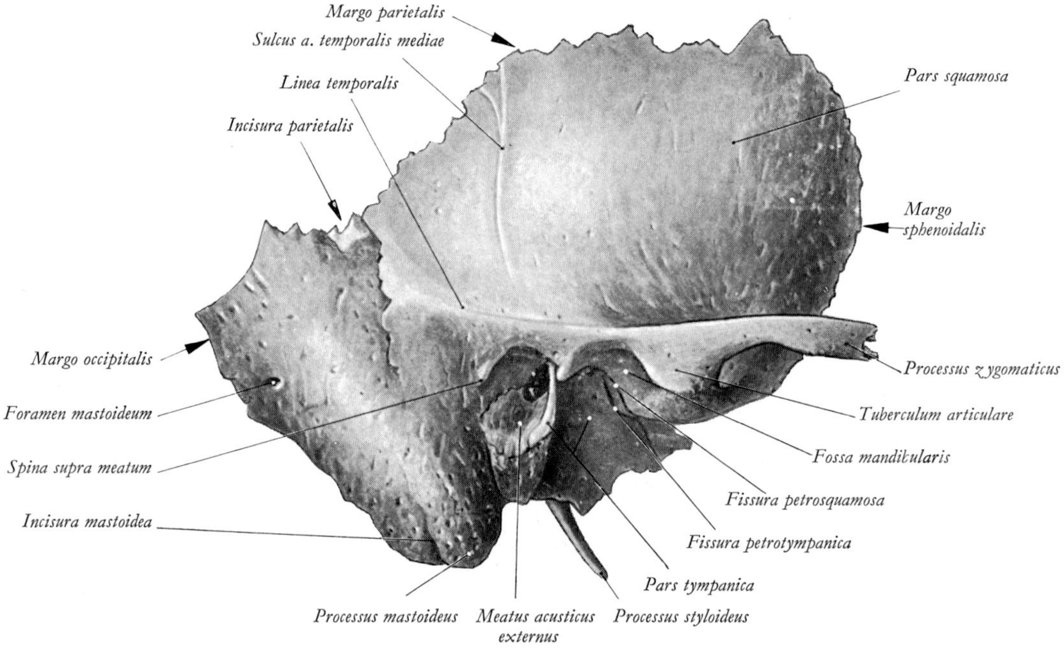

Abb. 18. Rechtes Schläfenbein (Os temporale), Seitenansicht (Facies temporalis)

In der Seitenansicht (Abb. 18)

suche man an der **Pars petrosa** den *Processus mastoideus*, die *Incisura mastoidea* und das *Foramen mastoideum* auf.

Von der **Pars squamosa** geht der *Processus zygomaticus* aus. Dieser läuft nach hinten in die *Linea temporalis inferior* aus. An seiner Wurzel trägt er das *Tuberculum articulare*, hinter dem die *Fossa mandibularis* liegt. Durch einen Knochenspan der Pars petrosa ist die Squama von der Pars tympanica getrennt. Vor dem Span liegt die *Fissura petrosquamosa*, hinter ihm die *Fissura petrotympanica.*

Die **Pars tympanica** legt sich als Belegknochen von unten her an die Pars squamosa und petrosa, begrenzt den knöchernen Gehörgang von unten, vorn und hinten. Oben, im Bereich der *Incisura tympanica*, fehlt die Pars tympanica. Im Dreiviertelring der Pars tympanica findet sich ein Falz für das Trommelfell, *Sulcus tympanicus.*

Die *Pars tympanica* des Neugeborenen umgreift als schmales Hufeisen das Trommelfell (*Anulus tympanicus*, Abb. 3).

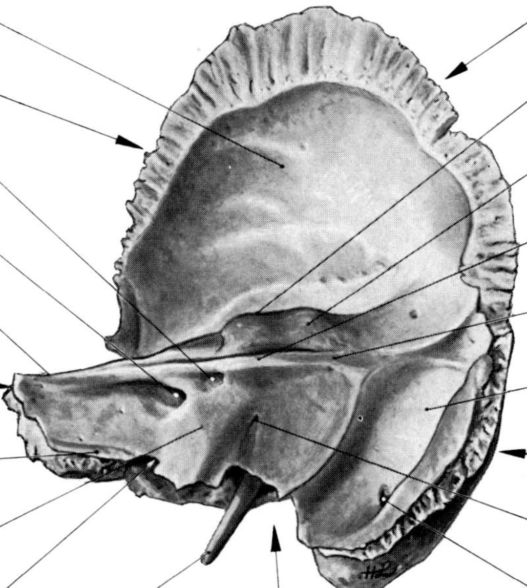

Abb. 19. Rechtes Schläfenbein (Os temporale), von der Schädelhöhle aus gesehen. Sicht auf die Pars petrosa und die Pars squamosa

Der Griffelfortsatz, *Processus styloideus*, ist ein Teil des Zungenbeinbogens (Hyoidbogen, S. 63).

In der Schädelhöhlenansicht (Abb. 19)

sieht man nur die **Pars squamosa** und die **Pars petrosa.**

An der **Pars squamosa** beachte man den *Margo sphenoidalis* und *parietalis.*

Die Felsenbeinpyramide, **Pars petrosa,** besitzt 3 Flächen und 3 Kanten.

Auf der oberen Fläche, **Facies anterior** [cerebralis] suche man auf:

1. die *Impressio trigemini*, eine flache Mulde an der Pyramidenspitze für das Ganglion trigeminale [semilunare] des N. trigeminus;
2. die *Eminentia arcuata*, eine quere Erhebung, die durch den oberen Bogengang erzeugt wird;
3. das *Tegmen tympani*, die dünne Decke der Paukenhöhle;
4. den *Hiatus canalis n. petrosi majoris* [n. facialis], eine Öffnung für den gleichnamigen Nerven;
5. den *Sulcus n. petrosi majoris*, eine Furche, die von dem obigen Hiatus nach medial führt;
6. den *Hiatus canalis n. petrosi minoris*, eine Öffnung für den gleichnamigen Nerven;
7. den *Sulcus n. petrosi minoris*, eine Furche, die vom Hiatus zur Fissura sphenopetrosa führt.

Die obere Kante, **Margo superior** [Crista pyramidis], trägt eine flache Furche, den *Sulcus sinus petrosi superioris* [cristae pyramidis], und trennt die obere von der hinteren Fläche. Auf der hinteren Fläche, **Facies posterior,** suche man auf:

1. eine Öffnung, den *Porus acusticus internus*, die in den *Meatus acusticus internus*, den inneren Gehörgang führt (für Nn. facialis, intermedius, vestibulocochlearis [statoacusticus] und die A. labyrinthi);
2. die *Fossa subarcuata*, eine unwichtige Grube, lateral von den obigen;
3. die *Apertura externa aquaeductus vestibuli*, lateral und unten von der vorigen, entläßt den Ductus endolymphaticus zu dem zwischen beiden Durablättern gelegenen Saccus endolymphaticus;
4. den *Sulcus sinus petrosi inferioris*, eine schmale Furche nahe der hinteren Kante für den gleichnamigen Blutleiter;
5. die *Incisura jugularis*, an der hinteren Kante, die mit dem gleichnamigen Einschnitt des Os occipitale das Foramen jugulare bildet;
6. die *Apertura externa canaliculi cochleae*, an der hinteren Kante, eine kleine Öffnung für den Ductus perilymphaticus;
7. den *Sulcus sinus sigmoidei*, eine breite S-förmige Furche für den gleichnamigen Blutleiter;
8. das *Foramen mastoideum*, im obigen Sulcus, die innere Öffnung für die V. emissaria mastoidea.

Die untere Fläche, **Facies inferior** [basialis] wurde bereits S. 15 besprochen (Abb. 11).
Die Felsenbeinpyramide beherbergt das Innen- und Mittelohr. Näheres darüber S. 268.

e) Das Keilbein, Os sphenoidale

(Abb. 20–22)

Früher verglich man den sehr kompliziert gebauten Knochen mit einer fliegenden Wespe, woher noch heute die Bezeichnungen: Körper und Flügel stammen. Auch nennt man den Knochen noch häufig „Wespenbein“.

Das Keilbein steht mit allen Knochen des Gehirnschädels und den meisten Knochen des Viszeralschädels in Verbindung. Es besteht aus dem Körper,

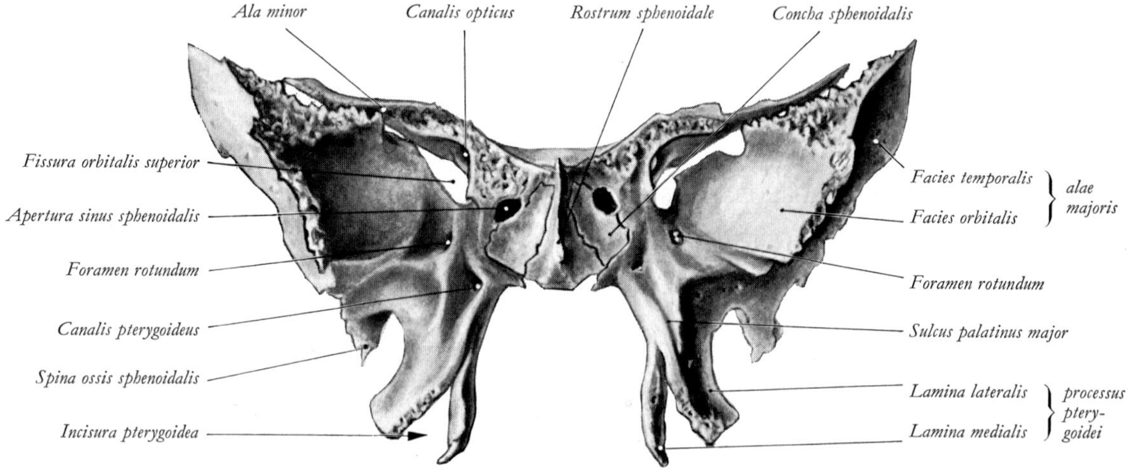

Abb. 20. Keilbein (Os sphenoidale) von vorn gesehen

Corpus, den großen Flügeln, **Alae majores,** den kleinen Flügeln, **Alae minores,** und den flügelartigen Fortsätzen, **Processus pterygoidei.**

Das **Corpus ossis sphenoidalis** ist ein würfelartiger Körper mit 6 Flächen. **Die hintere Fläche** (Abb. 20) steht zunächst synchondrotisch, später synostotisch mit der

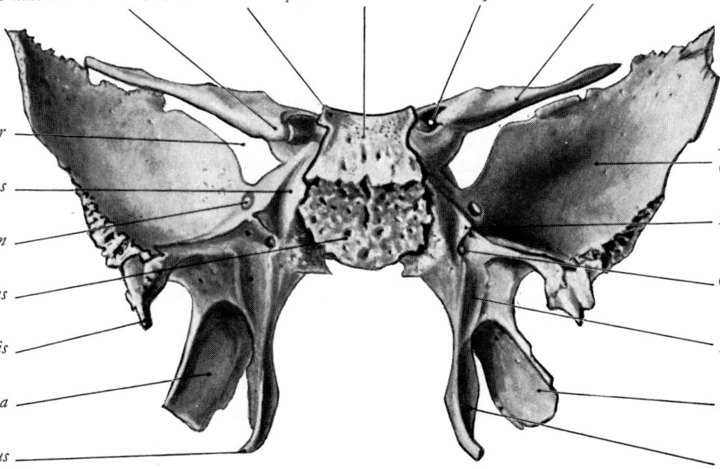

Abb. 21. Keilbein (Os sphenoidale) von hinten gesehen

Pars basilaris des Os occipitale in Verbindung. **Die obere Fläche** ist tief zur *Fossa hypophyseos* eingedellt. Hinten trägt sie das *Dorsum sellae* mit den seitlichen *Processus clinoidei posteriores*. Die kleinen *Processus clinoidei medii* gehen (Abb. 22) von der Vorderwand der Hypophysengrube ab. **Die seitlichen Flächen** tragen die Flügel, lateral vorn oben die schwertartigen *Alae minores*, lateral unten die *Alae majores*, lateral hinten unten die *Processus pterygoidei*. **Die vordere Fläche** (Abb. 20) zeigt die paarige *Apertura sinus sphenoidalis*. Median zieht die *Crista sphenoidalis* (zur Anlagerung der Lamina perpendicularis des Siebbeins) senkrecht abwärts und läuft in das *Rostrum sphenoidale* aus, das von den Flügeln des Pflugscharbeins umfaßt wird.

Der Körper des Keilbeins ist weitgehend ausgehöhlt. Die Keilbeinhöhle, der **Sinus sphenoidalis,** ist durch das *Septum sinuum sphenoidalium* in zwei, häufig asymmetrische Kammern geteilt und ist vorn bis auf die zur Nasenhöhle führenden *Aperturae sinuum sphenoidalium* durch eine muschelförmige Knochenlamelle, die *Concha sphenoidalis*, verschlossen.

Durch die Keilbeinhöhle können wir die Hypophyse operativ angehen.

Die **Alae minores** [parvae], die kleineren Flügel, bilden mit je 2 Wurzeln den *Canalis opticus*. Sie haben die Gestalt eines Krummsäbels und begrenzen mit ihrer unteren Fläche die Augenhöhle, mit ihrer oberen die Schädelhöhle. Nach medial und hinten laufen sie in die kräftigen *Processus clinoidei anteriores* [alae parvae] aus (Abb. 21, 22).

Die **Alae majores** [magnae], die größeren Flügel, werden nahe ihrer Wurzel vom **Foramen rotundum** und **Foramen ovale** durchbohrt. Sie sind nach außen und aufwärts gekrümmt. Man unterscheidet 4 Flächen, 4 Ränder und 1 Winkel.

Die Facies cerebralis weist gegen das Gehirn (Abb. 6, 7, 21, 22).

Die Facies temporalis liegt an der Außenfläche des Schädels (Abb. 2) und wird

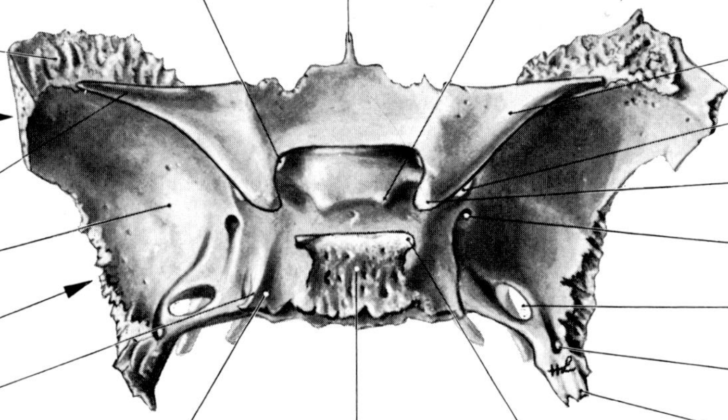

Abb. 22. Keilbein (Os sphenoidale) von der Schädelhöhle aus gesehen

durch die *Crista infratemporalis* von der basalwärts gerichteten Facies infratemporalis getrennt.

Die Facies orbitalis begrenzt (Abb. 20, 23) hinten und lateral die Augenhöhle. Sie ist glatt und eben.

Die Facies maxillaris liegt (Abb. 20) unterhalb der vorigen und weist gegen die *Maxilla*. Auf ihr mündet das *Foramen rotundum*.

Der *Margo frontalis* steht mit dem Stirnbein, der *Margo zygomaticus* mit dem Jochbein, der *Margo parietalis* mit dem Scheitelbein und der *Margo squamosus* mit dem Schläfenbein in Verbindung.

Der hintere Rand des großen Flügels (Abb. 22) ist dornartig zur **Spina ossis sphenoidalis** ausgezogen und wird vom **Foramen spinosum** durchbohrt.

Die **Fissura orbitalis superior** [cerebralis] ist ein schräger, medial weiter, lateral enger Spalt zwischen größerem und kleinerem Flügel (Abb. 20, 21).

Die **Processus pterygoidei,** die flügelartigen Fortsätze, gehen (Abb. 20, 21) nahezu senkrecht nach unten ab, bestehen aus zwei Platten, der **Lamina medialis** und **lateralis,** die die *Fossa pterygoidea* zwischen sich fassen. Die zwischen ihnen gelegene *Incisura pterygoidea* wird am ganzen Schädel durch den Processus pyramidalis des Gaumenbeins geschlossen. Die mediale Lamelle läuft nach unten in einen Haken, **Hamulus pterygoideus,** mit einem *Sulcus* für die Sehne des M. tensor veli palatini aus. Die Wurzel der Flügelfortsätze wird von dem sagittalen **Canalis pterygoideus** (Abb. 20, 21) durchbohrt. Er mündet in die *Fossa pterygopalatina*. Unterhalb der hinteren Öffnung des Kanals (Abb. 21) liegt die kahnförmige Grube, *Fossa scaphoidea*.

Der Processus vaginalis geht von der medialen Seite der Lam. medialis ab, legt sich der Unterfläche des Körpers an und reicht bis zu den *Alae* des Pflugscharbeins.

f) Das Siebbein, Os ethmoidale,

hilft nur mit der kleinen *Lamina cribrosa* (Abb. 6) die Schädelhöhle zu begrenzen. Sonst gehört es dem Viszeralschädel an und wird deshalb dort (S. 35) besprochen.

II. Der Gesichts- oder Viszeralschädel

(Abb. 5)

liefert die knöcherne Grundlage des Gesichtes, umrahmt die Augenhöhlen, die Nasen- und Nasennebenhöhlen, die Mundhöhle und trägt die Zähne.

1. Die Augenhöhlen, Orbitae

(Abb. 5, 23)

Die Augenhöhle hat die Gestalt einer vierseitigen Pyramide, deren Basis nach vorn weist und den nahezu rechteckigen Augenhöhleneingang, **Aditus orbitae,** bildet. Er wird von dem **Margo aditus** umrahmt, der oben vom Stirnbein, lateral und unten vom Jochbein und unten und medial vom Oberkiefer gebildet wird. Der mediale und der laterale Rand stehen nahezu senkrecht, der obere und untere Rand senken sich von medial nach lateral.

Die obere Wand wird von der *Facies orbitalis* des Stirnbeins und der *Ala minor* des Keilbeins gebildet. Man nennt sie auch „Dach" der Augenhöhle. Das Dach trennt medial und vorn die Augenhöhle von der Stirnhöhle, dem *Sinus frontalis,* weiter hinten die Augenhöhle von der vorderen Schädelgrube und dem Stirnlappen des Gehirns. Vorn und lateral ist das Dach zur **Fossa glandulae lacrimalis** eingedellt.

Die mediale Wand steht ungefähr sagittal. Sie wird vorn vom Tränenbein, *Os lacrimale,* in der Mitte von der viereckigen *Lamina orbitalis* des Siebbeins und hinten vom *Corpus ossis sphenoidalis* gebildet. Vorn liegt an der medialen Wand eine tiefe Grube für den Tränensack, die **Fossa sacci lacrimalis.** Sie wird vorn von der *Crista lacrimalis anterior* des Oberkiefers, hinten von der *Crista lacrimalis posterior* des Tränenbeins begrenzt (Abb. 4). Nach unten setzt sie sich in den **Canalis nasolacrimalis** fort, der unter der unteren Nasenmuschel mündet.

Die untere Wand wird von der *Facies orbitalis* des Oberkiefers und des Jochbeins und dem kleinen *Processus orbitalis* des Gaumenbeins gebildet. Von der lateralen Wand wird sie durch die **Fissura orbitalis inferior** [sphenomaxillaris] getrennt. Ungefähr auf der Mitte der Fläche verläuft der *Sulcus infraorbitalis,* der durch die Periorbita verschlossen ist und sich nach vorn in den knöchernen *Canalis infraorbitalis* fortsetzt, der auf der Gesichtsfläche unterhalb des unteren Augenhöhlenrandes ausmündet.

Die laterale Wand ist vom Dach durch die **Fissura orbitalis superior** [cerebralis] geschieden. Sie verläuft von vorn außen nach hinten innen, ist länger als die mediale Wand und bildet mit der der anderen Seite ungefähr einen rechten Winkel. Sie setzt sich zusammen aus der *Facies orbitalis* des Jochbeins und der des größeren Keilbeinflügels.

Die Achse der Orbita verläuft von der Mitte des Aditus orbitae zur Mitte des Canalis opticus und schneidet sich mit der der anderen Seite oberhalb des Türkensattels.

Die Öffnungen der Orbita

1. Der **Aditus orbitae.**
2. Der **Canalis opticus** führt den N. opticus und die A. ophthalmica (aus der A. carotis int.) aus der Schädel- in die Augenhöhle.
3. Die **Fissura orbitalis superior** [cerebralis], zwischen Ala major, Ala minor und Corpus ossis sphenoidalis, ist medial breit, lateral schmal. Bis auf die Durchtrittsstellen der V. ophthalmica sup. und sämtlicher Augenhöhlennerven ist sie durch Bindegewebe, dem glatte Muskulatur beigemischt ist,

verschlossen. Durch die Ursprünge der Augenmuskeln (Abb. 170) wird sie in **3 Abschnitte** unterteilt. Der laterale führt den *N. frontalis*, *N. lacrimalis* und den *N. trochlearis* aus der Schädelhöhle in die Augenhöhle und die *V. ophthalmica superior* in die entgegengesetzte Richtung. Durch den mittleren (innerhalb des Muskelringes) ziehen *N. oculomotorius*, *N. nasociliaris* und *N. abducens* aus der Schädel- in die Augenhöhle. Der mediale ist vollständig verschlossen.

4. Die **Fissura orbitalis inferior** [sphenomaxillaris], zwischen Ala major und Maxilla, ist durch eine Bindegewebsplatte und den glatten *M. orbitalis*, der auch auf die Fissura orbitalis superior ausstrahlt, verschlossen. Sie läßt einen Ast der V. ophthalmica inferior aus der Augenhöhle zum Plexus pterygoideus und den N. infraorbitalis aus der Flügelgaumengrube in den Sulcus und Canalis infraorbitalis durchtreten.

   Der *M. orbitalis* (*Müller*scher Muskel) wird vom Sympathicus innerviert (aus C_8, Th_1). Durch seinen Tonus hilft er mit die Lage des Augapfels aufrechtzuerhalten. Beim Ausfall seiner Innervation sinkt der Augapfel leicht ein (*Enophthalmus*, s. *Horner*sche Trias, S. 159).

5. Das **Foramen ethmoidale anterius** [Canalis orbitocranialis], vorn am Oberrande der Lamina orbitalis des Siebbeins, entläßt N. und A. ethmoid. anterior aus der Augen- in die Schädelhöhle.
6. Das **Foramen ethmoidale posterius** [Canalis orbitoethmoideus], hinten am Oberrande der Lamina orbitalis, läßt N. und A. ethmoid. posterior aus der Augenhöhle in die Cellulae ethmoidales austreten.
7. Das **Foramen zygomaticoorbitale,** an der Facies orbitalis des Jochbeins, entläßt den N. zygomaticus aus der Augenhöhle in den Jochbeinkörper, weiter durch das Foramen zygomaticofaciale zum Gesicht und durch das Foramen zygomaticotemporale zur Schläfengegend.
8. Der **Canalis nasolacrimalis** führt von der Fossa sacci lacrimalis ab- und dorsalwärts unter die untere Nasenmuschel.

Praktische Anmerkungen: Die nasale Wand der Orbita ist am dünnsten, kann manchmal, besonders bei alten Leuten, Lücken haben, durch die Entzündungen der Siebbeinzellen sich zur Augenhöhle ausbreiten können (*retrobulbäre Abszesse*). In das Dach der Orbita (Abb. 179) kann die Stirnhöhle weit hineinreichen (*Übergreifen von Stirnhöhlen-*

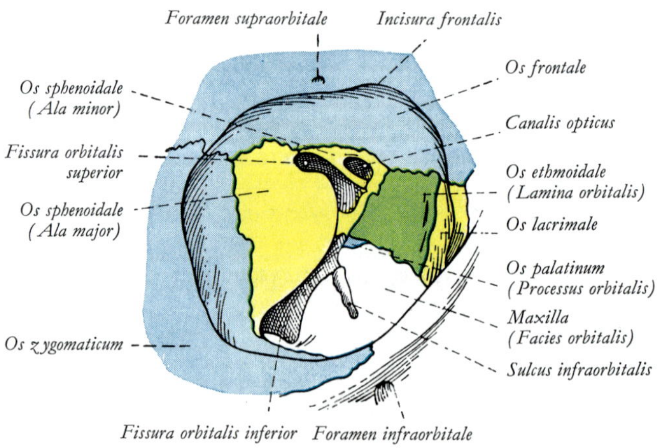

Abb. 23. Rechte Augenhöhle (Orbita). Die begrenzenden Knochen sind durch verschiedene Farben schematisiert

entzündungen nach unten zur Augen-, nach oben zur Schädelhöhle). Der Boden der Orbita und der *N. infraorbitalis* haben enge Beziehungen zur Oberkieferhöhle, *Sinus maxillaris* (Abb. 176). Die laterale Wand ist am stärksten. Sie hat keine größere praktische Bedeutung. Erwähnt sei, daß sie bei Säugern noch weitgehend fehlt und sich erst bei Anthropoiden und beim Menschen knöchern entwickelt. An der Spitze der Augenhöhlenpyramide sind durch den Canalis opticus und die Fissura orbitalis superior noch Beziehungen zur Schädelhöhle, speziell zum Sinus cavernosus gegeben.

Die **Periorbita** kleidet als Periost die knöcherne Augenhöhle aus. Durch den Canalis opticus und die Fissura orbitalis superior geht sie in die Dura mater der Schädelhöhle über.

2. Die knöcherne Nasenhöhle

ist paarig, geteilt durch eine mediane Scheidewand, das *Septum nasi*. Wir können an ihr die **eigentliche Nasenhöhle** und die recht kompliziert gestalteten **Nasennebenhöhlen** unterscheiden. Die vordere Öffnung (Abb. 5) ist birnenförmig, *Apertura piriformis*, und wird von den beiden Oberkiefern (Maxillae) und den Nasenbeinen (Ossa nasalia) umrahmt. An ihrem Unterrande springt die *Spina nasalis anterior* dornartig vor. Die hinteren Öffnungen, **Choanae,** sind länglich, doppelt so hoch wie breit. Sie werden (Abb. 9 u. 12) von den Gaumenbeinen, dem Pflugscharbein und dem Keilbein umrahmt.

a) Das Septum nasi,

die mediane Scheidewand (Abb. 24), wird von der **Lamina perpendicularis** [mediana] des Siebbeins und dem **Vomer,** Pflugscharbein, gebildet. Sie ist häufig verbogen und

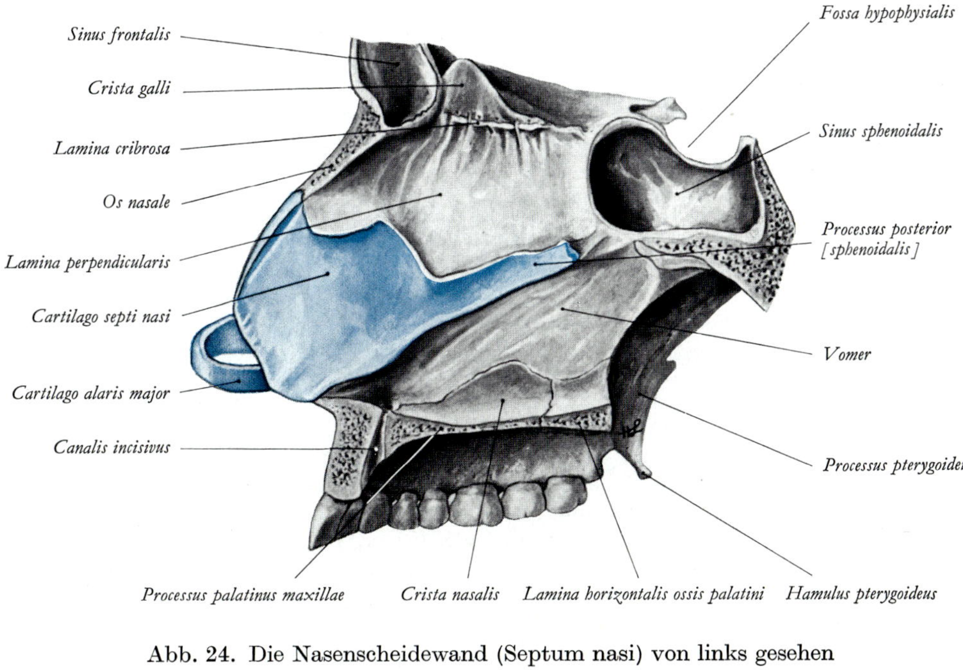

Abb. 24. Die Nasenscheidewand (Septum nasi) von links gesehen

wird vorn durch Knorpel, **Cartilago septi nasi** [septodorsalis] ergänzt. Der Knorpel schickt meist einen Fortsatz bis zum Keilbeinkörper (Processus posterior, sphenoidalis).

Septumdeviationen: S. 182.

b) *Die laterale Wand*

(Abb. 25 u. 26),

wird vom Siebbein, Keilbein, Gaumenbein, Oberkiefer, Tränenbein, Nasenbein und der selbständigen unteren Muschel gebildet. Sie ist durch die Mündungen der Nebenhöhlen mehrfach durchbrochen. Diese werden aber erst nach Wegnahme der Nasenmuscheln sichtbar. Die Muscheln sind dünne Knochenlamellen, die sich (Abb. 26, 32) gegen den gemeinsamen Nasengang vorwölben und von ihm den oberen, mittleren und unteren Nasengang, **Meatus nasi superior, medius** und **inferior,** abgrenzen. **Die obere und mittlere Muschel,** *Concha nasalis superior* und *media,* gehören dem Siebbein an. Sie zeigen auf ihrer medialen Fläche (Abb. 26) feine Rillen für die Riechnerven.

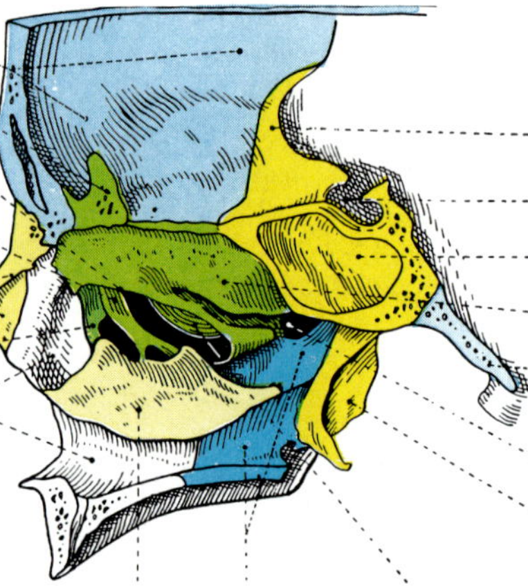

Abb. 25. Laterale Wand der rechten Nasenhöhle. Die mittlere Muschel ist zum Teil entfernt. Die begrenzenden Knochen sind durch verschiedene Farben schematisch wiedergegeben

Die untere Muschel, *Concha nasalis inferior,* ist eine längliche, nach außen eingerollte Knochenplatte, die (Abb. 25, 26, 32) mit dem Oberkiefer, dem Tränenbein, dem Gaumenbein und dem Hakenfortsatz, *Processus uncinatus,* des Siebbeins in Verbindung steht.

Die Öffnungen der lateralen Wand:

1. Oberhalb des *Processus uncinatus,* der von vorn oben nach hinten unten verläuft, liegt der **Hiatus semilunaris,** eine halbmondförmige Öffnung, gegen die sich von oben her die **Bulla ethmoidalis,** eine besonders große Siebbeinzelle, vorwölbt. Sie bleibt auch am Schleimhautpräparat (Abb. 129) als halbmondförmiger Spalt offen und führt in die Oberkieferhöhle, Stirnhöhle und in die vorderen Siebbeinzellen. Nicht selten mündet die Stirnhöhle gesondert vor dem Hiatus semilunaris.
2. Oberhalb der *Bulla ethmoidalis* mündet ein Teil der vorderen Siebbeinzellen (Abb. 129).

3. Unterhalb der oberen Muschel münden die hinteren Siebbeinzellen (Abb. 129).
4. Unterhalb der unteren Muschel mündet an der Grenze zwischen vorderem und mittlerem Drittel der *Canalis nasolacrimalis* (Abb. 129).
5. Das Foramen sphenopalatinum wird von der Incisura sphenopalatina des Gaumenbeins und dem Körper des Keilbeins umrahmt (Abb. 24, 25). Es entläßt Nerven und Gefäße (*Rr.*, *Aa. nasales posteriores*) aus der Flügelgaumengrube zum hinteren Teil der Nasenhöhle.

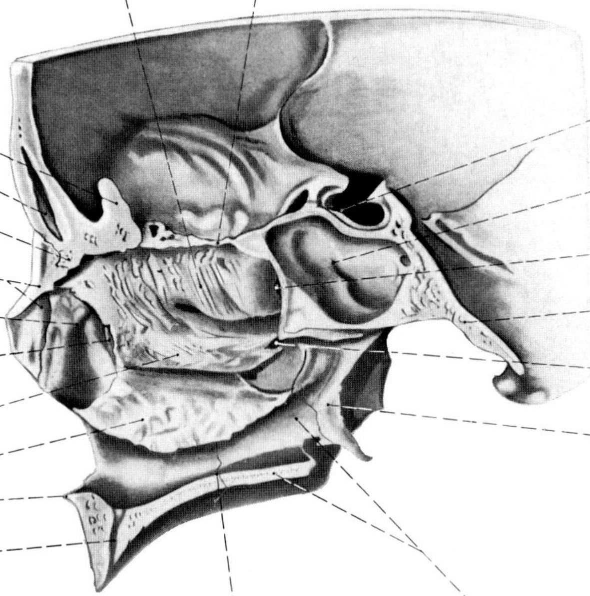

Abb. 26. Die laterale Wand der rechten Nasenhöhle an einem paramedian durchsägten Schädel

c) Der Boden der Nasenhöhle

ist gleichzeitig das Dach der Mundhöhle (Abb. 9, 12, 29) und heißt Gaumen. Diese horizontale Scheidewand zwischen Mund- und Nasenhöhle fehlt noch den Fischen und Amphibien, beginnt bei den Reptilien und ist nur bei den Säugetieren voll ausgebildet. Die knöcherne Grundlage, **Palatum durum,** liefern der *Processus palatinus* des Oberkiefers und die *Lamina horizontalis* [palatina] des Gaumenbeins (Abb. 27–30).

Bei Störungen in der Entwicklung vereinigen sich die Gaumenfortsätze nicht. Es kommunizieren Mund- und Nasenhöhle (*Wolfsrachen, Palatoschisis*, s. S. 187).

Der Canalis incisivus (Abb. 24) beginnt an der Mundhöhlenseite unpaar mit dem *Foramen incisivum* (Abb. 12, 29) und mündet an der Nasenhöhlenseite paarig neben dem Septum (er beinhaltet den N. nasopalatinus und einen Ast der A. nasalis posterior septi).

d) Das Dach der Nasenhöhle

wird von der *Lamina cribrosa* des Siebbeins gebildet.

Bricht die *Lamina cribrosa* (bei Schädelbasisverletzungen), so kann, bei gleichzeitiger Verletzung der Hirnhäute, Liquor cerebrospinalis durch die Nase abfließen.

e) Das Skelett der äußeren Nase

Den oberen knöchernen Teil liefern die beiden Nasenbeine, *Ossa nasalia* (Abb. 31) und die angrenzenden Stirnfortsätze der beiden Oberkiefer. Der untere knorpelige Teil besteht aus:

1. der **Cartilago nasi lateralis,** einer dreiseitigen Knorpelplatte, die mit dem Nasenscheidewandknorpel eine Einheit bildet,
2. der **Cartilago alaris major,** einer hakenförmigen Spange, die mit ihrem Scheitel die Nasenspitze bildet, mit ihrem lateralen Schenkel die Stütze der Nasenflügel und mit ihrem medialen Schenkel den vorderen Teil der Scheidewand (Abb. 24),
3. den **Cartilagines nasales accessoriae,** in Form und Größe variablen Knorpelstückchen, die in das die obigen Knorpel verbindende Bindegewebe eingelagert sind.

3. Die isolierten Knochen der Nasenhöhle

a) Das Gaumenbein, Os palatinum

(Abb. 9, 27–30),

besteht aus 2 nahezu rechtwinklig gestellten Platten, der horizontalen **Lamina horizontalis** [palatina], die den hinteren Teil des harten Gaumens bildet, und der vertikalen **Lamina perpendicularis** [maxillaris], die sich an der Bildung der lateralen

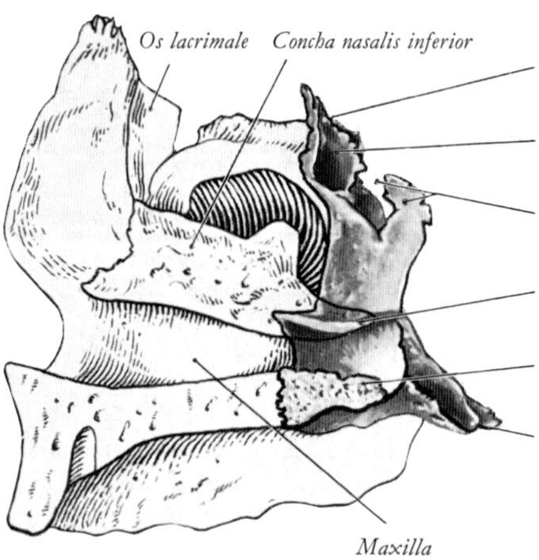

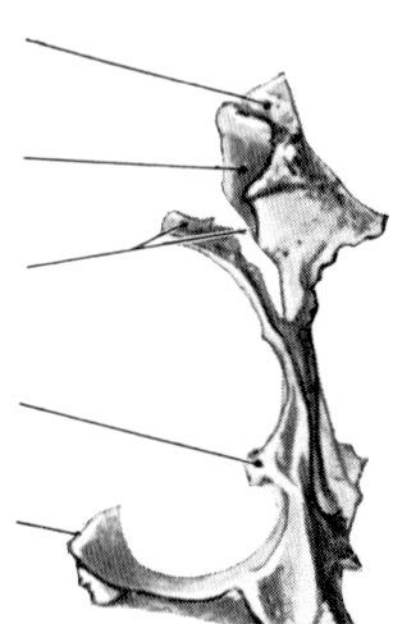

Abb. 27. Rechtes Gaumenbein (Os palatinum) von nasal her gesehen, in Lagebeziehung zum Oberkiefer und zur unteren Muschel

Abb. 28. Rechtes Gaumenbein (Os palatinum) von hinten gesehen

Nasenwand (Abb. 25, 27) beteiligt (Facies nasalis), sich mit breiter Fläche (Facies maxillaris) dem Oberkiefer anlegt und den großen Eingang in die Oberkieferhöhle weitgehend verschließen hilft (Abb. 27, 34).

Die **Lamina perpendicularis.** Vom oberen Rande gehen 2 Fortsätze, der Processus sphenoidalis und der Processus orbitalis, ab, die durch die *Incisura sphenopalatina* getrennt sind. Der *Proc. sphenoidalis* legt sich an den Keilbeinkörper, der *Proc. orbitalis* grenzt mit einer Fläche an die Orbita.

Auf der Facies nasalis (Abb. 27) verlaufen 2 sagittale Leisten, oben die *Crista ethmoidalis* für die Anlagerung der mittleren Muschel, unten die *Crista conchalis* für die Befestigung der unteren Muschel.

Auf der Facies maxillaris (Abb. 30) verläuft nahe dem hinteren Rande der *Sulcus palatinus major* [pterygopalatinus], der mit dem Oberkiefer den *Canalis palatinus major* [pterygopalatinus] begrenzt und nach unten in das *Foramen palatinum majus* ausläuft.

Die hintere Kante (Abb. 27) läuft nach unten in den lateralwärts gerichteten Processus pyramidalis aus, der sich an die mediale und laterale Lamelle des Processus pterygoideus des Keilbeins legt und die Fossa pterygoidea begrenzen hilft.

Die **Lamina horizontalis** (Abb. 28, 29) grenzt vorn in der *Sutura palatina transversa* an den Gaumenfortsatz des Oberkiefers und endet hinten mit einem freien Rande, von dem die *Spina nasalis* nach hinten vorspringt.

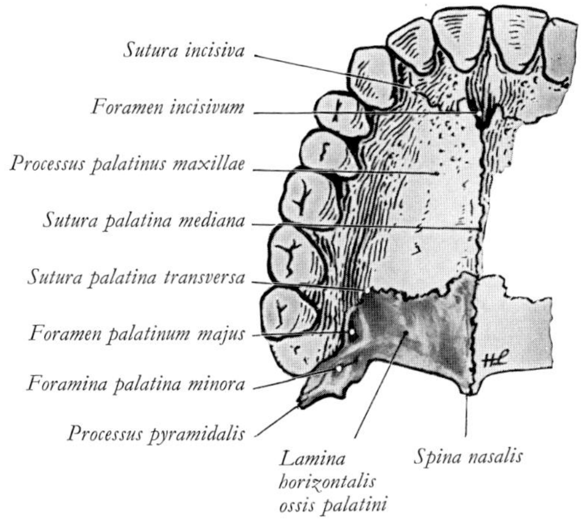

Abb. 29. Rechtes Gaumenbein (Os palatinum) von unten gesehen, in Lagebeziehung zum Oberkiefer

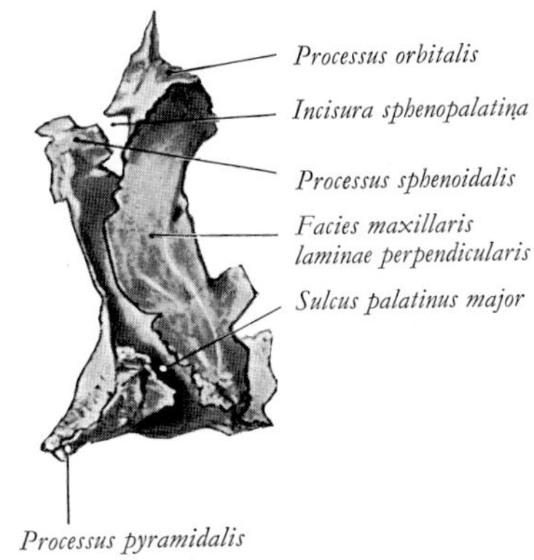

Abb. 30. Rechtes Gaumenbein (Os palatinum) von vorn gesehen (Facies maxillaris)

b) Das Tränenbein, Os lacrimale (Abb. 31),

ist ein dünner, viereckiger Knochen von der Größe eines Fingernagels, der zwischen Oberkiefer, Stirnbein und Siebbein liegt und die Augen- von der Nasenhöhle (Abb. 25) trennt. Auf der Augenhöhlenseite verläuft die *Crista lacrimalis posterior*, die nach unten in einen Haken, *Hamulus lacrimalis*, ausläuft und mit der *Crista lacrimalis anterior* des Proc. frontalis maxillae die Tränensackgrube (*Fossa sacci lacrimalis*) begrenzt. Unten tritt es meist mit der Concha nasalis inferior in Verbindung (Abb. 25).

c) *Die Nasenbeine, Ossa nasalia* (Abb. 31),

sind 2 längliche, platte Knochen, die den oberen Teil des Nasenrückens und damit die vordere Wand der Nasenhöhle bilden. Sie variieren wie die äußere Nase individuell und rassisch sehr in Form und Größe.

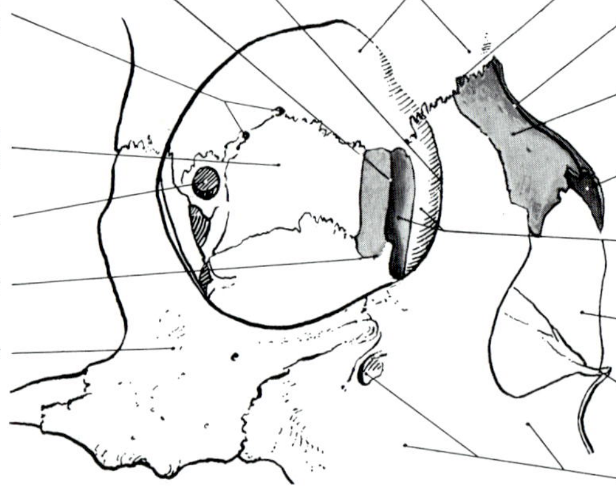

Abb. 31. Rechtes Tränenbein (Os lacrimale) und Nasenbeine (Ossa nasalia) in situ

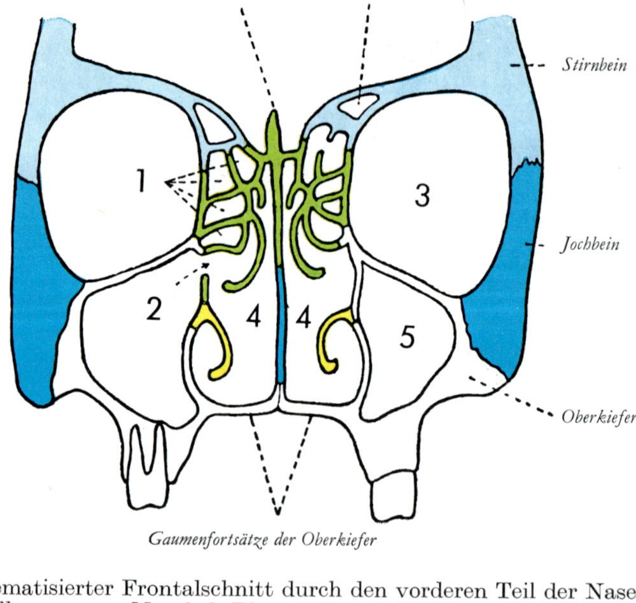

Abb. 32. Schematisierter Frontalschnitt durch den vorderen Teil der Nasenhöhle. Gelb = untere Muschel. Blau = Nasenscheidewandknorpel

1 = Siebbeinzellen
2 = Kieferhöhleneingang
3 = Augenhöhle
4 = Nasenhöhle
5 = Oberkieferhöhle

Sie stoßen in der *Sutura internasalis* zusammen, grenzen in der *Sutura frontonasalis* an die Pars nasalis des Stirnbeins und in der *Sutura nasomaxillaris* an den Processus frontalis des Oberkiefers und stehen an der nasalen Fläche mit dem Septum nasi in Verbindung. Auf der inneren Fläche verläuft der *Sulcus ethmoidalis* (für den N. ethmoidalis anterior).

d) Das Siebbein, Os ethmoidale

(Abb. 6, 7, 23–26, 31–33, 38–40),

ist der zarteste und zerbrechlichste Knochen des Schädels. Mit der kleinen **Lamina cribrosa** und der **Crista galli** begrenzt es die Schädelhöhle (Abb. 6, 7). Der größte Teil gehört dem Viszeralschädel an. Die mediane **Lamina perpendicularis** bildet den oberen Teil der Nasenscheidewand (Abb. 24, 32, 33). Die beiden seitlichen Teile sind stark gekammert (Abb. 32), werden deshalb als *Siebbeinlabyrinth*, **Labyrinthus ethmoidalis,** bezeichnet. Die Kammern, Siebbeinzellen, **Cellulae ethmoidales** genannt, grenzen mit der papierdünnen *Lamina orbitalis* an die Augenhöhle (Abb. 31–33, 39). Die oberen Siebbeinzellen werden durch das Stirnbein, die unteren durch den Oberkiefer (Abb. 32) und das Tränenbein geschlossen. Von der medialen Fläche des Siebbeinlabyrinths gehen die obere und mittlere Muschel ab (Abb. 25, 26, 32).

Lage und Struktur des Siebbeins verstehen wir am besten auf einem Frontalschnitt durch den Schädel (Abb. 32). Es steht oben breitflächig mit dem Stirnbein,

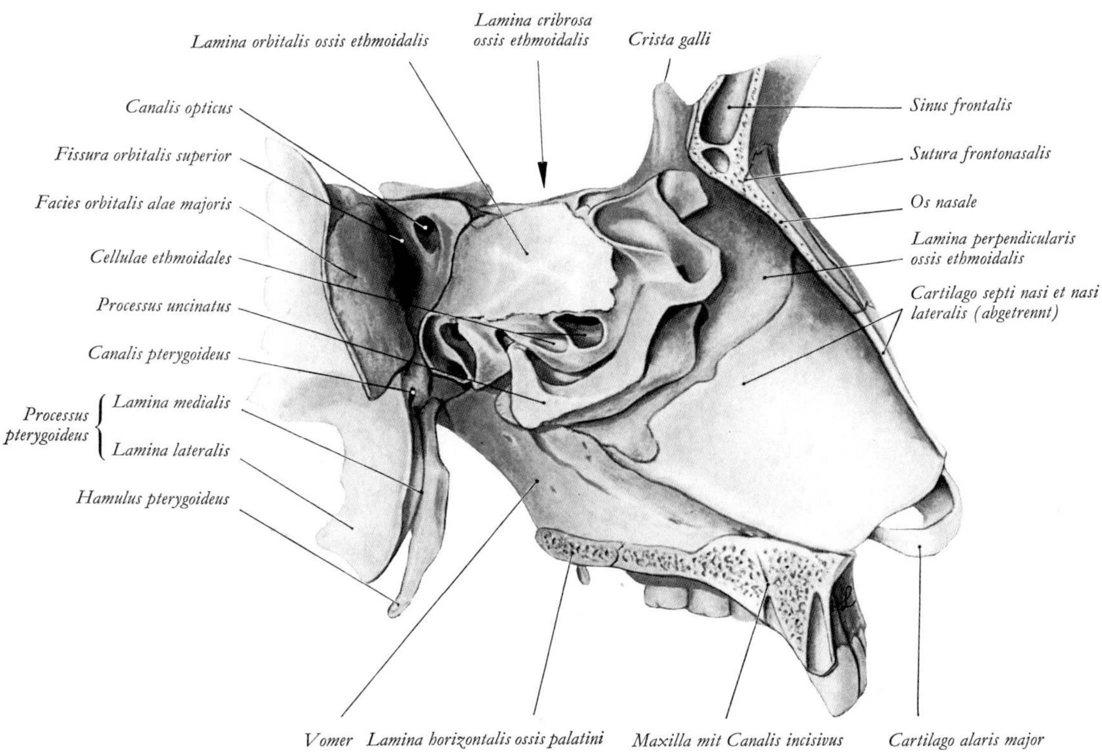

Abb. 33. Siebbein (Os ethmoidale) von rechts und vorn gesehen.
Die benachbarten Knochen und Knorpel sind zum besseren Verständnis der Lage mit gezeichnet

lateral und unten mit dem Oberkiefer und der unteren Muschel, median und unten mit dem Vomer in Verbindung.

Der Hakenfortsatz, **Processus uncinatus,** des Siebbeins zieht von vorn oben nach hinten unten, gewinnt Anschluß an die untere Muschel (Abb. 25, 32, 33) und begrenzt von unten her den *Hiatus semilunaris*. Von oben her wölbt sich gegen den Hiatus semilunaris eine besonders große Siebbeinzelle, die **Bulla ethmoidalis,** vor (Abb. 25).

Die schmale Brücke zur unteren Muschel (Abb. 25) ist der letzte Rest des genetischen Zusammenhanges. Die untere Muschel gehörte ursprünglich auch zum Siebbein. Während beim übrigen Siebbein aber die knorpelige Anlage in Knochen umgebaut wird (Primordialknochen), hat sich im Bereich der unteren Muschel Deckknochen auf dem Knorpel angelegt, worauf der Knorpel geschwunden ist.

e) Der Oberkiefer, Maxilla

(Abb. 34, 35, 39),

besteht aus einem hohlen Körper, *Corpus*, und 4 Fortsätzen, dem Stirnfortsatz, *Processus frontalis*, dem Gaumenfortsatz, *Processus palatinus*, dem zähnetragenden *Processus alveolaris* und dem Jochbeinfortsatz, *Processus zygomaticus*. Am **Körper** unterscheiden wir eine *Facies nasalis*, *Facies orbitalis*, *Facies infratemporalis* (zur Fossa infratemporalis weisend) und eine *Facies anterior* (Gesichtsfläche).

Wir beginnen das genauere Studium mit der Facies nasalis, um den Anschluß an die zuletzt beschriebenen Knochen und die Nasenhöhle zu gewinnen.

Die nasale Ansicht des Oberkiefers (Abb. 34) zeigt am isolierten Knochen den großen Eingang in die Oberkieferhöhle, den **Hiatus maxillaris.** Dieser wird im hinteren Teil durch die *Lamina perpendicularis* des Gaumenbeins (Abb. 25) verschlossen. Der restliche Teil der Öffnung wird durch die *Lamina orbitalis* des Siebbeins, besonders seinen *Processus uncinatus*, und die untere Muschel eingeengt. Die in Abb. 25 noch sichtbaren Öffnungen in die Kieferhöhle sind am Schleimhautpräparat (Abb. 129) ver-

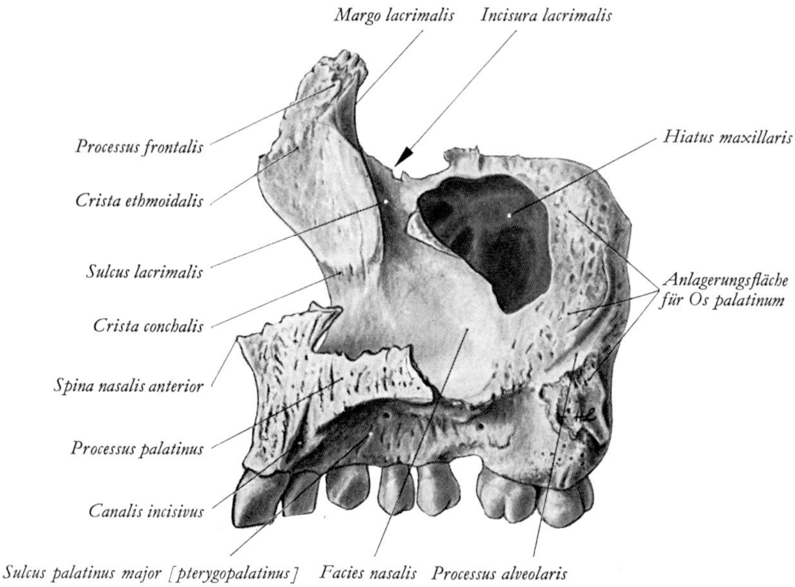

Abb. 34. Rechter Oberkiefer (Maxilla) von der nasalen Fläche aus gesehen

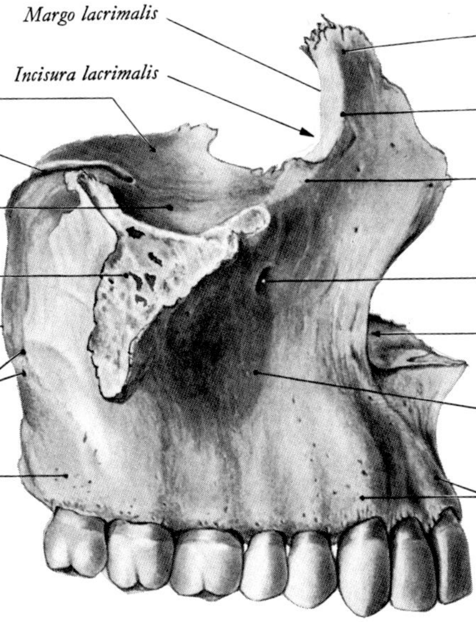

Abb. 35. Rechter Oberkiefer (Maxilla) von außen gesehen

schlossen bis auf den Hiatus semilunaris, der selbst noch durch Schleimhaut weiter eingeengt wird.

Hinter dem Hiatus maxillaris verläuft der *Sulcus palatinus major* [pterygopalatinus] im Bogen abwärts. Er wird durch den gleichnamigen Sulcus des Gaumenbeins zum *Canalis palatinus major* [pterygopalatinus] ergänzt.

Der **Processus palatinus** geht horizontal vom Körper ab, legt sich (Abb. 9, 12, 29) in der *Sutura palatina mediana* an den Fortsatz der Gegenseite und in der *Sutura palatina transversa* an die Lamina horizontalis [palatina] des Gaumenbeins, bildet so die vorderen $^2/_3$ des harten Gaumens. Dem Septum nasi schickt er die *Crista nasalis* entgegen, die vorn in die *Spina nasalis anterior* ausläuft.

Der **Processus frontalis** (Abb. 34) geht nach vorn und oben vom Körper ab. Mit dem gezackten oberen Rande legt er sich ans Stirnbein. An den hinteren Rand, den *Margo lacrimalis*, und in die *Incisura lacrimalis* legt sich das Tränenbein. Der vordere Rand dient oben zur Anlagerung des Nasenbeins, unten zur Begrenzung der *Apertura piriformis*. An seiner Wurzel verläuft der *Sulcus lacrimalis* (für den Canalis nasolacrimalis). Über die nasale Fläche zieht oben die *Crista ethmoidalis* (für die Anlagerung des Siebbeins), unten die *Crista conchalis* (für die Anlagerung der unteren Muschel). Über die Außenfläche (Abb. 35) zieht die kräftige *Crista lacrimalis anterior* (vordere Begrenzung der Fossa sacci lacrimalis) nahezu senkrecht abwärts. Sie läuft nach unten in den Margo infraorbitalis aus.

Die äußere Ansicht des Oberkiefers (Abb. 35) läßt die Facies anterior des Körpers mit dem *Foramen infraorbitale* und der *Fossa canina* (oberhalb des Eckzahnes, Dens caninus), die Facies orbitalis mit dem *Sulcus* und *Canalis infraorbitalis* und die Facies infratemporalis mit dem *Tuber maxillae* und den *Foramina alveolaria* (für die A. alveolaris superior posterior und die Rr. alveolares superiores posteriores) erkennen.

Der **Processus zygomaticus** geht nach lateral ab und trägt eine rauhe Fläche für die Anlagerung des Jochbeins.

Der **Processus alveolaris** geht nach unten ab, zeigt an seiner Außenfläche längliche, senkrechte Wülste, die *Juga alveolaria,* und trägt Löcher für die Wurzeln der Zähne, die *Alveoli dentales.*

Die Zahnalveolen (Abb. 44) werden zusammen mit den Zähnen S. 47 besprochen.

f) Das Jochbein, Os zygomaticum

(Abb. 36, 37),

(von dem griechischen zygein = verbinden) ist ein viereckiger Knochen, der den Oberkiefer mit dem Stirnbein, Keilbein und Schläfenbein verbindet (Abb. 2). Es grenzt zwar nicht an die Nasenhöhle, hat aber so wichtige funktionelle Beziehungen zum

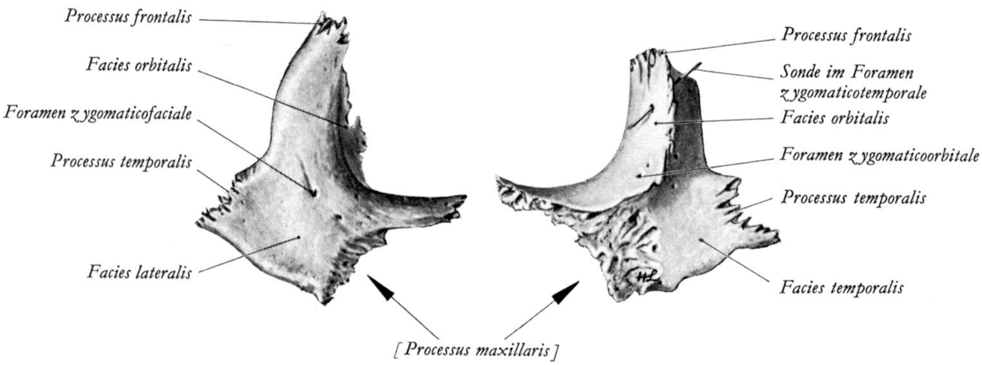

Abb. 36. Rechtes Jochbein (Os zygomaticum) von außen

Abb. 37. Rechtes Jochbein (Os zygomaticum) von innen

Oberkiefer, daß es im Anschluß an ihn besprochen werden soll. Es hat 3 Fortsätze, den kräftigen Oberkieferfortsatz **[Processus maxillaris]**, der den Kaudruck vom Oberkiefer aufnimmt und ihn über den **Processus frontalis** auf das Stirnbein, über den **Processus temporalis** mittels des Jochbogens auf das Schläfenbein überträgt. Die **Facies lateralis** [malaris] bildet den vorspringendsten Teil der Wange und hat ein kleines Loch, das *Foramen zygomaticofaciale* für den gleichnamigen Nerven. Die **Facies temporalis** begrenzt die Schläfengrube. Die **Facies orbitalis** grenzt an die Orbita. Auf der Augenhöhlenfläche liegt das *Foramen zygomaticoorbitale.*

Durch das *Foramen zygomaticofaciale* auf der *Facies lateralis* und das *Foramen zygomaticotemporale* auf der *Facies temporalis* gelangen die sensiblen Äste des N. zygomaticus zur Haut in der Umgebung des Jochbeines (*N. zygomaticofacialis, N. zygomaticotemporalis*).

g) Das Pflugscharbein, Vomer

(Abb. 24),

bildet den hinteren und unteren Teil der Nasenscheidewand. Der obere Rand hat seitliche Fortsätze, die *Alae vomeris,* die sich mit dem Keilbeinkörper verbinden. Der vordere Rand stößt an die Lamina perpendicularis des Siebbeins und den Nasenscheidewandknorpel, der untere Rand steht auf dem Palatum durum.

Das Pflugscharbein erinnert an die primitiven Pflugscharen der alten Römer.

4. Die Nasennebenhöhlen, Sinus paranasales

(Abb. 38–40),

haben eine so große praktisch-klinische Bedeutung, daß sie nach der Beschreibung der einzelnen Knochen noch im Zusammenhang studiert werden müssen.

Eine gute Übersicht vermittelt uns Abb. 38. Die mächtige Oberkieferhöhle, **Sinus maxillaris,** ist ziemlich glattwandig, zeigt aber verschiedene Buchten. An ihrer Augenhöhlenfläche trägt sie eine tiefe Furche für den *Sulcus* und *Canalis infraorbitalis.* Medial und oben steht sie durch den *Hiatus maxillaris* mit der Nasenhöhle in Verbindung. Oberhalb des Hiatus sehen wir das viereckige kleinkammerige Feld der Siebbeinzellen, **Cellulae ethmoidales.** Sie reichen vorn bis an den Processus frontalis des Oberkiefers, hinten bis zum Sinus sphenoidalis. Die *Lamina orbitalis ossis ethmoidalis,* eine

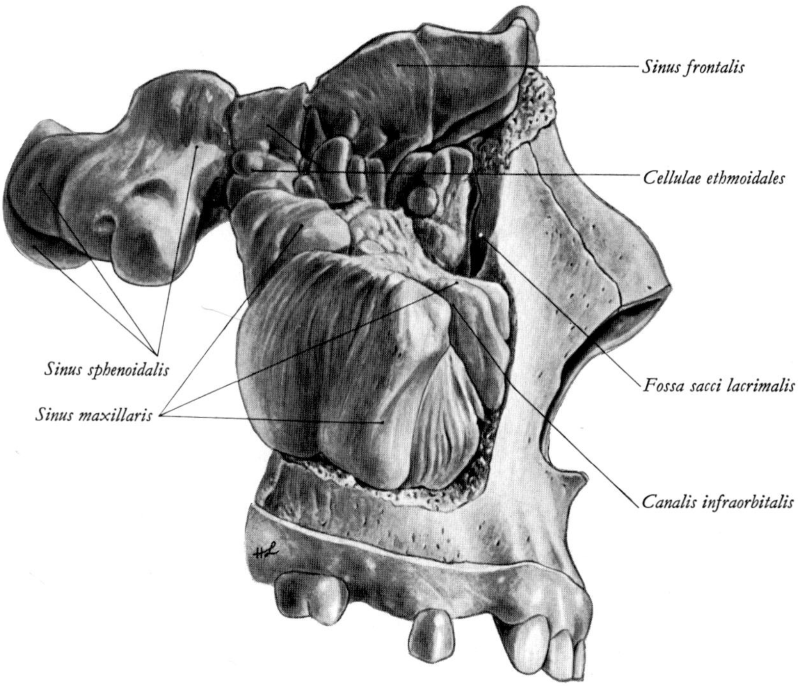

Abb. 38. Nasennebenhöhlen von lateral.
Ihre Schleimhautauskleidung ist durch Entfernen der deckenden Knochen dargestellt

papierdünne Knochenplatte, die die einzelnen Kammern durchscheinen läßt (Abb. 39), trennt sie von der Augenhöhle. Oben werden sie durch die Pars orbitalis des Stirnbeins abgeschlossen (Abb. 32). Die paarige Stirnhöhle, **Sinus frontalis,** liegt in der Stirnbeinschuppe und reicht nach hinten in das Dach der Augenhöhle. Die ebenfalls paarige Keilbeinhöhle, **Sinus sphenoidalis,** zeigt leichte Buckel und grenzt vorn an die hinteren Siebbeinzellen.

Zur weiteren Vertiefung der topographischen Kenntnisse studiere man nochmals den Frontalschnitt (Abb. 32) und die Sagittalschnitte (Abb. 24, 25, 26, 39).

Topographie, Entwicklung und praktische Anwendung

Die **Oberkieferhöhle** variiert stark in Form und Größe. Sie füllt den ganzen Oberkieferkörper aus, kann sich aber in extremen Fällen in den Stirn-, Gaumen-, Jochbein- und Alveolarfortsatz vorbuchten. Der Boden steht meist in Höhe des harten Gaumens, erreicht meist in Höhe des 1. Mahlzahnes den tiefsten Punkt (Abb. 39). Seine Wurzeln

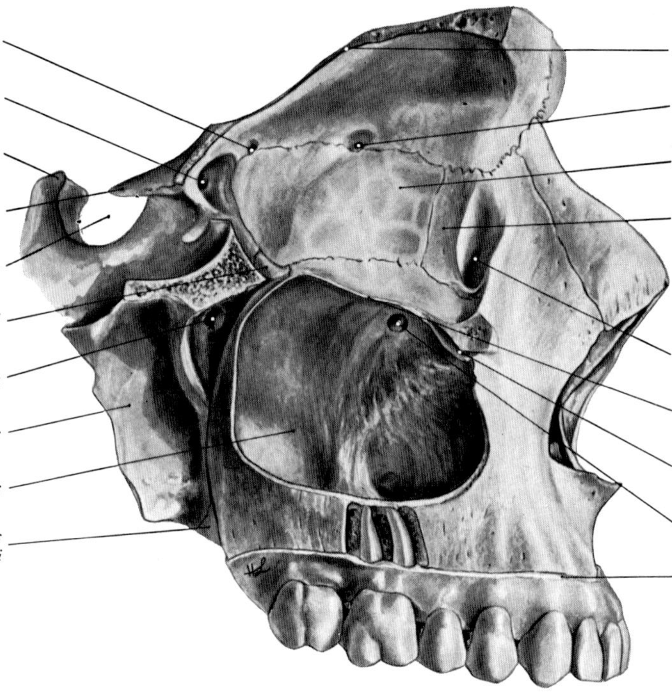

Abb. 39. Mediale Wand der Augen- und Kieferhöhle von lateral. Die Siebbeinzellen sind durchscheinend dargestellt. Die mit Schleimhaut ausgekleidete Kieferhöhle zeigt die Lage des Hiatus maxillaris und die engen Lagebeziehungen zu den Wurzeln der Mahlzähne. Die Wurzeln des 1. Molaren sind von lateral her freigelegt

und die der benachbarten Zähne sind nur durch eine dünne, manchmal durchlöcherte Knochenlamelle von der Höhle getrennt. In der zum Tuber maxillae ausgebuchteten Hinterwand verlaufen in feinen Knochenräumen, unmittelbar unter der Kieferhöhlenschleimhaut, die *Rr. alveolares superiores posteriores*. In dem dünnen Dach, das Kiefer- und Augenhöhle trennt, verläuft der *N. infraorbitalis*. Die ebenfalls dünne mediale Wand grenzt in der unteren Hälfte an den unteren Nasengang, in der oberen an den mittleren Nasengang. Der nahe dem Dach gelegene *Hiatus maxillaris* mündet mittels des *Infundibulum ethmoidale* unter der mittleren Muschel im *Hiatus semilunaris*.

Die Oberkieferhöhle entsteht als eine Ausstülpung der Nasenhöhle, ist als solche mit Nasenhöhlenschleimhaut ausgekleidet. Zur Zeit der Geburt ist sie noch eine Spalte. Sie kann sich erst wesentlich ausdehnen, wenn die im Oberkiefer angelegten Ersatzzähne (Abb. 52) beim Zahnwechsel Platz machen.

Anwendung. Die Lage des *Hiatus maxillaris* ergibt bei aufrechter Haltung ungünstige Abflußbedingungen für Sekret und Eiter. Nur beim Liegen auf der gesunden Seite können sie in die Nasenhöhle abfließen. Die Punktion der Kieferhöhle unter der unteren Muschel macht wegen der geringen Wandstärke keine Schwierigkeiten. Man hat nur den Tränennasengang zu schonen. Entzündungen und *Karzinome* der Kieferhöhle können Zahnschmerzen und Neuralgien im Bereich des N. infraorbitalis auslösen. Zahnwurzelentzündungen können auf die Kieferhöhle übergreifen.

Die **Siebbeinzellen,** *Cellulae ethmoidales,* unterteilen wir meist in vordere und hintere. Zahl, Größe und Ausdehnung schwanken in weiten Grenzen. Die hinteren münden unter der oberen Muschel, die vorderen unter der mittleren Muschel, oberhalb und

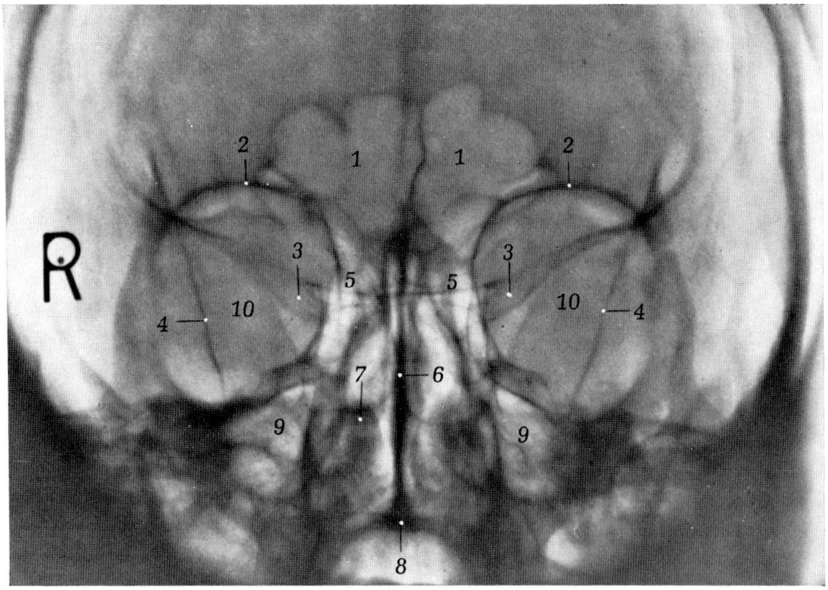

1. Sinus frontalis *2. Paries superior orbitae* *3. Ala minor* *4. Linea innominata* *5. Cellulae ethmoidales* *6. Septum nasi* *7. Concha nasalis inferior* *8. Palatum durum* *9. Sinus maxillaris* *10. Orbita*

Abb. 40. Augenhöhlen, Nasen- und Nasennebenhöhlen im Röntgenbild. Postero-anteriore Aufnahme (Institut für Röntgendiagnostik der Charité Berlin)

unterhalb der *Bulla ethmoidalis* aus (Abb. 129). Das dünne Tränenbein und die hauchdünne *Lamina orbitalis ossis ethmoidalis* trennen sie von der Augenhöhle. Oben werden sie durch das Stirnbein abgeschlossen. Vorn können sie den Tränennasengang und die Öffnung der Stirnhöhle einengen.

Durchbruch von Eiter zur Augenhöhle (*retrobulbäre Abszesse*), Infektion der vorderen Schädelgrube und der Kieferhöhle sind klinische Komplikationen, die bei Entzündung der Siebbeinzellen auftreten können.

Die Siebbeinzellen entstehen nach *Peter* nicht durch Ausstülpung von der Nasenhöhle, wie alle übrigen Nebenhöhlen, sondern durch Verwachsungen der tiefen Muschelteile zu abgekapselten Hohlräumen.

Die paarige **Keilbeinhöhle,** *Sinus sphenoidalis,* liegt im Keilbeinkörper, hinter der Nasenhöhle, vor dem Clivus und über dem Nasenrachenraum. Sie wird durch eine meist asymmetrische Scheidewand geteilt und mündet hinter der oberen Muschel in den *Recessus sphenoethmoidalis* (Abb. 129). Ihre Größe ist sehr variabel. Bei starker Pneumatisation kann sie sich nach allen Seiten ausdehnen und sehr enge Nachbarschaftsbeziehungen zum *N. opticus*, *Chiasma opticum*, *Sinus cavernosus*, zur *A. carotis interna*, zur *Hypophyse* und zum Rachendach gewinnen.

Die **Entwicklung** der Keilbeinhöhlen beginnt bald nach der Geburt und ist mit dem 25. Lebensjahr beendet.

Infektion der Höhlen kann sich durch die dünnen Knochenlamellen auf die benachbarten Gebilde ausdehnen. Schädelbasisbrüche durch die Keilbeinhöhle führen zu Blut- und Liquorabfluß in den Nasenrachenraum. Bei transnasaler Operation der Hypophyse sind die oben genannten topographischen Beziehungen zu beachten.

Die paarige **Stirnhöhle,** *Sinus frontalis*, zeigt eine sehr variable Größe. Eine meist asymmetrische Scheidewand trennt rechte und linke Höhle. Kleine Höhlen liegen nur in der Stirnbeinschuppe, große können sich im Augenhöhlendach bis zum Canalis opticus ausdehnen. Der Abfluß der Stirnhöhle erfolgt durch den *Ductus nasofrontalis* der Kliniker in den mittleren Nasengang, meist in den *Hiatus semilunaris*, seltener vor ihm. Enge Nachbarschaftsbeziehungen bestehen zur vorderen Schädelgrube, zur Augenhöhle und den vorderen Siebbeinzellen. Manchmal kann sich eine Siebbeinzelle in die Stirnhöhle vorwölben oder den Ductus nasofrontalis einengen.

Sie entwickelt sich erst nach der Geburt, hat mit 6 Monaten die Größe einer kleinen Erbse, mit 3 Jahren einer Bohne, mit 6 Jahren einer Haselnuß. Später dehnt sie sich weiter in die Stirnbeinschuppe und in das Dach der Orbita aus.

Röntgenaufnahmen (Abb. 40, 64) vermitteln uns einen guten Überblick über Größe, Lage und Zustand der Nasennebenhöhlen.

Die Funktion der Nasennebenhöhlen ist nicht eindeutig geklärt. Wahrscheinlich schwinden ähnlich wie beim Röhrenknochen die funktionell (bei der Verteilung des Kaudruckes) nicht beanspruchten Teile. Die stehengebliebenen Scheidewände würden somit Trajektorien entsprechen. In die leeren Kammern stülpt sich die Nasenschleimhaut ein. Die mit Luft gefüllten, pneumatisierten (Pneuma = Luft) Räume dienen sicherlich auch der Vorwärmung der Atmungsluft.

Ärztliche Bedeutung der Nebenhöhlen. Wird der Abfluß der Nasennebenhöhlen durch mechanische Ursachen (Septumverbiegung, hyperthrophierte Muscheln) oder Schwellung der Nasenschleimhaut behindert, so kann es zu Entzündungen einzelner oder seltener aller Nebenhöhlen kommen (Sinusitis, Sinuitis). Um den Durchbruch des Eiters in benachbarte Gebiete (Augenhöhle, Schädelhöhle) zu vermeiden, muß man oft die erkrankten Nebenhöhlen operativ eröffnen. Wegen der ungünstigen Abflußbedingungen ist besonders die Oberkieferhöhle häufig erkrankt. Auch von kranken Zähnen können sich Entzündungen dieser Höhle herleiten (dentogene Sinusitis).

5. Die Flügelgaumengrube, Fossa pterygopalatina,

(Abb. 39),

liegt zwischen der Rückfläche des Oberkiefers und der Vorderfläche des Processus pterygoideus des Keilbeins. Sie ist am Schädel am einfachsten in der Seitenansicht aufzusuchen. Als Treffpunkt zahlreicher Kanäle und Behälter des Ganglion pterygopalatinum wollen wir sie eingehender studieren. Sie ist oben breit und verjüngt sich nach unten zum Canalis palatinus major. Das Dach wird vom Keilbeinkörper und der Wurzel der Ala major, die mediale Wand von der Lamina perpendicularis des Gaumenbeins, die Vorderwand vom Körper des Oberkiefers, die Hinterwand von der Facies maxillaris und dem Processus pterygoideus des Keilbeins gebildet. Die laterale Wand ist durch Bindegewebe gegen die Fossa infratemporalis abgeschlossen.

Zur Grube führt:

1. das *Foramen rotundum* den N. maxillaris aus der Schädelhöhle,
2. der *Canalis pterygoideus* den N. petrosus major (parasympathisch) und den N. petrosus profundus (sympathisch),
3. die *Fissura pterygomaxillaris* [pterygopalatina] die A. sphenopalatina (aus der A. maxillaris).

Aus der Grube führt:

1. die *Fissura orbitalis inferior* den N. zygomaticus und N. und A. infraorbitalis zur Augenhöhle,
2. der *Canalis palatinus major* [pterygopalatinus] die Nn. palatini und die A. palatina descendens zum Gaumen,
3. das *Foramen sphenopalatinum* die Rr. und Aa. nasales posteriores zur Nasenhöhle.

In der Flügelgaumengrube liegt das parasympathische *Ganglion pterygopalatinum*. In ihm wird das I. Neuron der sekretorischen Leitung für die Tränendrüse, die Nasendrüsen und die Gaumendrüsen auf das II. Neuron umgeschaltet. Weiteres S. 259.

6. Die knöcherne Begrenzung der Mundhöhle

a) Der harte Gaumen, Palatum durum,

liefert das **Dach** der Mundhöhle. Er wird in den vorderen $^2/_3$ von den *Processus palatini* der Oberkiefer, im hinteren Drittel von den *Laminae horizontales* der Gaumenbeine gebildet (Abb. 9, 12, 29, 44). Die *Sutura palatina mediana* und die *Sutura palatina transversa* kreuzen und vereinigen die 4 Knochen. Vorn findet sich bei Kindern und Jugendlichen manchmal noch eine *Sutura incisiva*. Sie verläuft von der Grenze zwischen Eckzahn und Schneidezähnen zum *Foramen incisivum* und ist die Grenze gegen das ursprünglich selbständige *Os incisivum*. Das Foramen incisivum ist die Ausmündung des aus der Nasenhöhle kommenden *Canalis incisivus*. *Foramen palatinum majus* und *minus* (für die gleichnamigen Gefäße und Nerven) sind die Mündungen des Canalis palatinus major.

Die Seitenwände und die Vorderwand der Mundhöhle werden vom Unterkiefer, vom Processus alveolaris der Oberkiefer und den Zähnen gebildet.

b) Der Unterkiefer, Mandibula

(Abb. 41–43, 45),

entsteht aus 2 Hälften, die beim Neugeborenen noch bindegewebig verbunden sind und sich im ersten Lebensjahr knöchern vereinigen. Er besteht aus dem basalen Körper, der beiderseits im Kieferwinkel, *Angulus mandibulae*, in den aufsteigenden Ast, *Ramus mandibulae*, übergeht (Abb. 41).

Der **Ramus mandibulae** endet oben mit dem Gelenkfortsatz, **Processus condylaris,** und dem spitzen Muskelfortsatz, **Processus coronoideus.** Am Gelenkfortsatz unterscheiden wir den querovalen Gelenkkopf, **Caput mandibulae,** und einen Hals, **Collum mandibulae.** Der letztere zeigt an seiner Vorderfläche eine Grube, *Fovea pterygoidea*, für den Ansatz des M. pterygoideus lateralis. Der **Processus coronoideus** dient zum Ansatz des M. temporalis, ist beim Erwachsenen spitz, beim Greis säbelförmig nach hinten gekrümmt, bei starker Muskulatur (Anthropoiden und prähistorischen Rassen) stumpf und abgerundet. Die Außen- und Innenfläche des Kieferastes sind aufgerauht für den Ansatz des M. masseter und des M. pterygoideus medialis. Der Vorderrand des Astes läuft nach unten, lateral von der Zahnreihe, in eine Leiste, die *Linea obliqua*, aus. Auf der Innenfläche des Kieferastes führt das **Foramen mandibulae** N., A., V. alveolaris inferior in den Canalis mandibulae. Es liegt in der Höhe der Kauflächen der Mahlzähne. Medial ist es durch die *Lingula mandibulae* verdeckt. Dieser sehr variable Knochenspan kann bei *Mandibularisanaesthesien* das Einführen der Nadel erschweren (S. 195). Er dient dem *Lig. sphenomandibulare* zum Ansatz. Vom Foramen mandibulae verläuft der *Sulcus mylohyoideus* (für den gleichnamigen Nerven) ab- und vorwärts. Die oberhalb der Furche gelegene *Linea mylohyoidea* dient dem gleichnamigen Mundbodenmuskel zum Ursprung.

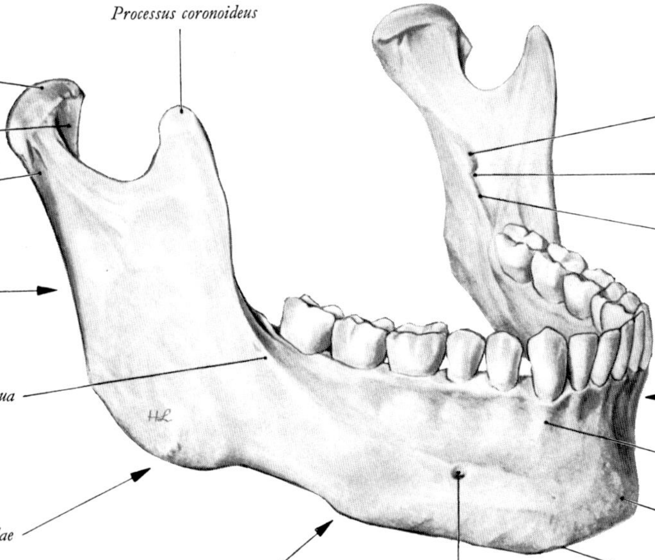

Abb. 41. Unterkiefer (Mandibula). Ansicht von rechts und vorn

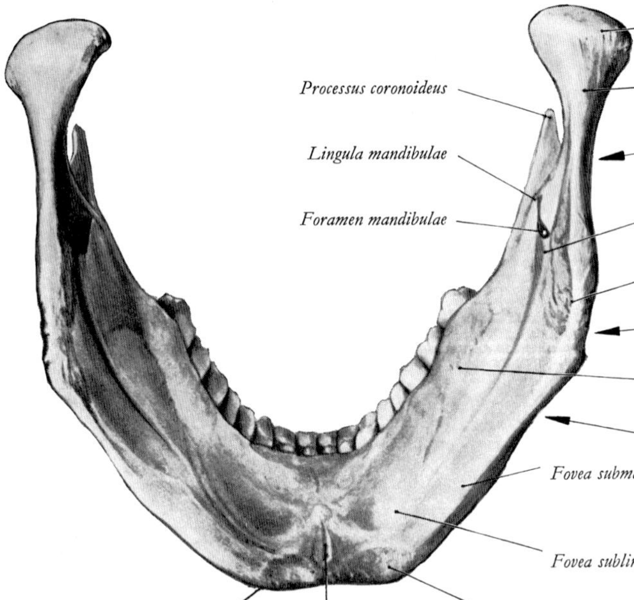

Abb. 42. Unterkiefer (Mandibula). Ansicht von hinten und unten

Der **Angulus mandibulae,** zwischen Basalfläche des Körpers und Hinterrand des Astes, schwankt zwischen 90–140°, erreicht beim Neugeborenen 150° und hat bei Anthropoiden meist 90°. Er scheint bei starker Kaumuskelentwicklung abzunehmen (größere Fläche für den Muskelansatz).

Das **Corpus mandibulae** bildet mit den *Rami mandibulae* einen parabolischen Bogen (Abb. 42, 43). Die mit der Spaltlinienmethode dargestellten Osteone des **Basalbogens** verlaufen vom Kinn zum Gelenkfortsatz (Abb. 63), sind am Kinn unterbrochen (Abb. 62). Der massive Basalbogen verjüngt sich nach oben zum Alveolarbogen. Der Zahn- und Alveolarbogen (Abb. 43, 45) ist etwas kleiner und enger als der Körperbogen, da er gegenüber dem Kinn zurückspringt. **Der Kinnvorsprung** (Abb. 41) besteht aus einem erhabenen dreieckigen Feld, das nach oben in einen Vorsprung, die *Protuberantia*

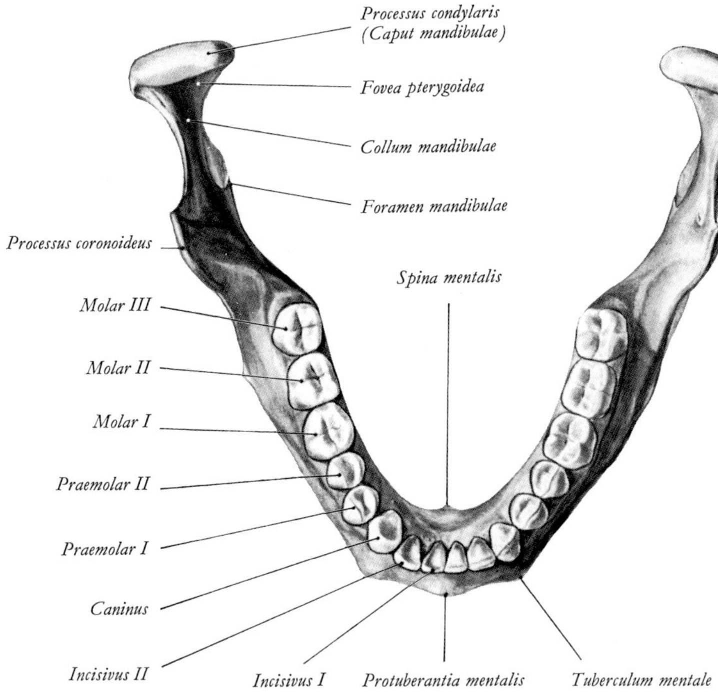

Abb. 43. Unterkiefer (Mandibula). Blick auf die Kaufläche

mentalis, und nach unten lateral in 2 kleine Höckerchen, die *Tubercula mentalia,* ausläuft. Das vorspringende, positive Kinn ist ein Erwerb des rezenten Menschen und beim Europäer am besten ausgebildet. An der Außenfläche des Körpers sehen wir das **Foramen mentale.** Es liegt beim Erwachsenen mit erhaltenen Zähnen an der Grenze zwischen 1. und 2. Backenzahn, in der Mitte zwischen Basis und Alveolarrand. Es läßt N., A. u. V. mentalis aus dem *Canalis mandibulae* zur Haut austreten. Beim Neugeborenen, wo der Basalbogen noch schwach entwickelt ist, liegt es näher der Basis, beim zahnlosen Greisenkiefer mit rückgebildeter Pars alveolaris nahe dem Oberrand. Die auf Biegung beanspruchte Kinngegend ist an der Innenfläche noch durch die kräftigen, Muskeln zum Ursprung dienenden **Spinae mentales** verstärkt. **Biegungsbrüche** des Unterkiefers liegen deshalb seitlich von der Kinngegend.

An der Innenfläche des Unterkieferkörpers (Abb. 42) seien noch paarige flache Gruben, die *Fovea sublingualis* und die *Fovea submandibularis* für die gleichnamigen Drüsen, sowie die *Fossa digastrica* für den Ansatz des M. digastricus erwähnt.

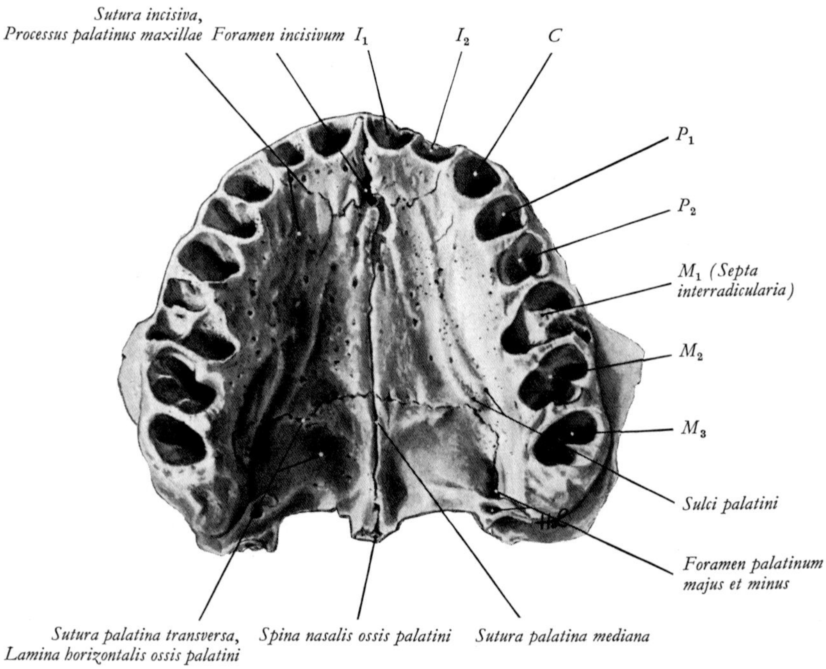

Abb. 44. Knöcherner Gaumen (Palatum osseum); Zahnfächer der Oberkiefer (Alveoli dentales)

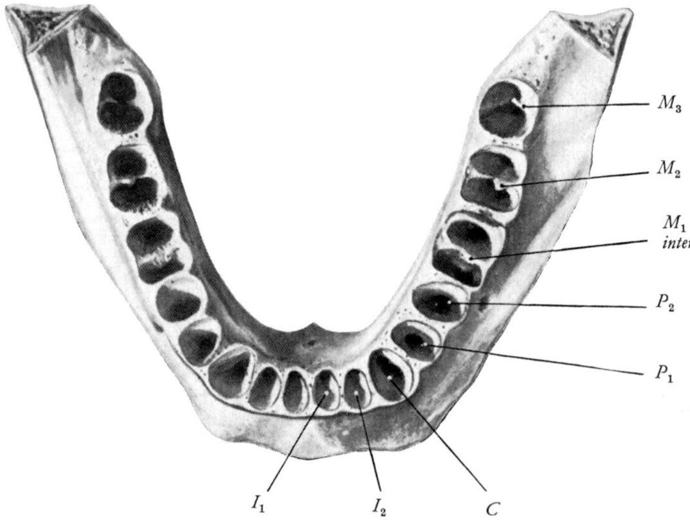

Abb. 45. Unterkiefer (Mandibula), mit Zahnfächern (Alveoli dentales). Ramus mandibulae größtenteils entfernt

Pars alveolaris des Unterkiefers und *Processus alveolaris* der beiden Oberkiefer tragen die **Alveoli dentales,** Fächer für die Wurzeln der Zähne. Die einzelnen Fächer sind durch die *Septa interalveolaria* getrennt. Die Alveolen der mehrwurzeligen Zähne sind durch die *Septa interradicularia* weiter unterteilt (Abb. 45).

Vergleich von Ober- und Unterkiefer. Der Zahnbogen ist im Oberkiefer elliptisch, im Unterkiefer parabolisch (weicht hinten mehr auseinander). Deshalb überragen die Mahlzähne, *Molares*, des Unterkiefers die des Oberkiefers seitlich. Die Alveoli für die Schneidezähne, *Incisivi* (I_1, I_2), sind im Oberkiefer rund, im Unterkiefer seitlich zusammengedrückt. Die Wurzelfächer der Mahlzähne (M_1, M_2, M_3) zeigen im Oberkiefer 1 palatinales Unterfach und 2 bukkale Unterfächer, im Unterkiefer 1 proximales und 1 distales Unterfach.

Die Alveolarfortsätze besitzen eine ausgesprochene Spongiosastruktur. Die Trajektorien sind so angeordnet, daß sie den Kaudruck von den Zähnen auf den Kiefer übertragen (Abb. 62, 63). Beim Verlust von Zähnen schwindet der Alveolarfortsatz durch Inaktivitätsatrophie (s. Greisenschädel). Das Kinn springt dann scheinbar stärker vor. In Wirklichkeit ist der Mund eingefallen, wenn kein Zahnersatz getragen wird.

c) Die Zähne, Dentes

(Abb. 46–56)

Bei vielen Nichtsäugern ist die Form der Zähne eines Individuums ziemlich gleichartig (*Homoiodontie*). Bei den meisten Säugetieren und beim Menschen führt die verschiedenartige Ernährungsweise zur Spezialisierung einzelner Zahngruppen des Gebisses: die Zähne unterscheiden sich deutlich voneinander (*Heterodontie*). Das menschliche Gebiß ist *diphyodont*, d.h. die erste Garnitur, das Milchgebiß (*Dentes decidui*, *Dentes lactales*), wird durch eine zweite Garnitur, das Dauergebiß (*Dentes permanentes*) ersetzt. Es findet nur ein Zahnwechsel statt. Unter den Zähnen des Dauergebisses unterscheidet man solche die an Stelle der herausgefallenen Milchzähne durchtreten (Ersatzzähne, das sind die *Dentes incisivi*, *canini* und *praemolares*) und solche, die im Milchgebiß keine Vorläufer haben (Zuwachszähne, das sind die *Dentes molares*).

Die Zuwachszähne können genetisch als spät durchgebrochene Milchzähne aufgefaßt werden. In der Praxis werden sie aber zum Dauergebiß gerechnet.

Das **Milchgebiß** besteht aus je 5 Milchzähnen in jeder Kieferhälfte. Es sind dies: 2 *Dentes incisivi* (Schneidezähne), 1 *Dens caninus* (Eckzahn) und 2 *Dentes molares* (Milchmolaren).

Durchbruch des Milchgebisses. Zwischen dem 6. Monat und dem Ende des 2. Lebensjahres brechen in der Regel 20 Milchzähne durch. Am Ende dieser Zeit stehen die Kronen der Zähne in Okklusion, das Wachstum der Zahnwurzeln ist noch nicht abgeschlossen. Es beansprucht vielmehr weitere 1–2 Jahre. Es erscheinen:

die mittleren Schneidezähne,	Dentes incisivi,	im 6.– 9. Monat,
die seitlichen Schneidezähne,	Dentes incisivi,	im 8.–11. Monat,
die vorderen Mahlzähne,	Dentes molares,	im 12.–16. Monat,
die Eckzähne,	Dentes canini,	im 16.–20. Monat,
die hinteren Mahlzähne,	Dentes molares,	im 20.–24. Monat.

Die Zähne des Unterkiefers brechen im allgemeinen vor den entsprechenden Zähnen des Oberkiefers durch. Zum Zeitpunkt des Zahndurchbruches bestehen beträchtliche Variationen („Frühzahner", „Spätzahner").

Das Dauergebiß besteht aus 32 bleibenden Zähnen. Jede Kieferhälfte hat 2 *Dentes incisivi* (Schneidezähne), 1 *Dens caninus* (Eckzahn), 2 *Dentes praemolares* (Backenzähne) und 3 Dentes molares (Mahlzähne).

Der **Durchbruch des Dauergebisses** (Zahnwechsel) beginnt gewöhnlich mit dem 1. bleibenden Mahlzahn im 6. Lebensjahr („Sechsjahrmolar“). Sein frühes Erscheinen ermöglicht das Kauen, während die anderen Zähne nach und nach ersetzt werden. Es folgen:

die mittleren Dentes incisivi	im 7.– 8. Jahre
die seitlichen Dentes incisivi	im 8.– 9. Jahre
die vorderen Dentes praemolares	im 9.–11. Jahre
die hinteren Dentes praemolares	im 11.–13. Jahre
die Dentes canini	im 11.–13. Jahre
die 2. Dentes molares („Zwölfjahrmolare“)	im 12.–14. Jahre
die 3. Dentes molares	im 18.–40. Jahre.

Die bleibenden Zähne gleichen in der Form den Milchzähnen bis auf die Backenzähne, *Dentes praemolares*. Diese haben eine Sonderform, fehlen im Milchgebiß. Der 3. Molar („Weisheitszahn“, *Dens sapientiae, Dens serotinus*) bricht manchmal nicht durch. Sehr selten kommt es noch zur Ausbildung eines 4. Molaren.

Die **Zahnformel** soll eine schnelle Übersicht über die Anzahl der Zähne und über ihre Zugehörigkeit zu Gruppen geben. Für jede Gruppe steht der Anfangsbuchstabe ihres lateinischen Namens, beim Milchgebiß noch zusätzlich d (deciduus).

$$\text{Zahnformel des Milchgebisses: } \frac{\text{Id2 Cd1 Md2}}{\text{Id2 Cd1 Md2}}$$

$$\text{Zahnformel des bleibenden Gebisses: } \frac{\text{I2 C1 P2 M3}}{\text{I2 C1 P2 M3}}$$

Bei dieser gekürzten Formel wurde die bilaterale Symmetrie des menschlichen Gebisses berücksichtigt.

Das **Gebißschema** dient der Kennzeichnung der Zähne.

Bei seiner Aufstellung bedient man sich eines Achsenkreuzes dessen Vertikale die Medianebene kennzeichnet. Die Horizontale trennt die Oberkieferzähne von denen des Unterkiefers. In das Gebißschema werden die linken Zähne rechts von der Vertikalen, die rechten links von ihr eingetragen. Die 8 Zähne der einen Kieferhälfte des bleibenden Gebisses werden, ausgehend von der Mittellinie, von 1 bis 8 durchnumeriert.

rechts	8	7	6	5	4	3	2	1	1	2	3	4	5	6	7	8	links
	8	7	6	5	4	3	2	1	1	2	3	4	5	6	7	8	

Will man in der Praxis einzelne Zähne kennzeichnen, so genügt es, den Quadranten und die Ziffer der Zähne anzugeben. $\overline{3\;2}|$ = Zweier rechts unten und Dreier rechts unten = seitlicher Incisivus und Caninus rechts unten.

Bei der Kennzeichnung am Milchgebiß verwendet man römische Zahlen.

Die Federation dentaire internationale (F.D.I.) hat ein Gebißschema empfohlen, das eine Weiterentwicklung des oben beschriebenen Schemas darstellt. Die Zähne jeder Gebißhälfte werden von 1–8 durchnumeriert und erhalten beim bleibenden Gebiß jeweils die Kennziffer für den entsprechenden Quadranten (oben rechts = 1, oben links = 2, unten links = 3, unten rechts = 4).

Beim Milchgebiß werden die Kieferhälften mit den Ziffern 5, 6, 7 und 8 gekennzeichnet.

Dauergebiß:

18	17	16	15	14	13	12	11	21	22	23	24	25	26	27	28
48	47	46	45	44	43	42	41	31	32	33	34	35	36	37	38

Milchgebiß:

55	54	53	52	51	61	62	63	64	65
85	84	83	82	81	71	72	73	74	75

Gelesen und gesprochen wird jede einzelne Ziffer, z. B. eins-eins, eins-zwei, eins-drei (im oberen Schema) oder acht-eins, acht-zwei usw. (im unteren Schema).

α) Allgemeiner Aufbau des Zahnes (Abb. 46)

An jedem Zahn unterscheiden wir eine **Krone,** *Corona dentis,* einen **Hals,** *Collum dentis* und eine **Wurzel,** *Radix dentis.* Das mehr spitze Ende der Wurzel wird Wurzelspitze genannt (*Apex dentis*). Die Krone ragt aus dem Zahnfleisch heraus und ist mit **Schmelz,** *Enamelum* (*Substantia adamantina*) überzogen. Die Wurzel steckt in der Alveole und wird vom **Zement,** *Cementum* (*Substantia ossea*) umhüllt. Am schmalen Hals stoßen Schmelz und Zement zusammen. Der Zahnhals wird bei Jugendlichen noch vom Zahnfleisch verdeckt. Mit zunehmendem Alter bildet sich dieses zurück und gibt den Zahnhals frei. Das **Zahnbein,** *Dentinum* (*Substantia eburnea*) wird als stärkste Schicht des Zahnes von feinen Zahnbeinkanälchen durchzogen. Am unverletzten Zahn wird es durch Schmelz und Zement nach außen abgeschlossen. Die **Zahn-** oder **Pulpahöhle,** *Cavum dentis,* ist mit einem weichen, gefäß- und nervenreichen Bindegewebe, der *Pulpa dentis,* ausgefüllt. Die Pulpahöhle setzt sich in den **Wurzelkanal,** *Canalis radicis dentis,* fort, der an der Wurzelspitze mit dem *Foramen apicis dentis* den Zahnnerven und Blutgefäße aufnimmt.

β) Befestigung des Zahnes (Abb. 46)

Der Zahn wird durch den **Zahnhalteapparat,** das **Parodontium,** in der Alveole federnd aufgehängt. Zu ihm gehören der Zement der Zahnwurzel, der Alveolarknochen, das Desmodontium, welches Knochen und Zement durch Bänder (*Ligamenta alveolodentalia*) verbindet. Im Prinzip wird also der Zahn durch Bindegewebe (*Desmodontium, Periodontium*) in der Alveole verankert (*Syndesmosis*). Die frühere Bezeichnung *Gomphosis,* Einzapfung ist demnach nicht zutreffend. Schließlich gehört zum Halteapparat auch das **Zahnfleisch,** *Gingiva.* Alle erwähnten Anteile des Parodontiums bilden eine genetische, funktionelle und klinische Einheit.

Die in ihrer Gesamtheit als *Ligamenta alveolodentalia* bezeichneten kollagenen Faserzüge des Desmodontium haben alle einen mehr oder minder schrägen Verlauf (Abb. 46). Sie sind einerseits im Zement, andererseits im Alveolarknochen fest verankert. Im mittleren Gebiet der Wurzel ziehen sie als *Fibrae alveolodentales inferiores* leicht spitzenwärts (nach apikal) und können den Kaudruck elastisch auffangen und auf den Alveolarknochen übertragen. Die im Ruhezustand gewellten kollagenen Faserbündel werden dabei entwellt. An der Wurzel (*Fibrae apicales*) und nahe dem Alveolarrand (*Fibrae alveolodentales superiores*) steigen sie zahnwärts an, wirken den mittleren entgegen und verhindern ein Emporsteigen des Zahnes. Oberhalb des Alveolarrandes strahlen auch Fasern aus dem Zahnfleisch gegen das *Collum dentis* aus und bilden ein supraalveoläres Flechtwerk, das früher als *Ligamentum circulare dentis* bezeichnet wurde. Auf Querschnitten durch Zahn und Alveole erkennt man, daß auch Fasern tangential an den Zahn herantreten. Sie sollen den beim Kauakt auftretenden Drehkräften entgegenwirken.

Durch die beschriebene Faseranordnung werden Zement und Alveolarknochen auf Zug beansprucht, was zum Anbau neuer Substanz anreizt, wogegen der Knochen bei Druckbeanspruchung atrophieren würde.

Zwischen den Bindegewebsfasern des Desmodontium verlaufen zahlreiche Blutgefäße, die vom Boden der Alveole aufsteigen, vielfach zirkuläre Verbindungen eingehen und besondere Gefäßknäuel bilden, die sich auf Druck entleeren und damit das elastische Auffangen des Kaudruckes unterstützen. Um die Blutgefäße liegen zahlreiche feine Nerven. Das gesamte, den Zahn umgebende, mit Gefäßen und Nerven versehene Bindegewebe wird auch als **Wurzelhaut, Periodontium,** bezeichnet.

Das Zahnfleisch, Gingiva. Die beim gesunden Menschen hellrosafarbene Gingiva besteht aus einer bindegewebigen Grundlage und einem Überzug aus mehrschichtigem Plattenepithel. Das auf der labialen und bukkalen Seite mit mehr Schichten ausgestattete papillenreiche und leicht verhornte Epithel (äußeres Saumepithel) geht am Zahnfleischsaum (*Limbus gingivae*) in ein wenigerschichtiges, papillenloses, dem Zahn zunächst nur angelagertes Epithel (inneres Saumepithel) über. Es biegt dann in Richtung zum Zahnschmelz um und verwächst mit diesem. Auf diese Weise entsteht zwischen Zahnkrone und innerem Saumepithel eine etwa 1 mm tiefe Tasche **(physiologische Zahnfleischtasche).** Im Bindegewebe der Gingiva verlaufen kollagene Faserbündel in komplizierter Weise in verschiedenen Richtungen (*Feneis*). Sie verbinden

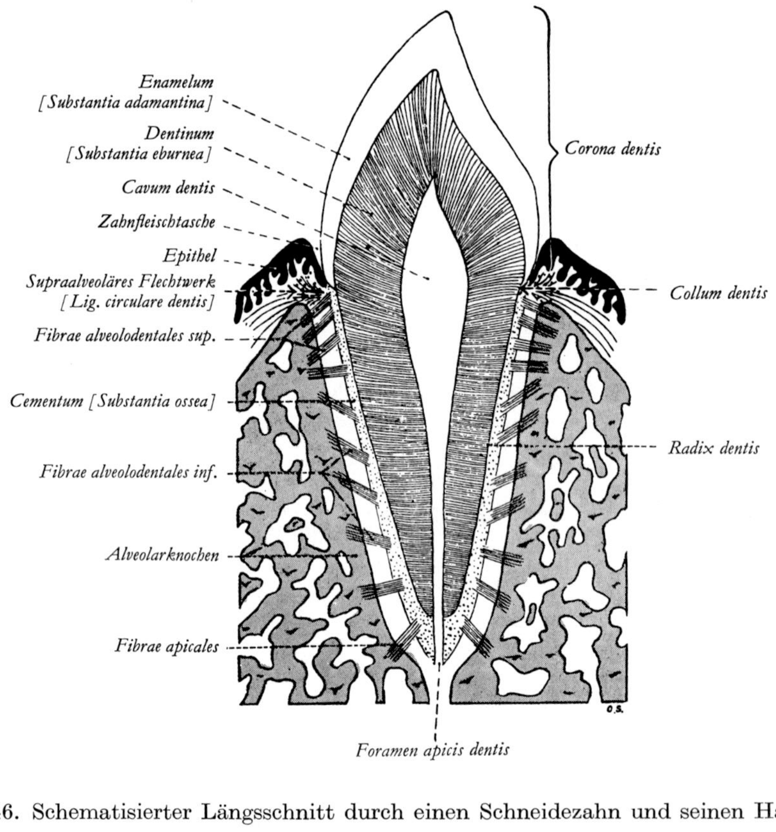

Abb. 46. Schematisierter Längsschnitt durch einen Schneidezahn und seinen Halteapparat

das Zahnfleisch unverschieblich mit dem Periost des Kiefers und mit dem Bindegewebe des Periodontiums und gehören zum Halteapparat des Zahnes.

Das Zahnfleisch hat eine reiche Blutgefäß- und Nervenversorgung. Die Arterien kommen aus dem Alveolarknochen und verlaufen im Zahnfleischsaum ringförmig um den Zahn herum. Die Nerven bilden verschiedenartige Endigungen im Bindegewebe und im Epithel.

Für die Funktion der Zähne ist ein gesundes Zahnfleisch und seine feste Verankerung von größter Bedeutung. Mit fortschreitendem Lebensalter bildet es sich langsam zurück. Die in die Interdentalräume hineinragenden Interdentalpapillen werden niedriger. Das innere Saumepithel wuchert apikalwärts, seine Verwachsungen mit dem Zahnschmelz lösen sich, die Zahnfleischtaschen werden tiefer. Der Zahnhals und der Zugang zum Parodontium wird freigegeben. Entzündungen des letzteren (Parodontose) führen schließlich zum Verlust des Zahnes.

γ) Feinbau des Zahnes

Das Zement (*Substantia ossea*) ist eine knochenartige Substanz und reich an kollagenen Fasern. Es zeigt keine *Havers*schen Kanäle und Lamellen. Seine dem Dentin benachbarten Anteile sind zellfrei, die weiter außen liegenden zellreich. Sie beinhalten in Lakunen der verkalkten Grundsubstanz eingebettete, wie Knochenzellen aussehende Zementozyten. Das Zement beinhaltet meist parallel angeordnete kollagene Fasern und Faserbündel. Sie stellen die Verbindung mit dem Dentin einerseits und den Fasersystemen des Desmodontium andererseits her. Die Zementschicht ist an der Dentingrenze am dünnsten und wird apikalwärts zunehmend dicker.

Der Schmelz (*Enamelum dentis*, *Substantia adamantina*) ist die härteste Substanz des menschlichen Körpers. Er hat eine gelblich oder blauweiße Farbe, ist an der Kaufläche am stärksten und nimmt halswärts an Dicke ab. Er besteht hauptsächlich (bis zu 97%) aus anorganischer Substanz (90% Kalziumphosphat). Organische Substanz ist nur wenig (3%) vorhanden. Im Schmelz unterscheiden wir einen geformten von einem ungeformten Anteil. Der geformte Anteil besteht aus radiär angeordneten 5 μm dicken sechskantigen Schmelzprismen (Schmelzfasern). Sie sind in ihrem mittleren Teil verdreht (torquiert) und besitzen eine nicht durchgehende Längsrille (Kannelierung). Die Schmelzprismen werden durch die ungeformte, verkalkte Kittsubstanz zusammengehalten. Der Zahnschmelz hat einen äußerst geringen Stoffwechsel. Auf der Okklusionsfläche der Zähne wird er abgeschliffen (*Abrasio*). Eine Regeneration ist nicht möglich.

Das sehr widerstandsfähige Schmelzoberhäutchen (*Cuticula dentis*) überzieht den Schmelz. Es wird bald abgekaut.

Das Zahnbein (Dentin, *Substantia eburnea*) steht dem Knochen nahe, ist aber härter als dieser. Es wird von Odontoblasten gebildet, die an der inneren, die Pulpahöhle begrenzenden Fläche des Zahnbeines liegen bleiben. Sie entsenden Cytoplasmafortsätze (Dentinfasern) ins Zahnbein, die sich stellenweise bis in das Zement erstrecken. Die Dentinfasern liegen in Kanälen des verkalkten Dentins (Dentinkanälchen). Die im Dentin kompliziert angeordneten kollagenen Fasern werden durch verkalkte Kittsubstanz zusammengehalten. Das Dentin verkalkt sehr ungleichmäßig. An schwach oder überhaupt nicht verkalkten Stellen ist es besonders kariesanfällig.

Die Zahnpulpa (Zahnmark, *Pulpa dentis*) füllt das von Dentin umgebene Cavum dentis aus. Sie besteht aus zartem, von Gefäßen und Nerven durchzogenem Bindegewebe. An der Grenze zum Zahnbein liegen die Odontoblasten, die auch beim Erwachsenen noch Zahnbein bilden, wodurch die Pulpahöhle dauernd verkleinert wird. In dem Maße, wie der Zahn an der Kaufläche abgenutzt wird, bildet sich an der Innenfläche des Zahnbeines das Ersatzdentin, um die sehr empfindliche Pulpa zu schützen. Die Ernährung des Dentins erfolgt von der Pulpa aus, indem die Blutgefäße an der Dentin-Pulpa-Grenze dichte Kapillarnetze bilden.

δ) Entwicklung der Zähne (Abb. 47–51)

In der 6. Keimlingswoche senkt sich im Bereich der Kiefer das Epithel des ektodermalen Teiles der Mundhöhle (Abb. 47) als **Zahn-** oder **Schmelzleiste** in das darunter gelegene Bindegewebe. Von dieser zunächst glatten, bogenförmigen Zahnleiste sprossen die **Schmelzkolben** oder **-knospen** (je 10 im Ober- und Unterkiefer) lippenwärts (Abb. 48). An diesen zunächst soliden Knospen wachsen die Ränder stärker als das Zentrum, umwachsen das Bindegewebe, das dadurch zur Zahnpapille wird. Durch diesen Umwachsungsvorgang bekommt das **Schmelzorgan** allmählich Glockenform (Abb. 49). Während der Ausbildung der Glockenform löst sich das Schmelzorgan all-

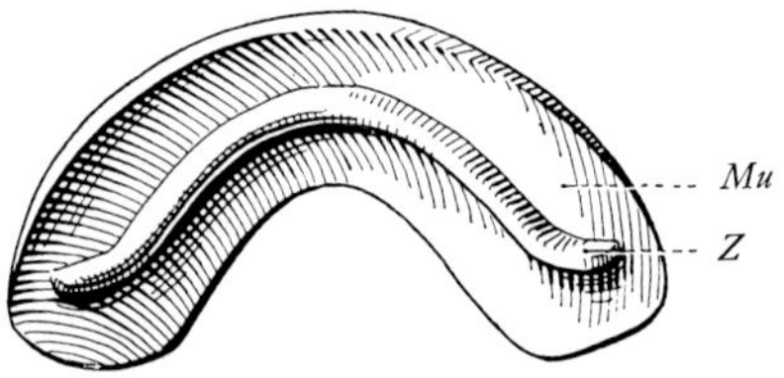

Abb. 47. Zahnleiste (Z) im Unterkiefer. Mu = Mundhöhlenepithel. Schema nach *W. Meyer*. Urban & Schwarzenberg 1954

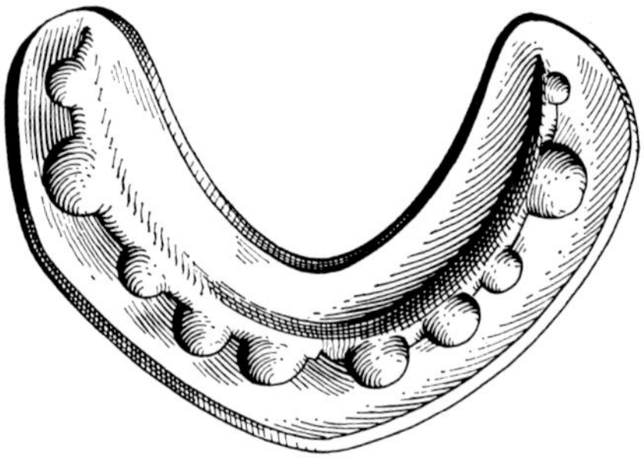

Abb. 48. Zahnleiste des Oberkiefers mit 10 Knoten für die Milchzähne. Nach *W. Meyer*. Urban & Schwarzenberg 1954

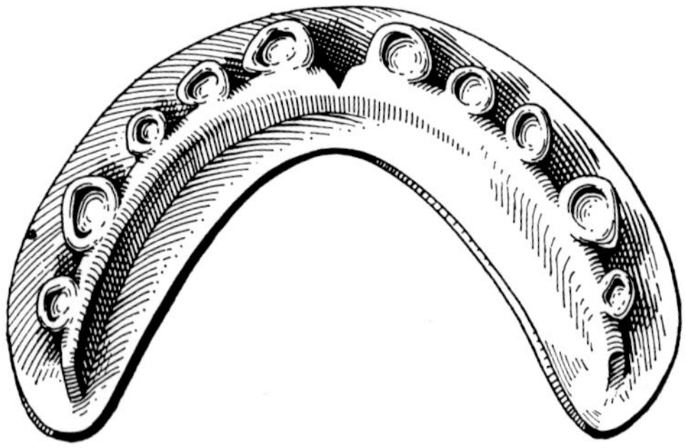

Abb. 49. Zahnleiste des Oberkiefers. Die Epithelknoten sind zu Glocken ausgewachsen und haben sich von der Zahnleiste abgesetzt. Nach *W. Meyer*. Urban & Schwarzenberg 1954

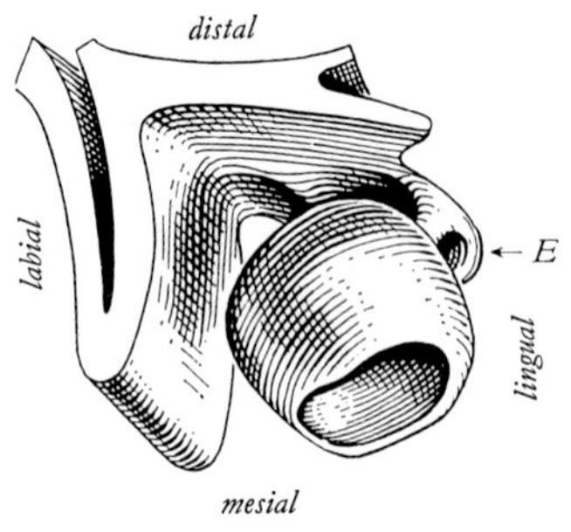

Abb. 50. Modell vom Keim des unteren seitlichen Schneidezahnes eines Keimlings von 12,5 cm Länge (4. Monat). Ersatzzahnleiste (E) schiebt sich nach lingual. In der Vorhofsleiste (links) ist ein Spalt aufgetreten. Nach *W. Meyer*, Urban & Schwarzenberg 1954

mählich von der Zahnleiste. Es steht nur noch mit dem Hals und nahe dem freien Rande der Leiste mit dieser in Zusammenhang. Dazwischen hat sich eine Schmelznische ausgebildet. Nachdem sich auch diese letzten Verbindungen gelöst haben, richtet sich die Zahnanlage auf. Lingual vom Schmelzorgan schiebt sich bereits die **Ersatzzahnleiste** (*E*) vor (Abb. 50). Das Schmelzorgan differenziert sich (Abb. 51) in die hochzylindrischen **inneren Schmelzzellen,** die sternförmig verzweigten Zellen der **Schmelzpulpa** und die niedrigen **äußeren Schmelzzellen** (siehe Ersatzzahnanlage in Abb. 51). Die Schmelzpulpa kommt nur im Bereich der Schmelzbildung, der späteren Krone, vor. Das Schmelzorgan bestimmt Ort und Form des Zahnes, ist gleichsam die Gußform für das Zahnbein, regt die Bildung von Odontoblasten und diese wiederum zur Ablagerung von Zahnbein an. Schließlich bildet es im Bereich der Krone noch den Schmelz. Das Schmelzorgan gibt aber nicht nur im Bereich der Krone die Form des endgültigen Zahnes mit allen Vorsprüngen (Höckern)

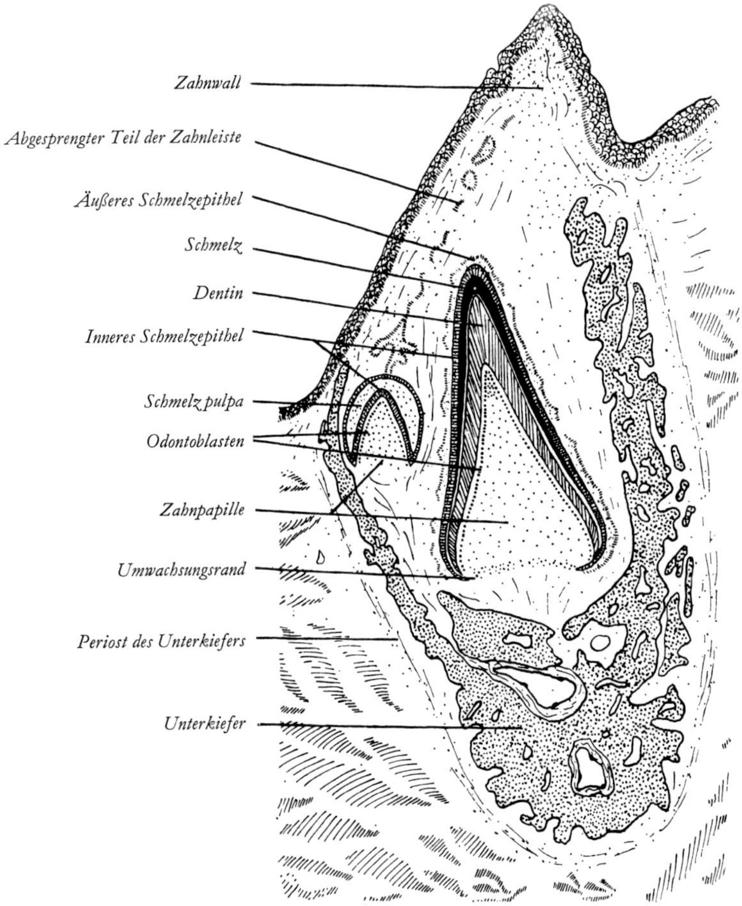

Abb. 51. Schneidezahnanlage eines Keimlings im 9. Monat mit Ersatzzahnanlage. (Nach *Corning*)

wieder, sondern wächst auch über den Hals hinaus wurzelwärts weiter, bestimmt auch die Form der Wurzel und heißt hier **Wurzel-** oder **Epithelscheide.** Der so entstandene Hohlzylinder enthält auch die bindegewebige Zahnpulpa, die hier ebenfalls an der Außenseite Odontoblasten differenziert. Bei mehrwurzeligen Zähnen wachsen in den Zylinder vom Rande aus Scheidewände ein, die ihn in Fächer für die einzelnen Wurzeln unterteilen.

Im 5. Keimlingsmonat beginnen die Odontoblasten nach außen, gegen die inneren Schmelzzellen hin, **Prädentin** abzusondern, das sich durch Kalkeinlagerung in das endgültige **Dentin** umwandelt. Bei der Dentinablagerung werden die Dentinbildungszellen nicht wie beim Knochen in die neugebildete Substanz aufgenommen, sondern sie lassen nur einen Fortsatz, die Zahnfaser, in ihr zurück, bleiben aber selbst an der inneren Oberfläche des Dentins liegen. Die Dentinbildung schreitet von der Kaufläche allmählich gegen die Wurzelspitze vor.

Bald nach dem Beginn der Prädentinbildung sondern die inneren Schmelzzellen nach innen (gegen das Dentin hin) den **Schmelz** ab. Die Schmelzbildung beginnt ebenfalls an der Kaufläche, schreitet dann bis zum Hals vor. Im Bereich der Wurzel- oder Epithelscheide, wo keine Schmelzpulpa vorhanden ist, somit inneres und äußeres Schmelzblatt aneinander liegen, besitzt das Schmelzorgan nicht die Fähigkeit, Schmelz abzulagern. Die Epithelscheide geht hier, nachdem sie die Form für die Wurzel lieferte, die Zahnpulpa zur Bildung von Odontoblasten und diese zur Dentinbildung anregte, verloren.

Das die einzelnen Zahnanlagen umgebende Bindegewebe verdichtet sich schon frühzeitig zum **Zahnsäckchen.** Dieses liefert später im Bereich der Wurzel den Aufhängeapparat des Zahnes (Zement, Periodontium und Alveolarwand).

Haben die Zähne eine bestimmte Größe erreicht, so durchbricht die Krone die Reste des darüber gelegenen Schmelzorgans, das Zahnsäckchen und das Zahnfleisch. Die Wurzelbildung ist zu dieser Zeit noch nicht abgeschlossen, wie wir an dem 1. Dauermolaren (M_1) des Oberkiefers in der Abb. 52 an den großen Wurzellöchern erkennen können.

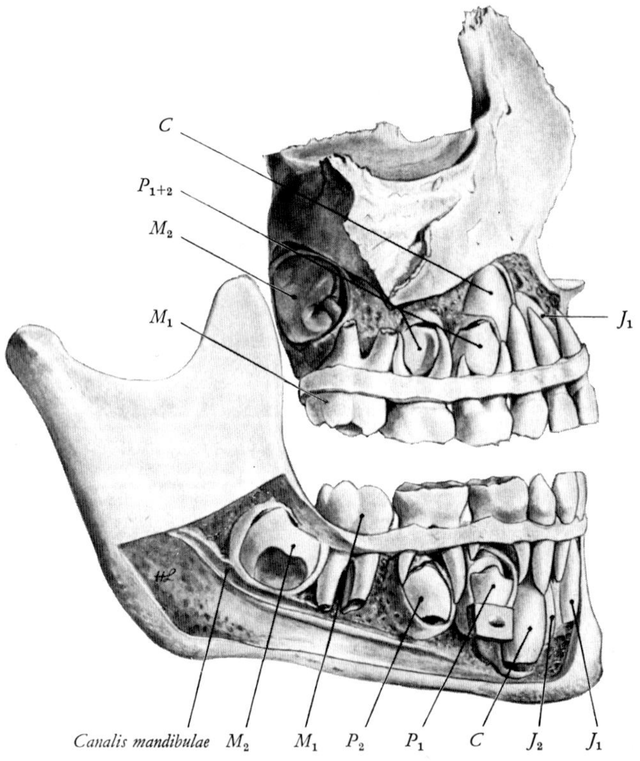

Abb. 52. Gebiß eines sechsjährigen Kindes von rechts. Milchgebiß und 1. oberer und unterer Molar vollständig durchgebrochen. Die übrigen bleibenden Zähne sind im Kiefer freigelegt

Die Anlage der bleibenden Zähne erfolgt in genau der gleichen Weise von der **Ersatzzahnleiste** aus. Sie beginnt in der 17. Woche mit dem 1. bleibenden Molaren und endet im 5. Lebensjahr mit dem 3. bleibenden Molaren.

Die Anlagen der bleibenden Zähne liegen im kindlichen Kiefer mundhöhlenwärts von den Wurzeln der Milchzähne, teils zwischen ihnen. Da für die Dauermolaren im Alveolarfortsatz kein Platz ist, liegen sie im Unterkieferast und der hinteren Wand des Oberkieferkörpers (Abb. 52) und müssen beim Wachstum der Kiefer und Alveolarfortsätze komplizierte Wanderungen und Verlagerungen durchmachen, bis sie ihren endgültigen Platz einnehmen. Störungen in dieser Wanderung führen zum **Durchbruch am falschen Ort** oder zur **Retention** des Zahnes.

Beim **Zahnwechsel** werden die Wurzeln der Milchzähne durch Osteoklasten abgebaut, um Platz für die bleibenden Zähne zu schaffen. Schließlich hängt nur noch die Krone am Hals locker mit dem Zahnfleisch zusammen und kann leicht entfernt werden.

ε) Beschreibung und Unterscheidungsmerkmale der bleibenden Zähne (Abb. 53–56)

An jedem Zahn unterscheiden wir 5 Flächen, die Kaufläche (auch „Occlusalfläche"), *Facies masticatoria*, die Lippen- oder Wangenfläche, *Facies labialis* seu *buccalis* (*Facies vestibularis*), die Gaumen- oder Zungenfläche, *Facies lingualis* seu *palatina* (*Facies oralis*) und die Kontaktflächen mit den Nachbarzähnen, *Facies contactus*

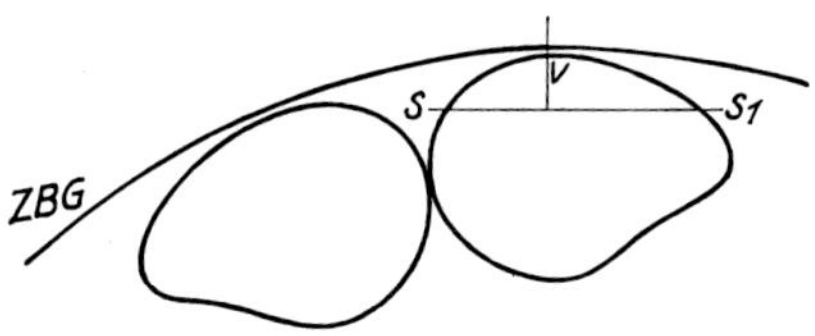

Abb. 53. Krümmungsmerkmal (nach *Mühlreiter*). Die beiden mittleren Schneidezähne sind im Umriß wiedergegeben. Zur labialen Fläche des rechten ist die Sehne s, s_1 gezogen. Von dem Punkt v, wo sich die Fläche am meisten dem Zahnbogen (ZBG) nähert, ist die Senkrechte auf die Sehne gezogen. Die verschieden starke Krümmung der medialen und lateralen Hälfte stellt das Krümmungsmerkmal dar

(„Approximalflächen"). Die Facies contactus heißen bei den Schneide- und Eckzähnen *Facies medialis* und *lateralis*, bei den Backen- und Mahlzähnen *Facies anterior und posterior*.

Die Zahnärzte bezeichnen die Facies medialis und Facies anterior als *Facies mesialis*, die Facies lateralis und Facies posterior als *Facies distalis*.

Die Schneidezähne, *Dentes incisivi,* haben die Form eines Hohlmeißels mit schwach gewölbter labialer und leicht konkaver lingualer Fläche. An der letzteren findet sich oberhalb des Halses ein verschieden starkes Höckerchen, das *Tuberculum linguale*. Die Kaufläche stellt eine Kante (*Margo incisalis*) dar. Sämtliche Schneidezähne sind einwurzelig; die Wurzeln der oberen sind rund, der unteren seitlich abgeplattet. Die oberen Zähne sind breiter und stärker als die unteren. Zur Unterscheidung der rechten und linken Zähne dienen die Kanten-, Wurzel- und Krümmungsmerkmale.

Das Krümmungsmerkmal. Die Kronen der meisten Zähne sind in der Aufsicht mesial in oro-vestibulärer Richtung breiter als distal (Abb. 53). So sind die beiden medialen

Schneidezähne an der medialen Seite der labialen Fläche stärker gekrümmt als an der lateralen.

Das Kantenmerkmal. Bei den Schneidezähnen des Ober- und Unterkiefers, aber auch bei Eckzähnen und Prämolaren, ist die distale Kronenecke an der Kaukante stärker abgerundet (Abb. 54, 55). Der Winkel zwischen Kaufläche und Approximalfläche ist distal größer als mesial (deshalb auch „Winkelmerkmal").

Das Wurzelmerkmal. Die Wurzeln der meisten Zähne sind nach distal abgebogen (Abb. 54, 55). Diese Wurzelkrümmung ist durch die Wanderung der Zähne von hinten nach vorn, wobei die noch weichen Wurzeln nach hinten abgebogen werden, zu erklären.

Die Kronenflucht. Nur bei Zähnen des Unterkiefers bildet die Kronenachse mit der Wurzelachse einen nach oral offenen Winkel. Die Kronenachse ist also nach oral (in Richtung zur Mundhöhle) geneigt.

Die Eckzähne, *Dentes canini.* Die Kaukante ist konisch und in einen vorderen kürzeren und horizontaleren Abschnitt und einen hinteren längeren, wurzelwärts stärker abfallenden Abschnitt unterteilt. Das *Tuberculum linguale* ist kräftig und läuft zur Spitze in eine Leiste aus, die die linguale Fläche unterteilt (Abb. 55). Die einfache Wurzel ist besonders lang und kräftig. Die oberen Zähne sind stärker als die unteren.

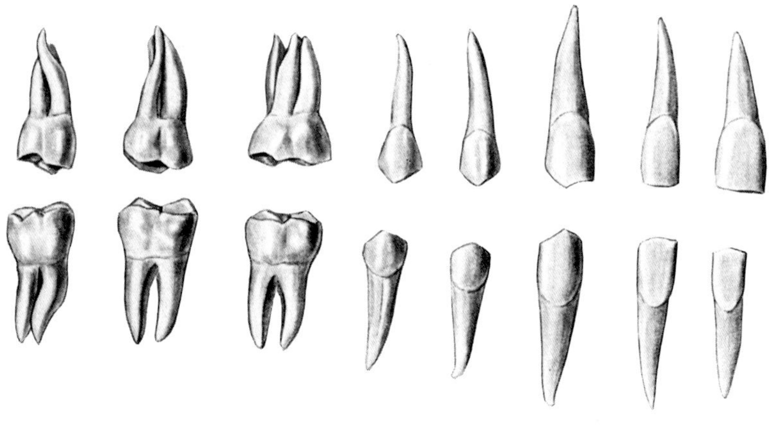

Abb. 54. Die bleibenden Zähne des rechten Oberkiefers und der rechten Unterkieferhälfte von der bukkalen bzw. labialen Fläche gesehen

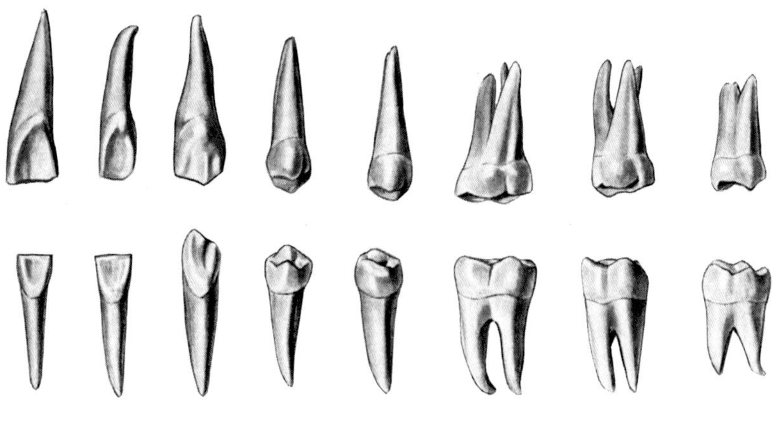

Abb. 55. Die bleibenden Zähne des rechten Oberkiefers und der rechten Unterkieferhälfte von der palatinalen bzw. lingualen Fläche gesehen

Die Backenzähne, *Dentes praemolares*, haben 2 Höcker, einen größeren bukkalen und einen kleineren lingualen, und eine Kaufläche. Die unteren Zähne haben eine nahezu runde, die oberen eine (von vorn nach hinten) abgeplattete Wurzel, die beim 1. meistens, beim 2. seltener zweigeteilt ist, aber fast immer Längsfurchen zeigt. Bei den unteren ist außerdem die Krone gegen die Wurzel stärker lingual geneigt.

Die Mahlzähne, *Dentes molares*, sind mehrhöckrige Zähne mit großer Kaufläche, die sowohl im Ober- wie im Unterkiefer vom 1. zum 3. Molaren kleiner wird. Die Kronen der unteren sind nahezu quadratisch, zeigen auf der Kaufläche (Abb.43) kreuzförmige Furchen. Der erste untere Molar hat meist 3 bukkale und 2 linguale, der zweite 2 bukkale und 2 linguale Höcker. Der dritte ist bereits rudimentär, hat sehr variable Form. Die unteren Molaren haben 2 abgeplattete (eine vordere und eine hintere) Wurzeln. Die Kronen der oberen Molaren sind rhombisch und zeigen H-förmige Furchen (Abb. 12). Sie besitzen durchschnittlich 4 Höcker (2 linguale und 2 bukkale). Die bukkalen Höcker sind gegen die lingualen nach vorn verschoben, wodurch die rhombische Form zustande kommt. Der 1. obere Molar trägt an seiner lingualen Fläche oft ein kleines Höckerchen, das *Tuberculum anomale* [*Carabelli*]. Der 2. obere Molar ist nicht selten dreihöckerig. Die oberen Molaren sind dreiwurzelig (2 bukkale und 1 palatinale); die Wurzeln stehen so, daß die palatinale zwischen die beiden bukkalen fällt. Beim 3. Molaren sind die 3 Wurzeln häufig nur angedeutet, zu einer nach hinten abgebogenen, pfahlförmigen Wurzel vereinigt.

ξ) Die Milchzähne (Abb. 56)

sind wesentlich kleiner als die bleibenden, haben aber ungefähr die gleiche Form. Nur sind die oben beschriebenen Merkmale nicht so ausgeprägt. Die Milchmolaren entsprechen in ihrer Form den Dauermolaren, nicht den Prämolaren, durch die sie ersetzt werden.

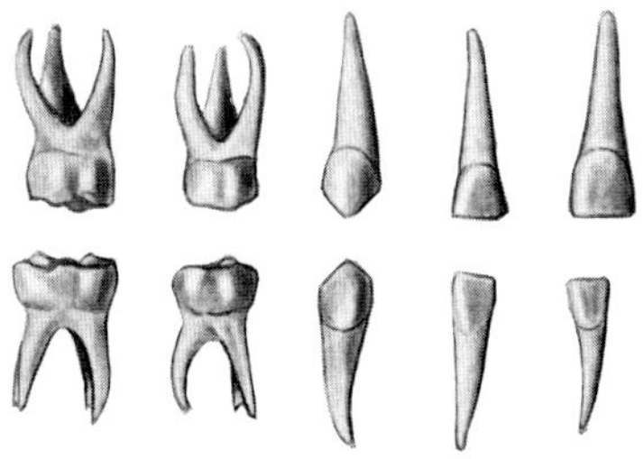

Abb. 56. Die Milchzähne des rechten Oberkiefers und der rechten Unterkieferhälfte von bukkal bzw. labial gesehen

η) Das Gebiß als Ganzes

Beim Zahnschluß (*Okklusion*) artikulieren die Zähne des Ober- mit denen des Unterkiefers meist so, daß die Höcker des einen in die Gruben und Interdentalräume des anderen fassen (Abb. 4 und 5). Dabei sind die Oberkieferzähne gegen die Unterkieferzähne nach hinten verschoben, was durch die größere Breite der oberen Schneidezähne erreicht wird. Bei dem normalen Europäerbiß, dem **Scheren-, Vor-** oder **Überbiß,** der *Psalidodontie* (*Psalis* = Schere), greifen die Oberkieferschneidezähne vor die des Unterkiefers.

Bei dem **geraden, Kopf-** oder **Zangenbiß,** der *Labiodontie* (Labis = Zange), treffen die Kaukanten der oberen und unteren Schneidezähne aufeinander.

In der Seitenansicht (Abb. 4) fallen die Kauflächen von vorn nach hinten bis zum 1. Molar ab, um dann wieder anzusteigen. Diese *Spee*sche oder **Kompensationskurve** kommt wahrscheinlich dadurch zustande, daß sich die Mahlzähne in der Richtung des stärksten Kaudruckes (von oben vorn nach hinten unten) einstellen.

Jede Abweichung vom Normalbiß führt zu einer ungleichmäßigen Beanspruchung der Zähne, die sich ihrerseits wieder verschieben und ungleich abgenutzt werden.

Auf den Kontaktflächen bilden sich an den Kontaktpunkten im Laufe der Zeit **Schleiffacetten** aus, was ebenfalls dafür spricht, daß sich die Zähne bei der Beanspruchung gegeneinander verschieben, was nur durch die elastische Aufhängung ermöglicht wird.

Abnutzung der Zähne. Die Kauflächen werden durch das Schleifen gegeneinander allmählich abgenutzt. Der Grad der Abnutzung ist von der Art der Nahrung, der Dauer der Beanspruchung, der Stellung der Zähne, der Stärke der Kaumuskeln und der Art der Kaubewegungen abhängig.

Die Größe der Zähne ist individuell sehr verschieden. Im allgemeinen sind sie bei der Frau kleiner als beim Mann.

Stellungs- und Lageanomalien können sehr verschiedene Ursachen haben. Das Mißverhältnis zwischen Zahngröße und Kiefergröße spielt eine große Rolle, seitdem wir wissen, daß sich beide Faktoren unabhängig voneinander vererben. Falsche Lage eines Zahnes beeinflußt zwangsläufig die Stellung der anderen. Zahnlücken werden im Laufe der Jahre kleiner, weil die benachbarten Zähne sich nähern.

Auch **die Form des Zahnbogens** ist nicht ohne Einfluß auf die Stellung der Zähne. Der normale Zahnbogen bildet im Oberkiefer eine halbe Ellipse, im Unterkiefer eine Parabel. Bei Anthropoiden nähert er sich der U-Form.

Retention von Zähnen und **Durchbruch am falschen Ort** (in den Gaumen, in die Oberkieferhöhle usw.) haben ihre Ursachen in primär falscher Anlage oder atypischen Wachstumsvorgängen.

Verdoppelung von Zähnen kommt durch Spaltung der Zahnanlage (seitlicher oberer Schneidezahn) oder durch Bestehenbleiben beider Dentitionen nebeneinander vor.

Die sehr interessanten Theorien über die Stammesgeschichte der Zähne können in diesem kurzen Rahmen nicht besprochen werden (s. Spezialliteratur).

ϑ) Das Kiefergelenk, *Articulatio temporomandibularis*

Im Kiefergelenk artikulieren der walzenförmige, an den Enden abgerundete Gelenkfortsatz des Unterkiefers, **Processus condylaris,** mit der **Fossa mandibularis** und dem **Tuberculum articulare** des Schläfenbeines. Die queren Achsen der beiden Gelenkfortsätze schneiden sich vor dem Foramen magnum, bilden somit einen nach vorn offenen stumpfen Winkel. Zwischen den mit Faserknorpel überzogenen artikulierenden Flächen liegt ein aus Faserknorpel bestehender **Discus articularis.**

Kapsel und Verstärkungsbänder. Die schwache, trichterförmige Gelenkkapsel entspringt am Rande der Fossa mandibularis und schließt das Tuberculum articulare ein. Sie setzt oberhalb der Fovea pterygoidea am Unterkieferhals an. Sie ist so weit, daß der Gelenkkopf nach vorn, vor den Unterkieferhöcker, luxieren kann, ohne daß sie einreißt. Da sie auch am Diskus ansetzt, ist die Gelenkhöhle in eine obere *diskotemporale* und eine untere *diskomandibulare Kammer* unterteilt (Abb. 81). Das dreieckige **Ligamentum laterale** [temporomandibulare] verstärkt die schlaffe Kapsel und bremst das Zurückführen des Unterkiefers ab (Abb. 78 u. 80).

Das **Ligamentum sphenomandibulare** von der *Spina* des Keilbeins zur *Lingula mandibulae* und das **Ligamentum stylomandibulare** vom *Proc. styloideus* zum *Angulus* *mandibulae* haben keine Beziehungen zur Kapsel und keine große mechanische Bedeutung.

Mechanik des Kiefergelenkes. Das Kiefergelenk ist als eine Kombination zweier Gelenke aufzufassen. Das untere, diskomandibulare Scharniergelenk und das obere, diskotemporale Schiebegelenk können getrennt und gemeinsam benutzt werden. Rechtes und linkes Kiefergelenk müssen stets gemeinsam tätig sein. Die Form der Gelenkflächen, der Zustand des Gebisses, die Form und Stellung der Zähne, die Kaumuskulatur und ihre Innervation sind Glieder eines funktionellen Systems, die den Ablauf der Kieferbewegungen beeinflussen. Da die Zahnreihen als Führungsflächen dienen, wird ein Fehlen der Zähne (beim Säugling und Greis), ein lückenhaftes Gebiß, ein Vor- und ein Kopfbiß zwangsläufig die Form der Gelenkflächen und den Bewegungsablauf abwandeln.

In der **Ruhestellung** des Unterkiefers stehen die Zähne nicht in Okklusion. Der Gelenkkopf mitsamt dem Diskus liegt im vorderen Teil der Gelenkgrube und auf dem hinteren Abhang des Gelenkhöckers.

1. Die Öffnungs- und Schließungsbewegung ist eine Scharnier-Schiebebewegung. Sie beginnt mit einer reinen Scharnierbewegung. Recht bald rutscht der Diskus auf dem Gelenkhöcker nach vorn und unten. Gleichzeitig wandert der Kieferwinkel nach hinten. Diese Drehung des Kieferastes erfolgt um eine quere, durch das Foramen mandibulae gehende Achse. Der in dieses Loch eintretende Nerv wird deshalb bei dieser Bewegung keine Zerrung erleiden. Der hinter dem Kieferast gelegene Raum wird bei dieser Bewegung oben erweitert, unten eingeengt.

   Legt man eine Fingerkuppe auf den Kieferkopf, so läßt sich die Bewegung leicht feststellen. Nach Einführen eines Fingers in den äußeren Gehörgang beobachtet man eine Erweiterung beim Öffnen, eine Einengung beim Schließen des Mundes.

   Die hinter dem Kieferkopf gelegenen Weichteile werden beim Öffnen durch den Luftdruck zu einer Grube eingedellt, was man besonders bei mageren Menschen sehen kann. Der zwischen Kieferast und Warzenfortsatz gelegene *Lobus retromandibularis* der Ohrspeicheldrüse wird bei stärkerer Öffnung komprimiert. Öffnen und Schließen bedeutet somit eine Massage der Drüse, die die Sekretion anregen soll.

   Öffnen und Schließen erfolgt ohne Artikulation der Zahnreihen gleichzeitig im rechten und linken Gelenk. Beide Kiefergelenke arbeiten als ein Scharniergelenk mit wandernder Achse.
2. Das Vor- und Zurückschieben des Unterkiefers findet im oberen, diskotemporalen Gelenk unter Führung der Zahnreihen statt. Deshalb können der Zustand der Zahnreihen, Form und Stellung der Zähne sowie die Form des Gelenkhöckers den Bewegungsablauf beeinflussen. Der Diskus gleitet mit dem Gelenkkopf auf dem Tuberculum articulare nach vorn. Bei starkem Vorbiß ist eine leichte Öffnungsbewegung nötig, um die Schneidezähne des Unterkiefers an denen des Oberkiefers vorbeiführen zu können.
3. Die Seitwärts- oder Mahlbewegung erfolgt ebenfalls unter Führung der Zahnreihen. Der eine Kopf dreht sich um eine senkrechte Achse in der Pfanne; der andere gleitet auf dem Gelenkhöcker nach vorn und bringt die Zahnreihe seiner Seite zum Klaffen. Bei dieser Schwenkbewegung wird das Kinn auf die Gegenseite verschoben. Das Mahlen findet auf der Seite der Drehung statt.

Die vielseitigen Kieferbewegungen des omnivoren Menschen sind bei manchen Säugern einseitig spezialisiert. Bei den Raubtieren gestatten die walzenförmigen Gelenkfortsätze nur eine Scharnierbewegung. Beim Dachs umfaßt die Pfanne den Gelenkkopf so weit, daß er auch nach der Entfernung der Kapsel nicht herausfallen kann. Die sagittal stehenden, walzenförmigen Gelenkfortsätze der Nager sichern die Gleit- oder Schiebebewegungen, die Wiederkäuer zerkleinern ihre Nahrung vorwiegend durch Seitwärts- oder Mahlbewegungen.

Anpassungsvorgänge am Kiefergelenk. Beim Neugeborenen ist die Gelenkgrube flach; das Tuberculum articulare fehlt noch. Beim zahnlosen Greisenkiefer flachen sich Gelenkgrube und Gelenkhöcker ab. Beim Kind und Greis erfolgt das Öffnen und Schließen deshalb vorwiegend durch Scharnierbewegung. Beim Kopf- oder Zangenbiß ist die Gelenkgrube flach, die Neigung des Gelenkhöckers gering; es überwiegt die Gleitbewegung. Beim starken Überbiß ist die Neigung des Gelenkhöckers steil; der Gelenkkopf ist stark gekrümmt, der Kieferhals nach vorn umgebogen; es herrschen die Scharnierbewegungen vor. Auch einseitiger Verlust der Zähne, besonders der Backen- und Mahlzähne kann zu Umbauvorgängen am Kiefergelenk führen.

Luxation des Kiefergelenkes. Zu starke Öffnungsbewegungen können, meist bei angeborener Bereitschaft, zu Verrenkungen des Kiefergelenkes führen. Der Kieferkopf rutscht dabei über das *Tuberculum articulare* hinweg nach vorne, der Mund bleibt offen. Zur Einrenkung führt der Arzt beide Daumen in die Mundhöhle des Patienten und drückt auf die Kauflächen der unteren Molaren so lange bis sich der Kieferkopf wieder nach hinten in die Gelenkpfanne verlagert.

III. Die Entwicklung des Schädels beim Menschen

(Abb. 57, 58)

1. Das Primordialkranium

In der 5. und 6. Embryonalwoche umhüllt eine Mesenchymverdichtung das sich entwickelnde Gehirn. Bereits im 2. Monat setzt im basalen Teil dieser Mesenchymkapsel die Knorpelbildung ein. Es entstehen neben dem vorderen Ende der *Chorda dorsalis* die knorpeligen **Parachordalia,** seitlich von ihnen die knorpeligen **Ohrkapseln** (Abb. 57 A). Vor der Chorda dorsalis entwickeln sich die paarigen knorpeligen **Praechordalia,** die *Rathke*schen Schädelbalken oder Trabeculae cranii. Zwischen ihnen gelangt eine Ausstülpung des ektodermalen Mundhöhlendaches, die *Rathke*sche oder Hypophysentasche, an die Gehirnbasis und liefert dort den Vorderlappen der Hypophyse. Vor den Praechordalia entwickeln sich um die Riechsäcke die knorpeligen **Nasenkapseln.** Durch Verschmelzung dieser zunächst getrennten Anlagen entsteht die knorpelige Schädelbasis, das **Primordialkranium.** Es zeigt schon die wesentlichen Löcher für den Durchtritt der Nerven und Gefäße (Abb. 57 B).

Knorpelig angelegt werden das Hinterhauptsbein bis auf den oberen Teil der Schuppe, das Keilbein bis auf die mediale Lamelle des Flügelfortsatzes und den seitlichen Teil des großen Flügels, die Pars petrosa des Schläfenbeines (Ohrkapsel), das Siebbein und die untere Nasenmuschel.

2. Das Desmokranium

Durch direkte Verknöcherung des Bindegewebes, als **Deckknochen,** entstehen (in Abb. 58 grau) die Knochen des Schädeldaches (*Os frontale, Os parietale, oberer Teil der Squama occipitalis, die Pars squamosa ossis temporalis*), die Deckknochen der Nasenhöhle (*Os lacrimale, Os nasale und der Vomer*), weiter das Os tympanicum und die Lamina medialis proc. pterygoidei des Keilbeins.

Lacrimale und Nasale legen sich als Deckknochen auf die knorpelige Nasenkapsel, die darunter zugrunde geht. Der Vomer entwickelt sich beiderseits auf der knorpeligen Nasenscheidewand. Diese schwindet, worauf sich die zunächst paarigen Deckknochen zum einheitlichen Vomer vereinigen. Die verschiedenen Nasenknorpel sind die letzten Reste der knorpeligen Nasenkapsel.

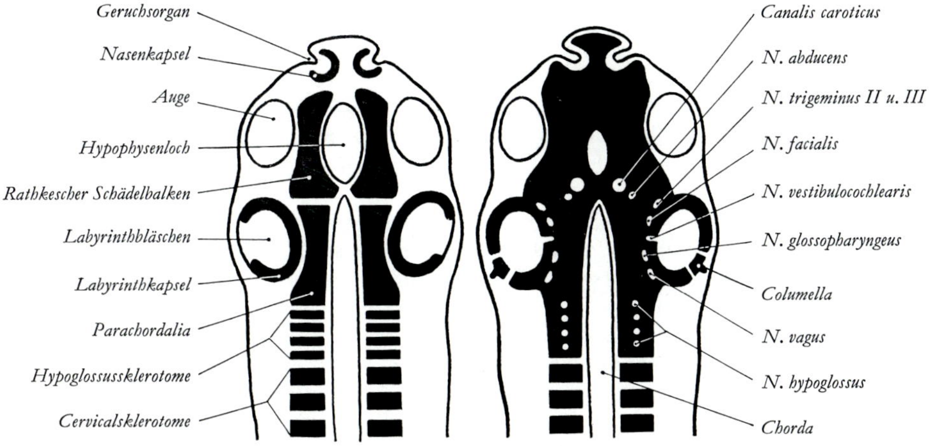

Abb. 57. Schema der Entwicklung des knorpeligen Primordialkranium.
A. ganz junges, B. älteres Stadium. Umgezeichnet nach *Clara*, VEB Georg Thieme Leipzig

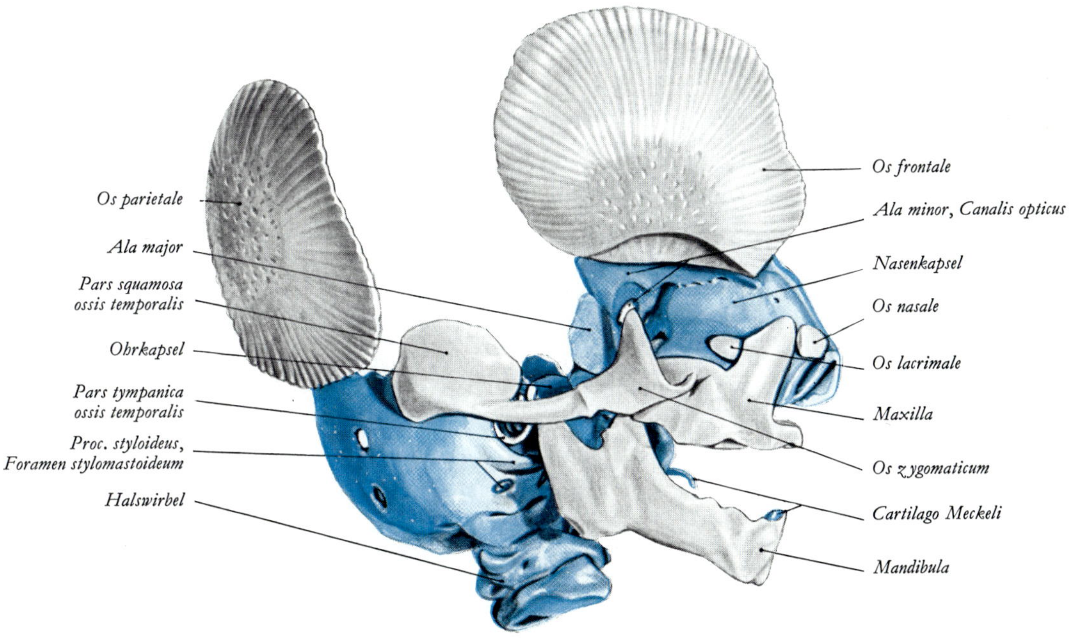

Abb. 58. Seitenansicht des Primordialkranium (blau) eines menschlichen Keimlings
aus dem 3. Monat (nach einem Modell von *O. Hertwig* und *F. Ziegler*.
Die Deckknochen sind grau getönt)

IV. Vergleichende Anatomie und Entwicklung des Viszeralskelettes

Der Gehirnschädel der Knorpelfische bleibt während des ganzen Lebens knorpelig. Er besteht bei ihnen aus **Nasen-, Ohr-** und **Gehirnkapsel,** die zu einem Ganzen verschmolzen sind (Abb. 59). An ihm sind jederseits Knorpelspangen lose befestigt, die die Mundöffnung und den Anfangsteil des Eingeweiderohres, den Kiemendarm, rippenartig umgeben. Wir nennen sie Viszeralbogen. Der **1. Knorpelbogen** (*Mandibularbogen*) ist in ein dorsales Stück, das **Palatoquadratum,** und ein ventrales Stück, das **Mandibulare,** geteilt. Beide tragen Zähne und sind miteinander gelenkig verbunden (*primäres Kiefergelenk*). Der **2. Bogen** ist in das dorsale **Hyomandibulare** und das ventrale **Stylohyale** gegliedert; er heißt *Hyoidbogen.* An dem Hyoid findet sich ventral noch ein Verbindungsstück zur Gegenseite, die **Copula.** Das *Hyomandibulare* hat ebenfalls noch Beziehungen zur Schädelkapsel. Zwischen Palatoquadratum und Hyomandibulare liegt das Spritzloch, der Rest einer Kiemenspalte. Kaudal folgen 5 weitere Bogen, die je in 4 Abschnitte gegliedert sind. Sie tragen Kiemen, haben keine Beziehungen zum Schädel, liegen bereits vor der Wirbelsäule. Wir nennen sie **Branchial-** oder **Kiemenbögen.** Zwischen ihnen liegen weite **Kiemenspalten.** Den Viszeralbogen sind bestimmte Nerven zugeordnet. Zum 1. Viszeral- oder Mandibularbogen gehört der 3. Ast des *N. trigeminus*, zum 2. Viszeral- oder Hyoidbogen der *N. facialis*, zum 3. Viszeral- oder 1. Kiemenbogen der *N. glossopharyngeus*. Die weiteren Kiemenbogen werden vom *N. vagus* versorgt. Jedem Bogen ist auch Muskulatur zugeordnet, die den Kiemenkorb verengt und erweitert (s. unten).

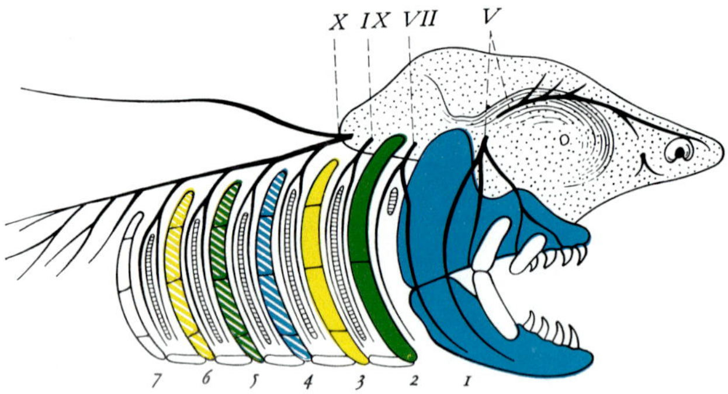

Abb. 59. Schema eines Selachierschädels mit eingetragenen Hirnnerven. Die Viszeralbögen sind mit denselben Farben wie in Abb. 60 (vom Menschen) wiedergegeben. In Anlehnung an *Wiedersheim*

Beim Menschen werden 4 Viszeralbogen und 5 Schlundtaschen angelegt, die aber nicht mehr nach außen durchbrechen. Das Material vom 5., 6. und 7. Bogen bleibt auch erhalten, bildet aber keine Bogen mehr. Die Viszeralbogen des Menschen werden ebenfalls zunächst knorpelig angelegt.

Der **1. Viszeralbogen** (Mandibularbogen) liefert das dorsal gelegene *Quadratum* (den späteren *Amboß*) und das ventrale *Mandibulare*, das meist **Meckelscher Knorpel** genannt wird. Zwischen Quadratum und Mandibulare liegt das primäre Kiefergelenk, das als späteres **Hammeramboßgelenk** (Abb. 60) in den Dienst der Schallleitung tritt. Das hintere Ende des *Meckel*schen Knorpels wird zum **Hammer** umgebildet. Auf den größeren vorderen Teil des *Meckel*schen Knorpels lagert sich von außen Belegknochen (grau in Abb. 58) auf, der den **Unterkiefer,** die *Mandibula*, liefert. Im Bereich der Mandibula geht der Knorpel zugrunde. Die Mandibula gewinnt

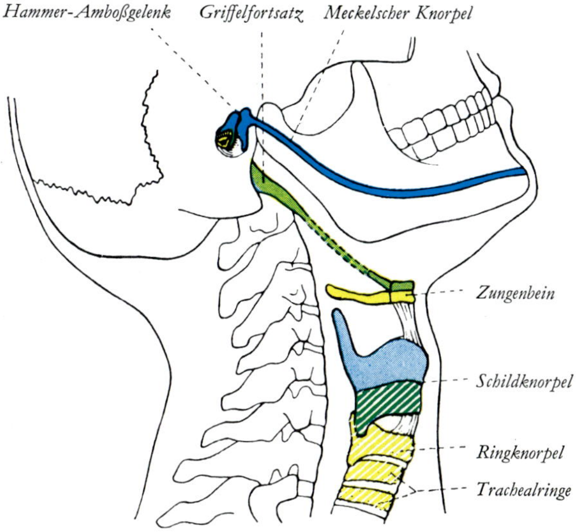

Abb. 60. Viszeralskelett des Menschen. Die einzelnen Viszeralbögen bzw. ihre Abkömmlinge sind durch verschiedene Farben hervorgehoben

eine neue Gelenkbeziehung zum Schädel (Schläfenbein). Dieses neue Kiefergelenk des Menschen und aller anderen Säuger stellen wir als sekundäres Kiefergelenk dem primären Kiefergelenk aller Nichtsäuger gegenüber.

Es sei hier ausdrücklich hervorgehoben, daß das zähnetragende *Palatoquadratum* der Haie (Abb. 59) nicht dem **Oberkiefer** entspricht. Dieser entsteht beim Menschen direkt aus dem Bindegewebe, zeigt 6 Knochenkerne, von denen 5 bereits frühzeitig verschmelzen. Das 6. Stück, das die Oberkieferschneidezähne tragende **Incisivum,** bleibt länger selbständig, ist manchmal noch beim Jugendlichen durch die *Sutura incisiva* vom Oberkiefer getrennt. Der Deckknochen der **Maxilla** legt sich erst spät der Nasenkapsel an, die an dieser Stelle schwindet. **Jochbein** und **Gaumenbein** entstehen ebenfalls direkt im Bindegewebe.

Der **2. Viszeralbogen** (Hyoidbogen) liefert den Steigbügel, den Proc. styloideus, das Lig. stylohyoideum und das kleine Horn des Zungenbeins. Der Proc. styloideus verschmilzt bei der Verknöcherung mit dem Felsenbein.

Der **3. Viszeralbogen** bleibt nur in seinem ventralen Teil als großes Horn des Zungenbeins erhalten. Die ventralen Enden des 2. und 3. Bogens sind durch die *Copula*, den Zungenbeinkörper, verbunden.

Aus dem Material des **4. und 5. Viszeralbogens** entsteht der Schildknorpel.

Aus dem Material des **6. Bogens** sollen sich der Kehldeckel und die Cartilagines cuneiformes entwickeln.

Das Material des **7. Viszeralbogens** soll den Ringknorpel, die Gießbeckenknorpel und die Knorpelspangen bzw. -platten der Luftröhre und der Bronchien liefern.

Kiemenbogenmuskeln, -nerven und **-Arterien:** S. 203–208.

Beim **Palaeokranium** der Rundmäuler treten der *N. facialis* und der *N. vestibulocochlearis* als letzte Hirnnerven aus der Schädelkapsel. Bei allen anderen Wirbeltieren ist die Schädelkapsel durch Aufnahme von Rumpfmaterial vergrößert **(Neokranium).**

Bei Selachiern (Abb. 59) und **Amphibien** treten der *N. glossopharyngeus* und *N. vagus* bereits aus der Schädelkapsel aus **(protometameres Neokranium).**

Bei allen **Amnioten** muß weiteres Rumpfmaterial in den Schädel aufgenommen sein, da der *N. accessorius* und der *N. hypoglossus* in den Schädel einbezogen sind **(auximetameres Neokranium).**

Mit der Vergrößerung der Hirnkapsel geht eine Massenzunahme und Weiterentwicklung des Gehirns parallel.

Wirbeltheorie des Schädels. In dem Bestreben, ein allgemeines Bauprinzip für den ganzen Körper zu finden, haben *Goethe* und *Oken* im Schädel nach Wirbelelementen gesucht. Den Wirbeln entsprechende Teile können wir im Schädel des Menschen nicht finden, da bei dem eben erwähnten Anbau vom *Palaeokranium* zum *auximetameren Neokranium* nur das Material von Wirbeln, nicht fertige Wirbel aufgenommen wurden.

V. Der Schädel als Ganzes

1. Die Festigkeit des Schädels

Der Gehirnschädel ist eine basal abgeplattete, von vorn nach hinten in die Länge gezogene Hohlkugel. Am Schädeldach besteht er aus ziemlich gleichmäßig dicken, platten Knochen, die eine stärkere, äußere kompakte Schicht, die **Lamina externa,** und eine dünnere, innere kompakte Schicht, die **Lamina interna** seu *vitrea*, und zwischen beiden eine variable **Diploë** zeigen. An der Schädelbasis (Abb. 61) wechseln stärkere Streben mit dünnen Stellen und zahlreichen Löchern. In der rechten Hälfte der Abb. 61 sind die verstärkten Strebepfeiler durch schwarze Punktierung und die besonders dünnen Stellen durch rote Umrandung wiedergegeben. Die letzteren kann man gut erkennen, wenn man eine Schädelbasis gegen das Licht hält.

Die Hohlkugel des Gehirnschädels zeigt eine gewisse elastische Verformbarkeit. Sind die verformenden Kräfte zu stark, so kommt es zu Schädelbrüchen (*Frakturen*). Die ungleiche Wandstärke und der Aufbau der Wände erklärt manche Eigenarten und die Lage der Brüche.

Bei engumschriebener Gewalteinwirkung (Schlag mit einem harten Gegenstand) kommt es zu Impressionsfrakturen. Die Stelle wird gegen die Schädelhöhle eingedrückt, wobei die Bruchlinien vom Zentrum der Einwirkung aus radienförmig verlaufen. Häufig beobachtet man bei solchen Gewalteinwirkungen nur einen Bruch der *Lamina interna*, was leicht zu übersehen und erst an Hirnsymptomen erkannt wird. Ursprünglich nahm man eine besondere Sprödigkeit der Lamina interna an und nannte sie *Tabula vitrea*, Glastafel. Doch ist die Impressionsfraktur wohl rein mechanisch zu erklären. Bei der Eindellung kommt es an der Innenfläche zu einer Zug-, an der Außenfläche zu einer Druckbeanspruchung. Weil der Knochen auf Druck besser als auf Zug beanspruchbar ist, muß auch die Lamina interna (nach innen konvex durchgebogen) zuerst brechen.

Wirkt dagegen die Gewalt breitflächig auf die Kugel (beim Sturz auf den Kopf), so pflanzt sie sich über die Wände der Kugel fort, die dann an den schwächsten Stellen birst (Berstungsbrüche). Diese Berstungsbrüche finden wir vorwiegend an der Schädelbasis. Die häufigsten Bruchlinien sind in Abb. 61 eingetragen. Liegen sie im Bereich der vorderen Schädelgrube, so sind Blutungen bzw. Liquorabfluß aus der Nasenhöhle (Lamina cribrosa!) oder Blutungen in die Augenhöhle, die sich nach vorn fortpflanzen und unter den Augenlidern als *Brillenhämatom* erscheinen, charakteristische Symptome. Bei Brüchen in der mittleren Schädelgrube stellen wir Blut- und Liquorabfluß durch Nase, Rachen und eventuell den äußeren Gehörgang (aber nur bei verletztem Trommelfell) fest. Bei Brüchen in der hinteren Schädelgrube tritt häufig Blut unter der Haut über dem Warzenfortsatz aus.

Schädelbrüche können zu Verletzungen des Gehirns führen. Risse in den starrwandigen *Sinus durae matris* haben oft tödliche Blutungen zur Folge. Bei Schädelbasisbrüchen sind Nerven und Blutgefäße, die durch Knochenlücken und Spalten durchtreten, besonders gefährdet. Nerven mit kurzem intrakraniellen Verlauf (Glossopharyngeus-Vagus-Accessoriusgruppe, N. hypoglossus) sind seltener verletzt, der *N. vestibulocochlearis* und Äste des *N. trigeminus* dagegen häufiger. Der *N. abducens* und der *N. trochlearis* haben einen langen intrakraniellen Verlauf. Sie sind deshalb häufig verletzt. Blutungen aus der *A. meningea media* führen zu subduralen Hämatomen.

Die Streben des Gesichtsschädels haben dem Druck, den der Unterkiefer auf den Oberkiefer ausübt, Widerstand zu leisten und den Kaudruck auf den stärkeren Hirnschädel zu übertragen.

1. Die Stirnnasenpfeiler leiten den Kaudruck von den Schneide- und Eckzähnen und z.T. vom 1. Backenzahn (Abb. 62) über den Stirnfortsatz des Oberkiefers um die äußere Nasenöffnung zum mittleren Teil der Stirn. Mit der Spaltlinienmethode (Abb. 62) ist die Fortsetzung des Pfeilers auf das Schädeldach nicht nachzuweisen, weil der Knochen hier so stark ist, daß eine Ausbildung von Trajektorien nicht notwendig erscheint.
2. Der Jochpfeiler nimmt den Kaudruck vom 2. Backenzahn, vom 1. und z.T. vom 2. Mahlzahn auf und leitet ihn lateral um die Augenhöhle. Wir können

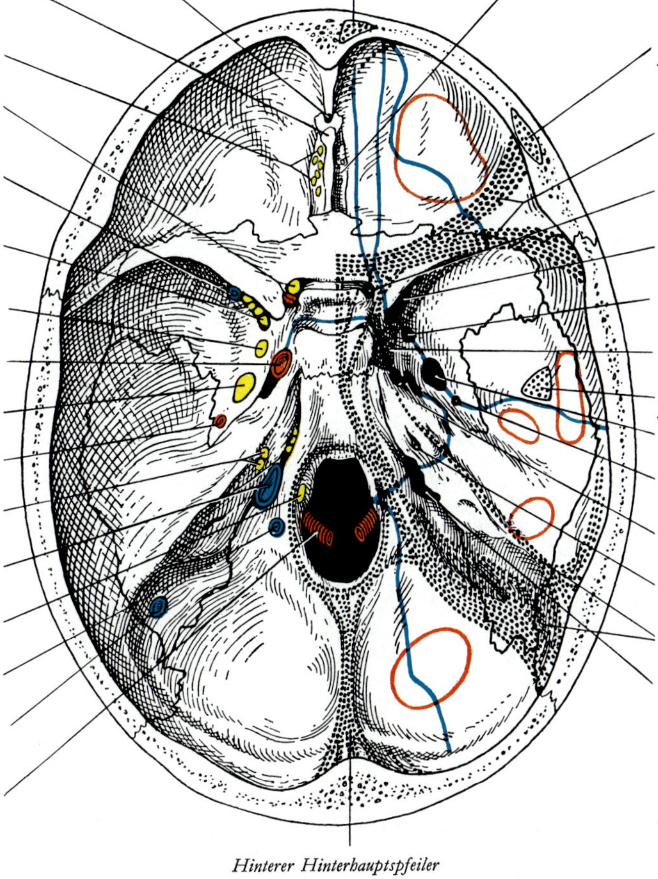

Abb. 61. Schädelbasis. Links: Aus- bzw. Eintrittsstellen der Nerven und Gefäße. Rechts: Strebepfeiler punktiert, besonders dünne Stellen rot umrandet, Löcher schwarz, typische Bruchlinien blau

ihn vom Oberkiefer über seinen Jochfortsatz auf das Jochbein (Abb. 63) und von dort verfolgen:

a) als senkrechten Jochpfeiler über den Jochfortsatz des Stirnbeines auf die seitlichen Teile der Stirn (in Abb. 61 quergetroffen),
b) als horizontalen Jochpfeiler über den Jochbogen auf das Schläfenbein und entlang der Schläfenlinie zum senkrechten Jochpfeiler zurück. Die Schläfengegend ist somit von einem stärkeren Knochenrahmen eingefaßt. Im Bereich der eingerahmten Felder ist der Knochen relativ dünn.

3. Der Flügelfortsatzpfeiler leitet den Kaudruck vom 2. und 3. Mahlzahn über den Flügelfortsatz und Teile des Keilbeinkörpers (punktiertes Feld in Abb. 61).

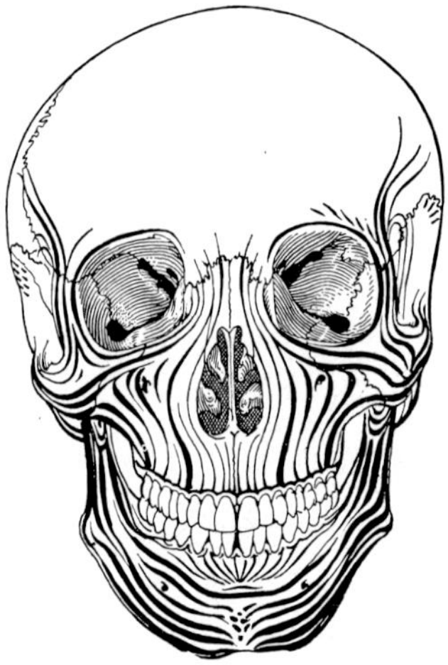

Abb. 62. Verstärkungspfeiler des Schädels von vorn. Nach *Benninghoff*

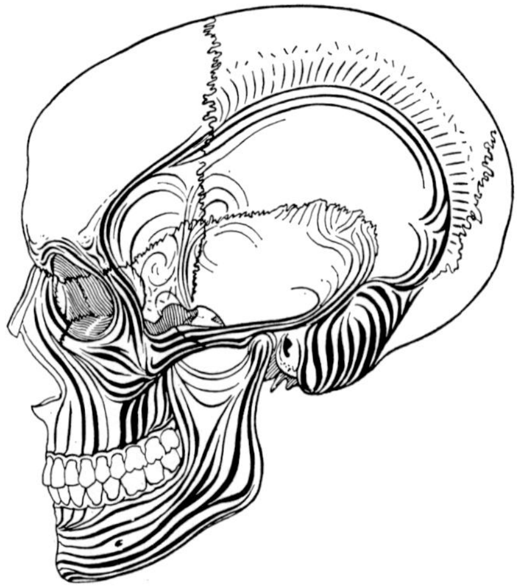

Abb. 63. Verstärkungspfeiler des Schädels von der Seite. Nach *Benninghoff*

Die Streben der Schädelbasis (Abb. 61). Es lassen sich ein medianer und 2 Querbalken unterscheiden.

1. Der mediane Längsbalken beginnt am Türkensattel, verläuft über den Clivus, umfaßt das Foramen magnum und erreicht über die Crista occipitalis interna den Sulcus sinus sagittalis superioris und über die Crista frontalis die Crista galli. Im Bereich der dünnen Siebplatte und der Hypophysengrube ist dieser Längsbalken unterbrochen.
2. Der vordere Querbalken liegt an der Grenze von vorderer und mittlerer Schädelgrube und strahlt seitlich nach vorn und hinten aus.
3. Der hintere Querbalken wird von den Pyramiden geliefert. Da die Umgebung des Labyrinthes zeitlebens aus dem primitiven Faserknochen besteht, kann dieser Balken brechen, wobei der Gesichtsnerv und der Hörnerv geschädigt werden können. Die Basen der beiden Pyramiden werden noch durch einen Knochenrahmen entlang des Sulcus sinus transversi verbunden. An ihnen entspringt das Kleinhirnzelt, das ebenso wie die Hirnsichel die Festigkeit des Schädels verstärkt (Abb. 292).

Röntgenaufnahmen in verschiedenen Ebenen (Abb. 40, 64) geben uns am Lebenden die besten Aufschlüsse über Frakturen, Lage und Zustand der Nasenhöhlen, über die Größe der Hypophysengrube usw. Die Schwierigkeiten der Deutung der Röntgenaufnahmen ergeben sich vor allem aus der Tatsache, daß die verschiedenen Teile aufeinander projiziert werden.

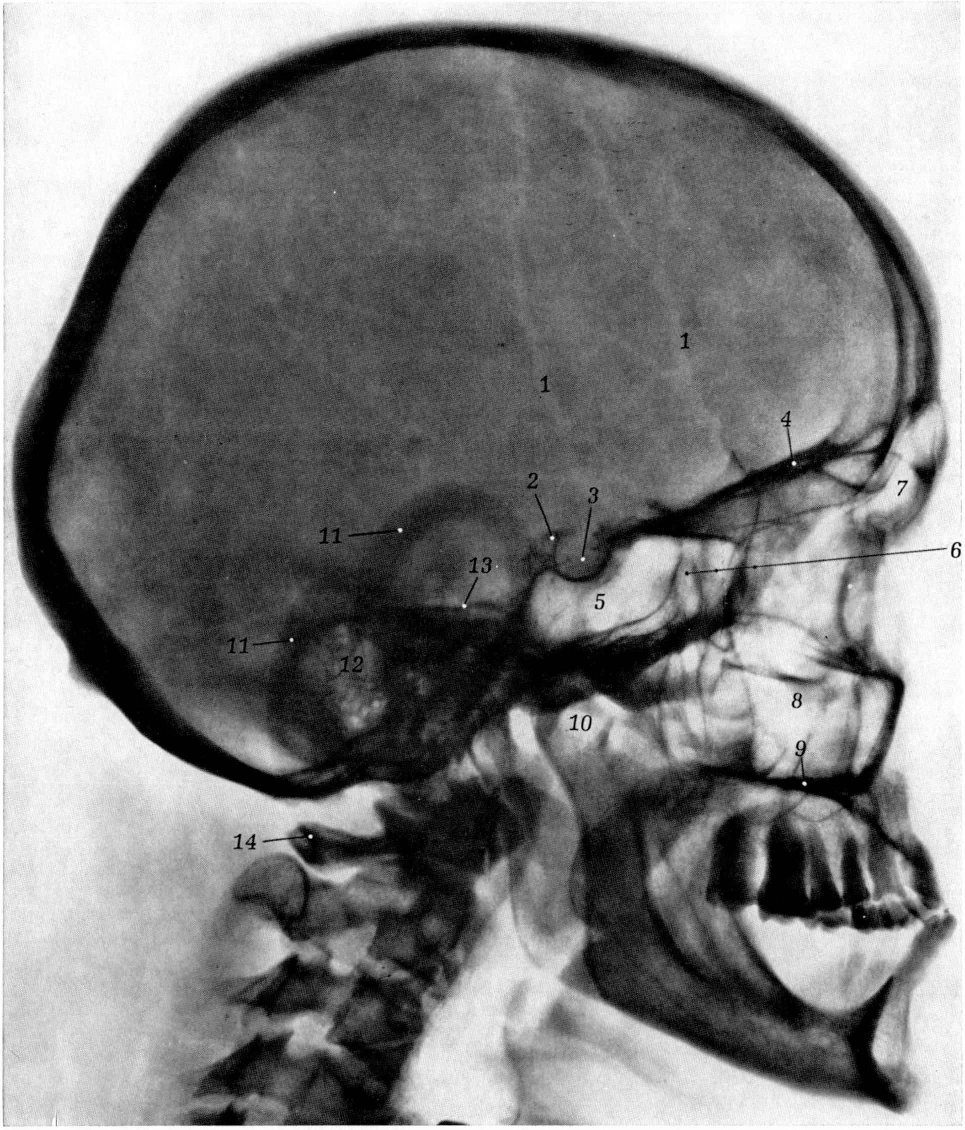

1. Arterienfurchen
2. Dorsum sellae
3. Fossa hypophysialis
4. Paries superior orbitae
5. Sinus sphenoidalis
6. Cellulae ethmoidales
7. Sinus frontalis
8. Sinus maxillaris
9. Palatum durum
10. Caput mandibulae
11. Ohrmuscheln
12. Cellulae mastoideae
13. Margo superior partis petrosae
14. Processus spinosus axis

Abb. 64. Röntgenbild des Kopfes beim Lebenden. Seitenaufnahme (Institut für Röntgendiagnostik der Charité Berlin)

2. Die Ernährung der Schädelknochen

findet vom äußeren Periost und dem äußeren Blatt der Dura mater (dem inneren Periost) aus statt. Beim älteren Menschen tritt die Ernährung von der Dura aus zurück.

3. Das Verhältnis von Gehirn- und Gesichtsschädel

zeigt in der stammesgeschichtlichen Entwicklung hinsichtlich Form, Lage und Größe bedeutende Unterschiede. Der Hirnschädel, als Kapsel für Gehirn, Geruchsorgan und Ohr angelegt, wird zwangsläufig durch die Größe des Gehirns beeinflußt.

Der Gesichts- oder Eingeweideschädel, der Nahrungsaufnahme und der Atmung dienend, erfährt mit dem Übergang von der Kiemen- zur Lungenatmung eingreifende Umkonstruktionen der ursprünglichen Bauelemente (S. 62). Die Art der Nahrung sowie die Art des Greifens und der Zerkleinerung derselben wirken formend auf den Kauapparat. Gehirn- und Gesichtsschädel folgen somit in der Gestaltung gewissen Eigengesetzen. Sie müssen sich aber auch aneinander anpassen, wenn eine harmonische Kopfform entstehen soll. Neben vielen anderen Faktoren wirken noch die Körpergröße, die Art der Fortbewegung und die Körperhaltung gestaltend auf den Schädel.

Vergleichen wir auf einem Mediansagittalschnitt (Abb. 65) den Schädel eines vierfüßigen Säugers mit dem eines Menschen, so stellen wir fest: der Gesichtsschädel liegt beim Hirsch vor dem Hirnschädel, beim Menschen unter dem großen Hirnschädel; das Foramen magnum weist beim Menschen nach unten, beim Vierfüßler nach hinten unten; entsprechend benötigt der aufrecht stehende Mensch relativ wenig Muskelkraft, um den Schädel auf der Wirbelsäule im Gleichgewicht zu halten, seine Halsmuskulatur ist schwächer. Der Kopf des Vierfüßlers muß dagegen von einer starken Nackenmuskulatur getragen werden. Die Schädelbasis ist beim Hirsch gerade, beim Menschen im Bereich der Hypophysengrube abgeknickt; der Clivus bildet mit dem Boden der vorderen Schädelgrube einen stumpfen Winkel (*Clivuswinkel*). Die Überlagerung des Gesichtsschädels durch den Hirnschädel bildet sich in der Stammesgeschichte des Menschen allmählich aus, zeigt aber auch beim rezenten Menschen noch erhebliche rassische und individuelle Unterschiede. Die mächtige Entwicklung der Großhirnrinde beim Menschen führte zu einer starken Ausbuchtung des Hirnschädels nach vorn (Aufrichtung des Stirnbeins) und nach hinten (hinter das Foramen magnum). Die gleichzeitige Abknickung der Schädelbasis und die Reduktion des Kauapparates vervollständigen die Sonderform des menschlichen Schädels.

Dem Neandertaler fehlt der Clivuswinkel noch, beim Aurignac-Menschen ist er bereits vorhanden.

Der Profil- oder Gesichtswinkel gibt uns vergleichbare Werte für das mehr oder minder starke Vorspringen des Gesichtsschädels.

Man bestimmt diesen Winkel, der von der Ohraugenebene (vom Unterrand des Augenhöhleneinganges zum Oberrand des äußeren Gehörganges) und einer Linie gebildet wird, die wir von der Sutura frontonasalis zum Alveolarrand des Oberkiefers zwischen den mittleren Schneidezähnen ziehen, mit dem Goniometer.

Ein großer Gesichtswinkel gilt als typisch menschliches Merkmal. Schädel mit einem Gesichtswinkel um 80° und darüber bezeichnet man als orthognath, um 65–80° als prognath. Der Winkel beträgt beim Neugeborenen nahezu 90°, beim erwachsenen Europäer durchschnittlich 80°. Große Gesichtswinkel betonen das typisch Menschliche, die Überlegenheit des Gehirns über das Animalische. So haben die großen griechischen Bildhauer ihren menschlichen Idealgestalten einen Gesichtswinkel über 90° gegeben.

Den Einfluß des Gehirns auf die Schädelform können wir während der embryonalen und postembryonalen Entwicklung recht gut beobachten. Da das Gehirn im Wachstum vorauseilt, ist der Hirnschädel gegenüber dem Gesichtsschädel und dem übrigen Körper unverhältnismäßig groß, breit und hoch (Abb. 66A). Entsprechend beträgt das Hirngewicht beim Neugeborenen 14,3%, beim Erwachsenen 2,4% des Körpergewichts. Obwohl der Gesichtsschädel des Neugeborenen verhältnismäßig klein ist, beträgt die Kopfhöhe beim Neugeborenen $^1/_4$, beim Erwachsenen $^1/_7$–$^1/_8$ der Gesamtkörperlänge (vgl. Bd. I, Abb. 48). Bleibt das Gehirn durch eine Entwicklungsstörung im Wachstum zurück, so bleibt auch der Hirnschädel klein (*Mikrozephalie*).

Krankhafte Vergrößerung des Gehirns durch Erweiterung der Hirnhohlräume (*Hydrocephalus internus*) treibt die Knochen des Schädeldaches auseinander. Die aufgewölbten dünnen Knochen, weite Schädelnähte und große Fontanellen charakterisieren den

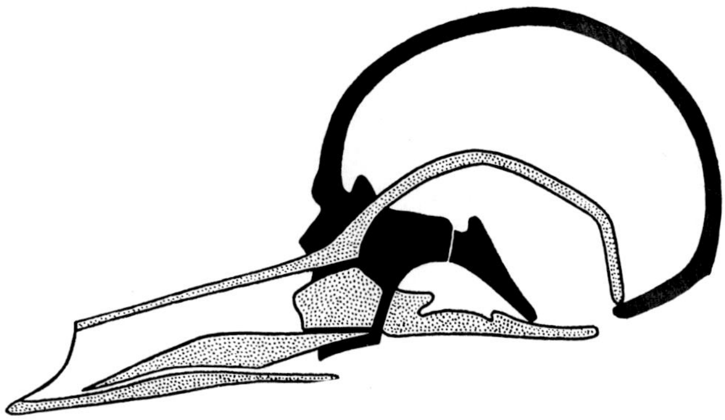

Abb. 65. Schematische Medianschnitte durch den Schädel des Menschen (schwarz) und des Hirsches (punktiert), um Lage und Größe des Hirn- und Gesichtsschädels zu zeigen. Nach *Bütschli* geändert

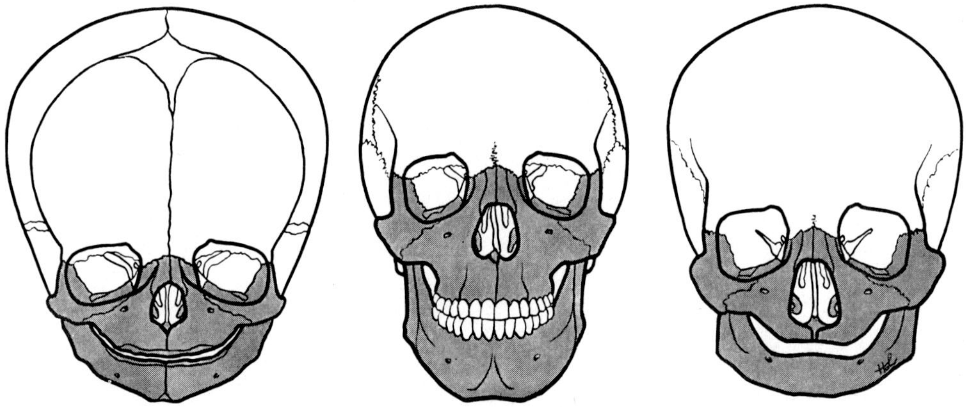

A B C

Abb. 66. Das Verhältnis von Gehirn- (weiß) und Gesichtsschädel (grau). Die Schädel vom Neugeborenen (A), Erwachsenen (B) und Greis (C) wurden auf die gleiche Höhe gebracht

Wasserkopf. Entfernt man beim jungen Tier eine Hirnhälfte, so bildet sich darüber ein vorwiegend häutiges Dach. Die Knochenregeneration scheint somit von dem Vorhandensein eines intakten Gehirns abhängig zu sein.

Größe und Form des Gesichtsschädels werden weitgehend von der Zahl und Größe der Zähne bestimmt. Er zeigt während der Entwicklung ein rhythmisches Wachstum, das mit dem Durchbruch der Milch- und Dauerzähne zusammenfällt. Besonders groß ist das Wachstum der Kiefer während der 2. Dentition, wo in den Kiefern an Stelle der 20 kleinen Milchzähne Raum für die 32 großen Dauerzähne geschaffen werden muß (Abb. 66B). Verlust der Zähne führt zu einem Abbau der Alveolarfortsätze der Kiefer. Der zahnlose Greisenschädel (Abb. 66C) zeigt somit eine starke Reduktion des Gesichtsschädels, so daß sich die Relation zwischen Gehirn- und Gesichtsschädel wieder dem des Neugeborenen nähert.

Den Einfluß des Kauapparates auf die Schädelform zeigt uns die Entwicklungsreihe der Anthropoidenschädel besonders eindrucksvoll. Ähnlich wie beim Menschenkind beobachten wir beim jungen Menschenaffen ein Überwiegen des Gehirnschädels über den Gesichtsschädel. Menschen- und Anthropoidenschädel haben auf diesem Entwicklungsstadium eine gewisse Ähnlichkeit. Diese Ähnlichkeit geht bald verloren, weil beim Menschen auch nach der Geburt Gehirn und Hirnschädel noch erheblich an Größe zunehmen, während sie beim Menschenaffen bald zu wachsen aufhören. Der Gesichtsschädel der Anthropoiden wächst aber weiter, um Raum für die relativ großen Zähne zu schaffen. Die mächtigen Kiefer des erwachsenen Anthropoiden (Abb. 67) benötigen auch eine starke Kaumuskulatur. Der schwere Gesichtsschädel und die Tatsache, daß der Unterstützungspunkt, die Verbindung mit der Wirbelsäule, relativ weit hinten liegt, macht eine massige Nackenmuskulatur erforderlich. Um Ursprungs- bzw. Ansatzflächen für die Kau- und Nackenmuskulatur zu schaffen, entwickeln sich bei den Anthropoiden, besonders beim Gorilla, mächtige Knochenkämme (Abb. 67). Die Größe der Kämme ist einerseits von der Stärke der Muskulatur, andererseits von der Größe der Hirnkapsel abhängig.

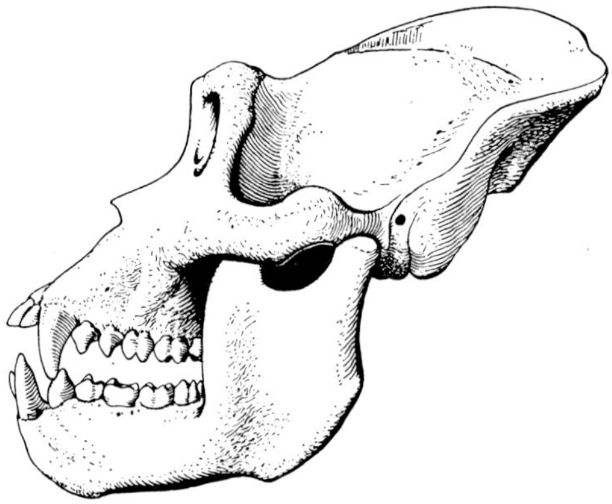

Abb. 67. Schädel eines männlichen Gorillas. Nach *Bluntschli-Benninghoff*

Den Einfluß der Körpergröße auf die Schädelform zeigt uns sehr eindrucksvoll die formenreiche Züchtungsreihe des Hundes. Gegenüber den mehr oder minder langschädeligen großen und mittelgroßen Rassen zeigen alle extremen Zwergformen einen runden, relativ großen Hirnschädel, der ähnlich wie bei den Anthropoiden und dem Menschen den relativ kleinen Gesichtsschädel überlagert. Wie ist dieser Befund zu erklären? Bei dem spielerischen Bestreben des Menschen, Zwerghunde zu züchten, folgt der Gesichtsschädel der Verkleinerung des Gesamtkörpers. Der Hirnschädel kann dieser Verkleinerung nur bis zu gewissen Grenzen folgen, weil ein Tier von der Organisationshöhe eines Hundes ein Nervensystem benötigt, das die Leistungen eines Hundes ermöglicht bzw. die Lebensfähigkeit sichert. Es kommt deshalb bei den Zwerghunden zu einer relativen Hirn- bzw. Hirnschädelvergrößerung; der Hirnschädel wird außerdem rundlicher, weil eine Kugelschale für die Aufnahme eines gegebenen Körpers die geringste Oberfläche benötigt. Schließlich beeinflussen auch noch Umweltfaktoren das Verhältnis von Hirn- und Gesichtsschädel. Unter Nahrungsmangel aufgezogene Schweine sollen einen langen Schädel bekommen, der sich dem des Wildschweins angleicht. Bei der Ratte erzeugte man durch vitaminfreie Ernährung längere und schmalere Schädel. In Gefangenschaft aufgewachsene Wölfe haben einen kürzeren und breiteren Schädel als die wild aufgewachsenen. Die Frage, ob auch menschliche Populationen, die Generationen in einem anderen Erdteil lebten, die Kopfform ändern, ist noch nicht eindeutig geklärt.

4. Zur Anthropologie des Schädels

Außer dem Gesichtswinkel wird zur Bestimmung der verschiedenen Schädel- und Gesichtsformen noch eine große Zahl von Maßen genommen (s. Lehrbücher der Anthropologie). Hier sollen nur die wichtigsten wiedergegeben werden.

Längenbreitenindex. Man mißt die größte Breite (bei verschiedenen Schädeln weiter vorn oder hinten, oben oder unten) und die größte Länge, von der *Glabella* bis zum *Opisthion* (am meisten nach hinten vorspringender Punkt in der Medianlinie des Hinterhauptsbeins), und drückt die Breite in Prozenten der Länge aus: $\frac{\text{Breite} \times 100}{\text{Länge}}$.

Schädel mit einem Index unter 75 werden als *dolichozephal* (Langschädel), von 75–80 als *mesozephal* (Mittelschädel), über 80 als *brachyzephal* (Kurzschädel) bezeichnet.

Längenhöhenindex. Nach der größten Länge mißt man die größte Höhe vom *Basion* (Vorderrand des Foramen magnum) zum *Bregma* (Kreuzungspunkt der Kranz- mit der Pfeilnaht) und drückt die Höhe in Prozenten der Länge aus: $\frac{\text{Höhe} \times 100}{\text{Länge}}$. Wir bezeichnen:

Schädel mit einem Index über	75	als *hypsizephal* (hochköpfig),
Schädel mit einem Index von	70–75	als *orthozephal* (mittelköpfig),
Schädel mit einem Index unter	70	als *platy(chamae)zephal* (niedrigköpfig).

Der Gesichtsindex orientiert über die Form des Gesichtsschädels. Man mißt die Gesichtshöhe (*Nasion–Gnathion*) und drückt sie in Prozenten der größten Jochbogenbreite aus:

$$\frac{\text{Gesichtshöhe} \times 100}{\text{Größte Jochbogenbreite}}.$$

Nasion ist die Sutura frontonasalis in der Medianebene. Unter *Gnathion* verstehen wir denjenigen Punkt des Unterrandes des Unterkiefers, der in der Mediansagittalen am meisten nach unten vorragt.

Wir bezeichnen:

Schädel mit einem Gesichtsindex bis	85	als *euryprosop* (breitgesichtig),
Schädel mit einem Gesichtsindex von	85–90	als *mesoprosop* (mittelgesichtig),
Schädel mit einem Gesichtsindex über	90	als *leptoprosop* (schmal, hochgesichtig).

Mit der Form des Gesichtes verändern sich vor allem auch die Form des Augenhöhleneinganges und der Abstand zwischen den Augenhöhlen. Auch die Form der Nase sucht man messend zu erfassen.

Doch sei zu allen Maßen gesagt, daß sie nur eine rohe Vorstellung von der Form vermitteln. Ohne genauere Beschreibung, Umrißzeichnungen, Lichtbilder usw. läßt sich das Charakteristische oft nicht erfassen.

Ein typisch menschliches Merkmal ist die Aufrichtung und Wölbung des Stirnbeins. Die Wölbung läßt sich durch Mediansagittalkurven erfassen und vergleichen. Die Stellung des Stirnbeins kann man durch Bestimmung des Stirnneigungswinkels messen.

Der **Stirnneigungswinkel** (zwischen Ohraugenebene und Glabella-Bregmalinie) beträgt bei:

♂ Gorilla	17°
♂ Orang	31°
Pithecanthropus . . .	37°
Neandertaler	44°
Europäer	47–66°

Das Volumen der Hirnkapsel bestimmt man am einfachsten durch Einfüllen von Hirse, Schrotkugeln usw. Es beträgt:

beim Orang	300– 480 cm³,
Beim Gorilla	370– 585 cm³,
beim Pithecanthropus erectus . . .	850 cm³,
beim Neandertaler (geschätzt) . . .	1230–1532 cm³,
beim Cro-Magnon-Menschen	1550–1590 cm³,
beim rezenten Menschen	1100–1900 cm³.

Die menschlichen Maße schwanken außerordentlich. Doch klafft zwischen den niedrigsten menschlichen und den höchsten anthropoiden Maßen eine große Lücke. Der umstrittene Fund des Pithecanthropus steht zwischen beiden.

5. Beziehungen zwischen Nahtverknöcherung, Gehirn und pathologischen Schädelformen

Da das Wachstum der platten Schädelknochen an den Rändern (durch Umwandlung des zwischen den Nähten liegenden Bindegewebes) erfolgt, muß frühzeitige Nahtverknöcherung zur Mikrozephalie führen. Das Mißverhältnis zwischen Schädel- und Gehirnwachstum bedingt eine starke Ausprägung des Innenreliefs der Hirnkapsel. Der Wachstumsdruck des Gehirns erzeugt starke *Impressiones digitatae*. Über Mikrozephalie als Folge geringeren Hirnwachstums s. S. 68.

Andererseits bleiben bei übermäßiger Gehirnvergrößerung (*Hydrozephalus*) Fontanellen und Nähte lange offen. Das Resultat sind die großen Wasserkopf- oder Quadratschädel (*Betonung der Tubera*!).

Bei frühzeitiger Verknöcherung einzelner Nähte wird das Wachstum in der Richtung senkrecht auf die synostotische Naht gehemmt. Das wachsende Gehirn weitet den Schädel nach der entgegengesetzten Richtung aus. So entstehen:

1. der *Skaphozephalus*, Kahnschädel (abnorm geringe Breite und abnorme Länge, Scheitelbeine bilden in ihrer steilen Stellung einen Kiel), bei frühzeitiger Verknöcherung der Pfeilnaht,
2. der *Oxyzephalus*, Spitz- oder Turmschädel (abnorm große Breite und geringe Länge; platte, kurze Stirn), bei frühzeitiger Verknöcherung der Kranznaht,
3. *Plagiozephalus*, Schiefschädel bei nur teilweiser oder einseitiger frühzeitiger Nahtverknöcherung.

Scharf zu trennen von diesen durch Wachstumsstörungen bedingten Deformationen sind die künstlichen Deformationen bei manchen Völkern. Durch Bretter, Binden, Lagerung wird hier der gut modellierbare kindliche Kopf an verschiedenen Stellen (Stirn, Hinterhaupt) gewollt und ungewollt abgeflacht.

B. Die Muskeln des Halses und des Kopfes

I. Die Halsmuskeln

Der Hals spielt eine Vermittlerrolle zwischen Rumpf und Kopf, führt Eingeweide, Nerven und Gefäße von kranial nach kaudal und umgekehrt. Diese Leistungen finden auch in dem Verhalten der Muskeln ihren Niederschlag, die in Lage, Nervenversorgung und Form teils Kopf-, teils Rumpfmuskeln entsprechen.

1. Der Hautmuskel des Halses, Platysma

(Abb. 68),

entspringt von der Faszie des großen Brust- und des Deltamuskels in Höhe der 2. Rippe, läuft als breite, dünne (gr. platys) Muskelplatte auf- und medianwärts bis zum Unterkiefer und **setzt** mit seinen medialen Fasern am Unterkieferrand **an.** Die lateralen Fasern strahlen in die Wangengegend aus. Die medialsten Fasern überkreuzen sich unterhalb des Kinnes in der Mittellinie. Er besitzt keine eigene Faszie, ist fest mit der Haut verbunden. Oberhalb des Brustbeins bleibt ein muskelfreies Dreieck.

Funktion. Er zieht den Unterkiefer und den Mundwinkel herab, hebt die Haut in senkrechten Falten ab. Die Hautfalten unterstützen den durch andere Gesichtsmuskeln hervorgerufenen Gesichtsausdruck (Erschrecken, Aufmerksamkeit, Schmerz). Seine medialen Fasern sind die Grundlage von Hautfalten, die bei alten Leuten jederseits vom Kinn senkrecht abwärts ziehen.

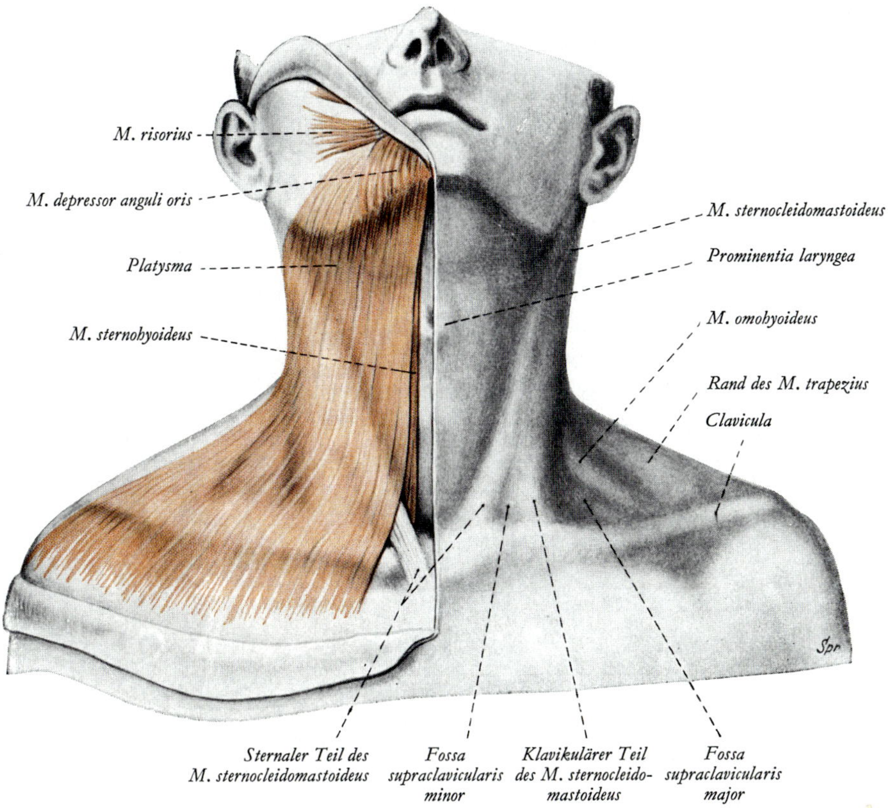

Abb. 68. Links Relief des Halses, rechts Platysma

Nervenversorgung. Da er mit der mimischen Muskulatur des Kopfes zur Muskulatur des 2. Viszeralbogens gehört, wird er vom Nerven dieses Bogens, dem *N. facialis*, versorgt.

Vergleichendes. Er ist der Rest eines allgemeinen Hautmuskels, des *Panniculus carnosus*, den viele Säugetiere in zuckende Bewegung versetzen können, um z.B. lästige Fliegen zu verscheuchen.

Praktische Anmerkung. Die feste Verbindung mit der Haut erklärt folgende Tatsachen: Entzündungen zwischen Haut und Muskel breiten sich wenig aus; Ergüsse zwischen Platysma und Oberflächenfaszie können bis zur Brust absinken; quere Halswunden klaffen stärker als längslaufende; die Haut läßt sich leichter in Längs- als in Querfalten abheben.

2. Der Kopfwender, M. sternocleidomastoideus

(Abb. 68, 70),

entspringt zweiköpfig: 1. mit rundlicher Sehne vom Manubrium sterni (*Caput sternale*), 2. mit breiter, platter Sehne vom Brustbeinende des Schlüsselbeins (*Caput claviculare*). Zwischen den beiden Köpfen bleibt ein wechselnd weiter Spalt. Die Fasern verlaufen kranial- und dorsalwärts, wobei der Schlüsselbeinanteil unter dem Brustbeinanteil verschwindet. Er **setzt** am *Processus mastoideus* und dem angrenzenden Teil der *Linea nuchae superior* mit breiter, platter Sehne **an.**

Am Lebenden springt der Muskel schon in ruhiger Lage als Wulst vor. Die medialen Ränder beider Muskeln begrenzen die vordere Halsgegend (*Regio colli anterior*). Diese sinkt oberhalb des Brustbeins zur Drosselgrube, **Fossa jugularis,** ein. Zwischen dem Hinterrand des Muskels und dem Vorderrand des M. trapezius liegt die seitliche Halsgegend, *Regio colli lateralis*. In ihr ist oberhalb des Schlüsselbeins die Haut (besonders bei mageren Menschen) zur **Fossa supraclavicularis major** (Abb. 68) eingesunken. Bei muskelschwachen und fettarmen Personen kann zwischen den Ursprungsköpfen des Muskels die Haut zur **Fossa supraclavicularis minor** einsinken. Bei der Drehung des Kopfes erreicht der kontrahierte Muskel einen geraden Verlauf; beim gedehnten Muskel der Gegenseite wird der spiralige Verlauf um den Hals stärker.

Funktion. Bei beidseitiger Wirkung wird das Hinterhaupt kaudalwärts gezogen, das Kinn gehoben und der erhobene Kopf mit der Halswirbelsäule ventralwärts geführt. Bei einseitiger Tätigkeit wird das Gesicht zur Gegenseite gedreht und das Kinn gehoben. Sind Kopf und Hals festgestellt, unterstützt er durch Hebung des Brustkorbes die Einatmung. Die Zusammenarbeit mit den übrigen Hals- und den Nackenmuskeln s. S. 80.

Nervenversorgung: *N. accessorius* und Äste des *Plexus cervicalis* (*Plexus accessoriocervicalis*).

Praktische Anmerkung. Krankhafte, narbige Veränderungen im Muskel, die meist im sternalen Kopf liegen, bedingen den Schiefhals, *Caput obstipum*.

3. Zungenbein und Zungenbeinmuskeln

Das Zungenbein, Os hyoideum (Abb. 69), liefert eine Stütze für die Basis der Zunge. Es ist eine hufeisenförmige, platte Knochenspange, die aus einem Körper, **Corpus,** und zwei Paar Hörnern besteht. Die großen Hörner, **Cornua majora,** gehen vom Seitenrande des Körpers aus, sind mit ihm durch Knorpel verbunden, verjüngen sich nach dorsal, um schließlich mit einer knopfförmigen Verdickung zu enden. Die kleinen Hörner, **Cornua minora,** bleiben lange Zeit knorpelig, sind gelenkig oder bindegewebig mit dem Körper verbunden und stehen durch das *Lig. stylohyoideum* mit dem *Processus styloideus* in Verbindung (Abb. 60).

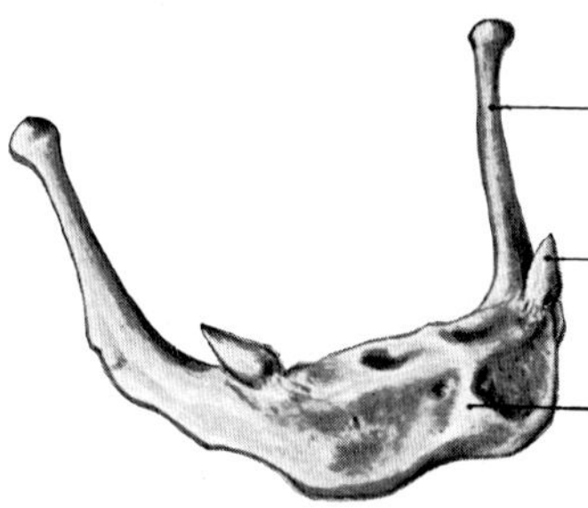

Abb. 69. Zungenbein (Os hyoideum) von rechts vorn gesehen

Die *Cornua minora* stammen vom 2., die *Cornua majora* vom 3. Viszeralbogen ab. Der Körper entspricht einer *Copula* (vgl. Entwicklung S. 63 u. Abb. 60). In seltenen Fällen kann ein langer Griffelfortsatz mit einem langen Cornu minus in Verbindung stehen und Schluckbeschwerden verursachen.

a) Die unteren Zungenbeinmuskeln
(Abb. 70)

entsprechen dem Rektussystem des Rumpfes, zeigen wie dieses in wechselnder Zahl sehnige Unterbrechungen, *Intersectiones tendineae*. Für die Rumpfherkunft spricht **die Nervenversorgung** durch die *Ansa cervicalis* (*profunda*, Ansa n. hypoglossi). Vgl. S. 123.

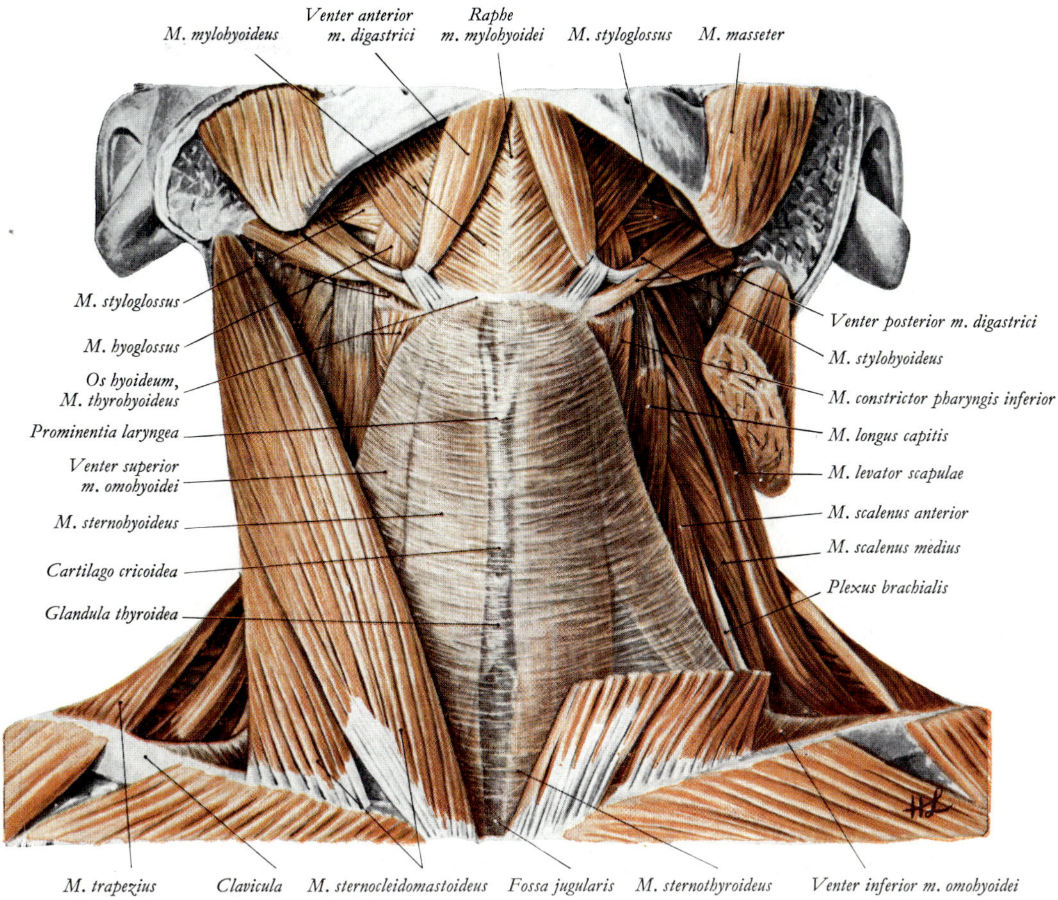

Abb. 70. Die Muskeln des Halses von vorn. Der linke M. sternocleidomastoideus ist teilweise entfernt. Auf den Unterzungenbeinmuskeln ist die Lamina praetrachealis fasciae colli (Fascia colli media) dargestellt

1. **M. sternohyoideus**, der Brustzungenbeinmuskel.

Ursprung: Dorsalfläche des *Manubrium sterni*, *Sternoklavikulargelenk*, sternales Ende der *Clavicula*.

Ansatz: Kaudaler Rand des *Corpus ossis hyoidei*.

Form und Lage: Er verschmälert sich und konvergiert nach kranial. Die medialen Ränder lassen zwischen sich den Adamsapfel, den Ringknorpel, Teile der Luftröhre, der Schilddrüse und des folgenden Muskels frei.

2. **M. sternothyroideus,** der Brustbeinschildknorpelmuskel.
Ursprung: Dorsalfläche des *Manubrium sterni* und Knorpel der 1. Rippe kaudal und medial vom vorigen.
Ansatz: *Linea obliqua* des Schildknorpels.
Form und Lage: Er verbreitert sich nach kranial, geht mit dem lateralen Teil häufig mittels einer Zwischensehne in den folgenden über. Der platte, dünne Muskel deckt die Schilddrüse, reicht über den medialen Rand des M. sternohyoideus hinaus, ist bei Schilddrüsenvergrößerungen besonders gedehnt und atrophisch. In der Mitte besitzt er häufig eine Zwischensehne.
3. **M. thyrohyoideus,** der Schildknorpelzungenbeinmuskel.
Ursprung: *Linea obliqua* des Schildknorpels.
Ansatz: Lateraler Teil des *Corpus ossis hyoidei* und medialer Teil des *Cornu majus.*
4. **M. omohyoideus,** der Schulterzungenbeinmuskel.
Ursprung: Margo superior der *Scapula* nahe der Incisura scapulae.
Ansatz: Am lateralen Teil des *Cornu majus ossis hyoidei.*
Lage und Form: Durch eine Zwischensehne, die an der mittleren Halsfaszie befestigt ist, wird er in einen **Venter inferior** und **superior** geteilt. Seine Faszie ist mit der Rückfläche der Clavicula verwachsen, wo auch Fasern entspringen können. Er verläuft schräg durch die *Regio colli lateralis* und teilt von ihr das kleine *Trigonum omoclaviculare* ab.

Hier kann man am Lebenden den Muskel sehen. Im *Trig. omoclaviculare* finden wir die A. subclavia und das mächtige Nervengeflecht des Armes.

Die beiden Bäuche sind an der Zwischensehne winklig abgebogen. Bei der Kontraktion kann die Halsfaszie gespannt und damit die in der Gefäßscheide verlaufende V. jugularis interna erweitert werden.

Wirkung der unteren Zungenbeinmuskeln (Abb. 71). Gemeinsam fixieren sie das Zungenbein oder nähern es dem Brustbein. Der *Thyrohyoideus* hebt, der *Sternothyroideus* senkt den Schildknorpel und damit den Kehlkopf. Die Muskeln wirken vor allem beim Kau- und Schluckakt mit (S. 98).

b) Die oberen Zungenbeinmuskeln

(Abb. 70)

unterteilen wir in:

α) die tiefen Muskeln des 2. Viszeralbogens,
β) die Mundboden- oder Unterkieferzungenbeinmuskeln.

α) Die tiefen Muskeln des 2. Viszeralbogens

haben ihre ursprüngliche Lage zum 2. Viszeralbogen, auf den sie als Heber wirken, beibehalten, während die Hauptmasse als mimische Muskulatur auf den Kopf und den Hals wanderte. Entsprechend werden sie vom Nerven des 2. Bogens, dem *N. facialis,* versorgt.

1. **Der M. stylohyoideus,** der Griffelfortsatzzungenbeinmuskel, **entspringt** von der Dorsalfläche des *Processus styloideus,* verläuft ab-, vor- und medialwärts, spaltet sich in zwei Zipfel, welche die Zwischensehne des M. digastricus umgreifen und **setzt** an der Grenze von *Corpus* und *Cornu majus* des Zungenbeins **an.**
2. **Venter posterior** [mastoideus] des **M. digastricus** [biventer] **entspringt** in der *Incisura mastoidea,* medial vom Warzenfortsatz, verläuft mit dem vorigen ab-,

vor- und medialwärts, durchbohrt den *M. stylohyoideus* und geht mittels einer Zwischensehne, die durch eine Faszienschlinge am Zungenbein befestigt ist, in den folgenden über.

β) Die Mundboden- und Unterkieferzungenbeinmuskeln:

1. **Venter anterior** [mandibularis] des **M. digastricus,** der vordere Bauch des zweibäuchigen Muskels, **entspringt** in der *Fossa digastrica* des Unterkiefers, verläuft kaudal- und lateralwärts und **geht** mittels einer Zwischensehne, die mit einem Bindegewebsstreifen am Zungenbein befestigt ist, in den vorigen über.
2. **M. mylohyoideus,** der Kieferzungenbeinmuskel, **entspringt** von der *Linea mylohyoidea* des Unterkiefers, verläuft kaudal-, medial- und dorsalwärts und **setzt** am Zungenbein und an der *Raphe m. mylohyoidei*, einem medialen Bindegewebsstreifen, der vom Unterkiefer zum Zungenbein zieht, **an.**
3. **M. geniohyoideus,** der Kinnzungenbeinmuskel, **entspringt** von der *Spina mentalis* [mandibulae] und **setzt** am Zungenbein **an** (Abb. 83).

Nervenversorgung: *Venter anterior* und *M. mylohyoideus* gehören wie die eigentlichen Kaumuskeln, mit denen sie bei den Kieferbewegungen zusammenarbeiten, zum 1. Viszeralbogen und werden wie diese vom *N. trigeminus*, und zwar vom *N. mylohyoideus* versorgt. Der *M. geniohyoideus* wird durch Fasern aus dem *Plexus cervicalis*, die ihm durch den *N. hypoglossus* zugeführt werden (S. 123), innerviert.

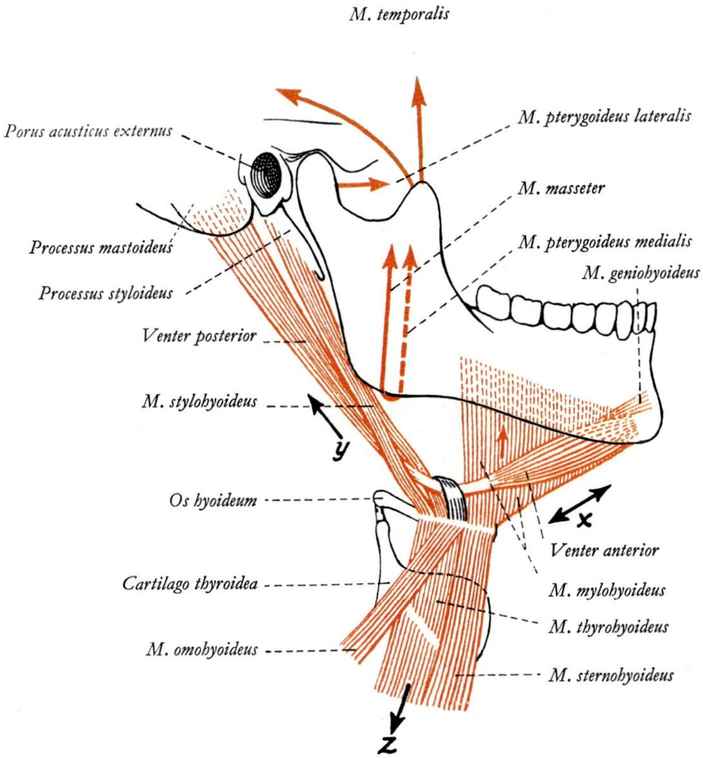

Abb. 71. Das Zusammenspiel der Kau- und Zungenbeinmuskeln

Wirkung der oberen Zungenbeinmuskeln

Die beiden *Mm. mylohyoidei* bilden als quere Traggurte den eigentlichen Mundboden, das **Diaphragma oris.** Der auf ihm liegende *Geniohyoideus* und der unter ihm liegende *Venter anterior* verstärken den Mundboden, verspannen ihn in der Längsrichtung. Durch Heben des Mundbodens wird die auf ihm liegende Zunge gegen den Gaumen gepreßt. Ist das Zungenbein durch *Venter posterior* und *Stylohyoideus* (y in Abb. 71) einerseits und die unteren Zungenbeinmuskeln (x in Abb. 71) andererseits festgestellt, so können die Mundbodenmuskeln (x) den Unterkiefer herabziehen, den Mund öffnen. Fixieren die Kaumuskeln den Unterkiefer, so können die Muskeln x und y das Zungenbein und damit den Kehlkopf heben. Die Muskeln x würden das Zungenbein und damit den Kehlkopf nach vorn und oben, unter die Zunge (*Schluckstellung*!), die Muskeln y ihn nach hinten und oben führen (*Phonationsstellung*!).

4. Die tiefen Halsmuskeln

liegen lateral und ventral von der Halswirbelsäule. Entsprechend unterscheiden wir eine laterale oder Skalenusgruppe und eine mediale oder prävertebrale Gruppe.

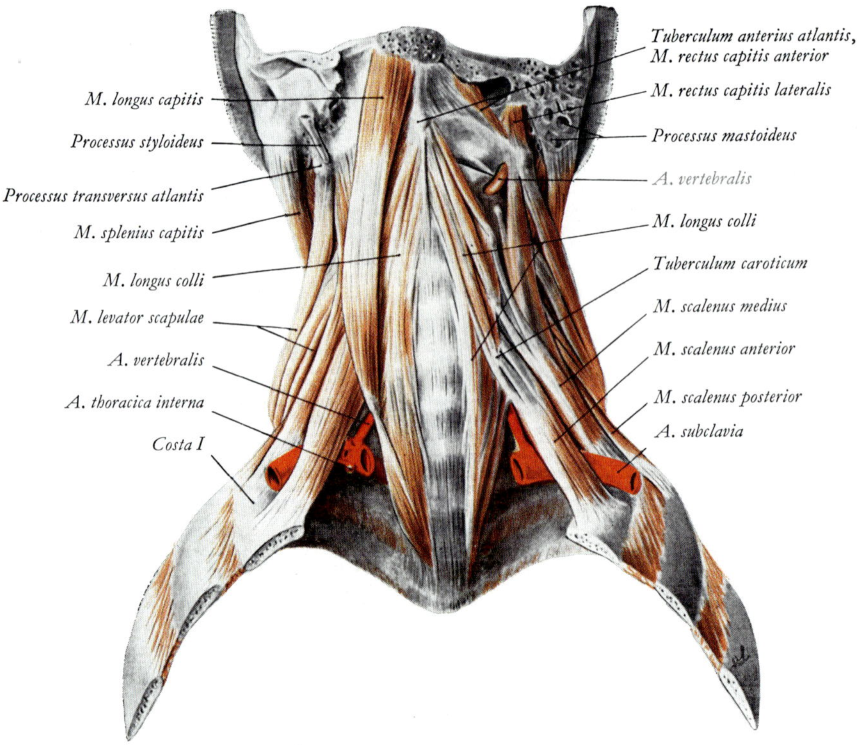

Abb. 72. Tiefe Halsmuskeln.
Links tiefe Lage; der Schnitt ist durch den Warzenfortsatz gelegt

a) Die Skalenusgruppe

(Abb. 72)

1. **M. scalenus anterior,** der vordere Treppenmuskel, **entspringt** mit 4 (3) Zacken von den *Tubercula anteriora* des 3. (4.)–6. Halswirbelquerfortsatzes und **setzt** am *Tuberculum m. scaleni anterioris* der 1. Rippe **an.**
2. **M. scalenus medius,** der mittlere Treppenmuskel, **entspringt** von den *Tubercula anteriora* aller Halswirbelquerfortsätze und **setzt an** der 1. Rippe hinter dem Sulcus a. subclaviae an.
3. **M. scalenus posterior,** der hintere Treppenmuskel, **entspringt** von den *Tubercula posteriora* des 5.–6. (7.) Halswirbelquerfortsatzes und **setzt** am oberen Rand der 2. Rippe **an.**

Zwischen Scalenus anterior und medius liegt die wichtige dreieckige **hintere Skalenuslücke** für den Durchtritt der *A. subclavia* und des *Plexus brachialis.* Den Raum zwischen Scalenus anterior und Rückfläche der Clavicula bezeichnet man auch als **vordere Skalenuslücke.** Hier verläuft die *V. subclavia.*

Bei zu enger hinterer Skalenuslücke können durch Druck auf den *Plexus brachialis* und die *A. subclavia* Schmerzen und Durchblutungsstörungen am Arm auftreten (*Skalenussyndrom*).

Die Scaleni entsprechen Zwischenrippenmuskeln, die miteinander verschmolzen sind, als die Halsrippen sich zurückbildeten.

Wirkung: Sie heben die Rippen. Bei festgestellten Rippen neigen sie die Halswirbelsäule seitwärts und drehen sie zur gleichen Seite. Der vordere Skalenus kann auch beugen. Bei fixierter Halswirbelsäule und bei forcierter Inspiration wirken sie als **Atemhilfsmuskeln.** Ihre Funktion bei der ruhigen Einatmung ist noch umstritten.

Nervenversorgung: Kurze Äste des 2.–8. Zervikalnerven.

b) Die mediale oder prävertebrale Gruppe

(Abb. 72)

liegt in der Rinne zwischen den Körpern und Querfortsätzen der Halswirbel.

1. **M. longus colli,** der lange Halsmuskel, läßt unterscheiden
   a) *Pars recta.* **Ursprung:** Obere Brust- und untere Halswirbelkörper. **Ansatz:** Körper der oberen Halswirbel.
   b) *Pars obliqua superior.* **Ursprung:** *Tubercula anteriora* der Querfortsätze 3–5. **Ansatz:** *Tuberculum anterius* des Atlas.
   c) *Pars obliqua inferior.* **Ursprung:** Körper der oberen Brustwirbel. **Ansatz:** Querfortsätze des 5. u. 6. Halswirbels.
2. **M. longus capitis,** der lange Kopfmuskel.
   Ursprung: *Tubercula anteriora* des 3.–6. Halswirbelquerfortsatzes. **Ansatz:** Unterfläche der *Pars basilaris* des Hinterhauptsbeins.
3. **M. rectus capitis anterior,** der vordere gerade Kopfmuskel.
   Ursprung: Querfortsatz des Atlas. **Ansatz:** *Pars basilaris ossis occipitalis,* dorsolateral vom vorigen.
4. **Mm. intertransversarii anteriores cervicis** verlaufen zwischen den *Tubercula anteriora* benachbarter Halswirbelfortsätze.

Wirkung der prävertebralen Gruppe: Bei beidseitiger Tätigkeit beugen sie den Kopf bzw. die Wirbelsäule nach vorn, bei einseitiger neigen sie sie zur Seite. Die schrägen Züge drehen.

Nervenversorgung: Kurze Äste der Zervikalnerven.

5. Das Zusammenspiel der Hals-, Kau- und Nackenmuskeln

Der mit den höheren Sinnesorganen ausgestattete Kopf benötigt für die Orientierung in der Umwelt eine besonders große Beweglichkeit. Die Kopfgelenke und die Gelenke der Halswirbelsäule gestatten eine Bewegung nach allen Seiten. Hals-, Kau- und Nackenmuskeln wirken auf die zahlreichen Gelenke in so vielfältiger Weise ein, daß die Beteiligung der einzelnen Gelenke und Muskeln nicht bei jeder Haltung analysiert werden kann. So sollen anhand der stark schematischen Abb. 73 nur einige typische Bewegungen

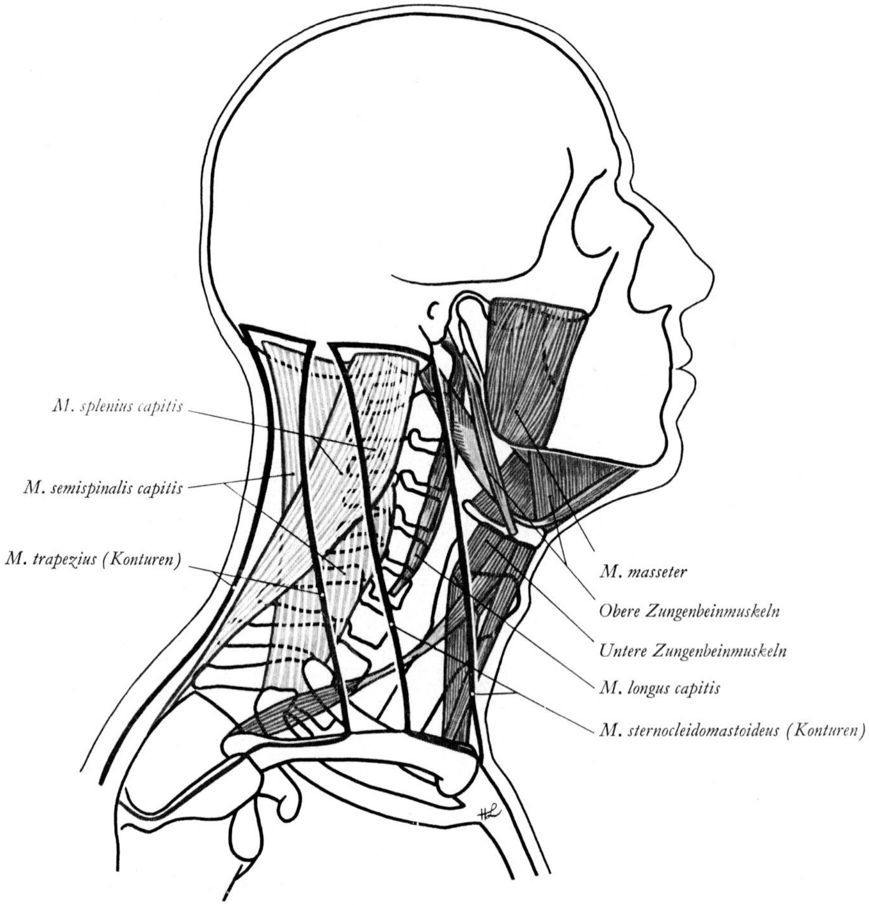

Abb. 73. Das Zusammenspiel der Nackenmuskeln mit den Hals- und Kaumuskeln. Stark vereinfachtes Schema. Sternocleidomastoideus und Trapezius sind nur mit starken Konturen wiedergegeben

besprochen werden. Der Gesamtausschlag der B e u g u n g und S t r e c k u n g beträgt etwa 125°. Er verteilt sich mit etwa 30° auf das obere und untere Kopfgelenk und mit 95 bis 100° auf die Halswirbelsäule. Eine S e i t w ä r t s n e i g u n g von Kopf und Hals kann bis etwa 45° erfolgen. Die gleichsinnige D r e h u n g von Kopf und Hals erreicht etwa 90°, wovon etwa 25–30° auf das untere Kopfgelenk entfallen. Der bewegliche Stiel der Halswirbelsäule ermöglicht auch noch eine Vor- und Rückverlagerung des Kopfes. Sie wird in der Hauptsache durch die Sternocleidomastoidei ausgeführt, die bei gerader Kopfhaltung die Halswirbelsäule etwa in der Mitte kreuzen (Abb. 73). Bei dieser Lage können sie die obere Halswirbelsäule strecken und die untere beugen. Mit zunehmender Vorverlagerung des Kopfes nimmt die streckende Wirkung ab, die beugende zu. Von der starken, vielgegliederten Nackenmuskulatur (s. Bd. I) sind nur die langen, am Kopf ansetzenden Semispinalis capitis und Splenius capitis im Schema dargestellt. Sie überkreuzen sich spitzwinklig. Gemäß ihrem Verlauf wird der Splenius capitis den Kopf drehen und seitwärts neigen, der Semispinalis capitis mehr strecken. Ist jedoch der Kopf durch die Muskelkette der Kau- und Zungenbeinmuskeln festgestellt, so kann er die Halswirbelsäule strecken. Splenius und Levator scapulae bilden mit dem Sternocleidomastoideus einen spitzen Winkel. Sie können den Kopf und die oberen Halswirbel rückverlagern. Sie sind darin Antagonisten des Sternocleidomastoideus. Bei nach vorn geführter Schulter wird der Levator scapulae ein Seitwärtsneiger. Außer ihm neigen noch der Sternocleidomastoideus, der Kopfteil des Trapezius, die Scaleni und die meisten Nackenmuskeln bei einseitiger Kontraktion seitwärts. Die wirksamsten Drehmuskeln setzen am Kopf an. Sternocleidomastoideus und Trapezius drehen das Gesicht zur entgegengesetzten Seite. Sie neigen gleichzeitig seitwärts, wenn nicht Nackenmuskeln der Gegenseite (Splenius capitis, Longissimus capitis, Semispinalis capitis) im gleichen Sinne drehen und zugleich eine entgegengesetzte Seitwärtsneigung ausführen. Die oberen und unteren Zungenbeinmuskeln beugen, unterstützt von dem elastischen Zug der Halseingeweide, den Kopf und die Halswirbelsäule vor, wenn die Kaumuskeln durch ihren Tonus die Kieferöffnung verhindern. Sie haben mit ihrem längeren Hebelarm ein günstigeres Drehmoment als die prävertebralen Mm. rectus capitis anterior und longus colli et capitis. Die Kieferöffnung kann durch Senken des Unterkiefers durch die Zungenbeinmuskeln, aber auch durch Rückbeugen des Kopfes und der Halswirbelsäule durch die Nackenmuskeln erreicht werden. Bei starker Rückbeugung des Kopfes und der Halswirbelsäule durch die Nackenmuskeln ist die vordere Halskontur fast gerade gestreckt: die Halseingeweide und die mehrgliedrige, vom Brustkorb bis zum Jochbeinbogen reichende Muskelkette sind gedehnt. Sternocleidomastoideus, Scaleni und die Zungenbeinmuskeln erhalten dabei eine günstige Ausgangsposition für die Hebung des Brustkorbes (Einatmung). Der erschwert atmende Patient beugt den Kopf zurück, um die als Atemhilfsmuskeln wirkenden Halsmuskeln voll wirksam werden zu lassen. Die vielfältigen Bewegungskombinationen werden zentralnervös gesteuert.

II. Die Muskeln des Kopfes

(Abb. 74–77)

Wir unterscheiden eine oberflächliche Lage, die enge Beziehungen zur Gesichtshaut hat und **mimische Muskulatur** genannt wird, und eine tiefe Lage, die den Unterkiefer gegen den übrigen Schädel bewegt und **Kaumuskulatur** heißt. Im Zusammenhang mit der letzteren soll auch die dem Schluckakt dienende Muskulatur, die Schlund-, Gaumen- und Zungenmuskulatur, besprochen werden.

1. Die mimische Muskulatur des Kopfes

stammt von der Muskulatur des 2. Viszeralbogens ab, hat ihre alte Lage am Zungenbein aufgegeben und ist flächenhaft über den Kopf gewandert. Sie umgibt die Öffnungen des Kopfes, beeinflußt ihre Form und Größe, setzt an der Haut und anderen Weichteilen des Gesichtes an, verschiebt die Haut gegen die Unterlage und beeinflußt dadurch den Ausdruck des Gesichtes.

Da sie in die Haut ausstrahlt, fehlt über ihr eine Faszie. Vorausgeschickt sei noch, daß die Mimik nicht allein durch die Art der Differenzierung und Anordnung der Muskulatur, sondern auch durch die Dicke der Haut, die Anordnung und Festigkeit des Unterhautbindegewebes, die Größe und Lage des Fettpolsters und den Turgor der Haut beeinflußt wird.

Für die Herkunft der mimischen Muskulatur spricht die Versorgung durch den *N. facialis*, den Nerven des 2. Viszeralbogens.

Im Bereich des Gesichtes sind oberflächliche Faszien nur über dem M. temporalis (*Fascia temporalis*), über der Gl. parotis (*Fascia parotidea*) und über dem M. masseter (*Fascia masseterica*) vorhanden. Die mimischen Muskeln haben keinen Faszienüberzug. In ihrem Bereich breiten sich deshalb Infektionen der Haut (z.B. Furunkel) rasch in die Tiefe aus. Siehe S. 106, 401.

a) Die Muskeln in der Umgebung der Lidspalte

(Abb. 74, 76)

1. **M. orbicularis oculi,** der Ringmuskel des Auges, besteht aus einer feinfaserigen, auf den Augenlidern liegenden **Pars palpebralis,** einer grobfaserigen **Pars orbitalis,** die in weiterem Bogen die erstere umkreist und Beziehungen zu den Nachbarmuskeln hat, und einer **Pars lacrimalis,** einer tiefen kleinen Portion der Pars palpebralis, die den Abfluß der Tränenflüssigkeit regelt. **Pars palpebralis** und **Pars orbitalis entspringen** (Abb. 75) medial von dem kräftigen Lidband, *Lig. palpebrale mediale*, bilden untereinander verflochtene Muskelbögen, die sich dachziegelförmig decken und dem lateralen Lidwinkel zustreben. Hier verflechten sich die Fasern gitterartig. Ein Teil der Fasern zieht durch das Muskelgitter radiär zum *Lig. palpebrale laterale*. Oberflächliche Fasern biegen schräg zur Schläfenhaut ab. Im Stirnbereich überkreuzen sich die Bündel spitzbogenförmig und setzen mit elastischen Sehnen an der Haut an oder gehen in Fasern der Stirnmuskulatur über. Auch im Oberkieferbereich verläßt ein Teil der Fasern den Kreisverlauf, zieht schräg radiär und setzt mit elastischen Sehnen an der Haut an.

   Die **Pars lacrimalis** (Abb. 76) verläuft als nahezu horizontaler Muskelbogen vom *Lig. palpebrale laterale* durch den inneren Lidrand (*M. ciliaris, Riolani*) zu den Tränenkanälchen, gibt hier ein spezielles Fasersystem an sie ab und erreicht als *Horner*scher Muskel hinter dem Tränensack die *Crista lacrimalis posterior*. Die Fasern zu den Tränenkanälchen bilden um den vertikalen Schenkel ein doppelläufiges Spiralsystem, eine Art **Sphincter,** und auf dem horizontalen Schenkel eine 20–40 μm dicke Längsmuskulatur in Form einer halben Schraubentour (*Rohen*).

   Funktion: Lidschlag, rasche, momentane Verengung der Lidspalten, **Lidschluß,** länger dauernder leichter (im Schlaf) oder starker Schluß der Lider (beim willkürlichen Zukneifen) und **Fortbewegung der Tränenflüssigkeit.**

   Die Lidschlußbewegung beginnt mit einer Senkung des Oberlides, das schließlich rasch nach medial geführt wird. Das Unterlid wird dagegen beim Hochschieben stetig stärker nach medial geführt. Dabei verkürzt sich die Lidspalte um 1–2 mm (Abb. 77). Diese Bewegung der Lider nach medial begünstigt die Fortbewegung der Tränenflüssigkeit zum Tränensee und den Tränenpunkten. Dabei kantet die **Pars lacrimalis** den Lidrand und die Tränenpunkte nach innen und zieht gleichzeitig mit dem stärkeren *Horner*schen Muskel den Lidapparat nach medial, wobei die Tränenpunkte in den Tränensee eintauchen. Der senkrechte Schenkel der Tränenkanälchen wird durch den spiraligen Sphincter geschlossen (Druckeffekt), der

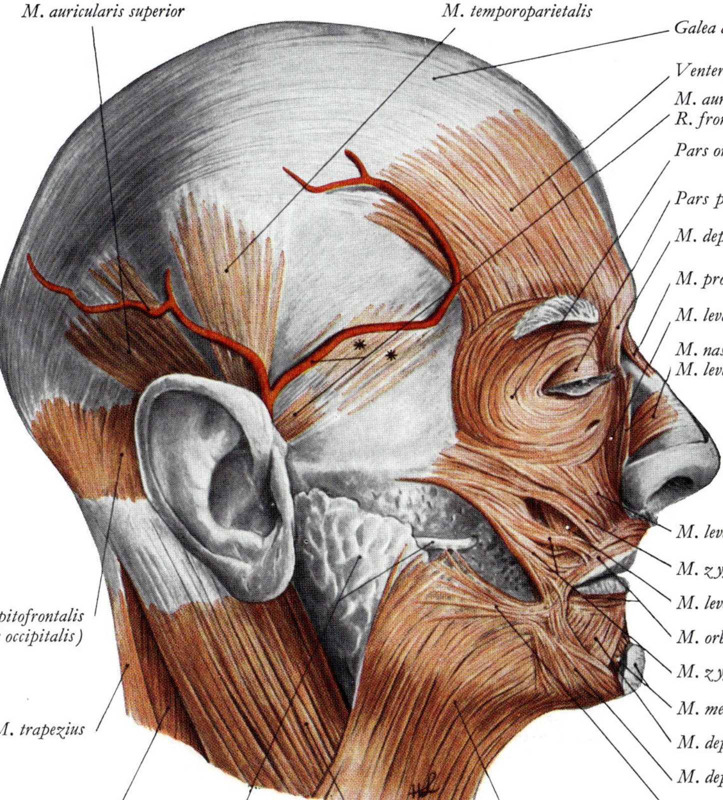

Abb. 74. Kopfmuskeln I. Oberflächliche Lage. ** = M. temporofrontalis (Varietät)

horizontale Schenkel durch die gleichzeitige Medialbewegung verkürzt und erweitert (Saugeffekt). Beim Lidöffnen wird der senkrechte Schenkel erweitert, der horizontale Schenkel verlängert. Die Kanälchenmuskulatur arbeitet somit bei den Lidbewegungen als Saug- und Druckpumpe (*Rohen*). Die Pars lacrimalis übt gleichzeitig einen Druck auf den Augapfel aus, kann ihn 1–1,5 mm rückwärts bewegen. Nach Staroperationen kann durch diesen Druck (beim krampfhaften Zukneifen) Glaskörper aus der Wunde gepreßt werden.

Die **Pars palpebralis** führt im Wechselspiel mit dem Lidheber den Lidschlag aus, wobei sich die Lider wie Schalen auf dem Augapfel verschieben.

Die **Pars orbitalis** zieht beim starken Zukneifen der Augen die Haut der Umgebung nach medial, wobei am lateralen Augenwinkel radiäre Hautfalten, sogenannte „Krähenfüße" auftreten. Bei der Kontraktion werden die Winkel der sich überkreuzenden Muskelbündel größer, die Spitzbogen flachen sich ab. Bei der Lidöffnung führt der Stirnmuskel die Orbitalisfasern in ihre ursprüngliche Lage zurück.

2. **M. depressor supercilii,** der Herabzieher der Brauen, kann als Abspaltung der Pars orbitalis aufgefaßt werden. Er **entspringt** oberhalb des Lig. palpebrale mediale vom Knochen (Abb. 74) und **strahlt** nach oben fächerförmig in die Haut des Brauenkopfes und den Stirnmuskel **aus.**

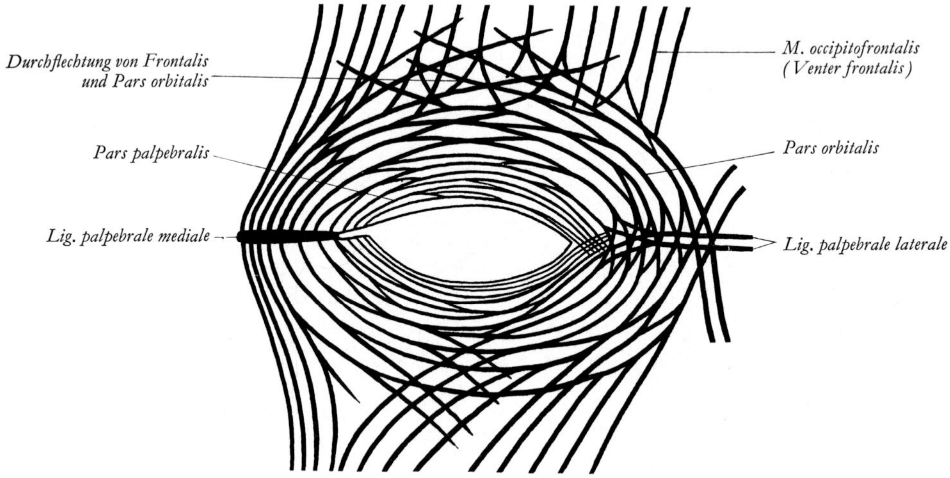

Abb. 75. Faserschema des M. orbicularis oculi. Nach *Rohen*

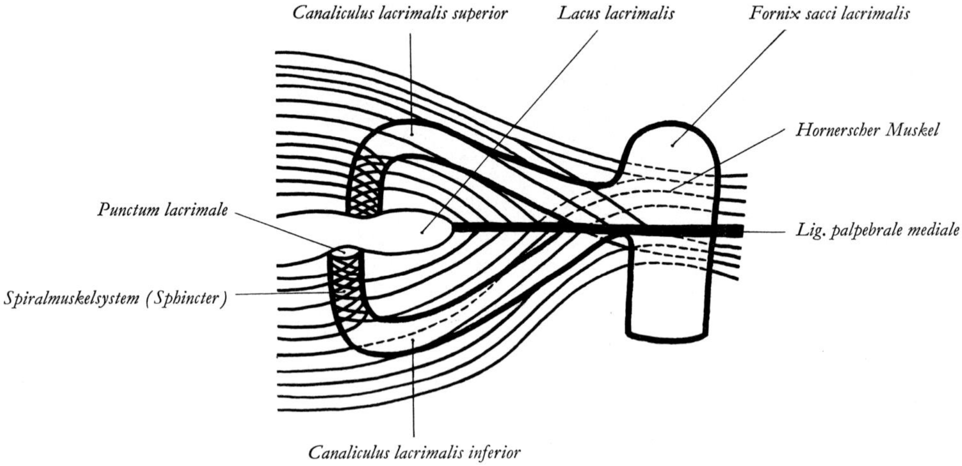

Abb. 76. Schema der Muskelanordnung an den Tränenwegen. Nach *Rohen*

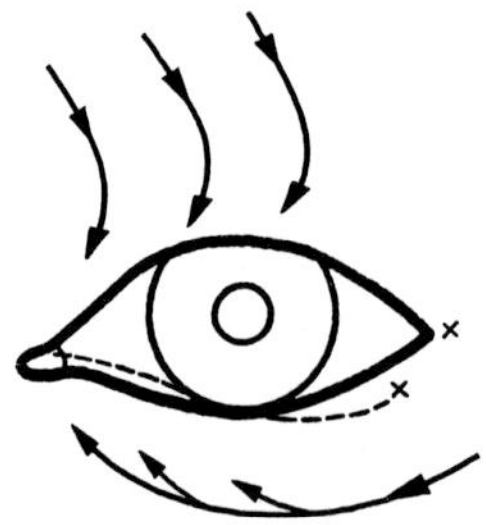

Abb. 77. Bewegungsschema der Augenlider. Nach *Reitsch-Rohen*

Wirkung: Der „Brauenkopf“ wird über das Auge nach unten und medial gezogen. Das Auge bekommt etwas „Drohendes“ und „Lauerndes“.

3. **M. corrugator supercilii** [glabellae], der Stirnglatzenrunzler, **entspringt** medial am *Arcus superciliaris* (Abb. 78), verläuft leicht ansteigend lateralwärts und **setzt** oberhalb der Mitte der Braue an der Haut **an.**

Bedeckt ist er vom Orbicularis oculi und Frontalis. Genetisch ist er als ein tiefer, selbständiger Teil der Pars orbitalis aufzufassen.

Wirkung: Am Ansatz dellt er die Haut ein. Außerdem schiebt er die Haut zu senkrechten Falten über der Nasenwurzel zusammen. Er vermittelt damit den Eindruck der Konzentration, des Nachdenkens.

4. **Venter frontalis m. occipitofrontalis** [M. frontalis], der Stirnmuskel, **entspringt** in der Haut der Brauen und der *Glabella* und verbindet sich mit Fasern des Orbicularis oculi (Abb. 75). Er verläuft leicht divergierend aufwärts und **setzt** an der *Galea aponeurotica* **an.**

Wirkung: Er runzelt die Stirn und öffnet das Auge. Dadurch erweckt er den Eindruck des Aufnehmens mit dem Auge, der Aufmerksamkeit, des Staunens usw.

Zahlreiche und feine Querfalten der Stirn finden wir bei dünner, wenige und breite Falten bei dicker Haut.

5. **M. procerus** [depressor glabellae], der Herabzieher der Stirnglatze (Abb. 74, 78), **entspringt** auf dem Nasenrücken, divergiert nach oben und **setzt** an der Haut der Glabella bzw. am Stirnmuskel **an.**

Wirkung: Er erzeugt Querfalten auf der Nasenwurzel, glättet die Haut der Glabella, ist der Antagonist des medialen Teiles des Stirnmuskels, indem er die queren Stirnfalten aufhebt.

b) Die Muskeln in der Umgebung der Mundöffnung (Abb. 74, 78)

Wir können einen ringförmigen Schließer, den *M. orbicularis oris,* und radienförmig in die Mundwinkel ausstrahlende Erweiterer unterscheiden.

1. **M. orbicularis oris,** der Ringmuskel des Mundes, bildet die muskulöse Grundlage der Lippe, liegt der Haut näher, ist mit ihr fester verbunden als mit der Schleimhaut. Das Bindegewebe ragt zwischen die ringförmigen Fasern so hinein und ist so fest mit der Haut verbunden, daß sich einzelne Faserbündel nur mit größter Mühe präparatorisch heraussetzen lassen. Diese feste Verbindung von Haut und Muskel gibt den Lippen wohl ihre eigenwillige Individual- und Rassenform. Die Durchflechtung der eigenen Fasern und das Zusammenspiel mit den in den Mundwinkel einstrahlenden Fasern ermöglicht die mechanisch sehr schwer zu verstehende Verformung der Lippen, wie sie für das Sprechen, Saugen, Pfeifen, Blasen usw. nötig ist.

   Aus dem Ringverlauf machen sich Fasern frei, die nahezu senkrecht gegen das Lippenrot ausstrahlen. Sie können das Lippenrot nach innen ziehen und damit die schmalen, geschlossenen Lippen hervorbringen. Andere Fasern strahlen in die Nasenscheidewand aus und können sie herabziehen (*M. depressor septi*). Weitere Fasern befestigen sich an der Alveolenwand der seitlichen Schneidezähne des Ober- und Unterkiefers und wurden früher als *Mm. incisivi* bezeichnet.

2. **M. depressor anguli oris** [triangularis, Dreiecksmuskel], der Herabzieher des Mundwinkels, **entspringt** breit an der Basis der Mandibula, läuft nach oben spitz zu und **strahlt** in den Mundwinkel **aus.**

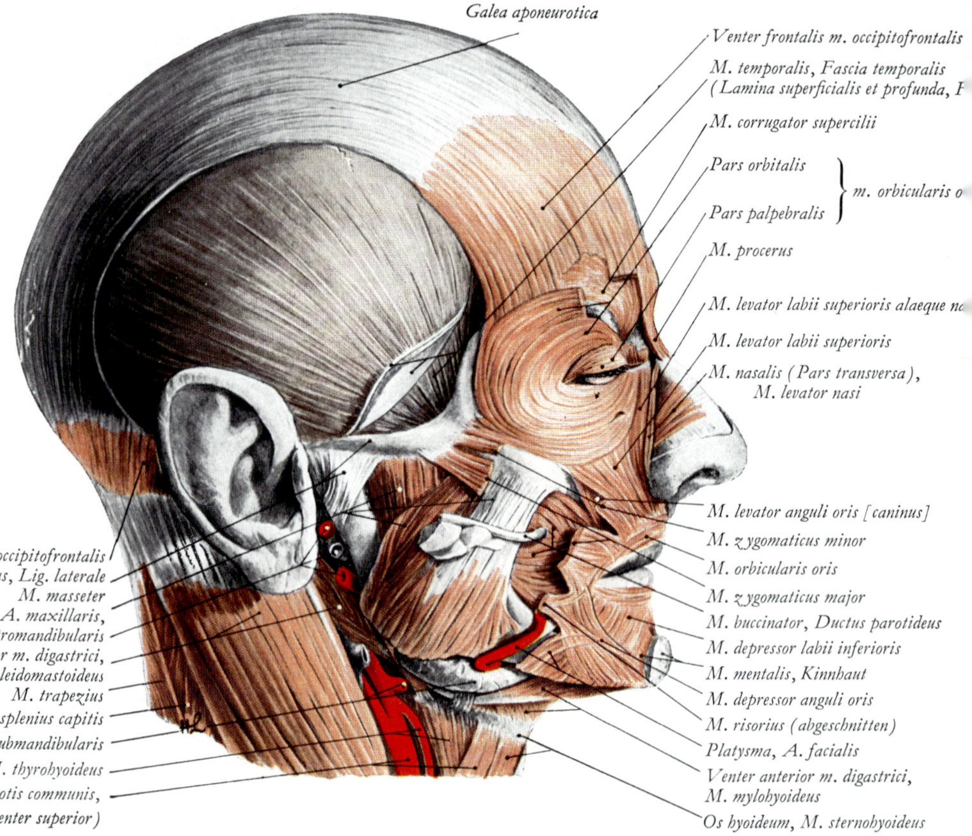

Abb. 78. Kopfmuskeln II. Parotis, Platysma und andere mimische Muskeln sind zum Teil entfernt, um den M. masseter und die Fascia temporalis darzustellen

Wirkung: Er zieht den Mundwinkel herab, flacht den oberen Bogen der Nasolabialfurche ab.

Anmerkung: Wird bei den nicht seltenen Eingriffen an der Basis mandibulae der den Muskel versorgende *Ramus marginalis mandibulae des N. facialis* durchtrennt, so wird der Mundwinkel durch die Antagonisten hochgezogen.

3. **M. depressor labii inferioris** [M. quadratus labii mandibularis, Viereckmuskel der Unterlippe], der Herabzieher der Unterlippe, **entspringt** von der *Basis mandibulae,* zugedeckt vom vorigen, verläuft auf- und medialwärts und **strahlt** in den *M. orbicularis oris* **ein.**

   Wirkung: Er zieht die Unterlippe herab.

4. **M. risorius,** der Lachmuskel, **entspringt** in der Wangenhaut (erzeugt hier das „Grübchen") und **strahlt** in den Mundwinkel **aus.**

   Er kann als selbständiger Teil des Platysma, des Zygomaticus oder des Depressor anguli oris aufgefaßt werden.

5. **M. levator labii superioris alaeque nasi** [M. levator nasi et labii maxillaris medialis], der Heber der Oberlippe und des Nasenflügels, **entspringt** vom Nasenrücken, nahe dem medialen Augenwinkel und **strahlt** in die Nasen-

flügel und in die Haut im Bereich der Nasenlippenfurche **aus.** Er hängt meist mit der Pars orbitalis zusammen.

Wirkung: Er hebt den Nasenflügel und die Nasenlippenfurche und damit die Oberlippe. Gleichzeitig schiebt er die Haut zu schrägen, vom medialen Augenwinkel zur Mitte des Nasenrückens verlaufenden Falten zusammen.

6. **M. levator labii superioris** [M. levator nasi et labii maxillaris lateralis], der Heber der Oberlippe, **entspringt** dicht unterhalb des Augenhöhleneinganges und **strahlt** in die Nasenlippenfurche **aus.**

   Wirkung: Er hebt die Nasenlippenfurche und damit die Oberlippe.

7. **M. zygomaticus minor,** der kleine Jochbeinmuskel, **entspringt** vom Jochbein, hängt meist mit der Pars orbitalis zusammen und **strahlt** in die Haut der Nasenlippenfurche **aus.**

   Wirkung: Er zieht die Nasenlippenfurche und damit den Mundwinkel nach lateral und oben.

8. **M. zygomaticus major,** der große Jochbeinmuskel, **entspringt** unterhalb des vorigen vom Jochbein und **strahlt** auch etwas tiefer in die Nasenlippenfurche und damit in den Mundwinkel **aus.**

   Wirkung: Er zieht die Nasenlippenfurche und damit den Mundwinkel nach lateral und oben. Er erzeugt vor allem die weit seitlich gezogenen Nasenlippenfurchen, das Gesicht ,,des lachenden Buddha".

   Die beiden folgenden Muskeln bilden eine tiefere Lage (Abb. 78, 80), strahlen nicht mehr in die Nasenlippenfurche, sondern direkt in den M. orbicularis oris aus.

9. **M. levator anguli oris** [M. caninus, Eckzahnmuskel], der Heber des Mundwinkels, **entspringt** unterhalb des Foramen infraorbitale in der *Fossa canina* und **strahlt** in den *M. orbicularis oris* und den *M. depressor anguli oris* **aus.**

   Wirkung: Er hebt den Mundwinkel.

10. **M. buccinator,** der Backen- oder Trompetermuskel, **entspringt** am Alveolarfortsatz des Ober- und Unterkiefers im Bereich der letzten Molaren sowie von der *Raphe pterygomandibularis* [bucipharyngica], einem Bindegewebsstreifen, der sich zwischen Unterkiefer und Hamulus pterygoideus ausspannt und gleichzeitig Teilen des oberen Schlundschnürers zum Ursprung dient (Abb. 81, 82). Die unteren Fasern ziehen im Bogen nach oben und strahlen in den M. orbicularis der Oberlippe, die oberen verlaufen im Bogen nach unten und strahlen in die Unterlippe aus. Die Fasern überkreuzen sich neben dem Mundwinkel und bilden dort den Hauptbestandteil eines deutlich fühlbaren, manchmal sichtbaren Knotens.

    Wirkung: Er bildet die Grundlage der Wange. Zusammen mit dem M. orbicularis oris verkleinert er den Vorhof der Mundhöhle, den Raum zwischen Zahnreihen einerseits und Wangen und Lippen andererseits, dabei preßt er die Luft unter Druck heraus (Blasen) oder bringt beim Kauen die in den Vorhof gefallenen Speisen wieder auf die Kauflächen. Durch Aufnahme von Luft in den Vorhof wird er gedehnt und ergibt das ,,Posaunenengelgesicht". Er verschmälert die Mundspalte und kann sie bei einseitiger Tätigkeit zur selben Seite ziehen.

    Corpus adiposum buccae (*Bichat*scher Fettpfropf), der Wangenfettpfropf, liegt zwischen dem hinteren Teil des M. buccinator und dem M. masseter (Abb. 80). Er liefert eine verformbare Verschiebeschicht und gibt der Wange einen gewissen Halt. Er soll für den Saugakt von Bedeutung sein. Als Baufett wird er nur bei äußerster Abmagerung abgebaut.

11. **M. mentalis,** der Kinnmuskel, **entspringt** von der Alveolenwand der seitlichen unteren Schneidezähne und **strahlt** in die Haut des Kinnes **aus.**

    Wirkung: Er zieht die Haut zu den ,,Kinngrübchen" ein, hebt die Kinnhaut und wirkt damit indirekt auf die Mundmuskeln, indem er die Unterlippe hoch- und vorschiebt (Bildung der „Schnute“ oder des „Flunsches“).

c) Die Muskeln in der Umgebung der Nasenöffnung

(Abb. 74, 78)

beeinflussen die Weite der Nasenlöcher.

1. Der Nasenanteil des **M. levator labii superioris alaeque nasi** (S. 86) hebt die Nasenflügel.
2. Der **M. depressor septi** senkt die Nasenscheidewand.
3. Der **M. nasalis** entspringt vom Oberkiefer in der Nähe des Eck- und seitlichen Schneidezahnes und **setzt** mit seiner **Pars transversa** am mittleren Teil des Nasenrückens (Abb. 74) und mit seiner **Pars alaris** am Unterrand des Nasenflügels an.

   Wirkung: Die *Pars transversa* komprimiert die Nasenöffnung, biegt den knorpeligen gegen den knöchernen Teil der Nase ab. Die Wirkung der *Pars alaris* ist nicht eindeutig geklärt. Es wurde deshalb die Bezeichnung *M. dilatator nasi* der PNA wieder aufgegeben.

d) Die Muskeln in der Umgebung der äußeren Ohröffnung

(Abb. 74)

bestehen aus 2 Gruppen:

1. Muskeln, die vom Kopf zur Ohrmuschel ziehen und sie als Ganzes am Kopf bewegen.
   α) **M. auricularis anterior** [temporalis], der vordere Ohrmuskel, **entspringt** von der *Fascia temporalis* und **setzt** vorn an der *Spina helicis* der Ohrmuschel **an** und zieht sie nach vorn.
   β) **M. auricularis superior,** der obere Ohrmuskel, **entspringt** von der *Galea aponeurotica,* zieht von oben her an die Ohrmuschel und zieht sie nach oben.
   γ) **M. auricularis posterior** [nuchalis], der hintere Ohrmuskel, zieht von hinten her horizontal zur Innenfläche der Ohrmuschel und zieht sie nach hinten.
2. Muskeln, die an der knorpeligen Ohrmuschel entspringen und ansetzen. Sie sind der Rest eines Schließmuskels des äußeren Ohres. Bei vielen Tieren verformen sie die Ohrmuschel. Beim Menschen sind sie so rückgebildet, daß sie ohne praktische Bedeutung sind. Vgl. Abb. 182, 183.

e) Die Muskeln des Schädeldaches

(Abb. 74)

bezeichnen wir in der Gesamtheit als **M. epicranius.** Sie ziehen von vorn, hinten und von der Seite zu einer flächenhaften Sehne, **Galea aponeurotica,** der Sehnenhaube. Sie ist mit der Kopfhaut fest zur Kopfschwarte (Skalp) verbunden. Gegen das Periost läßt sie sich leicht verschieben. Die Kopfschwarte kann man daher leicht vom Schädel ablösen (Skalpierungsverletzungen!).

1. **M. occipitofrontalis.** Hinterhauptsmuskel [M. occipitalis] und Stirnmuskel [M. frontalis] werden neuerdings als einheitlicher Muskel aufgefaßt, der durch eine breite Zwischensehne, die *Galea aponeurotica*, verbunden ist.

a) **Venter occipitalis** [M. occipitalis]. Er **entspringt** von der *Linea nuchae suprema* des Hinterhauptsbeines und **strahlt** nach oben und vorn in die Galea **aus.** Er glättet die Stirnfalten und gibt durch seine Spannung dem Venter frontalis ein Punctum fixum.

b) **Venter frontalis** [M. frontalis]. Der Stirnmuskel ist der eigentliche „Stirnrunzler". Er wirkt auch als Heber der Braue mit dem Ringmuskel des Auges zusammen (S. 85).

2. **M. temporoparietalis,** der Schläfenscheitelmuskel, variiert sehr in Größe und Stärke. Er zieht seitlich zur Galea (Abb. 74).

Affen können dank ihrer stärkeren Muskeln die Kopfhaut ergiebiger bewegen. Der Zug der in die Galea ausstrahlenden Muskeln ist so stark, daß Verletzungen der Kopfschwarte, die durch die Galea hindurchgehen, stark klaffen, wenn sie quer über den Kopf verlaufen. Sagittal verlaufende Wunden klaffen kaum.

Lähmungen der mimischen Muskulatur sind bei Erkrankungen und Verletzungen des *N. facialis* und bei Hirntraumen (Schlaganfall!) häufig. Bilden sie sich nicht zurück, so ist die Mimik, meist einer Gesichtshälfte, ganz oder teilweise aufgehoben. Ungenügender Lidschluß verursacht Tränenträufeln und Austrocknung der Hornhaut (Xerophthalmie). Mangelnder Lippenschluß führt zum Speichelfluß.

f) Mimische Muskeln und Mienenspiel

(Abb. 79)

Die mimischen Bewegungen sind aus den innigen Wechselbeziehungen zwischen Sinnestätigkeit und Seelenleben herzuleiten. Bei der Deutung des Mienenspiels hilft uns das Studium der Triebbewegungen des Kindes. Hier können wir erkennen, wie das Zweckhafte zum Ausdrucksmittel für psychische Vorgänge wird. Beim Säugling beherrscht die am weitesten ausgebildete Geschmacksempfindung das Mienenspiel. Bei der Prüfung der Gegenstände durch „Beschmecken" werden charakteristische, zweckhafte Bewegungen ausgeführt. Süße Dinge wie die Muttermilch werden mit Lippen und Zunge angesaugt, schlecht schmekkende Gegenstände durch Öffnen des Mundes und Speichelfluß beseitigt; der Säugling versucht dabei, durch Heben der Oberlippe und Senken der Unterlippe, an denen der unangenehme Geschmack haftet, die Berührung mit der Zunge, dem Sitz des Geschmacksorgans, zu vermeiden. Vom 8. Monat ab erhält der Mund bei dieser Abwehrbewegung eine typisch viereckige Form. Solche Annäherungs- und Abwehrbewegungen werden später auch gebraucht, wenn in der Psyche Vorstellungen entstehen, die der ursprünglichen Sinnesqualität ähnlich sind. Bei angenehmen Empfindungen wird der Mund gespitzt; das Lippenrot ist dabei nach innen gekehrt. Bei Kindern und manchen Erwachsenen entsteht dadurch der Ausdruck der prüfenden Aufmerksamkeit. Unangenehme Empfindungen rufen bei Kindern eine für das Weinen charakteristische viereckige Mundform hervor. Ähnliche Annäherungs- und Abwehrbewegungen, Öffnen und Schließen der Lidspalte, Rümpfen der Nase, beobachten wir auch bei unangenehmen Gesichts- und Geruchsreizen. Da der Mensch seine Ohrmuschel nicht verformen kann, sucht er durch Bewegung des Kopfes das Hörvermögen zu verbessern (Lauschstellung). Bei der Schließ- und Öffnungsbewegung der einen Sinnespforte treten auch häufig Mitbewegungen der anderen auf. So werden bei unangenehmen Geräuschen häufig die Augen geschlossen. Abwehrbewegungen können beim Erwachsenen zu Drohungen verstärkt werden. Er kann im Zorn die Lippe so weit heben, daß er die „Zähne zeigt". Fehlen die Sinnesreize und damit die entsprechenden Zweckbewegungen (Öffnen und Schließen), so fehlen auch die entsprechenden Ausdrucksbewegungen im Bereich der Sinnespforte. So ist bei angeborener Blindheit die Mimik im Bereich des Auges und der Stirn auffallend starr.

Das vielfältige Mienenspiel des Erwachsenen mit seinen feinen Abstufungen zu beschreiben, ist unmöglich. Die Deutung ist so schwierig, weil der Erwachsene vieles aus dem Mienenspiel anderer bewußt oder unbewußt entlehnt. Der Widerspruch zwischen echtem eigenen Gesichtsausdruck und dem falschen, angenommenen kann zu unangenehmen Disharmonien, zur Grimasse führen. Das menschliche Gesicht wird häufig zur Maske, um Affekte, Vorstellungen und Gedanken zu verbergen, die uns innerlich bewegen.

Anhand der Abb. 79 sollen einige charakteristische Ausdrucksweisen des Mienenspiels dargestellt werden. Lidspalten, unteres Ende der Nase und Mund sind durch einfache Linien angedeutet. Der Ausdruck wird teilweise durch die Markierung typischer Falten unterstützt. Gerade, parallele Linien (Abb. 79c) vermitteln den Ausdruck der Ruhe und Gleichgültigkeit. Bei Freude und Heiterkeit (a) sind Mund und Nase verbreitert, Mundwinkel, Nasenflügel und Augenlid leicht gehoben. Bei der Steigerung der Heiterkeit, dem herzlichen Lachen (b), sind Mund und Nase weiter verbreitert. Durch Zygomaticuswirkung sind Mundwinkel und Nasenlippenfurche stärker gehoben, die Weichteile der Wangen gegen die Augen verschoben; das Gesicht erscheint breit. Im Gegensatz zur gehobenen Grundstimmung (a und b) finden wir bei der Depression fallende Gesichtslinien; die Mundwinkel hängen herab (*M. depressor anguli oris*); Kompression der Nasenlöcher durch die *Pars transversa m. nasalis* (Abwehr unangenehmer Eindrücke) läßt die Nase schmal erscheinen. Senkrechte „Gramfalten" auf der Nasenwurzel (*M. corrugator supercilii*) vermitteln den Eindruck der Niedergeschlagenheit und Traurigkeit (d). Durch die Verlagerung der Weichteile in der Umgebung des Auges sind die Lidspalten einander genähert. Die Steigerungsform der Traurigkeit, das schmerzliche Weinen (e) wird durch schräg nach außen abfallende Lidspalten und nahezu senkrechte Nasenlippenfurchen erreicht. Das Gesicht erscheint schmal und lang. So pflegt man bei einer Abwandlung der Traurigkeit, der Enttäuschung, zu sagen, „er macht ein langes Gesicht". Weit geöffnete Augen, Querfalten auf der Stirn und geschlossener Mund vermitteln den Ausdruck der Aufmerk-

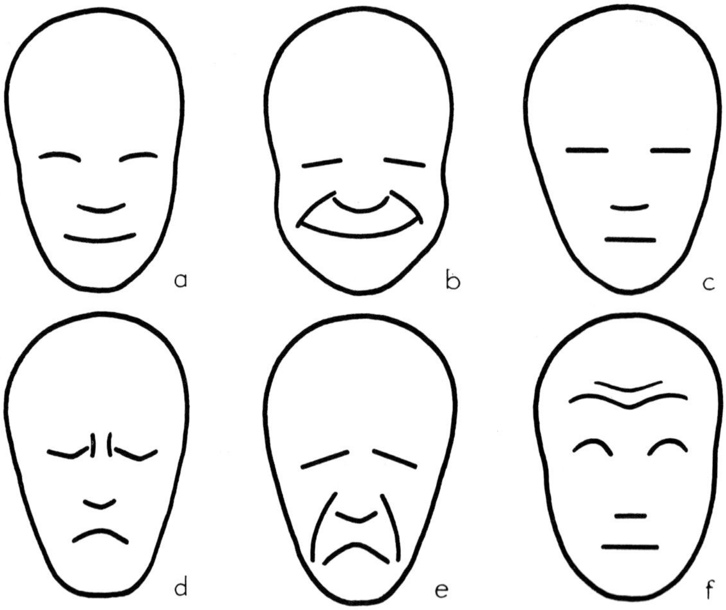

Abb. 79. Schemata der Mimik (Entwurf und Ausführung *H. Link*) a. Heiterkeit; b. Lachen; c. Ruhe, Gleichgültigkeit; d. Traurigkeit; e. schmerzliches Weinen; f. Aufmerksamkeit

samkeit (f). Im Bereich der Augen und der Stirn zeichnen sich auch Staunen, Überraschung und Entsetzen ab. Bei der Steigerung zum Entsetzen und Schreck kann der Mund sich öffnen. Vom Mund ausgehende, am Hals in Richtung des Platysma verlaufende Falten zeigen uns, daß beim Erschrecken das Platysma an dem Öffnen des Mundes beteiligt ist.

Die Mimik des Gesichtes wird durch die Haltung des Kopfes unterstützt. Hocherhobener Kopf und ins Weite gerichteter Blick kennzeichnen den Stolz, erhobener Kopf mit nach unten gerichtetem Blick die Verachtung. Die Stimmungslage prägt sich aber auch in der Haltung des gesamten Körpers, im Gang und der Bewegung der Hände aus (*Pantomimik*).

Die ständige Bewegung der mimischen Muskeln hinterläßt bleibende Spuren, die auch von der Beschaffenheit der Haut und der Stärke des Unterhautfettgewebes abhängig sind. Bei geistiger Arbeit finden wir diese „Narben der Gedanken" im Bereich um Stirn und Auge. Gemütsbewegungen zeichnen sich mehr im Mundbereich ab. Der dauernde Gesichtsausdruck, die Physiognomie, wird durch die Fülle der Erlebnisse während des

Lebens geprägt, aber auch durch die Form des Gesichtes und gewisse Asymmetrien des Kopfes beeinflußt.

Obwohl das Gesicht als Ganzes eine lebendige Einheit darstellt, zeigen die beiden Gesichtshälften meist große Unterschiede in Form, Mimik und Ausdruck. Der Künstler stellt diese Unterschiede recht oft dar, um dem Gesicht einen besonderen Reiz zu geben. Auf photographischem Wege kann man diese Asymmetrien verdeutlichen, indem man die rechte oder linke Bildhälfte durch die spiegelbildgleichen ergänzt. Viele Menschen zeigen dabei zwei Gesichter. Die Tatsache, daß die mimischen Muskeln nicht auf Gelenke wirken, ermöglicht die außerordentliche Plastizität der Mimik und des Gesichtsausdruckes. Gedanken und feinste Regungen des Innenlebens finden so beredten Ausdruck, wenn sie nicht durch vollkommene Selbstbeherrschung, eine Leistung des Großhirns, unterdrückt werden.

Abschließend sei noch erwähnt, daß bestimmte Krankheiten den Gesichtsausdruck so typisch verändern, daß der geschulte Arzt daraus Rückschlüsse für die Diagnose und die Prognose ziehen kann. So ist z. B. der plötzliche Verfall der Gesichtszüge bei Baucherkrankungen mit Beteiligung des Bauchfells als Zeichen einer ernsten Krisis zu werten (*Facies abdominalis seu hippocratica*). Auch chronisch Magenkranke haben meist einen typischen Gesichtsausdruck (*Facies gastrica*). Veränderungen des Gesichtsausdrucks bei Kranken lassen sich sehr schwer beschreiben. Man muß sie häufig sehen und erleben, um dabei den ärztlichen Blick zu schulen. Leichter zu beurteilen sind Durchblutungs- und Tonusveränderungen der Haut und Lähmungen einzelner Muskeln und Muskelgruppen. Bei halbseitiger Lähmung ist die Gesichtshälfte schlaff, die Falten sind verstrichen, die Lidspalte ist erweitert. Bei Ausfall des *Depressor anguli oris* steht der Mundwinkel höher, bei Ausfall der Heber (*Levator anguli oris, Levator labii superioris*) steht der Mundwinkel tiefer. Bei einseitiger Lähmung des Stirnmuskels fehlen die queren Stirnfalten.

2. Die Muskeln des Kau- und Schluckaktes

a) Die eigentlichen Kaumuskeln

(Abb. 78, 80, 81)

haben die Aufgabe, den Unterkiefer gegen den Oberkiefer zu bewegen, die Nahrung zu erfassen, abzubeißen und zu zerkleinern. Unterstützt werden sie bei der Zerkleinerungsarbeit durch die Wangen- und Zungenmuskeln. Sie werden als Muskeln des 1. Viszeralbogens vom **N. trigeminus** versorgt.

1. **M. masseter,** der Kaumuskel (Abb. 78), besteht aus einer oberflächlichen schrägen und einer tiefen senkrechten Lage. Der oberflächliche Teil **entspringt** vom Unterrand des Jochbogens, zieht nach hinten und unten und **setzt** nahe dem Kieferwinkel an der *Tuberositas masseterica* **an.** Der tiefe Teil **entspringt** von der Innenfläche des Jochbogens, zieht senkrecht abwärts und **setzt** am Kieferast bis herauf zum Processus coronoideus [muscularis] **an,** wo er mit dem M. temporalis zusammenhängen kann.

   Nerven: Der *N. massetericus* aus dem III. Trigeminusast gelangt durch die *Incisura mandibulae* in die Tasche zwischen den beiden Teilen.

   Der Muskel ist beim Kauen besonders gut als Wulst zu sehen und zu fühlen, heißt deshalb schlechthin der Kaumuskel. Zwischen ihm und dem Wangenmuskel liegt der Wangenfettpfropf (S. 87).

   Oberhalb des Jochbogens wird beim starken Kauen die Schläfengegend vorgewulstet. Es geschieht dies durch den fächerförmigen *M. temporalis,* der erst nach der Entfernung seiner starken Faszie sichtbar wird.

   Die Fascia temporalis (Abb. 78) spannt sich als derbe, aponeurotische Platte zwischen *Linea temporalis superior* [fascialis] und Jochbogen aus. Oberhalb des Jochbogens teilt sie sich in ein oberflächliches und tiefes Blatt, die an der Außen- bzw. Innenfläche des Jochbogens ansetzen. Zwischen beiden liegt Fettgewebe, das in höherem Alter oft schwindet und dann die „eingefallenen Schläfen“ der alten Leute ergibt.

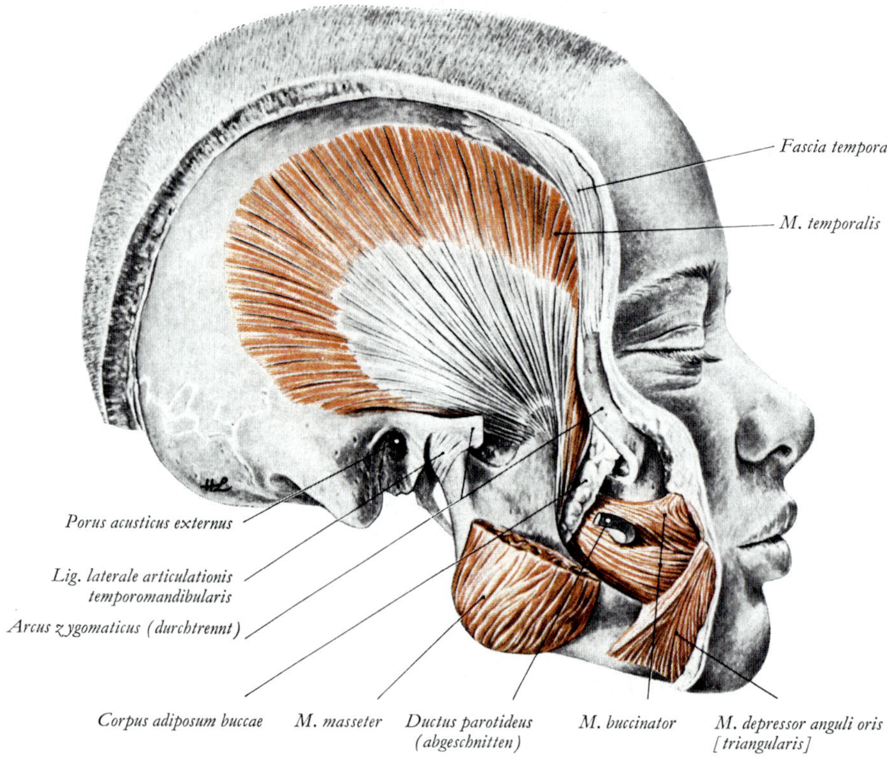

Abb. 80. Die Muskeln des Kopfes III. Fascia temporalis, Jochbogen und M. masseter sind großenteils entfernt

2. **M. temporalis,** der Schläfenmuskel (Abb. 80), wird erst nach Entfernung der Faszie und Abtragung des Jochbogens voll sichtbar. Er **entspringt** vom *Planum temporale* und der *Fascia temporalis*, **konvergiert** zum *Proc. coronoideus* [muscularis], wo er mit kräftiger Sehne ansetzt. An der Vorderkante und Innenfläche des Muskelfortsatzes reicht der Ansatz besonders tief herunter.
3. **M. pterygoideus lateralis,** der äußere Flügelmuskel (Abb. 81), **entspringt** zweiköpfig, 1. von der *Crista infratemporalis* (*Caput infratemporale*), 2. von der Außenfläche der *Lamina lateralis* des *Processus pterygoideus* (*Caput pterygoidale*), **zieht** nahezu horizontal nach hinten **zur** *Fovea pterygoidea* des Unterkieferhalses, zum *Discus articularis* und zur Gelenkkapsel.
4. **M. pterygoideus medialis,** der innere Flügelmuskel (Abb. 81), **entspringt** in der *Fossa pterygoidea* des Flügelfortsatzes und **zieht** nach hinten und unten **zur** *Tuberositas pterygoidea*, nahe der Innenfläche des Unterkieferwinkels. Hier steht er durch einen Sehnenstreifen mit dem *Masseter* in Verbindung. Er bildet mit dem M. masseter eine Schlinge, in der die Mandibula aufgehängt ist.

Kaumuskeln und Kieferbewegungen (Abb. 71)

Man wiederhole zunächst das Kiefergelenk S. 58. Die Kaumuskeln dienen der Bewegung des Unterkiefers gegen den Oberkiefer (Kauen, Sprechen usw.).

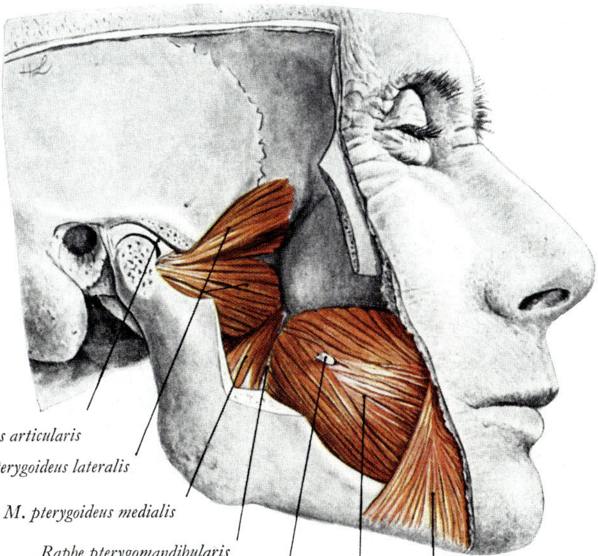

Abb. 81. Die Muskeln des Kopfes IV. Mm. pterygoidei und M. buccinator nach Entfernung des M. temporalis und des Processus coronoideus (muscularis) mandibulae. Das Kiefergelenk ist eröffnet

1. **Das Schließen der Kiefer** (Abbeißen) erfolgt durch den *Temporalis* und die Muskelschlinge des *Masseter* und *Pterygoideus medialis*. Das Geschlossenhalten wird durch den Unterdruck in der Mundhöhle unterstützt.
2. **Das Öffnen** erfolgt durch die Mundbodenmuskeln (*X*) (*Mylohyoideus*, *Geniohyoideus* und *Venter anterior* des *Digastricus*), nachdem das Zungenbein durch die kaudalen Zungenbeinmuskeln (*Z*) nach unten und durch die Gruppe *Y* (*Stylohyoideus*, *Venter posterior* des *Digastricus*) nach hinten festgestellt ist. Unterstützend wirken das Eigengewicht des Unterkiefers und der mit ihm in Zusammenhang stehenden Weichteile, weiter noch das Öffnen der Mundspalte (*Aufhebung des Unterdruckes in der Mundhöhle*).
3. **Das Vorschieben** des Unterkiefers bewirken die *Pterygoidei laterales*. Unterstützend greifen die oberflächlichen Fasern des *Masseter* und der *Pterygoideus medialis* ein. Da der Pterygoideus lateralis auch am *Discus articularis* ansetzt, wird dieser beim Verschieben mit nach vorn gezogen.

   Beim normalen Scherenbiß muß erst eine leichte Öffnung erfolgen, damit die Unterkieferschneidezähne an den vorstehenden Oberkieferzähnen vorbeigeführt werden können.

4. **Das einseitige Verschieben** erfolgt durch den *Pterygoideus lateralis* einer Seite. Das Kinn weicht dabei zur anderen Seite ab.
5. **Das Zurückziehen** bewirken die hinteren Fasern des *Temporalis*. Die Mundbodenmuskeln können helfend eingreifen.

b) Die Schlundmuskeln

Der Schlund, **Pharynx,** das gemeinsame Stück des Luft- und Speiseweges, ist eine nach vorn offene Halbrinne, die von der Schädelbasis bis zum Beginn der Speiseröhre reicht. Sie steht nach vorn durch die **Choanen** mit der Nasenhöhle, durch die Schlundenge, **Isthmus faucium,** mit der Mundhöhle, durch den **Kehlkopfeingang** (*Aditus laryngis*) mit den unteren Luftwegen in Verbindung und geht nach kaudal in die **Speiseröhre** über. Dieses Hohlorgan besteht aus einer dünnen, festen, fibrösen Membran, der innen Schleimhaut und außen Muskeln aufliegen. Diese Muskeln sind quergestreift, verlaufen 1. ringförmig (Schlundschnürer oder *Konstriktoren*) oder 2. in der Längsrichtung (Heber oder *Levatoren*).

α) Die Schlundschnürer (Abb. 82, 83, 144, 145)

1. **M. constrictor pharyngis superior** [cephalopharyngicus], der obere oder Kopfschlundschnürer, **entspringt** von Knochen, Faszien und Muskeln des Kopfes, mit seiner:
   a) *Pars pterygopharyngea* vom unteren Drittel der Lamina medialis und vom Hamulus pterygoideus,
   b) *Pars buccopharyngea* von der Raphe pterygomandibularis [bucipharyngica],
   c) *Pars mylopharyngea* von der Linea mylohyoidea des Unterkiefers,
   d) *Pars glossopharyngea* von der Eigenmuskulatur der Zunge.
   Die Fasern wenden sich im Bogen dorsal- und medianwärts und vereinigen sich mit den Fasern der Gegenseite in der medianen bindegewebigen **Raphe pharyngis.** Die oberen, aufsteigenden Fasern erreichen das *Tuberculum pharyngeum* des Hinterhauptsbeins, die unteren ziehen etwas abwärts und werden vom folgenden überdeckt.
2. **M. constrictor pharyngis medius** [hyopharyngicus], der mittlere oder Zungenbeinschlundschnürer, **entspringt** mit der
   a) *Pars chondropharyngea* vom kleinen Horn,
   b) *Pars ceratopharyngea* vom großen Horn des Zungenbeins und **setzt** ebenfalls auf- und absteigend an der medianen Raphe **an.**
3. **M. constrictor pharyngis inferior** [laryngopharyngicus], der untere oder Kehlkopfschlundschnürer, **entspringt** vom Kehlkopfskelett mit der
   a) *Pars thyropharyngea* von der Linea obliqua des Schildknorpels und der
   b) *Pars cricopharyngea* vom Ringknorpel.
   Die oberen Fasern ziehen stark divergierend aufwärts zur Raphe, die unteren gehen in den Anfangsteil der Speiseröhrenmuskulatur über.

   Am Übergang des unteren Schlundschnürers in die Speiseröhre besteht an deren Hinterwand oft ein muskelschwaches, nur aus Ringfasern bestehendes Dreieck (*Laimer*sches Dreieck). Als schwache Stelle bildet es die Grundlage für die *Zenker*schen **Oesophagusdivertikel.**

β) Die Schlundheber (Abb. 82, 83, 144, 145)

1. **M. stylopharyngeus entspringt** von der medialen Fläche des *Proc. styloideus,* steigt schräg ab-, vor- und medianwärts, gelangt in der Lücke zwischen oberem und mittlerem Schlundschnürer an die Innenfläche des Schlundes, wo er vorwiegend am Schildknorpel und seitlich der Epiglottis endet.
2. **M. palatopharyngeus** (Abb. 83, 144), **entspringt** von der Aponeurose des weichen Gaumens und angrenzendem Knochen (Hamulus, Lamina medialis processus pterygoidei), tritt in die seitliche Schlundwand ein, in der er dorsalwärts bis zur Raphe und abwärts bis zum Hinterrand des Schildknorpels verläuft.

Der Muskel liefert die Grundlage des hinteren Gaumenbogens, des **Arcus palatopharyngeus.**

Wirkung der Schlundmuskeln: Der Schlund wird beim Schluckakt verengt, gehoben und verkürzt.

Abart: Sehr häufig (Abb. 144) entspringen auch Fasern vom Unterrand der Tuba auditiva (*M. salpingopharyngeus*).

c) *Die Gaumenmuskeln*

(Abb. 82, 83, 144)

wirken weitgehend mit den Schlundmuskeln zusammen. Wir unterscheiden:

1. **M. tensor veli palatini,** der Spanner des weichen Gaumens. Er **entspringt** 1. ventrolateral von der Tube an der Schädelbasis (von der Wurzel des Proc. pterygoideus bis zur Spina ossis sphenoidalis), 2. vom Knorpel der Tube, 3. vom membranösen Teil der Tube. Der Muskel steigt konvergierend abwärts bis zur Höhe des Hamulus pterygoideus. Hier biegt die Sehne um den Hamulus als Hypomochlion rechtwinklig medianwärts um und verbreitert sich zur Gaumenaponeurose, die am Hinterrande des harten Gaumens befestigt ist.
2. **M. levator veli palatini,** der Heber des weichen Gaumens. Er **entspringt** dorsomedial von der Tube, 1. von der Unterfläche der Felsenbeinpyramide, 2. von der knorpeligen Tube. Er wendet sich ab- und medianwärts und strahlt oberhalb des Hamulus pterygoideus schräg in den weichen Gaumen aus (Abb. 83, 144).
3. **M. palatoglossus,** der Gaumenzungenmuskel, bildet die muskulöse Grundlage des vorderen Gaumenbogens, des *Arcus palatoglossus*, kommt vom weichen Gaumen und strahlt bogenförmig in den seitlichen Zungenrand aus (Abb. 83). Er ist eine Art Schließmuskel des Isthmus faucium, der Enge zwischen Mundhöhle und Schlund.
4. **M. palatopharyngeus** gehört dem Gaumen und dem Schlund an und wurde bereits oben besprochen (s. S 94).

   Lage des *M. tensor veli palatini* und des *M. levator veli palatini*: Sie bilden im oberen Teil des Pharynx (Abb. 82) die seitliche Begrenzung. Außen liegt ihnen der M. pterygoideus medialis an. Der Levator liegt dorsomedial, der Tensor ventrolateral von der Tube.
5. **M. uvulae,** der Zäpfchenmuskel, **entspringt** von der Gaumenaponeurose nahe der Spina nasalis [posterior] und strahlt in die Spitze des Zäpfchens aus (Abb. 144). Die Nervenversorgung ist ungewiß.

Nervenversorgung: Der Tensor wird vom 3. Ast des *N. trigeminus*, der Levator vom *N. glossopharyngeus* versorgt.

Klinische Befunde sprechen zum Teil für eine Versorgung des Levator durch den *N. facialis*. Präparatorisch ist dies nicht nachgewiesen. Vergleichend-anatomische Gesichtspunkte sprechen dagegen.

Wirkung der Gaumenmuskeln: Der *Tensor* hebt den weichen Gaumen bis zur Horizontalen und verspannt ihn der Quere nach. Von dieser Stellung aus kann ihn der *Levator* weiter heben, da er nicht an ein Hypomochlion gebunden ist. Durch Hebung und Querverspannung des Gaumensegels und gleichzeitige Kontraktion des oberen Schlundschnürers (*Passavant*scher Wulst) wird die Nasenhöhle fest gegen die Mundhöhle abgeschlossen. Der *Levator* fixiert durch seine Lage die Tube und ermöglicht dem *Tensor*, der auch vom membranösen Teil entspringt, das Öffnen der Tube. So findet beim Schlucken auch eine Durchlüftung der Tuben und dadurch der Druckausgleich im Mittelohr statt. Der *M. uvulae* verkürzt und versteift das Zäpfchen.

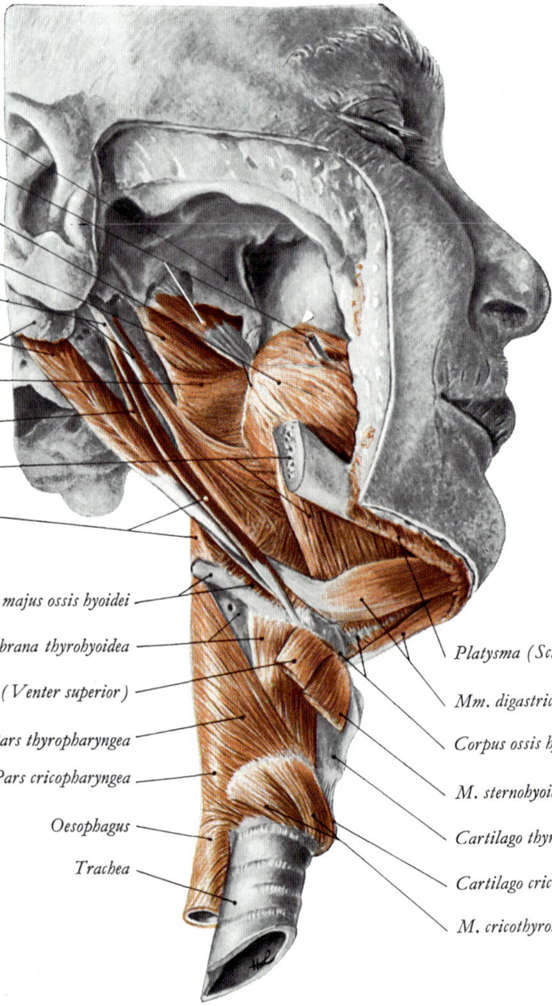

Abb. 82. Die Schlund- und Mundbodenmuskeln von der Seite dargestellt. Der Unterkiefer ist zum Teil entfernt

d) Die Zungenmuskeln

Die Zunge ist ein solides, muskulöses, von Schleimhaut überzogenes Organ, das auf den Mundbodenmuskeln (Abb. 132), dem *Diaphragma oris*, ruht. Das Bindegewebe der Schleimhaut ist verstärkt zur **Aponeurosis linguae,** die zahlreichen Zungenmuskeln zum Ansatz dient. Die sich recht kompliziert durchflechtenden Muskeln unterteilen wir in Skelett-Zungenmuskeln und Eigenmuskeln der Zunge. Alle Zungenmuskeln werden vom **N. hypoglossus** versorgt.

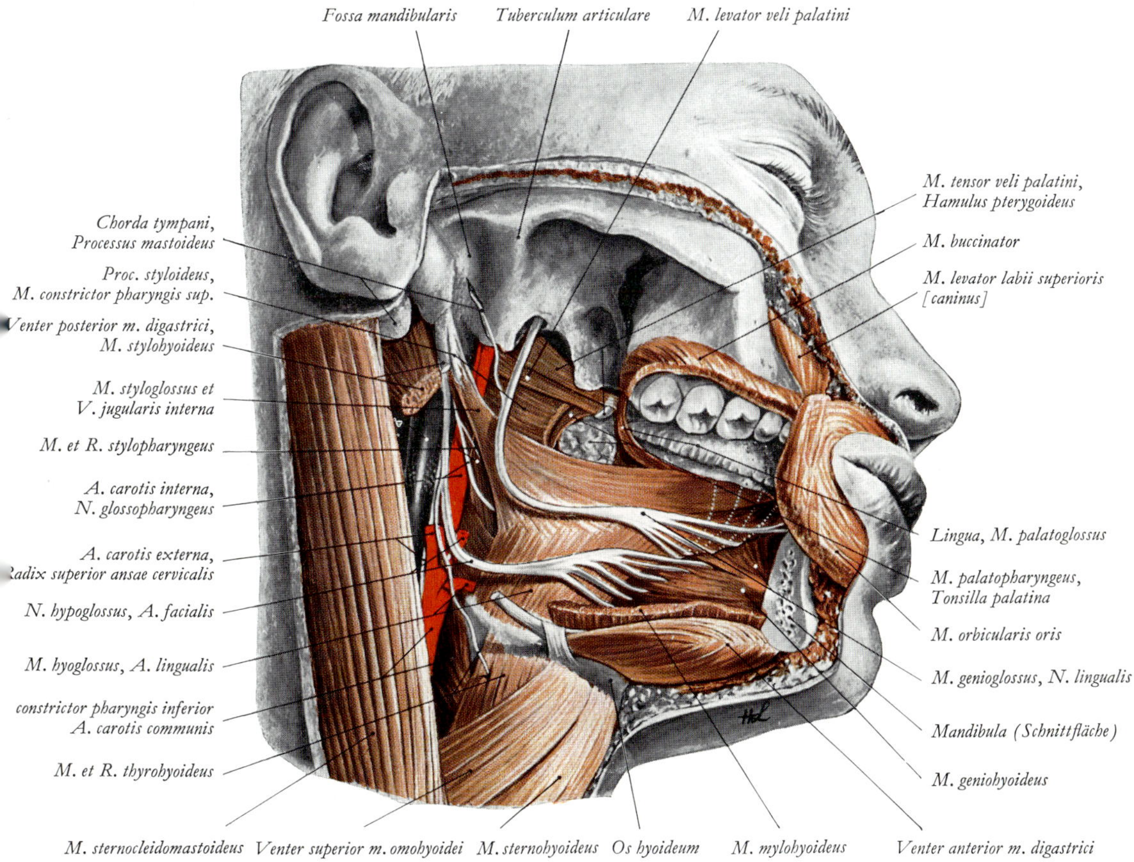

Abb. 83. Die Gaumen-, Zungen-, Mundboden- und Schlundmuskeln, die drei Zungennerven und die Gaumenmandel von der rechten Seite aus dargestellt. Der M. constrictor pharyngis superior (cephalopharyngicus) und der M. buccinator sind zum Teil, die rechte Unterkieferhälfte vollständig entfernt

α) Die äußeren oder Skelett-Zungenmuskeln (Abb. 83)

1. **M. genioglossus,** der Kinnzungenmuskel, **entspringt** oberhalb des M. geniohyoideus von der *Spina mentalis* des Unterkiefers und strahlt fächerförmig in die Zunge aus.
2. **M. hyoglossus,** der Zungenbeinzungenmuskel, **entspringt** als dünne, viereckige Platte vom *Cornu majus* und *Corpus* des Zungenbeins und strahlt nach vorn und oben in die Zunge aus.
3. **M. styloglossus,** der Griffelzungenmuskel, **entspringt** vom *Proc. styloideus* und dem *Lig. stylomandibulare,* verläuft kaudal und ventralwärts, strahlt mit queren Fasern in der Höhe der Gaumenbögen in die Zungenmuskulatur ein und verläuft mit der Masse seiner Fasern am Zungenrande bis zur Spitze.

β) Die inneren oder Eigenmuskeln der Zunge (Abb. 132)

haben in der Zunge ihren Ursprung und ihr Ende. Wir unterscheiden:

1. **M. longitudinalis superior** [superficialis], den oberflächlichen Längsmuskel, der nahe der Schleimhaut von der Spitze bis zum Zungenbein verläuft;
2. **M. longitudinalis inferior** [profundus], den tiefen Längsmuskel, der zwischen Genioglossus und Hyoglossus von der Basis bis zur Spitze zieht;
3. **M. transversus linguae,** Querzüge, die zwischen oberflächlichem und tiefem Längsmuskel vom **Septum linguae,** einer bindegewebigen, medianen Scheidewand, zum Seitenrande ziehen und sich dort zum Teil in den Palatoglossus und in die Pars glossopharyngea des oberen Schlundschnürers fortsetzen.
4. **M. verticalis linguae,** senkrechte Muskelzüge, die von der *Aponeurosis linguae* aus die übrigen Muskeln senkrecht bis zur Unterfläche durchsetzen.

Wirkung der Zungenmuskeln: Die dreidimensionale Anordnung der Muskeln ermöglicht die große Formbarkeit der Zunge. Sie erfolgt hauptsächlich durch die Binnenmuskeln. Die Längsmuskeln werden sie verkürzen, die vertikalen abflachen, die queren verschmälern und abrunden. Die Skelettmuskeln der Zunge dienen in erster Linie der Lageveränderung der Zunge, in zweiter der Formung derselben. *Styloglossus* und *Hyoglossus* führen die Zunge nach hinten, der erstere gleichzeitig nach oben, der letztere nach unten. Der *Genioglossus* führt mit seinen hinteren Fasern den Zungengrund nach vorn, mit seinen mittleren den Zungenkörper nach vorn und abwärts, vom Gaumen weg, die vorderen biegen die Zungenspitze abwärts. Durch das Zusammenwirken der verschiedensten Muskeln oder auch von Teilen derselben kann die Zunge so geformt und verlagert werden, daß wir mit der Zungenspitze ungefähr jeden Punkt der Mundhöhle erreichen können. Außerdem läßt sie sich weit herausstrecken. Bei diesem Vorgang arbeiten z.B. der Genioglossus, der die Zunge, die Mundbodenmuskeln, die das Zungenbein und damit ebenfalls die Zunge nach vorn führen und schließlich die vertikalen und queren Fasern mit, die die Zunge verlängern. Die Zunge bringt beim Kauen die Nahrung auf die Kauflächen, unterstützt mechanisch das Einspeicheln und die Formung des Bissens und treibt die zerkleinerte Nahrung wie ein Spritzenstempel durch die Schlundenge in den Schlund. Weiter dient ihre Schleimhaut als Geschmacksorgan. Schließlich kommt ihr noch für die Lautbildung, die Artikulation der Sprache, eine große Bedeutung zu.

3. Das Zusammenspiel der Muskeln beim Kau- und Schluckakt
(Abb. 71, 84, 85)

Durch Öffnen und Schließen der Kiefer wird die Nahrung erfaßt und abgebissen. Die abgebissenen Stücke werden durch die Zunge und die Wangenmuskeln zwischen die schmalen Kauflächen der Zahnreihen gebracht. Durch meist einseitiges Vorschieben und Zurückziehen des Unterkiefers bei gleichzeitiger Kontraktion der Schließer wird die Nahrung gemahlen. Die beim Mahlvorgang dauernd in die Mundhöhle und den Mundhöhlenvorraum fallenden Teile werden durch Wangen- und Lippenmuskeln einerseits, durch die Zunge andererseits immer wieder zwischen die Mahlflächen gebracht und dabei gleichzeitig mit dem Speichel durchmischt.

Die Bedeutung dieser Hilfsmuskeln beim Kauen können wir sehr gut bei Lähmungen feststellen. Fällt bei Lähmung des N. facialis der M. buccinator oder bei Schädigung des N. trigeminus die Sensibilität der Zungen- und Wangenschleimhaut aus, so ist bei gut funktionierenden Kaumuskeln der Kauakt sehr gestört, weil sich die Speisen in den Backentaschen, zwischen den Zähnen und unter der Zunge ansammeln.

Ist schließlich die Nahrung genügend zerkleinert und eingespeichelt, so wird der Mundhöhleninhalt durch Schluß der Mundspalte und der Gaumenenge und Hebung der Zunge (durch die Kontraktion der Mundbodenmuskeln) unter Druck gesetzt (Abb. 85). Der *Geniohyoideus* zieht gleichzeitig das Zungenbein nach vorn, der *Thyrohyoideus* nähert den Kehlkopf dem Zungenbein. Der Kehlkopf schlüpft unter die Zunge, wodurch der Kehldeckel heruntergedrückt, der Kehlkopfeingang abgeschlossen und der Speiseweg frei wird. Der Eingang zur Nasenhöhle wird durch die Gaumenmuskeln und den oberen Schlundschnürer abgeschlossen, indem das Gaumensegel gehoben und gespannt und die hintere Schlundwand durch die Kontraktion des Schlundschnürers gegen das Gaumensegel vorgewulstet wird (*Passavant*scher Wulst, Abb. 85). Die *Mm. palato-*

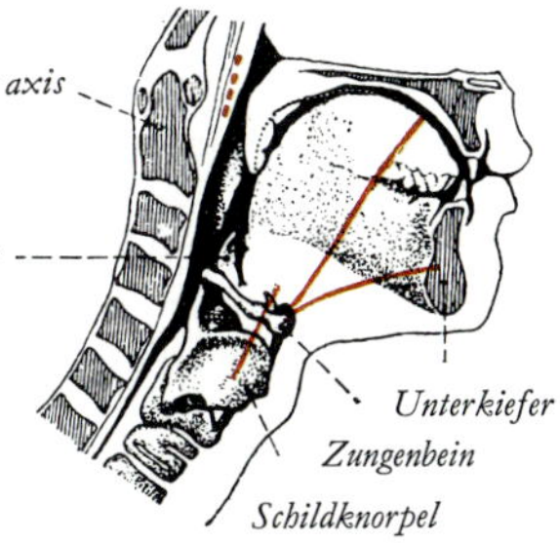

Abb. 84. Kehlkopf, Zungenbein und weicher Gaumen in Respirationsstellung

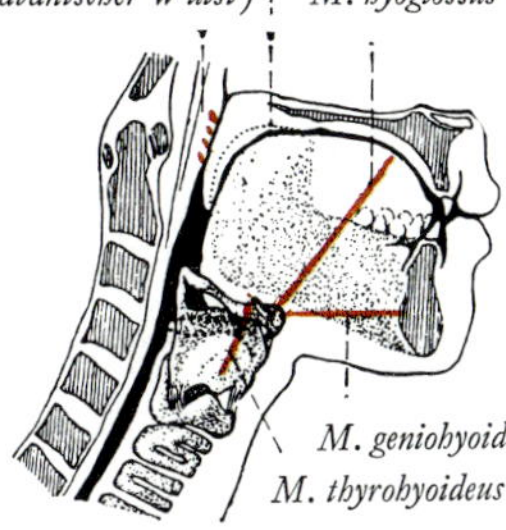

Abb. 85. Kehlkopf, Zungenbein und weicher Gaumen in Schluckstellung

pharyngei nähern durch ihre Kontraktion die hinteren Gaumenbögen einander und gleichzeitig der hinteren Schlundwand, so daß sie eine zusätzliche Sicherung für den Abschluß des Nasopharynx liefern. Die *Hyoglossi* und *Styloglossi* schieben die Zunge und damit den Speisebrei wie den Kolben einer Spritze nach hinten gegen die Schlundenge. Sobald der Speisebrei die Gaumenbogen, den Zungengrund und die hintere Schlundwand berührt, wird der unwillkürliche Teil des Schluckaktes ausgelöst (über den Reflexbogen S. 348).

Für einen Augenblick öffnet sich die Schlundenge, der Brei wird in den Schlund gespritzt und die Schlundenge sofort wieder geschlossen. Die einsetzenden peristaltischen Kontraktionen der Schlundschnürer und der Speiseröhrenmuskulatur treiben den Bissen vor sich her bis zum Magen.

Beim Schlucken von Flüssigkeit wirkt der Kehldeckel wie ein Wellenbrecher. Der Flüssigkeitsstrom wird am Kehlkopfeingang vorbei durch den *Recessus piriformis* (Abb. 144) geleitet. Der feste Bissen gleitet an dem heruntergeklappten Kehldeckel herab. Eine zusätzliche Sicherung des Kehlkopfeinganges erfolgt durch die Kontraktion der *Mm. aryepiglottici*, die den Eingang verengern und gleichzeitig den Kehldeckel herunterklappen.

Beim Säugling steht der Kehlkopf und damit der Kehldeckel wesentlich höher. Saugen und Atmen ist gleichzeitig möglich. Bei den Säugern (mit Ausnahme der Primaten und des Menschen) reicht der Kehldeckel bis hinter den Gaumen. Da bei ihnen außerdem Mund- und Nasenhöhle nicht so stark gegen den Schlund abgeknickt sind, kommt Verschlucken bei ihnen noch seltener vor. Die Umkonstruktion beim Menschen hängt wohl mit der Ausbildung der artikulierten Sprache zusammen.

C. Übersicht über die Arterienversorgung des Kopfes und des Halses

(Abb. 86)

Der **Arcus aortae** verläuft in einem kranialwärts konvexen Bogen von rechts vorn nach links hinten, um an der linken Seite des 4. Brustwirbelkörpers in die Brustaorta überzugehen. Am konvexen Rande des Aortenbogens entspringen 3 starke Äste für Kopf, Hals und Brustgliedmaßen, der *Truncus brachiocephalicus* am meisten ventral, in der Mitte die *A. carotis communis sinistra*, die *A. subclavia sinistra* am weitesten dorsal.

Der Truncus brachiocephalicus, die *Armkopfschlagader*, teilt sich (Abb. 86) in Höhe der Articulatio sternoclavicularis dextra in die *A. subclavia dextra*, die rechte Schlüsselbeinschlagader und die *A. carotis communis dextra*, die rechte gemeinsame Kopfschlagader.

Die **A. carotis communis** versorgt den ventralen und medialen Teil des Halses und den ganzen Kopf und anastomosiert im Bereich der Hirnbasis (*Circulus arteriosus cerebri*) und der Schilddrüse (*kraniale und kaudale Schilddrüsenarterien*) mit dem Stromgebiet der A. subclavia, die im wesentlichen den lateralen und dorsalen Teil des Halses und die obere Gliedmaße versorgt.

Die *A. carotis communis* verläuft ohne Astabgabe kranial- und etwas lateralwärts bis zum Oberrand des Schildknorpels, erweitert sich hier zum Sinus caroticus und teilt sich in:

I. **A. carotis interna,** die innere Kopfschlagader. Sie zieht ohne Astabgabe durch den *Canalis caroticus* des Felsenbeins **in die Schädelhöhle,** verläuft hier durch den Sinus cavernosus und gibt folgende Äste ab:

1. **A. ophthalmica,** die Augenschlagader. Sie verläuft mit dem N. opticus durch den Canalis opticus, versorgt den gesamten Inhalt der Augenhöhle und die Stirngegend. Äste sind:
   - a) *A. centralis retinae*, die Netzhautarterie. Sie tritt 0,6–0,8 cm vom Augapfel entfernt in den Sehnerven, verläuft in ihm bis zur Netzhaut, die von ihr mit Endarterien versorgt wird.
   - b) *A. lacrimalis*, die Tränendrüsenarterie. Sie verläuft nach lateral zur Tränendrüse, weiter zur Bindehaut des Auges und zu den Augenlidern.
   - c) *Rami musculares.* Die Muskeläste kommen direkt aus dem Hauptstamm, zum Teil aus einem oberen und unteren stärkeren Ast. Die vorderen Muskeläste geben am Hornhautrande feine Äste, die *Aa. ciliares anteriores*, durch die Sclera zur mittleren Augenhaut.
   - d) Die Arterien der mittleren Augenhaut (Gefäßhaut). Sie entspringen mit 2 Stämmen, die sich in zahlreiche kleine Äste aufteilen. Diese verlaufen neben dem Sehnerven und durchbohren neben ihm die Sclera. Wir unterscheiden:
     - α) *Aa. ciliares posteriores breves* [*choroideae*], 12–15 Äste, zum hinteren Teil der Aderhaut des Auges;
     - β) *Aa. ciliares posteriores longae* [iridis] (eine nasale und eine temporale). Sie verlaufen mit den vorigen zwischen äußerer und mittlerer Augenhaut, verzweigen sich aber erst im *Corpus ciliare* und in der *Iris* (in den vorderen Teilen der Aderhaut).
   - e) *A. supraorbitalis.* Sie zieht unter dem Dach der Orbita nach vorn und teilt sich in:
     - α) *Ramus medialis* [A. frontalis medialis], durch Incisura (Foramen) frontalis;
     - β) *Ramus lateralis* [A. frontalis lateralis], durch Foramen (Incisura) supraorbitale zur Stirn, wo sie mit benachbarten Arterien anastomosieren.

f) *Aa. ethmoidales*, die Siebbeinarterien, meist zwei:
   α) *A. ethmoidalis posterior* durch das Foramen ethmoidale posterius [Canalis orbito-ethmoideus] zu den Siebbeinzellen;
   β) *A. ethmoidalis anterior* durch das Foramen ethmoidale anterius [Canalis orbito-cranialis] in die Schädelhöhle (Abgabe der kleinen *A. meningea anterior*), dann durch die Siebplatte in die Nasenhöhle, wo sie mit medialen Zweigen die Scheidewand, mit lateralen die seitliche Wand, Siebbeinzellen und die Stirnhöhle versorgt.

g) *Aa. palpebrales mediales*, die medialen Lidarterien. Sie gehen in den Augenlidern mit den Aa. palpebrales laterales (aus der A. lacrimalis) bogenförmige Verbindungen, *Arcus palpebrales*, ein.

h) *A. dorsalis nasi*, der eine Endast der *A. ophthalmica*, zieht vom medialen Augenwinkel abwärts zum Nasenrücken, wo sie mit der *A. angularis* (aus der A. facialis) anastomosiert.

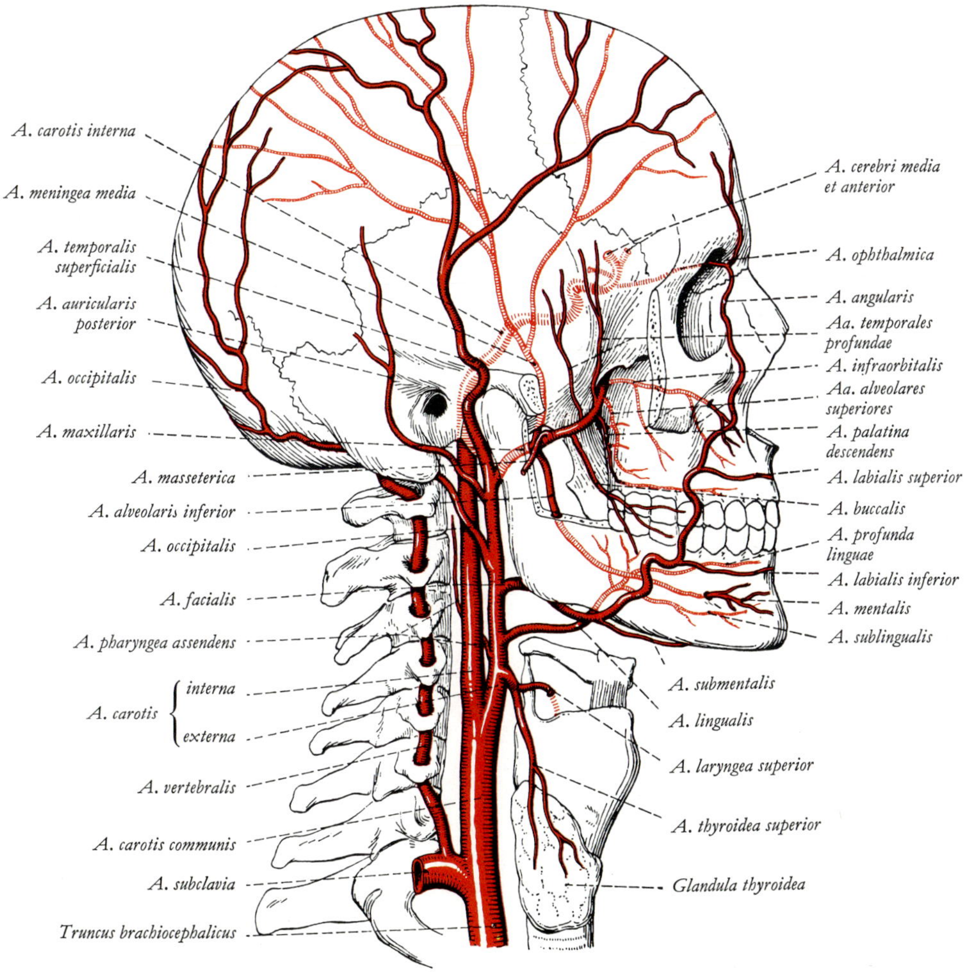

Abb. 86. Schema der Arterienversorgung des Kopfes und Halses

2. **A. cerebri media,** die mittlere Hirnschlagader, der stärkste Endast der Carotis interna, wendet sich seitwärts, zieht zwischen Stirn- und Schläfenlappen (Sulcus lateralis) haupts. zur lateralen Fläche des Großhirns (Abb. 306, 307).
3. **A. cerebri anterior,** die vordere Hirnschlagader, wendet sich medianwärts zur Fissura longitudinalis cerebri, um über den Balken dorsalwärts zu verlaufen und vorwiegend die medianen Flächen des Großhirns zu versorgen (Abb. 306, 307).
4. **A. choroidea anterior,** die vordere Gefäßhautschlagader, zieht mit dem N. opticus dorsolateralwärts und gelangt zwischen den Hirnschenkeln und dem Schläfenlappen zum Unterhorn des Seitenventrikels und zur Tela choroidea des 3. Ventrikels.
5. **A. communicans posterior** ist ein verschieden starker Verbindungsast zur *A. cerebri posterior* (s. Circulus arteriosus cerebri S. 411).

II. **A. carotis externa,** die äußere Kopfschlagader, versorgt den Kopf mit Ausnahme des Gehirns, des Augenhöhleninhaltes, der Stirn und des vorderen Teiles der Nasenhöhle.

Beim Ursprung aus der Carotis communis liegt sie meist **ventral und medial von der Carotis interna.** Sie zieht oberflächlich durch das *Trigonum caroticum,* dann unter dem Venter posterior des Digastricus und dem Stylohyoideus, um dorsal vom *Ramus mandibulae* in der Substanz der Ohrspeicheldrüse bis zum Collum mandibulae aufzusteigen, wo sie in ihre Endäste, *A. maxillaris* und *A. temporalis superficialis,* zerfällt. Während ihres Verlaufes gibt sie ab:

1. Ventral verlaufende Äste:

a) **A. thyroidea superior,** die obere Schilddrüsenarterie, entspringt unmittelbar nach der Carotisteilung, zieht bogenförmig abwärts zum Oberrande und zur Vorderfläche der Schilddrüse. Außer dem unbedeutenden *R. infrahyoideus* und *R. sternocleidomastoideus* sei erwähnt:

α) *A. laryngea superior,* die obere Kehlkopfarterie. Sie gelangt mit dem gleichnamigen Nerven durch die Membrana thyrohyoidea in das Innere des Kehlkopfes.

β) *R. cricothyroideus.* Er zieht vor dem gleichnamigen Bande zur Mittellinie, wo er meist mit dem Ast der anderen Seite anastomosiert (*Bedeutung für Laryngotomie!*).

b) **A. lingualis,** die Zungenarterie, entspringt in Höhe des großen Zungenbeinhorns, verschwindet unter dem M. hyoglossus (*hier zu unterbinden!*) und verläuft geschlängelt zwischen M. genioglossus und M. longitudinalis inferior zur Zungenspitze. Äste:

α) *R. suprahyoideus,* über dem Zungenbein zum gleichnamigen Ast der Gegenseite;

β) *A. sublingualis,* zwischen M. mylohyoideus und Glandula sublingualis verlaufend (für Unterzungendrüse, Schleimhaut unter der Zunge, Zahnfleisch und Muskeln);

γ) *Rr. dorsales linguae* für die Schleimhaut der Zungenwurzel;

δ) *A. profunda linguae,* der Endast, verläuft an der Unterfläche der Zungenspitze, neben dem Zungenbändchen zur Spitze.

c) **A. facialis,** die Gesichtsarterie, entspringt unmittelbar oberhalb der vorigen (manchmal mit ihr zusammen), zieht unter dem Venter posterior des Digastricus in das Trigonum submandibulare, verläuft hier durch die Glandula submandibularis und in stärkeren Krümmungen zum Unterrand des Unterkiefers (*vor dem Masseteransatz ist der Puls zu fühlen!*). Im Gesicht zieht sie stark geschlängelt aufwärts zum medialen Augenwinkel (Anastomose mit der *Ophthalmica*). Äste:

α) *A. palatina ascendens* verläuft zwischen M. styloglossus und M. stylopharyngeus zum Pharynx, zur Gaumenmandel (*R. tonsillaris*) und zum weichen Gaumen.
β) *A. submentalis* zieht auf der Unterfläche des M. mylohyoideus zum Kinn. Zweige zu den Muskeln und *Rr. glandulares* zur Gl. submandibularis.
γ) *A. labialis inferior* und *superior* zur Unter- und Oberlippe (mundhöhlenwärts vom M. orbicularis oris). Anastomosen zur Gegenseite und zu benachbarten Arterien.
δ) *A. angularis*, Endast, zum medialen Augenwinkel und Anastomose zur A. dorsalis nasi (aus der *Ophthalmica*). Versorgung der äußeren Nase.

Truncus thyrolinguofacialis. Selten entspringen die drei Arterien (a, b und c) in einem gemeinsamen Stamm aus der A. carotis externa. Diese Variation ist bei Unterbindungen zu beachten.

2. Medialer Ast:
A. pharyngea ascendens, die aufsteigende Schlundschlagader, entspringt direkt oberhalb der Carotisteilung, läuft an der seitlichen Rachenwand aufwärts bis zur Schädelbasis.

3. Dorsalwärts verlaufende Äste:
a) **A. sternocleidomastoidea** zieht über den N. hypoglossus hinweg nach lateral und unten zum gleichnamigen Muskel.
b) **A. occipitalis,** die Hinterhauptsarterie, entspringt in Höhe der A. facialis, steigt, bedeckt vom Digastricus, zum Warzenfortsatz auf (eigener Sulcus), wendet sich unter dem Sternocleidomastoideus, Splenius capitis und Longissimus capitis dorsalwärts, durchbohrt den Trapeziusursprung und zieht am Hinterhaupt aufwärts.
c) **A. auricularis posterior** [retroauricularis], die hintere Ohrschlagader, steigt vor dem Warzenfortsatz und hinter der Ohrmuschel aufwärts. Außer Muskelästen gibt sie ab:

α) *A. stylomastoidea*, durch das gleichnamige Loch in den Canalis facialis, von hier Äste zur Schleimhaut der Paukenhöhle (*A. tympanica post.*), zu den Cellulae mastoideae (*Rami mastoidei*) und an den Steigbügelmuskel (*R. stapedius*);
β) *R. auricularis* zur Rückfläche der Ohrmuschel;
γ) *R. occipitalis* zum Hinterhaupt, Anastomose mit der A. occipitalis.

4. Endäste. Die Teilung erfolgt hinter dem Collum mandibulae in:
a) **A. temporalis superficialis,** die oberflächliche Schläfenarterie, die häufig als stark geschlängeltes Gefäß in der Schläfengegend zu erkennen ist. Sie verläuft vor dem Ohr aufwärts, teilt sich oberhalb des Jochbogens in einen *R. frontalis* (zur Stirngegend, Anastomose mit dem Ramus lateralis der A. supraorbitalis) und einen *R. parietalis* (zur Schläfengegend, Anastomose mit der A. occipitalis). In ihrem Verlauf gibt sie folgende Äste ab:

α) *Rr. parotidei* zur Gl. parotis;
β) *A. transversa faciei*, fingerbreit unterhalb des Jochbogens zum Gesicht;
γ) *Rr. auriculares anteriores* zur Vorderfläche der Ohrmuschel und zum äußeren Gehörgang;
δ) *A. zygomaticoorbitalis* zum lateralen Augenwinkel;
ε) *A. temporalis media.* Sie durchbohrt die Fascia temporalis und zieht zum Schläfenmuskel.

b) **A. maxillaris,** die Oberkieferschlagader, verläuft an der Innenfläche des Ramus mandibulae (*Pars mandibularis*), zwischen oder auf den Mm. pterygoidei (*Pars pterygoidea*), vorwärts zur Fossa pterygopalatina (*Pars pterygopalatina*), wo sie in ihre Endäste zerfällt.

1. Pars mandibularis (Äste meist in Knochenkanälen verlaufend):

α) *A. auricularis profunda*, die tiefe Ohrarterie (zum Kiefergelenk, Trommelfell und äußeren Gehörgang);

β) *A. tympanica anterior*, die vordere Paukenhöhlenarterie (durch die Fissura petrotympanica zur Schleimhaut der Paukenhöhle);
γ) *A. meningea media*, die mittlere und größte Hirnhautarterie (durch das Foramen spinosum zur harten Hirnhaut, Teilung in einen vorderen und hinteren Ast);
δ) *A. alveolaris inferior*, die Unterkieferarterie. Sie läuft im Canalis mandibulae (Äste an Knochen, Zähne, Zahnfleisch) und tritt durch das Foramen mentale als *A. mentalis* zum Kinn und zur Unterlippe.

2. Pars pterygoidea (zu den Kaumuskeln):

ε) *A. temporalis profunda anterior* }
ζ) *A. temporalis profunda posterior* } zum M. temporalis;
η) *A. masseterica* durch die Incisura mandibulae zum M. masseter;
ϑ) *Rr. pterygoidei* zu den Mm. pterygoidei;
ι) *A. buccalis* zum M. buccinator, Anastomose mit A. facialis und A. transversa faciei.

3. Pars pterygopalatina (Äste fast alle in Knochenkanälen):
κ) *A. alveolaris superior posterior*, die hintere Oberkieferarterie, tritt am Tuber maxillae in den Oberkiefer zu den hinteren Zähnen;
λ) *A. infraorbitalis* gelangt am Boden der Augenhöhle durch den Canalis infraorbitalis und das Foramen infraorbitale zum Gesicht (hier Anastomosen mit den Gesichtsarterien). Im Canalis infraorbitalis gehen die *Aa. alveolares superiores anteriores* zu den vorderen Zähnen des Oberkiefers ab;
μ) *A. palatina descendens* steigt im Canalis palatinus major [pterygopalatinus] senkrecht abwärts zur Tonsille, zum weichen Gaumen (*Aa. palatinae minores*, durch gleichnamige Löcher) und zum harten Gaumen (*A. palatina major*, durch gleichnamiges Loch);
ν) *A. canalis pterygoidei* (durch gleichnamigen Kanal rückwärts zu Schlund, Ohrtrompete und Paukenhöhle);
ο) *A. sphenopalatina* [pterygopalatina] durch das gleichnamige Loch zum oberen und hinteren Teil der Nasenhöhle, wo sie sich in die *Aa. nasales posteriores laterales* (laterale Wand) *et septi* (Nasenscheidewand) aufzweigt.

D. Übersicht über die Venen des Kopfes und des Halses

(Abb. 87)

Im allgemeinen verlaufen die Venen wie die gleichnamigen Arterien. Sie gehen noch häufiger als die Arterien Anastomosen ein, bilden an einigen Stellen Venengeflechte, *Plexus venosi*. Nur an wenigen Stellen haben sie ein abweichendes Verhalten. Besonders zu betonen ist, daß Venenklappen an Kopf und Hals sehr selten sind. Wir können die Venen summarisch abhandeln.

1. **Vv. diploicae.** Das Blut des knöchernen Schädeldaches und der Dura sammelt sich in besonderen Venen der Diploë. Gewöhnlich finden wir eine **frontale,** zwei **temporale** und eine **okzipitale** (vgl. Abb. 8). Sie münden durch die Vv. emissariae in die Sinus durae matris oder in die äußeren Kopfvenen.
2. **Vv. cerebri.** Das Blut von den Außenflächen des Gehirns fließt in die benachbarten Blutleiter der Dura mater. Aus dem **Inneren des Gehirns** sammelt es sich in **2 Vv. cerebri internae,** die sich zur unpaaren kurzen **V. cerebri magna** (*Galeni*) vereinigen, die in den Sinus rectus mündet.

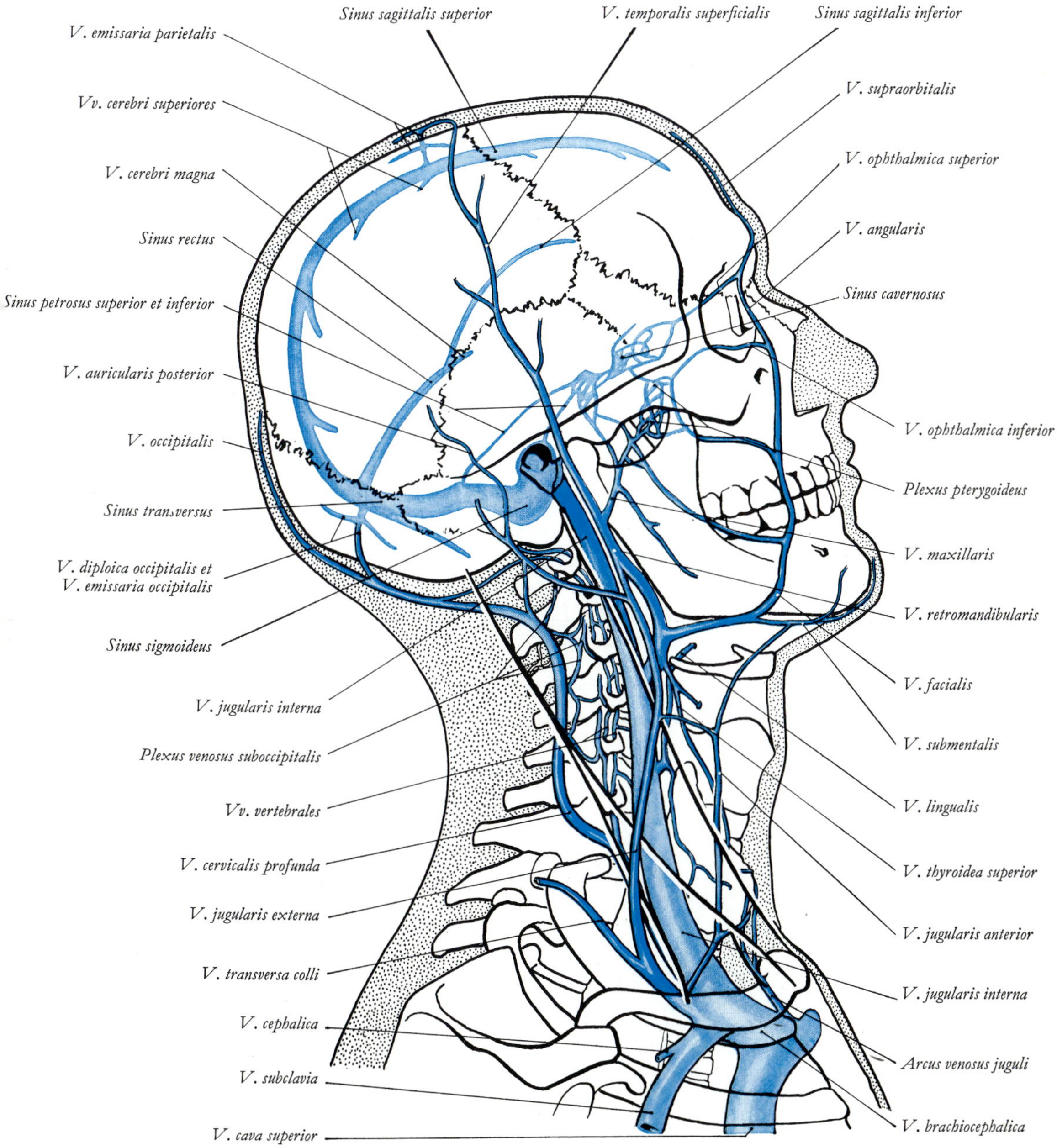

Abb. 87. Schema der wichtigsten Venen und Venenverbindungen des Kopfes und Halses. Der Schädel ist durchsichtig gezeichnet; die inneren Schädelvenen sind hellblau gehalten

3. **Sinus durae matris,** die Blutleiter der harten Hirnhaut, liegen zwischen den beiden Blättern der Dura mater, sind starrwandige, klappenlose Räume, die das Blut aus dem Innern der Schädelhöhle aufnehmen. Sie strömen alle zum Foramen jugulare, in den Bulbus v. jugularis superior. Da der Abfluß rechts günstiger ist, sind die rechten meist etwas stärker (*V. cava superior rechts gelegen*!). Über die Lage der Sinus S. 399. Sie stehen durch zahlreiche Verbindungen (Vv. emissariae) mit den äußeren Kopfvenen und den Vv. diploicae in Verbindung.
4. **Vv. emissariae** S. 12 und Abb. 297.
5. **Vv. ophthalmicae.** Das Blut aus der Augenhöhle strömt in der Hauptsache mit Venen, die den Ästen der A. ophthalmica folgen, zu einem größeren Stamm, der **V. ophthalmica superior,** die nicht mit der Arterie durch den Canalis opticus, sondern durch die Fissura orbitalis superior zum *Sinus cavernosus* zieht. Am Aditus orbitae steht sie aber auch mit der V. angularis in Verbindung, kann das Blut von der äußeren Nase und der Oberlippe aufnehmen (*Gefahr bei Furunkeln in diesem Gebiet*!). Eine **V. ophthalmica inferior** ist nicht konstant, verläuft lateral, steht mit der V. ophthalmica sup. meistens in Verbindung, mündet aber durch die Fissura orbitalis inferior in den *Plexus pterygoideus.*

Von den Weichteilen des Kopfes fließt das venöse Blut ab durch die:

6. **V. facialis** aus dem Bereich des Gesichtes. Sie verläuft vom medialen Augenwinkel zum vorderen Masseterrande und weiter durch das Trigonum submandibulare zur V. jugularis interna. Sie nimmt als größeren Ast auf:
7. **V. retromandibularis.** Sie folgt hinter dem Ramus mandibulae ungefähr der A. carotis externa und nimmt hauptsächlich die Schläfenvenen und das Blut aus dem Plexus pterygoideus auf. Durch eine stärkere Anastomose fließt sie auch in die V. jugularis externa ab.
8. **V. occipitalis** und **V. auricularis posterior** nehmen das Blut vom Hinterkopf auf und münden in die
9. **V. jugularis externa** [superfic. dors.], eine Hautvene, die am Hinterrand des Sternocleidomastoideus, unter dem Platysma, abwärts zieht und in die V. brachiocephalica oder V. jugularis int. oder V. subclavia mündet.
10. **V. jugularis anterior** [superficialis ventralis], die vordere Hautvene des Halses, entsteht in der Unterkinngegend (V. submentalis), steigt unter dem Platysma senkrecht zur Fossa jugularis abwärts, ist manchmal mit der Vene der anderen Seite zu einer unpaaren *V. mediana colli* vereinigt, mündet in den **Arcus venosus juguli,** einen queren Venenbogen im Spatium suprasternale, oder direkt in die angrenzenden Venen.
11. **V. jugularis interna,** die innere Drosselvene, verläuft vom Foramen jugulare an der lateralen Seite der A. carotis interna und A. carotis communis bis hinter das Sternoklavikulargelenk, wo sie sich mit der *V. subclavia* zur *V. brachiocephalica* vereinigt. Sie ist im Foramen jugulare zum **Bulbus v. jugularis superior** und kurz vor der Vereinigung mit der V. subclavia zum **Bulbus v. jugularis inferior** erweitert.

Die V. jugularis interna nimmt das venöse Blut aus dem ganzen Stromgebiet der A. carotis communis auf.

Stärkere Adergeflechte

1. **Plexus pharyngeus** liegt an der Seiten- und Hinterwand des Schlundes. Mit ihm steht ein Adergeflecht auf der Dorsalfläche des Ringknorpels und der gegenüberliegenden Pharynxwand in Verbindung, das einen gewissen Abschluß des Schlundes gegen die Speiseröhre bilden hilft.

2. **Plexus pterygoideus,** zwischen den gleichnamigen Muskeln, steht mit dem vorigen, mit dem Sinus cavernosus, mit den Vv. facialis und retromandibularis, auch direkt mit der V. jugularis int. in Verbindung. Von den zahlreichen Zuflüssen seien die Vv. meningeae mediae, die V. ophthalmica inferior und die V. canalis pterygoidei erwähnt.

12. **V. subclavia** entspricht im großen und ganzen dem Stromgebiet der gleichnamigen Arterie. Vor der Vereinigung mit der V. jugularis int. hat sie meist ein Klappenpaar.
13. **V. brachiocephalica** entsteht jederseits durch die Vereinigung von V. subclavia und V. jugularis interna. Die linke ist länger als die rechte. Beide vereinigen sich hinter dem Sternum zur
14. **V. cava superior,** die rechts von der Mittellinie zum rechten Vorhof absteigt.

E. Übersicht über die Lymphgefäße und Lymphknoten des Kopfes und des Halses

(Abb. 88)

Die Lymphgefäße oder Saugadern von Kopf und Hals sammeln sich jederseits im **Truncus jugularis,** dem Drosselstamm, der mit den großen Halsgefäßen abwärts zum Venenwinkel zwischen V. jugularis int. und V. subclavia zieht, um rechts in den *Ductus lymphaticus dexter,* links in den *Ductus thoracicus* oder beiderseits direkt in die benachbarten Venen einzumünden. In den Verlauf der Lymphgefäße sind charakteristische Gruppen von Lymphknoten eingeschaltet.

1. **Nodi lymphatici occipitales.** 1–2 Knoten auf der Ursprungssehne des M. trapezius in Höhe der Linea nuchae suprema.
   Zuflußgebiet: Hinterhaupt bis zum Scheitel, obere Nackengegend.
   Abfluß: Zu den Nodi lymphatici cervicales profundi.
2. **Nodi lymphatici retroauriculares,** 2–3 Knoten auf der Ansatzsehne des M. sternocleidomastoideus am Warzenfortsatz.
   Zuflußgebiet: Rückfläche des Ohres, Haut des Hinterkopfes.
   Abfluß: Zu den Nodi lymphatici cervicales profundi.
3. **Nodi lymphatici parotidei,** auf (1–2) oder in der Glandula parotis, vor dem äußeren Gehörgang.
   Zuflußgebiet: Stirn, Schläfe, lateraler Teil der Augenlider, Vorderfläche der Ohrmuschel, äußerer Gehörgang, Trommelfell, Glandula parotis.
   Abfluß: Zu den Nodi lymphatici cervicales profundi.
4. **Nodi lymphatici submandibulares,** meist 3 am Unterkieferrand, im Bereich des Trigonum submandibulare gelegene Knoten. Häufig liegt ein Knoten in der Glandula submandibularis.
   Zuflußgebiet:
   a) Oberflächlich: Medialer Teil der Stirn und der Augenlider, äußere Nase, Haut der Oberlippe und Wange. In den Verlauf sind bei Jugendlichen häufig

kleine Knoten in der Nähe der V. facialis (**Nodi lymphatici buccales,** auf dem M. buccinator) eingeschaltet.

b) Tief: Vorderer Teil der Mundhöhle, der Zunge und des Mundhöhlenbodens; Zähne, Zahnfleisch, vorderer Teil der Nasenhöhlenschleimhaut.

Abfluß: Zu den Nodi lymphatici cervicales superficiales und profundi.

5. **Nodi lymphatici submentales,** 2–3 kleine Knoten zwischen Kinn, Zungenbein und Venter anterior m. digastrici.

Zuflußgebiet: Haut des Kinnes und der Unterlippe; untere Schneidezähne und angrenzendes Zahnfleisch; Zungenspitze.

Abfluß: Zu den Nodi lymphatici submandibulares und cervicales.

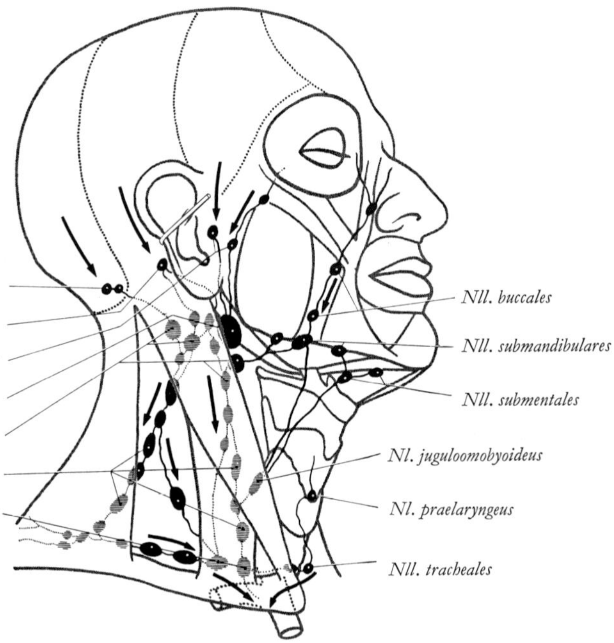

Abb. 88. Die Lymphknoten und Lymphabflüsse des Kopfes und Halses. Verändertes Schema nach *Rouvière*. Gestrichelte Linien und Pfeile geben die Einzugsgebiete an. Oberflächliche Knoten sind vollschwarz, tiefe gestrichelt wiedergegeben

6. **Nodi lymphatici buccales,** medial vom Unterkiefer.

Zuflußgebiet: Hinterer Teil der Nasen- und Mundhöhle; Flügelgaumengrube, Unterschläfengrube, Gaumen und Schlund.

Abfluß: Zu den Nodi lymphatici cervicales profundi.

7. **Nodi lymphatici cervicales superficiales** liegen in wechselnder Zahl in der Umgebung der V. jugularis externa, oben auf dem Sternocleidomastoideus, unten im seitlichen Halsdreieck.

Zuflußgebiet: Ohr, Parotis, Gegend des Kieferwinkels, oberflächliche Teile des Halses.

Abfluß: Nodi lymphatici cervicales profundi.

8. **Nodi lymphatici cervicales profundi** liegen längs der V. jugularis interna und in der Fossa supraclavicularis major.

Zuflußgebiet: Selbständige Äste von Schlundenge, Mandeln, Schlund, Kehlkopf, Schilddrüse und Luftröhre; außerdem abführende Gefäße aus allen obengenannten Lymphknoten.

9. **Nodus lymphaticus jugulodigastricus** liegt in der Höhe des großen Zungenbeinhorns auf der V. jugularis interna. Er ist einer der oberen tiefen Halslymphknoten, der häufig beim Karzinom der Zunge und der Gaumentonsille vergrößert ist.
   Zuflußgebiet: Gaumenmandel und hinteres Drittel der Zunge.
10. **Nodus lymphaticus juguloomohyoideus** liegt oberhalb der Zwischensehne des M. omohyoideus auf der V. jugularis interna. Er ist einer der unteren tiefen Halslymphknoten.
   Zuflußgebiet: Zunge direkt und indirekt über Nodi lymphatici submentales, submandibulares und cervicales profundi superiores.
11. **Nodi lymphatici praelaryngei,** zwischen Ring- und Schildknorpel und zwischen Schildknorpel und Zungenbein (Nll. infrahyoidei).
   Zuflußgebiet: Kehlkopf.
   Abfluß: Nodi lymphatici cervicales superficiales und tracheales.
12. **Nodi lymphatici tracheales,** längs der Luftröhre.
   Zuflußgebiet: Kehlkopf, Luftröhre und ihre Verzweigungen.
   Abfluß: Nodi lymphatici mediastinales posteriores.
13. **Nodi lymphatici retropharyngei,** hinter dem oberen Teil des Schlundes (besonders bei Kindern).
   Zuflußgebiet: Schlund, Ohrtrompete, hinterer Teil der Nasenhöhle.
   Abfluß: Nodi lymphatici cervicales profundi.

F. Übersicht über die Nervenversorgung des Kopfes und des Halses

Die **Kopf- oder Gehirnnerven** versorgen den ganzen Kopf bis auf die Hinterhauptsgegend, die Ohrmuschel und die nähere Umgebung des Ohres, weiter die Halseingeweide und einige Halsmuskeln. Die ventralen Äste der 4 oberen Halsnerven bilden untereinander ein Geflecht, den **Plexus cervicalis,** der in der Hauptsache die Haut des Hinterhauptes, des Ohres und des Halses, das Zwerchfell und einige Halsmuskeln versorgt. Der aus den ventralen Ästen der 4 unteren Halsnerven und dem 1. Brustnerven gebildete Plexus brachialis ist zwar in den unteren Teilen des Halses aufzusuchen, versorgt aber in der Hauptsache die obere Gliedmaße und soll deshalb dort besprochen werden.

Die Haut des Kopfes wird demnach sowohl von **Halsnerven** (*Plexus cervicalis*) als auch von **Kopfnerven** (hauptsächlich vom *N. trigeminus*) versorgt. Die praktisch wichtige Grenze zwischen beiden Innervationsgebieten markiert eine Gerade vom Scheitel zum Porus acusticus externus und eine weitere vom letzteren zum Kinn („Scheitel-Ohr-Kinn-Linie", s. auch S. 173).

I. Die Kopfnerven, Nn. craniales,

treten bis auf ein Paar an der Hirnbasis aus und heißen deshalb auch **Gehirnnerven.** Wir unterscheiden 12 Gehirnnervenpaare und bezeichnen sie mit den entsprechenden römischen Zahlen.

I. **Nn. olfactorii,** die Riechnerven, sind rein sensorisch. Sie beginnen als Riechzellen (bipolare Ganglienzellen) in der Riechschleimhaut der Nasenhöhle, ziehen durch die **Lamina cribrosa** des Siebbeins in die Schädelhöhle und gelangen zum Bulbus olfactorius.

II. **N. opticus,** der Sehnerv, zieht vom Augapfel leicht gebogen durch den Fettkörper der Augenhöhle zum Canalis opticus, durchsetzt ihn und vereinigt sich mit dem Nerven der Gegenseite zur Sehnervenkreuzung, *Chiasma opticum.* Nach teilweiser Kreuzung der Fasern setzt er sich nach hinten in den Tractus opticus fort. Der N. opticus ist seiner Entwicklung und seinem Aufbau nach ein Hirnteil, weiße Substanz, und kein peripherer Nerv.

III. **N. oculomotorius,** motorisch und parasympathisch, versorgt alle Augenmuskeln außer M. obliquus superior und M. rectus lateralis. Er kommt dicht vor der Brücke aus der Fossa interpeduncularis, zieht seitlich vom Türkensattel durch die Wand des *Sinus cavernosus,* gelangt durch die **Fissura orbitalis superior** aus der Schädel- zur Augenhöhle. Hier teilt er sich (Abb. 89) in:

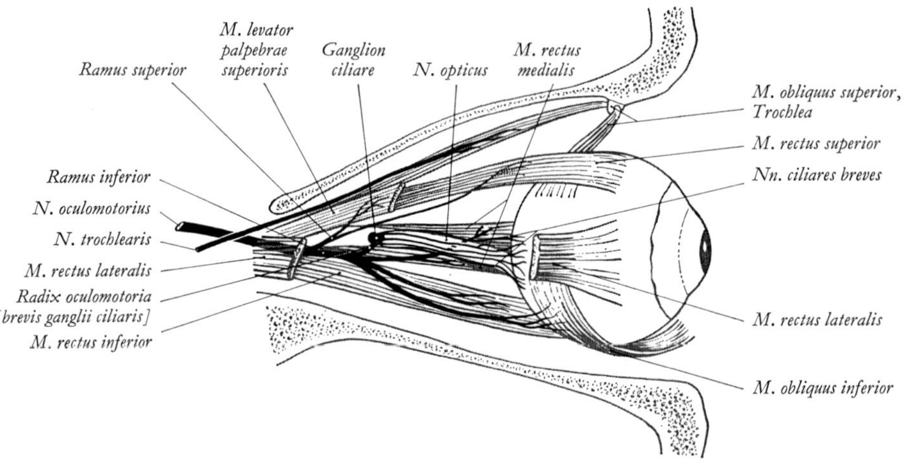

Abb. 89. Lage und Verzweigung des N. oculomotorius und des N. trochlearis. Schema

1. Ramus superior für M. levator palpebrae superioris und M. rectus superior.
2. Ramus inferior für die Mm. recti medialis und inferior sowie den M. obliquus inferior. Der untere Ast gibt ab:

   Die *Radix oculomotoria.* Durch sie gelangen die parasympathischen Fasern im N. oculomotorius zum Ganglion ciliare (Umschaltung) und weiter zum Corpus ciliare (*Akkomodation!*) und Sphincter pupillae (*Verengung der Pupille!*).

IV. **N. trochlearis,** der Rollennerv des Auges. Rein motorisch für den *M. obliquus superior.* Er tritt als einziger Hirnnerv dorsal aus (Abb. 254), wendet sich um die Crura cerebri nach ventral, erscheint dort am vorderen Rande der Brücke, zieht durch die Wand des *Sinus cavernosus* und gelangt durch die **Fissura orbitalis superior,** oberhalb des Augenmuskelkegels zum M. obliquus superior.

V. **N. trigeminus,** der dreigeteilte Nerv, ist sensibel, *Radix sensoria* [Portio major], und motorisch, *Radix motoria* [Portio minor]. Der kräftige Nerv tritt seitlich durch die Brücke aus. Nahe der Spitze der Felsenbeinpyramide durchbohrt er die Dura mater, bildet hier das sensible **Ganglion trigeminale** [semilunare] und zerfällt (Abb. 90–92) in seine 3 Endäste:

1. **N. ophthalmicus** (Abb. 90), der sensible Nerv der Augenhöhle, des oberen Augenlides, der Stirn und des vorderen Teiles der Nasenhöhle. Er verläuft in

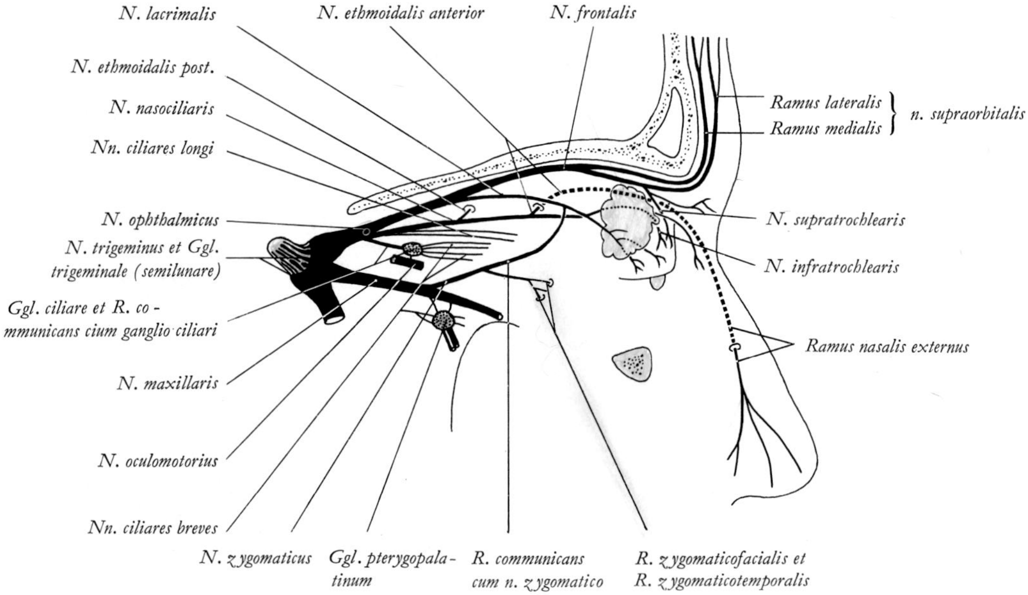

Abb. 90. Lage und Verzweigung des N. ophtalmicus. Von lateral gesehen. Schema

der Wand des *Sinus cavernosus*, gibt einen feinen *R. tentorii* zum Tentorium cerebelli und betritt mit seinen 3 Ästen durch die **Fissura orbitalis superior** die Augenhöhle. Äste:

a) **N. lacrimalis,** der Tränennerv, verläuft an der lateralen Wand der Orbita, nimmt in seinem Verlauf durch den *Ramus communicans cum n. zygomatico* sekretorische (parasympathische) Fasern für die Tränendrüse aus dem *N. intermedius* (über N. petrosus major, Ganglion pterygopalatinum, N. zygomaticus) auf, versorgt die Tränendrüse und zieht mit den sensiblen Fasern weiter zum oberen Augenlid und zur Haut und Bindehaut am lateralen Augenwinkel.

b) **N. frontalis,** der Stirnnerv, verläuft unmittelbar unter dem Dach der Orbita auf dem M. levator palpebrae superioris. Er teilt sich in:

α) *N. supraorbitalis,* der mit seinem Ramus lateralis (durch Foramen sive Incisura supraorbitalis) und Ramus medialis (durch Incisura sive Foramen frontale) zur Haut der Stirn und zur Haut und Bindehaut des oberen Augenlides zieht.

β) *N. supratrochlearis.* Er zieht oberhalb der Trochlea des M. obliquus oculi superior zur Haut der Nasenwurzel, der unteren Stirngegend und des oberen Augenlides. Vor der Aufzweigung schickt er noch eine Anastomose zum N. infratrochlearis.

c) **N. nasociliaris,** der Nasenaugennerv, verläuft über den N. opticus zur medialen Wand der Orbita. Äste:

α) *Ramus communicans cum ganglio ciliari* führt über das Ganglion ciliare (ohne Umschaltung) sensible Fasern zum Augapfel.

β) *Nn. ciliares longi* ziehen direkt zum hinteren Pol des Augapfels.

γ) *N. ethmoidalis posterior* gelangt durch das Foramen ethmoidale posterius [Canalis orbitoethmoideus] zur Schleimhaut der hinteren Siebbeinzellen.

δ) *N. ethmoidalis anterior* zieht durch das Foramen ethmoidale anterius [Canalis orbitocranialis] in die Schädelhöhle und von dort durch die Lamina cribrosa zur Nasenhöhle. Äste:

aa) *Rami nasales laterales* zur Seitenwand der Nasenhöhle;
bb) *Rami nasales mediales* zur Nasenscheidewand;
cc) *Ramus nasalis externus* steigt an der Rückfläche des Os nasale abwärts und gelangt an der Grenze zwischen knöcherner und knorpeliger Nase zur Haut der äußeren Nase bis zur Nasenspitze.

ε) *N. infratrochlearis.* Er verläuft unterhalb der Trochlea des *M. obliquus oculi superior* (S. 234), verbindet sich mit dem N. supratrochlearis und versorgt mit *Rami palpebrales* das Oberlid, den medialen Augenwinkel und den Tränensack.

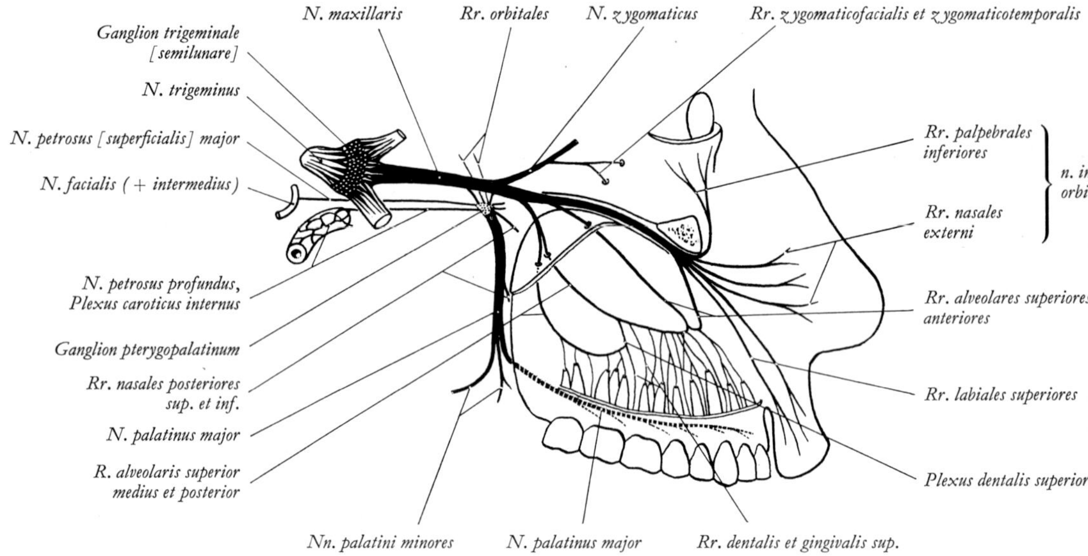

Abb. 91. Lage und Verzweigung des N. maxillaris. Von lateral gesehen. Schema

2. **N. maxillaris** (Abb. 91), rein sensibel, gelangt von der Schädelhöhle durch das **Foramen rotundum** in die *Fossa pterygopalatina*, erreicht durch die *Fissura orbitalis inferior* [sphenomaxillaris] am Boden der Augenhöhle den *Canalis infraorbitalis* und endet als N. infraorbitalis im Gesicht. Er breitet sich im wesentlichen im Bereich des Oberkiefers und der ihn deckenden Weichteile aus. Äste:

a) **R. meningeus,** vor dem Austritt aus der Schädelhöhle zur Dura.

b) **N. zygomaticus** verläßt den Stamm in der Flügelgaumengrube, gelangt durch die Fissura orbitalis inferior [sphenomaxillaris] an die laterale Wand der Augenhöhle. Zweige:

α) R. zygomaticotemporalis, der obere Zweig, schickt durch eine Anastomose sekretorische (parasymp.) Fasern aus dem N. intermedius über den N. lacrimalis zur Tränendrüse und zieht durch das *Foramen zygomaticotemporale* zur Haut der Schläfe.

β) R. zygomaticofacialis, der untere Zweig, zieht durch das *Foramen zygomaticofaciale* zur Haut der Wange und des lateralen Augenwinkels.

c) **Nn. pterygopalatini** ziehen direkt oder indirekt (über das **Ganglion pterygopalatinum,** wo sich ihnen sekretorische (parasympathische) und sympathische Fasern zugesellen) in folgende Nerven:

α) Rami orbitales, 2–3 Zweige, ziehen durch die *Fiss. orbitalis inferior* zur Augenhöhle und von dort zur Keilbeinhöhle, zu den hinteren Siebbeinzellen und zur Optikusscheide.

β) Rami nasales posteriores superiores laterales, 6–10 feine Zweige, verlaufen durch das *Foramen sphenopalatinum* zum hinteren Teil der lateralen Nasenwand und zum oberen Teil des Schlundes.

γ) Rami nasales posteriores superiores mediales, 2–3 feine Zweige zum hinteren Teil der Nasenscheidewand. Einer von ihnen ist länger, zieht als N. nasopalatinus (*Scarpae*) auf dem Septum zum *Canalis incisivus* und gelangt in ihm zum vorderen Teil der Schleimhaut des Gaumens.

δ) Nn. palatini, meist 3 Zweige, ziehen durch den Canalis palatinus major [pterygopalatinus] abwärts zum Gaumen:

aa) *N. palatinus major* durch das *Foramen palatinum majus* zum harten Gaumen (Schleimhaut, Drüsen, Zahnfleisch). In seinem Verlauf gibt er *Rami nasales posteriores inferiores* zur unteren Nasenmuschel ab.

bb) *Nn. palatini minores* ziehen durch die gleichnamigen Kanäle und Foramina zur Gaumenmandel und zur Schleimhaut des weichen Gaumens.

d) **Rami alveolares superiores posteriores,** meist 2, gehen vom Stamm vor dem Eintritt in die Augenhöhle ab, ziehen am Tuber maxillae abwärts und gelangen durch die *Foramina alveolaria* zum lateralen, hinteren Teil der Kieferhöhlenschleimhaut und bilden mit dem mittleren und vorderen Ast (s. unter e, *α* u. *β*) den **Plexus dentalis superior,** aus dem sie die 3 Molaren und das Zahnfleisch des Oberkiefers versorgen.

e) **N. infraorbitalis** ist der Endast. Er gelangt durch die Fissura orbitalis inferior in den *Canalis infraorbitalis* und durch das Foramen infraorbitale zum Gesicht. Im Kanal gibt er ab:

α) R. alveolaris superior medius. Er zieht über den **Plexus dentalis superior** zu den Prämolaren und zum zugehörigen Zahnfleisch.

β) Rami alveolares superiores anteriores. Nach Abgabe eines Astes zur Nasenhöhle ziehen sie zum Eckzahn, zu den Schneidezähnen und zum zugehörigen Zahnfleisch.

Die Endäste im Gesicht:

γ) Rami palpebrales inferiores zur Haut des unteren Augenlides,
δ) Rami nasales externi zur Haut der äußeren Nase,
ε) Rami nasales interni zur Schleimhaut der Nasenhöhle (vorderer Teil),
ζ) Rami labiales superiores zur Haut und Schleimhaut der Oberlippe und zum angrenzenden Zahnfleisch.

3. **N. mandibularis** (Abb. 92) ist sensibel und motorisch. Er nimmt die **Radix motoria** [Portio minor] des Trigeminus auf. Er gelangt durch das **Fora-**

men ovale aus der Schädelhöhle zur Außenfläche der Schädelbasis und versorgt motorisch alle Kaumuskeln und die Mundbodenmuskeln (Vorderbauch des M. digastricus und M. mylohyoideus), sensibel die Schleimhaut der Mundhöhle (Ausnahme: Gaumen und hinterer Teil der Zunge), Haut, Zähne und Zahnfleisch im Bereich des Unterkiefers. Unmittelbar unter dem Foramen ovale teilt er sich in einen vorderen schwächeren, vorwiegend motorischen und einen hinteren stärkeren, sensiblen Ast. Äste des N. mandibularis:

a) **Ramus meningeus,** geht vom Stamm ab und zieht durch das *Foramen spinosum* rückläufig zur Dura mater.

Aus dem vorderen, vorwiegend motorischen Ast gehen hervor:

b) **N. massetericus** durch die Incisura mandibulae zum M. masseter und feine Fäden zum Kiefergelenk,
c) **Nn. temporales profundi,** ein vorderer und ein hinterer Ast zum M. temporalis,
d) **N. pterygoideus lateralis** zum M. pterygoideus lateralis,
e) **N. pterygoideus medialis** zum M. pterygoideus medialis.

Er gibt direkt oder über das Ganglion oticum ab:
α) Einen Ast zum M. tensor veli palatini,
β) Einen Ast zum M. tensor tympani. (Störungen des Gehörs bei Erkrankungen des N. trigeminus!)

f) **N. buccalis,** der Wangennerv. Er tritt zwischen den beiden Köpfen des M. pterygoideus lateralis auf die Außenfläche des M. buccinator, schickt durch ihn hindurch Zweige zur Wangenschleimhaut und zum bukkalen Zahnfleisch, andere zur Haut der Wange und verzweigt sich bis zum Mundwinkel.

Aus dem hinteren, starken, sensiblen Stamm gehen hervor:

g) **N. auriculotemporalis.** Er nimmt am Ganglion oticum parasympathische Fasern (aus dem *N. glossopharyngeus* über *N. tympanicus* und *N. petrosus minor*) auf, umfaßt oft schlingenartig die A. meningea media, zieht nach hinten zum Collum mandibulae und wendet sich vor dem äußeren Gehörgang aufwärts zur Haut der Schläfengegend. Äste:

α) N. meatus acustici externi, meist 2 feine Zweige, zum äußeren Gehörgang. Einer schickt einen zarten *R. membranae tympani* zum Trommelfell;
β) Rami parotidei zur Glandula parotis;
γ) Rami communicantes cum nervo faciali, meist 2 Verbindungen zum N. facialis. Diese führen dem N. facialis die oben erwähnten parasympathischen (sekretorischen) Fasern für die Gl. parotis zu;
δ) Nn. auriculares anteriores für die konkave Außenfläche der Ohrmuschel;
ε) Rami temporales superficiales, die Endäste, für die Haut der Schläfengegend.

h) **N. lingualis,** der Zungennerv, sensibel, gelangt zwischen M. pterygoideus lateralis und medialis an die Innenfläche des Ramus mandibulae, geht hier die Verbindung zur Chorda tympani (*Geschmacksfasern von der Zunge und,* über seine Anastomose mit dem Ganglion submandibulare, *parasympathische* [*sekretorische*] *Fasern für die Glandula submandibularis und sublingualis*!) ein, steigt vor dem N. alveolaris inferior abwärts, wendet sich im Bogen oberhalb der Glandula submandibularis und des M. mylohyoideus zum Seitenrande der Zunge. Äste:

α) Rami isthmi faucium, Äste zur Schlundenge und zur Gaumenmandel;
β) Verbindung mit der Chorda tympani (s. oben);
γ) Zweige zum Ganglion submandibulare (parasympathische und sensible Fasern für die Drüse);
δ) Rami communicantes cum n. hypoglosso (motorische Fasern aus dem N. hypoglossus für die Zungenmuskeln);
ε) N. sublingualis zur Glandula sublingualis und angrenzenden Mundschleimhaut;
ζ) Rami linguales, die Endäste, sensible und Geschmacksfasern für die vorderen zwei Drittel der Zunge.

i) **N. alveolaris inferior,** motorisch und sensibel, steigt hinter dem N. lingualis an der Innenfläche des Ramus mandibulae abwärts bis zum *Foramen mandibulae*, gibt hier den *N. mylohyoideus* ab, verläuft selbst durch den *Canalis mandibulae*, den er als *N. mentalis* durch das *Foramen mentale* verläßt. Äste:

α) N. mylohyoideus, motorisch, zweigt sich am Foramen mandibulae ab und verläuft an der Innenfläche des Unterkiefers zum M. mylohyoideus und zum Venter anterior m. digastrici.
β) Plexus dentalis inferior, wird innerhalb des Kanales gebildet. Er gibt:
aa) *Rami dentales inferiores* zu den Unterkieferzähnen;
bb) *Rami gingivales inferiores* zum Zahnfleisch.
γ) N. mentalis, der Kinnerv, zieht durch das *Foramen mentale*:
aa) *Rami mentales* zur Haut des Kinnes,
bb) *Rami labiales inferiores* zur Haut und Schleimhaut der Unterlippe.

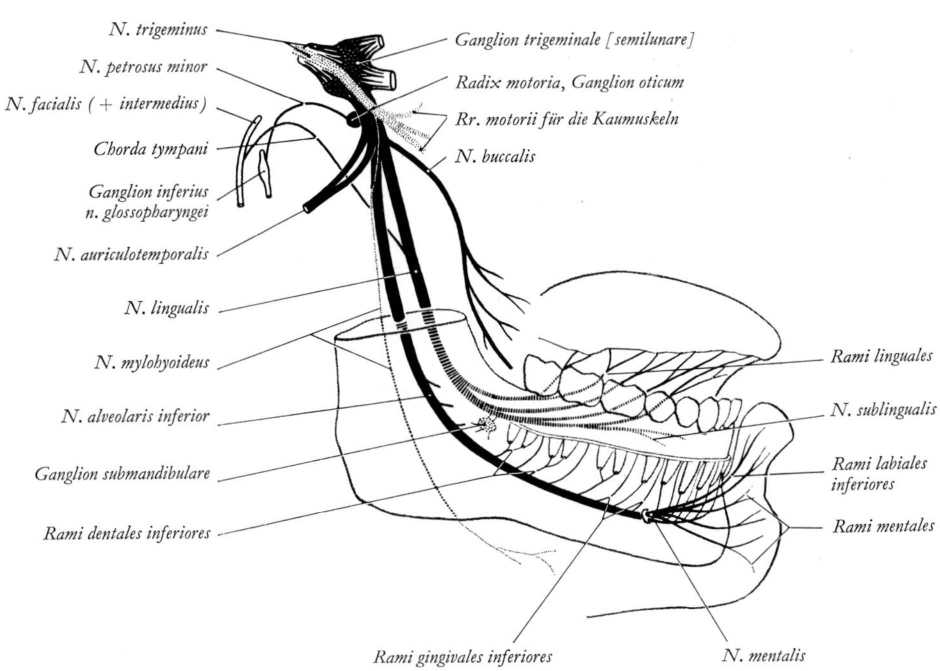

Abb. 92. Verzweigung des N. mandibularis. Schema

VI. **N. abducens,** der den Augapfel (von der Mittellinie) wegführende Nerv, rein motorisch, verläßt das Gehirn am kaudalen Rande der Brücke, zwischen dieser und der Pyramide, tritt bereits auf dem Clivus durch die Dura, verläuft extradural durch den *Sinus cavernosus,* betritt die Augenhöhle durch die **Fissura orbitalis superior** und versorgt den *M. rectus lateralis.*

VII. **N. facialis,** der Gesichtsnerv (Abb. 93), rein motorisch, verläßt das Gehirn am kaudalen Rande des Brückenarmes, „im Kleinhirnbrückenwinkel". Hier liegt zwischen ihm und dem **N. vestibulocochlearis** [statoacusticus] der dünne **N. intermedius,** der sich im Felsenbein mit dem N. facialis zu einem einheitlichen Nervenstamm vereinigt (*N. intermediofacialis*). Der Intermediusanteil führt Geschmacksfasern für die vorderen zwei Drittel der Zunge, parasympathische (sekretorische) für die Speicheldrüsen (ohne Parotis) und sensible Fasern, deren pseudounipolare Ganglienzellen im **Ganglion geniculi** liegen. Facialis, Intermedius und Vestibulocochlearis, auch als **„Fazialisgruppe"** bezeichnet, gelangen, von Fortsetzungen der Hirnhäute begleitet, durch den *Meatus acusticus internus* in das Felsenbein. Im Grunde des inneren Gehörganges treten Facialis und Intermedius in den *Canalis n. facialis* ein. Dieser verläuft zunächst nach lateral und vorn bis zum *Hiatus canalis facialis,* biegt hier fast rechtwinklig (**Geniculum n. facialis,** äußeres Knie; inneres Knie des Facialis S. 336), nach lateral und hinten um, verläuft oberhalb des ovalen Fensters, wendet sich dann im Bogen abwärts und endet mit dem **Foramen stylomastoideum.** Hier verläßt der N. facialis den Schädel.

Am äußeren Fazialisknie, *Geniculum n. facialis,* liegt das kleine sensible, einem Spinalganglion entsprechende **Ganglion geniculi.** Der Intermediusanteil verläßt den Facialis 1. als *N. petrosus major* am Fazialisknie, 2. als *Chorda tympani* kurz oberhalb des Foramen stylomastoideum.

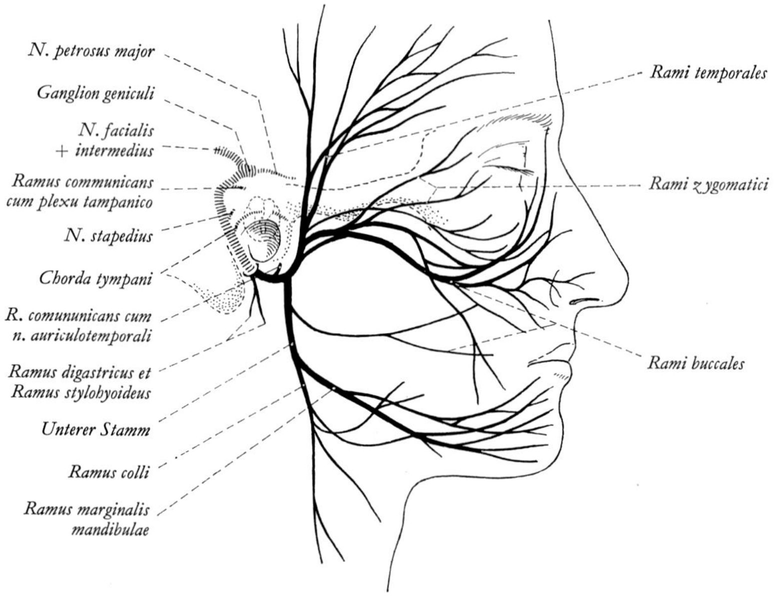

Abb. 93. Schema des N. facialis + intermedius. Der Verlauf im Felsenbein ist gestrichelt; nach dem Austritt aus dem Foramen stylomastoideum ist er voll ausgezogen

Äste:

A. Innerhalb des Schläfenbeines:

1. **N. petrosus major** (Teil des N. intermedius) führt parasympathische (für Tränen, Gaumen- und Nasendrüsen), vielleicht auch sensible Fasern über das *Ganglion pterygopalatinum* in die Äste des N. maxillaris. Siehe S. 112.
2. **Ramus communicans cum plexu tympanico** geht am Geniculum oder vom N. petrosus major ab zum *Plexus tympanicus*, dem Nervengeflecht der Paukenhöhle.
3. **N. stapedius,** vom absteigenden Fazialisabschnitt zum *M. stapedius* im Mittelohr. (Gehörstörungen bei Erkrankungen des N. facialis!)
4. **Chorda tympani,** Teil des N. intermedius zum N. lingualis (mit parasympathischen [sekretorischen] Fasern für die Glandula submandibularis und sublingualis und Geschmacksfasern von den vorderen Zweidritteln der Zunge). Sie verläuft rückläufig im Bogen durch die Paukenhöhle, verläßt sie durch die Fissura petrotympanica und senkt sich von hinten her in den N. lingualis.

B. Außerhalb des Schädels, unterhalb des Foramen stylomastoideum gehen ab:

5. **N. auricularis posterior** verläuft hinter der Ohrmuschel auf- und rückwärts zu den hinteren Muskeln des äußeren Ohres und mit einem *Ramus occipitalis* zum *M. occipitalis.*
6. **Ramus digastricus** zum Venter posterior m. digastrici; er gibt den feinen *R. stylohyoideus* zum M. stylohyoideus ab.

C. Die Endäste, ein oberer und ein unterer Hauptstamm, bilden in der Substanz der Gl. parotis ein Geflecht, den Plexus parotideus, aus dem am Rande der Drüse hervorgehen:

8. **Rami temporales** (meist 3) zu den vorderen Muskeln des äußeren Ohres, zum Venter frontalis m. occipitofrontalis [M. frontalis], M. orbicularis oculi und M. corrugator supercilii [glabellae].
9. **Rami zygomatici** (3–4) zum M. orbicularis oculi und M. zygomaticus major und minor.
10. **Rami buccales** (3–4) zum M. buccinator, M. levator labii superioris, zum M. levator labii superioris alaeque nasi, zum M. nasalis, M. orbicularis oris, M. levator anguli oris [caninus].
11. **Ramus marginalis mandibulae** zieht längs des Unterkieferrandes zum M. risorius, M. depressor anguli oris [triangularis], M. depressor labii inferioris [quadratus labii mandibularis], M. mentalis.
12. **Ramus colli** verläuft unterhalb des Unterkiefers und verbindet sich mit dem sensiblen *N. transversus* [cutaneus] *colli* aus dem Plexus cervicalis. Durch diese Anastomose (früher Ansa cervicalis superficialis genannt) werden dem N. transversus colli motorische Fasern für das Platysma zugeführt.

Die Gesichtsäste des Facialis gehen untereinander und mit den Trigeminusästen zahlreiche Verbindungen ein.

VIII. **N. vestibulocochlearis** [statoacusticus], der Hör- und Gleichgewichtsnerv, rein sensorisch, besteht aus der *Pars vestibularis* und der *Pars cochlearis.* Er tritt mit dem Facialis und Intermedius im Kleinhirnbrückenwinkel aus, verläuft mit ihnen durch den **Meatus acusticus internus.**

1. **Pars vestibularis,** der Gleichgewichtsnerv, bildet am Grunde des Meatus das **Ganglion vestibulare** und teilt sich in:
   a) *N. utriculoampullaris* mit:
      α) N. utricularis zu den Sinneszellen des Utriculus;
      β) N. ampullaris anterior zur Ampulla des vorderen Bogenganges;
      γ) N. ampullaris lateralis zur Ampulla des lateralen Bogenganges.
   b) *N. saccularis* zum Sacculus,
   c) *N. ampullaris posterior*, zur Ampulle des hinteren Bogenganges.
2. **Pars cochlearis,** der Hörnerv, bildet in der Schnecke das **Ganglion spirale** und endet an den Sinneszellen des **Organum spirale** der Schnecke.

IX. N. glossopharyngeus, der Zungenschlundnerv (Abb. 94), motorisch, parasympathisch, sensibel und sensorisch. Er verläßt das Gehirn im vorderen Teil des Sulcus lateralis posterior, hinter der Oliva, zieht durch den vorderen Teil des **Foramen jugulare** zur äußeren Schädelbasis. Innerhalb des Foramen bildet er das kleinere **Ganglion superius** [intracraniale], direkt unterhalb des Foramen das größere **Ganglion inferius** [extracraniale], das in der Fossula petrosa liegt.

Verlauf: Zunächst zwischen A. carotis interna und V. jugularis, darauf wendet er sich hinter der V. jugularis und dem M. stylopharyngeus lateral- und

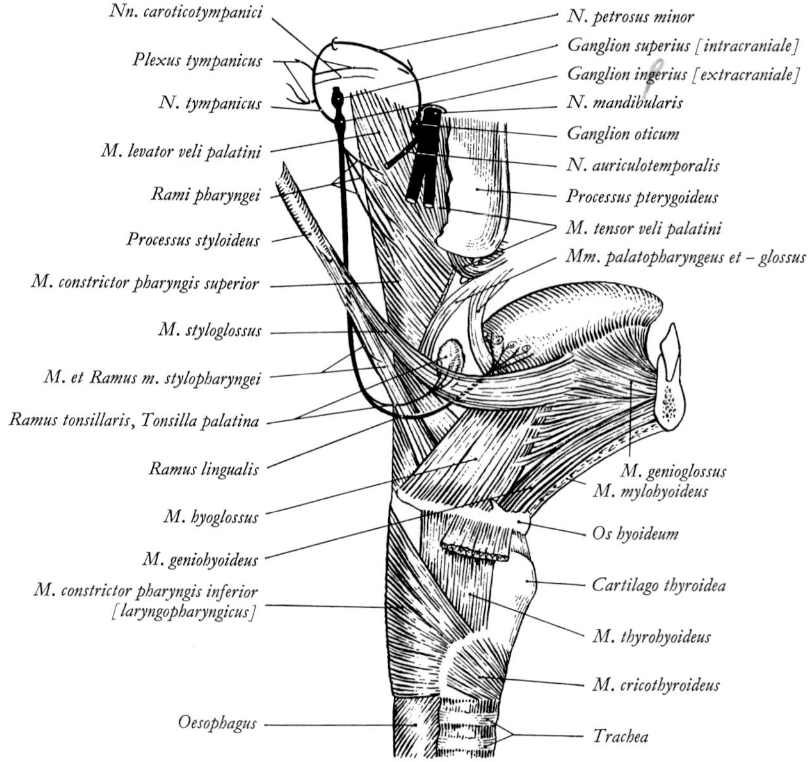

Abb. 94. Lage und Verzweigung des N. glossopharyngeus und seine Verbindung zum N. trigeminus. Schema

abwärts, zieht an der lateralen Seite des **M. stylopharyngeus** abwärts, um schließlich im Bogen zwischen M. stylopharyngeus und M. styloglossus zur Zunge zu gelangen.

Äste:

A. Vom Ganglion inferius gehen ab:

1. **N. tympanicus,** der Paukenhöhlennerv. Er gelangt durch den *Canaliculus tympanicus* in die Paukenhöhle, bildet hier 1. mit dem *Ramus communicans cum plexu tympanico* (aus dem Facialis-Intermedius), 2. mit den *Nn. caroticotympanici* (aus dem sympathischen Geflecht um die A. carotis int.) den **Plexus tympanicus** (für die Schleimhaut der Paukenhöhle und der Tuba auditiva [pharyngotympanica]), zieht auf die vordere Fläche der Felsenbeinpyramide und heißt hier **N. petrosus minor.** Dieser gelangt durch die *Fissura sphenopetrosa* zum **Ganglion oticum** (am N. mandibularis).

   Die parasympathische (sekretorische) Verbindung vom *N. glossopharyngeus* über *N. tympanicus* und *N. petrosus minor* zum Ganglion oticum heißt auch Jakobsonsche Anastomose. Über den weiteren Verlauf der sekretorischen Fasern bis zur Gl. parotis: S. 178.

2. **Verbindungsäste:**
   a) mit dem N. vagus (dicht unterhalb des Ganglion superius [intracraniale]),
   b) mit dem R. auricularis n. vagi,
   c) mit dem N. facialis (R. digastricus),
   d) mit dem Ganglion cervicale superius des Sympathicus.

B. Periphere Äste:

1. **Ramus sinus carotici,** ein für die Blutdruckregelung wichtiger Ast zum Sinus caroticus (S. 130).
2. **Rami pharyngei.** Sie bilden mit den Ästen des N. vagus und des N. sympathicus den **Plexus pharyngeus.**
3. **Ramus m. stylopharyngei** zum M. stylopharyngeus.
4. **Rami tonsillares** für die Schleimhaut der Gaumenmandel und der Gaumenbögen.
5. **Rami linguales** für die Schleimhaut des hinteren Drittels der Zunge (sekretorisch, sensibel und sensorisch [Geschmacksfasern]).

X. **N. vagus,** der herumschweifende Nerv (Abb. 95), motorisch, sensibel, sensorisch und parasympathisch, verläßt mit 10–15 Fäden im Sulcus lateralis posterior unterhalb des N. glossopharyngeus die Medulla oblongata, tritt mit dem N. accessorius in einer gemeinsamen Durascheide (getrennt vom N. glossopharyngeus) aus der Schädelhöhle durch den vorderen Teil des **Foramen jugulare.** Im Foramen bildet er das sensible **Ganglion superius** [jugulare]. Anschließend nimmt er den **R. internus n. accessorii** auf und schwillt 1 cm unterhalb des Foramen zum länglichen, vorwiegend sensiblen **Ganglion inferius** [nodosum] an.

Lage: In der Furche zwischen V. jugularis interna und Carotis interna bzw. Carotis communis zieht er abwärts zur Brusthöhle. Der **rechte Vagus** verläuft **vor** der A. subclavia dextra, sendet den N. laryngeus recurrens um die Arterie nach dorsal und kranial, gelangt an die rechte Seite der Luftröhre, verläuft dorsal vom rechten Bronchus zur dorsalen Fläche der Speiseröhre und als **Truncus vagalis posterior** durch den Hiatus oesophageus zur Rückfläche des Magens. Der **linke Vagus** zieht zwischen A. carotis communis und A. subclavia zur ventralen Fläche des Arcus aortae, gibt um ihn nach dorsal und halswärts den N. laryngeus recurrens ab, gelangt dorsal vom Lungenhilus zur ventralen Fläche der Speiseröhre und als

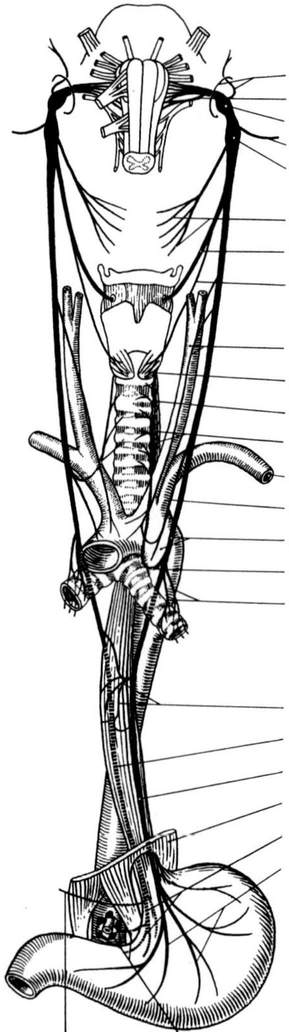

Abb. 95. Verzweigung des N. vagus. Schema

Truncus vagalis anterior durch den Hiatus oesophageus zur Vorderfläche des Magens.

Rechter und linker Vagus bilden auf dem Oesophagus ein Nervengeflecht, *Plexus oesophageus*. In diesem Geflecht tauschen sie untereinander Fasern aus. Da die Vagusäste unterhalb des Plexus oesophageus Fasern des rechten und linken Vagus enthalten, werden sie nach der PNA als **Trunci vagales** bezeichnet.

Äste:

A. Kopfteil (von der Medulla oblongata bis zum Ganglion inferius):

1. **Ramus meningeus** durch das Foramen jugulare rückläufig zur Schädelhöhle (zur Dura im Bereich des Sinus transversus und Sinus occipitalis).

2. **Ramus auricularis** zieht vom Ganglion superius [jugulare] zur Fossa jugularis und durch den Canaliculus mastoideus hinter das Ohr, von wo ein Ast mit dem N. auricularis posterior des Facialis weiterzieht und der andere Ast zur Ohrmuschel, zum Trommelfell und zur **hinteren unteren Wand des äußeren Gehörganges** verläuft.
3. Verbindungsäste zum Ganglion inferius des N. glossopharyngeus.
4. Aufnahme des *Ramus internus des N. accessorius.*

B. Halsteil (vom Ganglion inferius [nodosum] bis zur Abgabe des N. laryngeus recurrens):

1. Verbindungsäste zum Ganglion cervicale superius des Sympathicus und zum N. hypoglossus.
2. **Rami pharyngei** (ein oberer und ein unterer Ast) bilden mit dem Glossopharyngeus und Sympathicus den **Plexus pharyngeus.** Er enthält sensible Fasern zur Schleimhaut des Pharynx, motorische Fasern zu den Schlundschnürern, den Gaumenbogenmuskeln (*M. palatoglossus* und *M. palatopharyngeus*), zum *M. levator veli palatini* und *M. uvulae.*

   Ein feiner Ast zieht zur Zunge, von dort: 1. mit dem Hypoglossus peripheriewärts, 2. zum sympathischen Geflecht der Carotis externa.
3. **N. laryngeus superior,** der obere Kehlkopfnerv, verläuft an der medialen Seite der A. carotis interna und teilt sich in:
   a) *Ramus externus* zum *M. constrictor pharyngis inferior* und zum *M. cricothyroideus* und feine Fasern zur Schilddrüse,
   b) *Ramus internus.* Er zieht durch die Membrana thyrohyoidea zur Schleimhaut des Kehlkopfes und der Zungenwurzel und verbindet sich mit dem N. laryngeus inferior.
4. **Rami cardiaci superiores,** 2–3 Äste, die zwischen N. laryngeus superior und inferior abgehen und längs der Carotis communis zur Aorta und zum **Plexus cardiacus** gelangen. Der oberste der Äste ist der N. depressor der Physiologen.
5. **N. laryngeus recurrens,** der rückläufige Nerv, zieht rechts um die A. subclavia, links um den Arcus aortae (genauer: um das Lig. arteriosum, S. 207) und verläuft zwischen Oesophagus und Trachea aufwärts bis zum Kehlkopf. Er gibt in seinem Verlauf ab:
   a) *Rami cardiaci inferiores.* Sie gehen Verbindungen mit dem Sympathicus ein und ziehen zum *Plexus cardiacus.*
   b) *Rami tracheales* zum Halsteil der Luftröhre.
   c) *Rami oesophagei* zum Halsteil der Speiseröhre.
   d) *N. laryngeus inferior,* der untere Kehlkopfnerv, teilt sich in einen vorderen und hinteren Ast, welche sämtliche Muskeln des Kehlkopfes mit Ausnahme des M. cricothyroideus und den Hauptteil der Schleimhaut unterhalb der Stimmritze versorgen. Der hintere Ast verbindet sich noch mit dem N. laryngeus superior (*Ansa Galeni,* s. S. 146).

C. Brustteil (vom Abgang des N. laryngeus recurrens bis zum Hiatus oesophageus des Zwerchfells):

Äste:

1. **Rami bronchiales anteriores** bilden vor dem Hilus der Lunge den *Plexus pulmonalis anterior.*
2. **Rami bronchiales posteriores** bilden hinter dem Hilus der Lunge den starken

Plexus pulmonalis posterior. Beide Plexus geben Zweige an die Pleura ab und versorgen die Lunge.

3. **Rami oesophagei** beider Seiten bilden um den Oesophagus den grobmaschigen **Plexus oesophageus.** Der rechte Vagusstamm liegt der hinteren, der linke der vorderen Speiseröhrenfläche an. Beide Vagusstämme, *Trunci vagales*, enthalten Fasern aus dem rechten und linken N. vagus.

D. Bauchteil:

1. Der vordere (linke) Vagusstamm, **Truncus vagalis anterior,** sendet
   a) *Rami gastrici anteriores* zur Vorderfläche des Magens,
   b) *Rami hepatici* zur Leber.
2. Der hintere (rechte) Vagusstamm, **Truncus vagalis posterior,** sendet
   a) *Rami gastrici posteriores* zur Rückfläche des Magens,
   b) *Rami coeliaci* zum Plexus coeliacus und weiter mit den Gefäßen als
      α) Rami lienales zur Milz,
      β) Rami renales zu den Nieren,
      γ) Rami intestinales zum Darm (für Duodenum, Jejunoileum, Caecum, Colon ascendens und die ersten zwei Drittel des Colon transversum; Siehe Bd. I: Nervenversorgung des Dünn- und Dickdarmes).

XI. **N. accessorius,** der Beinerv, entspringt mit seinen **Radices spinales** (an der Seitenfläche des Rückenmarkes) aus dem Halsmark, mit den **Radices craniales** [myelencephalicae] unterhalb des Vagus, hinter der Olive, aus der Medulla oblongata. Die *Radices spinales* ziehen durch das Foramen magnum in die Schädelhöhle, vereinigen sich mit den *Radices craniales* zu einem gemeinsamen Stamm, der zusammen mit dem Vagus durch das **Foramen jugulare** die Schädelhöhle verläßt. Unterhalb des Foramen gibt er den **Ramus internus** (den „*Accessorius vagi*", im wesentlichen die *Radices craniales*) an den Vagus ab. Der **Ramus externus** (der „*Accessorius spinalis*") versorgt den M. sternocleidomastoideus und den M. trapezius und geht Verbindungen zum *Plexus cervicalis* ein, der ebenfalls beide Muskeln innerviert.

Der *R. internus* des *N. accessorius* führt dem *N. vagus* motorische Fasern aus dem *Nucleus ambiguus* für die Kehlkopfmuskeln zu.

XII. **N. hypoglossus** ist der motorische Nerv der Zunge. Er entspringt mit seinen motorischen Wurzeln wie die Spinalnerven, tritt im Sulcus lateralis anterior mit 10–15 Fäden aus, sammelt sich zu 2 Bündeln, die getrennt die Dura durchbohren und durch den **Canalis hypoglossi** die Schädelhöhle verlassen. Hier nimmt er Fasern aus dem 1.–3. Zervikalnerven auf, die ihn später wieder verlassen. Verbindungen bestehen außerdem zum Ganglion inferius des N. vagus und zum Ganglion cervicale superius des Sympathicus.

Lage: Zunächst medial vom Vagus, gelangt er hinter der A. carotis interna und dem N. vagus an die laterale Seite der Arterie, wendet sich zwischen dieser und der *V. jugularis interna* ventralwärts und zieht im Bogen **(Arcus hypoglossi)** über die Äste der Carotis externa hinweg nach medial, um auf der Außenfläche des M. hyoglossus zur Muskulatur der Zunge zu gelangen (Abb. 99).

Äste, die sich nur streckenweise dem Hypoglossus angelagert haben:

1. **Ramus meningeus** zur Dura im Bereich des Sinus occipitalis; die genaue Herkunft dieser sensiblen Fasern ist unbekannt;
2. **Radix superior** [Ramus descendens n. hypoglossi], Fasern aus dem I. und II. Zervikalnerven, die sich streckenweise dem Hypoglossus anschließen und mit der **Radix inferior** [N. cervicalis descendens] aus dem 2. u. 3. (manchmal auch

4.) Zervikalnerven die **Ansa cervicalis** (früher *Ansa cervicalis profunda*, „*Ansa hypoglossi*") bilden. Aus ihr werden die Unterzungenbeinmuskeln versorgt.

3. **Ramus thyrohyoideus** und **Ramus geniohyoideus** sind Halsnervenfasern, die den Hypoglossus als selbständige Äste zu den gleichnamigen Muskeln verlassen.

Echte Hypoglossusäste, die ihren Ursprung im Hypoglossuskern haben, sind:

4. **Rami linguales,** motorische Äste zur **Muskulatur der Zunge.**

II. Das Halsgeflecht, Plexus cervicalis

(Abb. 96, 97)

Die Materialverschiebungen im ventralen Teil des Halses führen zu schlingenartigen Verbindungen (Ansae) der ventralen Äste der 4 oberen Halsnerven, die wir Halsgeflecht nennen. Es liegt vor den Ursprüngen des M. scalenus medius und des M. levator scapulae.

Verbindungen bestehen zum N. hypoglossus (s. oben!), N. accessorius und zum Grenzstrang des Sympathicus.

A. Hautäste (erscheinen am Hinterrande des M. sternocleidomastoideus, Abb. 97):

1. **N. occipitalis minor** (hauptsächlich C_2 und C_3), der kleinere Hinterhauptsnerv, für die laterale Hinterhauptsgegend, geht stärkere Verbindungen mit dem N. occipitalis major und dem folgenden ein.
2. **N. auricularis magnus** (C_3), der große Ohrnerv, erscheint unterhalb des vorigen, am Hinterrand des M. sternocleidomastoideus, wendet sich über die Außenfläche des letzteren zum Ohr aufwärts.
   a) *Ramus anterior* für die Haut vor dem Ohr und über dem M. masseter (Regio parotideomasseterica) und für die Haut des Ohrläppchens und der konkaven Fläche der Ohrmuschel.
   b) *Ramus posterior* für die Haut hinter dem Ohr und die Haut der konvexen Fläche der Ohrmuschel.
3. **N. transversus** [cutaneus] **colli** (C_3) erscheint unmittelbar unterhalb des vorigen am Hinterrande des M. sternocleidomastoideus, wendet sich, bedeckt vom Platysma, über die Außenfläche des Muskels nach ventral zur Haut des Halses. Sein oberster Ast geht eine Verbindung mit dem Ramus colli n. facialis ein (früher *Ansa cervicalis superficialis*).
4. **Nn. supraclaviculares** (C_3 und C_4) erscheinen unterhalb des vorigen und ziehen divergierend abwärts durch das seitliche Halsdreieck zur Haut der seitlichen Hals-, der unteren Nacken- und oberen Brustgegend. Nach ihrer Lage unterscheiden wir Rami mediales, intermedii und laterales.

B. Muskeläste:

1. **Zweige zur tiefen Halsmuskulatur** (Longus colli, Longus capitis, Rectus capitis anterior, Rectus capitis lateralis, Scalenus anterior und medius, Levator scapulae, Mm. intertransversarii cervicales).
2. **Radix inferior** [N. cervicalis descendens] (aus C_{2-3}) absteigende Fasern, die sich mit der **Radix superior** [Ramus descendens n. hypoglossi] zur **Ansa cervicalis** [n. hypoglossi] verbinden (für kaudale Zungenbeinmuskulatur und M. geniohyoideus).
3. **Ramus trapezius** (C_3, C_4), ein Ast zum M. trapezius.
4. **Rami sternocleidomastoidei** (C_2, C_3), für den gleichnamigen Muskel. R. trapezius und Rr. sternocleidomastoidei bilden meist ein Geflecht (*Plexus accessoriocervicalis*) mit Ästen des N. accessorius.

5. **N. phrenicus** (C_3–C_5), der Zwerchfellnerv, führt motorische Fasern für das Zwerchfell, sensible für den Herzbeutel und das Brust- und Bauchfell. Er verläuft auf dem *M. scalenus anterior* abwärts und gelangt zwischen A. und V. subclavia in die Brusthöhle, wo er mit der A. thoracica interna über die Pleurakuppel zieht und vor der Lungenwurzel und zwischen Pleura pericardiaca und Perikard zum Zwerchfell gelangt.

   Äste:

   a) *Ramus pericardiacus* (meist nur rechts) zur vorderen Fläche des Herzbeutels.
   b) *Rami pleurales* zur Pleurakuppel und Pleura mediastinalis.
   c) *Rami phrenici*, motorische und sensible Zweige zum Zwerchfell.

   Der hintere R. phrenicus tritt jederseits als Ramus phrenicoabdominalis durch das Zwerchfell, rechts durch das Foramen v. cavae, links durch die Pars lumbalis oder den Hiatus oesophageus. Sie bilden mit Zweigen des Sympathicus den Plexus phrenicus.

Nebenphrenikus. Häufig erhält der *N. phrenicus* aus dem N. subclavius oder aus einem unteren Zervikalnerven akzessorische Zweige, die als Nebenphrenikus, *Nn. phrenici accessorii*, bezeichnet werden. Sie entstammen, wie der N. phrenicus, den Rückenmarksegmenten 3–5. Die Existenz eines Nebenphrenikus wird als häufiger Grund für Mißerfolge bei der Durchschneidung des N. phrenicus (*Phrenikotomie*) angesehen.

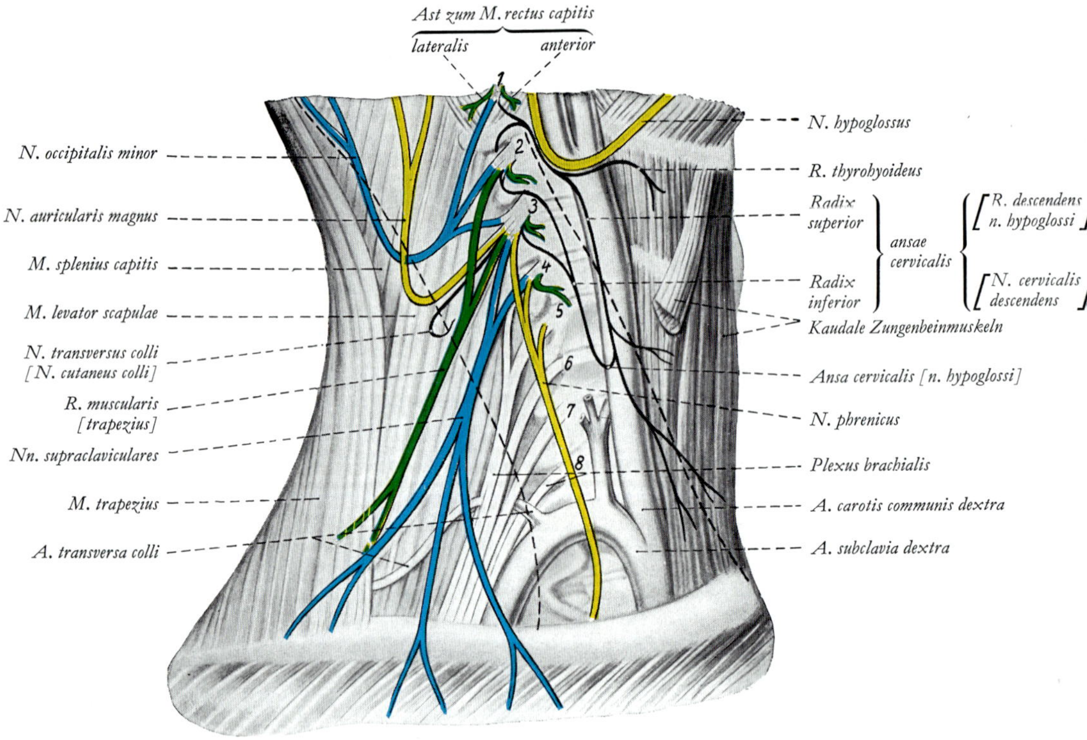

Abb. 96. Schema des Plexus cervicalis. Mit 1–8 sind die Rami ventrales der Nn. cervicales bezeichnet. Die Lage des M. sternocleidomastoideus ist durch zwei gestrichelte Linien angedeutet

Das Armgeflecht, Plexus brachialis

Die Übersicht über den teils noch in das Halsgebiet übergreifenden Plexus brachialis wird bei der oberen Gliedmaße gegeben.

G. Topographische und angewandte Anatomie des Halses

I. Allgemeines

1. Beobachtung am Lebenden

a) Allgemeine Form

Der Hals, das Bindeglied zwischen Kopf und Stamm, erscheint auf den ersten Blick als eine zylindrische Säule. Doch ist er nur in der Mitte, in Höhe des Kehlkopfes, nahezu rund. Gegen den Kopf hin nimmt der dorsoventrale, gegen die Brust der transversale Durchmesser zu. Der schön geformte, kräftige Hals geht breitbasig in die Brust über. Die Menge des Unterhautfettgewebes, die Stärke der Muskulatur, die Form des Kehlkopfes, die Stellung der Schultern und die Form des Brustkorbes ergeben die **große Formverschiedenheit** des Halses.

Der Leptosome (s. Bd. I: Körperbautypen) hat einen langen, schmalen Hals. Beim übertriebenen Leptosomen, dem Astheniker, wird die Länge des Halses noch betont durch die herabhängenden Schultern, den flachen Brustkorb und das relativ tiefstehende Brustbein. Beim athletischen Typ erhebt sich auf dem gut gewölbten Brustkorb und den breiten Schultern ein kräftiger, gut proportionierter Hals. Der Pykniker hat auf einem besonders stark gewölbten Brustkorb und zwischen hochgezogenen Schultern einen kurzen, dicken Hals.

Das Kind besitzt im Verhältnis zu dem mächtigen Kopfe einen dünnen, muskelschwachen Hals.

Die weicheren Formen des weiblichen Halses sind durch die schwächere Muskulatur, die bessere Polsterung und durch das Fehlen des Adamsapfels bedingt.

Form und Proportionen des Halses haben für den Künstler bei der Darstellung physischer Kraft und weiblicher Zartheit immer eine besondere Rolle gespielt. Doch auch die alten Ärzte haben die Form des Halses beachtet. Dem *Phthisiker* (zu Schwindsucht neigenden) wiesen sie einen langen, schmalen, dem *Apoplektiker* (zum Gehirnschlag neigenden) einen kurzen, dicken Hals zu. Veränderungen des Halsumfanges, bedingt durch Größenschwankungen der Schilddrüse, hat man beobachtet und gemessen, lange bevor man etwas über die Stellung dieser Drüse im inkretorischen System wußte.

b) Relief und Einteilung in Regionen

Das Relief des Halses tritt bei kräftigen Männern und am langen, mageren Hals am besten hervor. Bei geradeaus gerichtetem Blick und leicht erhobenem Kinn verlaufen die flachen Wülste der Mm. sternocleidomastoidei vom Brustbein-Schlüsselbeingelenk kranial- und dorsalwärts bis hinter das Ohr und fassen zwischen sich ein Dreieck, dessen eine Spitze gegen das Brustbein und dessen Basis gegen den Unterrand des Unterkiefers weist. Wir bezeichnen dieses dreieckige Feld als vordere Halsgegend, **Regio colli anterior.** Der hintere Rand des Kopfnickerwulstes, der obere Rand des Schlüsselbeins und der vordere Rand des Trapezmuskels begrenzen die seitliche Halsgegend, die **Regio colli lateralis.** Unten ist ihre Begrenzung recht deutlich, nach oben verwischt sie sich. Das zwischen Regio colli anterior und Regio colli lateralis gelegene, schmale, vom

M. sternocleidomastoideus eingenommene Feld bezeichnen wir als **Regio sternocleidomastoidea.**

Bei Bewegungen des Halses wird das Relief weitgehend umgestaltet. Drehen wir den Kopf nach links, so tritt der rechte M. sternocleidomastoideus besonders gut hervor; er hat jetzt einen nahezu senkrechten Verlauf; das seitliche Halsdreieck ist verbreitert; die oberhalb des Schlüsselbeines gelegene Grube ist auf dieser Seite vertieft. Auf der linken Seite hat sich der spiralig verlaufende M. sternocleidomastoideus so dem Trapezius genähert, daß sich das seitliche Halsdreieck wesentlich verschmälert und abgeflacht hat.

Die Haut des Halses ist dünn, gut verschieblich, läßt sich leicht in Längsfalten abheben und gut für plastische Operationen verwenden. Kontraktion des Hautmuskels, des **Platysma,** erzeugt senkrechte, zur Brust hin divergierende Hautfalten. Bei mageren alten Leuten beobachten wir schon in der Ruhestellung konstante Längsfalten der Haut, wobei die durch die vorderen Ränder des Platysma erzeugten besonders typisch sind.

Die Hautvenen. Wird bei schweren körperlichen Anstrengungen (Laufen, Heben, Ringen, Schreien, Singen usw.) der Rückfluß des Blutes zeitweise behindert, so schwellen die Hautvenen des Halses und Kopfes an. Am deutlichsten erscheint dann die **V. jugularis externa** [superficialis dorsalis], die zunächst am vorderen Rande des Sternocleidomastoideus verläuft, ihn in der Mitte schräg abwärtsziehend überkreuzt und in die seitliche Halsgegend gelangt. So wurde sie von alten Meistern beim Laokoon und beim borghesischen Fechter dargestellt. In gleicher Weise ist aber auch die **V. jugularis anterior** [superficialis ventralis] oder als Varietät die unpaare **V. mediana colli** zu erkennen.

Die Regio colli anterior enthält median den Eingeweideschlauch, seitlich davon den Gefäß-Nervenstrang und unterhalb des Unterkiefers die Unterkieferdrüse. Entsprechend den in der Tiefe gelegenen Gebilden unterteilen wir die Region in:

1. das **Trigonum submandibulare** (nahezu ganz von der Glandula submandibularis ausgefüllt); es wird begrenzt oben vom Unterkieferrand, hinten und unten vom Venter posterior m. digastrici und M. stylohyoideus, vorn und unten vom Venter anterior m. digastrici.
2. das **Trigonum caroticum** (Teilung der *A. carotis communis* in die *A. carotis externa* und *interna*); es wird begrenzt oben vom Venter posterior m. digastrici, lateral vom vorderen Rande des M. sternocleidomastoideus, medial vom Venter superior des Omohyoideus.
3. die **Regio colli mediana;** sie enthält den Eingeweidestrang, wird oben vom Unterkiefer, unten vom Oberrande des Brustbeins, seitlich von Senkrechten, die vom Sternoklavikulargelenk zum Unterkiefer gezogen werden, begrenzt und zerfällt wieder in:

   a) *Regio submentalis,* zwischen den Vorderbäuchen der beidseitigen Mm. digastrici und dem Oberrand des Zungenbeins;
   b) *Regio hyoidea;* sie entspricht der Ausdehnung des Zungenbeins;
   c) *Regio subhyoidea,* zwischen Zungenbein und Oberrand des Schildknorpels;
   d) *Regio laryngea,* im Bereich des Kehlkopfes (Schild- und Ringknorpels);
   e) *Regio thyroidea;* sie enthält die Schilddrüse, reicht bis an den Vorderrand des Sternocleidomastoideus;
   f) *Regio trachealis* enthält die Luftröhre. Nach unten wird sie durch den oberen Rand des Brustbeins begrenzt. Die oberhalb des Brustbeins gelegene **Drosselgrube** (*Fossa jugularis*) flacht sich bei der Ausatmung ab, vertieft sich bei der Einatmung.

Die Einteilung in Regionen erfolgt aus praktischen Gesichtspunkten. Sie ermöglicht dem Arzt, sich durch Besichtigung und Abtasten und auch bei operativen Eingriffen schnell zu orientieren und einen Befund prägnant zu lokalisieren. Man sei sich aber darüber klar, daß sich in der Tiefe viele Gebilde von der einen Region in die benachbarte fortsetzen. Außerdem sind die Grenzen am Lebenden nur zum Teil zu erkennen. So erscheint das Trigonum caroticum beim Lebenden als eine flache, seitlich vom Schildknorpel gelegene, unscharf begrenzte Grube, die sich vertieft, wenn wir das Gesicht zur gegenüberliegenden Seite drehen. Man kann in ihr den Puls der *A. carotis communis* tasten, bei mageren Hälsen und bei starker Anstrengung sogar sehen.

In der **Regio colli mediana** ist außer der Drosselgrube besonders der vorspringende **Schildknorpel** leicht zu erkennen, sein Aufwärtsrücken beim Schlucken, Sprechen und Singen gut zu beobachten (Abb. 115). Beim Mann springt er kielartig vor und wird „Adamsapfel" genannt. Das **Zungenbein** liegt etwa 3 Querfinger unterhalb des Kinnvorsprunges, an der Stelle, wo die Unterkinngegend sich in einem Winkel gegen den übrigen Hals absetzt. Sein Körper und die beiden großen Hörner lassen sich gut zwischen Daumen und Zeigefinger abtasten. Es wandert beim Schlucken ebenfalls aufwärts. Bei der mit der Kopfdrehung verbundenen Umformung des Halses folgt es dem Kopf und macht eine starke Seitwärtsverschiebung mit, während der Kehlkopf noch ziemlich in seiner Lage bleibt. Unterhalb des Schildknorpels läßt sich der **Ringknorpel** tasten. Nach kaudal folgt die **Luftröhre,** vor deren kranialen Knorpelringen der **Isthmus der Schilddrüse** liegt. Die Seitenlappen der Drüse sind durch die untere Zungenbeinmuskulatur verdeckt. Bei normaler Größe sind sie nicht zu erkennen. Doch schon leichte Vergrößerungen der Drüse wölben die Gegend vor (*Blähhals*, *Kropf*). Da die Drüse an Luftröhre und Kehlkopf fest angeheftet ist, nimmt sie an allen Bewegungen derselben teil.

„Nottracheotomie". Zwischen Unterrand des Schildknorpels und Oberrand des Ringknorpels tastet man in der Medianebene eine seichte Grube. In der Tiefe verbindet hier das *Lig. cricothyroideum* die beiden Knorpel. Bei Erstickungsgefahr kann dieses Band quer durchtrennt werden (Koniotomie).

Regio colli lateralis. Die Haut sinkt oberhalb der Clavicula individuell verschieden tief zur **Fossa supraclavicularis major** ein (Abb. 68). In ihr kann man bei mageren Menschen, besonders wenn man den Kopf zur Gegenseite neigt, den unteren Bauch des **Omohyoideus** als schräg nach medial aufsteigenden, schmalen Wulst erkennen. In dieser Stellung lassen sich in der Grube auch die Nerven des **Plexus brachialis** als derbe, von oben medial nach unten lateral verlaufende Stränge durchtasten. Schiebt man in der medialen, unteren Ecke der Grube den Finger in die Tiefe, so fühlt man deutlich den Puls der **A. subclavia.**

Regio sternocleidomastoidea. Zwischen den beiden Ursprungsköpfen des M. sternocleidomastoideus sinkt die Haut zur kleinen **Fossa supraclavicularis minor** ein. In der Tiefe fühlt man den Puls der **A. carotis communis,** die an dieser Stelle auch unterbunden werden kann.

2. Die Hautnerven und Hautvenen

(Abb. 97)

Unter der Haut des Halses liegt dünnes, fettarmes, subkutanes Bindegewebe, in dem nur feine Gefäß- und Nervenäste liegen, die durch das **Platysma** hindurchtreten. Das Platysma hat als Hautmuskel keine eigene Faszie, ist vielmehr so fest mit der Haut verbunden, daß die Wundränder bei quer zur Muskelrichtung verlaufenden Wunden durch den Muskelzug nach innen umgekrempelt werden, wenn der Muskel mit durchtrennt ist. Unter dem Platysma liegen (Abb. 97) die Hautnerven und -venen. Über die Mitte des Sternocleidomastoideus kreuzt der **N. transversus** [cutaneus] **colli.** Er gabelt sich bald in mehrere Äste, die das Platysma durchbohren und die Haut des

Halses versorgen. Der oberste Ast geht eine einfache oder doppelte Verbindung mit dem Ramus colli n. facialis ein (früher *Ansa cervicalis superficialis*). Der im Winkel zwischen Ramus mandibulae und vorderem Rande des M. sternocleidomastoideus aufzusuchende **Ramus colli n. facialis** steigt schräg nach medial abwärts und versorgt das Platysma. Unmittelbar oberhalb des N. transversus colli suchen wir am hinteren Rande

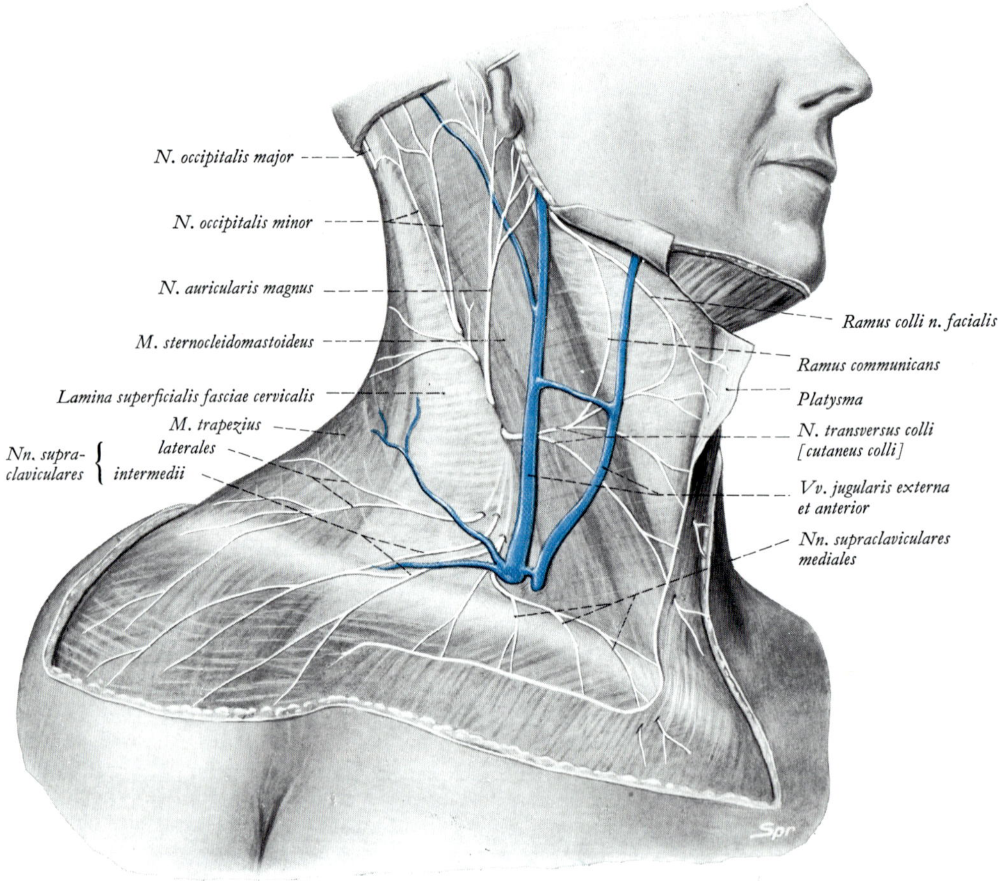

Abb. 97. Hautnerven und Hautvenen des Halses, Lamina superficialis fasciae cervicalis. Das Platysma ist größtenteils entfernt

des Kopfwenders den **N. auricularis magnus** auf, der über dem Muskel nahezu senkrecht zum Ohr aufsteigt. Meist teilt er sich bald in zwei stärkere Stämme. Der *R. anterior* breitet sich vor, der *R. posterior* hinter dem Ohr aus. Kranial vom N. auricularis magnus erscheint am Hinterrand des Kopfwenders der **N. occipitalis minor.** Er steigt zum Hinterhaupt auf und teilt sich meist in 2 schwache Äste. Er geht Verbindungen mit dem *N. occipitalis major* (s. Regio nuchae, Bd. I) und dem *R. posterior des N. auricularis magnus* ein. Unterhalb des N. transversus colli treten in der Regio colli lateralis die **Nn. supraclaviculares** durch die Lamina superficialis fasciae cervicalis, ziehen stark divergierend über die Clavicula und die Außenfläche des Trapezius zur Haut des Halses, des oberen Brustgebietes und der Schulter.

Anästhesie des Plexus cervicalis. Die sensiblen Äste des Plexus gelangen alle im mittleren Drittel des Hinterrandes des M. sternocleidomastoideus unter die Haut (*Area nervosa plexus cervicalis*). Durch einen Einstich in der Mitte des Hinterrandes des Kopfwenders kann man die gesamte Haut des Halses, der Schulter und des oberen Brustgebietes der betreffenden Körperhälfte betäuben. Um alle Äste sicher zu erfassen, muß die Nadel während der Injektion subkutan, entlang dem Hinterrand des Muskels, nach kranial und nach kaudal verlagert werden.

Die **Vv. jugularis externa** [superficialis dorsalis] und **anterior** [superf. ventralis] sind größtenteils vom Platysma bedeckt und durch Bindegewebszüge mit ihm verbunden. Kontraktionen des Platysma fördern die Blutströmung in diesen Venen. Der N. transversus colli unterkreuzt nahezu immer die Hautvenen.

II. Die Regio colli anterior

1. Das Trigonum caroticum

(Abb. 98, 99)

stellt sich am Lebenden nur als eine seichte Grube dar, in der man die Pulsation der **A. carotis communis** fühlen, evtl. sehen kann. Unter dem Platysma und auf der Faszie trifft man die Verbindung zwischen N. transversus colli und R. colli n.facialis an (Abb. 97). Nach der Durchtrennung der oberflächlichen Faszie treten (Abb. 98) die **begrenzenden Muskeln** (Sternocleidomastoideus, Venter posterior des Digastricus mit dem M. stylohyoideus und der Venter superior des Omohyoideus) deutlich zutage. Vor dem Gefäß-Nervenstrang des Halses verlaufen die *Vv. facialis, lingualis, thyroidea superior*. Sie vereinigen sich in variabler Weise und münden in die V. jugularis interna. Der **Gefäß-Nervenstrang** betritt das Dreieck im unteren Winkel, am Vorderrande des Sternocleidomastoideus. Hier liegt die **V. jugularis interna** lateral und vor der **A. carotis communis.** Im weiteren Verlaufe gelangt die Vene an die laterale Seite der Arterie. Die Lage zum Sternocleidomastoideus ändert sich mit der Kopfhaltung. Dorsal grenzt der Gefäß-Nervenstrang an die tiefe Halsfaszie, die prävertebralen Muskeln und die Querfortsätze der Halswirbel, medial an den Pharynx. Eine derbe bindegewebige Scheide ermöglicht die Übertragung des Pulsdruckes der Arterie auf die dünnwandige Vene. Da diese Scheide nur an der mittleren Halsfaszie verankert ist, ist der Strang gut verschieblich (Verlagerung durch große Kröpfe!). Der Gefäß-Nervenstrang enthält: 1. dorsal, zwischen Arterie und Vene, den **N. vagus,** 2. medial, an der Arterie, den dünnen **Ramus cardiacus n. vagi,** 3. ventral, auf der Arterie, die **Radix superior** [R. descendens n. hypoglossi], 4. vorn, zwischen Arterie und Vene, die **Radix inferior** [N. cervicalis descendens]. Radix superior und inferior vereinigen sich vor den Gefäßen zur **Ansa cervicalis** [n. hypoglossi], die mit ihren Ästen die Unterzungenbeinmuskeln mit Ausnahme des M. thyrohyoideus versorgt.

Der **N. hypoglossus** betritt unterhalb des Venter posterior des Digastricus, zwischen V. jugularis interna und A. carotis interna das Dreieck, überkreuzt in konvexem Bogen Carotis int., Carotis ext. und ihre Astfolge und verläuft mit der V. comitans n. hypoglossi auf der Außenfläche des M. hyoglossus zur Zungenmuskulatur. In seinem Verlauf gibt er außer der Radix superior (s. o.) noch den kleinen *R. thyrohyoideus* ab.

Die **Teilungsstelle der Carotis communis** liegt in verschiedener Höhe, oft am Oberrande des 4. Halswirbels. Die Lagebeziehung zum oberen Schildknorpelrande ist nicht so konstant, weil der Kehlkopf während der Jugend einen Descensus erfährt. Die Carotis communis ist beim Erwachsenen vor ihrer Teilung meist zum **Sinus caroticus** erweitert. Diese Ausweitung kann sich auch auf die Carotis interna, seltener auf die Carotis externa fortsetzen.

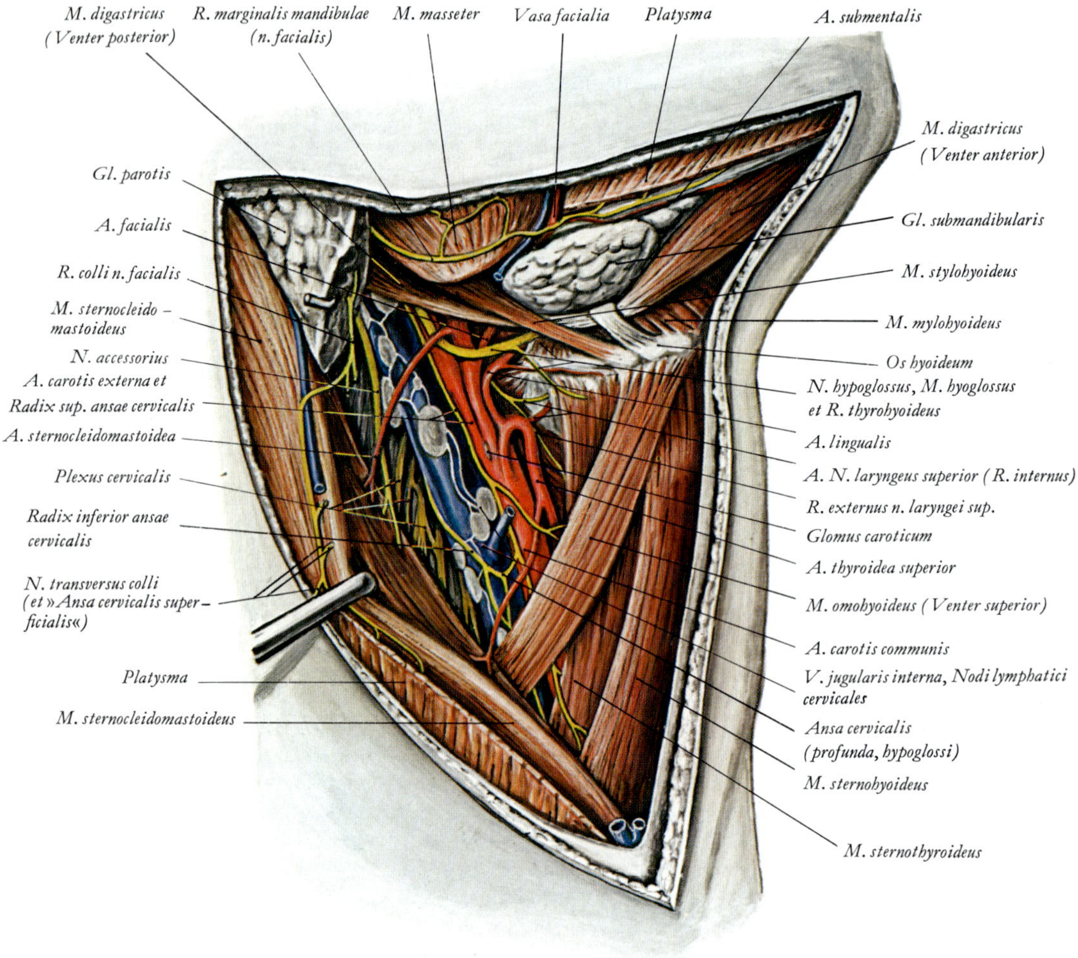

Abb. 98. Trigonum caroticum und Trigonum submandibulare. Haut und Platysma teilweise abgetragen. M. sternocleidomastoideus nach dorsal gezogen

Auf und in der Sinuswand endet der *Ramus sinus carotici* des Glossopharyngeus, dem sich auch feine Äste des Vagus und Sympathicus zugesellen (Abb. 100). Der Sinus caroticus dient als „Blutdruckzügler“. Die adäquate Reizung erfolgt von innen her durch die Pulswelle. Der Sinusreflex kann auch von außen durch Druck und Schlag ausgelöst werden. Er führt zur Gefäßerweiterung, Blutdrucksenkung und Pulsverlangsamung bis hin zum Herzstillstand.

Im Teilungswinkel liegt (Abb. 98, 100) ein braunrotes, reiskorngroßes Körperchen, Glomus caroticum.

Es besteht aus epitheloiden, nicht chromaffinen Zellen mit den Zeichen innersekretorischer Tätigkeit. Sie liegen in den Maschen eines teils sinusartig erweiterten Kapillarnetzes. Der parasympathische *Ramus sinus carotici* des Glossopharyngeus, sympathische Äste aus dem *Ganglion cervicale superius* und parasympathische Fasern aus den *Rami pharyngei n. vagi*, bilden auf dem Glomus Nervengeflechte. Markhaltige Nervenfasern umspinnen nach Verlust ihrer Markscheiden die Zellhaufen und enden schließlich mit Endösen an den einzelnen Zellen. Feinbau, reichliche Nervenversorgung, die Lage am Sinus caroticus und die Tatsache, daß man aus dem Glomus einen vasodepressorischen Stoff gewonnen hat, lassen vermuten, daß es der Blutdruckregulierung dient.

Die **Lage der A. carotis externa zur A. carotis interna** ist für den Chirurgen von besonderem Interesse. In etwa 50% steigt die *Carotis externa* zunächst vor und medial von der Carotis interna senkrecht aufwärts, wendet sich dann vom M. digastricus verdeckt schräg nach oben und außen zur Regio retromandibularis. Die *A. carotis interna* zieht mit der V. jugularis interna und dem *N. vagus* leicht s-förmig gekrümmt aufwärts zur Schädelbasis.

Anwendung: Die A. carotis int. kann unterhalb der Schädelbasis eine Schlinge bilden (*Tortuositas*), die die Pharynxwand vorbuchten kann (*Achtung bei Operationen im Pharynxbereich!*). Da die Lage der Karotiden zueinander sehr variiert – nach *Faller* verläuft die A. carotis int. in 21% dorsal, in 18% dorsomedial, in 5% medial und in 9% ventromedial von der A. carotis ext. –, beachte man bei der operativen Unterbindung, daß die Carotis interna in der Regel astlos ist, die Carotis externa dagegen dicht nebeneinander eine Reihe von Ästen abgibt. Man lege deshalb einige Äste (*Aa. thyroidea superior, lingualis, facialis*) frei, um die Carotis externa einwandfrei zu bestimmen. Unterbindung der Carotis communis und interna führt meist, namentlich bei älteren Menschen, zur Schädigung des Gehirns. Bei der Karotisunterbindung sind nach dem Spalten der bindegewebigen Scheide die dünnwandige V. jugularis interna und die Nerven des Gefäß-Nervenstranges (s. o.) vorsichtig zu isolieren und zu schonen.

Die meist starke **A. thyroidea superior** entspringt oberhalb der Karotisteilung aus der *A. carotis externa*, selten aus der *A. carotis communis*. Sie wendet sich im Bogen abwärts zum oberen Pol und zur Vorderfläche der Schilddrüse. In ihrem Verlauf gibt sie meist die kleine **A. laryngea superior** ab, die mit dem *R. internus* des *N. laryngeus superior* durch die Membrana thyrohyoidea in das Innere des Kehlkopfes zieht. Unmittelbar kranial vom sicht- und tastbaren großen Zungenbeinhorn geht aus der *Carotis externa* die kräftige **A. lingualis** nach ventral ab, verschwindet aber bald unter dem M. hyoglossus. Sie wird am Hinterrand dieses Muskels oder im Trigonum submandibulare unterbunden. In letzterem Falle drängt man die Fasern des M. hyoglossus auseinander, nachdem man vorher die Glandula submandibularis nach oben und den Venter posterior m. digastrici nach unten gezogen hat. Die **A. facialis** entspringt häufig mit der A. lingualis aus einem gemeinsamen Stamm, **Truncus linguofacialis,** meist aber weiter kranial. Sie wendet sich ebenfalls ventralwärts, verschwindet bald unter dem Venter *posterior m. digastrici* in die Tiefe des Trig. submandibulare.

Weitere Äste der *A. carotis externa* sind: 1. die kleine medianwärts, in Höhe der A. lingualis abgehende, von den Carotiden verdeckte **A. pharyngea ascendens,** 2. die dorsalwärts abgehende, im oberen spitzen Winkel des Dreiecks aufzusuchende **A. occipitalis,** 3. die lateral entspringende, kleine **A. sternocleidomastoidea,** die den N. hypoglossus überkreuzt und mit dem N. accessorius in den Sternocleidomastoideus zieht.

Drängen wir die *V. jugularis interna* und die *A. carotis communis* auseinander, so finden wir in der Tiefe zwischen ihnen den **N. vagus.** Der **N. laryngeus superior,** ein weiter kranial abgehender Ast des Vagus, unterkreuzt die Carotiden, schickt seinen zarten *R. externus* mit der A. thyroidea superior abwärts zum M. cricothyroideus und M. constrictor pharyngis inferior und durchbohrt mit seinem *R. internus* (zusammen mit der A. laryngea superior) die Membrana thyrohyoidea, um die Schleimhaut des Kehlkopfes bis zur Stimmritze zu versorgen. Dorsal vom Gefäß-Nervenstrang finden wir noch den **Grenzstrang des Sympathicus.** Dünner als der *N. vagus* liegt er etwas weiter medial (Abb. 116, 117), in der tiefen Halsfaszie. Außerdem ist er an seinem länglichen, platten **Ganglion cervicale superius** zu erkennen. Schließlich suchen wir im oberen spitzen Winkel des Dreiecks, lateral von der V. jugularis interna, noch den **N. accessorius** auf (Abb. 98).

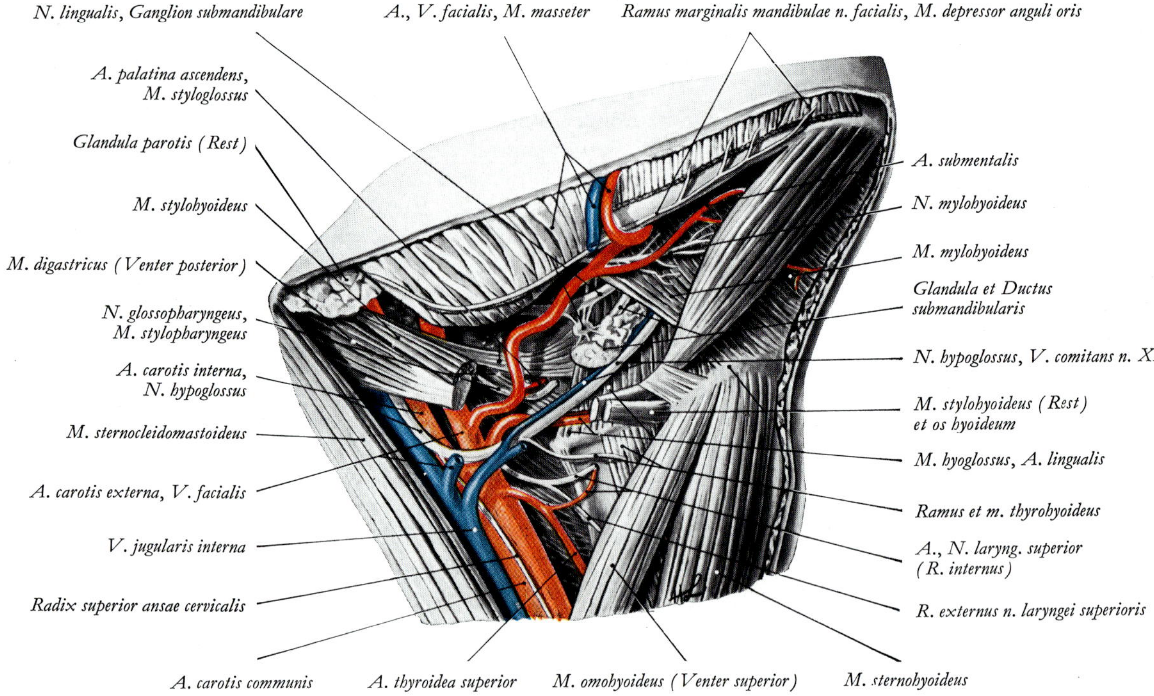

Abb. 99. Trigonum submandibulare (tief) und Trigonum caroticum. Parotis und Submandibularis großenteils entfernt. Mm. digastricus und stylohyoideus teilweise reseziert, um den Verlauf der Gefäße und Nerven zu verdeutlichen

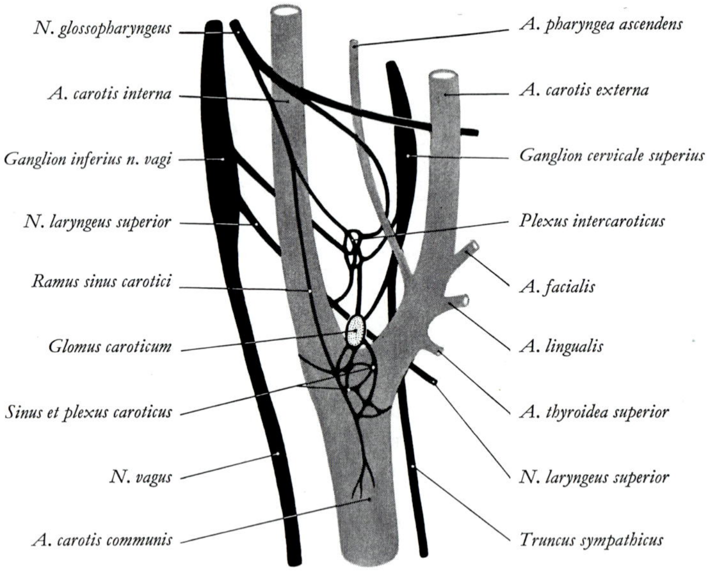

Abb. 100. Nerven des Glomus caroticum und des Sinus caroticus. Nach *D. Sheehan et alii*, 1941, verändertes Schema

Die kleineren Venen des Dreiecks verlaufen sehr variabel. 1–2 *Vv. thyroideae superiores* ziehen quer über die Carotis communis zur V. jugularis interna. Oberflächlich, am Rande des M. sternocleidomastoideus, treffen wir die *V. jugularis externa* [superficialis dorsalis] an. Vor den Carotiden verläuft noch die *V. facialis,* die meist die *V. lingualis* aufnimmt, zur V. jugularis interna.

Zahlreiche Lymphknoten, **Nodi lymphatici cervicales profundi,** begleiten das Gefäß-Nervenbündel (S. 108).

2. Das Trigonum submandibulare

(Abb. 98, 99)

enthält die Unterkieferdrüse, **Glandula submandibularis** und **Versorgungsbahnen** für Zunge, Gaumen, Gaumenmandel und Gesicht. **Begrenzung:** Unterkieferrand, Venter anterior des M. digastricus und dessen Venter posterior mit dem M. stylohyoideus. Der Boden wird vom M. mylohyoideus, M. hyoglossus und hinten vom M. styloglossus und stylopharyngeus gebildet. Form und Größe des Dreiecks ändern sich mit der Verlagerung des Zungenbeins.

Der **Bindegewebsraum** wird von der oberflächlichen Halsfaszie gebildet. Ihr tiefes dünnes Blatt deckt den Boden. Ihr stärkeres oberflächliches Blatt setzt am Kieferrand an. Es wird beim Kauen, Schlucken, Heben des Kopfes und Senken des Zungenbeins gespannt.

Bei der Tastuntersuchung entspannt man die Faszie durch Neigen des Kopfes nach vorne. Gleichzeitiges Abtasten von der Regio sublingualis der Mundhöhle aus erleichtert die Untersuchung (*Fremdkörper, Speichelsteine usw.*).

Eine besonders derbe Bindegewebsplatte dichtet den Bindegewebsraum nach hinten gegen die Parotisloge ab. Dieser *Tractus angularis* verankert die oberflächliche Halsfaszie am Kieferwinkel. Entlang den Gefäß- und Nervenstraßen hat der einheitliche Bindegewebs- und Erkrankungsraum **wichtige Verbindungen**

1. zur Regio sublingualis (*Mundbodenphlegmone*),
2. zur tiefen Gesichtsgegend (*lebensbedrohende tiefe Halsphlegmone*),
3. zur oberflächlichen Gesichtsgegend,
4. zum Trigonum caroticum.

Präparation. Nach der Durchtrennung des Platysma finden wir neben kleinen Gefäßen **auf der Faszie** den **Ramus marginalis mandibulae** und den **Ramus colli n. facialis,** der mit dem sensiblen *Ramus superior* des **N. transversus** [cutaneus] **colli** meist eine Verbindung eingeht (früher *Ansa cervicalis superficialis*).

Bei der operativen Unterbindung der A. facialis am Unterkieferrand ist der *Ramus marginalis mandibulae* möglichst zu schonen. Da er zum Mundwinkel und zur Unterlippe ziehende Muskeln versorgt, ergibt seine Durchtrennung einen Hochstand des Mundwinkels.

Unter der Faszie verläuft am oberflächlichsten die **V. facialis.** Sie betritt am Unterkieferrand, hinter der A. facialis, das Dreieck, nimmt dann von dorsal die **V. retromandibularis** auf und strebt über die Außenfläche des Venter posterior des Digastricus (in seltenen Fällen von ihm verdeckt) der V. jugularis interna zu. Entlang dem Kieferrand finden wir **3–6 Nodi lymphatici submandibulares.** Sie nehmen die Lymphe von der Zunge, der Mundhöhle, dem Zahnfleisch des Unterkiefers, den Lippen und der äußeren Nase auf (Abb. 139). In der Hälfte aller Fälle findet man auch noch in der Unterkieferdrüse vereinzelte Lymphknoten.

Die **Glandula submandibularis** liegt in einer bindegewebigen Loge, die sich am Hinterrand des M. mylohyoideus gegen die Regio sublingualis öffnet. Hier gelangt die Drüse mit einem schmalen Fortsatz und ihrem Ausführungsgang, *Ductus submandibularis*, hakenförmig um den Hinterrand des M. mylohyoideus auf die orale Fläche des Muskels. Der Ausführungsgang zieht (Abb. 141) neben der Zunge, unterhalb der Glandula sublingualis nach vorn und medial, um unter der Zungenspitze, neben dem zarten Zungenbändchen, Frenulum linguae, auf der *Caruncula sublingualis* auszumünden (Abb. 138).

Feinbau. Die Drüse hat eine stark wechselnde Zahl von mukösen Endstücken, ist aber vorwiegend serös. Die verschleimten Endstücke zeigen rand- oder endständige seröse Halbmonde. Die verschleimten Zellen haben einen kompakten basalen Kern. Das Ausführungssystem beginnt mit den Schalt- oder Halsstücken (plattes bis kubisches Epithel); es folgen die Speichelrohre oder Streifenstücke (Zylinderzellen mit basaler Streifung) und die größeren Ausführungsgänge.

Die Arterien für die Drüse stammen aus der *A. facialis*, die Nerven aus dem am N. lingualis liegenden *Ganglion submandibulare* und aus dem sympathischen Geflecht der A. facialis (s. u.).

Zwei Arterien, beides ventrale Äste der Carotis externa, haben im Trigonum submandibulare größere Bedeutung. Nicht selten haben sie einen gemeinsamen Ursprung. Die **A. facialis** betritt, verdeckt vom Venter posterior des Digastricus, das Dreieck, windet sich mit mehreren starken Biegungen unter oder durch die Drüse (gibt hier an sie Äste ab) und gelangt am vorderen Rande des Masseter über den Unterkieferrand ins Gesicht (Abb. 98, 99). Vorher gibt sie noch die kleine *A. palatina ascendens* zwischen Styloglossus und Stylopharyngeus zur Gaumenmandel und zum weichen Gaumen und die stärkere *A. submentalis* auf die Unterfläche des M.mylohyoideus ab. Die letztere verläuft neben dem N. mylohyoideus zum Kinn. Durch den Muskel hindurch steht sie mit der A. sublingualis in Verbindung.

Bei besonders starken Windungen nähert sich die A. facialis der Außenfläche der Gaumenmandel. Starke arterielle Blutungen bei *Tonsillektomie* sind wohl auf Verletzungen dieses Gefäßes zurückzuführen. Die starke Schlängelung der A. facialis ist zur Anpassung an die Bewegungen des Kopfes und des Unterkiefers erforderlich.

Die **A. lingualis** durchzieht ungefähr in gleicher Richtung wie die A. facialis, aber weiter ventral, das Dreieck. Um an die Arterie zu gelangen, müssen wir die Drüse unterkieferwärts verlagern. Es erscheint dann (Abb. 99) auf dem senkrecht aufsteigenden M. hyoglossus der meist von 2 Venen begleitete *N. hypoglossus*. Drängen wir zwischen ihm und dem Zungenbein die Fasern des M. hyoglossus auseinander, so treffen wir die A. lingualis, die somit durch den dünnen Muskel von den Vv. comitantes n. XII und dem N. hypoglossus getrennt ist.

Nach Wegnahme der Drüse (Abb. 99) ist der **Grund des Dreiecks,** der senkrecht aufsteigende *M. hyoglossus* und der von hinten oben nach vorn und unten verlaufende *M. mylohyoideus*, gut zu übersehen. (*Für die Orientierung merke man sich diese charakteristische Faserrichtung*!) Auf dem Grunde des Dreiecks finden wir die **tiefen Nerven.** Der **N. hypoglossus** betritt, verdeckt vom Venter posterior des Digastricus, das Dreieck, um nach kurzem Verlauf oberhalb des M. mylohyoideus zu verschwinden. Der dünne **N. mylohyoideus** zweigt sich am Foramen mandibulae vom N. alveolaris inferior ab, verläuft an der Innenfläche des Unterkiefers im Sulcus mylohyoideus (Schutz gegen Druck durch den M. pterygoideus medialis), gelangt neben die A. submentalis und zerfällt hier in seine Äste für den M. mylohyoideus und den Venter anterior des Digastricus. Der **N. lingualis** ragt nur mit einem kurzen, nach unten konvexen Bogen in das Unterkieferdreieck, um dann mit dem Ductus submandibularis in die Unterzungengegend einzutreten. In ihr unterkreuzt er (Abb. 141) den Gang, um die vorderen zwei Drittel der Zungenschleimhaut mit sensiblen und Geschmacksfasern zu versorgen. Vorher schickt er noch 2–3 Rami communicantes zum parasympathischen **Ganglion submandibulare** (Abb. 99). Die sympathischen Fasern erreichen die Drüse über das sympathische Geflecht der *A. facialis*. Die parasympathischen Fasern gelangen über die *Chorda tympani* in den N. lingualis. Sie schalten im Ganglion um. Vom Ganglion submandibulare ziehen 1. mehrere feine Äste, *Rami glandulares*, zur Glandula submandibularis, 2. rückläufige Äste zum N. lingualis, um in ihm zu den Zungendrüsen zu gelangen.

Reizung der parasympathischen Fasern (*Chorda tympani*) ergibt einen reichlichen dünnflüssigen, Reizung der sympathischen Fasern einen geringen zähflüssigen Speichel.
Bei der Präparation erreichen wir am besten den sehr versteckt liegenden *N. lingualis* und das *Ganglion submandibulare*, wenn wir die Drüse kaudalwärts ziehen, wodurch Nerv und Ganglion ebenfalls etwas kaudalwärts verlagert werden.

Im hinteren, oberen Winkel des Dreiecks suchen wir den **N. glossopharyngeus** auf. Beim Vordringen in die Tiefe, gegen den Pharynx hin, ist er nicht zu verfehlen, wenn man sich an seinen Leitmuskel, den M. stylopharyngeus, hält. Der Nerv zieht an der lateralen Fläche des Muskels abwärts, überkreuzt ihn ventral und gelangt zwischen M. stylopharyngeus und M. styloglossus zur Schleimhaut des hinteren Drittels der Zunge. Vorher gibt er noch einen feinen Ast zum M. stylopharyngeus ab. Man orientiere sich in Abb. 83 über die Lage der drei Zungennerven!

3. Die Regio colli mediana

(Abb. 117)

wird kranial vom Unterkiefer, kaudal vom oberen Rande des Brustbeins und lateral von Senkrechten begrenzt, die wir von den Sternoklavikulargelenken zum Unterkiefer ziehen. Sie ist Teilregion der *Regio colli anterior*. Die Region enthält den **Halsteil des Luft- und Speiseweges,** die **Schilddrüse** und die **Epithelkörperchen.** Sie liegen in einem **Gleitraum,** dem **Spatium viscerale colli,** der vorn von den Unterzungenbeinmuskeln und der mittleren Halsfaszie (Abb. 70), seitlich vom Gefäß-Nervenstrang, hinten von der tiefen Halsfaszie begrenzt wird. In diesem Gleitraum können die Halseingeweide als einheitlicher Gleitkörper beim Schlucken, Sprechen und Singen auf- und abwärtsgleiten. Eine seitliche Verschiebung ist weniger ergiebig. Wir unterteilen die mittlere Halsgegend in:

a) Die Regio submentalis

In der Unterkinngegend, die vom Unterkiefer bis zum Zungenbein reicht, finden wir zwischen den Vorderbäuchen des rechten und linken M. digastricus auf dem M. mylohyoideus einige kleine Lymphknoten. Diese **Nodi lymphatici submentales** nehmen die Lymphe von den Schneidezähnen und dem Zahnfleisch des Unterkiefers, der Unterlippe, der Haut des Kinnes und der Zungenspitze auf und fließen in die Nodi lymphatici submandibulares ab (*Erkrankung bei Karzinom der Unterlippe, Schwellung bei Herpes labialis usw.*!). In der Mittellinie erkennen wir die vom Zungenbein zur Spina mentalis ziehende **Raphe m. mylohyoidei.**

b) Die Regio hyoidea

entspricht der Ausdehnung des Zungenbeins. Dieses steht bei Ruhestellung des Kehlkopfes und normaler Kopfhaltung vor dem 4. Halswirbelkörper. Körper und großes Horn lassen sich beim Lebenden gut abtasten.

c) Die Regio subhyoidea

liegt zwischen Zungenbein und Oberrand des Schildknorpels. Sie entspricht der Ausdehnung der *Membrana thyrohyoidea* (s. u.), die von der *A. laryngea superior* und dem *R. internus* des *N. laryngeus superior* durchbohrt wird. [*Hier lokale Anaesthesie der Schleimhaut des Kehlkopfes* bis zur Stimmritze.] Zwischen Zungenbeinkörper und Ansatz der Unterzungenbeinmuskeln findet sich die *Bursa subhyoidea.*

d) Die Regio laryngea

entspricht der Ausdehnung des Kehlkopfes, liegt in Ruhestellung vor dem 5. und 6. Halswirbelkörper. Im Alter reicht sie etwas weiter nach unten, bei Kindern liegt sie höher.

Der Kehlkopf, *Larynx* (Abb. 101–115, 117),

ist **am Hals des Lebenden** leicht zu sehen und abzutasten. Er liegt unterhalb des Zungenbeines in der Mitte des Halses. Hier springt beim Mann der „Adamsapfel", die **Prominentia laryngea,** deutlich vor. Beim Schlucken bewegt er sich auf- und abwärts (s. oben). Tasten wir den „Adamsapfel" ab, so können wir einen charakteristischen Einschnitt, die **Incisura thyroidea superior,** feststellen. Führen wir von ihr den Finger abwärts, so fühlen wir die vordere **Kante des Schildknorpels,** weiter ein elastisches Band (1 cm), das **Lig. cricothyroideum,** und schließlich die vordere **Spange des Ringknorpels.** Seitlich vom Kehlkopf liegen die Lappen der Schilddrüse (Abb. 117). Sie sind beim Lebenden besser zu sehen als zu tasten.

Der Kehlkopf dient: 1. der **Atmung** (*Respiration*), 2. der **Stimmbildung** (*Phonation*). Für die Atmung muß der Luftweg offengehalten, für die Phonation verengt werden, damit die Stimmbänder durch die vorbeistreichende Luft in Schwingungen versetzt werden können. Dieser doppelten Aufgabe dienen eine Reihe von Knorpeln und Muskeln, die den Luftweg je nach Bedarf eng oder weit stellen.

α) Das Kehlkopfskelett

entsteht als eine Umbildung des Viszeralskelettes niederer Formen (Abb. 59, 60). Es besteht aus Schildknorpel, Ringknorpel, Gießbecken- oder Stellknorpel, Kehldeckel und einigen kleinen unbedeutenden Knorpeln.

1. **Der Schildknorpel,** *Cartilago thyroidea* (Abb. 101), zeigt 2 nahezu rechteckige Platten **(Laminae),** die vorn unter einem wechselnd großen Winkel zusammenstoßen und nach hinten auseinanderweichen. Der obere Rand ist tief zur **Incisura thyroidea superior,** der untere nur schwach zur *Incisura thyroidea inferior* eingekerbt. Der hintere Rand der Platten läuft nach oben in die **Cornua superiora,** nach unten in die **Cornua inferiora** aus. Das *Cornu inferius* bildet auf jeder Seite mit dem Ringknorpel ein Gelenk (*Articulatio cricothyroidea*). Über den hinteren Teil der Lamina läuft eine schräge Linie, die **Linea obliqua.** Sie endet oben und unten mit je einem kleinen Höcker, **Tuberculum thyroideum superius** und **inferius.** An dieser reliefartigen Verstärkung entspringen bzw. setzen an der M. thyrohyoideus, M. sternothyroideus und der untere Schlundschnürer.

   Manchmal deutet ein kleines *Foramen thyroideum* im hinteren Teil der Lamina noch die Entstehung des Schildknorpels aus 2 Viszeralbögen an. Ist es vorhanden, so verläuft in ihm die obere Kehlkopfarterie. Diese würde somit einer Kiemenbogenarterie entsprechen.

2. **Der Ringknorpel,** *Cartilago cricoidea* (Abb. 102), gleicht einem Siegelring, dessen Platte, **Lamina,** nach dorsal und dessen Bogen, **Arcus,** nach ventral gerichtet ist. Er besitzt jederseits 2 Gelenkflächen, eine untere, runde, **Facies articularis thyroidea** (für die Verbindung mit dem Schildknorpel), und eine obere, ovale, **Facies articularis arytaenoidea** (für die Artikulation mit der Cartilago arytaenoidea). Die Dorsalfläche der Lamina zeigt eine mediane Leiste und 2 seitliche Gruben (für den Ursprung des M. cricoarytaenoideus posterior).
3. **Der Gießbecken- oder Stellknorpel,** *Cartilago arytaenoidea* (Abb. 103), ist paarig, hat die Form einer Pyramide und ruht mit der Basis auf dem oberen Rande der Ringknorpelplatte. Die Basis läuft nach lateral in den stumpfen **Processus muscularis** (Ansatz der Mm. cricoarytaenoideus posterior und lateralis), nach ventral in den spitzen **Processus vocalis** (Ansatz des Stimmbandes, *Lig. vocale*) aus.

Die Ventralfläche wird durch die bogenförmige *Crista arcuata* unterteilt in die untere *Fovea oblonga* (für M. thyroarytaenoideus), die mittlere *Fovea triangularis* und die nach hinten abgebogene Spitze, *Apex,* die durch den kleinen elastischen Hörnchenknorpel, Cartilago corniculata, verlängert ist.

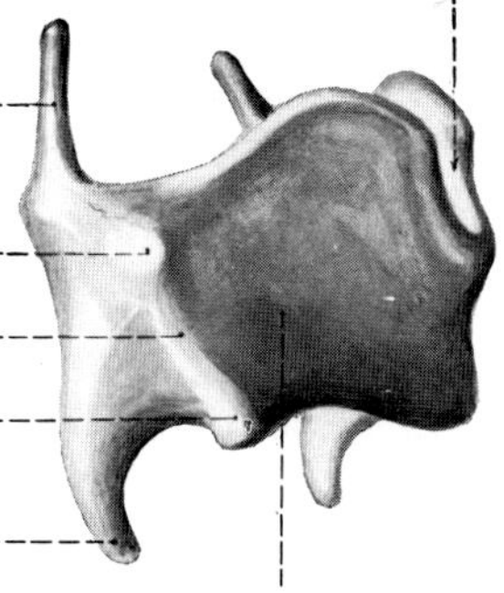

Abb. 101. Schildknorpel (Cartilago thyroidea) von rechts vorn gesehen

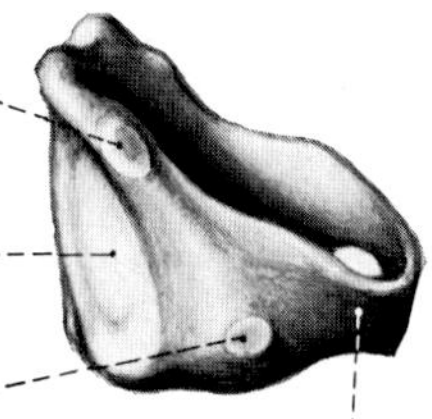

Abb. 102. Ringknorpel (Cartilago cricoidea) von rechts vorn gesehen

4. **Der Kehldeckel,** *Cartilago epiglottica, Epiglottis* (Abb. 105), ist ein blattförmiger, elastischer Knorpel. Der nach kaudal gerichtete Stiel, **Petiolus,** ist durch ein Band, *Lig. thyroepiglotticum,* an der Rückfläche des Schildknorpels befestigt. Die Flächen des Blattes zeigen zahlreiche kleine Gruben, **Foveolae,** für die Einlagerung von Drüsen. Von den Seitenrändern ziehen Schleimhautfalten, die *Plicae aryepiglotticae,* zu den Gießbeckenknorpeln (Abb. 112). Der freie, bewegliche Teil des Kehldeckels kann wegen seiner Elastizität dorsalwärts geklappt werden und den Kehlkopfeingang beim Schluckakt verschließen.
5. **Der Weizenknorpel,** *Cartilago triticea* (Abb. 104, 105), ist ein kleines, unbedeutendes, längliches Knorpelstückchen im *Lig. thyrohyoideum,* das als eine Abschnürung des Cornu superius aufgefaßt werden kann.
6. **Der Keilknorpel,** *Cartilago cuneiformis* [Wrisbergi], ist ein längliches, nicht konstantes, elastisches Knorpelstäbchen in der *Plica aryepiglottica,* das die Grundlage des beim Kehlkopfspiegeln sichtbaren Tuberculum cuneiforme liefert (Abb. 109, 110). Genetisch ist er von der Epiglottis abzuleiten.

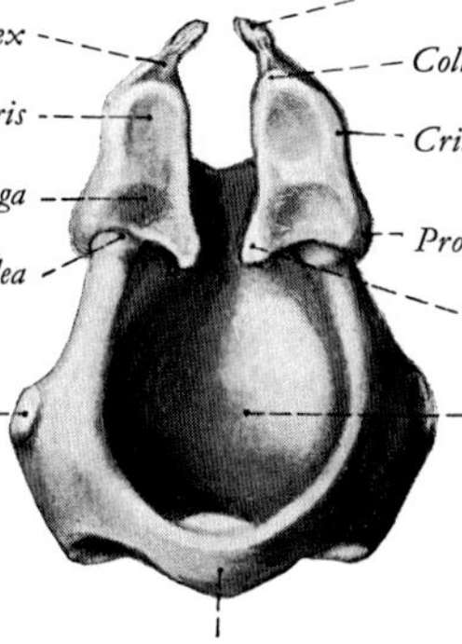

Abb. 103. Die beiden Gießbeckenknorpel (Cartilagines arytaenoideae) in situ auf dem Ringknorpel. Von vorn gesehen

7. **Der Hörnchenknorpel,** *Cartilago corniculata* (Abb. 103, 105), liegt als kleines elastisches, konisches Knorpelstück an der Spitze des Gießbeckenknorpels. Er liefert die Grundlage des Tuberculum corniculatum (Abb. 109, 110).
8. **Sesamknorpel,** *Cartilagines sesamoideae,* kommen als sehr inkonstante elastische Knorpelstückchen in verschiedener Zahl im vorderen Teil des Stimmbandes und in der Umgebung des Gießbeckenknorpels vor.

Die Verkalkung der Kehlkopfknorpel beginnt bereits mit dem 18. Lebensjahre, ist individuell verschieden stark und erfolgt bei Mann und Frau in verschiedener Weise. Verkalkte Kehlkopfknorpel können brechen.

β) Die Verbindungen der Kehlkopfknorpel (Abb. 104–106)

1. Schildknorpel und Zungenbein sind durch die viereckige **Membrana thyrohyoidea,** das kräftige **Lig. thyrohyoideum medianum** und die **Ligg. thyrohyoidea** (vom Cornu superius zum großen Zungenbeinhorn) verbunden. Sie enthalten sehr viele elastische Fasern, sind gelb. Die Membran ist durchlöchert für den Durchtritt des N. laryngeus superior und der gleichnamigen Arterie.
2. Schildknorpel und Ringknorpel sind dorsal gelenkig verbunden. Die Kapsel der **Articulatio cricothyroidea** wird vorn, hinten und besonders unten durch Bänder verstärkt. In den Gelenken erfolgt eine Kippbewegung des Ringknorpels, wodurch er dem Schildknorpel genähert und die Stimmbänder gespannt werden. Das kräftige elastische **Lig. cricothyroideum** verbindet vorn Schild- und Ringknorpel. Seitlich geht es in den Conus elasticus über.
3. Ring- und Stellknorpel sind in der **Articulatio cricoarytaenoidea** verbunden. Die sehr schlaffe Kapsel ermöglicht, daß die Stellknorpel auf dem Ringknorpel „gestellt", d.h. um die Längsachse gedreht, einander genähert, voneinander entfernt und nach vorne und hinten gekippt werden können, wodurch die Stellung der Stimmbänder und Form und Größe der Stimmritze geregelt werden.
4. **Das Stimmband,** *Lig. vocale* (Abb. 106), ist der aus gewellten kollagenen und aus elastischen Fasern bestehende Oberrand des *Conus elasticus,* der sich zwischen Proc. vocalis des Stellknorpels und der Rückfläche des Schildknorpels (unterhalb der Incisura thyroidea superior) ausspannt.
5. **Der Conus elasticus** (Abb. 106) ist ein sich nach oben verjüngender kollagenelastischer Trichter, der am Oberrand des Ringknorpels beginnt und mit ver-

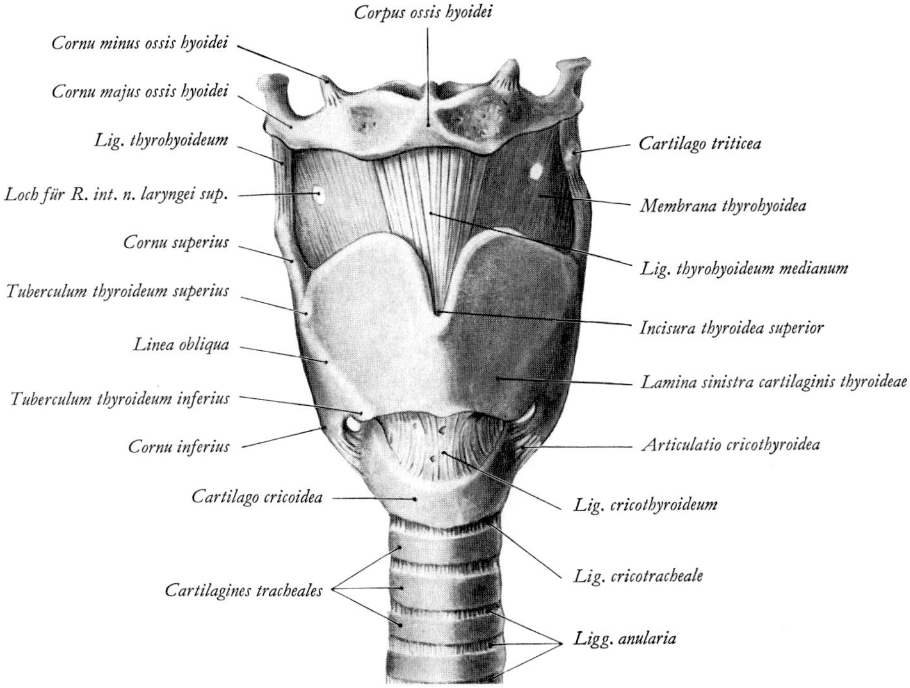

Abb. 104. Bandapparat des Kehlkopfes von vorn gesehen

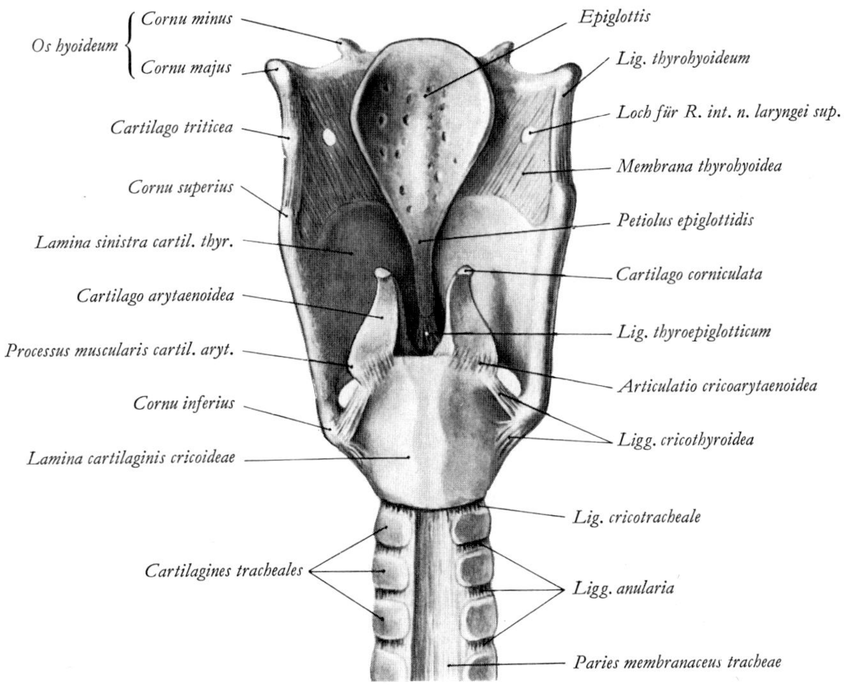

Abb. 105. Bandapparat des Kehlkopfes von hinten gesehen

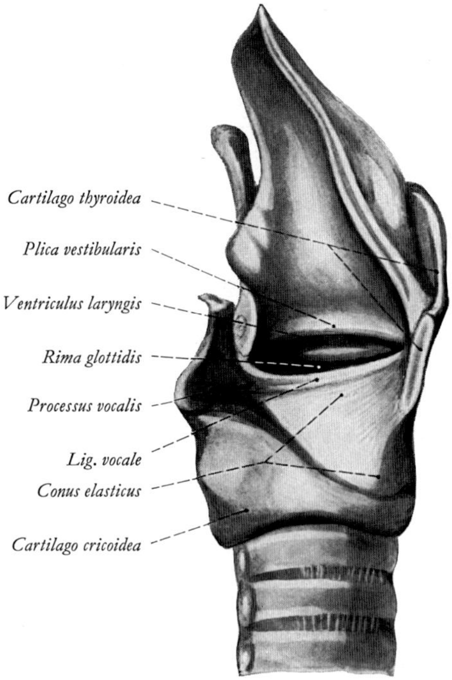

Abb. 106. Lig. vocale und Conus elasticus von rechts her durch Wegnahme der rechten Schildknorpelplatte und der Muskeln dargestellt

dickten Rändern, den Stimmbändern, endet. Sein ventraler Teil ist in der Medianebene, zwischen dem Unterrand des Schildknorpels und dem Oberrand des Ringknorpels, tastbar (*Lig. cricothyroideum, Pars libera coni elastici*, Abb. 104). Der *Conus elasticus* umschließt den subglottischen Raum (*Spatium subglotticum*) dessen Form von der Stellung der Stimmbänder abhängt. Bei geschlossener Stimmritze gleicht er dem Mundstück einer Klarinette, bei maximaler Öffnung der Rima glottidis nahezu einem zylindrischen Rohr. Bei erschlafften oder gelähmten Stimmuskeln stellen die elastischen Fasern des Conus und der Stimmbänder letztere in eine Mittelstellung ein (Intermediärstellung, früher Kadaverstellung). Sie ist die Ausgangsstellung für die Phonation und für die Respiration.

γ) Die Kehlkopfmuskeln

sind von einem innerhalb des Kehlkopfes gelegenen **Sphincter internus** und einem außerhalb desselben gelegenen **Sphincter externus** abzuleiten. Der Internus wird vom *N. laryngeus inferior* (aus dem N. laryngeus recurrens), der Externus vom *N. laryngeus superior* versorgt.

Vom Sphincter externus stammt ab:

M. cricothyroideus („Anticus") (Abb. 107, 117). Er **entspringt** vorn neben der Mittellinie vom Bogen des Ringknorpels, steigt steil (*Pars recta*) und schräg (*Pars obliqua*) auf zum Unterrand und Cornu inferius des Schildknorpels.

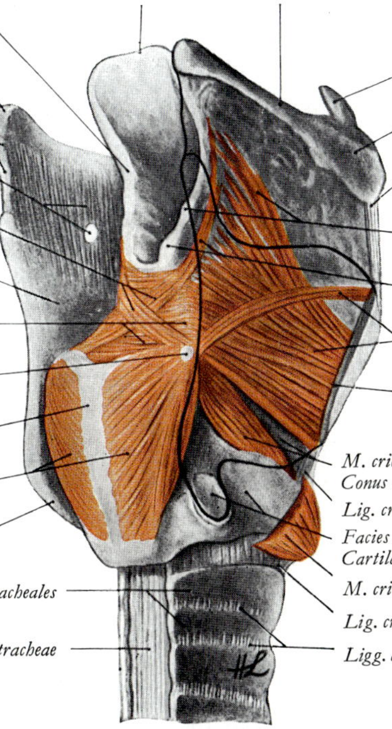

Abb. 107. Die Kehlkopfmuskeln von rechts her dargestellt. Die rechte Schildknorpelplatte und der rechte M. cricothyroideus sind z.T. entfernt. Die Umrisse des Schildknorpels sind schwarz ausgezogen

Manchmal gehen seine unteren Fasern noch in die Pars cricopharyngea des unteren Schlundschnürers über, mit dem er ursprünglich einen einheitlichen Sphincter für Kehlkopf und Schlund bildete.

Wirkung: Er nähert den Ringknorpel dem Schildknorpel und spannt damit das Stimmband („Grobspannung"). Durch seinen Tonus fixiert er den Schildknorpel, wenn der M. vocalis diesen nach hinten zu kippen sucht.

Nerv: Er wird als einziger Kehlkopfmuskel vom *Ramus externus* des *N. laryngeus superior* versorgt.

Vom Sphincter internus stammen ab (Abb. 107):

1. **M. cricoarytaenoideus posterior** [„Posticus" der Kliniker]. Er **entspringt** von der Ringknorpelplatte und **zieht** auf- und lateralwärts **zum** *Processus muscularis* des Stellknorpels. Er zieht den Proc. muscularis nach hinten und abwärts und ist damit der einzige Öffner der Stimmritze (Abb. 108).
   Beidseitige Lähmung führt zu schwerer Atemnot. Sein Antagonist ist der
2. **M. cricoarytaenoideus lateralis.** Er zieht vom Oberrande des Ringknorpels zum *Proc. muscularis* des Stellknorpels. Er schließt die Pars intermembranacea der Stimmritze, während die Pars intercartilaginea offenbleibt (*Flüstersprache*) (Abb. 108). Er ist der Antagonist des vorigen.
3. **Mm. arytaenoideus transversus et obliquus** verbinden die Stellknorpel mit queren und schrägen Fasern, nähern sie einander und helfen damit beim Ver-

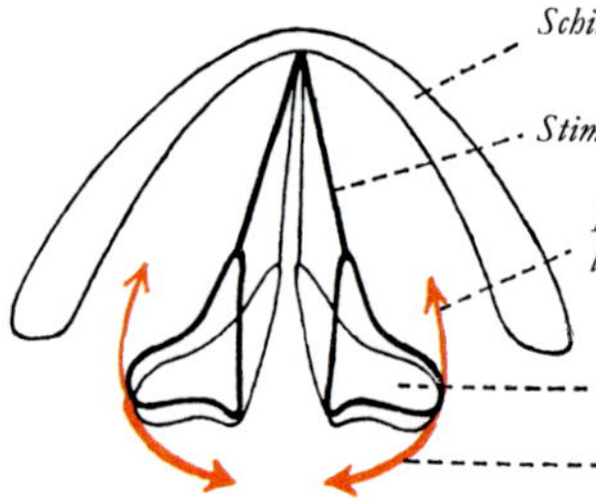

Abb. 108. Schema über die Wirkung der Mm. cricoarytaenoidei posteriores und laterales. Stellung der Stellknorpel und Stimmbänder bei „Postikuswirkung“ dick ausgezogen, bei „Lateraliswirkung“ dünn ausgezogen

schluß der Pars intercartilaginea der Stimmritze. Einige Fasern strahlen als **M. aryepiglotticus** zur Epiglottis aus und können sie senken, andere gehen in den

4. **M. thyroarytaenoideus** über. Dieser spannt sich zwischen der Innenfläche des Schildknorpels und dem Stellknorpel aus (Abb. 107, 113). Nach hinten geht er zum Teil in den M. arytaenoideus transversus über. Der Muskel ist individuell verschieden differenziert. Einzelne Fasern können als **M. thyroepiglotticus** die Epiglottis erreichen. Die beidseitigen Mm. thyroarytaenoidei umgreifen den oberen Teil des Conus elasticus wie ein Sphincter und helfen bei der Phonation die Stimmritze zu schließen. Der innere Faseranteil des M. thyroarytaenoideus ist der
5. **M. vocalis,** der Stimmuskel. Er liegt medial vom vorigen, auf dem Conus elasticus (Abb. 113). Seine medialen Fasern sind in das Stimmband eingelagert. Durch diese enge Verknüpfung und durch die feine Innervation des M. vocalis und des Stimmbandes wird erst die Modulationsfähigkeit der menschlichen Stimme ermöglicht. Der M. vocalis regelt die Feineinstellung und die Feinspannung des Stimmbandes, nachdem es durch den M. cricothyroideus grob gespannt wurde. Er kann die Stimmlippe zu einer dicken, mäßig gespannten Saite abrunden (*tiefe Töne*) und zu einer dünnen, straff gespannten Saite verschmälern (*hohe Töne*).

Die aus Sphinkteren (s. oben) entstandenen Kehlkopfmuskeln sind in der Mehrzahl auch solche geblieben: sie verengen die Stimmritze. Nur der M. cricoarytaenoideus posterior wurde ein Erweiterer. Beim sog. Glottiskrampf tritt die Urfunktion dieser Muskeln in Erscheinung.

δ) Die Kehlkopfhöhle, *Cavum laryngis* (Abb. 112, 113, 143)

Der Kehlkopfeingang, *Aditus laryngis* (Abb. 144), wird vorn vom Kehldeckel, lateral von den **Plicae aryepiglotticae,** hinten von den Stellknorpeln begrenzt, die die **Incisura interarytaenoidea** zwischen sich fassen. Auf der Plica aryepiglottica erheben sich nahe dem hinteren Ende 2 kleine Höckerchen, das **Tuberculum corniculatum** (darunter die *Cartilago corniculata*) und das **Tuberculum cuneiforme** (darunter die *Cartilago cuneiformis*).

Diese charakteristische Umrahmung des Kehlkopfeinganges erkennen wir sehr gut im **Kehlkopfspiegelbild** (Abb. 110, 111). Vom Zungengrund ziehen zum Kehldeckel 3 Falten, die *Plica glossoepiglottica mediana* und die *Plicae glossoepiglotticae laterales.* Lateral von den Plicae aryepiglotticae erkennen wir die **Recessus piriformes.** Innerhalb der Plicae aryepiglotticae erblicken wir in der Tiefe die Taschenfalten, **Plicae vestibulares,** und die Stimmfalten, **Plicae vocales,** die den größten Teil der Stimmritze, **Rima glottidis,** begrenzen. Bei weit geöffneter Stimmritze (Abb. 111) kann man in der Tiefe noch die vordere Wand und die Teilungsstelle der Luftröhre erkennen.

Auf einem **Mediansagittalschnitt** durch den Kehlkopf (Abb. 112) können wir die **Plica vestibularis** und die **Plica vocalis** als sagittal verlaufende Falten gut übersehen. Zwischen ihnen ist die Wand zu einer Tasche, dem **Ventriculus laryngis,** ausgebuchtet. Die Stimmfalten zeigen gegenüber der blaßroten übrigen Kehlkopfschleimhaut eine grauweiße Farbe. Im hinteren Drittel sind sie mehr gelblich. Hier liegt unter der Schleimhaut der elastische Processus vocalis des Stellknorpels. In den vorderen $^2/_3$ der Stimmfalte liegen das Lig. vocale und lateral von diesem der M. vocalis.

Findet sich am vorderen Ende des Stimmbandes ein Sesamknorpel, so scheint er als *Macula flava* durch.

Am Frontalschnitt (Abb. 113) können wir topographisch ein oberes, ein mittleres und ein unteres Stockwerk des Kehlkopfes unterscheiden.

1. Das obere Stockwerk, **Vestibulum laryngis,** beginnt am Aditus laryngis und verjüngt sich nach unten bis zur **Rima vestibuli,** dem sagittalen Spalt zwischen den beiden Plicae vestibulares.
2. Das mittlere Stockwerk, die **Glottis,** reicht von der *Rima vestibuli* bis zur Stimmritze, **Rima glottidis.** Letztere ist ein sagittaler Spalt zwischen den Plicae vocales und den Processus vocales der Stellknorpel. An der Stimmritze

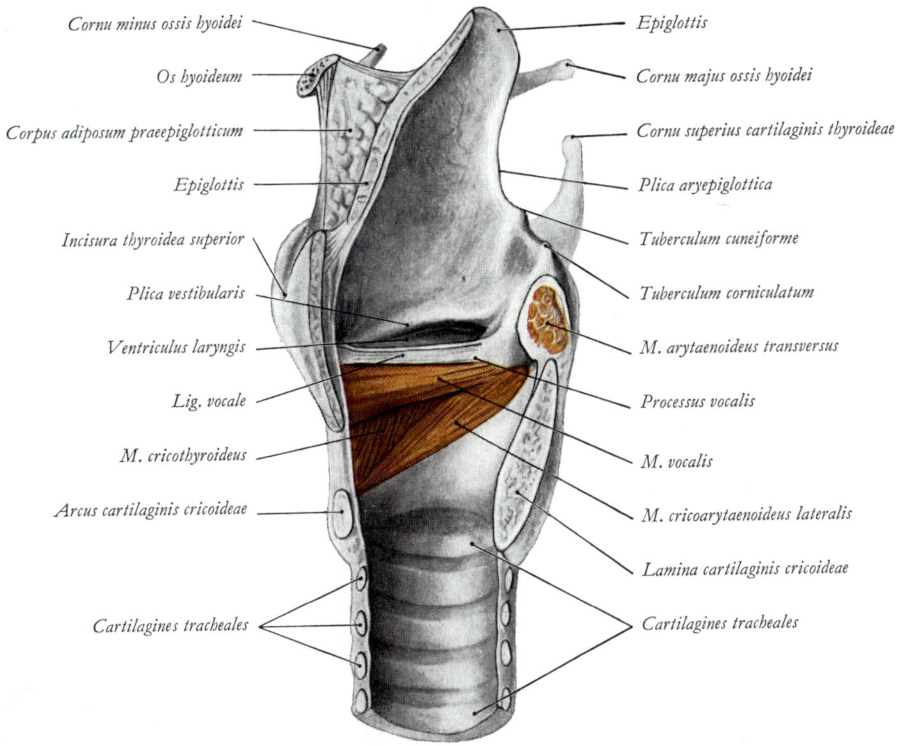

Abb. 109. Paramedianschnitt durch den Kehlkopf.
Ligamentum vocale und *M. vocalis* von innen her dargestellt

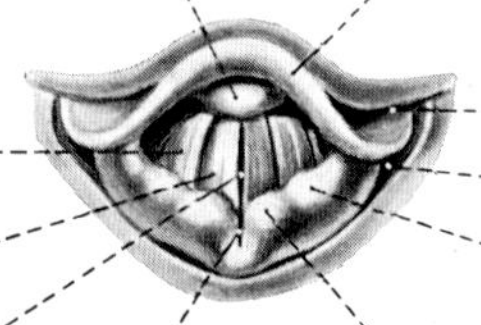

Abb. 110. Phonationsstellung des Kehlkopfes im Kehlkopfspiegel

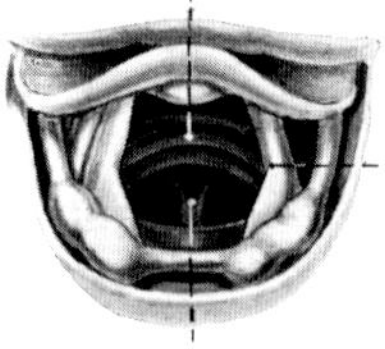

Abb. 111. Respirationsstellung des Kehlkopfes im Kehlkopfspiegel

unterscheiden wir deshalb eine **Pars intermembranacea** (begrenzt von den Plicae vocales) von einer **Pars intercartilaginea** (begrenzt von den Processus vocales). Vom mittleren Stockwerk gehen seitliche Ausbuchtungen, die **Ventriculi laryngis,** ab.

Manchmal sind diese Taschen kranialwärts zu Blindsäcken, *Sacculi laryngis* [Appendices ventriculi laryngis] ausgebuchtet, die in seltenen Fällen beim Menschen die Membrana thyrohyoidea durchbohren und unter der Haut des Halses erscheinen können. Bei manchen Affen erreichen sie eine gewaltige Ausdehnung, erstrecken sie sich als „Brüllsäcke" bis zu den Schlüsselbeinen. Ob sie als Resonatoren dienen, ist nicht eindeutig geklärt.

3. Das untere Stockwerk, **Spatium subglotticum** (subglottischer Raum), liegt unterhalb der Stimmritze, ist konisch und geht am Unterrande des Ringknorpels ohne besondere Grenze in die Luftröhre über.

Die Kehlkopfschleimhaut, *Tunica mucosa laryngis,*

kleidet die ganze Kehlkopfhöhle aus, ist blasser als die Schleimhaut des Schlundes und zeigt an verschiedenen Stellen einen recht unterschiedlichen Bau.

Das Epithel. An den Stimmfalten, den Innenflächen der Stellknorpel und der Dorsalfläche der Epiglottis haben wir geschichtetes Plattenepithel. Die übrige Schleimhaut trägt ein flimmerndes Zylinderepithel mit schlundwärts gerichtetem Flimmerschlag. Im Epithel der Epiglottis kommen vereinzelt Geschmacksknospen vor.

Die Lamina propria enthält reichlich elastische Fasern, in wechselnder Menge Lymphzellen, die sich besonders an der Außenfläche der Taschenfalten zu Solitärknötchen, *Folliculi lymphatici laryngei*, verdichten, und zahlreiche seröse und gemischte Drüsen, *Glandulae laryngeae.* Besonders zahlreich finden wir sie an der Dorsalfläche der Epiglottis, wo sie in Grübchen des Knorpels liegen, in den Taschenfalten und zwischen den Stellknorpeln.

Die Drüsen halten die Schleimhaut beim Sprechen feucht. Bei Rednern sollen sie häufig hypertrophieren, sich entzünden und die Ursache der Rednerheiserkeit sein. Die Stimmbänder sind frei von Drüsen. Sie werden bei der Phonation durch Berieselung von den Taschenbändern aus und durch die Atemluft feucht gehalten.

Im Bereich des Vestibulum, der Plicae aryepiglotticae und der Incisura interarytaenoidea ist die Schleimhaut durch lockeres, submuköses Gewebe auf der Unterlage befestigt. Diese lockere Anheftung ermöglicht eine ausgiebige Verschiebung der Schleimhaut, die sich bei Verengung des Vestibulum in Falten legen kann.

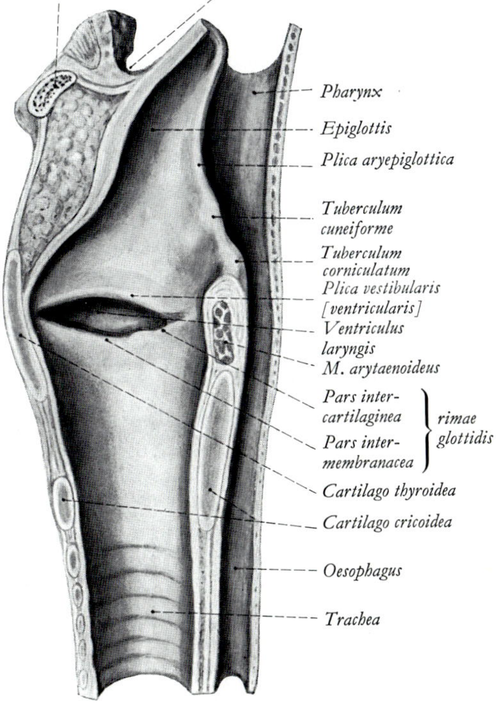

Abb. 112. Mediansagittalschnitt durch den Kehlkopf

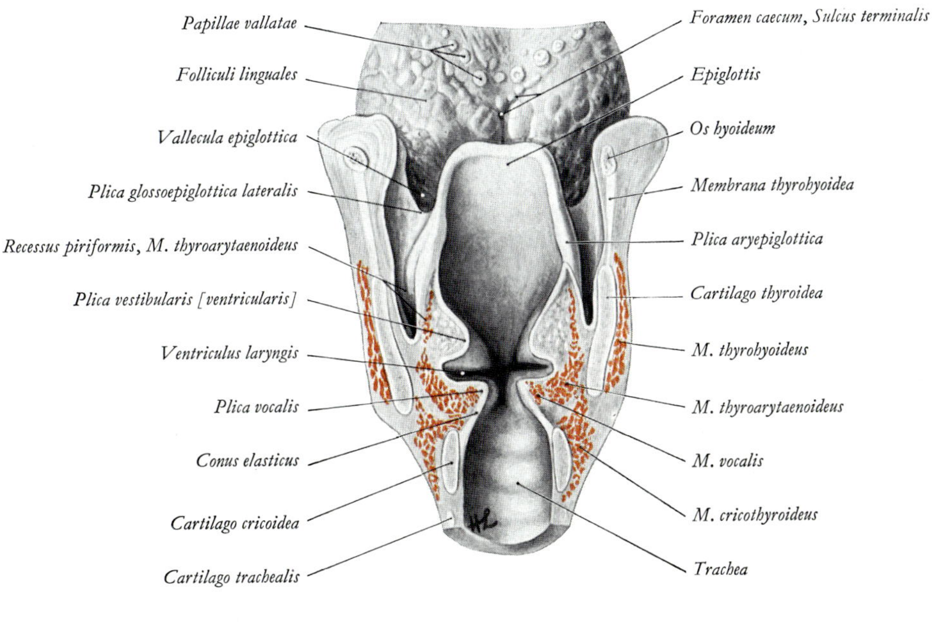

Abb. 113. Frontalschnitt durch den Kehlkopf. Von hinten gesehen

Bei Entzündungen und Reizen verschiedenster Art kann die sehr lockere Submucosa große Mengen Gewebsflüssigkeit aufnehmen. Die Plicae aryepiglotticae schwellen zu mächtigen Wülsten an, die den Kehlkopfeingang einengen und zu schwersten Erstickungserscheinungen führen. Diese lebensbedrohende Anschwellung, fälschlich als **Glottisödem** bezeichnet, macht eine Intubation oder einen Luftröhrenschnitt notwendig. Ein echtes Stimmbandödem (Reinkesches Ödem) ist selten.

ε) Nerven- und Gefäßversorgung

Der **N. laryngeus superior** versorgt mit dem **Ramus externus** den **M. cricothyroideus** und mit sensiblen Fasern (durch das Lig. cricothyroideum) den vorderen Teil der Stimmlippe und des Cavum infraglotticum, mit dem **Ramus internus,** der mit A. und V. laryngea superior durch die Membrana thyrohyoidea zieht, die **Schleimhaut oberhalb des Stimmbandes.**

Der Nerv und die gleichnamigen Gefäße erzeugen (Abb. 144) im Recessus piriformis die *Plica n. laryngei.*

Durch Einstich zwischen Schildknorpel und großem Zungenbeinhorn kann man diesen Teil der Kehlkopfschleimhaut leicht anästhesieren.

Der **N. laryngeus inferior** (aus dem N. laryngeus recurrens) versorgt **alle übrigen Kehlkopfmuskeln** und die **Schleimhaut unterhalb der Stimmritze.** Stets hat er eine Anastomose mit dem oberen Nerven. Diese *Ansa Galeni* liegt auf der Dorsalfläche des *M. cricoarytaenoideus posterior.* Beide Kehlkopfnerven erhalten sympathische Fasern aus dem Grenzstrang für die Drüsen und Gefäße der Schleimhaut. Der motorische Kern beider Kehlkopfnerven ist der *Nucleus ambiguus.* Er erhält Impulse von beiden Großhirnhälften. Diese doppelseitige Innervation sichert die Symmetrie der Stimmbandbewegungen (siehe: N. accessorius, S. 122).

Die Arterien und Venen (obere und untere) verlaufen mit den Nerven und sind Äste oder Zuflüsse der oberen und unteren Schilddrüsengefäße. Der kleine *R. cricothyroideus* aus der A. thyroidea superior geht auf dem Lig. cricothyroideum eine Verbindung mit dem gleichnamigen Ast der anderen Seite ein.

Er ist bei der *Koniotomie* (Eröffnung des Luftweges durch Spaltung des Lig. cricothyroideum) zu beachten.

Ein erheblicher Teil des venösen Blutes fließt nicht durch die **Begleitvenen,** sondern zu einem mächtigen **Venenpolster** auf den Mm. cricoarytaenoidei posteriores. Es steht mit dem dichten Venennetz der gegenüberliegenden Schlundwand in Verbindung. Beide Venengeflechte fließen durch die Pharynxwand zum *Plexus venosus pharyngeus* und von dort zur V. jugularis interna.

Die **Lymphgefäße** haben 3 Abflußrichtungen:

1. Vom Kehlkopfeingang ziehen sie in der Hauptsache mit den oberen Blutgefäßen durch die Membrana thyrohyoidea zu einem kleinen Lymphknoten unterhalb des großen Zungenbeinhornes und weiter zu den oberen tiefen Halslymphknoten.
2. Vom Gebiet des Conus elasticus ziehen sie nach ventral und gelangen zwischen Ring- und Schildknorpel zu kleinen prälaryngealen Lymphknoten, die zwischen den beiden Mm. cricothyroidei liegen. Von hier strömt die Lymphe vor der Luftröhre oder weiter seitlich abwärts zu den unteren tiefen Halslymphknoten. Die kleinen prälaryngealen Lymphknoten nehmen außerdem die Lymphe von der Epiglottis und den Recessus piriformes auf.
3. Von der dorsalen Wand verlaufen die Lymphgefäße mit den unteren Blutgefäßen und Nerven abwärts.

Die Stimmbänder besitzen nur spärliche Lymphkapillaren, die nach oben abfließen (*günstige Prognose bei Karzinom!*).

ξ) Geschlechts- und Altersunterschiede des Kehlkopfes

Beim erwachsenen Manne ist der Kehlkopf größer und kräftiger; er hat vor allem einen größeren sagittalen Durchmesser. Entsprechend bilden die Schildknorpelplatten vorn miteinander einen kleineren Winkel (90°). Die Stimmritze ist 2,0–2,4 cm lang. Der Kehlkopf der Frau und des Knaben gleichen einander. Er ist kleiner und graziler. Der sagittale Durchmesser, Stimmritze und Stimmfalten sind um $^{1}/_{5}$ kürzer. Entsprechend ist der Schildknorpelwinkel stumpfer (120°). Frauen und Knaben haben entsprechend den kürzeren Stimmbändern im allgemeinen eine höhere Stimme.

Der Umbau des Knabenkehlkopfes zu dem des erwachsenen Mannes erfolgt während der Pubertät unter dem Einfluß der Geschlechtsdrüsen (Stimmbruch). Erfolgt eine Kastration in der Jugend, so bleiben die hohe Stimme und die weibliche Form des Kehlkopfes bestehen.

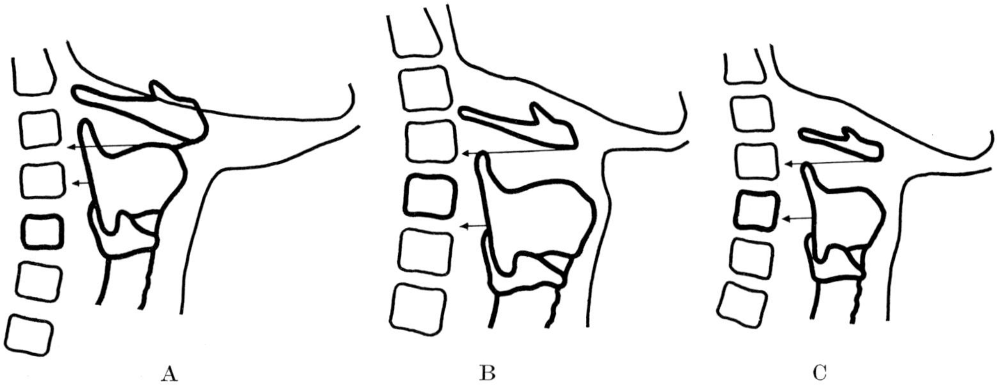

Abb. 114. Die Lagebeziehungen des Kehlkopfes und des Zungenbeins zur Wirbelsäule bei normaler Wirbelsäulenhaltung und mittlerem Exspirium. Der 5. Halswirbel ist stärker umrissen. A. Beim Säugling. B. Beim erwachsenen Mann. C. Bei der erwachsenen Frau. Nach *v. Lanz-Wachsmuth*

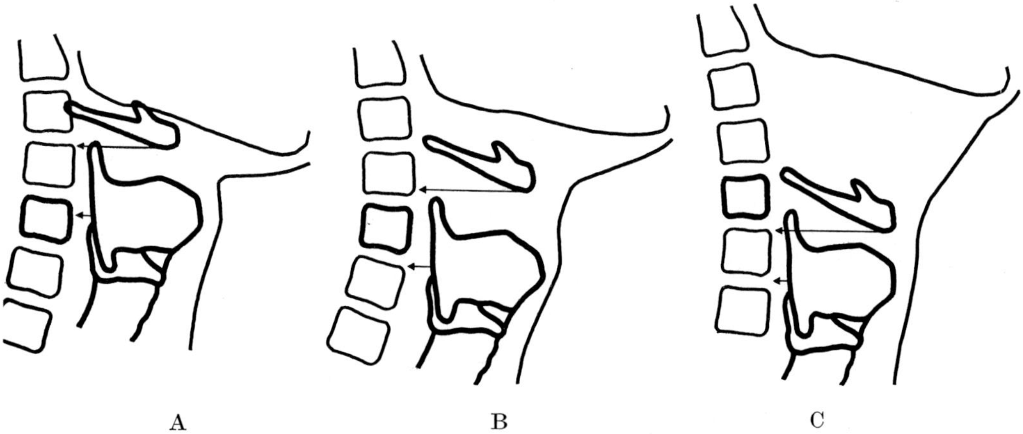

Abb. 115. Die Lagebeziehungen des Zungenbeins und des Kehlkopfes zur Wirbelsäule. Der 5. Halswirbelkörper ist stärker umrissen.

A. Auf der Höhe der Schlingbewegung. B. Bei äußerster Einatmung. C. Nach stärkster Ausatmung, Mund und Nase geschlossen, Brustkorb inspiratorisch erweitert. Nach *v. Lanz-Wachsmuth*

Bereits zur Zeit der Pubertät treten im Schild- und Ringknorpel (meist etwas später im Stellknorpel) die ersten **Kalkeinlagerungen** und **Verknöcherungen** auf. Auftreten und Fortschreiten dieser Verkalkungsprozesse ist großen individuellen Schwankungen unterworfen. Die Skeletteile können um das 40. Lebensjahr weitgehend verknöchert sein, andererseits bis ins hohe Alter knorpelig bleiben.

η) Nachbarschaftsbeziehungen des Kehlkopfes

Die Kehlkopfknorpel liegen in der Mittellinie unmittelbar unter der Haut und der oberflächlichen und mittleren Halsfaszie. Seitlich werden sie von den Unterzungenbeinmuskeln überlagert und teils von der Schilddrüse umfaßt (Abb. 120). Zwischen Prominentia laryngea und Haut liegt eine *Bursa subcutanea.* Vor dem Kehlkopf kann ein **Lobus pyramidalis** der Schilddrüse bis zum Zungenbein verlaufen. Seitlich vom Kehlkopf finden wir das **Gefäß-Nervenbündel** des Halses. Dorsal liegt die **Pars laryngea** des Schlundes, die am Unterrande des Ringknorpels in die Speiseröhre übergeht (Abb. 143 und Text S. 200). Nach kaudal geht der Kehlkopf in den Halsteil der **Luftröhre** über.

Die Lage des Kehlkopfes zum Skelett zeigt erhebliche Alters- und Geschlechtsunterschiede. Bei normaler Haltung der Halswirbelsäule und mittlerem Exspirium steht beim Säugling (Abb. 114A) die Mitte der Schildknorpelplatte vor dem 4. Halswirbelkörper. Das Zungenbein ist dem Schildknorpel stark genähert. Der Unterrand des Zungenbeinkörpers steht in Höhe des Unterrandes des 3. Halswirbelkörpers. Während der weiteren Entwicklung steigt der Kehlkopf langsam abwärts (*Descensus*). Beim erwachsenen Mann (Abb. 114B) steht der Schildknorpel vor der Zwischenwirbelscheibe zwischen 5. und 6. Halswirbel. Bei der erwachsenen Frau (Abb. 114C) ist der Descensus geringer. Der Schildknorpel steht vor dem 5. Halswirbelkörper. Bis zum Greisenalter wandert der Schildknorpel noch etwa eine halbe Wirbelhöhe tiefer.

Die für das Lebensalter und das Geschlecht typische Ruhelage ändert sich beim Singen hoher und tiefer Töne, bei maximaler Ein- und Ausatmung, beim Schlucken und beim Vor- und Rückwärtsbeugen der Halswirbelsäule (Abb. 115A–C).

ϑ) Elastisch-muskulöse Gurtung und Verschieblichkeit des Kehlkopfes

Der Kehlkopf ist unter Vermittlung des Zungenbeines durch die oberen Zungenbeinmuskeln (Abb. 71) am Unterkiefer und an der Schädelbasis beweglich verankert. Nach unten ist er durch die Luft- und Speiseröhre mit dem Mediastinum elastisch verbunden. Die Unterzungenbeinmuskeln verändern den Abstand zwischen Zungenbein, Kehlkopf und Brustkorb und bestimmen damit die Länge des Resonanzrohres. Außerdem sind sie am Vorbeugen des Kopfes beteiligt.

ι) Leistungen des Kehlkopfes

Der in die Luftwege eingebaute Kehlkopf kann die Stimmritze enger und weiter stellen. Er ist damit eine **Schutzeinrichtung** für die Luftwege und dient gleichzeitig der **Stimmbildung** (*Phonation*).

Da der Luft- und Speiseweg sich im Schlund überkreuzen, besteht besonders beim Menschen, dessen Kehlkopf seine geschützte Lage hinter dem Gaumen aufgegeben hat und weiter herabgewandert ist (*Descensus*), die Gefahr, daß Speiseteile in den Luftweg gelangen. Der Kehlkopfeingang muß deshalb besonders gut gesichert werden. Er schlüpft daher, wie bereits auf S. 99 geschildert wurde, beim Schlucken unter die Zunge. Dabei wird der elastische Kehldeckel herabgedrückt und der Aditus laryngis verschlossen. Der in der Plica aryepiglottica gelegene **M. aryepiglotticus,** eine Differenzierung des M. thyroarytaenoideus (Abb. 107), verengt den Aditus und klappt den Kehldeckel auf ihn herab. Schließlich bildet der reflektorische Schluß der Stimmritze eine weitere

Sicherung. Sind trotzdem Fremdkörper in den Kehlkopf gelangt, so werden sie durch einen Hustenstoß herausgeschleudert.

Während der Atmung ist die Stimmritze geöffnet (*Respirationsstellung*, Abb. 111). Die Luft kann ungehindert aus- und einströmen. Die Weite der Glottis wird durch die Intensität der Atmung bestimmt.

Bei der Stimmbildung schwingen die Plicae vocales in horizontaler Richtung gegeneinander. Die Stimmritze ist weitgehend geschlossen (*Phonationsstellung*, Abb. 110). Die sagittal verlaufenden, gespannten Stimmfalten werden durch den Exspirationsstrom auseinandergedrängt, schnellen wieder zurück, um von neuem auseinandergedrängt zu werden. Diese laufenden Unterbrechungen des Luftstromes versetzen die Luftsäule im **Ansatzrohr** (Rachen, Nase, Mund) in Schwingungen, erzeugen den Klang.

Die Höhe des Klanges hängt von der Länge, Dicke und Spannung der Stimmbänder ab. Kürzere Bänder (Kind, Frau, Kastraten) bedingen höhere Töne. Dickenzunahme ergibt eine Abnahme der Klanghöhe. Wird die Spannung erhöht, so steigt die Tonhöhe. **Die Klangfarbe** wird durch die Form des Ansatzrohres bestimmt. Es wird durch Heben und Senken des Kehlkopfes verkürzt bzw. verlängert und durch die Stellung des Gaumens, der Zunge, der Zähne und Lippen weitgehend verformt.

Bei der Kopfstimme schwingen nur die medialen Teile der Stimmfalten. Die Stimmritze ist in den vorderen Zweidritteln etwas geöffnet. Die Luft entweicht leicht in den Rachen, gerät dort in Resonanzschwingungen.

Bei der Bruststimme ist die Stimmritze eng. Deshalb gerät auch die Luft unterhalb der Glottis im Brustraum bei der Stimmgebung in lebhafte Mitschwingungen, die man durch Auflegen der Hand auf den Brustkorb als *Stimm-* oder *Pektoralfremitus* wahrnehmen kann.

Bei der Flüstersprache ist nur der zwischen den Processus vocales der Stellknorpel gelegene Teil der Stimmritze (die *Pars intercartilaginea*) leicht geöffnet. Die Luft entweicht, ohne daß die Stimmbänder in Schwingungen versetzt werden.

Spannung der Stimmbänder. Sind die Stellknorpel durch die an ihnen angreifenden Muskeln auf dem Ringknorpel festgestellt, so können durch die Kontraktion der *Mm. cricothyroidei*, die den Ringknorpel gegen den Schildknorpel ziehen, die Stimmbänder gedehnt und gespannt werden. Die in den Stimmbändern verlaufenden, äußerst feinfaserigen und reichlich mit Nerven versorgten *Mm. vocales* stufen durch Tonusänderungen die Spannung und durch Kontraktion die Länge der Saiten sehr fein ab.

Die Stellung der Stimmbänder wird durch die an den Stellknorpeln angreifenden Muskeln geregelt (Abb. 108). Der *M. cricoarytaenoideus posterior* („Posticus" der Kliniker) ist der einzige Erweiterer der Stimmritze. Alle anderen sind Verengerer. Der *M. arytaenoideus* nähert die Stellknorpel einander und verschließt die *Pars intercartilaginea* der Stimmritze. Der *M. cricoarytaenoideus lateralis* zieht den Proc. muscularis des Stellknorpels nach vorn, führt damit den Proc. vocalis nach medial, nähert die Stimmbänder einander und verschließt die *Pars intermembranacea* der Stimmritze. Der *M. thyroarytaenoideus* („Internus" der Kliniker) drückt bei der Phonation die beiden Stimmbänder gegeneinander.

e) Die Regio thyroidea

entspricht der Ausdehnung des Isthmus der Schilddrüse, der meist vor der 2.–4. Trachealspange liegt.

α) Die Schilddrüse, *Glandula thyroidea* (Abb. 116, 117, 120),

ist eine rotbraune, leicht höckerige, innersekretorische Drüse. Zwei seitliche, birnenförmige Lappen, **Lobus dexter** und **sinister,** sind durch ein schmales Querstück, den **Isthmus,** miteinander verbunden. Vom Isthmus oder einem der Lappen steigt häufig ein schmaler Fortsatz, **Lobus pyramidalis,** vor dem Kehlkopf aufwärts und ist mit einem Bindegewebsstreifen am Zungenbein befestigt. In seltenen Fällen kann er bis zum Zungengrund reichen. Er ist Rest des *Ductus thyroglossus.*

Hüllen: Die Drüse wird von einer dünnen **Organkapsel** eingehüllt. Sie schickt mit den Gefäßästen Septen in die Tiefe und unterteilt die Drüse in Läppchen, *Lobuli.* Eine äußere, aus mehreren Lamellen bestehende Hülle, die **Capsula fibrosa,** heftet die Drüse am Kehlkopf und der Luftröhre an. Stärkere, bandartige Züge ziehen vom Isthmus und angrenzenden Bereich der Schilddrüse zum Ringknorpel. Auch das perivaskuläre Bindegewebe der einstrahlenden Gefäße verstärkt die Capsula fibrosa. Mit der Umgebung ist sie durch lockeres **Verschiebegewebe** verbunden. Zwischen den beiden Kapseln (Abb. 116) verlaufen die größeren **Schilddrüsengefäße** und liegen die **Epithelkörperchen.**

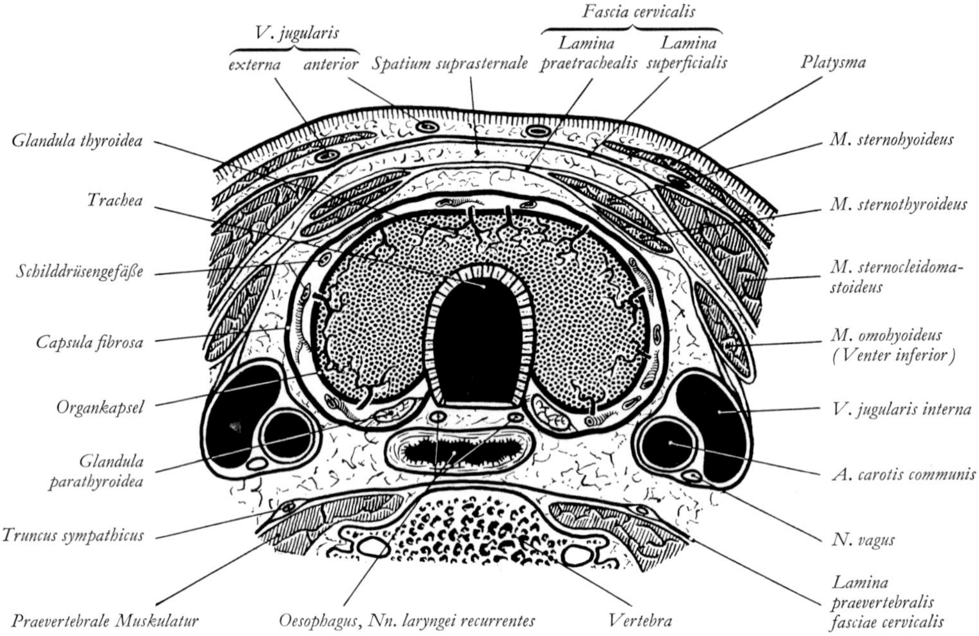

Abb. 116. Topographie der Schilddrüse. Schematisierter Querschnitt

Der Chirurg kann nach Durchtrennung der Capsula fibrosa ohne größere Blutungen in den Raum zwischen den beiden Kapseln eindringen und die beiden Lappen bis zu den eintretenden Gefäßstielen freilegen.

Die feste Verbindung mit dem Anfangsteil der Luftröhre und die lockere mit der Umgebung erklärt, daß die Drüse allen Bewegungen des Kehlkopfes folgt.

Das anatomisch geschulte Auge wird dabei eine auch nur leicht vergrößerte Schilddrüse gut erkennen. Eine Geschwulst dieser Gegend, die sich beim Schlucken mit dem Kehlkopf hebt und senkt, geht fast immer von der Schilddrüse aus. Erschwert ist das Aufsteigen, wenn ein Tauchkropf hinter dem Brustbein eingekeilt ist.

Größe: Nur wenige Organe sind so großen **Gewichts-** und **Volumenschwankungen** unterworfen wie die **Schilddrüse,** was natürlich die Lageverhältnisse zwangsläufig beeinflussen muß.

Normale Schilddrüsen (nach *Wagenseil* 17,7–18,1 g) sind am Lebenden kaum sicht- und tastbar. Stärkere Vergrößerungen (*Blähhals, Kropf, Struma, in manchen Gegenden endemisch*) verdrängen die Nachbargebilde (*Gefäß-Nervenstrang*), komprimieren die Luftröhre (*Säbelscheidentrachea, Atembeschwerden*), ziehen die unteren Zungenbeinmuskeln papierdünn aus. Steht dabei die Schilddrüse besonders tief (oder ist ein tiefer Nebenlappen vorhanden), so sprechen wir von *retrosternalem* oder *Tauchkropf*, der entsprechend der Enge des Raumes frühzeitig Kompressionsbeschwerden macht.

Gefäßversorgung: Die sehr blutreiche Drüse wird von vier starken Arterien versorgt. Die beiden **Aa. thyroideae superiores** (aus der *Carotis externa*) treten an den oberen Pol und breiten sich vorwiegend auf der ventralen Fläche aus (Abb. 117). Die

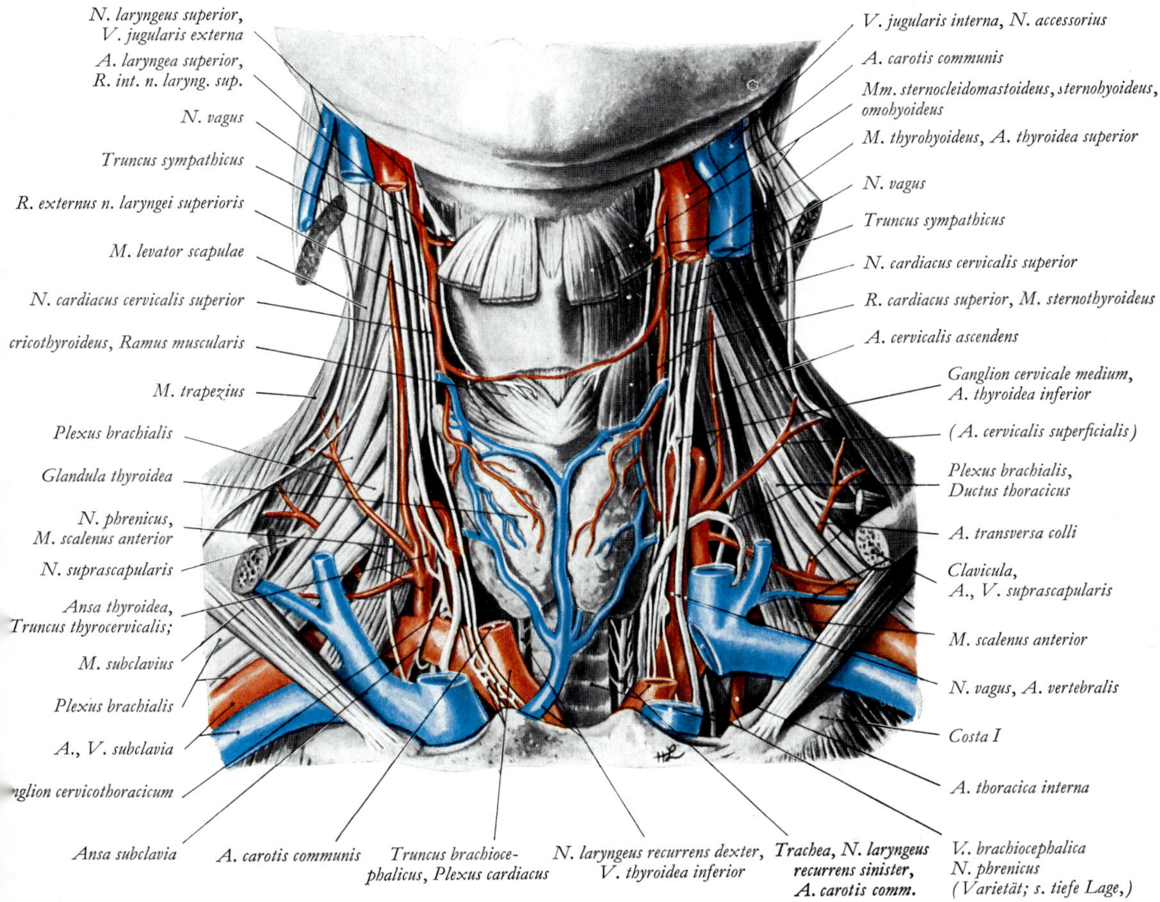

Abb. 117. Topographie der Eingeweide und der tiefen Nerven und Gefäße des Halses von vorn. Clavicula, Sternocleidomastoideus, Unterzungenbeinmuskeln, Vv. jugulares internae und Aa. carotides sind teilweise entfernt

Aa. thyroideae inferiores entspringen aus dem *Truncus thyrocervicalis*, steigen lateral von der Carotis communis senkrecht aufwärts bis zum 6. Halswirbel, biegen hier scharf nach medial um, verlaufen dabei hinter der Carotis communis und vor der A. vertebralis und erreichen den unteren Pol der Drüse. Hier gabeln sie sich meist in 2 Äste und verzweigen sich an der Dorsalfläche. In 10% der Fälle tritt eine unpaare **A. thyroidea ima** aus dem Truncus brachiocephalicus oder dem Aortenbogen von unten her an den Isthmus heran. Schließlich senken sich noch feine Äste aus den Unterzungenbeinmuskeln und den benachbarten Kehlkopf-, Luft- und Speiseröhrengefäßen in die Drüse.

Die 4 großen Schilddrüsenarterien gehen **untereinander Anastomosen** ein, die durch den Isthmus verlaufen. Sie zeigen hinsichtlich ihrer Stärke große Schwankungen. Sie besitzen große **Reservelängen,** die das Auf- und Absteigen ermöglichen. Je nach dem Stand der Drüse sind die oberen oder unteren gestreckt oder S-förmig gekrümmt.

Unterbindung der 4 großen Arterien führt nur selten zur Nekrose der Drüse, weil die Nebenäste zur Versorgung ausreichen. Die Funktion der Schilddrüse wird durch diesen Eingriff gedrosselt.

Die oberen Schilddrüsenvenen begleiten die gleichnamige Arterie und münden in die *V. jugularis interna.* **Die mittleren** (ohne begleitende Arterie) verlaufen lateral, überkreuzen die Carotis communis und fließen in Ringknorpelhöhe in die *V. jugularis interna* ab. **Die unteren Schilddrüsenvenen** beginnen am Isthmus und den unteren Polen, bilden meist vor der Luftröhre ein stärkeres Geflecht, aus dem mehrere Stämme zu den *Vv. brachiocephalicae*, seltener zur *V. jugularis interna* ziehen.

Die Lymphbahnen verlaufen zum größten Teil zu den kranialen und kaudalen **Nll. cervicales profundi,** einige ziehen vor der Luftröhre abwärts zu den **Nll. tracheales.**

Die Nerven (aus *Vagus*, *Sympathicus*, vielleicht auch *Glossopharyngeus*) bilden auf der Oberfläche ein reiches Netzwerk.

Die Topographie der Schilddrüse ist für die Deutung klinischer Symptome und das operative Vorgehen bei der *Tracheotomie* und bei der *Strumaresektion* wichtig. Die Schilddrüse umfaßt in Form eines Halbringes die Luftröhre (Abb. 116), wobei der schmälere oder breitere **Isthmus** vor dem 2.–4. Trachealring liegt. Die spitzen oberen Pole reichen bis in den unteren Winkel des Trigonum caroticum. Die **Seitenlappen** decken seitlich den Schildknorpel bis zur Linea obliqua, den Ringknorpel und die 6 oberen Luftröhrenringe. **Vorn und seitlich** wird die Schilddrüse von der mittleren Halsfaszie und den in diese eingelagerten Unterzungenbeinmuskeln, lateral noch vom M. sternocleidomastoideus bedeckt. Diese Wand stellt eine **elastisch-muskulöse Gurtung** dar, die die Schilddrüse tragen hilft. Die Gurtung setzt einer krankhaften Vergrößerung der Drüse einen Widerstand entgegen, der sich zunächst in einem Spannungsgefühl äußert. Die Schilddrüse sucht nach hinten und unten auszuweichen. Beim Kropf können Luft- und Speiseröhre von der Seite her stark komprimiert werden, was zur Erschwerung der Atmung und zu Schlingbeschwerden führt. Wird die Gurtung überdehnt, so verringert sich der Druck auf die Schilddrüse und damit auch die geschilderten Kompressionsbeschwerden; der Kropf wölbt sich stärker vor.

Laterodorsal grenzt die Schilddrüse an den **Gefäß-Nervenstrang** des Halses. Bei großen Kröpfen kann dieser bogenförmig nach lateral verdrängt werden. Der schmale **dorsale Rand** der Drüse weist gegen die tiefe Halsfaszie und die Wirbelsäule. Der *N. laryngeus recurrens* liegt außerhalb der *Capsula fibrosa* in der Rinne zwischen Luft- und Speiseröhre, der **Grenzstrang** zwischen den Lamellen der tiefen Halsfaszie. Trotzdem kann bei Ausdehnung eines Kropfes nach dorsal eine ein- und doppelseitige Schädigung des *Recurrens* und *Sympathicus* auftreten. Die A. thyroidea inferior wird häufig von einer Sympathikusschlinge, *Ansa thyroidea*, umfaßt. Der *Truncus sympathicus* kann vor und hinter der Arterie verlaufen. Der **N. laryngeus inferior,** der Endast des N. laryngeus recurrens, zieht vor, zwischen oder hinter den Ästen der A. thyroidea inferior zum Kehlkopf. Bei der Unterbindung dieser Arterie sind die genannten Nerven unbedingt zu schonen.

Der operative Zugang zur Schilddrüse ergibt sich aus den topographischen Beziehungen. Nach einem bogenförmigen Kragenschnitt daumenbreit oberhalb des Brustbeines wird der Haut-Platysmalappen mit den versorgenden Nerven und Gefäßen nach oben gezogen. Anschließend werden die oberflächliche und mittlere Halsfaszie in der *Linea alba colli* durchtrennt und mit den eingelagerten Unterzungenbeinmuskeln und den oberflächlichen Hautvenen nach lateral verlagert. Die Unterzungenbeinmuskeln werden mit Rücksicht auf ihr Mitwirken bei der Stimmbildung nicht durchtrennt. Die freigelegte *Capsula fibrosa* der Drüse läßt sich nach Durchtrennung nach allen Seiten stumpf abschieben. Nach Freilegung des oberen Drüsenpoles werden die oberen Schilddrüsengefäße doppelt unterbunden. Es folgt die Freilegung des unteren Drüsenpoles und die doppelte Unterbindung der unteren Schilddrüsengefäße, wobei der *N. laryngeus recurrens* und der *Truncus sympathicus* unbedingt zu schonen sind. Nach der Unterbringung der Gefäße wird der Isthmus durchtrennt und der vordere Teil der Drüse keilförmig reseziert. Der hintere Teil der Drüse mit den anliegenden Epithelkörperchen bleibt erhalten. Über ihm wird die Capsula fibrosa fortlaufend dicht vernäht.

Der Feinbau der Schilddrüse ist weitgehend vom Funktionszustand abhängig. Im Stadium der Sekretstapelung sind die Drüsenbläschen (Follikel) groß. Ihr Epithel ist abgeplattet. Die Konsistenz des angereicherten Sekretes (Kolloid) ist erhöht. Während der Sekretbildung ist das Epithel kubisch bis niedrigprismatisch. Im Zytoplasma finden sich feine Prosekretgranula. Bei der Sekretausschwemmung ist das Epithel hochprismatisch und enthält häufig Vakuolen. Es sondert zunächst ein proteolytisches Enzym ab, das das eingedickte Kolloid verflüssigt (Randvakuolen). Das verflüssigte Sekret wird dann durch die Follikelzellen rückresorbiert und dort die Hormone an Protein gebunden. Nicht alle Follikel einer Drüse finden sich im gleichen Funktionszustand (*Arbeitsrhythmus*). Eine größere Zahl von Follikeln wird durch Bindegewebssepten zu *Lobuli* zusammengefaßt.

Die Entwicklung beginnt in der 3. Keimlingswoche. Unmittelbar kaudal vom auftretenden *Tuberculum linguale impar* stülpt sich das Entoderm des Mundbodens nach ventral und kaudal zu einem epithelialen Strang (*Ductus thyroglossus*) aus. Aus ihm sprossen nach beiden Seiten Fortsätze, die späteren Seitenlappen, aus. Der Gang bildet sich schon frühzeitig zurück. Der Anfangsteil wird zum *Foramen caecum* der Zunge, das kaudale Ende zum Isthmus und Lobus pyramidalis. Aus erhalten gebliebenen Teilen im kranialen Abschnitt können Nebenschilddrüsen entstehen, die kropfig entarten können.

Funktion: Die blutreiche Schilddrüse ist in den inkretorischen Apparat des Körpers eingeschaltet. In ihrer Funktion ist sie weitgehend von dem *thyrotropen* Hormon des Hypophysenvorderlappens abhängig. Unter diesem Einfluß sezerniert sie jodhaltige Eiweißkörper, *Thyroxin* und *Trijodthyronin*, die vor allem auf den Grundumsatz, sekundär auf den Kreislauf und die Wärmeregulation einwirken.

Während des Wachstums haben diese Hormone eine differenzierungsfördernde Wirkung. Unter ihrem Einfluß wird bei Froschlarven die Metamorphose beschleunigt.

Unterfunktion der Drüse äußert sich beim Erwachsenen in teigiger Schwellung, Trockenheit, Blässe und Kühle der Haut (*Myxödem*), Herabsetzung der geistigen Regsamkeit, der Körpertemperatur (*unter* 36°), Senkung der Pulsfrequenz (*unter* 60 *pro Min.*) und dauernde Senkung des Grundumsatzes (*bis auf* 50% *des Normalwertes*). Beim wachsenden Individuum finden wir neben diesen Allgemeinerscheinungen eine Beeinflussung der epiphysären Wachstumszonen der Knochen (Zwergwuchs). Frühzeitiger Ausfall der Drüse führt wahrscheinlich zum *Kretinismus.*

Überfunktion steigert den Grundumsatz, die Pulsfrequenz, das Herz-Minutenvolumen, die Körpertemperatur. Die Haut ist vielfach feucht, gut durchblutet, die Schilddrüse vergrößert (Kropf, Struma), die geistige Regsamkeit gesteigert. Die Augäpfel treten aus der Orbita hervor (*Exophthalmus*). Wir bezeichnen dieses Erscheinungsbild als *Basedow*sche *Krankheit* (Tachykardie, Struma, Exophthalmus = Merseburger Trias).

Kropfbildungen kommen bei Unter- und Überfunktion der Drüse vor. In Kropfgegenden (meistens Gebirgsgegenden) kommt eine Vergrößerung der Drüse auch ohne ausgesprochene *Dysfunktion* vor. Ob neben dem geringen Jodgehalt des Bodens noch andere Ursachen mitwirken, ist noch immer nicht geklärt.

β) Die Beischilddrüsen oder Epithelkörperchen, *Glandulae parathyroideae* (Abb. 116, 144, 145),

sind linsengroße, gelbliche Körperchen, die an der Rückfläche der Schilddrüsenlappen (daher auch Beischilddrüsen), zwischen der dünnen Organkapsel und der kräftigeren Capsula fibrosa liegen. Meist findet man 2 obere (am Übergang des Pharynx in den Oesophagus) und 2 untere (nahe den unteren Schilddrüsenpolen) in der Nähe der A. thyroidea inferior (Abb. 145). Das eine oder andere Epithelkörperchen kann auch fehlen. Am frischen Präparat heben sie sich durch ihre gelbliche Farbe recht deutlich von der braunroten Schilddrüse ab. Häufig sind sie in die Schilddrüsensubstanz eingebettet. Sie sind dabei aber immer durch die feine Kapsel vom Schilddrüsengewebe getrennt.

Feinbau. Sie bestehen aus Nestern und Strängen von polygonalen Zellen, denen Blutkapillaren dicht anliegen. Man kann hellere und dunklere (etwas kleinere) **Hauptzellen** und etwas größere **oxyphile Zellen** mit azidophil gekörntem Zytoplasma und dichterem, kleinerem Kern unterscheiden. Die Hauptzellen enthalten vor allem in der Jugend reichlich Glykogen, die oxyphilen sind glykogenfrei. Die helleren Hauptzellen erscheinen zuerst und sind wohl die Vorstufen der dunkleren. Die oxyphilen Zellen werden meist als Degenerationsformen gedeutet.

Entwicklungsgeschichtlich sind die Epithelkörperchen Abkömmlinge des Entoderms der 3. und 4. Schlundtasche (Abb. 146, 147).

Funktion. Sie gehören zum inkretorischen System. Ihr Parathormon regelt den Kalzium- und Phosphatstoffwechsel. Werden die lebenswichtigen Drüsen bei der Kropfoperation versehentlich entfernt, so treten Hypokalzaemie, Hyperphosphataemie, neuromuskuläre Übererregbarkeit und Krämpfe auf (*Tetanie*). **Hyperplasie** der Epithelkörperchen ergibt das Krankheitsbild der **Ostitis fibrosa generalisata,** Entkalkung und pathologischen Abbau der Knochen.

f) *Die Luftröhrengegend, Regio trachealis,*

reicht vom Unterrande des Ringknorpels bis zum Oberrande des Brustbeines. Sie enthält den **Halsteil der Luft- und Speiseröhre.** Unter der Haut, die oberhalb des Brustbeines zur **Drosselgrube** (*Fossa jugularis*) einsinkt, stoßen wir auf die **Lamina superficialis fasciae cervicalis** [F. colli superfic.]. Sie setzt an der Außenfläche des Brustbeines an und vereinigt sich in Höhe des Isthmus der Schilddrüse mit der **Lamina praetrachealis fasciae cervicalis** [F. colli media]. Da diese an der Rückfläche des Brustbeines ansetzt, besteht zwischen beiden der mit Fettgewebe ausgefüllte **Suprasternalraum** (*Spatium suprasternale*). In ihm finden wir den *Arcus venosus juguli*, eine Verbindung der beiderseitigen *Vv. jugulares anteriores* [superfic. ventrales]. Nach Durchtrennung der Lamina praetrachealis [F. colli media] gelangen wir in das **Spatium praetracheale,** einen Gleitspalt, der das Auf- und Absteigen der Luftröhre ermöglicht. Das lockere Bindegewebe dieses Raumes setzt sich nach unten kontinuierlich in das Mediastinum fort. Luft (bei Luftröhrenverletzungen), Blut und Eiter können sich in ihm leicht allseitig ausbreiten. Vor den oberen Luftröhrenringen liegt der **Isthmus der Schilddrüse.** Er ist durch stärkere Bindegewebszüge (*Lig. thyroideum*) am Ringknorpel befestigt. Sie müssen durchtrennt werden, wenn man beim oberen Luftröhrenschnitt (*Tracheotomia superior*) den Isthmus nach unten ziehen muß. Unterhalb des Isthmus treffen wir die starken unteren Schilddrüsenvenen an (Abb. 117). Sie stehen wie alle Halsvenen unter dem **Sog des Brustraumes.** Es besteht deshalb bei Verletzungen dieser Venen Gefahr der Luftembolie. Oberhalb des Brustbeines überkreuzt der *Truncus brachiocephalicus* in variabler Weise die Luftröhre. Bei Kindern kann der Thymus oberhalb des Brustbeines in den prätrachealen Raum hineinreichen. In etwa 10% findet sich eine *A. thyroidea ima.* Diese anatomischen Gegebenheiten sind beim unteren Luftröhrenschnitt (*Tracheotomia inferior*) zu beachten.

Die Luftröhre, Trachea, schließt sich in Höhe des 6.–7. Halswirbelkörpers an den Ringknorpel an. Das ungefähr 12 cm lange und 12–14 mm weite, halbstarre Rohr folgt ungefähr der Krümmung der Wirbelsäule, tritt etwa in Höhe des ersten Brustwirbelkörpers in den Brustraum und gabelt sich vor dem 4. bis 5. Brustwirbelkörper in die beiden Hauptbronchien (Abb. 406). 12–16 U-förmige, nach dorsal offene, hyaline Knorpelspangen sind in die Wand eingelassen, geben ihr eine gewisse Steifheit und halten die Lichtung offen. Die zwischen ihnen gelegenen stark elastischen Bänder bezeichnet man auch als *Ligg. anularia*. Die dorsale, der Speiseröhre anliegende Wand ist häutig (*Paries membranaceus*). Sie ermöglicht die Ausdehnung der Speiseröhre nach vorn beim Verschlingen eines größeren Bissens. Quer verlaufende glatte Muskulatur im Paries membranaceus kann die freien Enden der Knorpelspangen einander nähern und dadurch die Lichtung der Luftröhre enger stellen. Die Schleimhaut legt sich dabei in Längsfalten. Das elastische Fasernetz der Luftröhre ermöglicht eine starke Verlängerung. Es befindet sich bereits bei Normalhaltung des Kopfes in einem Spannungszustand. Beim Vorbeugen des Kopfes wird es entspannt. In dieser Stellung läßt sich die Verschieblichkeit zur Seite überprüfen. Beim Schlingen, Sprechen und Singen wird es stärker gedehnt. Maximale Dehnung erreicht man durch Heben des Kinnes. In dieser Stellung treten mehrere Trachealringe aus dem Brust- in den Halsbereich. Dies erleichtert den unteren Luftröhrenschnitt. Bei einer totalen Durchtrennung der Luftröhre können die Schnittenden nahezu handbreit auseinanderweichen.

Die Schleimhaut der Luftröhre ist durch lockeres Bindegewebe mit dem Knorpel-Fasermantel verbunden. Sie weicht deshalb beim Luftröhrenschnitt nicht selten dem Messer aus. Sie trägt respiratorisches Epithel. Der Flimmerschlag ist kehlkopfwärts gerichtet. Becherzellen und die seromukösen *Glandulae tracheales* (besonders zahlreich im Paries membranaceus) liefern den Luftröhrenschleim. Dieser hält die Luftwege feucht und fängt feine Staubteilchen auf. Bei *Katarrhen* ist er vermehrt und erzeugt Rasselgeräusche.

Gefäße und Nerven. Arterien und Venen kommen hauptsächlich aus den unteren Schilddrüsengefäßen. Die Nerven, *Rami tracheales*, stammen hauptsächlich aus dem *N. laryngeus recurrens* (s. u.). Jedoch entsenden auch der Grenzstrang und der Vagusstamm feine Äste zur Luftröhre.

Lagebeziehungen. Da die Luftröhre dem Verlauf der Wirbelsäule folgt, liegt sie kranial oberflächlich, kaudal tiefer (oberhalb des Brustbeins bereits 4–5 cm unter der Oberfläche). Dorsal liegt sie der Speiseröhre auf. Seitlich liegen ihr im kranialen Teil (Abb. 117 u. 120) die Seitenlappen der Schilddrüse (*Verformung der Luftröhre bei großem Kropf*: „Säbelscheidentrachea"), im kaudalen Teil die Karotiden an. Im peritrachealen Bindegewebe eingebettet, liegen die Nn. laryngei recurrentes, Gefäße und prae- und paratracheale Lymphknoten. Letztere können bei krankhafter Vergrößerung die benachbarten Nerven durch Druck schädigen.

Der N. laryngeus recurrens steigt (Abb. 117) in der Rinne zwischen Luft- und Speiseröhre unter Astabgabe an beide (*Rami tracheales et oesophagei*) bis zum Kehlkopf hoch, wo er als **N. laryngeus inferior** in der Furche zwischen Ringknorpel und unterem Schildknorpelhorn (Abb. 144) weiter kranialwärts zieht, um die inneren Kehlkopfmuskeln und die Schleimhaut unterhalb der Stimmritze zu versorgen. Durch einen *R. communicans* verbindet er sich mit dem *N. laryngeus superior* (*Ansa Galeni*).

Im allgemeinen ist der *N. laryngeus recurrens* bei Kropfoperationen nicht gefährdet. Aus seiner versteckten Lage zwischen Luft- und Speiseröhre kann er aber bei starker seitlicher Vergrößerung der Schilddrüse herausgehoben werden. Dies ist besonders dann der Fall, wenn er zwischen den beiden Ästen der *A. thyroidea inferior* verläuft (30%).

Die Tracheotomie, der Luftröhrenschnitt, kann bei Erstickungsanfällen (*Fremdkörper, Diphtherie bei Kindern, Glottisödem* [S. 146], *beiderseitige Stimmbandlähmung*) entweder oberhalb oder unterhalb des Isthmus der Schilddrüse (Pfeile in Abb. 142) ausgeführt werden. Die *Tracheotomia superior* wird bei Erwachsenen durchgeführt. Die oberflächliche Lage und das Fehlen größerer Gefäße erleichtern den Schnitt. Ein breiter Isthmus erschwert sie. Der Isthmus muß gelöst und kaudalwärts gezogen werden. Die *Tracheotomia inferior* wird meist bei Kindern, wo Kehlkopf und Schilddrüse noch relativ hoch stehen, ausgeführt. Erschwert wird sie durch die tiefe Lage der Luftröhre und die zahlreichen Gefäße. Auch Venen sind sorgfältig zu unterbinden (*Gefahr der Blutaspiration!*). *Zu beachten ist eine hohe Lage des Truncus brachiocephalicus und des Thymus.*

Der Halsteil der Speiseröhre beginnt 15 cm von den Zahnreihen, vor dem 6. Halswirbelkörper, dorsal von der Ringknorpelplatte, mit dem Oesophagusmund (*Elze*). Dieser ist nur beim Schlucken geöffnet. Beim Absteigen vor der Halswirbelsäule wendet sich die Speiseröhre etwas nach links, erscheint zum Teil links neben der Luftröhre (deshalb operative Eröffnung von links her). Seitlich stößt sie an die Schilddrüse *(bei starkem Kropf evtl. Schluckbeschwerden!)*. Aufbau und weiterer Verlauf S. 608.

III. Die Regio colli lateralis

(Trigonum colli laterale, Abb. 97, 118, 119)

wird **begrenzt** von der *Clavicula*, vom Hinterrand des *M. sternocleidomastoideus* und vom Vorderrand des *M. trapezius*. Unter der Haut treffen wir im kaudalen Teil das *Platysma* (Abb. 68). Unter dem Platysma verlaufen die S. 127 beschriebenen **Hautnerven** und **-venen** (Abb. 97). Nach Wegnahme der **Lamina superficialis fasciae cervicalis** erscheinen als **Boden des Dreiecks** der *M. splenius capitis*, der *M. levator scapulae* und die *Mm. scaleni*.

Der untere Bauch des **M. omohyoideus** (in Abb. 118, 119 abgeschnitten!) begrenzt mit der Clavicula und mit dem Hinterrand des M. sternocleidomastoideus eine kleine Teilregion, das **Trigonum omoclaviculare.**

Auf dem Levator scapulae zieht der **N. accessorius** abwärts zum M. trapezius. Er wird meist vom gleichverlaufenden, kleineren *R. muscularis* [trapezius] (aus dem Plexus cervicalis) begleitet. In der Rinne zwischen Levator scapulae und Scalenus medius zieht der **N. dorsalis scapulae** (aus dem Plexus brachialis, C 5) abwärts zum M. levator scapulae und M. rhomboideus (S. 505). Der **N. thoracicus longus** verläuft oft auf dem M. scalenus medius, häufig vom übrigen Plexus brachialis verdeckt. Der **N. suprascapularis** zieht zum Oberrand des Scapula.

Das Trigonum omoclaviculare

Unter der *Lamina superficialis fasciae cervicalis* liegt zunächst eine stärkere Fettgewebsschicht, in der zahlreiche Lymphknoten eingebettet sind. Nach der Entfernung des Fettes erscheint die hier derbe *Lamina praetrachealis fasciae cervicalis.* Tiefer, auf den Mm. scaleni liegt schließlich die *Lamina praevertebralis fasciae cervicalis* (weiteres über Halsfaszien: S. 162). Nach der Durchtrennung der Faszie finden wir zwischen M. scalenus anterior und medius (hintere Skalenuslücke) die starken Stämme des **Plexus brachialis** und kaudal von ihnen die **A. subclavia.** In der vorderen Skalenuslücke (zwischen M. scalenus anterior und Clavicula) verläuft die starke **V. subclavia,** die am dorsalen Rande des Sternocleidomastoideus die V. jugularis externa aufnimmt.

Die kleineren Arterien des seitlichen Halsdreiecks zeigen eine große Variabilität und ersetzen sich vielfach gegenseitig. Der *R. superficialis a. transversae colli* [Als Variation: A. cervicalis superf.] und die *A. suprascapularis* kommen aus dem Truncus thyrocervicalis, verlaufen ventral vom Scalenus anterior. Die **A. suprascapularis** verschwindet bald hinter der Clavicula, ist nur bei stark herabgezogener Schulter weiter zu verfolgen und gelangt mit dem *N. suprascapularis* zum Margo superior scapulae, wo sie oberhalb des Lig. transversum scapulae (*der Nerv unterhalb!*) zu den Mm. supraspinatus und infraspinatus gelangt. Der **R. superficialis** der **A. transversa colli** zieht,

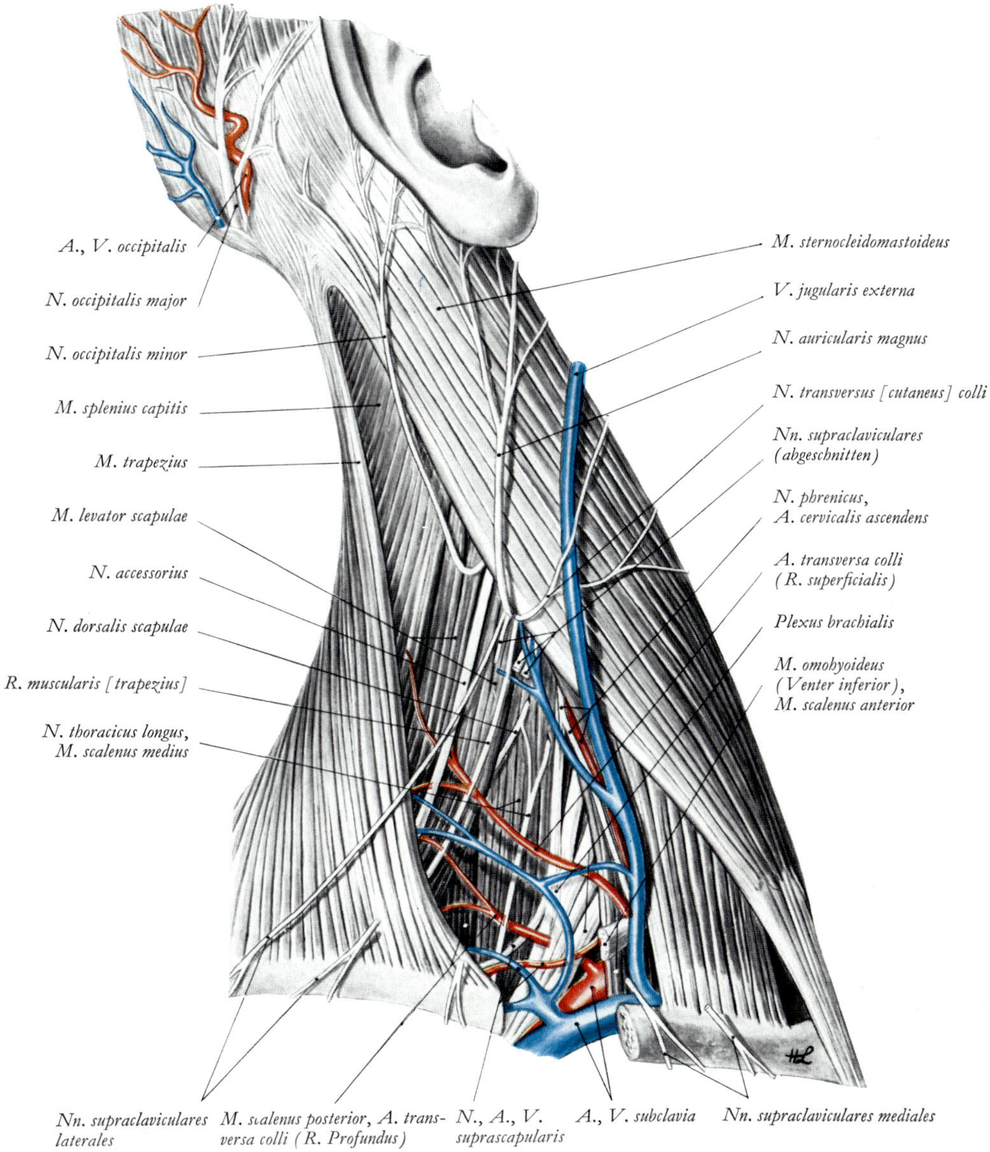

Abb. 118. Regio colli lateralis. Lamina superficialis fasciae cervicalis, ein Teil der Clavicula und der Nn. supraclaviculares sind entfernt

meist etwas ansteigend, oberflächlich durch die seitliche Halsgegend. Der **R. profundus** dieser Arterie entspringt oft direkt im Bereich der hinteren Skalenuslücke aus der A. subclavia, durchbohrt meist den Plexus brachialis und teilt sich in einen am Hals aufsteigenden und einen am Margo medialis scapulae absteigenden Ast.

Betäubung des Plexus cervicalis. Man sticht in der Mitte des Hinterrandes des Sternocleidomastoideus durch die Haut und die oberflächliche Faszie und bewegt während der Einspritzung die Nadel nach oben und unten um alle in der *Area nervosa* des Plexus cervicalis austretenden Äste sicher zu erfassen.

Betäubung des Plexus brachialis. Nach *Kulenkampff* sticht man die Nadel in der Mitte des oberen Schlüsselbeinrandes, lateral von der pulsierenden A. subclavia in Richtung auf den 2. oder 3. Brustwirbeldorn ein. Die meist deutlich sichtbare V. jugularis externa ist zu vermeiden. Nachdem man die oberflächliche Faszie durchstoßen hat, trifft die Nadel auf den Plexus. Die Betäubung führt zu einer motorischen und sensiblen Lähmung des Armes.

Die Unterbindung der A. subclavia ist schwierig und erfordert gute anatomische Kenntnisse. Sie erfolgt in dem von Clavicula, Sternocleidomastoideus und Omohyoideus gebildeten Dreieck (Abb. 118). Durch Herabziehen des Armes, Kreiselung und Neigung des Kopfes zur Gegenseite kann man das kleine Operationsfeld vergrößern. Zu beachten sind die oberflächlichen Hautvenen, die V. subclavia, die Pleurakuppel und der Plexus brachialis. Die häufig vor der A. subclavia verlaufenden A. u. V. suprascapularis sind eventuell doppelt zu unterbinden.

IV. Die Regio sternocleidomastoidea

entspricht der Ausdehnung des M. sternocleidomastoideus, reicht vom Warzenfortsatz bis zum Manubrium sterni und zum sternalen Teil der Clavicula und trennt die *Regio colli anterior* von der *Regio colli lateralis.*

In den unteren Zweidritteln wird der Muskel vom **Platysma** bedeckt. Unter dem Platysma verlaufen auf der oberflächlichen Halsfaszie die **V. jugularis externa** [superf. dors.], der **N. transversus** [cutaneus] **colli** und der **N. auricularis magnus** (Abb. 97, 118). Die **Lamina superficialis fasciae cervicalis** umscheidet den M. sternocleidomastoideus (Abb. 120) und liefert für ihn eine Führungsröhre. Zwischen dem sternalen und klavikularen Kopfe des Muskels finden wir meist eine in der Größe variable Lücke, die sich am Lebenden als **Fossa supraclavicularis minor** abzeichnet.

Der M. sternocleidomastoideus deckt in den unteren Zweidritteln das ganze **Gefäß-Nervenbündel** (V. jugularis interna, A. carotis communis, N. vagus), den **M. scalenus anterior,** den **N. phrenicus,** die Äste des **Truncus thyrocervicalis** und das Spatium scalenovertebrale (s. unten). Im oberen Drittel, wo die Carotis communis bereits in das Trigonum caroticum eingetreten ist, deckt der Muskel (Abb. 98, 119) die Äste des Plexus cervicalis, den N. accessorius und zum Teil die V. jugularis interna.

Der Gefäß-Nervenstrang des Halses. Die **A. carotis communis dextra** entspringt hinter dem Sternoklavikulargelenk aus dem *Truncus brachiocephalicus.* In ihrem kaudalen Drittel ist sie von den unteren Zungenbeinmuskeln und vom sternalen Kopf des Kopfwenders bedeckt. Sie liegt hier oberflächlicher als die **A. carotis communis sinistra,** die weiter dorsal, direkt aus dem Aortenbogen entspringt. Im mittleren Drittel grenzen beide Karotiden an die Schilddrüse und werden teilweise von ihr bedeckt (*bei Kropf Verlagerung der Karotiden!*). Im oberen Drittel treten sie in das Trigonum caroticum ein. Ventrolateral wird die Carotis communis von der **V. jugularis interna** begleitet, die sich hinter dem Sternoklavikulargelenk mit der vor dem M. scalenus anterior verlaufenden V. subclavia zur V. brachiocephalica vereinigt. Der **N. vagus** verläuft in der dorsalen Rinne zwischen V. jugularis interna und A. carotis communis, gibt in seinem Verlaufe *Rr. cardiaci* ab und betritt zwischen A. und V. subclavia den Brustraum. Vorher gibt der rechte Vagus noch um die A. subclavia den *N. laryngeus recurrens dexter* ab. Der **Truncus sympathicus** steigt in der Lamina praevertebralis fasciae cervicalis medial vom Vagus, dorsal von der A. carotis communis abwärts. Er hatte ursprünglich für jedes Segment ein Ganglion. Doch sind die 4 oberen zu dem länglichen, hinter der Carotis interna gelegenen **Ganglion cervicale superius,** die beiden folgenden zu dem inkonstanten, in Höhe der Umbiegungsstelle der A. thyroidea inferior gelegenen **Ganglion cervicale medium,** die beiden unteren meist mit dem 1. u. 2. Brustganglion zu dem vor dem Hals der 1. Rippe, hinter dem Ursprung der A. vertebralis gelegenen **Ganglion cervicothoracicum (stellatum)** verschmolzen.

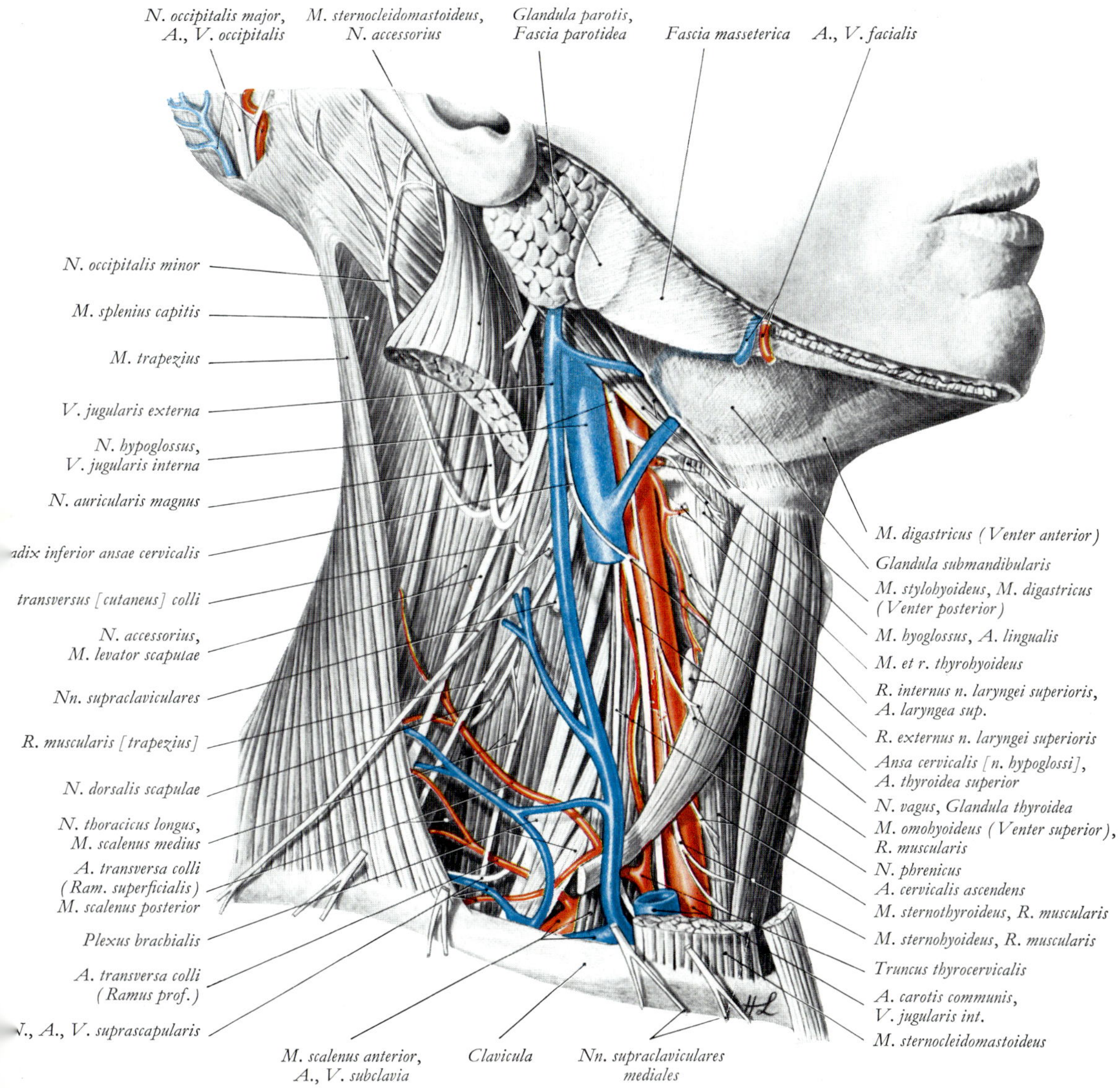

Abb. 119. Die tiefen Nerven und Gefäße der rechten Halsseite. Lamina superficialis fasciae cervicalis im Bereich des Trigonum submandibulare erhalten. M. sternocleidomastoideus, V. jugularis interna zum Teil entfernt

Stellatumblockade. Der Halsgrenzstrang des Sympathicus kann durch Injektion in das Ganglion stellatum temporär ausgeschaltet werden. Bei gelungenem Eingriff wird das *Horner-Syndrom* positiv (s. unten u. Bd. I).

Von praktischem Interesse ist die Lage des Grenzstranges zur A. thyroidea inferior. Er kann dorsal und ventral von ihr verlaufen oder um sie eine Schlinge bilden. Bei der Unterbindung der Arterie bewegt man sich hier zwischen *Scylla* und *Charybdis*. Unterbindet man möglichst lateral, um den N. laryngeus inferior zu schonen, so gefährdet man den Sympathicus. Durchtrennung des Grenzstranges ergibt kranialwärts einen vollständigen Sympathikusausfall, den *Hornerschen Symptomenkomplex* (*Miosis*, *Ptosis* und *Enophthalmus*) und *Gefäßerweiterung*. Der Halssympathikus hat nämlich im Halsgebiet keine

Verbindungen zum Rückenmark (keine *Rr. communicantes albi*), steht vielmehr nur durch das Ganglion stellatum mit dem Rückenmark in Verbindung. Er entsendet lediglich Rami communicantes grisei aus den Ganglien in die Spinalnerven des Halses.

In seinem Verlaufe gibt der Halsgrenzstrang **Nn. cardiaci cervicales** (superior, medius, inferior) ab. Die A. subclavia umfaßt er schlingenförmig (**Ansa subclavia,** Vieussenii), wobei der stärkere Ast dorsal von der Arterie verläuft (Abb. 117).

Ventrolateral zieht auf der A. carotis communis die **Radix superior** [R. descendens n. hypoglossi] abwärts, um sich früher oder später mit der **Radix inferior** [N. cervicalis descendens] zur **Ansa cervicalis** [n. hypoglossi] zu verbinden.

Der **N. phrenicus** (C_3–C_5) steigt neben der kleinen *A. cervicalis ascendens* **auf der Vorderfläche des M. scalenus anterior** abwärts (Abb. 117–119), gelangt an die mediale Seite des Muskels und betritt zwischen A. und V. subclavia den Brustraum. Der Nerv liegt unter oder in der Faszie des M. scalenus anterior (*Wichtig für die Aufsuchung des N. phrenicus!*). In 20–25% ist ein **Nebenphrenikus** vorhanden. Dieser benutzt häufig die Bahn des N. phrenicus, die er kaudal wieder verläßt. Der *Phrenicus accessorius* kann vor und hinter der V. subclavia verlaufen, um die Vene eine Schlinge bilden und sich anderen Nerven anschließen. Spätestens kranial vom Lungenhilus vereinigt er sich immer mit dem Hauptphrenikus.

Phrenikotomie (Durchschneidung) oder Phrenikusexhairese (Herausreißen) wurden durchgeführt, um durch Ruhigstellung des Zwerchfelles das Ausheilen von Lungentuberkulosen zu fördern.

Auf der Vorderfläche des M. scalenus anterior finden wir noch (Abb. 117) 3 Äste des Truncus thyrocervicalis: die *A. cervicalis ascendens, die A. transversa colli* (*R. superficialis*) und die *A. suprascapularis.*

V. Das Spatium scalenovertebrale (Abb. 117),

ist ein schmaler, dreieckiger Raum, der lateral vom M. scalenus anterior und medial von den Körpern der unteren Hals- und oberen Brustwirbel, dem Oesophagus und der Trachea begrenzt wird. Dorsal reicht er bis zur Lamina praevertebralis fasciae cervicalis. Ventral ist er von der A. carotis communis, der V. jugularis interna, den unteren Zungenbeinmuskeln und dem M. sternocleidomastoideus bedeckt.

In ihm finden wir den Anfangsteil der **A. und V. subclavia,** den **Truncus thyrocervicalis,** die **A. vertebralis,** die **A. thoracica interna,** den **Truncus costocervicalis,** den **N. vagus,** den **N. laryngeus recurrens** und den **Truncus sympathicus.** Links (Abb. 117) gelangt zwischen A. carotis communis und A. subclavia der **Ductus thoracicus** in die Region und wendet sich dann im Bogen über die A. vertebralis und A. thyroidea inferior, um im Venenwinkel (V. jug. int., V. subclavia) in die Blutbahn zu münden.

Die **A. subclavia** liegt rechts oberflächlicher, entspringt aus dem Truncus brachiocephalicus und steigt in einem flachen Bogen aufwärts. Die linke Arterie entspringt weiter dorsal, direkt aus dem Aortenbogen. Sie liegt deshalb tiefer und steigt steil bis zur Skalenuslücke kranialwärts. Der **N. vagus** liegt rechts ventral von der A. subclavia, um die er den N. laryngeus recurrens dorsomedianwärts zur Rinne zwischen Oesophagus und Trachea schickt; links hält er sich an die ventral liegende Carotis communis, mit der er zum Arcus aortae gelangt. Der **Truncus sympathicus** umfaßt mit einem starken dorsalen und einem schwachen ventralen Stamm die A. subclavia (*Ansa subclavia*). Die **A. vertebralis** entspringt als erster Ast an der Konvexität der A. subclavia und steigt zum Foramen transversarium des 6. Halswirbels auf. Sie wird von der A. thyroidea inferior überkreuzt und von der starken gleichnamigen Vene begleitet. Links wird sie noch vom Ductus thoracicus überkreuzt.

Dysphagia lusoria. Selten entspringt die A. subclavia dextra direkt aus der Aorta. Sie verläuft dann hinter der Speiseröhre nach rechts, engt diese von dorsal ein und verursacht Schlingbeschwerden.

Wegen ihrer tiefen Lage ist die A. vertebralis in ihrem Anfangsteil schwer zu unterbinden. Leichter kann sie in ihrem weiteren Verlauf (zwischen den Foramina transversaria, vom lateralen Rande des Kopfnickers aus, oder zwischen Atlas und Hinterhaupt) freigelegt werden. Sie ist stets doppelt zu unterbinden (*Kollateralkreislauf durch den Circulus arteriosus cerebri*, S. 411).

Der **Truncus thyrocervicalis** entspringt am medialen Rande des M. scalenus anterior aus der A. subclavia und zerfällt bald in seine Äste: *A. cervicalis ascendens*, *A. transversa colli*, *A. suprascapularis* (S. 504), **A. thyroidea inferior.** Die letztere steigt lateral von der A. vertebralis bis zum Processus transversus des 6. Halswirbels kranialwärts, biegt hier nahezu rechtwinklig nach medial um, überkreuzt die *A. vertebralis*, unterkreuzt die A. carotis communis und erreicht den unteren Schilddrüsenpol. Der Grenzstrang des Sympathicus kann *dorsal* oder *ventral* an ihr vorbeiziehen oder eine Schlinge (*Ansa thyroidea*) um sie bilden. Der N. laryngeus recurrens kann *dorsal* (65%), *ventral* (26%) oder zwischen ihren Ästen (9%) verlaufen. Diese Variationen müssen bei Unterbindungen der A. thyroidea inferior beachtet werden.

Die **A. thoracica interna** entspringt gegenüber dem Truncus thyrocervicalis an der Konkavität der A. subclavia. Sie zieht neben dem N. phrenicus über die Pleurakuppel median- und abwärts und steigt fingerbreit neben dem Sternum im Brustraum abwärts. Etwas lateral von der A. thoracica interna entspringt der kleine **Truncus costocervicalis** (*A. cervicalis profunda* zur Nackengegend und *A. intercostalis suprema* für den 1. und 2. Zwischenrippenraum).

Links ist noch besonders auf den **Ductus thoracicus**, den Hauptlymphgang des Körpers (S. 614), zu achten. Nachdem er im Brustraum vor dem 4. Brustwirbel die Speiseröhre dorsal gekreuzt hat, steigt er zunächst links von ihr aufwärts, um am Hals in nach oben konvexem Bogen zum linken Venenwinkel zu gelangen, wo er meist in die *V. subclavia* einmündet. Er verläuft am Hals (Abb. 117) dorsal vom Gefäß-Nervenbündel und ventral von den Ästen der A. subclavia, ventral vom Sympathicus und Phrenicus. Er hat hier die Stärke eines Gänsefederkieles.

Vielfach spaltet er sich in mehrere Gänge, was das Aufsuchen sehr erschwert.

Der **N. laryngeus recurrens** ist in der Rinne zwischen Oesophagus und Trachea nicht zu verfehlen (Abb. 117).

VI. Die Beziehungen der Lungenspitze und der Pleurakuppel zum Hals

Als Lungenspitze bzw. Pleurakuppel bezeichnen wir jenen Teil der Lunge bzw. der Pleura, der den oberen Rand des Brustbeins und der Schlüsselbeine überragt (Abb. 398). Da die Lungenspitze sowohl bei Einatmung als auch bei Ausatmung der Pleurakuppel anliegt, ist es nicht nötig, ihre Grenzen gesondert zu besprechen.

Die Pleura reicht dorsal bis zum Hals der 1. Rippe, ventral überragt sie den Oberrand der Clavicula um 2–3, den Sternalansatz der 1. Rippe um etwa 4 cm.

Diese Zahlen sind naturgemäß relativ und schwanken bei der In- und Exspiration und bei den verschiedenen Körperbautypen. Das Sternum bewegt sich nämlich bei der Inspiration nach kranial und ventral, bei der Exspiration nach kaudal und dorsal. Beim schmalen, flachen Brustkorb des Asthenikers (*Exspirationsform*) steht der obere Sternalrand entsprechend tief, die Lungenspitze relativ hoch, der Hals erscheint lang. Beim stark gewölbten Brustkorb des Pyknikers (*Inspirationsform*) steht der Brustbeinrand hoch, die Lungen überragen ihn weniger, der Hals erscheint kurz. Die Höhenlage der Schlüsselbeine wird schließlich noch durch die Stellung der Schulter beeinflußt. Um leidliche Vergleichswerte zu bekommen, untersuchen wir allgemein bei frei herunterhängenden Armen.

Lungenspitze und Pleurakuppel grenzen lateral an den Muskelkegel der *Mm. scaleni*, medial an die *großen Gefäßstämme*, dorsal an den Hals der 1. *Rippe* und das ventral von ihm gelegene *Ganglion cervicothoracicum*. Über die mediale Fläche zieht die *A. subclavia* zur hinteren Skalenuslücke. Über die Vorderfläche der Pleurakuppel verlaufen der *N. phrenicus*, die *Vasa thoracica interna* und die *A. vertebralis*. Kranial lagert sich der *Plexus brachialis* an. In einigem Abstand verlaufen ventral von der Lungenspitze noch die V. subclavia und der M. sternocleidomastoideus.

Ventral und lateral nur von Weichteilen bedeckt, ist die Lungenspitze hier Stichverletzungen leicht ausgesetzt, die meist mit Gefäß- und Plexusverletzungen verbunden sind.

Die Pleurakuppel ist bei der Atmung starkem Zug ausgesetzt. Da ihr eine feste Unterlage fehlt, ist die ihr außen anliegende *Fascia endothoracica* zur kräftigen *Membrana suprapleuralis* (*Gibsonsche Faszie*) verstärkt. Unter dem Zug der Lungen bilden sich in variabler Weise bandartige Verstärkungen aus (*Zuckerkandl*sche Bänder), die von den Wirbelkörpern und den Rippen zur Pleurakuppel ziehen und ihre Form und Lage erhalten. In etwa 50% strahlt ein *M. scalenus minimus* vom Querfortsatz des 7. Halswirbels in die Pleurakuppel aus. Schließlich unterstützt noch der Zusammenhang mit dem Bindegewebe der großen Gefäße und Nerven und der Skalenusfaszie die Fixation der Pleurakuppel.

VII. Faszien und Bindegewebsräume des Halses

(Abb. 120)

Das Bindegewebe des Halses ist so angeordnet, daß der von einem Muskelmantel umgebene Eingeweideschlauch bei geringster Reibung die größte Beweglichkeit besitzt. Teils bildet es festere Membranen, die als Führungsröhren für Muskeln oder als Hüllen für Organe dienen, teils ist es locker angeordnet, um die Ausdehnung von Organen (Gefäße, Speiseröhre) zu ermöglichen und die Gleitfähigkeit bei den ausgiebigen Bewegungen der Eingeweide (Schlucken, Sprechen, Würgen usw.) oder der Wirbelsäule zu erhöhen. Gewöhnlich unterscheiden wir 3 Halsfaszien:

1. Die **Lamina superficialis fasciae cervicalis** (*Fascia colli superficialis*) liegt unter der Haut und dem Platysma (Abb. 97) und umhüllt als einheitliche Binde den ganzen Hals. Kaudal setzt sie an der Außenfläche der Schlüsselbeine und des Brustbeins an, kranial heftet sie sich am Unterkiefer an. Sie umscheidet die beiden Mm. sternocleidomastoidei, deckt als einheitliches Blatt die seitliche Halsgegend, umscheidet als *Fascia nuchae* die Mm. trapezii und verbindet sich in der dorsalen Medianlinie mit dem Lig. nuchae. An verschiedenen Stellen verbindet sie sich mit der mittleren Halsfaszie. Sie wird von zahlreichen Nerven und Hautvenen durchbohrt.
2. Die **Lamina praetrachealis fasciae cervicalis** (*Fascia colli media*) reicht vom Zungenbein bis zur Innenfläche der Schlüsselbeine und des Brustbeins (Abb. 70). Seitlich erstreckt sie sich bis zum lateralen Rand des M. omohyoideus. Sie ist kein einheitliches Blatt, sondern in verschiedene Lamellen gespalten, die die Unterzungenbeinmuskeln umscheiden und den Eingeweideschlauch (Kehlkopf, Luftröhre, Speiseröhre und Schilddrüse) einhüllen. Im Bereich des M. omohyoideus steht sie mit der Scheide des Gefäß-Nervenstranges, speziell der V. jugularis interna, dorsal (hinter der Schilddrüse) mit der Lamina praevertebralis, lateral mit der Scheide des M. sternocleidomastoideus in Verbindung.

Die mittlere Halsfaszie ist nur auf das Dreieck zwischen Zungenbein (kranial), Brustbein und Schlüsselbein (kaudal) und den beiden Mm. Omohyoidei (lateral) be-

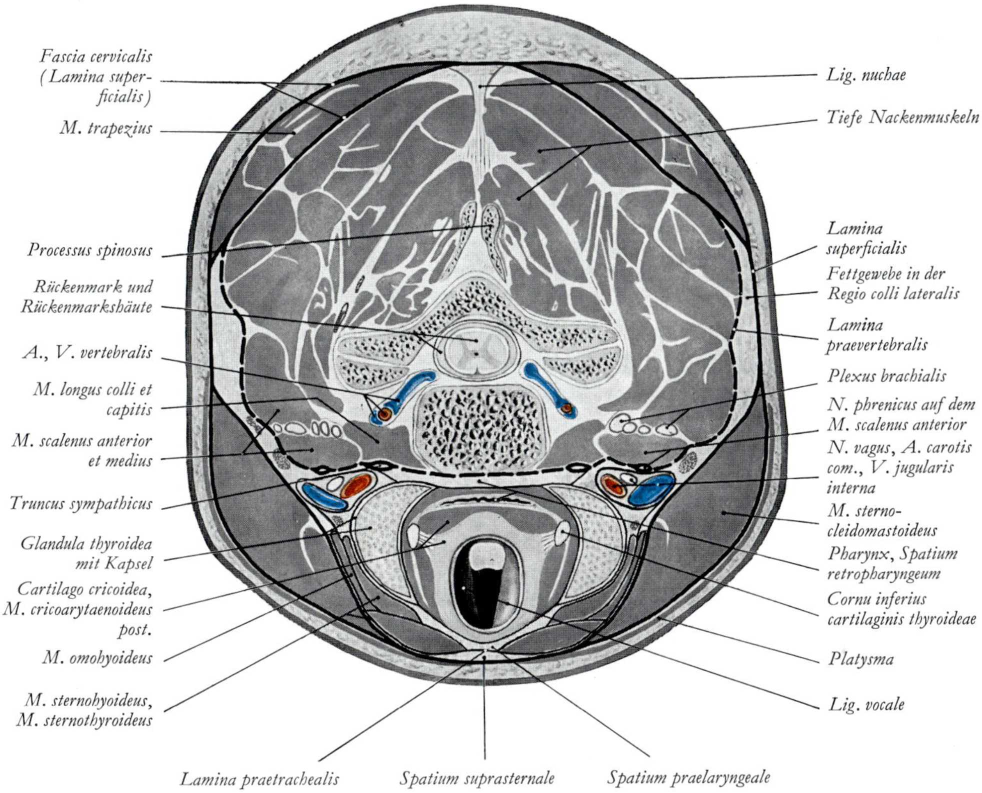

Abb. 120. Faszien und Bindegewebsräume des Halses. Querschnitt in Ringknorpelhöhe, von kaudal gesehen. Lamina superficialis = dicke vollschwarze Linie; Lamina praetrachealis (Fascia colli media) = dünne schwarze Linie; Lamina praevertebralis (Fascia colli profunda) = schwarz gestrichelt

schränkt (Abb. 70). In ihrem kaudalen Abschnitt verdeckt sie Venen (*V. jugularis interna*, *V. thyroidea inferior*, *V. thyroidea ima*), bei deren Eröffnung Gefahr der Luftembolie besteht.

3. Die **Lamina praevertebralis fasciae cervicalis** (*Fascia colli profunda*) verläuft vor der Wirbelsäule und den prävertebralen Muskeln, überzieht die Mm. scaleni, den M. levator scapulae und geht dorsal in die oberflächliche Faszie über. Im Bereich der seitlichen Halsgegend ist sie durch lockeres, mit Fett durchsetztes Bindegewebe vom oberflächlichen Blatt getrennt. Zwischen ihr und dem Eingeweidestrang liegt das lockere **retropharyngeale Bindegewebe,** das als Verschiebeschicht das Auf- und Abwärtsgleiten der Halseingeweide ermöglicht.

Den **Bindegewebsräumen** zwischen den Faszien kommt eine große praktische Bedeutung für die Ausbreitung von Ergüssen zu:

1. **Der retropharyngeale Raum,** zwischen Lamina praevertebralis und Dorsalfläche des Pharynx, geht nach kaudal in den retrooesophagealen Raum und in das dorsale Mediastinum über. Kranial steht er mit dem Parapharyngealraum in Verbindung.

Eiteransammlungen in ihm (*durch Einschmelzung der retropharyngealen Lymphknoten oder durch Absacken kalter, von den Halswirbeln ausgehender Abszesse*) können in den Schlund durchbrechen und aspiriert werden oder in den Brustraum absinken und zur *Mediastinitis* führen.

2. **Der Viszeralraum** enthält die Halseingeweide. Er dient als **Gleitraum** für das Auf- und Absteigen der Eingeweide. Dorsolateral setzt er sich in die seitliche Halsgegend, kaudal in das Mediastinum fort.

Blutungen im Mediastinum (*Aortenruptur*) können sich in ihm bis in den Hals ausbreiten. Da die Halsfaszien bei respiratorischen Verschiebungen und Bewegungen des Schultergürtels ihre Lage verändern und dabei den Abfluß des Venenblutes beeinflussen, kann es bei Venenverletzungen zum Ansaugen von Luft in die Venen (*schlürfendes Geräusch!*) und zur lebensbedrohenden Luftembolie kommen.

3. **Der Suprasternalraum** liegt oberhalb des Brustbeins zwischen oberflächlicher und mittlerer Faszie. Er ist mit Fettgewebe ausgefüllt und enthält eine quere Verbindung der Hautvenen, den *Arcus venosus juguli.*

Praktisch ist er ohne Bedeutung.

4. **Der Raum für die Unterkieferdrüse.** Oberhalb des Zungenbeins überzieht die Lamina superficialis als derbe Hülle die *Glandula submandibularis.* Ein tiefes Blatt deckt als Muskelfaszie den Mundhöhlenboden. Eine derbe Bindegewebsplatte, der *Tractus angularis*, verankert die Oberflächenfaszie am Kieferwinkel. Der einheitliche Bindegewebs- und Erkrankungsraum hat entlang den Gefäß-Nervenstraßen Verbindungen zur Regio sublingualis, zur oberflächlichen und tiefen Gesichtsgegend und zum Trigonum caroticum (S. 133).

Die oberflächliche und die mittlere Halsfaszie der einen Seite gehen in der Medianlinie des Halses auf die andere Seite über. Sie bilden die *Linea alba colli*, welche sich in der Mittellinie vom Zungenbein bis zum Brustbein erstreckt. Diese „weiße Linie" erleichtert, besonders bei Verlagerung der Halseingeweide, die Orientierung.

H. Topographische und angewandte Anatomie des Kopfes

I. Die Weichteile des Schädeldaches

sind mit Ausnahme der Schläfengegend so dünn, daß sich die knöcherne Grundlage gut abtasten läßt. Bei Kahlköpfen sind auch viele Einzelheiten des Schädeldaches durch die Haut zu sehen.

Untersuchung am Lebenden. Man suche am Kopf oberhalb der Nasenwurzel die **Glabella** auf und verfolge seitlich von ihr die **Arcus superciliares.** Beim Abtasten der knöchernen Begrenzung des Augenhöhleneinganges fühlt man am Oberrand, $1\frac{1}{2}$ cm seitlich von der Nasenwurzel das **Foramen** bzw. die **Incisura frontalis,** 1 cm weiter lateral die **Incisura** bzw. das **Foramen supraorbitale** als deutliche Delle. Als seitliche Umrandung läßt sich der Jochbeinfortsatz des Stirnbeins gut bis zum Jochbein verfolgen. Der nach hinten abgehende Jochbogen ist in ganzer Ausdehnung dem untersuchenden Finger zugänglich. In der Hinterhauptsgegend hebt sich bei vielen Menschen die **Spitze der Squama occipitalis** als deutlicher Wulst gegen die Scheitelbeine ab. 4–5 cm nackenwärts von diesem Wulst fühlt man in der Mittellinie die **Protuberantia occipitalis externa.** Seitlich von ihr kann man die bogenförmige **Linea nuchae superior** durchtasten. Kaudal von ihr deckt die kräftige Nackenmuskulatur den Knochen.

In der Schläfengegend sind beim Kauen die Grenzen des **M. temporalis** gut abzutasten, an schwach behaarten Stellen auch zu sehen.

Die Haut ist im Bereich des behaarten Kopfes derb und fest mit der **Galea aponeurotica** zur **Kopfschwarte** (*Skalp*) verbunden. Gegen die schwach behaarte Schläfe hin wird die Haut dünner. Hier läßt sie sich gegen die Unterlage verschieben und in Falten abheben. Auch im Bereich der Stirn ist die Haut mit dem Stirnmuskel etwas lockerer verbunden. Beim Stirnrunzeln legt sie sich in quere Falten. Diese regionären Unterschiede im Verhalten der Haut sind vor allem durch die unterschiedliche Ausbildung des subkutanen Bindegewebes bedingt.

1. Die Kopfschwarte

Haut, Unterhautbindegewebe und Galea aponeurotica bilden die feste, nur als Ganzes verschiebliche Kopfschwarte. Die feste Anheftung der Haut an der Galea geschieht durch straffe, derbe Bindegewebszüge (*Retinacula*) des Unterhautbindegewebes, die mit Fettgewebe ausgefüllte Hohlräume einschließen. Die kräftigen **Kopfhaare** sind bis auf die Wirbelgegend, wo sie senkrecht stehen, schräg eingepflanzt und reichen mit ihren Wurzeln bis in das Subkutangewebe. Die Haut der Kopfschwarte hat reichlich Schweiß- und Talgdrüsen.

Die straffe Verankerung der Kopfhaut an der *Galea aponeurotica* verhindert die Ausbreitung von Blutungen in der Subkutis der Kopfschwarte (Beulen!).

Kopfwunden klaffen nur, wenn die Galea mit durchtrennt ist, aber auch nur stärker, wenn sie quer über den Kopf, senkrecht zur Faserrichtung des Venter frontalis und Venter occipitalis (des M. occipitofrontalis) verlaufen.

Die Kopfhaut ist außerordentlich gefäßreich. Deshalb heilen große abgetrennte Hautlappen relativ leicht wieder an. Sie läßt sich auch gut zu plastischen Operationen verwenden, wobei man aber zu beachten hat, daß die größeren Gefäße in dem Stiel des Lappens liegen.

Die Befestigung der Kopfschwarte auf dem Pericranium, dem äußeren Periost der Schädelkapsel, ist sehr locker. Der supraperiostale Bindegewebsraum ermöglicht Verschiebungen der Kopfschwarte und erleichtert das Ausbreiten von Blutungen und Entzündungen, die zwischen Kopfschwarte und Pericranium liegen.

Diese Ergüsse finden ihre Schranke vorn am Margo supraorbitalis, hinten an der Linea nuchae superior, seitlich an der Linea temporalis. Hier können sie aber durchbrechen und sich bis zum Jochbogen ausbreiten.

a) Die Arterien der Kopfschwarte

(Abb. 122)

1. *A. supraorbitalis*	*R. medialis* *R. lateralis*	aus der A. ophthalmica (Carotis interna),
2. *A. auricularis posterior* 3. *A. temporalis superficialis* 4. *A. occipitalis*		aus der A. carotis externa

gehen untereinander und mit den Ästen der Gegenseite zahlreiche Verbindungen ein. Sie sind durch Bindegewebszüge im Subkutangewebe so fest verankert, daß sie sich bei Verletzungen nur schwer zusammenziehen können, was die starken Blutungen bei Kopfverletzungen erklärt.

1. Der **R. medialis** und der **R. lateralis** der **A. supraorbitalis** steigen an der Stirn nahezu senkrecht auf, liegen zunächst unter dem Venter frontalis, durchbohren ihn aber bald und treten in die Subkutis ein. Sie anastomosieren untereinander und mit dem R. frontalis der A. temporalis superficialis.
2. Die **A. temporalis superficialis,** der eine Endast der A. carotis externa, durchsetzt hinter dem Ramus mandibulae die Ohrspeicheldrüse, gibt *Rami*

parotidei an sie ab, steigt hinter dem Kiefergelenk aufwärts, gibt unterhalb des Jochbogens, quer über den Masseter, die *A. transversa faciei* ab, versorgt mit *Rami auriculares anteriores* die Außenfläche der Ohrmuschel und teilt sich ungefähr 1 cm oberhalb des Jochbogens in einen *R. frontalis* und *R. parietalis*. Ihr Stamm wird dorsal von der V. retromandibularis und dem meist etwas tiefer liegenden N. auriculotemporalis begleitet.

3. Die unbedeutende **A. auricularis posterior** verläuft hinter der Ohrmuschel und vor dem Warzenfortsatz.
4. Die **A. occipitalis** durchbohrt meist lateral vom N. occipitalis major, aber auch mit ihm zusammen, den Ursprung des Trapezius und steigt am Hinterhaupt senkrecht aufwärts. Ihr Anfangsteil liegt sehr versteckt. Sie verläuft zunächst an der medialen Seite des Warzenfortsatzes im *Sulcus a. occipitalis*, ist dann von den am Warzenfortsatz ansetzenden Muskeln (M. sternocleidomastoideus, M. splenius capitis, M. longissimus capitis) bedeckt. In dem Feld zwischen Sternocleidomastoideus und Trapezius verläuft sie verdeckt vom Ansatz des Splenius capitis und ist hier leicht aufzusuchen.

b) Die Venen der Kopfschwarte

(Abb. 87, 122)

bilden ein weitmaschiges Netzwerk, das durch die Vv. emissariae (s. S. 12) mit den Diploëvenen und den Sinus durae matris in Verbindung steht (*wichtig für die Ausbreitung von Entzündungen der Kopfhaut und den Druckausgleich zwischen äußerem und innerem Schädelvenenblut!*). Aus dem Venennetz sammeln sich größere Venenstämme, die in der Hauptsache mit den Arterien verlaufen:

1. Die **V. supraorbitalis** ist häufig unpaar, liegt besonders oberflächlich, zieht abwärts zur Orbita und geht meist eine Verbindung mit der V. angularis ein. Sie erscheint häufig als „Zornesader".
2. Die **V. temporalis superficialis** verläuft dorsal von der gleichnamigen Arterie und mündet in die hinter dem Ramus mandibulae verlaufende *V. retromandibularis*.
3. Die **V. auricularis posterior** und
4. die **V. occipitalis** verlaufen mit den gleichnamigen Arterien und münden in die *V. jugularis externa*.

c) Die Lymphbahnen

(Abb. 88)

ziehen vom Hinterhaupt zu den *Nodi lymphatici (Nll.) occipitales* (auf dem Ursprung des Trapezius). Von der Scheitelgegend streben sie den auf der Ansatzsehne des Sternocleidomastoideus gelegenen *Nll. retroauriculares* zu. Die Lymphe von der Stirn strömt mit der von der Nasenwurzel, den Augenlidern, der Wange und der Außenfläche der Ohrmuschel zu den auf oder in der Parotis gelegenen *Nll. parotidei*.

d) Die Nerven der Kopfschwarte

(Abb. 122, 124, 125)

sind **motorisch** (Äste des *N. facialis* für die Mm. occipitofrontalis und temporoparietalis) **und sensibel.** Die sensiblen Nerven stammen vom Trigeminus und vom 2. und 3. Halsnerven.

1. Der **R. medialis** und der **R. lateralis** des **N. supraorbitalis,** Zweige des I. Trigeminusastes, steigen 1 bzw. 2½ cm von der Mittellinie an der Stirn aufwärts. Sie liegen zunächst unter dem M. orbicularis oculi und Venter frontalis (M. frontalis) und treten dann in die Kopfschwarte ein. Der laterale Ast ist der stärkere. Seine Austrittsstelle (*Druckpunkt bei Neuritiden!*) liegt an der Grenze vom medialen zum mittleren Drittel des Supraorbitalrandes.
2. Der **R. zygomaticotemporalis** aus dem 2. Trigeminusast versorgt die vordere Schläfengegend (Abb. 124).
3. Der **N. auriculotemporalis** aus dem 3. Trigeminusast versorgt die hintere Schläfengegend und führt außerdem sekretorische Fasern für die Parotis. Wir suchen ihn am Oberrand der Drüse auf dem Jochbogen auf, wo er tief, unter der A. und V. temporalis superficialis, liegt.
4. Der **N. occipitalis minor** aus dem Plexus cervicalis, und
5. der **N. occipitalis major,** der dorsale Ast des 2. Halsnerven, versorgen die Hinterhauptsgegend. Der letztere durchbohrt in sehr variabler Lage den Ursprung des Trapezius. Er tritt immer medial von der A. occipitalis, manchmal mit der Arterie zusammen aus. In dem hier besonders derben Subkutangewebe ist er nur mit Mühe herauszusetzen. Nach seinem Austritt zerfällt er in mehrere Äste, von denen einer mit dem N. occipitalis minor in Verbindung tritt.

2. Das Pericranium,

das äußere Periost des Schädels, ist sehr blutreich. Die Blutgefäße stammen aus der Kopfschwarte und ziehen in das knöcherne Schädeldach (*Ausbreitung von Entzündungen, Erysipel!*). Das Pericranium ist an den Schädelnähten fester verankert.

Kephalhämatome, Blutungen unter dem Pericranium (meist durch Geburtstrauma), finden deshalb an den Rändern der platten Knochen ihre natürliche Grenze. Die *Geburtsgeschwülste* (*Caput succedaneum*), die in einer meist harmlosen blutigserösen Durchtränkung der Kopfschwarte im Bereich des bei der Geburt vorangehenden Kopfgebietes bestehen, sind an keine Grenzen gebunden. Aus dem Sitz der Geburtsgeschwülste kann der geübte Geburtshelfer auf die Kindslage während der Geburt schließen.

II. Die oberflächliche Gesichtsgegend, Regio faciei lateralis superficialis

(Abb. 122)

wird begrenzt durch den Margo supraorbitalis, den Jochbogen, den vorderen Rand des Sternocleidomastoideus und den Unterrand des Unterkiefers. In ihr kann man wieder eine *Regio nasalis, orbitalis, infraorbitalis, oralis, mentalis, buccalis, zygomatica und parotideomasseterica* unterscheiden.

1. Entwicklung des Gesichtes

(Abb. 121)

Bei menschlichen Embryonen von 10 mm SSL (Scheitelsteißlänge) ist die Mundspalte unten von den beiden in der Mittellinie miteinander verwachsenen Unterkieferwülsten, oben von den lateralen und medialen Nasenwülsten umgeben, die das Riechgrübchen umranden. Dort, wo medialer und lateraler Nasenwulst zusammenstoßen, findet sich eine leichte Einsenkung, die mittlere Gesichtsfurche. Zwischen lateralem

Nasenwulst und Oberkieferwulst liegt die seitliche Gesichtsfurche, die bis an das Auge reicht. Wülste und Furchen entstehen durch ungleichmäßiges Wachstum des subepithelialen Mesenchyms. Die Furchen verstreichen durch Mesenchymwucherung, nicht durch Verschmelzung von „Fortsätzen". Bei der Gesichtsbildung kommt es lediglich zwischen medialem und lateralem Nasenwulst zu einer epithelialen Verschmelzung („Epithelmauer" von *Hochstetter*), die aber bereits nach einigen Tagen aufgelöst und durch Mesenchym ersetzt wird. Entgegen der älteren Auffassung gibt es bei der normalen Entwicklung keine Gesichtsspalten; Spaltbildung bei einem Embryo muß als pathologischer Befund gewertet werden (*Töndury*). Während das embryonale Gesicht durch Schwund der Furchen und durch Proliferationsprozesse im Mesenchym die endgültige Form gewinnt, wachsen die bereits früher angelegten Gaumenfortsätze einander entgegen, verschmelzen miteinander und mit dem Nasenseptum, trennen damit Nasen- und Mundhöhle. Die farbige Abb. 121 gibt grob schematisch wieder, welche Weichteile (B) und Knochen (C) des Gesichts aus den einzelnen Wülsten entstehen.

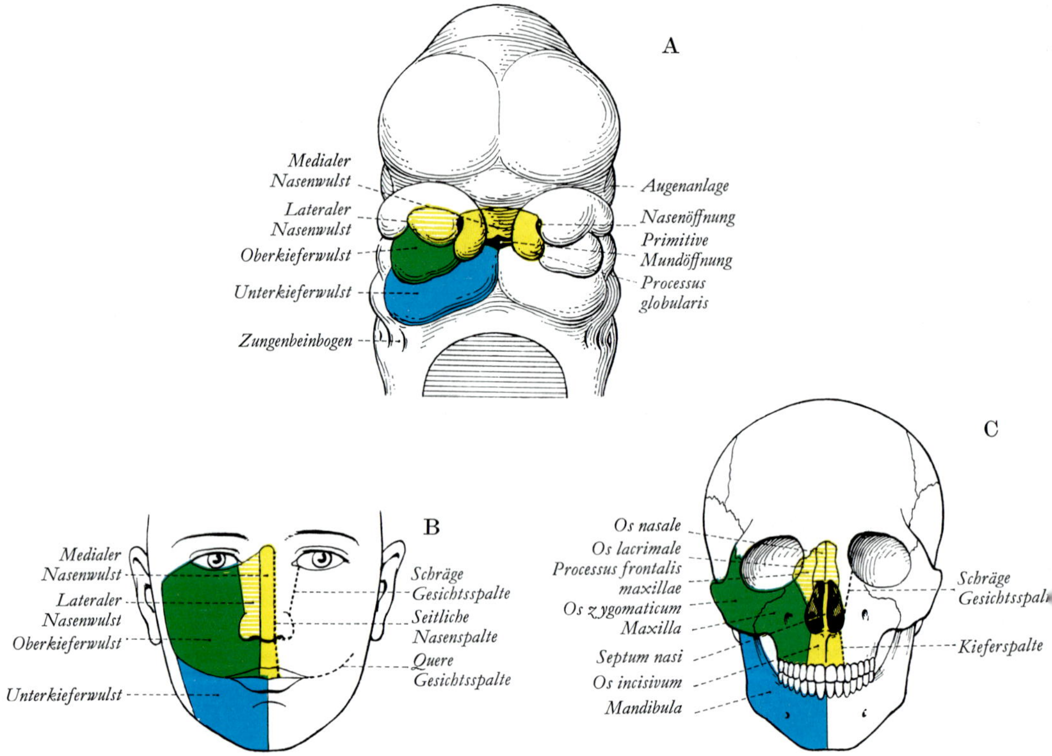

Abb. 121. Schemata zur Entwicklung des Gesichtes. Die verschiedenen Wülste bzw. ihre Abkömmlinge sind durch Farben schematisch wiedergegeben

A. Keimling am Ende des 1. Monats. B. Weichteile. C. Hartteile beim Erwachsenen

Anwendung: Störungen dieser komplizierten Entwicklungsvorgänge führen zu unvollständigen Spaltbildungen, die plastische Operationen notwendig machen.

1. Die seltene mediane Lippenspalte. Der mediale Nasenwulst erreicht infolge Unterentwicklung nicht das Niveau der Oberlippe.

2. Die seitlichen Lippenspalten („Hasenscharte", *Cheiloschisis*) machen etwa 15% aller menschlichen Mißbildungen aus. Diese Spalten liegen an der Grenze von Oberkieferwulst und medialem Nasenwulst, zwischen Philtrum und seitlichem Teil der Oberlippe. Die große Variabilität dieser Spalten reicht von einfacher Einkerbung der Oberlippe über eine vollständige Spaltung der Oberlippe (*Cheiloschisis*), über Spaltung des Kiefers (*Cheilognathoschisis*) bis zum Übergang der Spalte in eine Gaumenspalte (*Cheilognathopalatoschisis*). Sie können ein- und doppelseitig vorkommen. Die Spaltenränder können durch mehr oder minder vollständige „Weichteilbrücken" verbunden sein. Die Kieferspalten zerlegen das Material des seitlichen Schneidezahnes häufig in 2 Hälften, so daß zwei kleine seitliche Schneidezähne entstehen. Nach *Steiniger* und *Töndury* ist der Entstehungsmechanismus der Hasenscharten kein einheitlicher. Unterbleibt die epitheliale Verklebung des medialen und lateralen Nasenwulstes (ältere Auffassung), so handelt es sich um eine primäre Spaltbildung. Treten in der epithelialen Verklebung (*Hochstettersche* „Epithelmauer") Zysten auf, die später einreißen, so können wir von einer sekundären Spaltbildung sprechen. Reste einer Zystenwand können als „Weichteilbrücken" zwischen den Rändern der Spalte persistieren.
3. Die schräge Gesichtsspalte, vom lateralen Nasenwinkel zum Auge, ist ebenfalls durch eine sekundäre Rißbildung, nicht durch eine primäre Verwachsungsstörung zu erklären.
4. Die Gaumenspalten (S. 187) sind echte Hemmungsmißbildungen. Es unterbleibt das Verwachsen der Gaumenfortsätze.

2. Haut, Fettpolster, Gefäße und Nerven

Die Gesichtshaut ist im allgemeinen dünn, weich und sehr dehnbar. Doch zeigt sie regionäre Unterschiede. Während sie an den Augenlidern und den Lippen besonders zart ist, erreicht sie an der Wange, an der knorpeligen Nase und am Kinn eine größere Stärke. Sie ist reichlich mit Gefäßen versorgt und durch ein lockeres Unterhautbindegewebe auf der Unterlage befestigt. Zartheit und Dehnbarkeit der Haut und das lockere Subkutangewebe ergeben eine gute Verschieblichkeit. Doch ist sie im Bereich der knorpeligen Nase am Skelett, im Kinngebiet an den Weichteilen straff angeheftet. Da die mimischen Muskeln in die Haut ausstrahlen, fehlt hier eine Oberflächenfaszie. Nur im Bereich der Regio parotideomasseterica und über dem M. temporalis ist die Faszie schwach ausgebildet.

Das Fettpolster der Haut ist großen individuellen, konstitutionellen, Rassen-, Geschlechts- und Altersschwankungen unterworfen. Bei starker Abmagerung schwindet es bis auf den zwischen M. masseter und M. buccinator gelegenen Wangenfettpfropf, **Corpus adiposum buccae.**

Eine klare Schichtung der Weichteile, wie auf dem Schädeldach, fehlt im Gesicht. Die größeren Gefäße laufen teilweise unter den Muskeln, teils im Subkutangewebe (s. A. facialis in Abb. 124). Der zwischen knöcherner Grundlage und Haut gelegene Raum, ausgefüllt mit Muskeln, Fett, Gefäßen, Nerven und Bindegewebe, kann als eine Einheit aufgefaßt werden. Die lockere Anordnung und gute Verschieblichkeit der Gewebe begünstigt die diffuse Ausbreitung von Ödemen. Sie zeigen sich zuerst und in besonderem Ausmaß an den Augenlidern, weil hier die Haut besonders dünn und das subkutane Gewebe locker, fettarm und gut verschieblich ist.

Durch die Tätigkeit der mimischen Muskeln treten in der Gesichtshaut **Bewegungsfalten** auf. Beim Jugendlichen verschwinden sie in der Ruhe. Läßt mit zunehmendem Alter die Elastizität der Haut nach, so bleiben sie als Dauerfalten bestehen.

Die mimischen Muskeln (Abb. 74) sind um die Öffnungen (Auge, Mund, Nase, Ohr) angeordnet, haben innige Beziehungen zur Haut und werden ausnahmslos vom **N. facialis** versorgt. Das Mienenspiel wurde auf S. 89 kurz besprochen.

Nach der Entfernung der Haut (Abb. 122) finden wir vor dem Ohr die Ohrspeicheldrüse, **Glandula parotis.** An ihrem oberen und vorderen Rande treten die Äste des

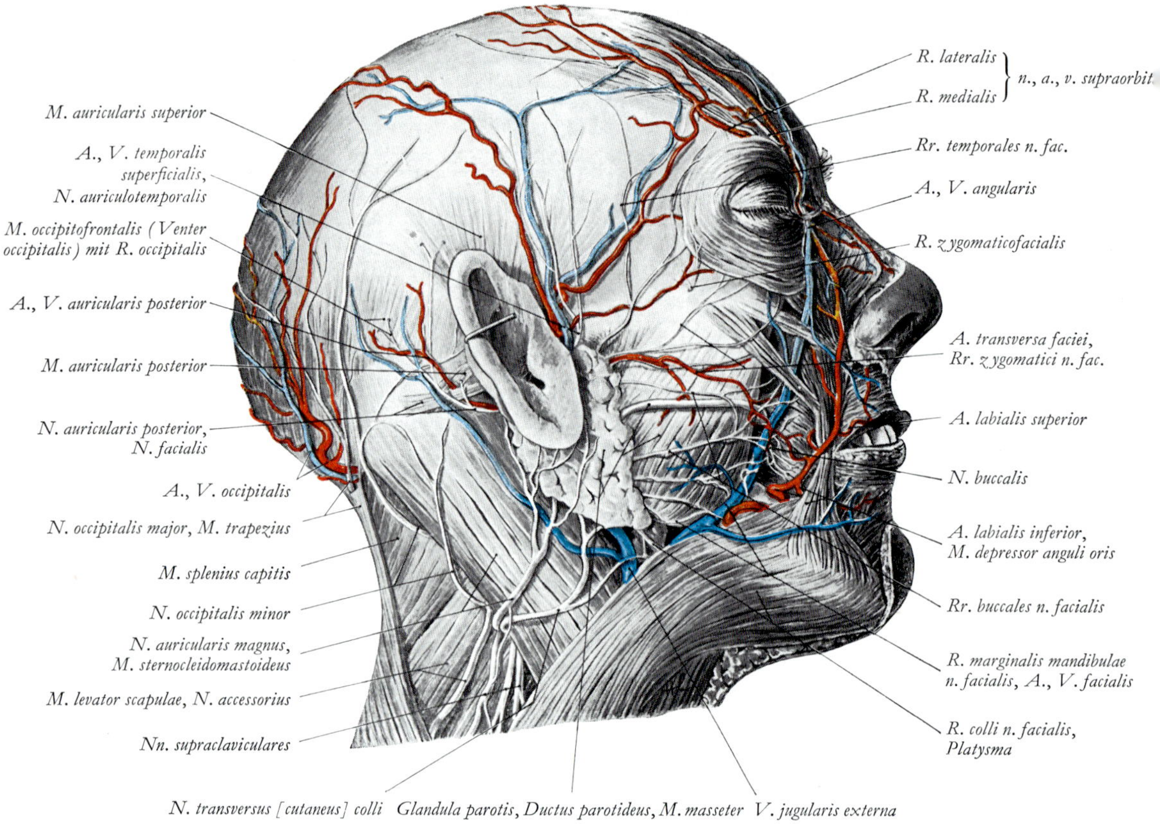

Abb. 122. Die oberflächlichen Nerven und Gefäße des Kopfes

N. facialis aus. Die oberen Äste, *Rami temporales*, verlaufen über den Jochbogen zu den Muskeln vor dem Ohr, zum Venter frontalis m. occipitofrontalis und zum M. orbicularis oculi. Die vorderen Äste, die *Rr. zygomatici*, *buccales*, und der am Unterkieferrande verlaufende *R. marginalis mandibulae*, ziehen über den M. masseter hinweg zu den Muskeln in der Umgebung der Augen-, Nasen- und Mundöffnung. Sie gehen untereinander und mit den Gesichtsästen des N. trigeminus zahlreiche Verbindungen ein. Einen Zentimeter unterhalb des gut tastbaren Jochbogens verläuft, oft in Parotisgewebe eingehüllt, der Ausführungsgang der Ohrspeicheldrüse, **Ductus parotideus,** meist von den kleinen **A. transversa faciei** (aus der A. temp. superficialis) begleitet, über den M. masseter. Am ventralen Rande des Muskels biegt der Gang rechtwinklig nach innen um, durchbohrt den M. buccinator und mündet gegenüber dem 2. oberen Molaren in den Vorraum der Mundhöhle, Vestibulum oris. Die **A. und V. facialis** treten am vorderen Rande des M. masseter über den Unterkieferrand (*hier Puls der Arterie zu fühlen!*) in das Gesicht und verlaufen stark geschlängelt, weitgehend von den mimischen Muskeln verdeckt, zum medialen Augenwinkel, wo sie mit den Endästen der A. und V. ophthalmica anastomosieren (*Vorsicht bei Nasen- und Oberlippenfurunkeln!* S. 401). Die A. facialis gibt in ihrem Verlauf die *A. labialis inferior* zur Unterlippe, die *A. labialis superior* zur Oberlippe ab und endet als A. angularis am medialen Augenwinkel. Die Lippenäste liegen an der Innenfläche des M. orbicularis oris, nahe der Schleimhaut, und anastomosieren mit den Ästen der Gegenseite.

3. Die Ohrspeicheldrüse, Glandula parotis,

ist die größte Mundspeicheldrüse. Sie liegt (Abb. 122) mit ihrem oberflächlichen Teil vor der Ohrmuschel und vor dem äußeren Gehörgang. Der dünne oberflächliche Teil liegt auf dem hinteren Teil des Masseter, auf dem Unterkieferast und dem Kiefergelenk. Er reicht über den unteren Unterkieferrand in das Halsgebiet (*Lobus colli*). Vom vorderen Rand geht der Ausführungsgang, **Ductus parotideus,** aus. Er verläuft etwa 1 cm unterhalb des Jochbogens über den Masseter, durchsetzt schräg den Buccinator und mündet gegenüber dem 2. oberen Molaren auf der **Papilla parotidea** in das Vestibulum aus. Im Verlauf des Ausführungsganges kann eine **Glandula parotis accessoria** vorkommen. Der dicke tiefe Teil liegt in der Fossa retromandibularis (*Lobus retromandibularis*). Er ragt in den Parapharyngealraum hinein und erstreckt sich hier bis zu den Stylomuskeln.

Parotisloge (Abb. 123). Die Drüse wird von der derben *Fascia parotidea* eingehüllt. Ihr oberflächliches Blatt, eine Fortsetzung der Lamina superficialis fasciae cervicalis entsendet kräftige Septen in die Drüse und ist mit dieser und der Umgebung fest verbunden. Es wird bei einer entzündlichen Schwellung der Drüse (*Parotitis*) gespannt. Ihr tiefes Blatt kleidet die Fossa retromandibularis aus und hängt fest mit den Faszien der angrenzenden Muskeln (Masseter, Sternocleidomastoideus, Pterygoideus medialis, Digastricus, Stylomuskeln) zusammen. Nach medial grenzt es an das Spatium parapharyngeum, nach oben an den äußeren Gehörgang. Über die Nachbarschaftsbeziehungen orientiert am einfachsten ein schematisierter Querschnitt (Abb. 123). Drüse und Drüsenloge werden von der A. carotis externa, von der V. retromandibularis, vom N. auriculotemporalis und vom N. facialis durchsetzt. Der letztere teilt sich in der Drüse in einen oberen und unteren Hauptstamm, bildet in ihr den **Plexus parotideus,** dessen Äste am oberen und vorderen Rand der Gl. parotis die Loge verlassen. Der retromandibuläre Teil der Drüse wird beim Öffnen

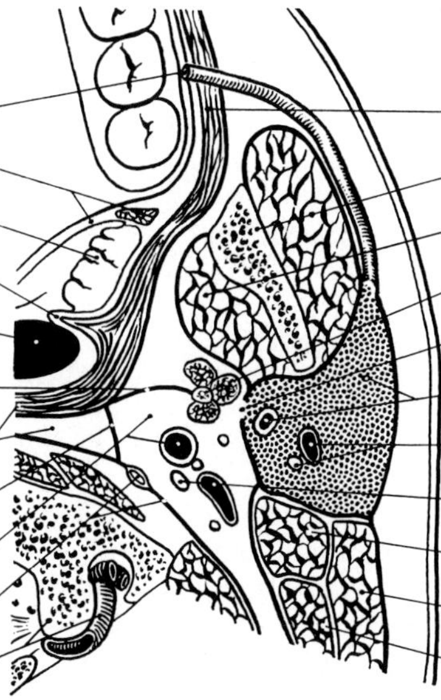

Abb. 123. Schematischer Querschnitt durch das Spatium parapharyngeum und die Parotisloge

und Schließen des Mundes ständig verformt und durchknetet. Dies soll den Speichelfluß fördern. Die Ohrspeicheldrüse ist normalerweise nicht tastbar.

Die Beziehungen zu den Gefäßen und Nerven erschweren sehr das vollständige Ausräumen der Drüse. Da die Fazialisäste radiär die Drüse durchsetzen, wird man bei der Spaltung der Drüse den Schnitt radiär anlegen, um möglichst viele Äste zu schonen. Entzündliche Schwellungen der Drüse (z.B. bei Mumps) sind recht schmerzhaft (besonders beim Öffnen des Mundes), weil die Drüse in ihrer bindegewebigen Loge keine Ausdehnungsmöglichkeit hat. Eiterungen können in den äußeren Gehörgang durchbrechen oder einen Weg in das Spatium parapharyngeum suchen.

Gefäßversorgung. Sie erfolgt aus den Arterien der Umgebung (*A. temporalis superficialis, A. transversa faciei*). Die *Nll. parotidei* liegen innerhalb der Parotisloge, auf der Drüse (*superficiales*) und in der Drüsensubstanz (*profundi*). Sie nehmen die Lymphe aus der Drüse, von der Außenfläche der Ohrmuschel, dem äußeren Gehörgang, der Paukenhöhle, der Schläfengegend und dem lateralen Augenwinkel auf.

Nervenversorgung. Der N. glossopharyngeus liefert über den N. tympanicus–N. petrosus minor–Ganglion oticum–N. auriculotemporalis–N. facialis die sekretorischen und vasodilatatorischen Fasern. Die Sympathikusfasern (Vasokonstriktoren) kommen aus dem Geflecht der A. temporalis superficialis.

Feinbau. Durch Bindegewebssepten wird die Drüse in Läppchen verschiedener Größenordnung unterteilt. In diesen Bindegewebsstraßen verlaufen die Blut- und Lymphgefäße, Nerven und größere Ausführungsgänge. In den Läppchen treffen wir eine wechselnde Zahl von Fettzellen. Als rein seröse oder Eiweißdrüse beginnt sie mit serösen Endstücken (*Acini*), darauf folgen sehr schmale, lange Schaltstücke, Streifenstücke oder Sekretrohre (mit basaler Streifung) und interlobuläre Ausführungsgänge verschiedener Größe. Ob in dem so unterschiedlich gebauten Gangsystem eine teilweise Rückresorption erfolgt, ist noch nicht geklärt. Die Entleerung der Gänge wird wahrscheinlich durch *Myoepithelien*, mit Fibrillen versehene Zellen, die der aus Gitterfasern bestehenden Basalmembran aufliegen, gefördert.

Funktion S. 194.

4. Die Endäste des Trigeminus

(Abb. 124, 125)

Ihre genauen Austrittsstellen (*Druckpunkte bei Trigeminusneuralgien!*) und ihr Ausbreitungsgebiet interessieren uns aus praktischen Gesichtspunkten.

Die **Gesichtsäste des I. Trigeminusastes** (*N. ophthalmicus*) versorgen die Haut **des Nasenrückens** und die Haut **oberhalb der Lidspalte** bis zum Scheitel, außerdem die **Bindehaut** und **Hornhaut** des Auges (Abb. 125). Alle drei Zweige des N. ophthalmicus (N. frontalis, N. nasociliaris, N. lacrimalis) schicken Äste zum Gesicht. Der **N. supraorbitalis** tritt mit einem **R. medialis** und **R. lateralis** 1 bzw. $2\frac{1}{2}$ cm von der Medianlinie durch Inzisuren bzw. Foramina fast senkrecht zur Stirn. Begleitet werden sie von den gleichnamigen Arterien. An ihrem Austritt sind sie vom M. orbicularis oculi und Venter frontalis (des M. occipitofrontalis) bedeckt. **N. supratrochlearis** (aus dem N. frontalis), **N. infratrochlearis** und **R. nasalis externus** (beide aus dem N. nasociliaris) versorgen die Stirn, das obere Augenlid und den Nasenrücken. Die Endäste des **N. lacrimalis** ziehen zum lateralen Augenwinkel.

Die Gesichtsäste des II. Trigeminusastes (*N. maxillaris*) versorgen (Abb. 125) die Haut zwischen Lid- und Mundspalte und von dort über die Mitte des Jochbogens die vordere Schläfengegend. Der starke **N. infraorbitalis** betritt 8 mm unter der Mitte des unteren Augenhöhlenrandes bzw. oberhalb des 2. Prämolaren das Gesicht (*Injektion an dieser Stelle oder im Canalis infraorbitalis am Boden der Augenhöhle!*). Er liegt unter dem M. levator labii superioris alaeque nasi (Abb. 124) und breitet sich mit der A. infraorbitalis im unteren Augenlid (*Rr. palpebrales inferiores*), in der Seitenwand der äußeren Nase (*Rr. nasales externi*) und in der Oberlippe (*Rr. labiales superiores*) aus. Der wesentlich schwächere **N. zygomaticus** zweigt sich schon in der

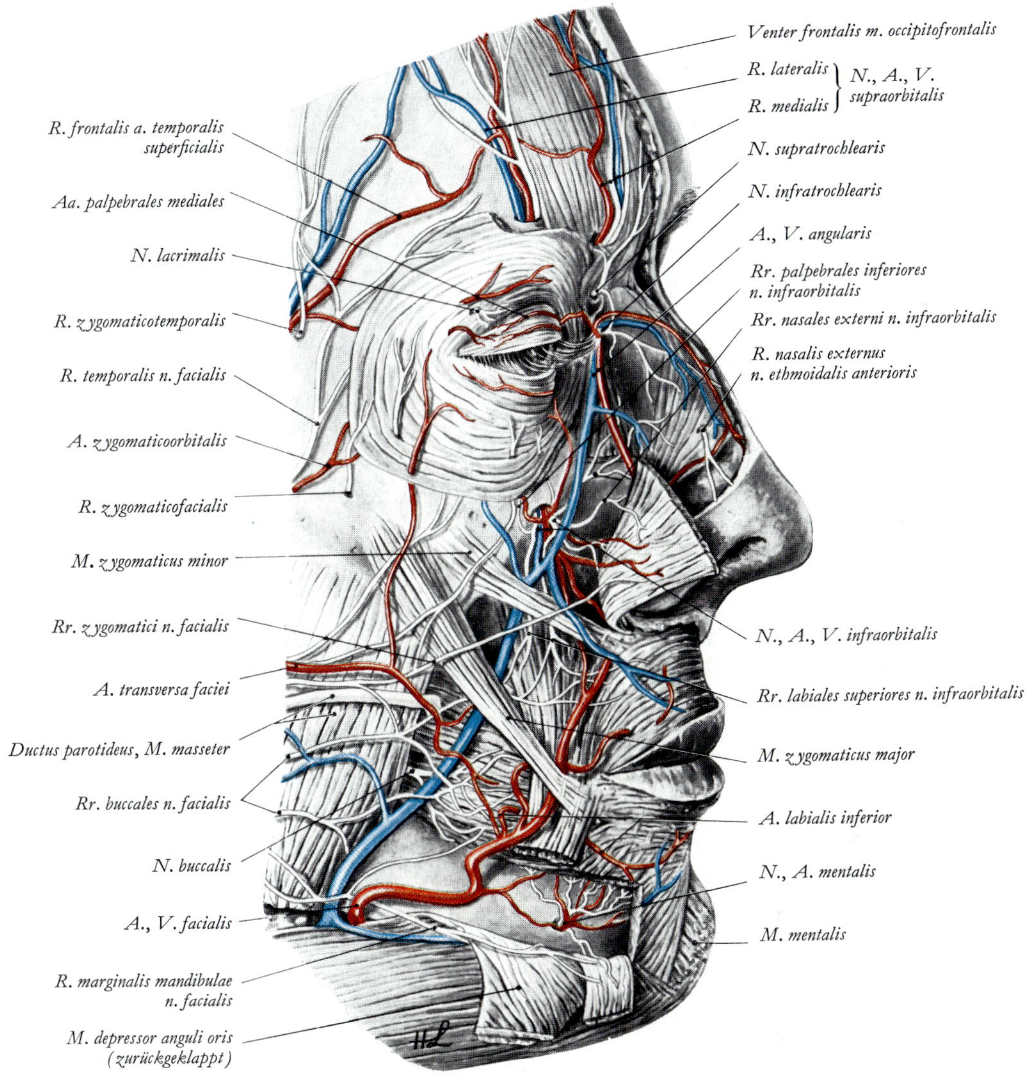

Abb. 124. Die Nerven und Gefäße des Gesichtes.
Die Austrittsstellen der Trigeminusäste sind freigelegt

Flügelgaumengrube ab und durchbohrt nach Abgabe der sekretorischen Fasern für die Tränendrüse das Jochbein, um mit dem **R. zygomaticofacialis** die Haut über dem Jochbeinkörper und dem **R. zygomaticotemporalis** die Haut der vorderen Schläfengegend zu versorgen.

Die Gesichtsäste des III. Trigeminusastes (*N. mandibularis*) innervieren die Haut über dem Unterkiefer (Unterkieferwinkel ausgenommen) und in der hinteren Schläfengegend (Abb. 125). Die „Scheitel-Ohr-Kinn-Linie“ (Scheitelhöcker – Anfang des äußeren Gehörganges – Kinn) trennt das sensible Versorgungsgebiet des N. trigeminus von dem der Halsnerven.

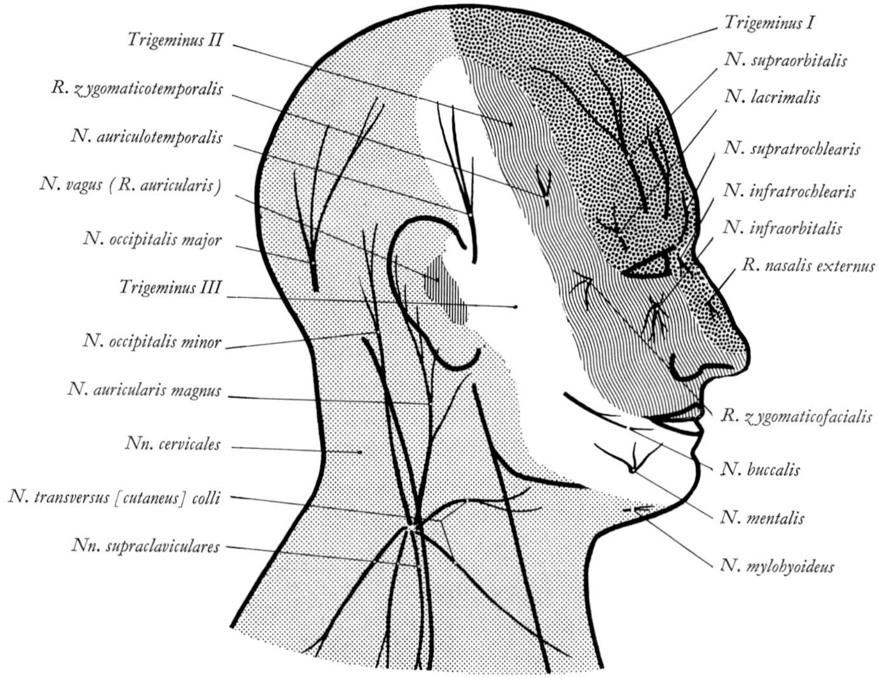

Abb. 125. Hautnerven des Kopfes und Halses. Die Versorgungsgebiete der drei Trigeminusäste, des Vagus und der Zervikalnerven sind durch verschiedene Schraffierung wiedergegeben

Ein Endast des N. alveolaris inferior (Zähne des Unterkiefers) tritt als **N. mentalis** durch das Foramen mentale (unterhalb des 2. Prämolaren, in der Mitte zwischen oberem und unterem Rand des Unterkiefers) zur Haut des Kinnes und zur Unterlippe. Der **N. auriculotemporalis** verläuft durch die Parotis, um das Collum mandibulae, vor dem Ohr mit der A. temporalis superficialis zur Haut der Schläfengegend. Der **N. buccalis** (Abb. 124, 126–128) tritt mit dem Hauptteil durch den M. buccinator zur Wangenschleimhaut. Doch ziehen auch einzelne Äste zur Haut der Wange.

Die Trigeminusendäste gehen zahlreiche Verbindungen mit dem N. facialis ein.

III. Die tiefe Gesichtsgegend, Regio faciei lateralis profunda

(Abb. 126–128)

liegt medial vom Unterkieferast und Jochbogen. Sie reicht nach medial bis zum Schlund und bis zum Proc. pterygoideus. In der Hauptsache wird sie vom M. pterygoideus medialis und lateralis ausgefüllt. Außerdem ist sie das Verzweigungsgebiet der A. maxillaris und des N. mandibularis.

Nach der Durchtrennung der Fascia temporalis und des Jochbogens und dem Zurückklappen des M. masseter (Abb. 126) ist der Ansatz des **M. temporalis** am Processus coronoideus gut zu übersehen. Am Hinterrande des M. temporalis tritt der motorische **N. massetericus** mit der **A. masseterica** durch die Incisura mandibulae

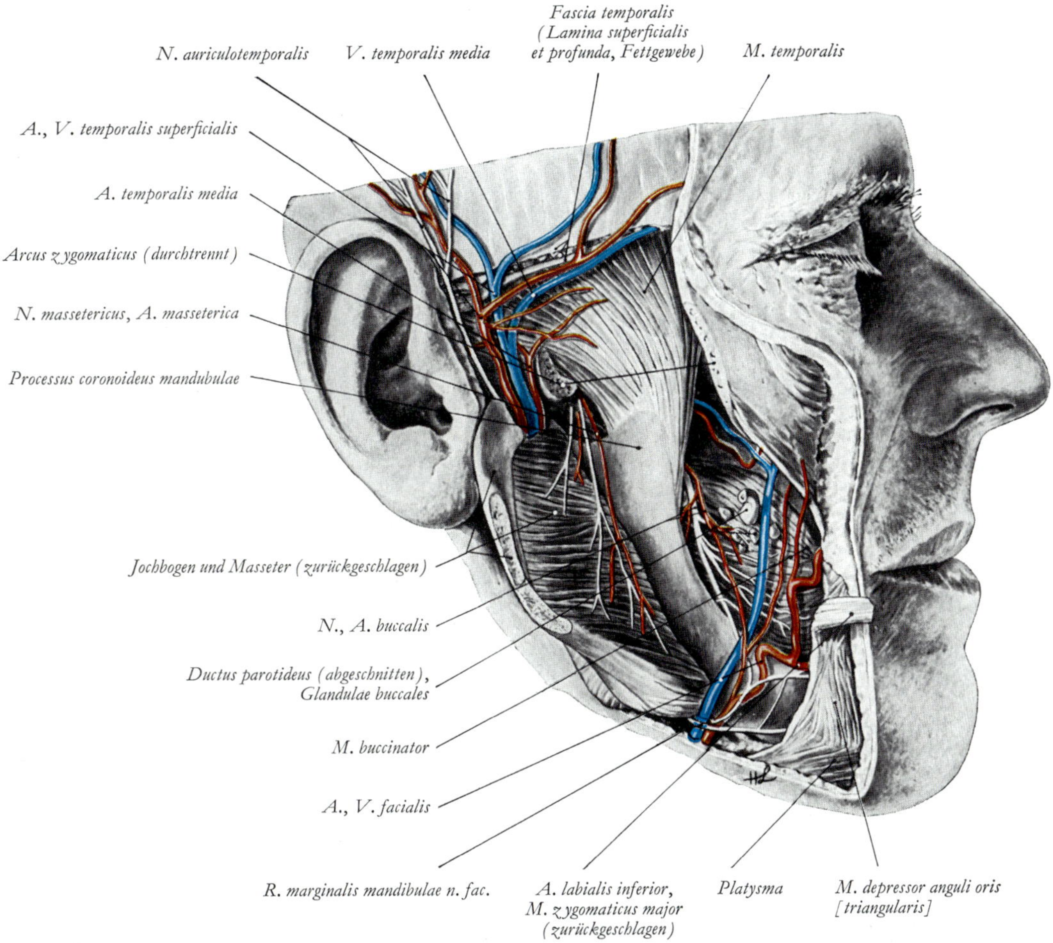

Abb. 126. Tiefe Gesichtsgegend. I. Oberflächliche Schicht.
Der Jochbogen ist durchtrennt und mit dem Masseter zurückgeschlagen

zwischen den oberflächlichen und tiefen Teil des M. masseter. Nach Fortnahme des zwischen Masseter und Buccinator gelegenen Wangenfettpfropfes lassen sich auf dem Buccinator die Zweige des sensiblen **N. buccalis** (Wangenschleimhaut und Haut der Wange!) und der **A. buccalis** leicht darstellen. In der Umgebung des Ductus parotideus sind einige **Glandulae buccales,** die die Substanz des M. buccinator durchsetzt haben, durch ihre gelbliche Farbe gut zu erkennen.

Nach dem Abtragen des Processus coronoideus mit dem Ansatz des M. temporalis und des vorderen Teiles des Ramus mandibulae ist der Verlauf der meisten **Äste der A. maxillaris und des N. mandibularis** gut zu übersehen (Abb. 127).

Die **A. maxillaris,** der stärkere Endast der *A. carotis externa,* beginnt hinter dem Collum mandibulae, verläuft zunächst zwischen Innenfläche des Unterkieferastes und dem Lig. sphenomandibulare **(Pars mandibularis),** dann auf (oder unter, Abb. 127) dem M. pterygoideus lateralis **(Pars pterygoidea)** schräg auf- und medianwärts zur Flügelgaumengrube **(Pars pterygopalatina).**

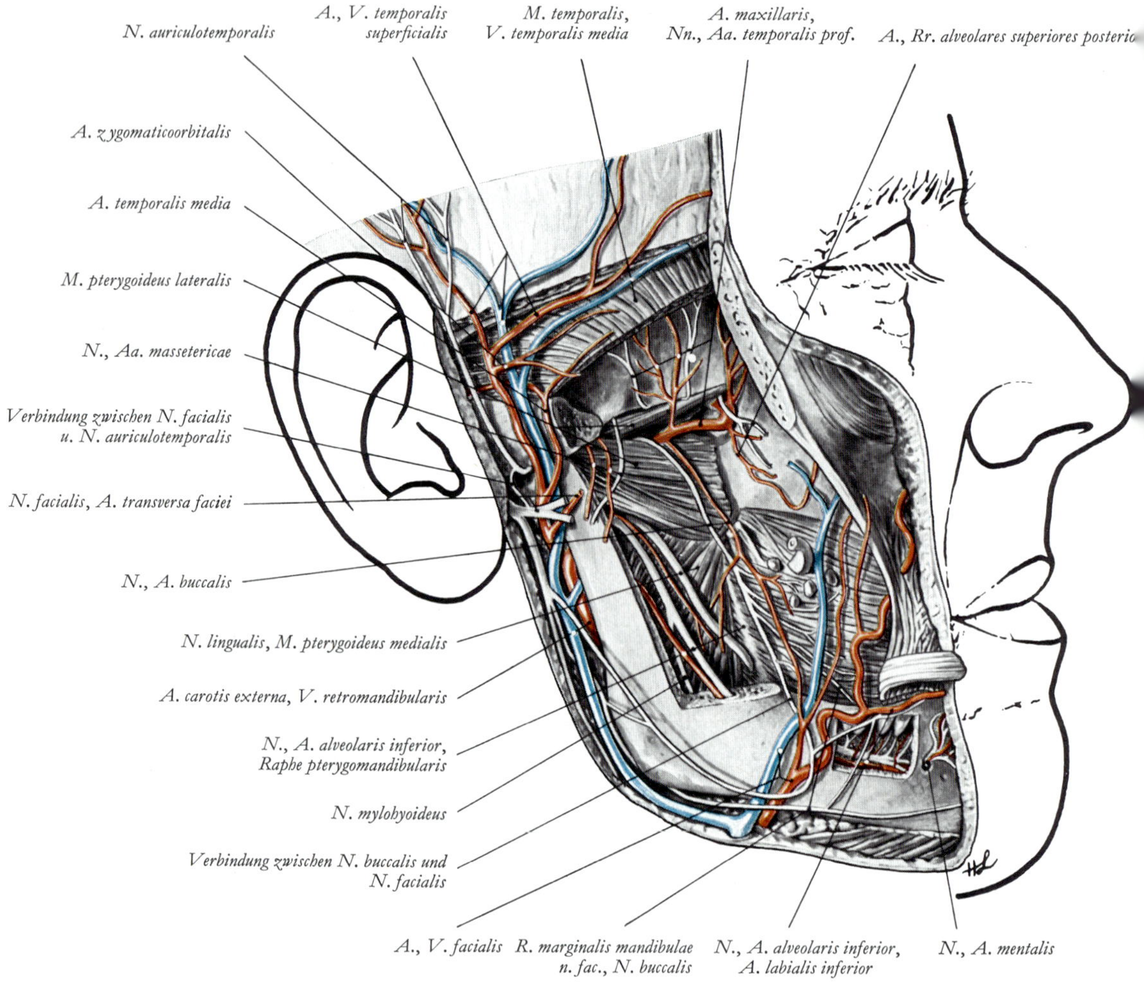

Abb. 127. Tiefe Gesichtsgegend. II. Mittlere Schicht.
Der Jochbogen ist ganz, der M. temporalis und der Unterkieferast teilweise entfernt

Die Äste der Pars mandibularis treten fast alle in Knochenkanäle ein:

1. Die kleine *A. auricularis profunda* zum Kiefergelenk, äußeren Gehörgang und Trommelfell;
2. die kleine *A. tympanica anterior* zum Kiefergelenk und durch die *Fissura petrotympanica* zur Paukenhöhle;
3. die stärkere *A. meningea media* verläuft mit dem R. meningeus des N. mandibularis durch das Foramen spinosum zur Dura. Sie wird oft von einer Schlinge des N. auriculotemporalis (Abb. 128) umfaßt;
4. die *A. alveolaris inferior* verläuft im Canalis mandibulae, gibt darin Äste an den Knochen, die Alveolen, die Zähne und das Zahnfleisch ab und endet als A. mentalis an Kinn und Unterlippe.

Die Äste der Pars pterygoidea versorgen die Kaumuskeln:

1. Die *Aa. temporales profundae* ziehen in die tiefen Teile des M. temporalis;

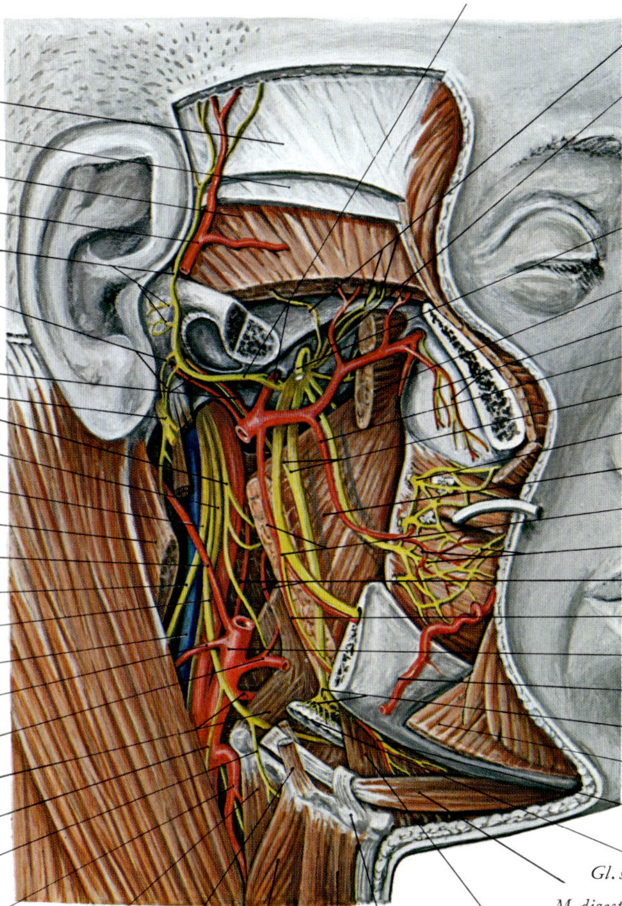

Abb. 128. Tiefe Gesichtsgegend. III. Tiefe Schicht. Ohrspeicheldrüse, Jochbogen, Unterkieferast, Unterkieferwinkel und ein Teil des Unterkieferkörpers entfernt. M. digastricus, A. carotis externa, A. facialis, M. pterygoideus medialis und lateralis, M. styloglossus, M. stylopharyngeus, M. stylohyoideus und Gl. submandibularis teilweise entfernt. Ductus parotideus nach vorne geklappt

2. die *A. masseterica* verläuft durch die Incisura mandibulae zum M. masseter;
3. die *Rr. pterygoidei*, Äste zu den Mm. pterygoidei;
4. die *A. buccalis* zieht zum M. buccinator und zu den angrenzenden Muskeln, anastomosiert mit der A. facialis und A. transversa faciei.

Die Äste der Pars pterygopalatina treten fast alle in Knochenkanäle ein:

1. Die *A. alveolaris superior posterior* tritt am Tuber maxillae durch die Foramina alveolaria in den Oberkiefer zum Knochen, zur Schleimhaut der Kieferhöhle und zu den Alveolen, Zähnen und zum Zahnfleisch der hinteren Oberkieferzähne.
2. Die *A. infraorbitalis* verläuft durch den Canalis infraorbitalis zum Gesicht. Im Kanal gibt sie Äste zur Oberkieferhöhle und zum Knochen, zu den Alveolen, Zähnen und

zum Zahnfleisch der vorderen Oberkieferzähne (Aa. alveolares superiores anteriores) ab.

3. Die *A. palatina descendens* zieht durch den Canalis palatinus major [pterygopalatinus] zum Gaumen. Äste:
   a) *Aa. palatinae minores* zum weichen Gaumen und zur Gaumenmandel,
   b) *A. palatina major* zum harten Gaumen.
4. *A. canalis pterygoidei* (durch den gleichnamigen Kanal) zum Schlund, zur Ohrtrompete und zur Paukenhöhle.
5. *A. sphenopalatina* (durch das Foramen sphenopalatinum) zum hinteren Teil der Nasenhöhle (Aa. nasales posteriores laterales et septi).

Die Endäste des N. mandibularis haben typische Beziehungen zu den Mm. pterygoidei. Es treten aus:

1. die *Nn. temporales profundi* (für den M. temporalis) und
2. der *N. massetericus* (für den M. masseter) oberhalb des M. pterygoideus lateralis,
3. der *N. buccalis* (für die Wangenschleimhaut und die Haut der Wange) zwischen den beiden Köpfen des M. pterygoideus lateralis.
4. Der *N. lingualis* und }
5. der *N. alveolaris inferior* } erscheinen zwischen M. pterygoideus lateralis und medialis („Pterygoidenschlitz", Abb. 127), verlaufen auf dem letzteren ab- und vorwärts und zwar der N. lingualis vor dem N. alveolaris inferior. Der Lingualis gelangt am vorderen Rande des Pterygoideus medialis in den Bereich der Mundhöhle (S. 191). Der N. alveolaris inferior betritt, nachdem er vorher den motorischen *N. mylohyoideus* (für den M. mylohyoideus und den Venter anterior m. digastrici) abgegeben hat, den Canalis mandibulae, versorgt Zähne, Wurzelhaut und Zahnfleisch des Unterkiefers und verläßt ihn als *N. mentalis* (S. 174) für die Haut des Kinns und der Unterlippe.

Über die Leitungsanästhesie des N. mandibularis S. 195.

Die **Chorda tympani,** der **Stamm des N. mandibularis** und seine übrigen Äste (*Nn. pterygoidei, N. auriculotemporalis, N. tensoris tympani* und *N. tensoris veli palatini*) sind erst zu übersehen, nachdem man den M. pterygoideus lateralis zurückgeklappt oder vollständig entfernt hat (Abb. 128). Man kann sie aber auch von medial her darstellen (Abb. 141). Es liegt hier an der medialen Seite des N. mandibularis, direkt unterhalb des Foramen ovale, das kleine **Ganglion oticum.** Aus ihm ziehen die parasympathischen (sekretorischen) Fasern des *N. glossopharyngeus* über den N. auriculotemporalis und den N. facialis zur Parotis. In dieser Abbildung übersieht man auch, wie der N. lingualis am vorderen Rande des M. pterygoideus medialis in den Bereich des Mundhöhlenbodens gelangt.

Der **Plexus pterygoideus,** ein dichtes Venengeflecht, liegt in der tiefen Gesichtsregion auf den Mm. pterygoidei. Er nimmt durch die Fissura orbitalis inferior die *V. ophthalmica inf.* auf, steht durch das Foramen ovale und Foramen lacerum mit dem *Sinus cavernosus* in Verbindung und fließt in die *V. retromandibularis* und *V. facialis* ab (Abb. 87).

Auf dem Wege: V. facialis → Plexus pterygoideus können sich Entzündungen (z.B. bei Gesichtsfurunkeln) ins Schädelinnere (zum Sinus cavernosus) ausbreiten. Ein anderer Weg führt (besonders bei Nasen- und Oberlippenfurunkeln) über die V. facialis – V. angularis – V. ophthalmica superior ebenfalls zum Sinus cavernosus.

Durch die tiefe Gesichtsgegend können wir mit der Injektionsnadel den Stamm des N. mandibularis und das Ganglion pterygopalatinum erreichen (S. 196).

IV. Die Nasenhöhlen und ihre Nebenhöhlen

(Abb. 129–131)

Die Nase ist der **Sitz des Geruchsorgans** und der **Hauptweg für die Atemluft.** Außerdem ist sie ein **Resonanzorgan** für die Lautbildung. Entwicklungsgeschichtlich und vergleichend-anatomisch ist sie jener Teil der Kopfdarmhöhle, der durch das Auftreten des Gaumens von der Mundhöhle abgetrennt wird. Die Ausbildung einer äußeren Nase geht einher mit den auf S. 68 beschriebenen Umbildungsvorgängen des Gehirnschädels. Sie kommt nur den Anthropoiden und dem Menschen zu. Die Nasenhöhle wird durch eine mediane Scheidewand, *Septum nasi,* in eine rechte und linke Höhle unterteilt. Sie beginnen mit den Nasenlöchern, **Nares,** und münden durch die **Choanen** in den Schlund.

Die knöcherne Begrenzung der Nase und Nasennebenhöhlen S. 29 u. 38.

Die Schleimhaut der Nasenhöhle (Abb. 129). Die Schleimhaut bekleidet sämtliche Wände der Nasenhöhle und engt damit die Nasengänge und die Zugänge zu den Nasennebenhöhlen noch weiter ein. Der Vorraum der Nasenhöhle, **Vestibulum nasi,** reicht bis zum **Limen nasi,** einem Wulst an der lateralen Nasenwand. Er ist am Eingang mit starken Haaren, den **Vibrissae,** bewehrt, die grobe Fremdkörper fernhalten sollen. Als Übergangsgebiet zwischen Haut und Schleimhaut besitzt das Vestibulum noch Talg-, Schweiß- und apokrine Drüsen und ein geschichtetes Plattenepithel, das sich bis auf den Anfang der unteren Muschel erstrecken kann (*Das Vestibulum ist Sitz der gefürchteten Nasenfurunkel!*).

Der Schleimhautüberzug der Nasenmuscheln wiederholt die Form der knöchernen Muscheln. Diese beginnen vorn in einer Linie, die parallel dem Nasenrücken verläuft; hinten enden sie nahezu an einer Senkrechten. Entsprechend nimmt die Größe der Muscheln von oben nach unten zu. Meist sind 3 Muscheln ausgebildet. Bei Neugeborenen kommt fast regelmäßig eine Abspaltung der oberen Muschel, eine **Concha nasalis suprema,** vor. Vom vorderen Ende der mittleren Muschel läuft ein flacher Wulst, der **Agger nasi** (*Rest einer früheren Muschel, des Nasoturbinale!*) parallel dem Nasenrücken nach abwärts. Zwischen ihm und dem Nasenrücken führt eine flache Rinne (*„Schnüffelrinne“ bei Tieren mit gut ausgebildetem Geruchssinn!*), der **Sulcus olfactorius,** die Luft zu der auf der oberen Muschel und auf dem gegenüberliegenden Teil der Nasenscheidewand gelegenen Riechschleimhaut. Die Hauptmasse der Atemluft strömt aber durch den unteren, weiteren Teil der Nasenhöhle in den Pharynx und zurück.

Gut geformte Muscheln sind nach den Gesetzen der Strömungstechnik gebaut und verhindern eine Wirbelbildung der Atemluft.

Die Eingänge zu den Nasennebenhöhlen. Heben wir die mittlere Muschel hoch oder fenstern wir sie (Abb. 129), so erscheint ein individuell variabler Wulst, die **Bulla ethmoidalis,** eine besonders große Siebbeinzelle. Unter ihr liegt eine halbmondförmige Öffnung, der **Hiatus semilunaris.** Dieser mündet in einen trichterförmigen Raum, das **Infundibulum ethmoidale.** Von diesem geht der Eingang in die Kieferhöhle aus. **Die Stirnhöhle** kann in das Infundibulum ethmoidale, in den Hiatus semilunaris oder auch selbständig in den mittleren Nasengang ausmünden. Oberhalb der Bulla ethmoidalis öffnen sich gewöhnlich die **vorderen Siebbeinzellen.** Die untere Begrenzung des Hiatus semilunaris wird vom Proc. uncinatus des Siebbeins geliefert (vgl. Abb. 25). Die unterhalb des Proc. uncinatus gelegenen Knochenöffnungen werden durch Schleimhaut verschlossen, in der (nur bei Erwachsenen) akzessorische Öffnungen zur Kieferhöhle vorkommen können. Die **mittleren und hinteren Siebbeinzellen** münden unter der oberen Muschel in den oberen Nasengang. Der **Zugang zur Keilbeinhöhle** findet sich im **Recessus sphenoethmoidalis,** in einer in der Größe variablen Ausbuchtung zwischen oberer Muschel und Keilbeinkörper. Im vorderen Drittel

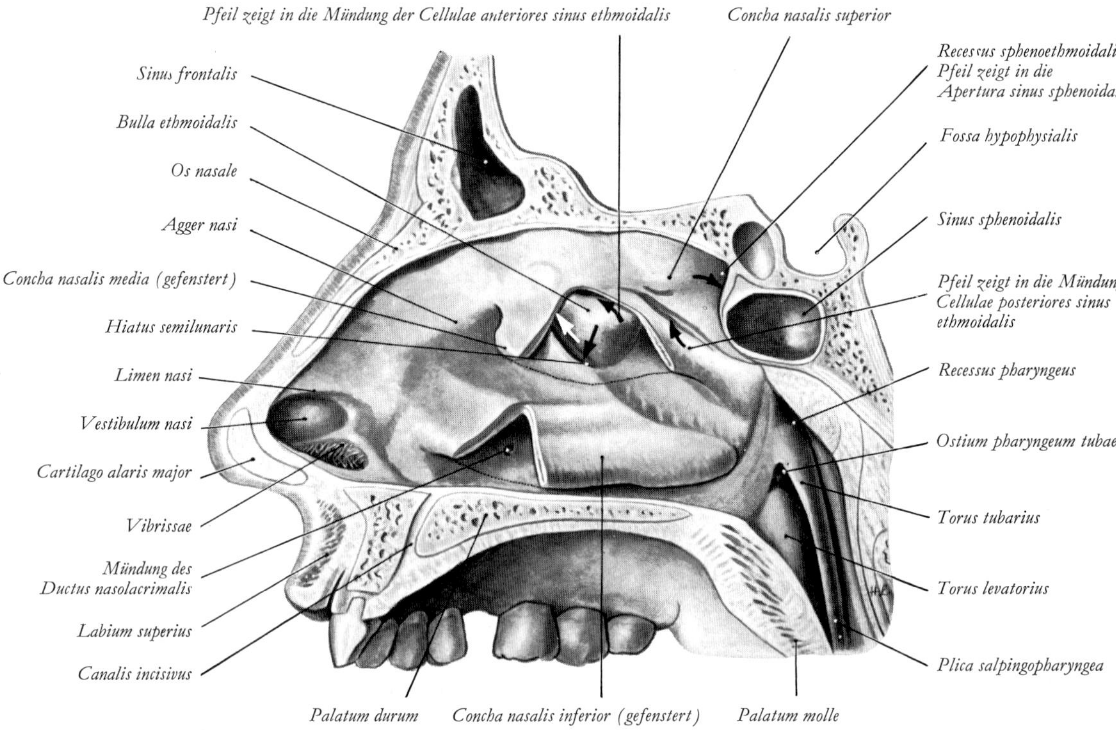

Abb. 129. Schleimhautbild der rechten Nasenhöhle nach Wegnahme der Nasenscheidewand. Die mittlere und die untere Muschel sind zum Teil entfernt, ihre ursprünglichen Grenzen punktiert. Im Hiatus semilunaris weist der weiße Pfeil auf die Mündung der Stirnhöhle, der schwarze auf die Mündung der Kieferhöhle

des unteren Nasenganges mündet der **Tränennasengang,** *Ductus nasolacrimalis*, aus (s. Auge S. 216).

Die gelbliche **Riechschleimhaut** finden wir nur im Ausbreitungsgebiet der *Nn. olfactorii*, auf der **oberen Muschel** (seltener als Inseln auf der mittleren) **und** dem gegenüberliegenden Teil des **Septum nasi** (je 1 cm² große Fläche).

Feinbau. Die **Regio olfactoria** trägt das **Riechepithel,** das aus Riech- und Stützzellen besteht. **Die Riechzellen** sind bipolare Ganglienzellen und haben einen runden Kern, der in der Mitte des Epithels liegt. Der eine schlanke Fortsatz der Zellen reicht an die Oberfläche und trägt die feinen **Riechhärchen,** der andere, eine dünne, marklose Nervenfaser, sammelt sich mit anderen zu den Nn. olfactorii und erreicht durch die Lamina cribrosa den Bulbus olfactorius. Die zylindrischen **Stützzellen** bilden an der Oberfläche ein Schlußleistennetz, lassen die Riechzellen mit ihren Härchen durchtreten, besitzen ovale Kerne, die die oberflächliche Kernlage liefern. Sie enthalten ein gelbliches, körniges Pigment, das zusammen mit dem Pigment der *Glandulae olfactoriae* schon makroskopisch die gelbliche Riechschleimhaut von der rötlichen respiratorischen Schleimhaut unterscheiden läßt. Die **Glandulae olfactoriae,** einfache oder verästelte, unter dem Epithel häufig erweiterte Schläuche, befeuchten die Riechschleimhaut. Sie lösen und spülen mit ihrem serösen Sekret die Geruchsstoffe weg. Histochemisch läßt sich in ihnen auch eine Schleimproduktion nachweisen.

Die **Nn. olfactorii** werden von den Scheiden und Räumen der Hirnhäute begleitet.

Die Riechschleimhaut ist deshalb für den Arzt ein *Noli me tangere*, weil eine Verletzung derselben die Gefahr einer Infektion der Liquorräume und einer Meningitis in sich birgt.

Neben den marklosen Fasern der Riechnerven beobachten wir noch Nervenverzweigungen, die vielleicht dem **N. terminalis** (Funktion unbekannt) oder dem N. trigeminus angehören.

Das Jakobsonsche Organ, *Organum vomeronasale,* ist beim Menschen rückgebildet. Es kann jederseits neben dem Septum als Schlauch gefunden werden, der an der lateralen Fläche respiratorisches, an der medialen verkümmertes Riechepithel trägt. Das bei niederen Tieren (auch bei manchen Säugern) erhaltene Organ steht dort durch den Canalis incisivus mit der Mundhöhle in Verbindung und wird von Riechnerven versorgt.

Die respiratorische Schleimhaut, Regio respiratoria, findet sich in der gesamten übrigen Nasenhöhle (auch in den Nebenhöhlen). Sie heftet sich fest am Knochen an (keine Submucosa!), ist in den Nebenhöhlen dünn, auf den Muscheln, besonders an ihren vorderen und hinteren Enden, dick. Hier zeichnet sie sich durch besonderen **Venenreichtum** aus (*kavernöses Gewebe, Schwellkörper!*). Ein mehrreihiges Flimmerepithel reinigt die Atemluft von feinen Staubteilchen. Unterstützt wird es dabei von **Becherzellen** und **kleinen tubulösen Drüsen,** die den **Nasenschleim liefern,** in dem die feinen Fremdkörper festgehalten werden. Das Drüsensekret hält außerdem die Schleimhaut feucht. Das starke Venennetz dient der Vorwärmung der Atemluft. Auf Reize verschiedenster Art erweitern sich die Venen reflektorisch; die Schleimhaut produziert ein dünnflüssiges Sekret und schwillt so stark an, daß die Nase kaum noch durchgängig ist (*Schnupfen!*).

Die Gefäß- und Nervenversorgung läßt sowohl auf dem Septum (Abb. 130) als auch auf der lateralen Wand (Abb. 131) ein oberes und vorderes und ein hinteres und unteres Gebiet unterscheiden. Das eine erhält Äste des N. ophthalmicus (Trigeminus I) und der A. ophthalmica, das andere Äste des N. maxillaris (Trigeminus II) und der A. maxillaris.

Auf dem Septum finden wir (Abb. 130):

1. **N. nasopalatinus** (aus dem Trigeminus II bzw. dem Ggl. pterygopalatinum) und die **A. nasalis posterior septi** (aus der A. sphenopalatina, dem Endast der A. maxillaris). Beide treten durch das Foramen sphenopalatinum in die Nasenhöhle, ziehen quer über die Unterfläche des Keilbeinkörpers bis zum Septum, auf dem sie von hinten oben nach vorn unten bis zum Canalis incisivus verlaufen, durch den sie mit den Gaumenästen in Verbindung treten.
2. **Rr. nasales mediales des N. ethmoidalis anterior** (Trigem. I) und Äste der **A. ethmoidalis anterior** (aus der A. ophthalmica), gelangen durch das Foramen ethmoidale anterius in die vordere Schädelgrube, von wo sie durch die Lamina cribrosa zum Septum gelangen, auf dem sie parallel zum Nasenrücken abwärts ziehen.
3. Die **Nn. olfactorii** und kleine Zweige aus der **A. ethmoidalis posterior** (aus der A. ophthalmica) versorgen das hintere obere Gebiet.

Auf der lateralen Nasenwand (Abb. 131) verlaufen:

A. hinten und unten:

1. **Rami nasales posteriores superiores laterales** direkt aus dem Ganglion pterygopalatinum durch das Foramen sphenopalatinum (für die obere und mittlere Muschel) oder indirekt aus den Nn. palatini (für die untere Muschel),
2. **Aa. nasales posteriores laterales** aus der A. sphenopalatina oder der A. palatina descendens.

B. vorn und oben:

1. **N. ethmoidalis anterior** (Rr. nasales laterales) aus dem 1. Trigeminusast.
2. **R. nasalis externus** des N. ethmoidalis anterior. Er verläuft in einer Rinne

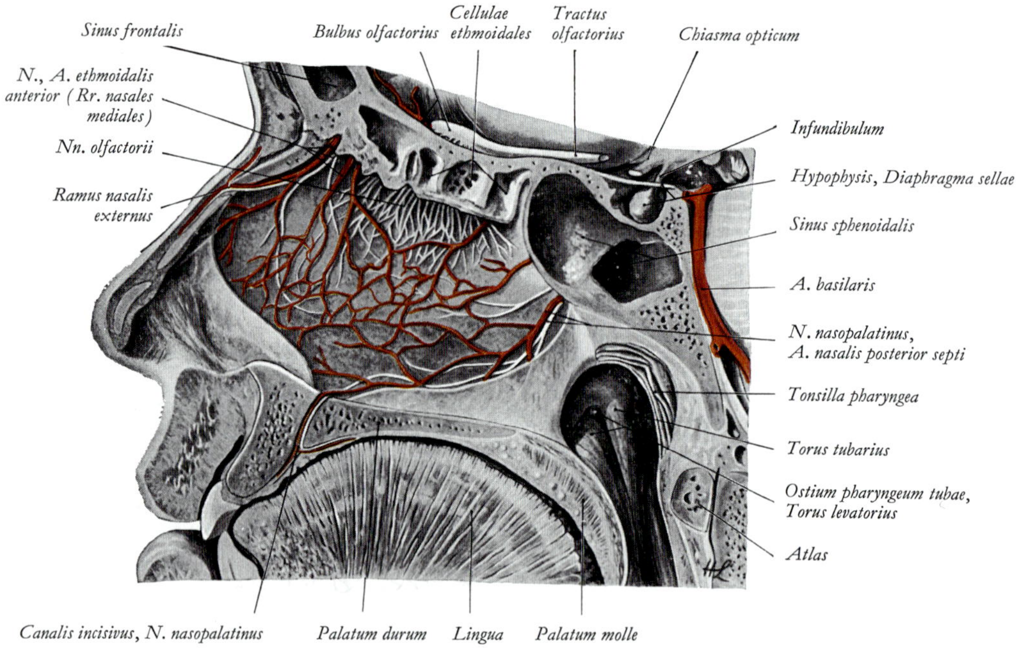

Abb. 130. Nerven und Arterien der Nasenscheidewand

des Os nasale abwärts und tritt an der Knochenknorpelgrenze nach außen zur Haut der Nasenspitze.

3. Äste der **A. ethmoidalis anterior und posterior.**

C. auf der oberen Muschel:

Nn. olfactorii. Sie liegen tief im Knochen eingebettet, in dem sie feine Rillen hinterlassen (Abb. 26).

Zusammenfassung: Die Riechnerven breiten sich nur auf der oberen Muschel und dem gegenüberliegenden Teil der Scheidewand aus. Das vordere und obere Gebiet der Nasenhöhle wird von Nerven des I. Trigeminusastes und Zweigen der A. ophthalmica (Carotis int.), das hintere und untere von Nerven des II. Trigeminusastes und Zweigen der A. maxillaris (Carotis ext.) versorgt. Die parasympathischen Fasern (für die Nasendrüsen) kommen aus dem N. intermedius, über den N. petrosus [superficialis] **major und das Ganglion pterygopalatinum. Die sympathischen Fasern verlaufen mit den Gefäßen.**

Die Venen der Nasenhöhle bilden ein starkes Geflecht von kavernösem Charakter, das durch die *Lamina cribrosa* und beim Kind auch durch das *Foramen caecum* mit den Venen der Schädelhöhle in Verbindung steht. Die größeren Äste verlaufen mit den gleichnamigen Arterien.

Die Lymphgefäße der Riechschleimhaut stehen mit dem Subarachnoidalraum in Verbindung (Infektionsweg!). Die Lymphe fließt weiter ab zu den Knoten der Parotisgegend und des Retropharyngealraumes, von wo sie zu den Halslymphknoten strömt.

Praktische Anmerkungen. Die Untersuchung der Nase erfolgt durch die Nasenlöcher (*Rhinoscopia anterior*) oder mittels eines Spiegels von den Choanen her (*Rhinoscopia posterior*). Verbiegungen der Scheidewand (*Septumdeviationen*) kommen häufig vor, verengen den Meatus nasi communis. Die recht komplizierten Buchten der Nasen- und Nasennebenhöhlen geben pathogenen Keimen Gelegenheit, sich einzunisten, zu vermeh-

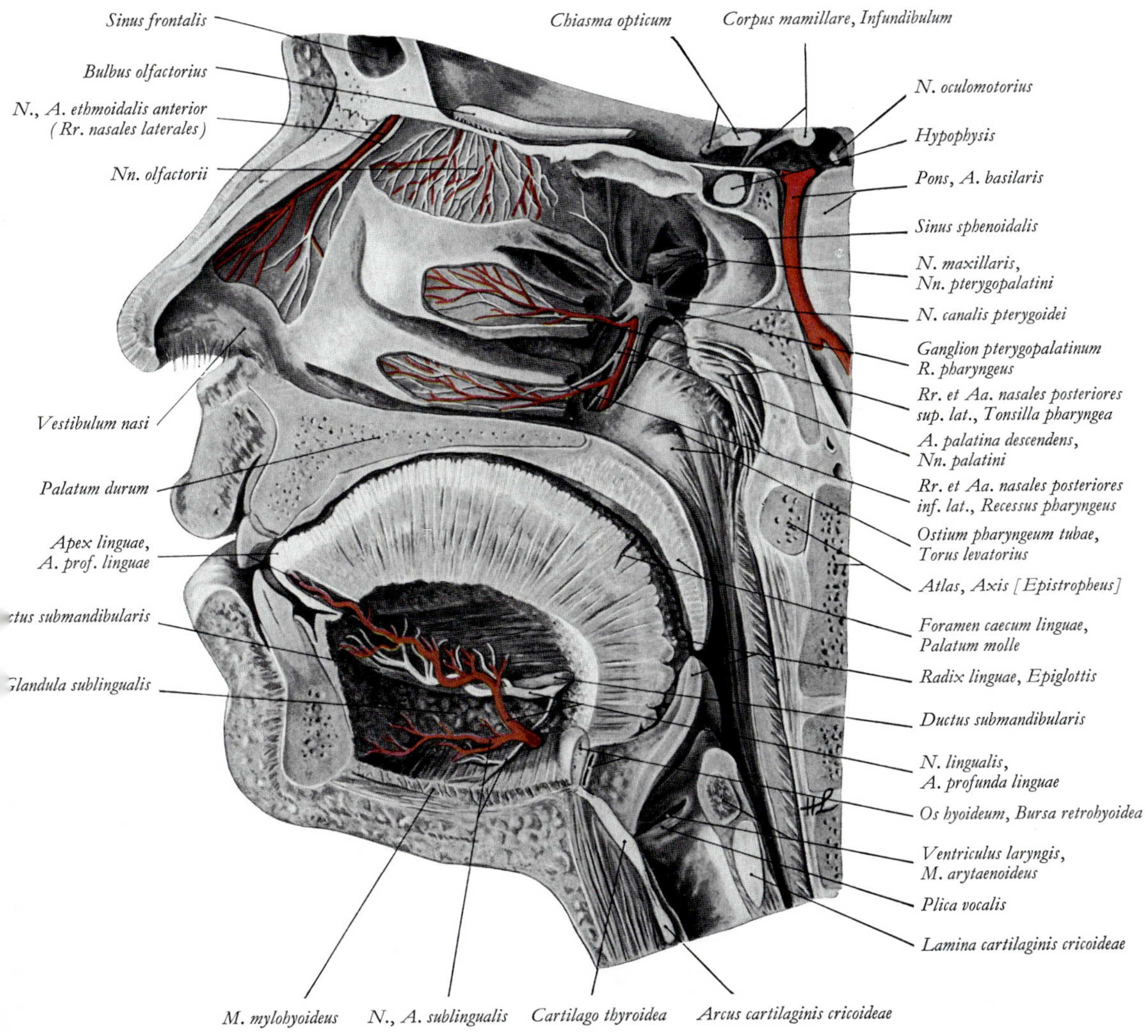

Abb. 131. Nerven und Arterien der lateralen Nasenwand. Glandula sublingualis, Ductus submandibularis und A. profunda linguae von medial her durch teilweise Entfernung der Zungenmuskulatur dargestellt

ren und Entzündungen der Schleimhaut hervorzurufen. Die reaktive, stärkere Durchblutung läßt die Schleimhaut anschwellen, verengt den Luftweg, setzt die Geruchswahrnehmung herab und erschwert den Abfluß des Sekretes aus den Nebenhöhlen (*Kopfschmerz!*). Der Sekretabfluß aus der Oberkiefer- und Keilbeinhöhle ist an sich schon erschwert, weil die Mündungen sehr hoch liegen. Die Nebenhöhlenentzündungen können auf die Umgebung übergreifen, von den Siebbeinzellen auf die Augenhöhle und den N. opticus, von der Kieferhöhle auf die Zähne und den N. infraorbitalis, von der Keilbeinhöhle auf den Sinus cavernosus und den N. opticus. Näheres S. 40. Durch die Lamina cribrosa kann die vordere Schädelgrube infiziert werden (Riechschleimhaut nicht verletzen! S. 180).

Von der Nasenschleimhaut aus werden verschiedene Reflexe (Husten, Niesen usw.) ausgelöst (S. 347).

V. Die Mundhöhle, Cavum oris

(Abb. 131–134, 138, 141, 143, 144)

dient als Anfangsteil des Verdauungsrohres der Vorbereitung der Speisen für die Magenverdauung. Die Speisen werden durch das Kauen zerkleinert, durch das Sekret der zahlreichen großen und kleinen Speicheldrüsen eingespeichelt und dadurch für das Verschlingen tauglich gemacht. Durch ein Ferment des Speichels, das *Ptyalin*, wird bereits die Kohlenhydratverdauung eingeleitet. Als Sitz der Geschmacksempfindung vermag die Mundhöhle die chemische Zusammensetzung der aufgenommenen Nahrungsstoffe zu kontrollieren und reflektorisch die Speichel- und Magensaftabsonderung anzuregen und zu modifizieren. Als zusätzlicher Luftweg dient sie bei Verlegung der Nase als Atemweg (*Mundatmung*). Schließlich ist die Mundhöhle ein sehr wichtiges, veränderliches Resonanzorgan. Sie beeinflußt durch ihre stark verformbaren Weichteile (weicher Gaumen, Zunge, Lippen) die Klangfarbe der Töne und dient der Artikulation der Sprache, der Formung der Sprachlaute, der Vokale und Konsonanten durch Gaumen, Zunge, Lippen und Zähne.

Einteilung und Begrenzung. Die Mundhöhle ist unterteilt in die innerhalb der Zahnreihen gelegene eigentliche Mundhöhle, **Cavum oris proprium,** und den taschenförmigen, von den Lippen und Wangen einerseits und den Zähnen und Alveolarfortsätzen andererseits begrenzten Vorhof, **Vestibulum oris.** Bei vollständigem Gebiß und geschlossenen Zahnreihen kommunizieren beide nur durch eine Lücke, die zwischen dem letzten Molaren und dem scharfen, mit dem Finger tastbaren Vorderrand des Ramus mandibulae besteht (*Weg für Sondenernährung bei Kieferklemme!*).

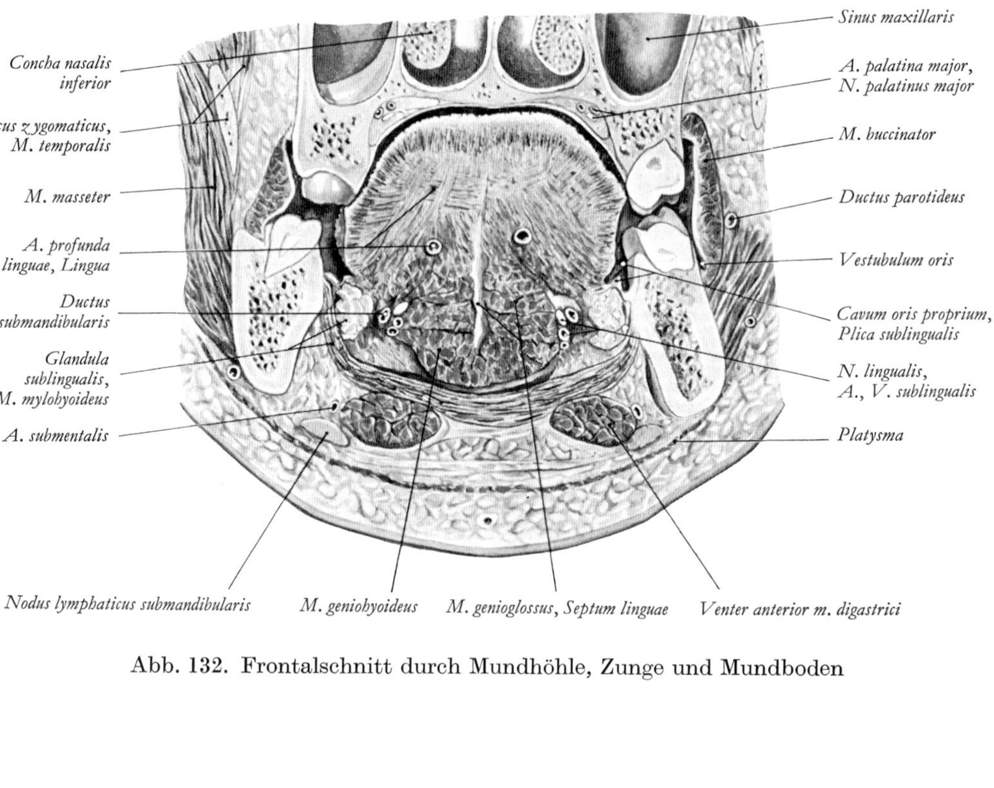

Abb. 132. Frontalschnitt durch Mundhöhle, Zunge und Mundboden

1. Das Vestibulum oris

ist ein hufeisenförmiger, platter Raum, der nach hinten bis zum Vorderrand des Unterkieferastes reicht und sich durch die Mundspalte, **Rima oris,** nach außen öffnet. In ihn münden die große Ohrspeicheldrüse (*gegenüber dem 2. oberen Molaren*), die Wangen- und Lippendrüsen. Die Grundlage der Backe, **Bucca,** liefert der vom N. facialis versorgte *M. buccinator*, dem außen der Wangenfettpfropf und die Wangenhaut, innen die vom N. buccalis (Trigeminus III) innervierte, mit Plattenepithel ausgekleidete Wangenschleimhaut anliegt.

Die nur bei Säugetieren (für den Saugakt!) vorkommenden Lippen, **Labia oris,** sind durch Muskulatur, den ringförmigen M. orbicularis oris und die in ihn einstrahlenden Faserbündel, der benachbarten mimischen Muskeln, S. 85, stark verformbare Hautschleimhautfalten, die für das Kauen, Saugen, Sprechen, Blasen, Pfeifen usw. von großer Bedeutung sind. Oberlippe, **Labium superius,** und Unterlippe, **Labium inferius,** sind durch die den Mundwinkel, **Angulus oris,** begrenzende *Commissura labiorum* verbunden. Das **Philtrum,** die auf der Mitte der Oberlippe verlaufende Rinne, endet mit einem Wulst, **Tuberculum,** das sich in eine Furche der Unterlippe legt. Die Basis der äußeren Nase und der *Sulcus nasolabialis* begrenzen die Oberlippe, der *Sulcus mentolabialis* die Unterlippe. Die Lippe ist außen von Haut (geschichtetes verhorntes Plattenepithel, Haare, Talg- und Schweißdrüsen), innen von Schleimhaut (geschichtetes, nicht verhorntes Plattenepithel) überzogen. Am **Lippenrot** gehen beide ineinander über. In diesem Übergangsgebiet fehlen die Haare. Talgdrüsen sind aber in 50% vorhanden. Zahlreiche und hohe, weit in das nicht verhornte Plattenepithel reichende, kapillarreiche Bindegewebspapillen lassen das Blut durchscheinen, bedingen das Lippenrot.

Blasse Lippen lassen auf Blutarmut, blaue auf Kreislaufstörungen schließen.

Beim Fetus und Neugeborenen kann man einen glatten (*Pars glabra*) und einen für den Saugakt mit Zotten versehenen Teil (*Pars villosa*) des Lippenrotes unterscheiden. An der Grenze von beiden findet man freie Talgdrüsen und manchmal eine tiefere Furche. Bleibt die letztere erhalten, so haben wir die häßliche Doppellippe des Erwachsenen.

In der Submucosa der Schleimhaut liegen die gemischten Lippendrüsen, **Glandulae labiales.** Sie sind mit der Zunge oder dem Finger als kleine Knötchen zu fühlen.

Die Arterien der Lippen (aus der A. facialis) bilden einen im M. orbicularis gelegenen Gefäßkranz (*bei Verletzung doppelt unterbinden!*).

Die Lymphgefäße ziehen vom mittleren Teil der Unterlippe zu den *Nll. submentales*, im übrigen zu den *Nll. submandibulares* (*wichtig für Krebsmetastasen!*).

Die sensiblen Nerven stammen aus dem 2. und 3. Trigeminusast, **die motorischen** aus dem Facialis. Das Lippenrot hat besonders zahlreiche Nerven (*Tast- und Schmerzgefühl gut ausgebildet!*).

Die rötliche Schleimhaut der Wangen und Lippen geht in das blassere Zahnfleisch, **Gingiva,** über, das die Alveolarfortsätze bedeckt, die Zahnhälse einhüllt und sich als *interdentale Papillen* zwischen den Zähnen erhebt (*Zahnfleischveränderungen bei Skorbut, Blei-, Quecksilber-, Phosphorvergiftungen, Paradentose usw.!*). Ober- und Unterlippe sind in der Mitte durch je eine zarte Schleimhautfalte, **Frenulum labii superioris** und **inferioris** am Alveolarfortsatz angeheftet.

Über Spaltbildungen der Oberlippe (Hasenscharte) und des Oberkiefers S. 169.

2. Das Cavum oris proprium,

die eigentliche Mundhöhle, ist bei geschlossenem Munde, wenn die Zunge dem Gaumen anliegt, ein spaltförmiger Raum (Abb. 132). Er vergrößert und verändert sich bei geöffnetem Munde und herausgestreckter Zunge.

Grenzen. Die Seitenwände bilden die Alveolarfortsätze des Ober- und Unterkiefers und die Zahnreihen (Abb. 132). Das Dach liefern der harte und weiche Gaumen. Am vorderen Gaumenbogen geht die Mundhöhle an der Schlundenge, dem *Isthmus faucium*, in den Schlund über. Die Abgrenzung gegen den Hals liefert der vom M. mylohyoideus gebildete Mundboden, das Diaphragma oris. Auf ihm ruhen die mächtige Muskelmasse der Zunge, die Unterzungendrüse, der Ductus submandibularis und die Zungennerven und -gefäße. Aus praktischen Gesichtspunkten unterscheiden wir eine Regio lingualis und sublingualis.

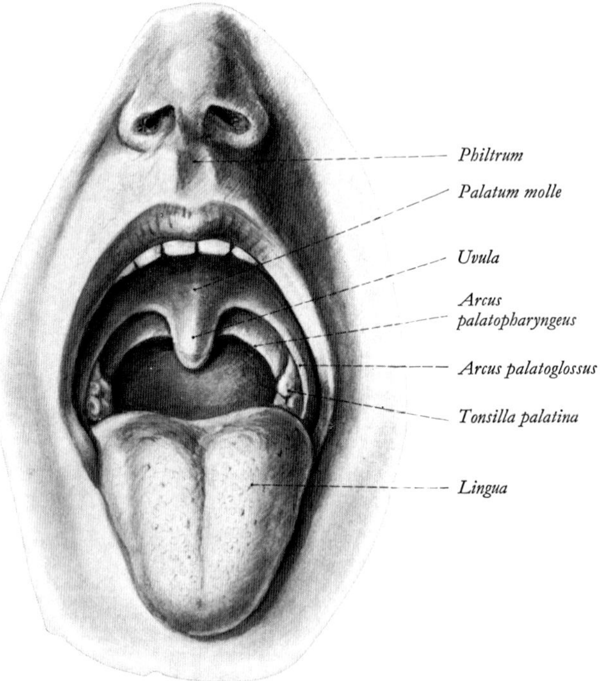

Abb. 133. Mundhöhle bei weit geöffnetem Mund und herausgestreckter Zunge

a) Der Gaumen, Palatum

(Abb. 132–134),

bildet das Dach der Mundhöhle.

Wir unterscheiden einen harten und einen weichen Gaumen, **Palatum durum** und **molle.** Die derbe, blasse Schleimhaut ist vorn fest an der Unterlage verankert, seitlich geht sie in das Zahnfleisch über. Sie trägt in der Mitte der Verbindungslinie der beiden Eckzähne eine kleine Erhebung, die **Papilla incisiva.** Diese gibt uns die Lage des Foramen incisivum an. Nach hinten läuft sie in eine Naht aus. Derbe, nicht verschiebliche Schleimhautfalten, **Plicae palatinae transversae,** treffen wir in wechselnder Zahl und Stärke im vorderen Gebiet an (*Verschieben der Zunge gegen diese beim Zerdrücken des Mundhöhleninhalts!*). Nach hinten wird die Schleimhaut dünner, weicher und rötlicher. Hier liegt eine starke Schicht von Schleimdrüsen, **Glandulae palatinae,** zwischen Periost und Schleimhaut.

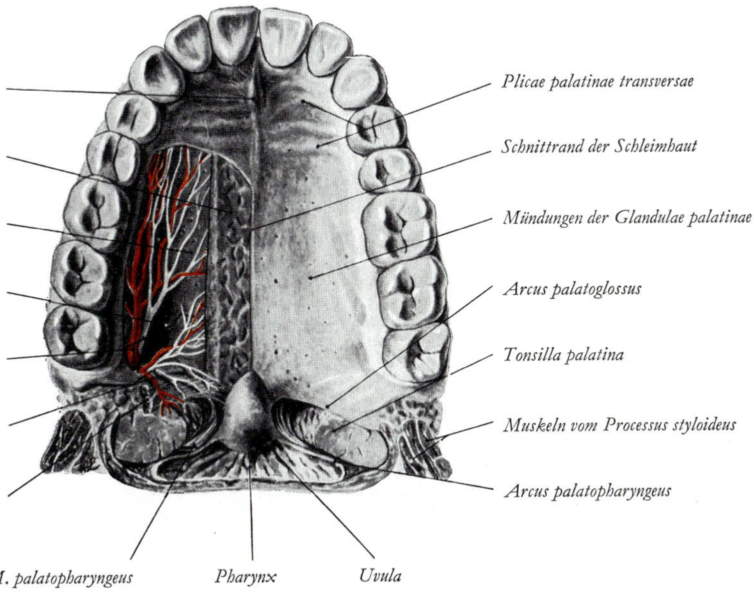

Abb. 134. Gaumen, Palatum. Links Schleimhautbild, rechts Nerven und Gefäße

Der **N. palatinus major** (aus dem Ganglion pterygopalatinum) und die **A. palatina major** aus der A. palatina descendens treten durch das Foramen palatinum majus (gegenüber dem 3. Molaren) zum harten Gaumen, verlaufen (Abb. 134 links) nahe dem Alveolarfortsatz dicht am Knochen und versorgen den harten Gaumen bis auf das Zahnfleisch der Schneidezähne und die Umgebung der Papilla incisiva, die vom **N. nasopalatinus** (S. 181) innerviert werden. Die **Nn. palatini minores** [medius et minor] und die **Aa. palatinae minores** treten durch die gleichnamigen Kanäle zum weichen Gaumen und zur Gaumenmandel.

Die Grundlage des harten Gaumens bilden die Gaumenfortsätze der Oberkiefer und der Gaumenbeine (S. 32), die Grundlage des weichen Gaumens die Gaumenaponeurose, in die die verschiedenen Gaumenmuskeln (s. S. 95) einstrahlen.

Entwicklung. Der endgültige oder sekundäre Gaumen entsteht aus drei embryonalen Anlagen, die in einer Y-förmigen Linie miteinander verschmelzen. 1. Der unpaare, zwischen den vorderen Schenkeln des Y liegende, bis zur Papilla incisiva reichende Teil, der Zwischenkiefergaumen, wird vom medialen Stirnfortsatz geliefert. 2. Die paarigen, hinteren Gaumenplatten wachsen von der Innenfläche des Oberkieferfortsatzes nach medial und vereinigen sich in einer medianen Raphe (dem hinteren Schenkel des Y). Der Verschmelzungsprozeß beginnt im vorderen Drittel und schreitet von hier nach vorn und hinten fort. Die *Uvula* bleibt meist bis zur Geburt noch paarig, vereinigt sich erst im postembryonalen Leben früher oder später zu einem einheitlichen Fortsatz. **Hemmungen der Verschmelzungsvorgänge** führen zur **Gaumenspalte** (*Palatoschisis, Wolfsrachen*). In der Spalte kann man den freien, unteren Rand der Nasenscheidewand sehen. Vollständige Gaumenspalten sehen wir häufig in Verbindung mit ein- oder doppelseitiger Kiefer- und Lippenspalte (S. 169).

b) Die Zunge, Lingua

(Abb. 132, 133, 135–140),

ist eine von Schleimhaut überzogene, solide Muskelmasse, die bei geschlossenem Munde mit den vorderen Zweidritteln dem Gaumen anliegt, mit dem hinteren Drittel gegen den Pharynx weist und bis zum Kehldeckel herabreicht (Abb. 144). Die beiden nach Struktur, Funktion, Entwicklung und Nervenversorgung verschiedenen Abschnitte werden durch den V-förmigen **Sulcus terminalis** getrennt. An der Spitze des nach dorsal weisenden V liegt ein kurzer Kanal, **Foramen caecum** (*Rest des Ductus thyroglossus!*).

Das hintere Drittel der Zunge, der Zungengrund, **Radix linguae** (Abb. 135), zeigt zahlreiche flache Wülste, die Zungenbälge, **Folliculi linguales.** Kleine punktförmige Öffnungen führen in die mit Plattenepithel ausgekleideten Balghöhlen.

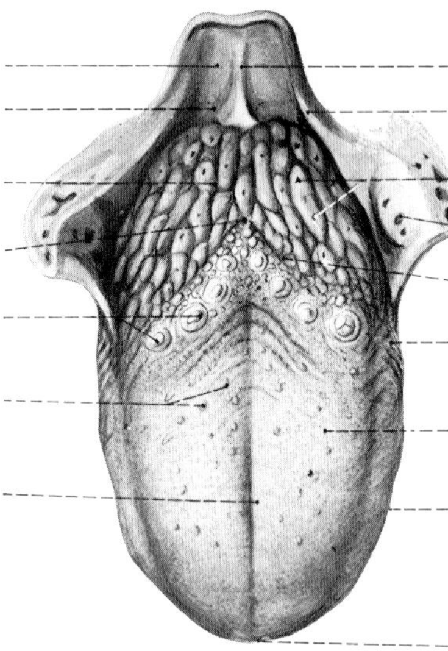

Abb. 135. Oberflächenbild der Zunge

Unter deren Epithel finden wir eine einheitliche Lage lymphatischen Gewebes mit einer wechselnden Zahl von **Reaktionszentren.** Lymphzellen durchsetzen das Epithel und gelangen durch die Balghöhlen in die Mundhöhle.

Die Gesamtheit der Zungenbälge bezeichnen wir als **Tonsilla lingualis.** In der Submucosa gelegene **Schleimdrüsen** münden häufig in die Balghöhlen. Vom Zungengrund ziehen eine mediane und 2 seitliche Falten, *Plica glossoepiglottica mediana* und *Plicae glossoepiglotticae laterales* zum Kehldeckel und begrenzen jederseits eine Grube, die **Vallecula epiglottica.** Ihre Schleimhaut wird vom *N. vagus* (N. laryngeus superior) versorgt. Die übrige Schleimhaut des Zungengrundes und die der Gaumenbögen wird vom *N. glossopharyngeus* innerviert (*Berührung mit dem Spatel löst Würgbewegungen aus!*).

Die vorderen Zweidrittel der Zunge, die freibewegliche Zungenspitze, **Apex linguae,** und der Zungenkörper, **Corpus linguae,** liegen mit dem Zungenrücken, **Dorsum linguae,**

einer medianen Furche, *Sulcus medianus linguae*, dem Gaumen, mit dem **Margo linguae** den Zahnreihen und mit ihrer Unterfläche dem Mundboden an.

Die Zungenpapillen, **Papillae linguales,** geben den vorderen Zweidritteln der Zunge ihr charakteristisches Aussehen.

Wir unterscheiden 4 verschiedene Formen:

1. **Papillae vallatae,** die umwallten Papillen, 7–12, liegen V-förmig angeordnet unmittelbar vor dem Sulcus terminalis. Ein ringförmiger Wall, der sich leicht über die allgemeine Zungenoberfläche erhebt, umgibt jede einzelne Papille, ist von ihr aber durch einen ringförmigen Graben getrennt. In den mit geschichtetem Plattenepithel ausgekleideten Wänden des Grabens finden sich gegen **20 Geschmacksknospen.** Im Grunde des Grabens münden zahlreiche seröse Drüsen, die die Schmeckstoffe, Speiseteilchen usw. dauernd herausspülen **(Spüldrüsen)** und für neue Schmeckstoffe Raum schaffen. Auf der freien Oberfläche der zylindrischen Papillen treffen wir nur beim Jugendlichen Geschmacksknospen an.
2. **Papillae fungiformes,** die pilzförmigen Papillen, sind an der Zungenspitze und den Zungenrändern besonders zahlreich. Sie sind kleiner als die vorigen und am Lebenden durch ihre **rote Farbe** und ihre Größe gut zu erkennen. Im Epithel ihrer Oberfläche findet man vereinzelte Geschmacksknospen.
3. **Papillae filiformes,** die äußerst zahlreichen fadenförmigen Papillen, geben der Zunge das samtartige Aussehen. Sie sind an der Oberfläche (besonders bei Raubtieren) häufig verhornt, haben ausschließlich mechanische Aufgaben (*Festhalten der Nahrung!*).
4. **Papillae foliatae,** Blätterpapillen, sind faltenartige, durch Furchen getrennte Erhebungen am hinteren Seitenrande der Zunge (Abb. 135). Beim Menschen sind sie rudimentär, bei einigen Affen und der Katze gut ausgebildet. Sie tragen zahlreiche Geschmacksknospen.

Die **Geschmacksknospen,** eingebettet in das geschichtete Plattenepithel der Papillae vallatae, foliatae und fungiformes, lassen **Geschmackszellen mit Geschmacksstiften** und **Stützzellen** unterscheiden. Sie münden mit einem **Geschmacksporus** auf der Oberfläche. Die zahlreichen Nerven endigen in der Knospe (*intragemmal*) oder zwischen den Knospen (*intergemmal*). Geschmacksknospen sind in der Jugend zahlreicher, können während des Lebens, während bestimmter Krankheiten zugrunde gehen und sich neu bilden. Der Reiz zur Neubildung geht von den Nerven aus.

Die Geschmacksempfindung ist an die Geschmacksknospen gebunden. Die Lokalisation der verschiedenen Geschmacksempfindungen (süß, salzig, sauer, bitter) siehe in Abb. 136. Manche Papillen können nur eine, andere mehrere Empfindungen vermitteln. Wir müssen wohl verschiedene Nervenfasern für die einzelnen Geschmacksqualitäten annehmen.

Die Geschmacksnerven. Der **N. glossopharyngeus** versorgt die Papillae vallatae und foliatae, der **N. intermedius,** auf dem Wege Chorda tympani – N. lingualis, die Papillae fungiformes. Der N. vagus soll einzelne Geschmacksknospen am Zungengrund, im Pharynx und am Kehlkopfeingang versorgen.

Die Geschmacksleitung:

I. Neuron:

a) Papillae vallatae und foliatae → N. glossopharyngeus → Ganglion superius und inferius.
b) Papillae fungiformes → N. lingualis → Chorda tympani → N. intermedius → Ganglion geniculi.
c) Geschmacksknospen am Zungengrund, Kehlkopfeingang → N. vagus → Ganglion superius und inferius.

In den genannten Ganglien liegen die Perikarya pseudounipolarer Zellen deren zentraler Fortsatz jeweils mit dem entsprechenden Hirnnerven in den **Nucleus tractus solitarii** des Rautenhirns gelangt.

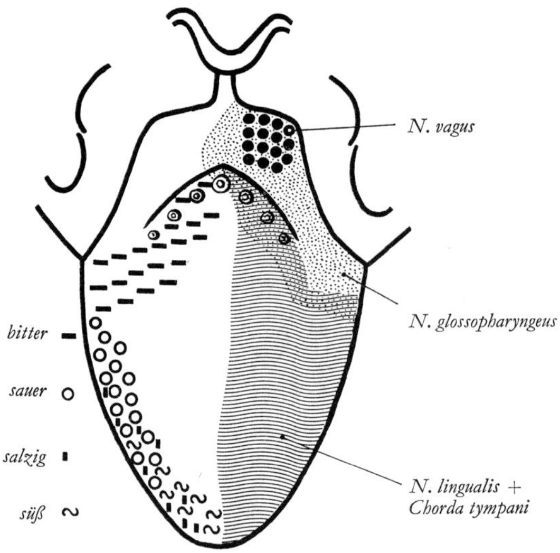

Abb. 136. Geschmacksempfindung (rechts) und sensible Versorgung (links) der Zunge. Schema nach *Rein-Schneider*

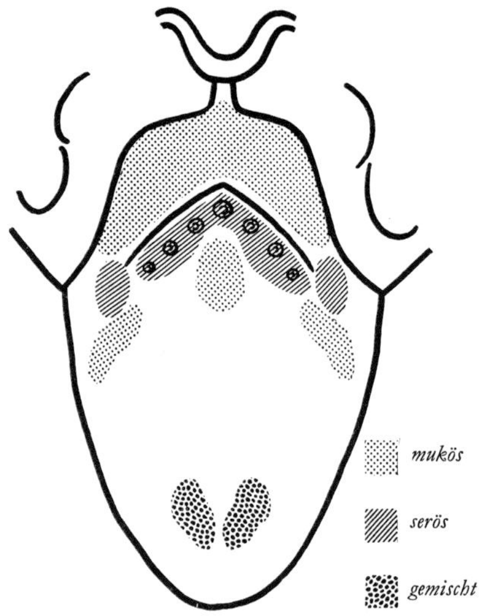

Abb. 137. Verteilung der verschiedenen Drüsenarten auf der Zunge

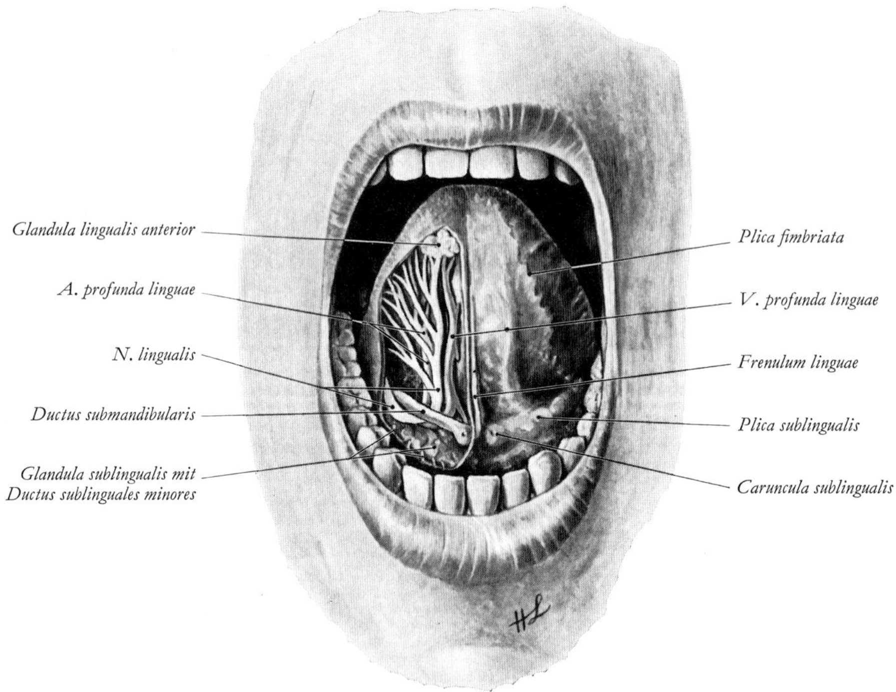

Abb. 138. Regio sublingualis bei hochgeschlagener Zunge. An der rechten Seite wurde die Schleimhaut entfernt

II. Neuron:
Vom Nucleus tractus solitarii im Lemniscus medialis zum **Nucleus ventralis posteromedialis** thalami.

III. Neuron:
Der Weg vom Thalamus zur Großhirnrinde ist nicht bekannt.

Tast-, Schmerz- und Temperaturempfindungen leiten von den vorderen Zweidritteln der Zunge der **N. lingualis,** vom hinteren Drittel der **N. glossopharyngeus** und der **N. vagus** (Abb. 136).

Die Schleimhaut der Zunge trägt wie die der gesamten Mundhöhle geschichtetes Plattenepithel. Am Zungenrücken verdichtet sich die Tunica propria zur derben **Aponeurosis linguae,** die als Sehne zahlreicher Muskelfasern aufzufassen ist.

Glandulae linguales, die Zungendrüsen, sind im Gebiet der Papillae vallatae und foliatae rein serös (*Spüldrüsen!*), am Zungengrund vorwiegend mukös, unter der Zungenspitze, **Glandula lingualis anterior** (Abb. 138), gemischt (Abb. 137).

Die Unterfläche der Zunge. Stemmen wir die Zungenspitze gegen den Gaumen, so erblickt man das **Frenulum linguae,** eine zarte mediane Schleimhautfalte, die von der Zunge zum Unterkiefer zieht. Die dünne, hier leicht verschiebliche Schleimhaut läßt neben ihm die **Zungenvenen** bläulich durchschimmern. Seitlich von den Venen finden wir die **Plica fimbriata,** eine ausgefranste Schleimhautfalte (*Rest einer Unterzunge niederer Formen!*). Nahe der Spitze mündet die gemischte **Glandula lingualis anterior** mit einigen kleinen Öffnungen.

Die Muskeln der Zunge s. S. 96.

Die Lage der 3 Zungennerven übersehen wir gut in der Seitenansicht (Abb. 83).

Der **N. glossopharyngeus** steigt am M. stylopharyngeus abwärts, versorgt diesen Muskel und durchbohrt zwischen ihm und dem M. styloglossus die seitliche Pharynxwand und zieht kaudal von der Tonsilla palatina im Bogen zum Zungengrund, wo er Äste zu den Papillae vallatae und foliatae abgibt (Abb. 144).

Der **N. lingualis** tritt am vorderen Rande des M. pterygoideus medialis (Abb. 141) in die Regio sublingualis ein und reicht mit seinem Bogen bis in das Trigonum submandibulare (s. S. 133), wo er Fasern an das Ganglion submandibulare abgibt; oberhalb des M. mylohyoideus unterkreuzt er den Ductus submandibularis, um sich dann in der Zungenschleimhaut auszubreiten. Er versorgt mit sensiblen und sensorischen (Geschmacksfasern der Papillae fungiformes) Fasern die vorderen Zweidrittel der Zunge.

Der **N. hypoglossus** reicht am weitesten in das Halsgebiet, in das Trigonum caroticum (S. 129), herab. Er verläuft mit der V. comitans n. XII auf der Außenfläche des M. hyoglossus nach vorn, wo er an die laterale Fläche des M. genioglossus gelangt. Er versorgt die Zungenmuskulatur motorisch.

Die **Arterien der Zunge** stammen aus der **A. lingualis.** Sie entspringt oberhalb des großen Zungenbeinhorns aus der A. carotis externa, verschwindet unter dem M. hyoglossus und verläuft als **A. profunda linguae** zwischen M. genioglossus und M. longitudinalis inf. (Abb. 131, 132) geschlängelt bis zur Zungenspitze. Die A. lingualis gibt in ihrem Verlaufe feine Ästchen zur Tonsilla palatina, die schwachen **Rr. dorsales linguae** zum Zungengrund und die starke **A. sublingualis** in die Regio sublingualis ab.

Äste der A. profunda linguae beider Seiten anastomosieren durch das Septum linguae hindurch. In der Zunge werden besonders die Randgebiete stark durchblutet. Im Bereich des Septums hat sie eine schwächere Gefäßversorgung (*H. W. Schreiber*).

Die Lymphgefäße der Zunge (Abb. 139) sind recht zahlreich. Sie ziehen von der Zungenspitze durch den M. mylohyoideus zu den *Nll. submentales*, aber auch zu den tiefen Halslymphknoten. Von den Zungenrändern streben sie den *Nll. sub-*

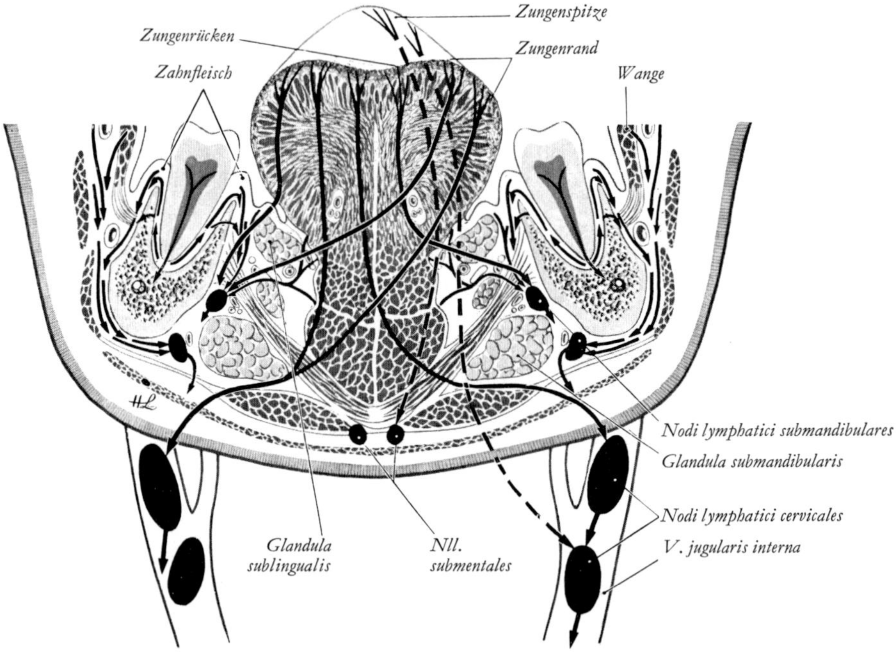

Abb. 139. Lymphbahnen und regionäre Lymphknoten der Zunge, der Unterzungengegend, der Zähne, des Zahnfleisches und der Wange. Pfeile geben die Strömungsrichtung an. Schematisierter Frontalschnitt in Anlehnung an *Rouvière*

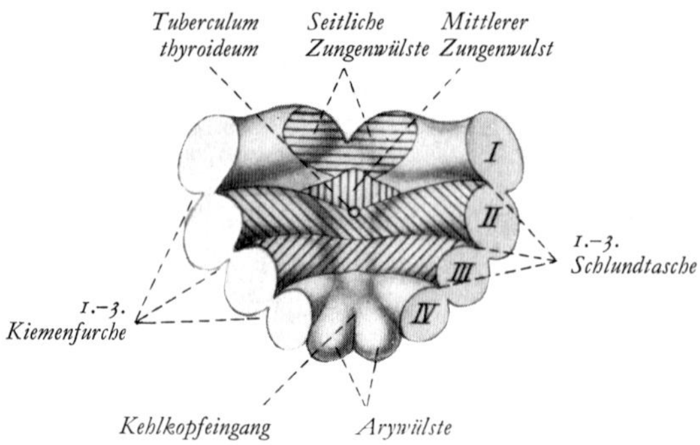

Abb. 140. Zungenentwicklung. Mundhöhlenboden bei einem 4,5 mm langen menschlichen Keimling. I–IV = Kiemenbögen im Querschnitt

mandibulares und auch direkt den Halslymphknoten der gleichen und der Gegenseite zu. Vom Zungengrund ziehen sie zu den *oberen tiefen Halslymphknoten*. Neben den Mm. genioglossi kommen unbeständige *Nll. linguales* vor.

Da der Lymphstrom der Zunge von einer Seite zur anderen und auch direkt zu den entfernteren *Nll. supraclaviculares* abfließen kann, und die Bewegung der Zunge die lymphogene Metastasierung beschleunigt, haben die Zungenkrebse eine schlechte Prognose.

Die Entwicklung der Zunge erklärt ihre komplizierte Nervenversorgung. Der Schleimhautanteil entsteht im Bereich des 1.–4. Kiemenbogens am Boden der Mundhöhle

(Abb. 140). Zuerst erscheint der unpaare mittlere Zungenwulst. Hinter ihm tritt das kleine *Tuberculum thyroideum* auf, dessen entodermales Epithel sich zur Schilddrüsenanlage einsenkt. Nach Abschnüren des Ductus thyroglossus bleibt die Öffnung als *Foramen caecum* erhalten. Etwas später entwickeln sich auf dem 1. Kiemen-(Mandibular-)bogen die paarigen seitlichen Zungenwülste. Sie vergrößern sich sehr stark und liefern zusammen mit dem relativ klein bleibenden mittleren Zungenwulst (kleines Feld vor dem Foramen caecum) die vor der Linea terminalis gelegenen vorderen Zweidrittel der Zunge. Hinter dem Tuberculum thyroideum liefern der 2. (Hyoid-), 3. und 4. Kiemenbogen einen medianen Wulst, die *Copula*, aus der der Zungengrund entsteht.

Das Material des 1. Bogens wird vom N. trigeminus **(N. lingualis)**, das des 2. Bogens vom N. facialis **(Chorda tympani)**, das des 3. Bogens (Zungengrund) vom **N. glossopharyngeus,** das des 4. Bogens (Gegend der Valleculae) vom **N. vagus** (N. laryngeus superior) versorgt.

Die **Zungenmuskulatur** entstammt nicht der Kiemenbogenmuskulatur, sondern wandert aus den Okzipitalmyotomen mit ihrem Nerv, dem **N. hypoglossus,** in die Zungenanlage ein.

c) Die Regio sublingualis (Abb. 131, 132, 138, 141)

übersehen wir bei hochgeschlagener Zungenspitze (Abb. 138). In ihr finden wir neben dem **Frenulum linguae** jederseits eine warzenartige Erhebung, die **Caruncula sublingualis.**

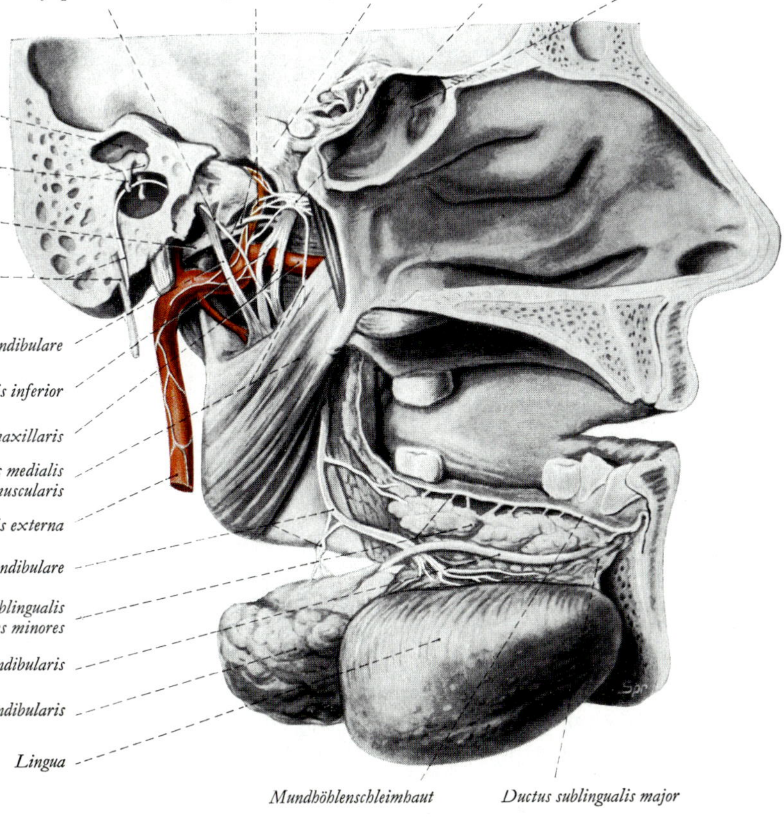

Abb. 141. Regio sublingualis, N. mandibularis, Ganglion oticum, A. maxillaris von medial her dargestellt

Auf ihr münden mit einer punktförmigen Öffnung der *Ductus submandibularis* und der *Ductus sublingualis major*. Von ihr zieht jederseits auf dem Mundboden ein Wulst, die **Plica sublingualis,** nach hinten. Unter diesem Wulst liegt die Unterzungendrüse, *Glandula sublingualis*. Der hintere Teil der Drüse mündet mit zahlreichen kurzen Gängen, **Ductus sublinguales minores,** neben der Zunge. Aus dem vorderen Teil zieht ein größerer Gang, der **Ductus sublingualis major,** mit dem Ductus submandibularis zur Caruncula (Abb. 141).

Grenzen. Den Boden der Regio sublingualis bildet (Abb. 131, 132) der M. mylohyoideus, das Dach die Mundschleimhaut, die laterale Wand der Unterkiefer, die mediale Wand die Mm. genioglossi und die Mm. geniohyoidei. Nach hinten und unten (um den Hinterrand des M. mylohyoideus) steht sie mit dem *Trigonum submandibulare* in Verbindung.

Inhalt. Medial von der **Glandula sublingualis** finden wir den **Ductus submandibularis,** der in seinem hinteren Teil noch von einem hakenförmigen **Fortsatz der Glandula submandibularis** begleitet wird. Der Gang wird vom **N. lingualis** unterkreuzt (Abb. 141). Medial von der Drüse (seltener lateral) verläuft die **A. sublingualis** nach vorn (Abb. 131), anastomosiert dort mit Ästen der A. submentalis. Sie wird von dem dünnen N. sublingualis begleitet. Schließlich treffen wir noch die Verzweigung des **N. hypoglossus** an. **Lockeres Bindegewebe** zwischen dem bisher beschriebenen Inhalt ermöglicht die gute Verformung des Raumes.

Erfolgt durch eitrige Prozesse (vom Unterkiefer oder den Unterkieferzähnen aus) die Infektion des Raumes, so haben wir die gefürchtete Mundbodenphlegmone. Sie kann sich um den Hinterrand des M. mylohyoideus in die Loge der Glandula submandibularis, durch den M. mylohyoideus in die Unterkinngegend, durch die Mm. geniohyoidei und genioglossi (Abb. 132) zur anderen Seite ausbreiten.

Feinbau der Glandula sublingualis. Sie ist eine vorwiegend muköse Drüse. Die Schaltstücke sind fast alle verschleimt. Ihnen sitzen seröse Halbmonde auf, die mit ihrem Sekret den zähflüssigen Schleim fortspülen. Streifenstücke oder Sekretrohre sind nur noch andeutungsweise vorhanden.

d) Zusammenfassendes über die Speicheldrüsen

Nach dem Sekret unterscheiden wir:

1. Eiweiß- oder seröse Drüsen (Parotis, seröse Zungen- oder Spüldrüsen).
2. Schleimdrüsen (Gaumen- und Schleimdrüsen des Zungengrundes).
3. Gemischte Drüsen sind alle anderen Drüsen der Mundhöhle (Lippen-, Backen-, Zungenspitzen-, Unterkiefer-, Unterzungendrüsen).

Nach der Größe unterteilen wir sie in:

a) große Speicheldrüsen (Parotis, Submandibularis, Sublingualis, Glandula lingualis anterior: *Blandin-Nuhn*sche Drüse),
b) kleine Speicheldrüsen (Glandulae labiales, buccales, palatinae, linguales).

Entwicklungsgeschichtlich nehmen sie alle von der Mundhöhlenschleimhaut ihren Ausgang und senken sich verschieden weit in die Tiefe. Mit der Entfernung von der Ausstülpungsstelle muß die Länge der Ausführungsgänge zunehmen.

Der Speichel, **Saliva,** das Sekret der Speicheldrüsen paßt sich der Art der Nahrung an, ist dünnflüssiger (seröse Drüsen) oder dickflüssiger (muköse Drüsen). Pflanzenfresser haben mehr seröse, Fleischfresser mehr muköse Drüsen. Die Absonderung des Sekretes wird reflektorisch ausgelöst. Dem Speichel mischen sich abgestoßene Epithelien und aus den Tonsillen durchgewanderte Lymphozyten (Speichelkörperchen) bei.

Das Sediment des Speichels liefert mit den normal beim Lebenden in der Mundhöhle vorkommenden Pilzen und Bakterien den Zahnstein. Er setzt sich besonders an

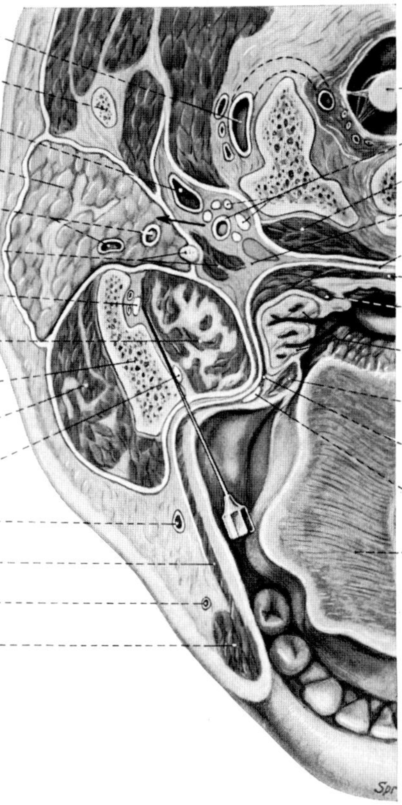

Abb. 142. Querschnitt durch den Kopf in Höhe des Foramen mandibulae bei maximal geöffnetem Munde. Die Injektionsnadel zeigt den Weg bei einer Methode der Mandibularisanästhesie. Zur Darstellung der Bindegewebsräume sind die Faszien (weiß) schematisch hervorgehoben. Schwarzer Pfeil zeigt den Ausbreitungsweg von Ergüssen aus dem Spatium parapharyngeum in die Parotisloge. Nach einem Präparat und einem Bild von *R. Neumann* etwas verändert wiedergegeben

der lingualen Seite der Unterkieferschneidezähne (gegenüber den Carunculae sublinguales) an. Speichelsteine, Kalkablagerungen des Speichels, können die Ausführungsgänge verlegen und zu Retentionszysten führen, die die Umgebung vorwölben (z.B. *Ranula unter der Zunge*).

e) Die Nervenversorgung der Zähne, des Zahnfleisches und des Kiefergerüstes

ist für die Leitungsanästhesien der Zahnärzte von so großer Bedeutung, daß sie hier noch zusammenfassend besprochen werden soll.

Unterkiefer. Sämtliche Zähne werden vom *N. alveolaris inferior* innerviert. An der Innen- oder lingualen Fläche wird das Zahnfleisch und Kieferperiost vom *N. lingualis* versorgt. An der Außen- oder bukkalen bzw. labialen Fläche werden das Zahnfleisch und Periost im Bereich des 2. und 3. Molaren vom *N. alveolaris inferior*, im Bereich des 1. Molaren (evtl. weiter nach hinten und vorn übergreifend) vom *N. buccalis*, im Bereich der Schneide- und Eckzähne vom *N. mentalis* versorgt.

Anästhesie des N. alveolaris inferior. Nach einer häufig angewandten Methode legt man den Zeigefinger auf die Kauflächen der unteren Zahnreihe, so daß die Fingerkuppe den

Unterkieferast berührt. Man sticht mit einer 4 cm langen Injektionsnadel vom kontralateralen Mundwinkel aus (also schräg), direkt über der angelegten Fingerkuppe und etwas hinter der Crista temporalis ein. Die Nadel trifft bald den Ramus mandibulae, man spürt den Knochenwiderstand. Die Spritze wird jetzt mit der Nadel vom kontralateralen Mundwinkel zur Mitte hin geschwenkt und unter ständiger Knochenfühlung in die Tiefe geführt. Sobald die Knochenfühlung aufhört, wird die Nadel so lange zurückgezogen, bis sie wieder Knochen berührt. Jetzt erfolgt die Injektion. Bei dieser Methode sollte die Nadel nicht mehr als 2–2,5 cm in die Tiefe vordringen. (Als *Crista temporalis* bezeichnen die Zahnärzte eine tastbare, vom letzten Molaren schräg nach oben, zur Innenfläche des Processus coronoideus verlaufende stumpfe Kante.)

Oberkiefer. Zähne und Zahnfleisch der bukkalen bzw. labialen Fläche werden vom *Plexus dentalis superior* versorgt. Die *Rami alveolares superiores posteriores* (aus dem Stamm des N. maxillaris, Abgang vor dem Eintritt in den Canalis infraorbitalis) versorgen hauptsächlich die Molaren und ihr bukkales Zahnfleisch (*Betäubung am Tuber maxillae!*). Der *R. alveolaris superior medius* (hauptsächlich für die Prämolaren) und die *Rr. alveolares superiores anteriores* (hauptsächlich für die Eck- und Schneidezähne und ihr labiales Zahnfleisch) gehen aus dem N. infraorbitalis im gleichnamigen Kanal ab. Das palatinale Zahnfleisch wird hinten (im Bereich der Molaren, Prämolaren und evtl. des Caninus) von den *Nn. palatini majores* (*Betäubung am Foramen palatinum majus, oberhalb des 3. Molaren!*), vorn (im Bereich der Schneidezähne evtl. des Eckzahns) vom *N. nasopalatinus* versorgt (*Betäubung durch Einstich in die Papilla incisiva!*).

Basale Anästhesie. Die Ausschaltung des ganzen N. maxillaris (in der Flügelgaumengrube oder im Foramen rotundum erfolgt auf folgenden Wegen:

1. von lateral, unterhalb des Jochbogens entlang dem Tuber maxillae zur Flügelgaumengrube (Weg 5–6 cm);
2. von unten, durch das Foramen palatinum majus und den Canalis palatinus major [pterygopal.] zur Flügelgaumengrube;
3. von vorn, entlang dem Boden der Orbita zur Flügelgaumengrube oder zum Foramen rotundum.

Die Ausschaltung des ganzen N. mandibularis erfolgt am Foramen ovale. Man führt die Nadel unterhalb oder oberhalb der Mitte des Jochbogens nach medial auf das Foramen ovale zu. Der untere Weg (*Braun-Läwen*) erscheint nach den anatomischen Verhältnissen als der sicherste. Der zwischen den Mm. pterygoidei gelegene *Plexus venosus pterygoideus* kann sowohl beim unteren wie oberen Wege getroffen werden.

VI. Der Schlund, Pharynx

(Abb. 143–145)

liegt vor der Wirbelsäule, reicht von der Schädelbasis bis in Höhe des Unterrandes des Ringknorpels, wo er in die Speiseröhre übergeht. Er ist eine von Schleimhaut überzogene, muskulöse Halbrinne, die durch die Choanen mit der Nasenhöhle, durch den Isthmus faucium mit der Mundhöhle und durch den Aditus laryngis mit dem Kehlkopf in Verbindung steht. Entsprechend diesen 3 Zugängen unterscheiden wir eine *Pars nasalis* (oberhalb des weichen Gaumens, *Epipharynx*, Nasopharynx), eine *Pars oralis* (zwischen Gaumen und Kehlkopfeingang, *Mesopharynx*, Oropharynx) und eine *Pars laryngea* (hinter dem Kehlkopf gelegen, *Hypopharynx*, Laryngopharynx). Die Grenzen sind in Abb. 143 durch dicke schwarze Linien angedeutet.

1. Das Innenrelief des Schlundes

(Abb. 143, 144)

a) Die Pars nasalis

Das Dach, **Fornix pharyngis,** liegt den Körpern des Keil- und Hinterhauptsbeines an und geht allmählich in die dem Atlas anliegende Hinterwand über. An der Seitenwand finden wir in Verlängerung der unteren Muschel das **Ostium pharyngeum tubae.** Durch die Tube steht der Rachen mit dem Mittelohrraum in Verbindung. Die Tubenöffnung wird hinten und oben von dem **Tubenwulst,** *Torus tubarius,* unter dem der hakenförmig gebogene Tubenknorpel liegt, umrahmt. Er verliert sich nach unten als **Plica salpingopharyngea** in der seitlichen Pharynxwand. Von unten wulstet sich der *M. levator veli palatini* als **Levatorwulst,** *Torus levatorius,* gegen die Tubenöffnung. Beim Heben des weichen Gaumens ist er gut im Spiegelbild zu erkennen. Hinter dem Tubenwulst ist der Pharynx zu dem spaltförmigen **Recessus pharyngeus** ausgebuchtet. Die Tubenöffnung liegt beim Erwachsenen in Höhe der unteren Muschel oder etwas tiefer, beim Neugeborenen fast in Höhe des harten Gaumens. Für die Sondierung der Tube führt man das Instrument durch den unteren Nasengang ein. Bei Neugeborenen und Kindern findet sich am Übergang des Daches in die Hinterwand in der Schleimhaut die Rachenmandel, **Tonsilla pharyngea.** Sie trägt wie die Schleimhaut der Nase und des nasalen Schlundes ein mehrreihiges Flimmerepithel mit Becherzellen. Bei Erwachsenen ist sie häufig atrophiert.

Eine vergrößerte Rachenmandel (*adenoide Vegetationen!*) verlegt den Zugang zur Nase (*Mundatmung!*).

Die Schleimhaut trägt wie die der Nasenhöhle und der Nasenhöhlenseite des weichen Gaumens **respiratorisches Epithel.** Es kommen in ihr gemischte Drüsen vor.

b) Die Pars oralis

(Abb. 143, 144)

ist wie die Mundhöhle mit **geschichtetem Plattenepithel** ausgekleidet. In der **Schleimhaut** finden wir feine Schleimdrüsen und häufig vereinzelte Geschmacksknospen. Die Hinterwand liegt (getrennt durch die prävertebralen Muskeln) dem 2. Halswirbel an. Die Vorderwand liefern der Zungengrund und die Schlundenge. An der Seitenwand finden wir die Gaumenbögen und zwischen ihnen die Gaumenmandel. Der vordere **Gaumenbogen,** *Arcus palatoglossus* (*glossopalatinus*), enthält den *M. palatoglossus* und bildet die Grenze gegen die Mundhöhle. Der **hintere Gaumenbogen,** *Arcus palatopharyngeus* (*pharyngopalatinus*), enthält den gleichnamigen Muskel, verliert sich nach unten in der seitlichen Pharynxwand.

Die Gaumenmandel, *Tonsilla palatina,* liegt in der dreieckigen Bucht zwischen den Gaumenbögen, die sie verschieden weit überragen kann. Die Längsachse des ovalen Organes läuft parallel dem hinteren Gaumenbogen. Oberhalb der Mandel finden wir die dreieckige, praktisch wichtige **Fossa supratonsillaris.** Lateral liegt sie dem oberen Schlundschnürer an und kann durch ihn gegen die Schlundenge vorgetrieben werden. In 12–15 Grübchen, **Fossulae tonsillares,** münden die verzweigten **Cryptae tonsillares.** Schleimdrüsen in der Umgebung der Mandel münden meist an der Oberfläche aus.

Feinbau und Funktion. Wie in der übrigen Mundhöhle finden wir auch auf der Oberfläche der Tonsillen ein geschichtetes Plattenepithel. Es kleidet auch die *Fossulae* und *Cryptae tonsillares* aus. Unter dem Epithel treffen wir in der Tunica propria einen breiten Saum von lymphatischem Gewebe an, in dem eine wechselnde Zahl von Sekundärknötchen liegt. Die letzteren besitzen meist einen zentralen, helleren Hof, ein Keim- oder Reaktionszentrum. Das Epithel ist in der Tiefe der Krypten häufig so stark von Lymphozyten und Granulozyten durchsetzt, daß die auseinandergedrängten Epithelzellen nur noch ein Netzwerk bilden und eine Grenze gegen die Tunica propria nur schwer festzustellen ist. Die durchwandernden Zellen und abgeschilferten Epithelien gelangen in die Krypten und von dort als Speichelkörperchen auf die Oberfläche. Stauen sich die Zellen, Zellreste, Mikroorganismen und Speisereste in den Buchten, so können sie als „Pfröpfe" auf der Oberfläche in Erscheinung treten.

Das gehäufte Auftreten von lymphatischem Gewebe am Eingang des Luft- und Speiseweges (*Tonsilla pharyngea, Tonsilla lingualis, Tonsillae palatinae, kleinere lymphatische Ansammlungen an der Tuben- und hinteren Pharynxwand*) ist als Schutz- und Abwehreinrichtung aufzufassen. Die in die Krypten eindringenden pathogenen Bakterien können in den Reaktionszentren vernichtet und durch die Granulozyten phagozytiert werden. Die freiwerdenden Toxine regen vielleicht die Bildung von Antikörpern an. Vielleicht töten die durchwandernden Lymphozyten auch im Speichel Bakterien ab. Die Tatsache, daß wir bei manchen Infektionskrankheiten (z.B. Masern) gleiche Reaktionen in den Mandeln und dem Wurmfortsatz haben, läßt darauf schließen, daß dem gesamten lymphatischen Apparate auch auf dem Blutwege Toxine zugeführt werden. Sie werden in ihm entgiftet und zur Bildung von Antitoxinen verbraucht.

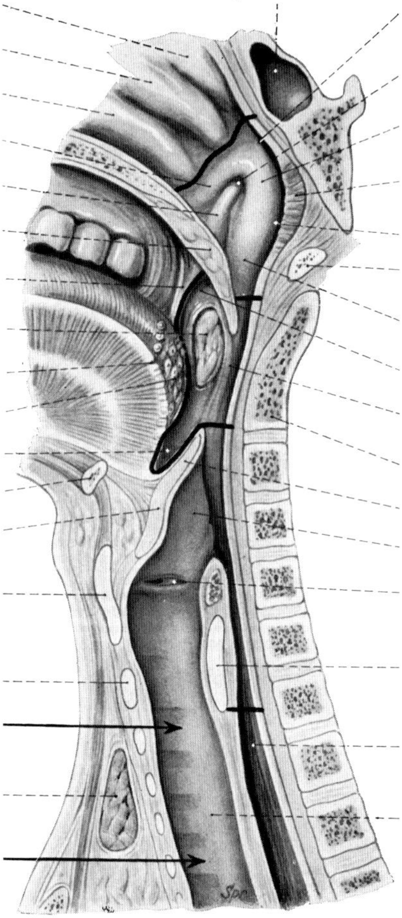

Abb. 143. Mediansagittalschnitt durch Schlund und Kehlkopf. Pars nasalis, Pars oralis, Pars laryngea des Schlundes sind durch dicke schwarze Linien schematisch abgegrenzt

Das gesamte am Eingang des Luft- und Speiseweges ausgebildete lymphatische Gewebe bezeichnen wir als **lymphatischen Rachenring.** Beim Kinde ist er am mächtigsten (*adenoide Hypertrophie!*) und enthält hier die meisten Reaktionszentren.

Eine **bindegewebige Kapsel,** die von Lymphkapillaren umsponnen ist, grenzt die Gaumenmandel gegen die Umgebung ab. Von der Kapsel dringen gefäßführende Septen in die Mandel ein und unterteilen sie in Läppchen, die einer verzweigten Balghöhle entsprechen.

Durchbruch des Eiters in die Submucosa führt zum peritonsillären Abszeß. Die Fossa supratonsillaris ist dabei meistens frühzeitig verstrichen. Peritonsilläre Eiterungen können entlang den Gefäßen oder zwischen den Schlundschnürern hindurch ihren Weg in das Spatium parapharyngeum nehmen (s. S. 201).

Arterien der Gaumenmandel. Der Hauptast ist gewöhnlich der R. tonsillaris der *A. palatina ascendens* (aus der A. facialis), der von lateral her, nahe dem unteren Pol an die Tonsille tritt. Äste der *A. pharyngea ascendens* können von dorsal, Zweige der

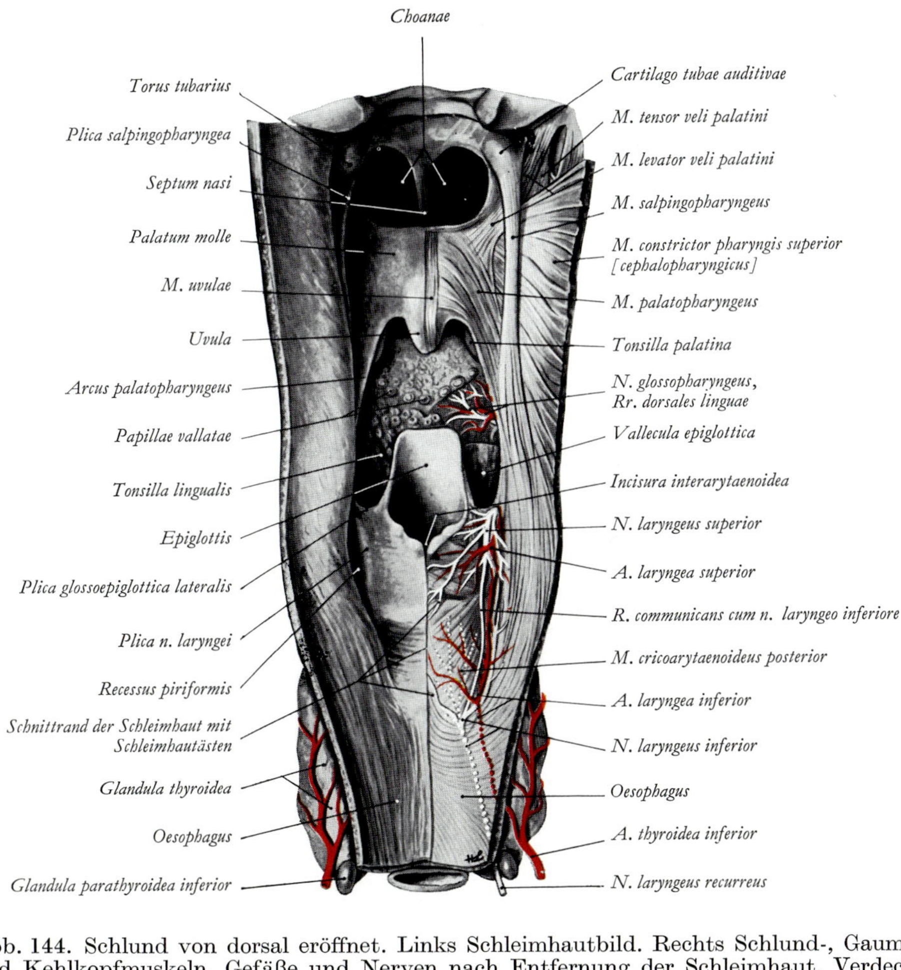

Abb. 144. Schlund von dorsal eröffnet. Links Schleimhautbild. Rechts Schlund-, Gaumen- und Kehlkopfmuskeln, Gefäße und Nerven nach Entfernung der Schleimhaut. Verdeckte Teile der Nerven punktiert

Rami dorsales linguae von kaudal, Zweige der *Aa. palatinae minores* von kranial an die Mandel herantreten und Anastomosen eingehen.

Nachblutungen bei Tonsillektomien stammen meist aus den stärkeren, zur Zunge abfließenden Venen. Selten sind Verletzungen der A. palatina ascendens und der A. facialis, die bei starker Schlängelung in Höhe der Tonsille der Pharynxwand anliegen kann.

Die Lymphgefäße durchbrechen die Pharynxwand und ziehen vorzugsweise zum *Nl. jugulodigastricus* hinter dem Angulus mandibulae (Abb. 88).

Die **Nerven der Gaumenmandel** stammen aus dem *N. glossopharyngeus*, der in Höhe des unteren Tonsillenpoles an der Pharynxwand vorbeizieht (Abb. 83), und dem *N. palatinus medius*.

c) Die Pars laryngea

(Abb. 143, 144)

ist der längste der 3 Abschnitte, beginnt am Oberrand der Epiglottis und geht hinter dem Ringknorpel in die Speiseröhre über (*1. Enge des Speiseweges, 15 cm von den Zahnreihen entfernt*!). An der Vorderwand liegt oben der von Epiglottis und Plicae aryepiglotticae eingefaßte Kehlkopfeingang, unten die Rückfläche der Stellknorpel und des Ringknorpels mit den zugehörigen Muskeln. An der seitlichen Wand steigt die **Plica glossoepiglottica lateralis** zum Seitenrand des Kehldeckels herab. Dorsal von ihr (Abb. 144) wulsten der N. laryngeus superior und die gleichnamigen Gefäße die Schleimhaut zur **Plica n. laryngei** vor. Der Nerv versorgt die Kehlkopfschleimhaut bis zur Stimmritze und die Schleimhaut des zwischen Schildknorpelplatte und Plica aryepiglottica gelegenen **Recessus piriformis.**

Kleine Fremdkörper, die sich in diesem Recessus festgesetzt haben, lösen ebenso wie in den Luftwegen Hustenreflexe aus (N. vagus!).

Die Hinterwand liegt dem 3.–6. Halswirbel an. Unterhalb des Kehlkopfeinganges liegt in der Ruhe die Hinterwand der Vorderwand an. Unterstützt wird dieser Verschluß durch in der Submucosa gelegene Venenpolster.

2. Die Schichten des Schlundes

Unter der oben beschriebenen **Schleimhaut** liegt eine dünne, aber feste **fibröse Haut,** die kranial, wo die deckenden Muskeln fehlen, besonders kräftig ist und als **Fascia pharyngobasilaris** den Schlund am Schädel anheftet. Die **Muskelschicht** wurde bereits S. 94 beschrieben. Auf sie folgt nach außen die bindegewebige **Tunica adventitia.** Sie ist eine Fortsetzung der Faszie des M. buccinator nach hinten. Sie schließt den Pharynx gegen den *parapharyngealen* und *retropharyngealen Raum* (s. unten) ab. Dorsal ist sie durch das lockere, retropharyngeale Bindegewebe, das das Gleiten vor der Wirbelsäule ermöglicht, mit der Lamina praevertebralis fasciae cervicalis verbunden.

3. Nerven und Gefäße des Schlundes

(Abb. 145)

Nerven. *N. glossopharyngeus, N. vagus* und der *Truncus sympathicus* bilden auf der Rückwand des Schlundes den **Plexus pharyngeus.** Der *N. glossopharyngeus* innerviert die Mm. stylopharyngei, den oberen, mittleren und teilweise unteren Schlundschnürer und die Muskeln des weichen Gaumens mit Ausnahme des M. tensor veli palatini.

Der untere Schlundschnürer erhält auch Zweige aus dem R. externus des *N. laryngeus superior*.

Die arterielle Versorgung erfolgt in den oberen Zweidritteln hauptsächlich durch die **A. pharyngea ascendens.** Sie entspringt aus der A. carotis ext. und verläuft an der lateralen Pharynxwand. Kleine Äste aus der **A. palatina ascendens** (aus der A. facialis) und der **A. sphenopalatina** (*A. canalis pterygoidei* zum Fornix pharyngis) nehmen an der Versorgung teil. Das untere Drittel erhält Äste aus den **Schilddrüsenarterien.** Die Arterien gehen untereinander und mit den Ästen der anderen Seite Verbindungen ein (*Kollateralkreislauf!*).

Die Venen bilden auf der Außenfläche der unteren Schlundhälfte einen **Plexus venosus pharyngeus,** der direkt oder über einen Nebenast in die V. jugularis interna mündet.

Die Lymphgefäße ziehen zu den *Nll. retropharyngei* und zu *Nll. cervicales profundi.*

VII. Das Spatium parapharyngeum

(Abb. 123, 142, 145)

ist ein seitlich vom Pharynx gelegener, zum Teil von Bindegewebssepten ausgekleideter Raum, in dem zahlreiche wichtige Gefäße und Nerven zusammengedrängt sind.

Seine **Grenzen** (Abb. 123, 142) bilden medial der Pharynx, lateral der M. pterygoideus medialis, der Processus styloideus und die Stylomuskeln, ferner die hier dünne Faszie der Gl. parotis. Dorsolateral grenzt er an die am Processus mastoideus ansetzenden bzw. entspringenden Muskeln und dorsal an die *Lamina praevertebralis fasciae cervicalis* (*fasciae colli profundae*).

Eine derbe, vom Processus styloideus und vom M. stylopharyngeus zur seitlichen Pharynxwand ziehende Bindegewebsplatte (*Aponeurosis stylopharyngea*, Abb. 123) teilt den Parapharyngealraum in zwei voneinander völlig getrennte Abschnitte. Der vordere Teil (*Pars anterior* s. *praestyloidea*) wird vom M. pterygoideus medialis von lateral her stark eingeengt und beinhaltet, von kleineren Gefäßen und Nerven abgesehen, den M. stylohyoideus, den M. styloglossus und vor allem fettreiches Bindegewebe.

Im hinteren Teil (*Pars posterior* s. *retrostyloidea*) liegen relativ dicht nebeneinander, aber stets in einem deutlichen Abstand von der Pharynxwand, die Gefäße und Nerven des Parapharyngealraumes. Die Grenzen dieses Teils bilden ventral der Griffelfortsatz, seine Muskeln und die *Aponeurosis stylopharyngea*, dorsal die *Lamina praevertebralis fasciae cervicalis*, medial das *Septum sagittale* (s. unten, Abb. 123) und lateral die *Gl. parotis* mit ihrer schwachen inneren Faszie.

Gefäße und Nerven des Parapharyngealraumes. Im hinteren Teil (*Pars posterior, Pars retrostyloidea*) liegt die **V. jugularis interna,** die **A. carotis interna,** der **N. vagus,** der **N. glossopharyngeus,** der **N. accessorius,** der **N. hypoglossus** und der Halsgrenzstrang des **Sympathicus.**

Die *V. jugularis interna* verläßt durch das Foramen jugulare den Schädel, die A. carotis interna tritt unmittelbar davor in den Canalis caroticus der Schädelbasis ein. Die Arterie liegt deshalb im kranialen Teil der Region (unterhalb der Schädelbasis) vor der Vene. Weiter kaudal lagert sich die Vene der Arterie mehr von lateral und dorsal an. Der *N. vagus* verläßt den Schädel am Foramen jugulare, liegt zunächst dorsal (hinter) der A. carotis interna, legt sich weiter kaudal dieser an und liegt zwischen ihr und der V. jugularis interna. Der *N. accessorius* tritt ebenfalls durch das Foramen jugulare durch, liegt zunächst vor der V. jugularis interna, wendet sich aber bald nach dorsal, um unter dem M. sternocleidomastoideus zu verschwinden. Der *N. hypoglossus* verläßt den Schädel durch den Canalis hypoglossi. Dieser liegt medial und etwas dorsal vom Foramen jugulare. Daraus ergibt sich die anfänglich mediale Lage des 12. Hirnnerven

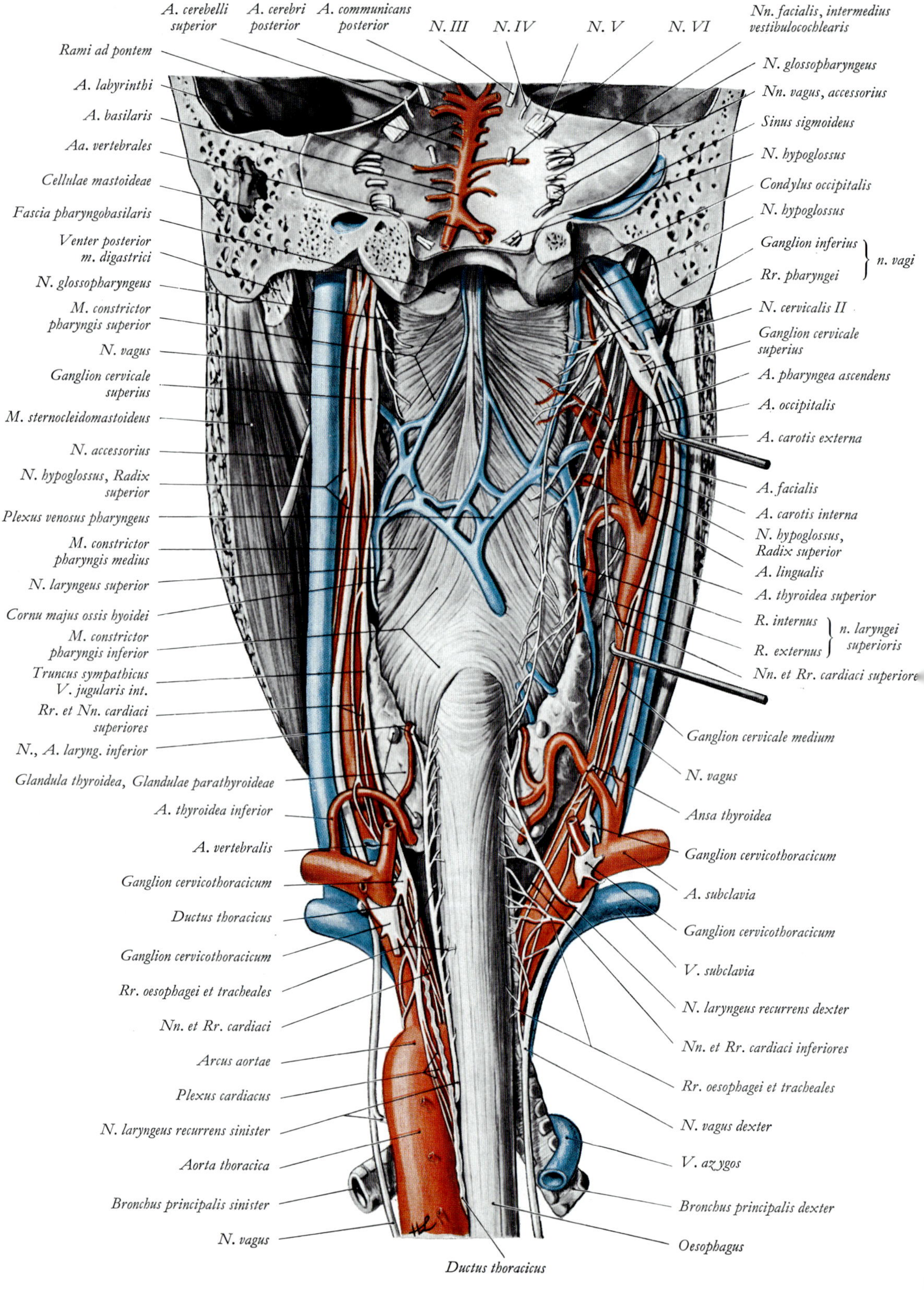
A. cerebelli superior
A. cerebri posterior
A. communicans posterior
N. III
N. IV
N. V
N. VI
Nn. facialis, intermedius vestibulocochlearis
Rami ad pontem
A. labyrinthi
A. basilaris
Aa. vertebrales
Cellulae mastoideae
Fascia pharyngobasilaris
Venter posterior m. digastrici
N. glossopharyngeus
M. constrictor pharyngis superior
N. vagus
Ganglion cervicale superius
M. sternocleidomastoideus
N. accessorius
N. hypoglossus, Radix superior
Plexus venosus pharyngeus
M. constrictor pharyngis medius
N. laryngeus superior
Cornu majus ossis hyoidei
M. constrictor pharyngis inferior
Truncus sympathicus
V. jugularis int.
Rr. et Nn. cardiaci superiores
N., A. laryng. inferior
Glandula thyroidea, Glandulae parathyroideae
A. thyroidea inferior
A. vertebralis
Ganglion cervicothoracicum
Ductus thoracicus
Ganglion cervicothoracicum
Rr. oesophagei et tracheales
Nn. et Rr. cardiaci
Arcus aortae
Plexus cardiacus
N. laryngeus recurrens sinister
Aorta thoracica
Bronchus principalis sinister
N. vagus
Ductus thoracicus
N. glossopharyngeus
Nn. vagus, accessorius
Sinus sigmoideus
N. hypoglossus
Condylus occipitalis
N. hypoglossus
Ganglion inferius
Rr. pharyngei
n. vagi
N. cervicalis II
Ganglion cervicale superius
A. pharyngea ascendens
A. occipitalis
A. carotis externa
A. facialis
A. carotis interna
N. hypoglossus, Radix superior
A. lingualis
A. thyroidea superior
R. internus
R. externus
n. laryngei superioris
Nn. et Rr. cardiaci superiore
Ganglion cervicale medium
N. vagus
Ansa thyroidea
Ganglion cervicothoracicum
A. subclavia
Ganglion cervicothoracicum
V. subclavia
N. laryngeus recurrens dexter
Nn. et Rr. cardiaci inferiores
Rr. oesophagei et tracheales
N. vagus dexter
V. azygos
Bronchus principalis dexter
Oesophagus

zu den oben beschriebenen Nerven, insbesondere zum N. vagus. Alsbald lagert er sich dem N. vagus dorsal an, um im weiteren Verlauf auf dessen laterale Seite zu kommen. Der *N. glossopharyngeus* hat seinen Durchtritt durch das Foramen jugulare am weitesten ventral. Er liegt deshalb zunächst vor dem N. vagus und hinter der A. carotis interna. Zwischen V. jugularis interna und A. carotis interna gelangt er in eine oberflächlichere Schicht und schließt sich unter Überkreuzung der genannten Arterie seinem Leitmuskel, dem *M. stylopharyngeus*, an. Der **Truncus sympathicus** mit seinem *Ganglion cervicale superius* liegt im Spatium parapharyngeum am tiefsten, nämlich im Bereich der *Lamina profunda fasciae cervicalis* (*fasciae colli profundae*).

Äste und Ganglien der erwähnten Nerven, s. Kopfnerven, S. 118.

Verbindungen des Spatium parapharyngeum. Die Kenntnis der Verbindungen des Parapharyngealraumes zu den benachbarten Bindegewebsräumen und Logen ist für die Beurteilung der Ausbreitung von Ergüssen wichtig.

Nach vorne hat der Raum entlang der *Fascia buccopharyngea* (sie überzieht den Pharynx und setzt sich auf die Außenfläche des M. buccinator fort, Abb. 123) Verbindung mit dem Bindegewebe über der Außenfläche des M. buccinator. Nach lateral besteht eine beinahe direkte Verbindung mit der Parotisloge, weil hier die Parotisfaszie sehr dünn ist. Nach unten hat der Parapharyngealraum Verbindung mit dem *Trigonum caroticum* und dem Bindegewebsraum unter dem M. sternocleidomastoideus. Nach medial wird er durch einen zwischen Pharynxwand und tiefer Halsfaszie ausgespanntem Bindegewebszug (*Septum sagittale*, Abb. 123) vom *Spatium retropharyngeum* getrennt.

Entzündungen des parapharyngealen Raumes können zu lebensbedrohlichen Komplikationen führen. Sie können sich in der Parotisloge, unter Einschmelzung des Septum sagittale im Retropharyngealraum ausbreiten oder in den Halsbereich senken. Es können aber auch von den Tonsillen aus (durch die Pharynxwand hindurch) oder von der Parotis aus Eiterungen in diesen Raum durchbrechen.

VIII. Vergleichende Anatomie und Entwicklungsgeschichte des Schlund- oder Kiemendarmes

Bei Fischen und vielen Amphibien zeigt der Anfangsteil des Darmrohres hintereinander gelegene, spaltförmige Durchbrechungen. Die zwischen den Spalten gelegenen Scheidewände umfassen bogenförmig den Schlund des Eingeweiderohres, werden deshalb als **Schlund-** oder **Viszeralbögen** bezeichnet. Soweit die Bögen (vom 3. ab) **Kiemen** tragen, werden sie auch **Kiemenbögen** genannt.

Das durch die Mundöffnung aufgenommene Wasser wird durch Verengung des Schlundes durch die Spalten nach außen gepreßt, wobei die gefäßreichen Kiemen aus ihm den Sauerstoff aufnehmen **(Kiemenatmung!)**. Der Schlund ist somit gleichzeitig Atmungs- und Nahrungsweg.

Die Schlund- oder Viszeral- und Kiemenbögen enthalten als Stütze gegliederte **Skelettstücke,** die das Darmrohr bogenförmig umfassen und ventral durch die *Copula*, ein brustbeinartiges Verbindungsstück, mit denen der anderen Seite vereinigt sind (vgl. S. 62). Jedem dieser Skelettbögen ist **Muskulatur** zugeordnet. Sie hebt die Bögen (*Mm. levatores*) oder verengt den Kiemendarm (*Mm. constrictores*). In jedem Bogen verläuft von ventral (aus der Aorta ventralis, vgl. Abb. 149) nach dorsal (zur Aorta dorsalis) eine **Kiemenbogenarterie.** Schließlich gehört zu jedem Bogen noch ein eigener Kiemenbogennerv, der die Muskulatur des Bogens und seine Haut und Schleimhaut versorgt.

Beim Übergang vom Wasser- zum Landleben (ein Teil der Amphibien und alle Amnioten [Reptilien, Vögel und Säugetiere]) gehen die auf Wasseratmung eingestellten Kiemen zugrunde und werden durch die auf Luftatmung eingerichteten Lungen abgelöst. Das Material

◀ Abb. 145. Pharynx, Oesophagus und Gefäß-Nervenstrang des Halses von dorsal. Wirbelsäule und hinterer Teil des Schädels sind entfernt

der Bögen bleibt aber größtenteils erhalten und wird in sehr sinnvoller Weise der neuen Funktion angepaßt. Bei dieser Umkonstruktion finden tiefgreifende Form-, Lage- und Funktionsänderungen am Skelett, an den Muskeln, Gefäßen und Nerven der Schlundbögen statt. Sie sollen an Hand der menschlichen Entwicklungsgeschichte kurz gestreift werden, weil wir dadurch manche typische, aber eigenartige und auch manche atypische Form- und Lageverhältnisse im Bereich des Kopfes und Halses verstehen.

Die Bildungsgeschichte des Schlundbogengebietes beim Menschen

Im kranialen, hinter der Rachenmembran (Bd. I) gelegenen Teil des Darmrohres treten bei Keimlingen von 5 mm Länge an den Seitenwänden 5 Paar dorsoventralwärts verlaufende Rinnen, die **Schlundfurchen**, auf. Diesen Schlundfurchen gegenüber bilden sich am Ende des 1. Keimlingsmonats rinnenförmige Einstülpungen des Ektoderms, die **Kiemenfurchen** (beim Menschen nur 4). Schlundfurchen und Kiemenfurchen nähern sich so stark, daß zwischen ihnen nur eine dünne, aus Ektoderm bestehende Verschlußmembran bleibt. Beim Menschen reißt diese Membran nur selten ein, „Kiemenspalten" kommen bei ihm kaum vor. Die Gewebsbrücken zwischen den Furchen bestehen in der Hauptsache aus Mesoderm (in Abb. 147 punktiert). In ihm differenzieren sich die Schlundbogenknorpel, Muskulatur und die Kiemenbogenarterien. Außerdem wächst in jeden Schlundbogen ein Hirn(Schlundbogen-)nerv hinein.

a) Das Schicksal der Kiemenfurchen

Die einzelnen Schlundbögen zeigen ein ungleiches Wachstum. Gegen Ende des 1. Keimlingsmonats schiebt sich der 3. Bogen über den 4. und verlagert ihn in die Tiefe. Wenig später schiebt sich der 2. Bogen mit einem Fortsatz, dem *Operculum*, über den 3. und 4., bildet so mit der Rumpfwand die **Halsbucht**, den *Sinus cervicalis*, auf deren Grund die von der Oberfläche abgedrängten 3. und 4. Schlundbögen liegen (Abb. 147). Schließlich verwächst der 2. Bogen entlang einer Linie, die dem ventralen Rande des Sternocleidomastoideus entspricht, mit der Rumpfwand (in Abb. 147 durch Pfeile angedeutet). Durch diesen Verwachsungsvorgang wird die Halsbucht nach außen zum **Halsbläschen**, *Vesicula cervicalis*, abgeschlossen. Es steht mit den inzwischen röhrenförmig ausgezogenen Kiemenfurchen, *Ductus branchiales*, in Verbindung. In der Regel bilden sich dieses von Ektoderm ausgekleidete Bläschen und die von ihm ausgehenden Gänge zu Beginn des 2. Keimlingsmonats zurück.

Bleiben sie ganz oder teilweise erhalten, so sprechen wir von äußeren seitlichen Halsfisteln. Diese von Epithel ausgekleideten, blind endigenden Gänge müssen nach dem oben Ausgeführten am ventralen Rande des Sternocleidomastoideus liegen (Abb. 148). Aus abgeschnürten Resten dieser epithelialen Gänge können Karzinome entstehen. Da sie von Material ausgehen, das ursprünglich an der Körperoberfläche lag, haben sie den Charakter von Hautkrebsen.

Das Ausstrahlen des *Platysma* bis ins Brustgebiet (Abb. 68) und seine Innervation durch den *N. facialis*, den Nerven des 2. Schlundbogens, ist durch die Tatsache zu erklären, daß sich Material dieses Bogens über die kaudaleren Bögen bis an die Rumpfwand vorschiebt.

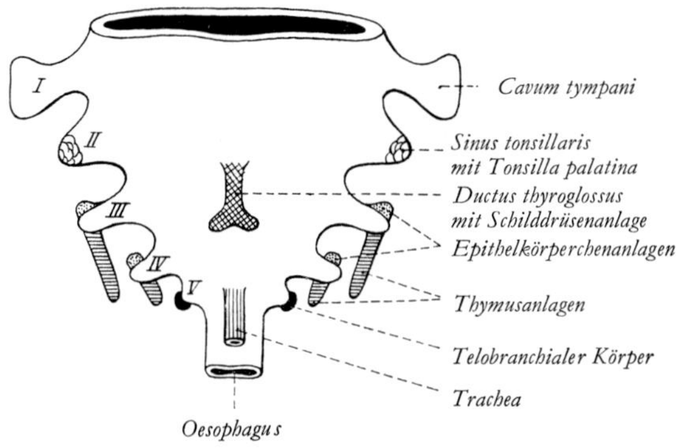

Abb. 146. Kiemendarmhöhle mit Schlundtaschen und ihren Abkömmlingen bei einem menschlichen Keimling von 9,75 mm Länge. Nach *Grosser*

Auch der 1. und 2. Schlundbogen verwachsen weitgehend miteinander. Von der **1. Kiemenfurche** bleibt nur ein Rest als **äußerer Gehörgang** erhalten. An seiner äußeren Öffnung entstehen auf dem 1. und 2. Schlundbogen Wülste, die die Ohrmuschel bilden.

b) Das Schicksal der Schlundfurchen und die Bildung der branchiogenen Organe

Mit dem Wachstum des Kiemendarmes nimmt auch die Wanddicke zu. Dadurch werden die Schlundfurchen teilweise zu langen Gängen, den **Ductus pharyngobranchiales,** ausgezogen, die mit einer engen Öffnung vom Pharynx ausgehen und sich nach außen zu einem Blindsack ausweiten.

Die **1. Schlundtasche** liefert das Ostium pharyngeum tubae, die Tuba auditiva und mit ihrem ausgeweiteten, blinden Ende den Mittelohrraum. Sie tritt damit in den Dienst der Schalleitung (siehe Ohr).

Die **2. Schlundtasche** bleibt schon frühzeitig im Wachstum zurück. Von ihrem Boden wuchern im 3.–4. Embryonalmonat in das angrenzende Mesoderm solide, später hohle Epithelsprossen, um die sich das lymphatische Gewebe der **Tonsilla palatina** entwickelt. Etwas später greift dieser Entwicklungsprozeß auch auf das ventrale und dorsale Verbindungsstück der rechten und linken Tasche über, wodurch **Tonsilla lingualis** und **Tonsilla pharyngea** entstehen. Eine lymphoepitheliale Gewebszone, die wir gewöhnlich als **lymphatischen Rachenring** bezeichnen, umgibt jetzt ringförmig den Schlund. Als Rest der ursprünglichen Bucht ist der *Recessus supratonsillaris* anzusprechen.

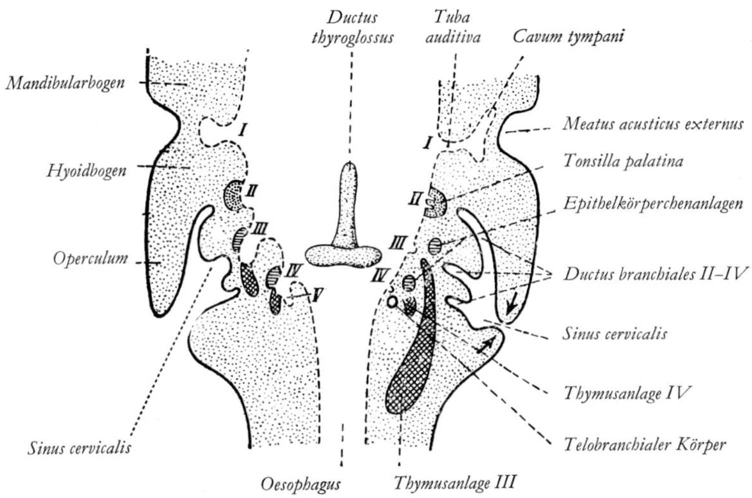

Abb. 147. Entwicklung des Schlundbogengebietes. Schema. Links jüngeres, rechts älteres Stadium dargestellt. I–V = Schlundtaschen; Ektoderm = vollschwarze Linie; Mesoderm = punktiert; Entoderm = gestrichelte Linie

In der **3. und 4. Schlundtasche** entwickeln sich am Ende des 1. Monats je eine dorsolaterale und ventrale Ausstülpung. Die dorsolateralen werden bald zu soliden, epithelialen Zellmassen, den **Epithelkörperchen**, die ventralen wachsen zu dünnwandigen Epithelschläuchen, den **Thymusanlagen,** aus. Die Anlagen der 3. Tasche sind größer als die der 4. Tasche (Abb. 146). Bereits im 2. Monat verlieren Epithelkörperchen- und Thymusanlagen durch Rückbildung der Ductus pharyngobranchiales ihre Verbindung zum Pharynx und wandern medial- und kaudalwärts (rechte Seite der Abb. 147). Die Thymusanlagen verlieren dabei ihr Lumen, werden zu soliden Zellsträngen. Das kaudale Ende der Anlage der 3. Tasche verdickt sich und liefert den Hauptanteil des Thymus. Ihr lang ausgezogenes, dünnes kraniales Ende, sowie die ganze Anlage der 4. Tasche bilden sich meist zurück. Bleiben sie teilweise erhalten, so entstehen akzessorische Thymusläppchen, die sich bis in das Schilddrüsengewebe erstrecken können. Die Epithelkörperchenanlagen verlieren bei dem *Descensus* ihre ursprünglichen Beziehungen zur Thymusanlage und bleiben in der Regel an der Schilddrüse liegen. Die Herabwanderung der Epithelkörperchen erfolgt verschieden schnell, woraus ihre variable Lage und die Tatsache erklärt werden kann, daß das Epithelkörperchen aus der 3. Tasche später das kaudale darstellt. Die 3. und 4. Schlundtasche bilden sich in der Regel vollständig zurück.

Bleiben ihre Ductus pharyngobranchiales teilweise oder ganz offen, so entstehen **branchiogene Zysten und Fisteln,** die in einer Grube ober- bzw. unterhalb der *Plica n. laryngei* ausmünden. Bleibt gleichzeitig auch ein Sinus cervicalis erhalten und reißt die Scheidewand zwischen ihm und den Ductus pharyngobranchiales ein, so finden wir **vollständige seitliche Halsfisteln** (Abb. 148).

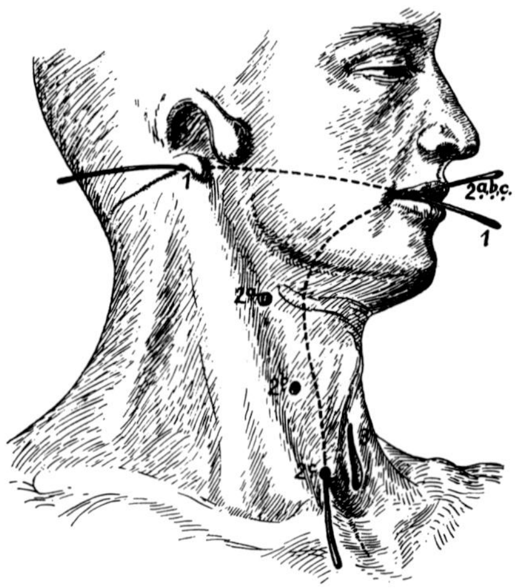

Abb. 148. Schema der äußeren Öffnungen der Halsfisteln. Nach *Corning.*
1–2c = seitliche, 3 = mediane Halsfistel

Die 5. Schlundtasche ist beim Menschen nur eine Ausstülpung der 4. (Abb. 147 links). Sie löst sich von ihr als epitheliales Bläschen ab (Abb. 148 rechts), das an die Schilddrüse gelangt. Dieser **telo-** oder **ultimobranchiale Körper** bildet sich beim Menschen zurück.

Auch die dorsale und ventrale Wand des Kiemendarmes haben die Fähigkeit, wichtige innersekretorische Organe zu bilden. Dorsal, noch im Bereich der ektodermalen Auskleidung, stülpt sich die *Rathke*sche Tasche aus, die zur **Adenohypophyse** wird. Ventral entwickelt sich an der Stelle des späteren Foramen caecum der Zunge die **Schilddrüse** (s. S. 192).

Verschmilzt der *Ductus thyroglossus* an einer Stelle mit der Haut und bricht diese Verwachsungsstelle nach außen durch, so entsteht eine **mediane Halsfistel** (Abb. 148).

c) Das Schicksal der Kiemenbogenarterien

ist aus der Abb. 149 abzulesen.

Der vom Herzen kommende, zunächst einheitliche *Truncus arteriosus* teilt sich in zwei Längsstämme, die **ventralen Aorten.** Aus ihnen verlaufen **6 Arterienpaare** um den Kiemendarm nach dorsal zu den paarigen **dorsalen Aorten.** Beim Menschen bestehen diese Kiemenbogenarterien (auch Aortenbögen genannt) niemals zu gleicher Zeit. Während die kaudalen angelegt werden, bilden sich die beiden kranialen bereits zurück. Der zuletzt entstandene 5. Bogen besteht nur sehr kurze Zeit. So sind am Ende der 4. Woche nur noch das 3., 4. und Teile des 6. Arterienpaares erhalten. Um dem in der Entwicklung vorauseilenden Kopf Blut zuzuführen, wachsen schon frühzeitig die kranialen Enden der dorsalen Aorten zur **A. carotis interna** (für das Gehirn), die kranialen Enden der ventralen Aorten zur **A. carotis externa** (für die äußeren Teile des Kopfes) aus. Das zwischen dem 3. und 4. Arterienpaare liegende Stück der dorsalen Aorten bildet sich zurück. Damit wird die **3. Kiemenbogenarterie** beiderseits zum Anfangsteil der Carotis interna. Sie heißt deshalb auch Karotisbogen. Die **4. Kiemenbogenarterie** bleibt gleichfalls beiderseits erhalten, liefert links Teile des Aortenbogens, rechts das Anfangsstück der A. subclavia dextra. Aus dem **6. Bogen** wächst beiderseits eine *A. pulmonalis* in die Lunge. Er wird deshalb auch **Pulmonalisbogen** genannt. Eine in leichter Schraubenwindung verlaufende Scheidewand spaltet den Truncus arteriosus in den **Truncus pulmonalis** und die **Aorta ascendens** auf. Der Truncus pulmonalis speist jetzt das 6. Bogenpaar, die Aorta ascendens alle übrigen. Die 6. Kiemenbogenarterie bleibt rechts nur bis zum Abgang der A. pulmonalis dextra erhalten. Links führt sie bis zur Geburt als **Ductus arteriosus** (*Botalli*, grau in Abb. 149) das Blut des Truncus pulmonalis an den noch nicht atmenden Lungen größtenteils vorbei in den Aortenbogen. Nach der Geburt bildet sich der Ductus arteriosus in der Regel in einen bindegewebigen Strang, **Lig. arteriosum**, zurück.

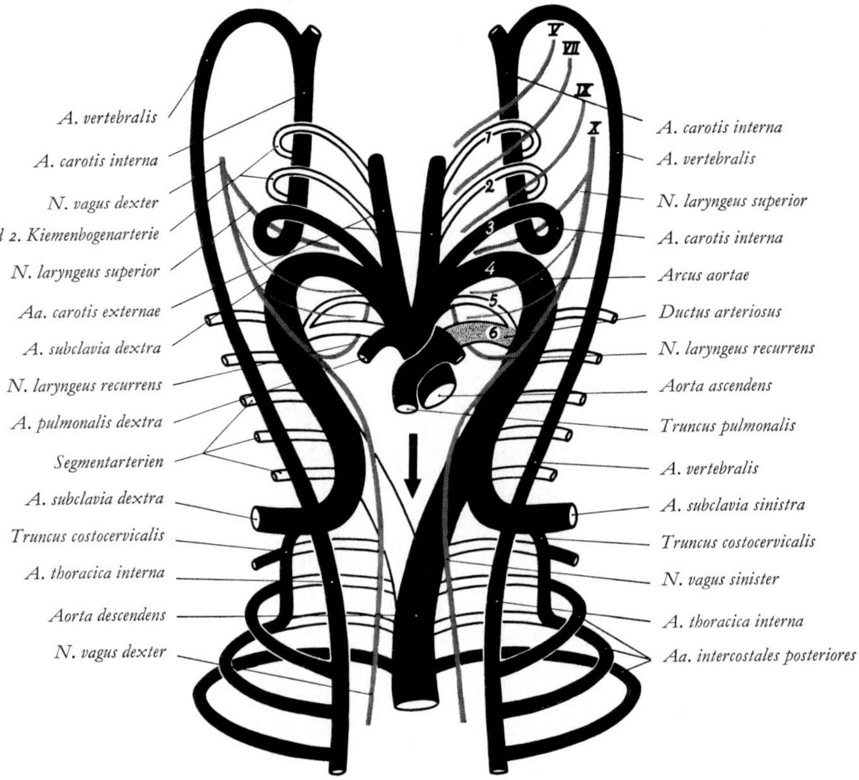

Abb. 149. Schematische Darstellung der Umbildung der Kiemenbogenarterien und der Segmentarterien. Weiß die zugrunde gehenden Abschnitte; V = N. trigeminus; VII = N. facialis; IX = N. glossopharyngeus; X = N. vagus. Der Pfeil deutet den *Descensus* des Herzens an

Die dorsalen Aorten geben beiderseits segmentale Arterien ab. Die 5 kranialen **Segmentarterien** gehen nach Ausbildung einer Längsanastomose, die zur **A. vertebralis** wird, zugrunde. Die 6. bildet die Armarterie. Jedoch sind rechte und linke **A. subclavia** morphologisch nicht gleichwertig. Links ist sie eine reine Segmentarterie, rechts entsteht sie aus der 4. Kiemenbogenarterie, einem Stück der Aorta dorsalis und der 6. Segmentarterie. Kaudal von der 6. Segmentarterie entstehen aus Längsanastomosen noch der **Truncus costocervicalis** und die **A. thoracica interna.**

Ungleiches Wachstum, der gestaltende Einfluß des Blutstromes und vor allem der Descensus cordis geben den in Abb. 149 dargestellten Gefäßen ihre endgültige Länge, Weite und Lage.

Die so häufigen Varietäten der Äste des Arcus aortae und der Halsarterien lassen sich meistens auf das in dieser Abbildung gegebene Grundschema zurückführen.

d) Die Abkömmlinge des Viszeralskeletts

sind bereits S. 62 abgehandelt. Zur schnellen Orientierung vergleiche man die Abb. 59 u. 60.

e) Die Viszeral- oder Kiemenbogenmuskeln und -nerven

Die jedem Viszeralbogen zugeordnete Muskulatur hat bei niederen Wirbeltieren die Aufgabe, den Kiemenkorb enger und weiter zu stellen. Mit dem Verlust der Kiemenatmung wird sie sehr sinnvoll in den neuen Konstruktionsplan des Körpers eingebaut. Teils behält sie dabei ihre ursprünglichen Lagebeziehungen bei, teils erfährt sie große Verlagerungen. Da bei diesem Umbau die Verbindung zum zugehörigen Nerven erhalten bleibt, kann uns im endgültigen Zustand die Nervenversorgung Auskunft über die Herkunft der Muskeln und den Weg ihrer Umlagerung geben.

Die zu den einzelnen Viszeralbögen ziehenden Nerven teilen sich bei niederen Wirbeltieren in einen Ramus prae- und posttrematicus (*trema* = Loch), die vor bzw. hinter der Kiemenspalte verlaufen (Abb. 59). Der Ramus *praetrematicus* ist rein sensibel; dem *Ramus posttrematicus* sind die motorischen Fasern beigemischt. *Trigeminus*, *Facialis* und *Glossopharyngeus* versorgen den 1.–3. Viszeralbogen. Der *Vagus* schickt 4 *Rami branchiales* zum 4.–7. Bogen.

1. Viszeral- oder Mandibularbogen. Die Kaumuskeln, der Vorderbauch des M. digastricus, der M. mylohyoideus und der M. tensor tympani haben ihre Beziehungen zum Mandibulare beibehalten, bewegen den Unterkiefer oder sind in den Dienst der Schalleitung getreten. Nur der M. tensor veli palatini hat seinen Ansatz am Mandibulare aufgegeben. Versorgung durch den N. mandibularis, den R. posttrematicus des **N. trigeminus.**

2. Viszeral- oder Hyoidbogen. M. stylohyoideus, Hinterbauch des M. digastricus und M. stapedius haben ihre Beziehungen zum Hyoidbogen erhalten, bewegen das Zungenbein oder dienen der Schalleitung. Der größere Teil der Muskulatur hat aber die ursprüngliche Lage in der Tiefe aufgegeben und ist als mimische Muskulatur auf den Kopf und den Hals (Platysma s. S. 72) gewandert. Versorgung durch den **N. facialis.**

Der 3.–7. Viszeralbogen, die eigentlichen Kiemenbögen, liefern die Schlund-, Gaumen- und Kehlkopfmuskulatur. Der **N. glossopharyngeus,** der Nerv des 3. Bogens, und der **N. vagus,** der Nerv des 4.–7. Bogens, gehen untereinander zahlreiche Verbindungen ein und bilden mit dem Sympathicus den auf der Rückfläche des Pharynx gelegenen Plexus pharyngeus. Es ist deshalb bei den Gaumenmuskeln und den oberen und mittleren Schlundmuskeln nicht möglich, durch Präparation zu entscheiden, von welchem Nerven sie versorgt werden. (Nach klinischen Angaben sollen der M. levator veli palatini und der M. uvulae sogar vom N. facialis innerviert werden.) Die Branchialäste des N. vagus liegen kranial von der zugehörigen Kiemenbogenarterie. Beim Menschen wird der 3. und 4. Ast schon frühzeitig zurückgebildet. Der 1. Ast liegt als **N. laryngeus superior** zwischen großem Zungenbeinhorn und Oberrand des Schildknorpels, tritt hier mit seinem sensiblen *Ramus internus* in den Kehlkopf ein. Sein *Ramus externus* innerviert den M. constrictor pharyngis inferior und den M. cricothyroideus. Der **4. Branchialast des Vagus** müßte kranial von der 7. Kiemenbogenarterie liegen. Da diese beim Menschen nicht angelegt wird, finden wir ihn kaudal von der 6. Arterie (Abb. 149). Beim Descensus des Herzens und der Kiemenbogenarterien wird auch er kaudalwärts verlagert, behält aber seinen Eintritt in den Kehlkopf in Höhe des Ringknorpels (7. Viszeralbogen) bei. Er wird damit zu einem **N. laryngeus recurrens. Links** verläuft er **um die** als **Lig. arteriosum** erhalten gebliebene 6. Kiemenbogenarterie, **rechts um** den Anfangsteil der **A. subclavia,** die 4. Kiemenbogenarterie, weil die 5. und 6. Arterie sich vollständig zurückgebildet haben.

Ist auch die 4. Arterie zurückgebildet, wie es bei atypischem Ursprung der A. subclavia beobachtet wurde, so kommt es überhaupt nicht zu einer Ausbildung eines rechten Recurrens (siehe Dysphagia lusoria!). Der Nerv verläuft dann unmittelbar zum Kehlkopf, wo er die inneren Kehlkopfmuskeln, die Schließer und Öffner der Stimmritze, versorgt.

Das Sehorgan, Organum visus

Allgemeiner Überblick

(Abb. 150)

Die Lichtsinnesorgane der **Wirbellosen** sind im allgemeinen Differenzierungen der Haut. Die lichtempfindlichen Elemente werden bei ihnen von der Epidermis geliefert, können mit ihr in einer Ebene liegen **(Augenflecke)** oder in die Tiefe zu **Augengruben** oder **Augenbläschen** eingesenkt sein. Auch Einrichtungen zur Lichtbrechung oder zur Abschirmung der Sinneszellen (Pigment) kommen bei ihnen in mannigfacher Ausbildung vor.

Bei **Tunikaten** und **Wirbeltieren** werden dagegen die lichtperzipierenden Elemente von einem in die Peripherie vorgeschobenen **Teil des Gehirns** geliefert. Aus einer Einstülpung der Epidermis entsteht die Linse, der wichtigste Bestandteil des dioptrischen Apparates.

Der menschliche **Augapfel** hat nahezu die Form einer Kugel. Drei nach Art einer Zwiebel (= Bulbus) konzentrisch geschichtete Häute umgeben einen mit durchsichtigen Medien gefüllten Raum – daher der lateinische Name **Bulbus oculi.**

1. Die äußere dieser Schichten, die **Tunica fibrosa bulbi,** besteht aus derbem, festem Bindegewebe, das durch den intraokularen Druck gespannt wird. Gleichsam als bindegewebiges Skelett bestimmt sie die Form und Größe des Augapfels. Außen setzen an ihr die 6 äußeren Augenmuskeln an. Die hinteren $^5/_6$ dieser stützenden Hülle erscheinen weiß und undurchsichtig und werden weiße oder harte Augenhaut, **Sclera** (skleros = hart), genannt. Das vordere, etwas stärker gewölbte Sechstel ist wie ein Uhrglas in die Sclera eingelassen, erscheint glasklar und durchsichtig und läßt die Lichtstrahlen durchtreten. Wir nennen es Hornhaut, **Cornea.**

2. Die mittlere Schicht, **Tunica vasculosa bulbi,** ist durch Gefäßreichtum und Pigmentgehalt ausgezeichnet. Herauspräpariert erscheint sie als eine dunkle Traube, deren Stiel man an der Pupille herausgerissen hat. Sie hieß deshalb früher (teils auch heute noch beim Kliniker) **Uvea** (= Traube). Wir unterscheiden an ihr die *Iris,* das *Corpus ciliare* und die *Choroidea.*

a) **Die Iris,** die Regenbogenhaut, erscheint beim Lebenden hellblau bis dunkelbraun, besitzt in der Mitte das Sehloch, die *Pupille,* und ist als Blende vor die direkt hinter ihr gelegene Linse, *Lens,* geschaltet.

b) **Das Corpus ciliare,** der Strahlenkörper, ist jener Teil der mittleren Augenhaut, der seitlich von der Linse liegt. Er stellt (Abb. 150) einen muskelreichen Ringwulst dar, von dem zarte Fäden, die *Fibrae zonulares,* zur Linse ziehen. Beim Blick in die Ferne sind die Fasern gespannt und halten dadurch die Linse abgeflacht. Kontrahiert sich der im Strahlenkörper gelegene **M. ciliaris,** so werden die Fibrae zonulares entspannt; die Linse kehrt in ihre elastische Ruhelage zurück, wird stärker gewölbt. Die Lichtstrahlen werden jetzt stärker gebrochen und auf der Netzhaut vereinigt. Diese Einrichtung der Scharfeinstellung der Linse auf den zu betrachtenden Gegenstand bezeichnen wir als **Akkommodationsapparat,** den *M. ciliaris* auch als Akkommodationsmuskel.

c) **Die Choroidea** (von chorion = Haut und eides = ähnlich) ist der größere, hintere Teil der mittleren Augenhaut. Sie ist eine dünne, gefäß- und pigmentreiche Haut, die dem lichtempfindlichen Teil der Netzhaut anliegt.

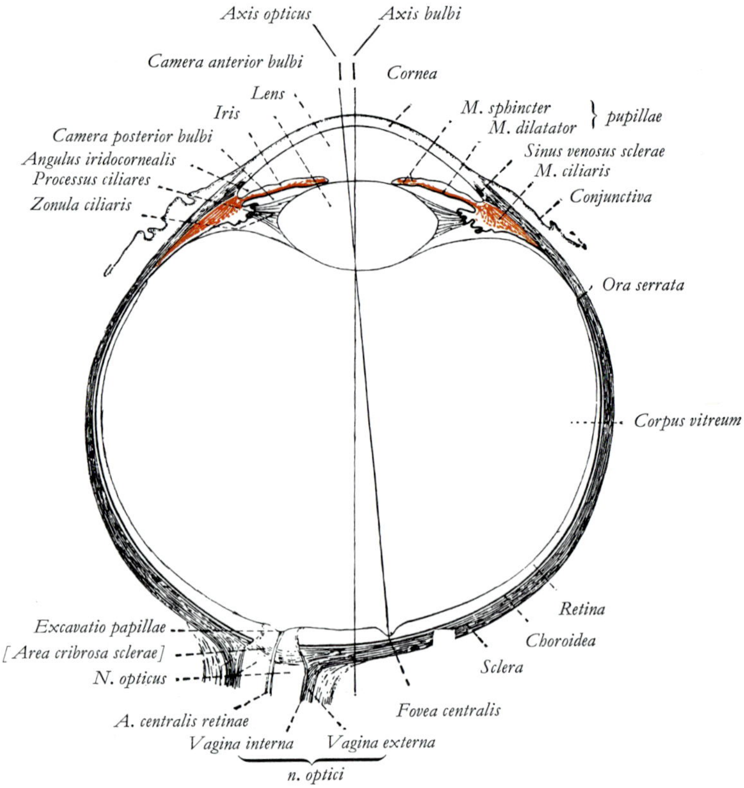

Abb. 150. Schematisierter Horizontalschnitt durch ein rechtes Auge

3. Die innere Schicht, **Tunica interna bulbi,** heißt auch Netzhaut, **Retina** (Rete = Netz). Sie besteht aus 2 Lamellen, der äußeren oder Pigmentschicht, **Stratum pigmenti,** und dem inneren **Stratum cerebrale.** Das letztere kann man als die licht- und farbenempfindliche Schicht mit der photographischen Platte vergleichen. Ihre lichtperzipierenden Elemente finden sich nur in ihrem hinteren Teil, der bis zu einer gezackten Linie, *Ora serrata* (Abb. 150), reicht. Dieser lichtempfindlichen **Pars optica** stellen wir den blinden Teil (Pars caeca) gegenüber. Dieser ist zu einem einfachen kubischen, größtenteils pigmentierten Epithel reduziert, überzieht als *Pars ciliaris* das Corpus ciliare, als *Pars iridica* die Rückfläche der Iris und geht am Pupillarrand in das Stratum pigmenti über.

Der von den 3 Augenhäuten umschlossene Raum ist hinter der Linse mit einer zähen, gallertigen Masse, dem Glaskörper, **Corpus vitreum,** ausgefüllt. Die von der Hornhaut, Iris und Linse begrenzte vordere Augenkammer, **Camera bulbi anterior** und die zwischen Irisrückfläche und Vorderfläche des Glaskörpers gelegene hintere Augenkammer, **Camera bulbi posterior,** enthalten das klare Kammerwasser, **Humor aquosus.**

Verbindet man die Krümmungsmittelpunkte der in den Strahlengang eingeschalteten, verschieden gekrümmten Flächen (*vordere und hintere Hornhautfläche, vordere und hintere Linsenfläche*) miteinander, so erhalten wir die **optische Achse.** Sie schneidet die geometrische, durch den vorderen und hinteren Pol des Bulbus gehende

Axis bulbi und trifft temporal vom hinteren Augenpol auf eine grubenförmige Vertiefung der Netzhaut, die **Fovea centralis,** die Stelle des schärfsten Sehens. Nasal von ihr durchbohren die Nervenfasern der Netzhaut die Sclera siebförmig [Lamina *cribrosa sclerae*] und verlaufen im Sehnerven, **N. opticus,** zum Gehirn.

Zu dem im Augapfel untergebrachten lichtbrechenden und lichtperzipierenden Apparat treten noch **Hilfs- und Schutzeinrichtungen.** 6 äußere Augenmuskeln, die **Mm. bulbi,** bewegen den Augapfel in seiner von einer bindegewebigen Kapsel (*Tenon*sche Kapsel), **Vagina bulbi,** und einem Fettpolster, **Corpus adiposum orbitae,** gelieferten Pfanne. Sie richten das Auge, d.h. die Sehlinie, auf den zu betrachtenden Gegenstand, so daß die von ihm ausgehenden Lichtstrahlen auf die *Fovea centralis* fallen. Die Augenlider, **Palpebrae,** sind mit Wimpern, **Cilia,** bewehrte und durch Muskeln zu bewegende Deckfalten. Sie können durch reflektorischen Verschluß der Lidspalte schädigende Stoffe vom Augapfel fernhalten und durch Zukneifen die Augen vor allzu grellem Licht schützen. Durch ihre Bewegung verteilen sie die von der Tränendrüse, **Glandula lacrimalis,** abgesonderte Tränenflüssigkeit über die Hornhaut, schützen sie vor Eintrocknung und streifen feine Fremdkörper von ihr ab. Die **Tränenflüssigkeit** sammelt sich schließlich am medialen Augenwinkel im Tränensee, **Lacus lacrimalis;** sie wird dort durch Tränenpunkte, **Puncta lacrimalia,** in die Tränenröhrchen, **Canaliculi lacrimales,** und weiter in den Tränensack, **Saccus lacrimalis,** abgesaugt und durch den Tränennasengang, **Ductus nasolacrimalis,** in die Nasenhöhle entleert.

A. Die Schutzeinrichtungen des Auges

I. Die Augenlider, Palpebrae, und Augenbrauen, Supercilia

Die Augenlider sind als muskelhaltige Weichteilfalten dem Augapfel vorgelagert. Das Oberlid, *Palpebra superior,* ist durch den *Sulcus palpebralis superior* gegen die Stirn, das Unterlid, *Palpebra inferior,* durch den *Sulcus palpebralis inferior* gegen die Wange abgegrenzt. Das Oberlid ist bei geöffneter Lidspalte weitgehend durch eine **Deckfalte** überlagert.

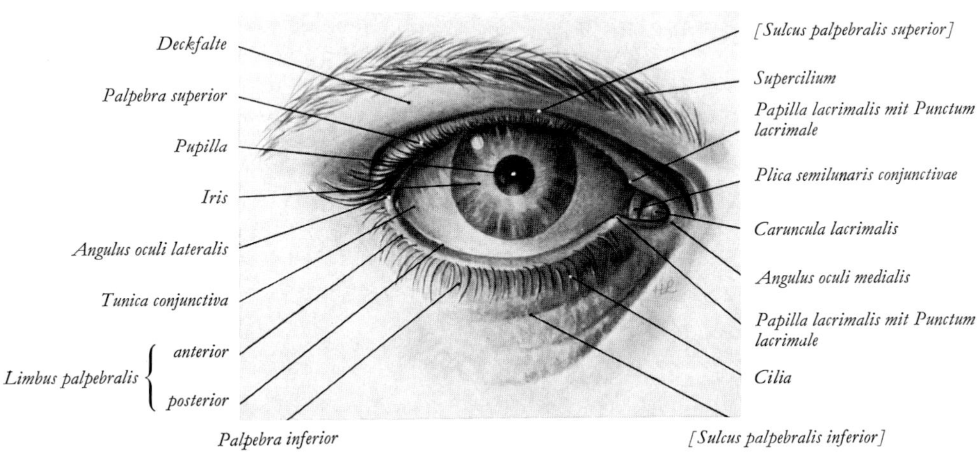

Abb. 151. Rechtes Auge bei geöffneter Lidspalte

Bei mongolischen Rassen zieht diese Falte im Bogen mehr oder minder weit über den medialen Augenwinkel, verdeckt ihn und geht in das Unterlid und die seitliche Nasenhaut über. Diese **Mongolenfalte** täuscht die Schrägstellung der Augen vor. Bei Europäern kommt die Falte auch vor (siehe *A. Dürers* Selbstporträt!). Sie wird auch **Epicanthus** genannt.

Die Außen- oder Hautfläche der Lider, *Facies anterior palpebrarum*, ist von der dünnen **Lidhaut** überzogen. Sie ist mit feinen Lanugohärchen besetzt und mit kleinen Schweiß- und Talgdrüsen versehen. Ihr fettloses, außerordentlich zartes und lockeres Subkutangewebe erklärt die gute Verschieblichkeit der Lidhaut (*plastische Operationen*!). In ihr bilden sich leicht Ödeme (z. B. bei Nierenkrankheiten).

An der abgerundeten vorderen Lidkante, **Limbus palpebralis anterior** (Abb. 151), geht das verhornte Plattenepithel der Lidhaut in das nicht verhornte geschichtete Plattenepithel des 2 mm breiten, freien Lidrandes über. Nahe der vorderen Lidkante sind die starren, dicken Wimperhaare, **Cilia**, in 3–4 Reihen eingepflanzt. Sie unterstützen das Abblenden des Auges und lösen bei Berührung reflektorisch Lidschluß aus.

An ihren Wurzeln finden wir kleine Talgdrüsen, aber keine *Mm. arrectores pilorum*. Daneben kommen noch großlumige, apokrine Schweißdrüsen, **Glandulae ciliares** [*Mollsche Drüsen*], vor, die ebenfalls in die Haarbalghöhlen einmünden.

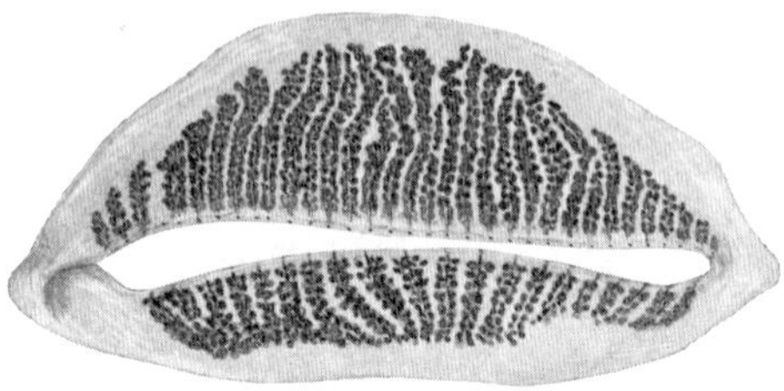

Abb. 152. Lidplatten, Tarsi und Glandulae tarsales (*Meibom*sche Drüsen) eines linken Auges

Die freien Ränder beider Lider gehen (Abb. 151) lateral in einem spitzen Winkel, *Angulus oculi lateralis*, medial abgerundet, *Angulus oculi medialis*, ineinander über und umrahmen die Lidspalte, **Rima palpebrarum.** Nahe dem medialen Augenwinkel erhebt sich auf jedem Lidrand ein kraterförmiger Tränenpunkt, **Punctum lacrimale.** Medial von diesem fehlen die Wimpern. Der mediale Augenwinkel ist hier zum Tränensee, *Lacus lacrimalis*, ausgebuchtet. In ihm erhebt sich die mit mehrschichtigem Plattenepithel, Lanugohärchen und Talgdrüsen versehene, rötliche *Caruncula lacrimalis*. Lateral vom Tränensee sehen wir eine halbmondförmige Bindehautfalte, die **Plica semilunaris conjunctivae.**

Sie ist der Rest eines 3. Augenlides, der Nickhaut der Reptilien und Vögel. Beim Menschen, besonders bei der gelben Rasse, enthält sie gelegentlich einen elastischen Knorpel.

Unter der Haut des Lides verläuft der feinfaserige Lidteil des **M. orbicularis oculi** (siehe S. 82).

Hinter dem Muskel (Abb. 153) liegen die Lidplatten, *Tarsi*, und das *Septum orbitale*.

Die Lidplatten, **Tarsi,** versteifen die Augenlider. Sie bestehen aus dicht verfilztem Bindegewebe, sind der Krümmung des Augapfels angepaßt. In ihre Substanz sind (Abb. 152) im Oberlid etwa 30, im Unterlid etwa 20 verzweigte tubuloalveoläre Drüsen, die **Glandulae tarsales** (*Meibom*sche Drüsen), eingebettet. In ihrer Größe sind

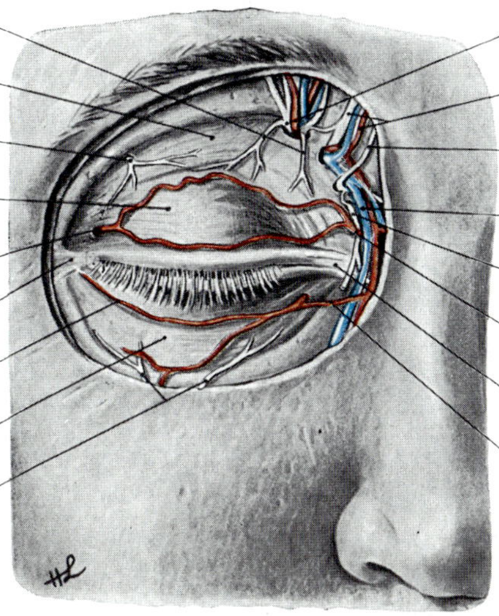

Abb. 153. Tarsi, Lidplatten, und Septum orbitale mit hindurchtretenden Nerven und Gefäßen. Der M. orbicularis oculi ist entfernt

sie der Form der Tarsi angepaßt, im Bau gleichen sie den Talgdrüsen. Mit nadelstichgroßen Öffnungen münden sie auf der hinteren Lidkante, Limbus palpebralis posterior. Sie fetten den Lidrand ein und verhindern das Überlaufen der Tränenflüssigkeit. Ihre Lebensdauer beträgt nur 4–5 Monate.

Kehrt man das Augenlid nach außen um, so kann man die *Glandulae tarsales* als gelbliche, gekörnte Linien erkennen. Entzündete Drüsen bilden das lästige **Gerstenkorn** (*Hordeolum*). Aus einer chronisch gestauten und entzündeten Meibomschen Drüse entsteht das erbsengroße **Hagelkorn** (*Chalazion*).

Die Lidplatten sind in der Mitte am breitesten. Seitlich werden sie schmaler. Medial sind sie durch das kräftige, vor dem Tränensack verlaufende **Lig. palpebrale mediale** am Stirnfortsatz des Oberkiefers, lateral durch das schwächere **Lig. palpebrale laterale** am Jochbein befestigt (Abb. 75, 153). Vom oberen bzw. unteren, konvexen Rande der Lidplatten zieht (Abb. 153) eine dünne Bindegewebsplatte, das **Septum orbitale,** zu den Rändern der Orbita. Das Septum schließt den Augenhöhleninhalt nach außen ab. Durchbrochen wird es von den Nerven und Gefäßen, die zu den Augenlidern und zur Stirn treten. Medial sind es die *Rami laterales* und *mediales n., a., v. supraorbitalis*, der *N. supratrochlearis* und der *N. infratrochlearis*, lateral die feinen Endäste des *N.* und der *A. lacrimalis*. Die medialen und lateralen Lidarterien bilden je einen Gefäßbogen, den *Arcus palpebralis superior* und *inferior*.

Die Tatsache, daß die meisten und stärkeren Gefäß- und Nervenäste medial das Septum orbitale durchbohren, erklärt, daß Blutergüsse in die Orbita (*meist von Schädelbasisbrüchen aus!*) zuerst am medialen Augenwinkel erscheinen, sich dann im unteren Augenlid ausbreiten und schließlich beide Lider als „*Brillenhämatom*" ausfüllen. Da vom Margo supraorbitalis und infraorbitalis stärkere Bindegewebszüge zur Haut und zum M. orbicularis ziehen, senken sich Lidergüsse nicht in die Wange. Auch lassen Blutergüsse (*Haematome*) der Stirn und Wange die Lider frei.

Bewegungsapparat der Lider. Verlauf und Wirkung des **M. orbicularis oculi** wurde bereits S. 82 beschrieben. Der quergestreifte, vom *N. oculomotorius* versorgte **M. levator palpebrae superioris** entspringt in der Nähe des Canalis opticus vom kleinen Keilbeinflügel, verläuft zwischen M. rectus superior und Orbitadach, durchsetzt mit breiter, platter Sehne (Abb. 154, 155) die Tränendrüse und strahlt mit feinen Fasern vor dem Tarsus in die Muskulatur und das Bindegewebe des Lides aus (Abb. 175). Er kann das Lid etwa 1 cm willkürlich heben. Unterstützt wird er von dem glatten, vom *Sympathicus* versorgten **M. tarsalis superior,** der von der Sehne des Levator und der des M. rectus superior entspringt und am Tarsus superior ansetzt (Abb. 175). Zusammen mit dem am Tarsus inferior ansetzenden, ebenfalls glatten **M. tarsalis inferior** hält er durch seinen Tonus die Lidspalte offen.

Bei Ausfall des Halssympathicus hängt das Oberlid herab (*Ptosis!*).

Die Augenbrauen, *Supercilia,* umrahmen in Höhe des oberen Randes des Augenhöhleneinganges in nach oben konvexem Bogen (Abb. 151) die Augen. Die starren, mehr oder minder buschigen Haare sind schräg nach außen gerichtet. Durch diese Anordnung dämmen sie den Stirnschweiß vom Auge ab und leiten ihn seitlich an ihm vorbei.

II. Die Bindehaut, Tunica conjunctiva,

verbindet die Augenlider mit dem Bulbus oculi. Sie hat Schleimhautcharakter, beginnt an der hinteren Lidkante, überzieht als **Tunica conjunctiva palpebrarum** die Rückfläche der Augenlider und schlägt sich unter Bildung des Bindehautscheitels, **Fornix conjunctivae superior** und **inferior,** auf die *Sclera* um, die sie als **Tunica conjunctiva bulbi** bis zum Hornhautrande überkleidet (Abb. 175). Mit dem Tarsus ist sie fest verbunden. Im Bereich des Septum orbitale, des Fornix conjunctivae und der Tunica conjunctiva bulbi ist sie locker auf der Unterlage befestigt. Sie bildet Reservefalten für die Bewegungen des Augapfels und der Lider.

Hier kann die Bindehaut bei Entzündungen und Blutergüssen leicht abgehoben werden und den Hornhautrand wulstförmig überragen!

Tunica conjunctiva palpebrarum und *bulbi* begrenzen einen kapillaren Spalt, den **Bindehaut-** oder **Konjunktivalsack.** Im lateralen Teil des *Fornix conjunctivae superior* münden die Tränendrüsen mit 7–15 *Ductuli excretorii.* Von dort wird die Tränenflüssigkeit in dem kapillaren Bindehautsack zum Tränensee geführt. Im medialen Augenwinkel bildet die Bindehaut die Plica semilunaris und die Caruncula lacrimalis.

Die Bindehautgefäße. Die Conjunctiva palpebrarum wird von Ästen der *Aa. palpebrales mediales* und *laterales* versorgt. Die Arterien der Conjunctiva bulbi stammen aus den *Aa. ciliares anteriores,* Ästen der Arterien der vier geraden Augenmuskeln. Sie bilden am Hornhautrande ein Randschlingennetz. Sind sie bei Bindehautentzündungen erweitert, so kann man sie gut mit bloßen Augen erkennen. Sie lassen sich leicht mit der Bindehaut verschieben und durch Druck entleeren. Die etwas stärkeren Venen verlaufen meist unabhängig von den Arterien.

Die Lymphgefäße der Lider und der Bindehaut ziehen größtenteils zu den *Nll. parotidei,* außerdem mit der V. angularis zu den *Nll. submandibulares.*

Die **Nerven** stammen für das Oberlid aus dem **Trigeminus I,** für das Unterlid aus dem **Trigeminus II.** Sie enden frei im Epithel und mit zahlreichen Endkolben. **Motorisch** versorgt der **N. facialis** den *M. orbicularis oculi,* der **N. oculomotorius** den *M. levator palpebrae superioris,* der **Sympathicus** die *Mm. tarsales.*

Feinbau der Bindehaut. Einwärts von der inneren Lidkante finden wir wie am freien Lidrande noch eine schmale Zone unverhornten geschichteten Plattenepithels, das in geschichtetes Zylinderepithel übergeht. Das letztere ist besonders im Fornix charakteristisch. Auf dem Bulbus weicht es geschichtetem Plattenepithel. Im Lidteil treffen wir neben Becherzellen schlauchförmige Epitheleinsenkungen mit Becherzellen, im Fornix noch tubulo-azinöse *Glandulae lacrimales accessoriae* an. In der *Tunica propria* kommen reichlich Plasmazellen und Lymphozyten vor. Die Lymphozyten können im subkonjunktivalen Bindegewebe (besonders des Fornix) zu einzelnen *Noduli lymphatici* zusammenfließen.

III. Der Tränenapparat, Apparatus lacrimalis

(Abb. 154, 155)

Die Tränendrüse, *Glandula lacrimalis*, liegt oberhalb des lateralen Augenwinkels in der *Fossa glandulae lacrimalis* des Stirnbeins. Durch die Sehne des M. levator palpebrae superioris wird sie in eine dem Knochen anliegende **Pars orbitalis** und eine etwas weiter nach vorn reichende, dem Lid anliegende **Pars palpebralis** geteilt. Etwa 10 kleine Ausführungsgänge, **Ductuli excretorii,** ergießen die Tränenflüssigkeit oberhalb des lateralen Augenwinkels in den Fornix conjunctivae superior.

Feinbau. Die zusammengesetzte tubulo-azinöse Drüse erinnert im Bau an die Gl. parotis. Die Schaltstücke sind lang. Das Stäbchenepithel der Sekretröhren fehlt. Den Endstücken anliegende Korbzellen sollen die Entleerung des Sekretes fördern.

Nervenversorgung. Die sensiblen Fasern kommen aus dem **N. lacrimalis,** die parasympathischen aus dem **N. intermedius.** Weg: *N. petrosus major – Ganglion pterygopalatinum – N. zygomaticus – Ramus communicans zum N. lacrimalis.* Die sympathischen Fasern gelangen aus dem Ganglion cervicale superius mit den Gefäßen zur Drüse.

Die selbständige vegetative Nervenversorgung erklärt, daß bei Sensibilitätsausfall (*Trigeminus I*) die Tränensekretion erhalten bleibt.

Die **Arterien** stammen aus der *A. lacrimalis*, einem Ast der A. ophthalmica.

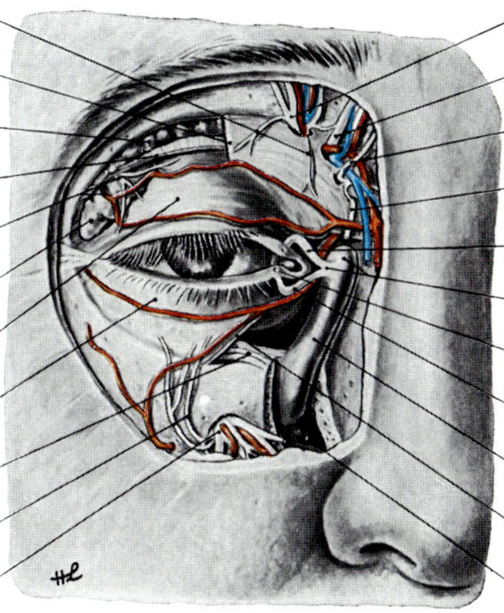

Abb. 154. Tränendrüse, Glandula lacrimalis, durch Fensterung des Septum orbitale, Tränensack, Saccus lacrimalis, und Tränennasengang, Ductus nasolacrimalis, durch Fensterung des Stirnfortsatzes des Oberkiefers freigelegt

Die abgesonderte Tränenflüssigkeit wird bei den Bewegungen der Augenlider durch den Bindehautsack zum medialen Augenwinkel in den **Tränensee,** *Lacus lacrimalis*, geführt. Hier wird sie durch die **Tränenpunkte,** *Puncta lacrimalia*, in die *Canaliculi lacrimales*, die **Tränenröhrchen,** angesaugt. Diese ziehen zunächst auf- bzw. abwärts, wenden sich dann mit scharfer Biegung medialwärts, um einzeln oder gemeinsam (Abb. 155) in den **Tränensack** zu münden.

Die Mechanik des Ansaugens wurde bereits S. 83 u. 211 besprochen.

Der Tränensack, *Saccus lacrimalis,* liegt in der Fossa sacci lacrimalis zwischen der Crista lacrimalis anterior und posterior. Seine Kuppe, *Fornix sacci lacrimalis,* überragt nach oben das vor dem Sack verlaufende Lig. palpebrale mediale (Abb. 76). Hinter dem Tränensack zieht der *Hornersche Muskel* von den Lidern zur Crista lacrimalis posterior (Abb. 76). Vom Tränensack verläuft der **Tränennasengang,** *Ductus nasolacrimalis,* ab-, medial- und rückwärts, um unter der unteren Muschel in die Nasenhöhle zu münden. Die Mündung wird meistens von einer kleinen Schleimhautfalte, der *Plica lacrimalis* (*Hasner*sche Klappe), verdeckt.

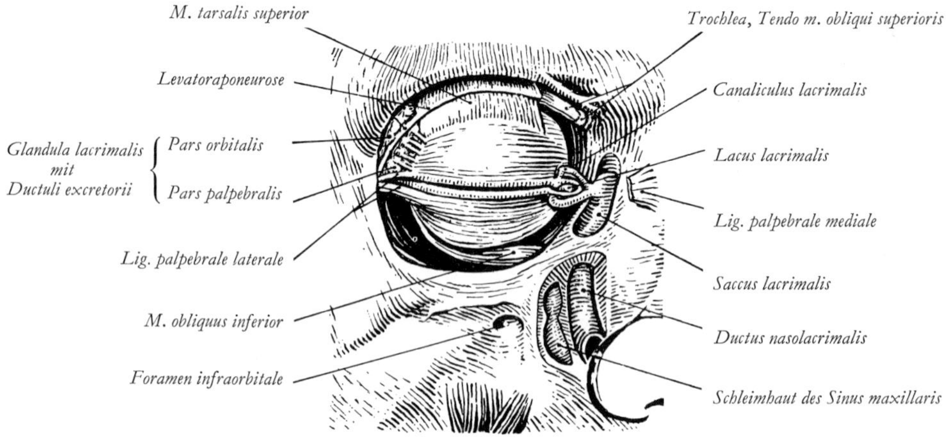

Abb. 155. Übersicht über den Tränenapparat nach Entfernung der Lidmuskeln. Nach *Eisler*

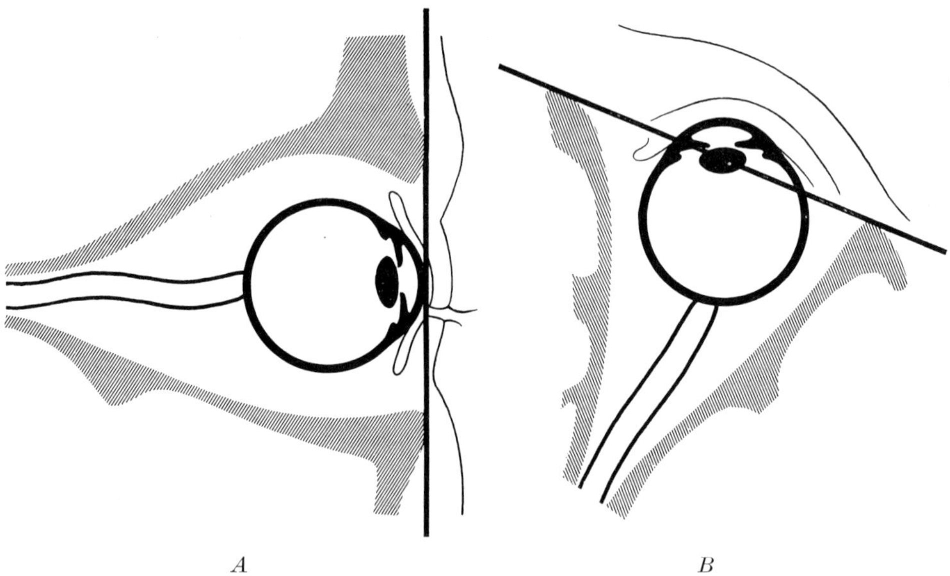

Abb. 156. Das Verhalten des Hornhautscheitels zu der knöchernen Begrenzung der Orbita. *A* auf dem Sagittalschnitt; *B* auf dem Horizontalschnitt. Nach *Hafferl* verändert

Die Tränenröhrchen sind mit geschichtetem Plattenepithel, Tränensack und Tränenkanälchen mit mehrreihigem Zylinderepithel ausgekleidet.

Sind die Tränenwege verlegt oder wird die Tränenflüssigkeit durch psychische, mechanische und chemische Reize im Überschuß gebildet, so rollen die Tränen über die Wangen.

B. Der Augapfel, Bulbus oculi,

liegt im vorderen, weiten Teil der Orbita. Am Sagittalschnitt überragt er die Orbitalränder nicht. Die Verbindungslinie der Mitte des oberen und unteren Orbitalrandes tangiert den Hornhautscheitel (Abb. 156A). Am Horizontalschnitt sieht man dagegen, daß der Augapfel die knöcherne Orbita überragt (Abb. 156B). Er ist demnach von lateral her nicht ausreichend geschützt. Der Augapfel steht der medialen Wand etwas näher als der lateralen. Vom Dach und Boden der Orbita ist er ungefähr gleich weit entfernt. Der nahezu kugelige Bulbus ist in der Höhe des Hornhautrandes zum *Sulcus sclerae* eingeschnürt.

I. Die äußere Augenhaut, Tunica fibrosa bulbi,

besteht im wesentlichen aus kollagenen Faserbündeln, die sich in verschiedenen Richtungen überkreuzen, durch den intraokularen Druck gespannt werden und dem Augapfel seine Festigkeit geben. Ein verschiedener Quellungszustand der Gele läßt das vordere, stärker gewölbte Sechstel, die Hornhaut, glasklar durchsichtig, die hinteren $^5/_6$, die Sclera, weiß erscheinen. Die Hornhaut ist gleichsam wie ein Uhrglas in die Sclera eingefügt.

1. Die weiße oder harte Augenhaut, Sclera,

erscheint beim Lebenden als das Weiße im Auge. Sie ist nahe dem Sehnerveneintritt, wo die Durascheide in die Sclera übergeht, am dicksten (1–1,5 mm) und verdünnt sich gegen den Äquator hin bis zu 0,4 mm, um sich gegen die Hornhaut hin durch die Einstrahlung der Sehnen der Augenmuskeln wieder auf 0,6 mm zu verdicken. Die blutgefäßarme Sclera besteht aus sich überkreuzenden Bündeln kollagener Fasern, die im wesentlichen meridional verlaufen, im vorderen Teil aber durch Ringfasern verstärkt werden (*Becher*). Die leicht gewellten Bündel ermöglichen bei Zunahme des intraokularen Druckes eine geringe Volumenvergrößerung. Wenige beigemischte elastische Fasern führen die kollagenen Fasern aus dem entwellten Zustand in die Ruhelage zurück. Der vordere Abschnitt ist starrer, der hintere nachgiebiger.

Zwischen den Bündeln finden sich feine Saftkanälchen, Bindegewebs- und Pigmentzellen. Die letzteren nehmen gegen die Choroidea hin zu. Eingelagerte Fettkörnchen (bei älteren Leuten) lassen die Sclera gelblich erscheinen. Bei Kindern (geringere Dicke) wirkt sie bläulich.

An der Eintrittsstelle des Sehnerven (Abb. 150) ist die Sclera für den Durchtritt der Sehnervenfasern siebartig durchlöchert (*Lamina cribrosa*). Außerdem wird sie in der Umgebung des Sehnerven, am Äquator und nahe dem Hornhautrande von den Gefäßen und Nerven für die Tunica vasculosa bulbi durchbohrt (Abb. 161).

Nahe dem Hornhautrande verläuft der **Sinus venosus sclerae** (Abb. 150), ein ringförmiger, venöser, mit Endothel ausgekleideter Raum, der das Kammerwasser aufnimmt. Außen ist die Sclera vorn von der Bindehaut (S. 214), weiter hinten von dem zarten episkleralen Bindegewebe, umgeben, das die feineren episkleralen Gefäße führt und das **Spatium intervaginale** [*Tenon*scher Raum] durchzieht. Innen ist sie durch den kapillären, perichoroidalen Lymphraum von der Choroidea getrennt.

Die **sensiblen Nerven** treten von den ihr innen anliegenden *Nn. ciliares* in die Sclera.

2. Die Hornhaut, Cornea

(Abb. 150),

erscheint bei der Ansicht von vorn als ein quergestelltes Oval, weil die Sclera sich oben und unten etwas weiter über die Cornea schiebt. Bei der Ansicht von hinten ist sie kreisrund. Die *Facies anterior* ist schwächer gekrümmt als die *Facies posterior*. Daher beträgt die Dicke der Hornhaut am Rande, **Limbus corneae,** 1,1 mm, am Scheitel, **Vertex corneae,** nur 0,8 mm. Obwohl die Fasern der Sclera am Hornhautrande kontinuierlich in die Hornhaut übergehen, erscheint sie doch scharf abgesetzt, durch einen anderen Quellungszustand klar und durchsichtig.

Feinbau. Die Cornea läßt von außen nach innen folgende 5 Schichten unterscheiden:

1. Das **Epithelium corneae** überzieht in 5 unverhornten Plattenepithellagen die Vorderfläche, schützt gegen Umwelteinflüsse, regelt den Stoffaustausch der Hornhaut und meldet mit den besonders zahlreichen, feinen Nervenendigungen jeden Fremdkörper und jede Schädigung. Seitlich geht es in das Bindehautepithel über.
2. Die **Lamina limitans anterior,** die äußere [*Bowmann*sche] Grenzschicht, ist eine 20 μm dicke, homogene, von der Tunica propria abstammende Basalmembran, die sich färberisch von der Tunica propria kaum abhebt.
3. Die **Substantia propria** besteht aus 50–60 parallel der Oberfläche angeordneten, sich überkreuzenden, vielfach zusammenhängenden, 8–10 μm dicken **Lamellen kollagener Fibrillen.** Im Gegensatz zur Sclera verlaufen die Fibrillen nicht gewellt, was wohl die größere Steifheit der Hornhaut erklärt. Ihre Grundsubstanz enthält Hyaluronsäuresulfat. Zwischen den Lamellen finden sich **Fibrozyten** [*Hornhautzellen*], die wahrscheinlich den Saftstrom regeln, was von besonderer Bedeutung ist, da die Hornhaut bis auf eine schmale Randzone normal **keine Blutgefäße besitzt.** 50–60 feine Nervenästchen aus den **Nn. ciliares** dringen vom Rande aus radiär in den mittleren und vorderen Teil der Substantia propria ein, bilden in ihm ein feines Geflecht, von dem feine Äste unter Durchbohrung der äußeren Grenzschicht in das Epithel aufsteigen, wo sie mit Ösen innerhalb der Epithelzellen enden.
   Einlagerung feinster Fetttröpfchen in die Substantia propria ruft nahe dem Limbus den weißgrauen Greisenbogen, **Arcus senilis,** hervor.
4. Die **Lamina limitans posterior,** die innere [*Descemet*sche] Grenzschicht, ist dünner als die äußere, steht chemisch dem elastischen Gewebe näher, ist als eine Ausscheidung des Hornhautendothels aufzufassen. Randwärts löst sie sich in das Schwammwerk des Iriskorneawinkels (s. u.) auf.
5. Das **Endothelium corneae** besteht aus einer einschichtigen Lage platter Bindegewebszellen und grenzt die Hornhaut gegen die vordere Augenkammer ab.
   Die durchsichtige Hornhaut wird nach Verletzungen und einige Stunden nach dem Tode trübe.

II. Die mittlere Augenhaut, Tunica vasculosa bulbi,

ist charakterisiert durch den großen Reichtum an Gefäßen, Nerven und pigmentierten Bindegewebszellen. Außerdem enthält sie die glatte Binnenmuskulatur des Auges. Sie zerfällt in drei hintereinandergelegene Zonen, die *Choroidea*, das *Corpus ciliare* und die *Iris*.

1. Die Aderhaut, Choroidea

(Abb. 150, 157, 161),

liegt dem lichtempfindlichen Teil der Netzhaut außen an, reicht somit vom Opticuseintritt bis zur Ora serrata (Abb. 150). Die zarte, sehr dünne (0,05–0,08 mm), leicht zerreißliche Haut ist gegen die Sclera verschieblich, mit der Pigmentschicht der Netzhaut aber fest verbunden. Sie sichert die **Ernährung der gefäßfreien äußeren Netzhautschichten,** besteht im wesentlichen aus einem flächenhaften Gefäßnetz, aus dem eine gegen die Netzhaut gerichtete Kapillarschicht gespeist wird. Die Gefäße liegen in einem Flechtwerk von kollagenen Lamellen, elastischen Fasern, Bindegewebs- und Pigmentzellen. Im einzelnen unterscheiden wir:

1. Die **Lamina suprachoroidea** ist die **Verschiebeschicht** gegen die Sclera. Sie enthält den **suprachoroidalen Lymphraum.**

   Sie zeigt Bindegewebslamellen, die an der Oberfläche von Endothel bekleidet sind und selbst aus kollagenen und elastischen Fasern und pigmentierten Bindegewebszellen bestehen. In ihr verlaufen die größeren Gefäße und Nerven: *15–18 Nn. ciliares, 2 Aa. ciliares posteriores longae,* etwa *20 Aa. ciliares posteriores breves und meistens 4 Wirbelvenen, Vv. vorticosae* (Abb. 157). Die Nerven geben nur marklose Fasern an die Gefäße ab (sensible Endigungen fehlen). Sie ziehen im allgemeinen weiter zum Corpus ciliare und zur Iris.

2. Die **Lamina vasculosa** enthält, in Bindegewebe eingebettet, die gröberen Verzweigungen der Arterien und ein Venennetz, aus dem sich am Äquator gewöhnlich 4 Wirbelvenen sammeln.
3. Die **Lamina choriocapillaris** enthält in pigmentfreiem, zartem Bindegewebe ein engmaschiges Netz weiter Kapillaren, das die gefäßlosen, äußeren Schichten der Netzhaut ernährt.
4. Die **Lamina basalis,** eine 2 μm dicke Glashaut [*Bruch*sche Membran] ist wohl ein Produkt des Pigmentepithels. Ihr liegt außen ein Netzwerk elastischer Fasern an. Sie ist eine Art elastischer Aponeurose des Ziliarmuskels.

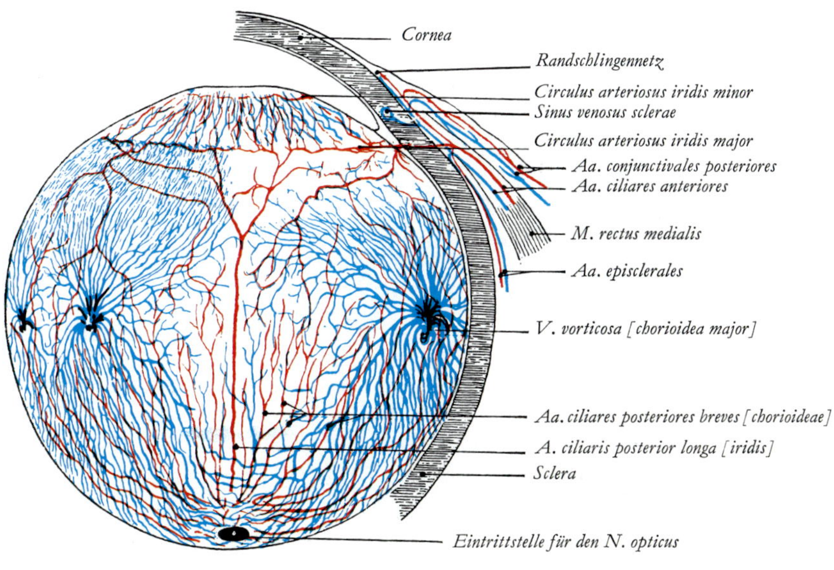

Abb. 157. Gefäße der Aderhaut und ihre Verbindungen mit den Bindehaut- und episkleralen Gefäßen

Das Aufleuchten der Raubtier- und anderer Säugetieraugen kommt durch eine lichtreflektierende Schicht außerhalb der Choriokapillaris zustande. Dieses *Tapetum lucidum* kann aus Zellen oder kollagenen Fasern bestehen, in die feine Kristalle eingelagert sind.

2. Der Strahlenkörper, Corpus ciliare

(Abb. 158, 160),

reicht von der Ora serrata bis zur Iris. Wir unterscheiden 3 Abschnitte:

1. Der **Orbiculus ciliaris** ist eine 4 mm breite, an die Ora serrata grenzende Zone von feinen meridionalen Falten, *Plicae ciliares* [Processus ciliares minores.] In dieser Zone entspringen die langen, zur Linsenvorderfläche verlaufenden Zonulafasern.
2. Die **Corona ciliaris,** der Strahlenkörper, zeigt 70–80 **Processus ciliares,** meridionale Falten, die linsenwärts am höchsten sind und 0,5 mm vom Linsenrand enden. Sie sind von einem zweischichtigen Epithel überzogen, dessen äußere Schicht dem Pigmentepithel und dessen innere Schicht dem blinden Teil der Retina entspricht. Die Ziliarfortsätze enthalten ein **kapillarreiches Gefäßnetz,** das der Basalmembran des Epithels unmittelbar anliegt. Im Bereich der *Corona ciliaris* wird das Kammerwasser gebildet. In den Tälern zwischen den Ziliarfortsätzen verlaufen und entspringen die Zonulafasern von der Cuticula des retinalen Epithels. Die längsten ziehen zur Vorderfläche, die mittellangen zum Äquator, die kurzen zur Hinterfläche der Linse.
3. Der **M. ciliaris** ist ein am Querschnitt (Abb. 150) dreieckiger Muskelwulst, der außen meridionale, innen zirkuläre und dazwischen radiäre Fasern unterscheiden läßt. Die verschiedenen Verlaufsrichtungen ergeben sich aus der funktionellen Umformung des zusammenhängenden Systems glatter Muskeln bei der Kontraktion.

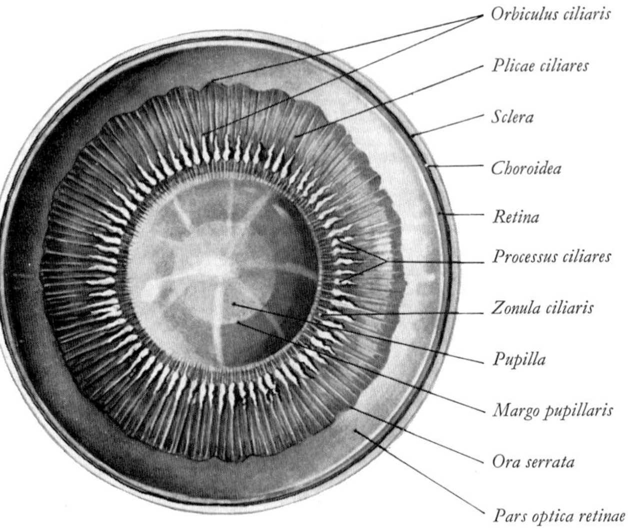

Abb. 158. Vordere Hälfte eines rechten Auges von hinten gesehen. Corpus ciliare, Linse und ihr Aufhängeapparat

Die meridionalen Fasern [*Brückescher Muskel*] entspringen in Höhe des Sinus venosus sclerae mit elastischen Sehnen und setzen mit ebensolchen Sehnen an der elastischen Membran der Choroidea an. **Die radiären Fasern** zweigen von den meridionalen nach innen ab und gehen in die zirkulären über. **Die zirkulären Fasern** [*Müllerscher Muskel*] verlaufen in der inneren Kante des Ziliarwulstes.

Beim Kurzsichtigen sind sie häufig schwach, beim Weitsichtigen besonders stark ausgebildet.

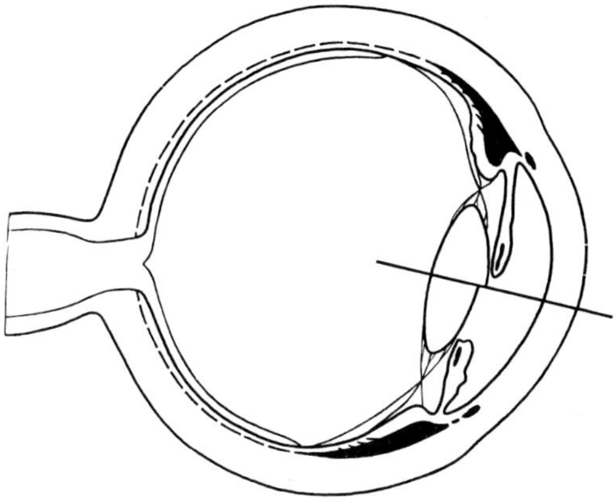

Abb. 159. Akkommodationsschema nach *Rohen*. Obere Hälfte: Akkommodation, untere Hälfte: Desakkommodation. Gestrichelte Linie: Lamina elastica choroidea.

Funktion: Bei der **Kontraktion des M. ciliaris** (Abb. 159) wird die elastische Membran der Aderhaut gespannt und die Aderhaut nach vorn geführt, wodurch die hinteren langen Zonulafasern entspannt werden. Der verdickte, kontrahierte Muskel wölbt sich nach vorn und innen vor, wodurch auch die vorderen und hinteren Zonulafasern entspannt werden; die Linse kehrt in ihre elastische Ruhelage zurück, wölbt sich stärker und ist auf Nahsehen eingestellt **(Akkommodation!)**. Schließlich wird durch die elastischen Ursprungssehnen auch noch das Balkenwerk des Iriskorneawinkels entfaltet, wodurch der Abfluß des Kammerwassers gefördert werden soll. Bei der **Erschlaffung des M. ciliaris** zieht die vorher gedehnte elastische Membran die Aderhaut wieder nach hinten; gleichzeitig dehnt sie den Muskel und flacht ihn ab, wodurch die Zonulafasern gespannt werden. Diese flachen die Linse ab und stellen sie auf die Ferne ein. Durch dieses sehr sinnvolle elastisch-muskulöse System benötigt der M. ciliaris keinen Antagonisten.

Die **Nn. ciliares** bilden im Muskel ein ganglienzellhaltiges Geflecht, aus dem Fasern zur Iris und zur Cornea abgehen. Die **parasympathischen Fasern** für den Muskel stammen aus dem *N. oculomotorius via Ganglion ciliare.*

3. Die Regenbogenhaut, Iris

(Abb. 150, 151, 157, 160, 161),

ist eine frontal gestellte, vor der Linse und hinter der Hornhaut gelegene, blau bis schwarzbraun erscheinende Blende, die nahezu zentral das rundliche Sehloch, die **Pupille,** besitzt. Mit dem *Margo ciliaris* (Ciliarrand) ist sie am Corpus ciliare befestigt. Der freie *Margo pupillaris* (Pupillarrand) ruht auf der Vorderfläche der Linse. Hier kommuniziert die kleinere hintere mit der größeren vorderen Augenkammer.

Untersuchung am Lebenden. Nach außen vom *Margo pupillaris* finden wir eine schmale, braune Innenzone, den **Anulus iridis minor.** Hier scheint das dunkle Epithel

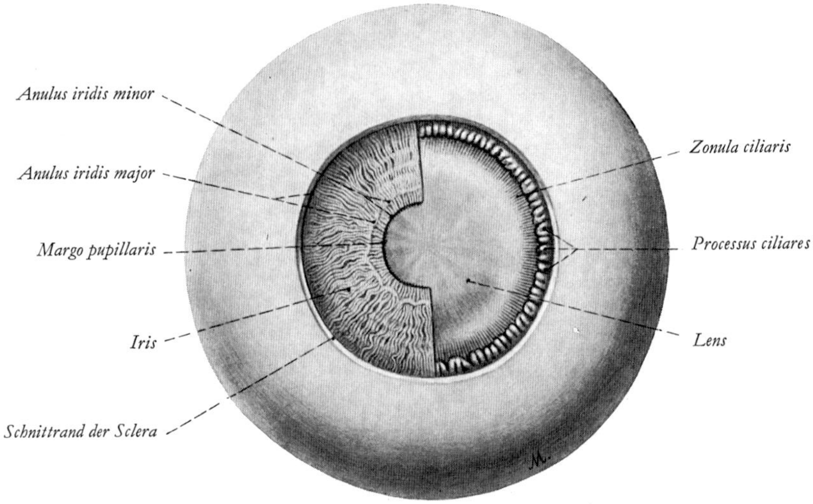

Abb. 160. Linse und Iris durch Wegnahme der Hornhaut (links) bzw. der Hornhaut und Iris (rechts) von vorn dargestellt

der Rückfläche durch. Es folgt die **Iriskrause,** eine unregelmäßig gewellte, helle Linie, die dickste Stelle der Iris. Weiter außen liegt die breitere Außenzone, der **Anulus iridis major.** Sie erscheint blau bis schwarzbraun.

Der Farbunterschied ist durch die Menge des hellbraunen Pigmentes in den Zellen des Irisstromas bedingt. Fällt das Licht auf das zarte, leicht trübe, nicht oder gering pigmentierte Irisstroma, so wird ein Teil der Strahlen, und zwar mehr von den kurzwelligen (blauen) als von den langwelligen, durch den dunklen Hintergrund (das zweischichtige pigmentierte Epithel) reflektiert; das Auge erscheint blau. Nimmt mit den Jahren die Masse der Iris zu und wird sie dadurch wenig durchscheinend, so wird die Iris heller und grau. Die Töne des hellbraunen bis braunschwarzen Auges werden nicht durch verschiedene Farben, sondern durch die Menge des hellbraunen Pigmentes in den Stromazellen und durch die Zahl der pigmentierten Zellen hervorgerufen.

Die Struktur der Iris ist individuell sehr verschieden (*Frerksen*). Sie ist nur bei Lupenbetrachtung, am hellen Auge besser als am dunkeln, zu erkennen. Sie zeigt mehr oder minder deutlich radiäre Balken, in denen die Irisgefäße verlaufen. Sie können dünner oder dicker sein, stellenweise auseinanderweichen und dadurch Lakunen oder Krypten bilden.

Das Strukturbild ist bei eineiigen Zwillingen gleich, bleibt während des ganzen Lebens auch beim Bewegungsspiel der Iris unverändert. Unter Irisdiagnose (Augendiagnose) versteht man die umstrittene Methode aus dem Irisbild auf Krankheiten zu schließen.

Die Gefäße der Iris sind am gesunden Auge nicht zu erkennen.

Entwicklungsgeschichtlich besteht die Iris aus dem mesodermalen Irisstroma und dem ektodermalen Augenbecheranteil, der das zweischichtige stark pigmentierte Epithel der Rückfläche und den Sphincter und Dilatator pupillae liefert.

Feinbau. Die Vorderfläche wird, wie die Kornearückfläche, von einem platten **Endothel** bekleidet. Es ist bei Jugendlichen eine geschlossene Zellage, zeigt beim Erwachsenen meistens Lücken. Darauf folgt eine schmale **Zone dichtgelagerter, protoplasmareicher Zellen,** die der Iris ihren Glanz verleihen. Fasern sind in ihr selten; die Zellen enthalten häufig Pigment. Die folgende dickere Schicht des **Irisstroma** ist faserreicher, stellt ein lockeres, schwammähnliches Bindegewebe dar, in dem die größeren und mittleren Irisgefäße verlaufen. Die sternförmig verzweigten Zellen können auch hier pigmentiert sein. Neben ihnen kommen abgerundete, bewegungsfähige Pigmentzellen, die sog. Klumpenzellen, vor.

Hinter der Gefäßschicht folgen die Abkömmlinge des ektodermalen Augenbechers. Nahe dem Pupillarrand liegt der ringförmige, platte, aber kräftige **M. sphincter pupillae** (Abb. 150). Der **M. dilatator pupillae** ist eine außerordentlich dünne, glasklare Schicht, die der folgenden Pigmentschicht anliegt, aber einzelne Fasern in den Sphincter pupillae schickt. Der Sphincter bildet ein synzytiales Maschennetz, in das auch Fasern des Dilatator einstrahlen. Auf diese Weise kann der Dilatator das Sphinkternetz entfalten, der Sphincter den Dilatator dehnen. Die Rückfläche der Iris wird von 2 Lagen dunkel pigmentierter Zellen überzogen. Die eine ist das Stratum pigmenti iridis, die andere die Pars iridica retinae. Sie gehen am Pupillarrand ineinander über, säumen hier den Rand ein und geben ihm seine bräunliche Farbe (s. oben).

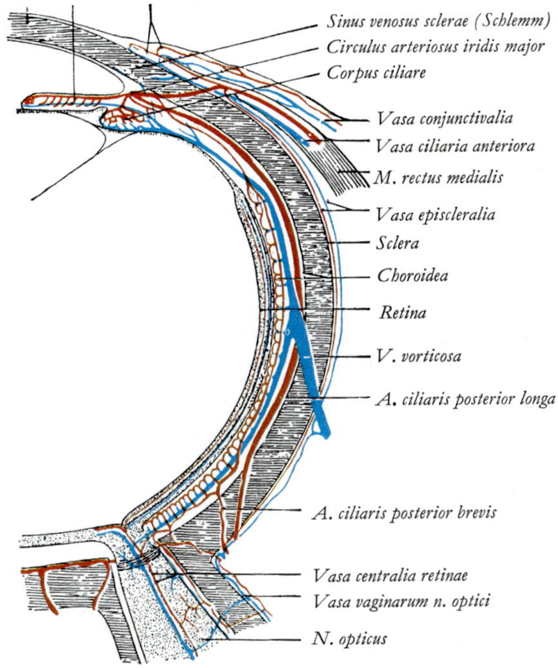

Abb. 161. Schema der Blutgefäße des Auges. Horizontalschnitt. Nach *Leber*

Die Pupille erscheint für gewöhnlich schwarz. Die Pupillenweite (2–4 mm Durchmesser) ist von der Irisbreite, d.h. dem Bewegungsspiel des *Sphincter* und *Dilatator* abhängig. Sie richtet sich vor allem nach der Beleuchtung und nach der Akkommodation (der Nah- und Ferneinstellung).

Im allgemeinen soll sie an beiden Augen gleich groß sein. Ungleiche Weite (Anisokorie) und Störungen des Pupillarreflexes lassen Erkrankungen des Nervensystems vermuten. Im Alter ist die Pupille gewöhnlich enger und die Beweglichkeit der Iris geringer, weil die an sich schon dicken Wandungen der Irisgefäße im Alter noch dicker werden.

Die Nerven der Iris stammen aus dem Nervengeflecht des Corpus ciliare. Die sympathischen Fasern für den *Dilatator* und für die Gefäße kommen aus dem *Halssympathikus*, die parasympathischen für den *Sphincter* aus dem *N. oculomotorius*. Für den *M. sphincter pupillae* und *M. ciliaris* nimmt man neuerdings eine *sympathisch-parasympathische Doppelinnervation* an. Außerdem finden sich in Iris und Corpus ciliare schmerzempfindliche Fasern aus dem Trigeminus I.

Gefäße (Abb. 157, 161). Aus dem an der Sklerakorneagrenze gelegenen Gefäßbogen, *Circulus arteriosus iridis major*, der von den beiden *Aa. ciliares posteriores longae* gespeist wird, aber auch noch Zuflüsse von den *Aa. ciliares anteriores* und den *Aa. ciliares posteriores breves* [chorioideae] erhält, ziehen (Abb. 161) zahlreiche Gefäße radiär bis in die Höhe der Iriskrause, wo sie schlingenförmig in die Venen umbiegen. Ein richtiger *Circulus arteriosus iridis minor* besteht hier nicht. Aus den Schlingen ziehen Äste in die Pupillarzone, den *Anulus iridis minor*, wo sie sich in ein engmaschiges Kapillarnetz aufzweigen. Der *Anulus iridis major* hat nur sehr spärliche Kapillaren!

III. Die Linse, Lens, der Zonulaapparat und die Akkomodation

(Abb. 150, 158–160, 162)

Die Linse ist ein bikonvexer Körper, der zwischen Iris und Glaskörper liegt. Die schwächer gekrümmte Vorderfläche geht an dem abgerundeten Rande in die stärker gekrümmte Rückfläche über (Abb. 150). Sie ist allseitig von einer sehr dünnen, glasklaren Kapsel umgeben, die als eine Abscheidung der Linsenepithelien aufzufassen ist.

Entwicklung. Das Hautektoderm über der Augenbecheranlage verdickt sich zur **Linsenplatte**, senkt sich zur **Linsengrube** ein und schnürt sich als **Linsenbläschen** ab (Abb. 163–167). Während die äußeren, hautnahen Epithelien kubisch bleiben, wachsen die inneren, augenbechernahen bald zu Zylinderzellen aus (Abb. 167) und werden zu den zunächst noch kernhaltigen **Linsenfasern.** Sie bringen den Linsenhohlraum zum Verschwinden. Die äußeren

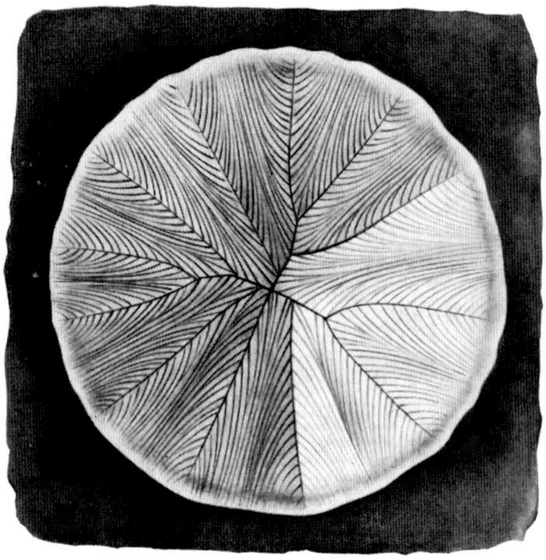

Abb. 162. Linse eines Erwachsenen mit Linsenstern (dunkle Linien) und deutlich sichtbaren Linsenfasern (grau) bei auffallendem Licht gezeichnet

Zellen werden zum einschichtigen, kubischen **vorderen Linsenepithel.** Sobald die Linsenfasern ihre endgültige Länge erreicht haben, verlieren sie ihre Teilungsfähigkeit. Die weitere Zunahme der Fasern erfolgt am Äquator. Hier vermehren sich die kubischen Zellen des vorderen Linsenepithels sehr stark (*Kern- oder Zuwachszone*). Die neugebildeten Zellen wachsen wieder zu Linsenfasern aus und umwachsen die vorhandenen bogenförmig. Dadurch, daß sich von außen immer neue Fasern anlagern, entstehen mehr oder minder regelmäßige, **meridionale Lamellen** von Linsenfasern. Die Enden der um den Äquator gebogenen Fasern treffen sich auf der Vorder- und Rückfläche in Nahtlinien. Zunächst bilden sie auf jeder Fläche einen dreistrahligen **Linsenstern.** Auf der Vorderfläche weist der senkrechte Strahl nach oben, auf der Rückfläche nach unten. Mit der Anlagerung weiterer

Fasern treten neue Nahtlinien auf, so daß wir beim Erwachsenen (Abb. 162) einen mehrstrahligen Stern finden. Jene Fasern, die auf dieser Abbildung lang sind und weit auf die Fläche übergreifen, sind auf der Rückfläche nur kurz und umgekehrt.

Während ihres stärksten Wachstums (während der Embryonalzeit) wird die Linse allseitig von der *Tunica vasculosa lentis* umgeben. Ihre Gefäße werden von der Glaskörperarterie (*A. hyaloidea*), den Iris- und den Choroideagefäßen gespeist. Sie bildet sich später vollständig zurück. Die Ernährung der Linse kann dann nur durch den Saftstrom der Umgebung erfolgen.

Schon frühzeitig wird vom Linsenepithel eine glasklare, homogene Haut, die Linsenkapsel, abgeschieden. Die **Capsula lentis** ist vorn dicker als hinten; sie läßt sich leicht von der Linse abziehen und rollt sich durch ihre starke Elastizität bei Verletzungen nach außen um.

Altersveränderungen. Da am Äquator zeitlebens eine Neubildung und Auflagerung neuer Fasern erfolgt, nimmt der äquatoriale Durchmesser von 6 mm beim Neugeborenen bis zu 10 mm beim Greis zu. Mit der Auflagerung neuer Fasern geht eine Abnahme des Wassergehaltes besonders der zentralen Teile der Linse parallel. Die zentralen Fasern platten sich ab, werden härter und spröder. Gegen das 30. Lebensjahr läßt sich ein zentraler, härterer, wenig akkommodationsfähiger Kern, *Nucleus lentis*, von einer weicheren, zäheren Rinde, *Cortex lentis*, unterscheiden.

Die schichtweise Ablagerung und Veränderung kann man mit Hilfe der Spaltlampe leicht feststellen.

Linsentrübungen bezeichnet man als grauen Star oder Katarakt.

Aufgehängt und gespannt wird die Linse durch feinste Fasern, **Fibrae zonulares,** die vom Corpus ciliare zur Linse ziehen. Die hintersten, von der Gegend der Ora serrata kommenden, heften sich an der Vorderfläche der Linsenkapsel an, kreuzen die vorderen, von den Kuppen der Proc. ciliares zur Hinterfläche der Linse ziehenden. Mittlere Fasern heften sich am Äquator an.

Akkommodation. Die Kontraktion und Erschlaffung des **M. ciliaris** wurden auf S. 221 eingehend geschildert. Bei der **Kontraktion** werden die Zonulafasern entspannt; die Linse kehrt in ihre elastische Ruhelage zurück, wölbt sich stärker **(Naheinstellung).** Bei der **Erschlaffung** des M. ciliaris werden die Zonulafasern gespannt; sie flachen die Linse ab **(Ferneinstellung).**

Vergrößert sich mit zunehmendem Alter der starre Kern der Linse auf Kosten der plastischen Rinde, so nimmt die Fähigkeit der Gestaltsveränderung der Linse, die Akkommodationsbreite, ab (Altersweitsichtigkeit!). Die mangelnde Anpassungsfähigkeit der Linse muß durch eine Brille korrigiert werden.

IV. Die innere Augenhaut, Tunica interna bulbi,

besteht aus zwei Blättern, dem Pigmentepithel, **Stratum pigmenti,** und dem **Stratum cerebrale,** der eigentlichen Netzhaut, **Retina.**

Entwicklung. Netzhaut, Pigmentepithel, N. opticus und Glaskörper entwickeln sich aus dem Gehirn.

Bereits bei Keimlingen mit 7–8 Urwirbelpaaren bilden sich am vordersten Teil der noch offenen Neuralrinne die **Augengruben.** Nach dem Verschluß der Neuralrinne zum Neuralrohr liegen die Augengruben im Gebiet des Vorderhirnbläschens. Durch rasches Wachstum stülpt sich hier die Hirnwand zur **Augenblase** aus. Der Hohlraum des Gehirns buchtet sich zum Sehventrikel aus. Das Ektoderm über der Augenblase verdickt sich zur Linsenplatte (Abb. 163). Die Augenblase wächst weiter seitwärts und gliedert sich in die eigentliche (sekundäre) Augenblase und den Augenblasenstiel. Nachdem das Vorderhirnbläschen sich in das Endhirn und Zwischenhirn differenziert hat, geht der Augenblasenstiel von der ventralen Wand des Zwischenhirns ab. Der an die Linsenanlage grenzende Teil der Augenblase wächst besonders stark und stülpt sich zum doppelwandigen **Augenbecher** ein. Die Linsenanlage formt sich zur Linsengrube (Abb. 164). Das äußere Blatt des Augen-

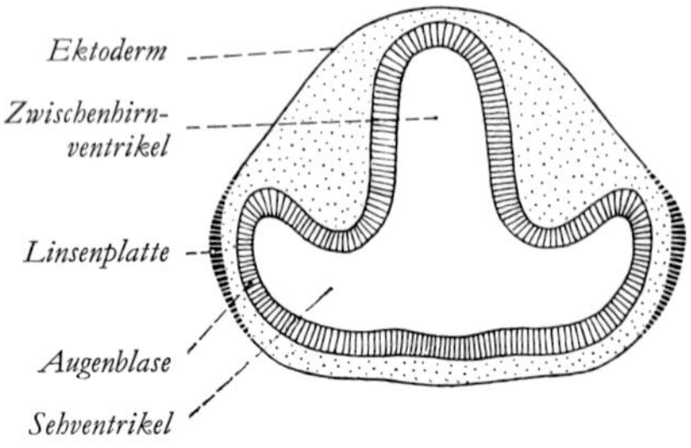

Abb. 163. Entwicklung des Auges I. Anlage der Augenblase und der Linsenplatte. Schema

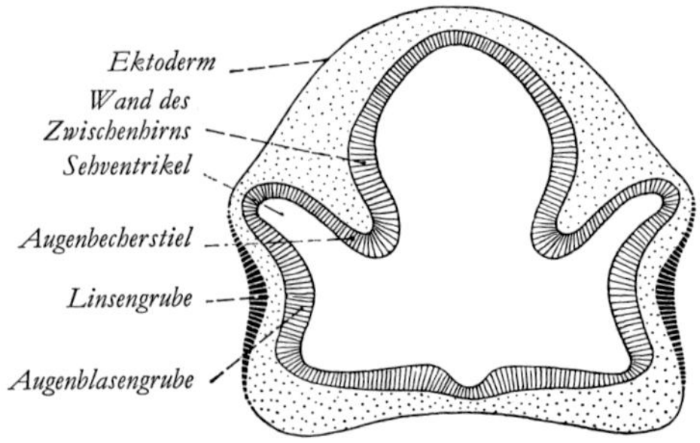

Abb. 164. Entwicklung des Auges II. Bildung des Augenbechers; Linsengrube. Schema

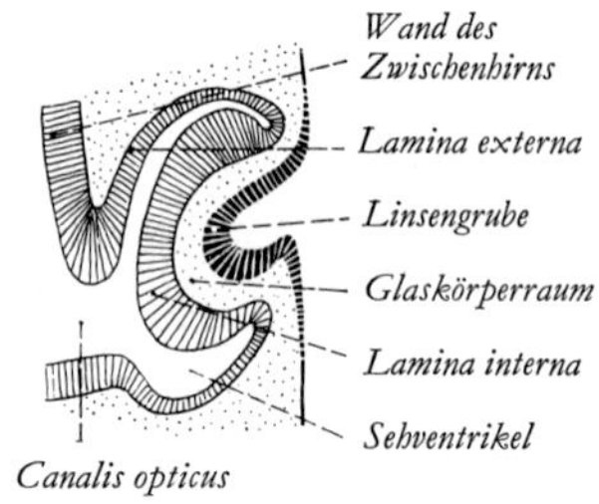

Abb. 165. Entwicklung des Auges III. Augenbecher, Linsengrube. Schema

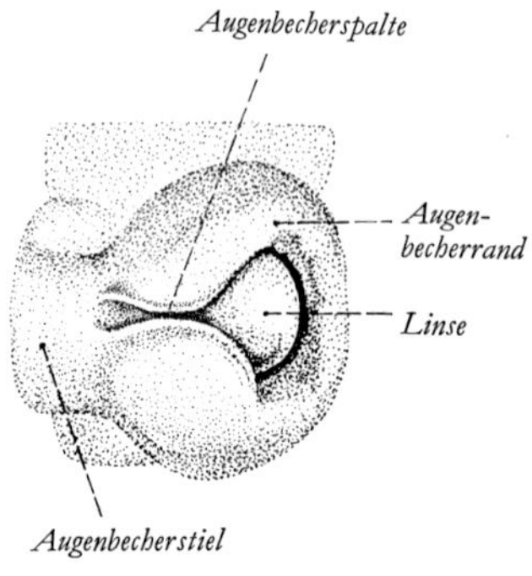

Abb. 166. Entwicklung des Auges IV. Modell der Augenanlage eines 12,5 mm langen menschlichen Keimlings. Von lateral und ventral gesehen. (Nach *Dedekind-Hochstetter*)

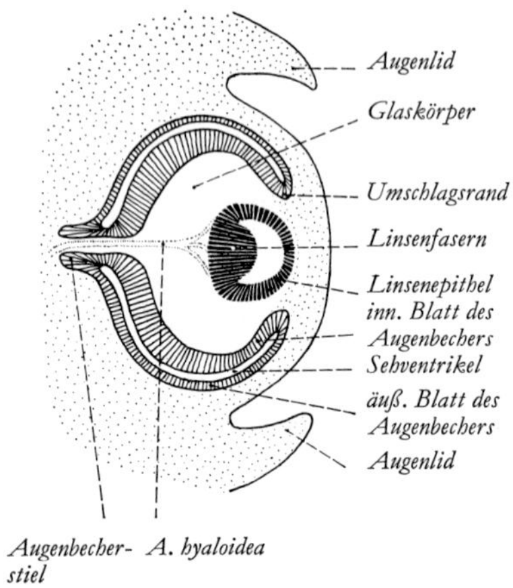

Abb. 167. Entwicklung des Auges V. Weitere Differenzierung des Augenbechers und der Linse. A. hyaloidea, Bildung der Augenlider. Schematisierter Schnitt

bechers bleibt im Wachstum zurück, das innere Blatt wächst weiter und stülpt sich tiefer ein, wodurch der Sehventrikel eingeengt wird. In den Augenbecher senkt sich die Linsenanlage ein (Abb. 165). Der Augenbecher vergrößert sich durch aktives Wachstum am Augenbecherrand und schließt die Linse ein, die sich inzwischen vom Ektoderm gelöst hat. Bei diesem Umwachsungsvorgang bleibt der ventrale Abschnitt des Bechers im Wachstum zurück. Es entsteht hier ein Einschnitt, die **Augenbecherspalte**, die sich als **Stielspalte** auf den Becherstiel fortsetzt (Abb. 166). Durch diese Spaltbildung wird es möglich, daß das innere Blatt des Bechers mit dem Augenblasenstiel und dem Gehirn in Verbindung tritt. In die Augenspalte wachsen Bindegewebe und die *A. centralis retinae*. Später schließen sich die Stielspalte und die Becherspalte wieder. Den durch den Glaskörperraum zur Linse verlaufenden Teil der Arterie nennen wir *A. hyaloidea*. Sie wird später rückgebildet. Bleibt der Verschluß der Becherspalte aus, so sprechen wir vom *Colobom*.

Die *Lamina externa* des Augenbechers liefert eine einschichtige Lage kubischer Zellen, die bald Pigmentkörnchen aufnehmen und zum **Pigmentepithel** werden. Ihm legt sich die *Lamina interna* so eng an, daß der Sehventrikel verschwindet (Abb. 167). Die dicke, mehrschichtige *Lamina interna* wird zum Stratum **cerebrale**, zur eigentlichen **Retina**. Sie läßt schon frühzeitig eine größere, hintere Pars optica und eine kleinere, vordere Pars caeca unterscheiden. Die Pars optica enthält Neuroblasten und Glioblasten, aus denen sich die Schichten der Netzhaut differenzieren. Die Glioblasten liefern auch die Fasern des Glaskörpers. Das zunächst mehrschichtige Epithel der Pars caeca entwickelt keine Nervenzellen. Es wird beim stärkeren Wachstum des Auges zu einem einschichtigen, kubischen Epithel ausgezogen. Es überzieht das Corpus ciliare und die Rückfläche der Iris und geht am Pupillarrand (dem früheren Augenbecherrand) in das ebenfalls einschichtige Pigmentepithel über.

1. Die Netzhaut, Retina,

reicht vom Pupillarrand bis zum Sehnerveneintritt. Als einschichtiges Epithel überzieht sie die Rückfläche der Iris (*Pars iridica*) und das Corpus ciliare (*Pars ciliaris*). Hier fehlt ihr die Fähigkeit der Lichtwahrnehmung **(Pars caeca).** In einer gezackten Linie, der *Ora serrata*, die etwas vor dem Äquator liegt, verdickt sie sich zur spezifisch funktionierenden, lichtperzipierenden Schicht, der **Pars optica retinae.** Sie ist etwa 0,2 mm dick, beim Lebenden durchsichtig und durch den in den Außengliedern der Stäbchen (s. u.) befindlichen und von den Pigmentzellen gebildeten Farbstoff, den Sehpurpur, rot gefärbt. Nach dem Tode wird sie trübe und unter dem Einfluß des Lichtes entfärbt. Am Sehnerveneintritt, dem *Discus n. optici* (Papilla fasciculi optici) (Abb. 150), und an der *Ora serrata* (Abb. 158) ist sie auf der Unterlage befestigt. Sonst wird sie nur durch den normalen Quellungsdruck des Glaskörpers gegen die ihr außen anliegenden Schichten gepreßt.

Läßt der Quellungsdruck des Glaskörpers nach, so löst sich die durchsichtige Netzhaut von dem Stratum pigmenti, das fest auf der Choroidea haftet (*Netzhautablösung!*).

Die Hohlfläche des Augenhintergrundes, die man mit dem Augenspiegel untersuchen kann, zeigt (Abb. 168) zwei besonders charakteristische Stellen:

1. Der **Discus n. optici,** die Austrittsstelle der Sehnervenfasern, liegt 4 mm medial vom hinteren Augenpol und erscheint als eine hellere, 1,5 mm breite, runde bis vertikalovale Scheibe. Sie stellt den ,,blinden Fleck“ dar, da hier die Stäbchen und Zapfen fehlen. In ihrem hellen Zentrum, das leicht eingedellt ist (*Excavatio papillae*), treten die Netzhautgefäße, die helleren, zinnoberroten Arterien und die dunkleren, karminroten Venen ein bzw. aus. Umrahmt wird die Papille von einem dunklen Pigmentring (Grenze des Pigmentepithels). Auf ihn folgt nach innen der schmale, weiße Skleralring, der Rand der durchbrochenen Sclera. Die mediale Hälfte des Discus ist gelblichrot, die laterale blasser rot. **Die Netzhautgefäße** (*A.*, *V. centralis retinae*) treten etwa 1 cm vom Bulbus entfernt von der Unterfläche her in den Sehnerven ein, teilen sich in der Papille in einen oberen und unteren Ast, die sich wieder in einen lateralen und medialen

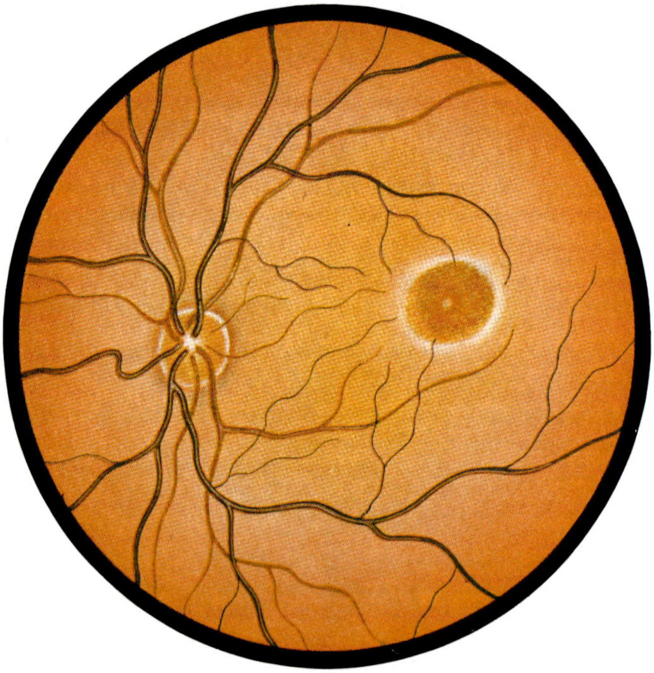

Abb. 168. Spiegelbild des Augenhintergrundes. Discus (Papilla) n. optici (links) ist eingefaßt von dem weißen Skleralring und dem dunklen Pigmentring. Netzhautarterien hellrot, Netzhautvenen dunkelrot. Rechts Macula (lutea) mit Fovea centralis

gabeln. Die lateralen Äste ziehen im Bogen um das Makulagebiet, geben in ihrem Verlauf zahlreiche feine Äste an dieses ab. Es ist somit besonders gut vaskularisiert. Die *A. centralis retinae* ist eine Endarterie. Ihre Äste anastomosieren nicht miteinander. Verschluß eines Astes durch einen Blutpfropf bedeutet Degeneration des Versorgungsgebietes.

Erhöhung des intrakraniellen Druckes (z.B. durch Hirntumoren) erschwert den venösen Abfluß aus der Netzhaut. Es kommt zu einer Schlängelung und Erweiterung der Netzhautvenen und zu einer Schwellung und Trübung der Papille **(Stauungspapille!)**.

2. Die **Macula,** der gelbe Fleck, und die **Fovea centralis** fallen ungefähr mit dem hinteren Augenpol zusammen. Der meist querovale gelbe Fleck hat seinen Namen von einem intensiv gelben Farbstoff. In der Mitte ist er zu einer nach vorn konkaven Grube, zur **Fovea centralis,** der Stelle des schärfsten Sehens, eingedellt. Hier fehlt der gelbe Farbstoff.

Feinbau der Netzhaut. Man unterscheidet 10 bzw. 11 Schichten. Für das Verständnis ist es wichtig, daß sie im wesentlichen von **drei hintereinandergeschalteten Neuronen** gebildet werden:

1. den Stäbchen- und Zapfenzellen, *Stratum neuroepitheliale,*
2. den bipolaren Ganglienzellen, *Stratum ganglionare retinae,*
3. den großen, multipolaren Ganglienzellen, *Stratum ganglionare n. optici.*

In der linken Hälfte der Abb. 169 sind die Schichten, in der rechten die wichtigsten Bauelemente eingetragen.

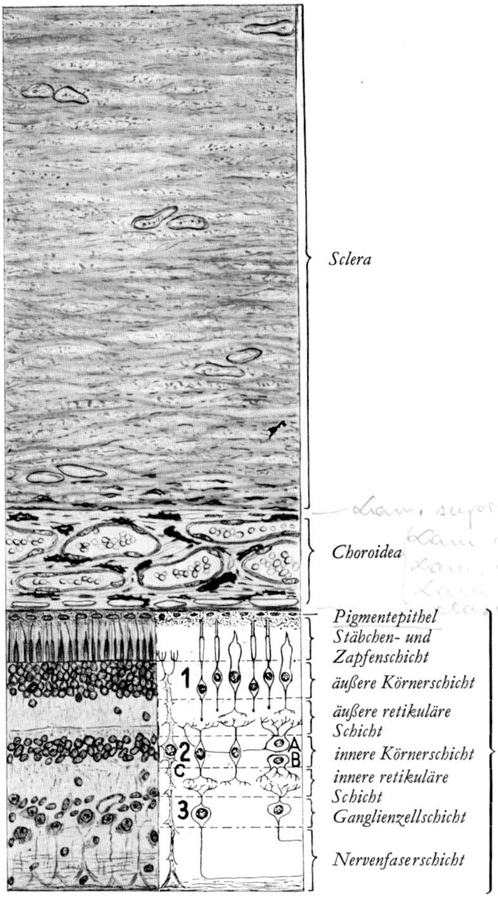

Abb. 169. Schematische Übersicht über die Schichten des Augapfels. In der rechten Hälfte der Retina sind die wesentlichsten Zelltypen eingetragen. 1 = Stäbchen- und Zapfenzellen (I. Neuron), 2 = Bipolare Zellen (II. Neuron), 3 = Große Ganglienzellen (III. Neuron), A = Horizontalzelle, B = Amakrine Zelle, C = Radiärfaser (*Müller*sche Stützzelle)

1. **Die Stäbchen- und Zapfenzellen** besitzen:

a) einen nach außen, gegen das Pigmentepithel gerichteten Fortsatz (die schmalen, langen, zylindrischen Stäbchen bzw. die kegelförmigen, kürzeren Zapfen), der durch eine gliöse Grenzschicht, die *Membrana limitans externa*, hindurchgesteckt ist;
b) einen kerntragenden, in der äußeren Körnerschicht gelegenen Anteil;
c) einen nach innen, gegen die bipolaren Ganglienzellen gerichteten faserförmigen Fortsatz, der bei den Zapfenzellen mit einer kegelförmigen Aufsplitterung in der äußeren, retikulären (plexiformen) Schicht an den Bipolaren endet.

Die Stäbchen lassen ein doppelt lichtbrechendes, quergestreiftes Außenglied und ein einfach lichtbrechendes Innenglied unterscheiden. In dem langen Außenglied findet man beim dunkel adaptierten Auge **Sehpurpur**, *Rhodopsin*, ein Chromoproteid, dessen prosthetische Gruppe dem Vitamin A nahesteht. Rhodopsin steigert die Lichtempfindlichkeit. Bei stärkerer Belichtung bleicht der Sehpurpur rasch (Nachtblindheit bei Vitamin A-Mangel).

Die Zapfen besitzen ein kurzes, stark lichtbrechendes Außenglied ohne Sehpurpur und ein bauchig aufgetriebenes, blasses Innenglied, das bei manchen Tieren kontraktionsfähig ist, wodurch die Zapfen verlängert bzw. verkürzt werden können. In den Zapfenzellen sollen lichtempfindliche Pigmente vorkommen.

Die menschliche Retina hat etwa 110–120 Millionen Stäbchen und 6–7 Millionen Zapfen. Die Zahl der Stäbchen nimmt von der Fovea centralis, wo wir nur Zapfen finden, gegen die Ora serrata hin allmählich zu. Aus der Tatsache, daß von der Fovea centralis gegen die Peripherie hin der Farbensinn abnimmt, und der Beobachtung, daß ausgesprochene Nachttiere (*Fledermaus*, *Eule*, *Tiefseefische*) nur Stäbchen und ausgesprochene Tagtiere nur oder vorwiegend Zapfen besitzen, folgert man, daß die Zapfen dem Farbensehen, die Stäbchen dem Dämmerungssehen, der Aufnahme farbloser Helligkeitswerte, dienen.

2. **Die bipolaren Ganglienzellen** bilden in der Gesamtheit das **Stratum ganglionare retinae.** Ihre kleinen, chromatinreichen Kerne liegen in der inneren Körnerschicht. Mit dem einen Fortsatz nehmen sie die Reize von den Stäbchen- und Zapfenzellen auf und bilden die äußere, retikuläre (plexiforme) Schicht, mit dem anderen Fortsatz übertragen sie den Reiz auf die großen, multipolaren Ganglienzellen und verzweigen sich in der inneren, retikulären (plexiformen) Schicht.

3. **Die großen, multipolaren Ganglienzellen** bilden bis auf die Umgebung der Fovea centralis, wo sie in mehreren Schichten übereinander liegen, eine einfache Zellage **(Stratum ganglionare n. optici).** Sie schicken mehrere kurze Dendriten in die innere, retikuläre Schicht zur Verbindung mit den Bipolaren. Der lange, zunächst marklose **Neurit** tritt in die **Nervenfaserschicht** ein, verläuft in ihr bis zum Discus n. optici, tritt durch die Area cribrosa der Sclera und erhält außerhalb der letzteren, im **N. opticus,** eine Markscheide; er verläuft im Sehnerven zum **Chiasma opticum** und zieht gekreuzt oder ungekreuzt im **Tractus opticus** zum lateralen Kniehöcker, **Corpus geniculatum laterale,** des Gehirns. Da sich alle Neuriten in der Papille sammeln, muß die Nervenfaserschicht von der Ora serrata zur Papille hin allmählich dicker werden.

In der inneren Körnerschicht beobachten wir außer den Kernen der bipolaren Ganglienzellen noch die Kerne dreier verschiedener Zellformen.

A. **Die Horizontalzellen** (A in Abb. 169) schicken die kurzen Dendriten in die äußere retikuläre Schicht. Der lange, oberflächenparallele Neurit senkt sich mit der Endaufzweigung ebenfalls in die äußere, retikuläre Schicht. Sie verbinden verschiedene Gebiete der Netzhaut, sind als Assoziationszellen aufzufassen.

B. **Die amakrinen Zellen** (B in Abb. 169) stehen mit zentrifugalen Fasern der Sehnerven in Verbindung. Sie entsenden nur kurze Fortsätze in die innere retikuläre Schicht.

C. **Die Müllerschen Stützzellen** oder **Radiärfasern** (C in Abb. 169) sind als Gliagewebe aufzufassen. Sie durchsetzen als langgestreckte Zellen alle Schichten der Netzhaut bis zur Stäbchen- und Zapfenschicht. Ihre kegelförmig verbreiterten Füße bilden die die Nervenfaserschicht deckende *Membrana limitans interna.* Ihre äußeren Enden bilden die (für den Durchtritt der Stäbchen und Zapfen) siebartig durchlöcherte *Membrana limitans externa.* Feine, seitliche Fortsätze schieben sich zwischen die nervösen Bestandteile.

2. Das Pigmentepithel

besteht aus einer einschichtigen Lage polygonaler, kubischer Zellen, die feine, bürstenartige Fortsätze zwischen die Stäbchen und Zapfen schicken. Sie enthalten einen braunen Farbstoff, das **Fuszin.** Bei niederen Wirbeltieren wandert das Pigment bei Belichtung zwischen die Photorezeptoren und zieht sich bei Dunkelheit wieder zurück. Gleichzeitig können sich auch die Zapfen verkürzen. Beim Menschen wurden solche retinomotorischen Erscheinungen nicht beobachtet.

Das Pigmentepithel regelt zusammen mit der ihm außen aufliegenden Basalmembran den Stoffwechsel von der Choriocapillaris der Aderhaut zu den Sinneszellen. Es hat damit entscheidenden Anteil an den photochemischen Prozessen der Netzhaut. So kommt es nur zur Bildung des Sehpurpurs, wenn die Stäbchen dem Pigmentepithel anliegen.

Pigmentepithel und Netzhaut sind nur am Sehnerveneintritt und an der Ora serrata verankert. Tritt der ursprünglich zwischen beiden Schichten gelegene Sehventrikel wieder auf (**Netzhautablösung**!), so erlischt in diesem Gebiet die Sehfähigkeit.

V. Der Glaskörper, Corpus vitreum,

ist eine wasserreiche (98–99%) Gallerte, die den Raum zwischen Linsenrückfläche, Zonulafasern und Innenfläche der Netzhaut ausfüllt (Abb. 150). Die feinen, durchsichtigen Fäden der Gallerte sind ektodermaler Herkunft, entstammen den gliösen Bestandteilen der Netzhaut. Elektronenmikroskopisch wurden 3 verschiedene Fibrillenarten unterschieden (*W. Schwarz*). Gegen die Oberfläche hin ist die Gallerte etwas dichter. Von einer richtigen Grenzhaut kann man aber nicht sprechen. In embryonaler Zeit läuft vom Discus n. optici zur Rückfläche der Linse die Glaskörperarterie, *A. hyaloidea* (Abb. 167). Sie bildet sich später meistens zurück, hinterläßt aber einen feinen, flüssigkeitsgefüllten *Canalis hyaloideus*. Die hochpolymerisierte *Hyaluronsäure* verleiht dem Glaskörper seine große Durchsichtigkeit. Durch den Quellungsdruck des Glaskörpers wird die Netzhaut gegen das Pigmentepithel gedrückt.

Läßt der Druck stark nach, so kann es zu der gefürchteten Netzhautablösung, *Ablatio retinae*, kommen.

VI. Kammerwasser, Humor aquosus, und intraokularer Druck

Das Kammerwasser, eine klare, geringe Spuren von Eiweiß enthaltende Flüssigkeit, wird von dem Gefäßnetz des Corpus ciliare in die hintere Augenkammer abgesondert und gelangt durch die Pupille in die vordere Augenkammer. Hier wird es in dem Schwammwerk des **Iriskorneawinkels,** in den *Spatia anguli iridocornealis*, aufgesaugt, von wo es in den ringförmigen *Sinus venosus sclerae* [*Schlemmschen Kanal*] gelangt.

Das Verhältnis von Bildung und Abfluß des Kammerwassers beeinflußt den intraokularen Druck, der normal 14–27 mm Hg beträgt.

Ist der Abfluß im Iriskorneawinkel erschwert oder aufgehoben, so steigt der intraokulare Druck stark an (*Grüner Star oder Glaukom*!). Unbehandelt führt die Krankheit durch Schädigung der Netzhaut und des Sehnerven zur Blindheit.

VII. Lichtweg und Erregungsleitung

Um die Stäbchen und Zapfen erregen zu können, muß das Licht erst sämtliche Schichten der Netzhaut durchsetzen (siehe Abb. 169). Diese Tatsache ist durch die komplizierten Entwicklungsvorgänge zu erklären. Die Stäbchen- und Zapfenoberfläche entspricht der ursprünglichen Körperoberfläche. Im Gebiet der Fovea centralis sind alle Schichten bis auf die hier besonders langen und schmalen Zapfen seitlich verdrängt. Das Licht kann hier fast ungehindert zu den Zapfen gelangen.

Die Erregung wird von den Stäbchen- und Zapfenzellen über die bipolaren Ganglienzellen zu den großen, multipolaren Ganglienzellen geleitet, deren Neuriten im Sehnerven bis zur Sehnervenkreuzung und von dort gekreuzt oder ungekreuzt über den Tractus opticus zu den **primären Sehzentren** (*Corpus geniculatum laterale, Colliculus superior* und *Pulvinar*) gelangen (Abb. 278). Vom Corpus geniculatum laterale, wo 80% aller Neuriten enden, zieht die **Sehstrahlung** zur **Sehrinde** (Gebiet des *Sulcus calcarinus*). Die Fasern zum vorderen Paar der Vierhügel dienen der Reflex- und vor allem der Pupillarreflexleitung. Näheres beim Gehirn S. 352.

Der Sehnerv

(Abb. 170, 171, 174–179)

ist ein etwa 4,5–5 cm langer, rundlicher Strang, der mit dem Discus n. optici beginnt, die Sclera durchbohrt (*Lamina cribrosa sclerae*), darauf in S-förmigen, etwa 2,8 cm langem Verlauf den retrobulbären Fettkörper durchsetzt und durch den 0,7 cm langen Canalis opticus in die Schädelhöhle gelangt, wo er nach einem 1 cm langen, intrakranialen Verlauf in die Sehnervenkreuzung, Chiasma opticum, übergeht. Die S-förmigen Krümmungen ermöglichen die Bewegungen des Bulbus und gestatten es auch, daß der Bulbus nach vorn tritt (*Glotzaugen, Protrusio bulbi bei Basedowscher Krankheit!*). Seiner Entwicklung (siehe S. 225) und seinem Feinbau nach ist der „Sehnerv" weiße Substanz des Gehirns, eine Bahn (*Tractus*).

Als **Hirnteil** wird er von den drei Häuten des Gehirns, einer **Dura-, Arachnoidea-** und **Piascheide,** umgeben. Am Bulbus gehen alle drei Häute in die Sclera über. Im Canalis opticus sind die drei Häute untereinander und mit dem Sehnerven fest verbunden. Innerhalb der Orbita sind sie getrennt. Die dem Sehnerven unmittelbar aufliegende **Piascheide** schickt unvollständige Scheidewände in das Innere, wodurch ungefähr 800 Bündel abgegrenzt werden. Im Inneren der Bündel werden die Neuriten nur von **Neuroglia** eingehüllt.

Die 600000–800000 Nervenfasern sind unterschiedlich dick. Sie sind von der Lamina cribrosa sclerae an markhaltig. Daneben wurden auch marklose vegetative Fasern zu den Kernen des Hypothalamus, Infundibulum und zum Hypophysenhinterlappen nachgewiesen (*Knoche*).

Der zwischen Pia und Arachnoidea gelegene, mit Liquor gefüllte **intervaginale Raum** steht nicht mit dem Subarachnoidalraum des Gehirns in Verbindung, ist vielmehr als ein **Verschiebespalt** aufzufassen. Die besonders kräftige **Durascheide** hat die Zug- und Druckbeanspruchungen bei den Bewegungen des Augapfels abzufangen.

1,5–2 cm vom Bulbus entfernt, treten von nasal und unten die **A.** und **V. centralis retinae** in den Sehnerven ein. Eingehüllt von Piagewebe verlaufen sie zentral in ihm bis zum Discus n. optici, wo sie sich in der Netzhaut verzweigen (Abb. 168). Ihre Kapillaren versorgen die Netzhaut bis auf das Neuroepithel und die Stäbchen- und Zapfenzellen. Zwischen diesen liegen keine Gefäße. Sie werden nur vom Saftstrom (von der Choroidea aus) ernährt.

C. Der Bewegungsapparat des Augapfels

Um einen Gegenstand im Raum mit den Augen zu erfassen, müssen die Sehlinien beider Augen auf den Gegenstand gerichtet werden. Diese Richtbewegungen erfolgen:

1. durch die Einstellung des Kopfes (Halsmuskeln),
2. durch die Einstellung der Bulbi (6 Bulbusmuskeln).

I. Die Augenmuskeln

(Abb. 170–176)

Von den sechs am Augapfel ansetzenden Muskeln entspringen fünf an der Spitze der Orbita an einem ovalen Sehnenring, dem **Anulus tendineus communis** [*Zinnii*]. Er umrandet den Canalis opticus und den angrenzenden Teil der Fissura orbitalis superior. Durch diesen Ring treten der N. opticus, N. oculomotorius, N. abducens, N. nasociliaris, und die A. ophthalmica in die Augenhöhle. Nur der M. rectus lateralis hat noch einen zusätzlichen Ursprung (*Lacertus m. recti lat.*) vom großen Keilbeinflügel (Abb. 170, 171).

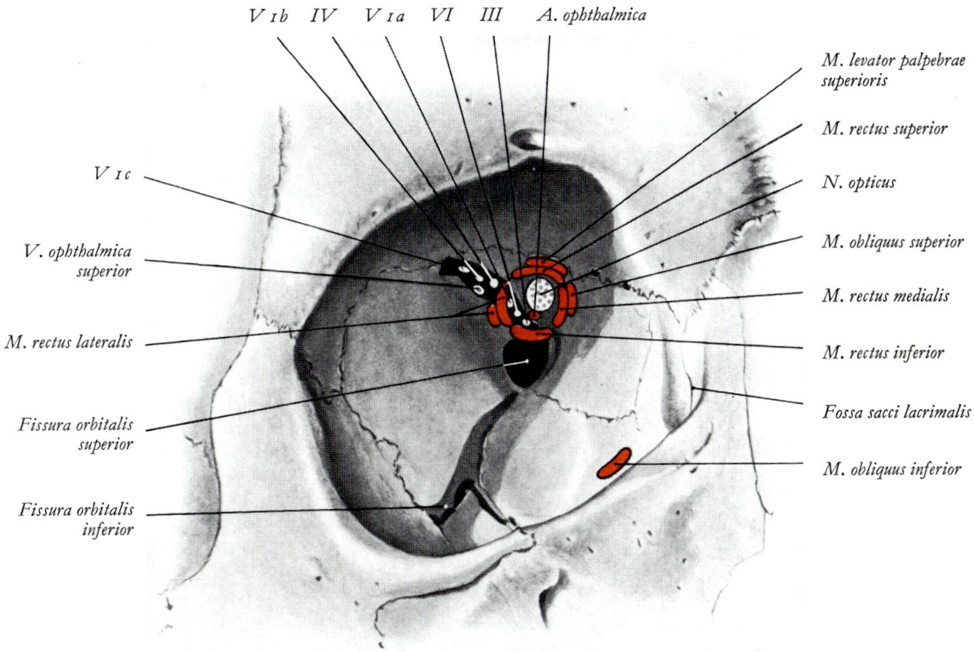

Abb. 170. Rechte Orbita mit den Ursprüngen der Augenmuskeln (rot) und den Eintrittsstellen der Nerven. III = N. oculomotorius; IV = N. trochlearis; V 1a = N. nasociliaris; V 1b = N. frontalis; V 1c = N. lacrimalis; VI = N. abducens

1. Die 4 geraden Augenmuskeln,

(*M. rectus superior, M. rectus inferior, M. rectus medialis* und *M. rectus lateralis*), ziehen als etwa 1 cm breite, platte Muskeln an der oberen, unteren, medialen und lateralen Wand der Orbita zum Augapfel, wo sie in verschiedener Entfernung vom Hornhautrand (M. rectus sup. 7,7 mm, M. rectus lateralis 7 mm, M. rectus inferior 6 mm, M. rectus medialis 5,5 mm) in die Sclera einstrahlen (Abb. 171). Sie umschließen einen pyramidenförmigen Raum, der mit Baufett, dem *Corpus adiposum orbitae*, ausgefüllt ist; in ihm verläuft der Sehnerv zum Bulbus.

2. Die 2 schrägen Augenmuskeln,

der M. obliquus superior und der M. obliquus inferior, treten von vorn medial nach hinten lateral an den Bulbus.

Der **M. obliquus superior** entspringt gemeinsam mit den geraden Muskeln, verläuft oberhalb des Rectus medialis an der medialen Orbitawand bis zur Fovea trochlearis, wo seine runde (oft von einem Schleimbeutel umgebene) Sehne durch einen

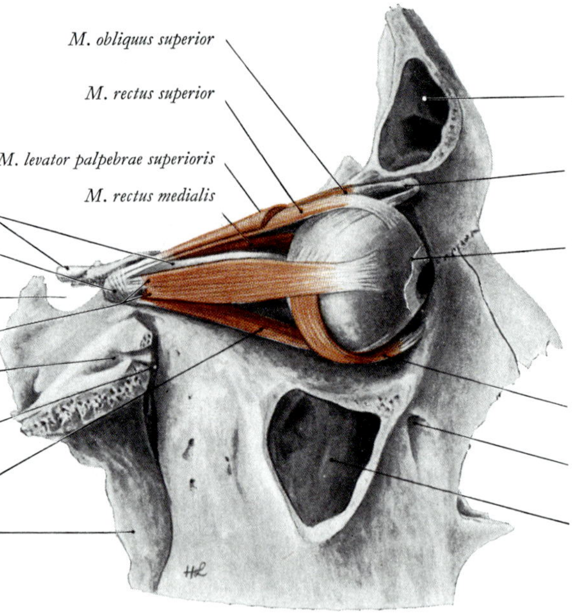

Abb. 171. Muskeln des Augapfels von lateral gesehen. M. levator palpebrae superioris zum Teil entfernt

knorpeligen Halbring, die **Trochlea,** zieht, um sich im spitzen Winkel (50°) nach hinten lateral zu wenden und unter dem Rectus superior zum hinteren, oberen, lateralen Quadranten des Augapfels zu gelangen.

Der **M. obliquus inferior** entspringt als einziger Muskel vorn am Boden der Orbita, neben dem Eingang in den Canalis nasolacrimalis (Abb. 170), verläuft ungefähr in gleicher Richtung wie die Endsehne des Obliquus superior nach hinten lateral und setzt am hinteren, unteren, lateralen Quadranten des Bulbus an.

Funktion der Augenmuskeln. Der Augapfel kann in seinem Lager, der bindegewebigen **Vagina bulbi,** nach allen Richtungen bewegt werden. Er verhält sich wie ein Kugelgelenk, an dem wir (Abb. 172) eine vertikale Ab- und Adduktionsachse, eine sagittale Rotations- und eine transversale Achse für das Heben und Senken der Sehlinie unterscheiden. Je nach der Ausgangsstellung des Bulbus ist die Wirkung der Muskeln verschieden.

Das Schema Abb. 172 orientiert über die Wirkung bei der Primärstellung (geradeaus gerichteter Blick, Sehlinie sagittal). In der Abb. 173 gibt die Länge der Pfeile die Kraft der einzelnen Muskeln wieder.

Der **M. rectus medialis** und der **M. rectus lateralis** sind reine Seitwärtsbeweger. Der *Rectus medialis* adduziert (konvergiert), der *Rectus lateralis* abduziert (divergiert). Der Rectus medialis ist der stärkere.

Der **M. rectus superior** hebt die Sehlinie, rotiert nach innen und adduziert.

Der **M. rectus inferior** senkt die Sehlinie, rotiert nach außen und adduziert.

Die beiden Muskeln bilden in der Primärstellung mit der Sehlinie einen Winkel von 25°. Wird das Auge um 25° abduziert, kommt damit die Sehlinie in die Verlaufsrichtung der Muskeln, so sind sie nahezu reine Heber bzw. Senker.

Der **M. obliquus superior** senkt die Sehlinie, rotiert nach innen und abduziert.

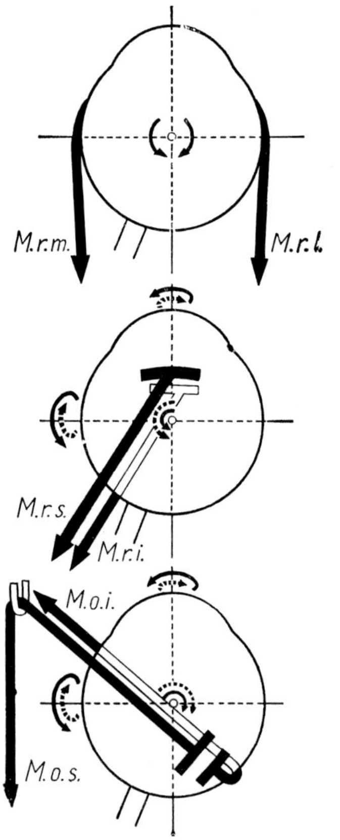

Abb. 172. Wirkung der Bulbusmuskeln. Die Wirkung auf die 3 Achsen ist durch Pfeile dargestellt. M. r. m. = M. rectus medialis; M. r. l. = M. rectus lateralis; M. r. s. = M. rectus superior; M. r. i. = M. rectus inferior; M. o. s. = M. obliquus superior; M. o. i. = M. obliquus inferior

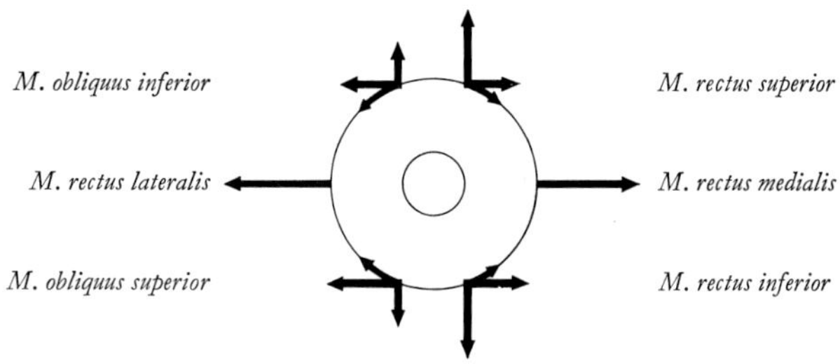

Abb. 173. Funktion der Bulbusmuskeln. Schema nach *Marquez-E. Fuchs*. Die Pfeile geben die Richtung und ihre Länge die Kraft der Muskeln an

Der **M. obliquus inferior** hebt die Sehlinie, rotiert nach außen und abduziert.

Die beiden Muskeln bilden in der Primärstellung mit der Sehlinie einen Winkel von 40°. Wird das Auge um 40° abduziert, so verlaufen die Muskeln senkrecht zur Sehlinie, werden zu reinen Rollern.

Um eine bestimmte Stellung des Bulbus zu erreichen, müssen oft 2 und 3 Muskeln zusammenarbeiten. Sollen beide Augen als ein einheitliches Organ benützt werden, so müssen sie gleichsinnig bewegt werden. Die Bewegungen beider Augen sind nervös zwangsläufig gekoppelt. Sie können nicht unabhängig voneinander benützt werden. Über die nervöse Steuerung der Augenbewegungen siehe S. 349.

Da die vier geraden Augenmuskeln von hinten nach vorn an den Bulbus ziehen, werden sie wohl auch den Bulbus in die Augenhöhle pressen. Diesem Zug wirken der Fettkörper des Auges und die beiden schrägen, von vorn nach hinten verlaufenden Muskeln entgegen.

Manche Tiere besitzen einen eigenen Zurückzieher, *Retractor bulbi.*

Innervation der Augenmuskeln. Der *N. oculomotorius* (III. Hirnnerv, ca. 15000 Nervenfasern) versorgt die meisten Augenmuskeln (M. rectus superior, M. rectus inferior, M. rectus medialis, M. obliquus inferior dazu auch den M. levator palpebrae superioris). Sein motorischer Kern liegt in der Haube des Mittelhirns. Der *N. trochlearis* (IV. Hirnnerv, ca. 2500 Nervenfasern) innerviert den M. obliquus superior. Er ist der dünnste Hirnnerv und hat seinen Kern ebenfalls im Mittelhirn in Höhe der unteren Zweihügel. Der **N. abducens** (VI. Hirnnerv, ca. 6000 Nervenfasern) hat seinen motorischen Kern im Boden der Rautengrube. Er versorgt den M. rectus lateralis.

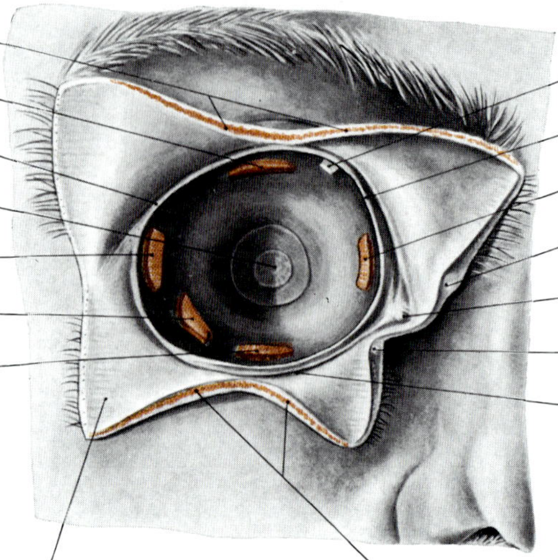

Abb. 174. Vagina (capsula) bulbi (*Tenon*) mit den Muskelstümpfen eines rechten Auges. Der Augapfel ist entfernt, die Lider sind gespalten

Alle Augenmuskelnerven gehen Anastomosen mit Ästen des *N. trigeminus* (V. Hirnnerv) ein. Diese führen die Afferenzen aus den Rezeptoren in den Augenmuskeln dem V. Hirnnerven zu. *Sympathicusfasern* erhalten die Augenmuskeln aus den vegetativen Plexus, welche die Orbitalarterien begleiten.

Ihrer feinen Funktion entsprechend haben Augenmuskeln eine reichhaltige Innervation. Nur wenige Muskelfasern werden von einer Nervenfaser versorgt. Sie sind reich an Rezeptoren verschiedener Art. Muskelspindeln sind in ihnen viel häufiger als in anderen quergestreiften Muskeln (*H. Voss*).

II. Der Fettkörper und der Bindegewebsapparat der Augenhöhle

(Abb. 175, 176)

Der nicht von Muskeln, Gefäßen und Nerven eingenommene Raum der Augenhöhle ist von einem mit Bindegewebe durchsetzten Fettkörper ausgefüllt. Innerhalb der vier geraden Augenmuskeln bildet dieser einen pyramidenförmigen Körper, das **Corpus adiposum orbitae** (Abb. 175). Das den Fettkörper durchsetzende Bindegewebe verdichtet sich gegen die Muskeln, vor allem aber gegen den Bulbus hin zu einer festeren Haut, die ein Widerlager für den Augapfel liefert. Diese den Bulbus umgebende Hülle nennen wir **Vagina bulbi** (*Tenon*sche Kapsel). Sie ist mit dem N. opticus fest verwachsen, liegt in seiner Umgebung dicht der Sclera auf, entfernt sich dann von ihr. Es entsteht so zwischen Kapsel und Sclera das **Spatium intervaginale** (circumbulbare, subcapsulare, *Tenon*scher Raum), eine Verschiebespalte für den Bulbus. Sie wird von zarten Bindegewebsfasern durchzogen, welche die bei den Bulbusbewegungen auftretenden Spannungen auffangen. Vagina und Spatium intervaginale reichen nach vorn bis in die Nähe des Hornhautrandes (Abb. 175).

Die 6 Augenmuskeln ziehen auf ihrem Wege zum Bulbus durch schlitzförmige Öffnungen der Kapsel (Abb. 174). Von der Rückfläche der Kapsel setzt sich das

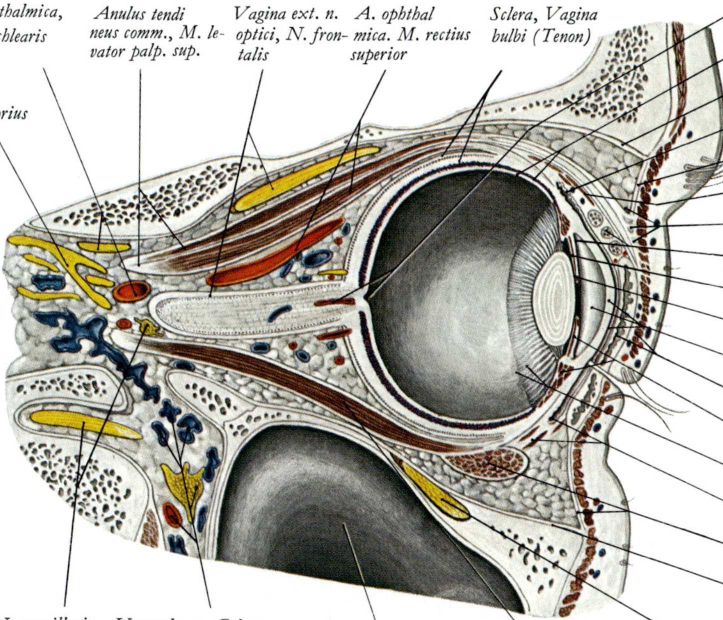

Abb. 175. Sagittalschnitt durch die Augenhöhle mit Inhalt. Von lateral gesehen. Verändert nach *Pernkopf*

Bindegewebe auf die Muskeln fort, bildet um sie Scheiden, die **Fasciae musculares,** die gegen den Ursprung der Muskeln hin dünner werden und sich schließlich verlieren.

Die **Periorbita** kleidet als Periost die knöcherne Augenhöhle aus. Durch den Canalis opticus und die Fissura orbitalis superior geht sie in die Dura mater über. Im Bereich der Fissura orbitalis inferior sind in die Periorbita glatte Muskelzellen (M. orbitalis) eingewebt.

Der *M. orbitalis* ist beim Menschen das Rudiment einer Muskelplatte, die bei vielen Säugern die fehlende laterale Knochenbegrenzung ersetzt. Ob der vom Sympathicus versorgte Muskel in der Lage ist, bei Kontraktion den Augapfel nach vorne zu verschieben und umgekehrt, also einen *Exophthalmus* bzw. *Enophthalmus* zu erzeugen, ist noch umstritten.

Das **Septum orbitale** schließt den Augenhöhleninhalt nach vorn ab. Es zieht als ringförmige, nahezu vertikal gestellte Bindegewebsplatte vom Orbitalrand zum Tarsus superior und inferior (Abb. 153) und wird von zahlreichen Nerven und Gefäßen durchbohrt.

Im vorderen Gebiet ziehen von der Vagina bulbi noch plattenartige Bindegewebszüge zur Orbitawand und zum unteren Augenlid. Sie sind unter dem Einfluß des Muskelzuges entstanden, bremsen als *Retinacula* stärkste Bewegungen ab.

Das Orbitalfett bleibt als Baufett auch bei starker Abmagerung erhalten. Läßt nach starkem Wasserverlust oder bei zehrenden Krankheiten der *Turgor* des Fettkörpers nach, so sinkt der Bulbus in die Orbita zurück (*tiefliegende Augen des Schwerkranken*).

III. Die Beziehungen der Orbita zu den Nasennebenhöhlen

(Abb. 176–179)

sind von großer klinischer Bedeutung. Die mediale Wand der Orbita ist nur durch eine papierdünne Knochenlamelle von den **Cellulae ethmoidales** getrennt (Abb. 176). Der Boden, in dem der N. infraorbitalis verläuft, grenzt an den **Sinus maxillaris.** Der **Sinus frontalis** kann sich bei starker Ausbildung weit in das Dach der Orbita vorschieben (Abb. 177). Bei starker Pneumatisation kann der **Sinus sphenoidalis** den N. opticus im Bereich des Canalis opticus nahezu vollständig umgeben.

Entzündungen und Geschwülste der Nasennebenhöhlen können somit leicht auf die Augenhöhlen und die Nn. optici übergreifen.

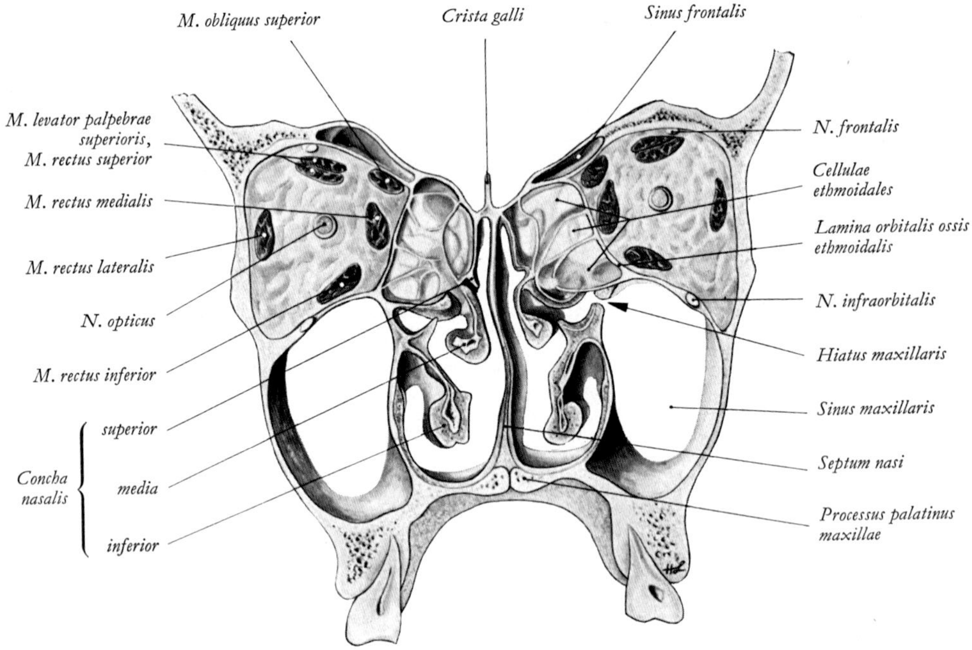

Abb. 176. Frontalschnitt durch Augen- und Nasenhöhle. Die topographischen Beziehungen zwischen Nasennebenhöhlen und Augenhöhlen

D. Die Nerven und die Gefäße der Augenhöhle

(Abb. 177–179)

I. Die Nerven

treten mit Ausnahme des N. opticus durch die **Fissura orbitalis superior** in die Orbita ein. Beim Eintritt bilden sie zwei Gruppen (Abb. 170):

1. *N. oculomotorius, N. abducens* und *N. nasociliaris* treten in den von den geraden Muskeln beschriebenen Muskelkegel ein.
2. *N. lacrimalis, N. frontalis* und *N. trochlearis* liegen außerhalb des Muskelkegels (ebenso die V. ophthalmica superior).

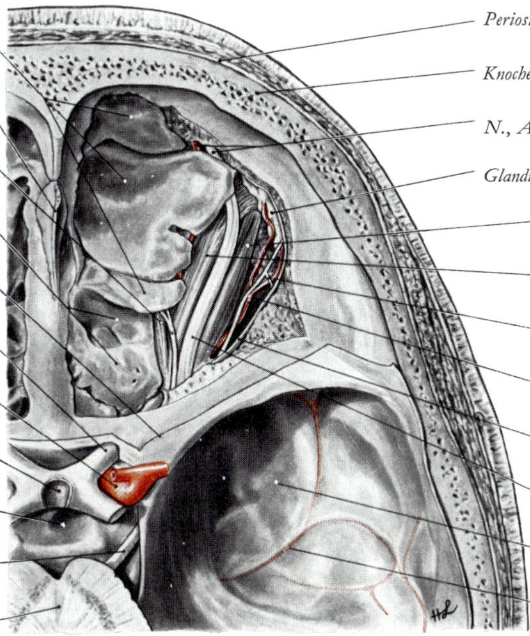

Abb. 177. Nerven und Gefäße einer rechten Orbita in situ nach Entfernung des Augenhöhlendaches. I. Oberflächliche Lage

Nach der Aufmeißelung des dünnen Orbitadaches liegen *N. trochlearis, N. frontalis* und *N. lacrimalis* direkt unter der Periorbita, außerhalb des Muskelkegels in Fettgewebe eingebettet (Abb. 177). Der sich nach medial, zum M. obliquus superior wendende, dünne **N. trochlearis** ist bei der Aufmeißelung wegen seiner oberflächlichen Lage besonders gefährdet. Der kräftige **N. frontalis** spaltet sich in seinem Verlauf früher oder später in den *Ramus lateralis* und *medialis n. supraorbitalis* auf. Von dem letzteren zieht der zarte *N. supratrochlearis* oberhalb der Trochlea des M. obliquus superior zum medialen Augenwinkel. Der **N. lacrimalis** verläuft entlang dem Oberrande des M. rectus lateralis zur Tränendrüse und durch sie hindurch zur Haut und Bindehaut am lateralen Augenwinkel.

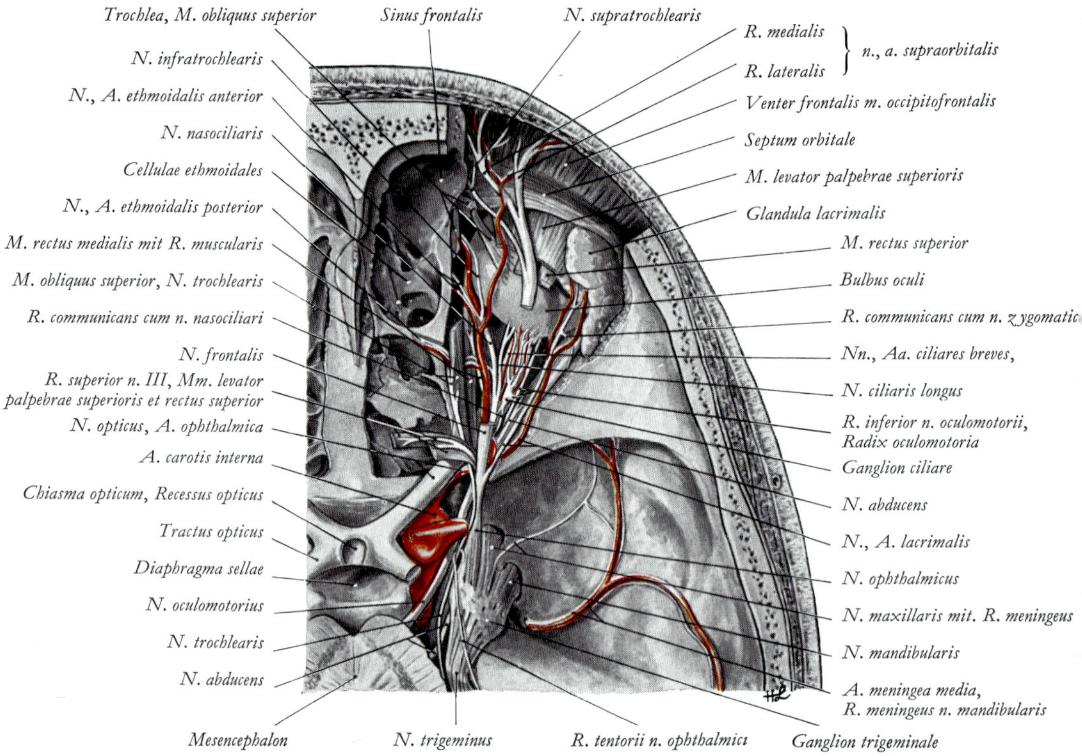

Abb. 178. Nerven und Gefäße einer rechten Orbita in situ von der Schädelhöhle aus gesehen. II. Tiefe Lage

In einer zweiten Schicht (zwischen dem M. rectus superior und dem N. opticus) finden wir den schwächeren **oberen Ast des N. oculomotorius,** der zum Rectus superior und zum Levator palpebrae superioris zieht, und den **N. nasociliaris.** Dieser verläuft neben dem Rectus medialis (Abb. 178) nach vorn, gibt nach medial durch das *Foramen ethmoidale posterius* den *N. ethmoidalis posterior* zur Schleimhaut der Keilbeinhöhle und der hinteren Siebbeinzellen und weiter vorn durch das *Foramen ethmoidale anterius* den *N. ethmoidalis anterior* zur Schädelhöhle und von dort durch die *Lamina cribrosa* zur Schleimhaut der Nasenhöhle und zur Haut der Nasenspitze (*R. nasalis ext.*). Sein Endast, der *N. infratrochlearis*, gelangt unterhalb der Trochlea zum medialen Augenwinkel (Haut, Bindehaut, Tränensack). Nach lateral gehen vom *N. nasociliaris* noch ab:

1. der *R. communicans cum ganglione ciliari* [Radix longa].

   Die Fasern treten ohne Unterbrechung durch das Ganglion hindurch und ziehen in den Nn. ciliares breves zum Bulbus.

2. die *Nn. ciliares longi*, meist zwei dünne Äste zum Augapfel.

In dieser 2. Schicht liegen auch die Hauptverzweigungen der A. ophthalmica (s. u.).

In der dritten und tiefsten Schicht (neben und unter dem Opticus) treffen wir den stärkeren, unteren Ast des *N. oculomotorius* und den *N. abducens*.

Der untere Ast des N. oculomotorius gibt zunächst je einen Ast zum M. rectus medialis und inferior ab, schickt darauf die kurze, kräftige **Radix oculomotoria** zum

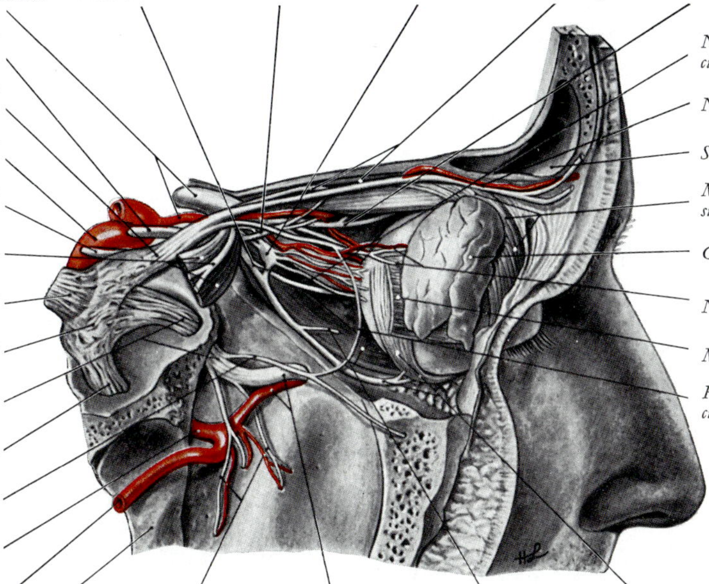

Abb. 179. Nerven und ein Teil der Arterien einer rechten Augenhöhle von lateral dargestellt

Ganglion ciliare und verläuft am lateralen Rande des M. rectus inferior zum M. obliquus inferior (Abb. 179).

Der lateral vom Opticus gelegene **N. abducens** senkt sich nach kurzem Verlauf in den Rectus lateralis (Abb. 179).

Das kleine, nicht immer vorhandene **Ganglion ciliare** ist parasympathisch. Es liegt an der lateralen Seite des N. opticus. Die parasympathischen Fasern des N. oculomotorius gelangen über die Radix oculomotoria [brevis] in das Ganglion, werden in ihm auf das postganglionäre Neuron umgeschaltet und versorgen über die **Nn. ciliares breves** (Abb. 178, 179) den *M. ciliaris* (*Akkommodation!*) und den *M. sphincter pupillae.* Die sensiblen Fasern, aus dem R. communicans cum n. nasociliari, und die sympathischen Fasern, *R. sympathicus ad ganglionem ciliare,* aus dem Geflecht der A. ophthalmica, ziehen ohne Umschaltung im Ganglion durch die Nn. ciliares breves zum Augapfel (*M. dilatator pupillae!*).

Die sekretorischen (parasympathischen) **Fasern für die Tränendrüse** (aus dem *N. intermedius* über *N. petrosus major – Ganglion pterygopalatinum – N. maxillaris*) verlaufen im **N. zygomaticus** und **Ramus communicans cum n. zygomatico des N. lacrimalis,** zwischen Knochen und Periorbita der lateralen Orbitalwand (Abb. 179).

II. Die A. ophthalmica

geht aus der letzten, nach vorn konvexen Krümmung der *A. carotis interna* hervor. Sie tritt unterhalb des N. opticus durch den **Canalis opticus,** beschreibt um den Sehnerven eine Schraubentour, indem sie sich nach lateral, dann über ihn nach medial wendet, wo sie entlang dem M. obliquus superior nach vorn verläuft, um in der Nähe der Trochlea des M. obliquus superior in ihre **Endäste,** die **A. dorsalis nasi** und die **A. supratrochlearis,** zu zerfallen.

Während alle übrigen Äste der Carotis interna ausschließlich Gehirn versorgen, entspricht nur ein kleiner Ast der Ophthalmica, die **A. centralis retinae,** einer Hirnarterie. Sie tritt 10–15 mm vom Bulbus entfernt von unten her in den Sehnerven ein und gelangt durch den Discus n. optici zur Netzhaut (S. 227). Mit den übrigen Ästen versorgt die A. ophthalmica den gesamten Inhalt der Augenhöhle (die mittlere und äußere Augenhaut, Muskeln und Fett), Teile der Nasenhöhle (vorderes und oberes Gebiet der lateralen Wand und des Septum, Siebbeinzellen, Keilbeinhöhle), die Stirn, Augenlider, Nasenwurzel und Teile der Dura mater.

In ihrem Verlauf gibt die A. ophthalmica ab:

1. Die **A. lacrimalis,** längs des oberen Randes des M. rectus lateralis zur Tränendrüse und zum lateralen Augenwinkel.

   Ein kleiner Ast der Lacrimalis erreicht konstant die Dura der mittleren Schädelgrube durch die Fissura orbitalis superior.

2. Die **A. supraorbitalis,** der stärkste Ast, zieht dicht unter der Periorbita zur Stirn.
3. Die **A. ethmoidalis posterior** gelangt mit dem gleichnamigen Nerven durch das Foramen ethmoidale posterius zu den Siebbeinzellen.
4. Die **A. ethmoidalis anterior** verläuft mit dem gleichnamigen Nerven durch das Foramen ethmoidale anterius zur Schädelhöhle, wo sie die **A. meningea anterior** an die Dura abgibt und dann durch die Lamina cribrosa zur Nasenhöhle gelangt.
5. **Rami musculares** erreichen von benachbarten, größeren Ästen die Augenmuskeln.

   Die Äste zu den vier geraden Augenmuskeln schicken gewöhnlich Zweige, **Aa. ciliares anteriores,** nahe dem Hornhautrande durch die Sclera **zum Corpus ciliare und zur Iris** (Abb. 157, 161).
6. Die **Aa. ciliares posteriores breves** [chorioideae] und die **Aa. ciliares posteriores longae** [iridis] entspringen meist mit 2 Stämmchen im Canalis opticus und gelangen unter mehrfacher Teilung bis zum Bulbus, wo etwa 20 Aa. ciliares posteriores breves und zwei (eine mediale und eine laterale) Aa. ciliares posteriores longae in der Umgebung des Sehnervenaustritts die Sclera durchbohren und **zur Gefäßhaut** des Auges gelangen. Über ihre Anastomosen und feinere Aufzweigung siehe S. 224.

III. Die Venen der Augenhöhle

sammeln sich in zwei größeren Stämmen (Abb. 87):

1. Die **V. ophthalmica superior** ist die größere. Sie sammelt das Blut aus dem Augapfel (*Vv. vorticosae*), aus dem Sinus venosus sclerae, aus den oberhalb des Opticus gelegenen Muskeln, aus den Augenlidern, aus der Tränendrüse und von der Schleimhaut der Siebbeinzellen und der Nasenhöhle. Sie hat **Anastomosen** zur *V. facialis, V. ophthalmica inferior* und zum *Sinus sagittalis inferior.* Sie verläuft zunächst medial vom Bulbus, überkreuzt wie die

Arterie den Sehnerven, zieht lateral von ihm zur Fissura orbitalis superior, wo sie am weitesten lateral liegt, und mündet in den **Sinus cavernosus.**

2. Die **V. ophthalmica inferior** entsteht am Boden der Orbita und führt das Blut aus den unteren Augenmuskeln. Sie hat Verbindungen zur Nasenhöhle und mündet teils in die *V. ophthalmica superior,* teils durch die Fissura orbitalis inferior in den **Plexus pterygoideus,** der zwischen den gleichnamigen Muskeln liegt.

Praktische Anmerkungen. Beide Venen sind klappenlos. Das Blut kann in beiden Richtungen strömen. Furunkel im Bereich der Nase und Oberlippe sind besonders gefährlich, weil das Blut aus der V. facialis über Anastomosen (V. angularis) zur V. ophthalmica und von dort in den Sinus cavernosus gelangen und ihn infizieren kann.

IV. Die Lymphwege der Orbita

1. Bulbus und Nervus opticus verhalten sich wie Hirnteile. Sie werden nur von Spalträumen umgeben. Die Spalträume des Opticus stehen mit denen des Gehirns in Verbindung. Erkrankungen werden vorwiegend gegen die Hirnhäute hin fortgeleitet.
2. Die Abkömmlinge der Haut (Lider, Bindehaut und Tränenorgane) haben geschlossene, von Endothel ausgekleidete Lymphgefäße, die mit denen des Gesichtes in Verbindung stehen und
   a) hauptsächlich zu den *Nll. parotidei,*
   b) vom medialen Augenwinkel und den Tränenabführwegen zu den *Nll. submandibulares* ziehen.

Das Ohr

Einteilung und Aufgaben

Seit altersher pflegen wir das äußere Ohr, *Auris externa*, das Mittelohr, *Auris media*, und das Innenohr, *Auris interna*, zu unterscheiden.

Das äußere Ohr fängt mit der Ohrmuschel, *Auricula*, die Schallwellen auf und leitet sie mittels des äußeren Gehörganges, *Meatus acusticus externus*, zum Trommelfell, *Membrana tympani* (Abb. 180). **Das Mittelohr** ist ein System lufthaltiger, mit Schleimhaut ausgekleideter Räume, das durch die Ohrtrompete, *Tuba auditiva*, mit dem Nasenteil des Schlundes (S. 197) in Verbindung steht. Der Hauptraum des Mittelohres, die Paukenhöhle, *Cavum tympani*, enthält die Gehörknöchelchen, die die Schallwellen vom Trommelfell auf das Innenohr übertragen (Abb. 180). Mit dem Hauptraum stehen verschiedene Nebenräume, vor allem die recht kompliziert gestalteten Warzenfortsatzzellen, *Cellulae mastoideae*, in Verbindung. Äußeres Ohr, Mittelohr und das die beiden trennende Trommelfell sind Hilfsapparate für das Hören und werden auch als **Schalleitungsapparat** dem Schallaufnahmeapparat, der im Innenohr liegt, gegenübergestellt.

Das Innenohr liegt in der Felsenbeinpyramide (Abb. 204). Eine Kapsel aus festem, elfenbeinartigem Knochen, die sich gut aus dem angrenzenden, spongiösen Knochen herauspräparieren läßt (Abb. 204 rechts), umschließt ein System komplizierter Hohlräume, das schon *Galen* wegen seiner Vielgestaltigkeit als Labyrinth bezeichnete. Metallausgüsse (Abb. 202, 203) vermitteln eine gute Vorstellung von der Form dieses **knöchernen Labyrinthes.** Es beherbergt ein allseitig geschlossenes System von häutigen Röhren und Bläschen (Abb. 196), die miteinander kommunizieren und mit einer Flüssigkeit, der **Endolymphe,** gefüllt sind. Dieses **häutige Labyrinth** besteht aus zwei Bläschen (*Sacculus* und *Utriculus*), drei Bogengängen, *Ductus semicirculares*, und dem Schneckengang, *Ductus cochlearis*. Zwischen dem zarten, häutigen Labyrinth und der knöchernen Kapsel finden sich weite, mit **Perilymphe** gefüllte Hohlräume (in Abb. 196 durch netzförmige Zeichnung und weite Schraffierung wiedergegeben). **Der Schneckengang** enthält das Sinnesepithel für die Aufnahme der Schallreize, die durch den Schalleitungsapparat auf die Perilymphe und von dieser auf das Sinnesepithel, den **Schallaufnahmeapparat,** übertragen werden. **Utriculus, Sacculus** und die **drei Ductus semicirculares** enthalten ein Sinnesepithel, das die Veränderungen der Lage und die Bewegungen des Kopfes bzw. des ganzen Körpers registriert und die Empfindung der Beschleunigung oder Verlangsamung einer Bewegung vermittelt. Erregt durch die bei Bewegungen des Kopfes bzw. Körpers auftretenden Strömungen der Endolymphe, löst es reflektorisch Muskelbewegungen aus, die zur Aufrechterhaltung bzw. Wiederherstellung „normaler" Kopf-, Augen- und Rumpfhaltung notwendig sind. Dieser Teil des Labyrinths dient der Erhaltung des Gleichgewichts, wird als **statisches** oder **Gleichgewichtsorgan** bezeichnet.

In der **Ontogenese** tritt das Innenohr zuerst als eine Verdickung des Ektoderms (*Ohr-* oder *Labyrinthplatte*) auf, die sich zur *Ohrgrube* einsenkt und als *Ohrbläschen* vom Ektoderm abschnürt, sich neben das Nachhirnbläschen lagert und zum häutigen Labyrinth differenziert.

Das Innenohr ist somit anatomisch wie auch entwicklungsgeschichtlich eine Einheit, die aber zwei funktionell grundverschiedene Organe, das Gehör- und Gleichgewichtsorgan, enthält. Unter Betonung des höheren Sinnesorganes spricht man seit altersher kurzweg vom Innenohr.

In der **Stammesgeschichte** tritt das Gleichgewichtsorgan vor dem Gehörorgan auf. Schon bei den niedersten Wirbeltieren ist es in seiner charakteristischen Form vorhanden. Das Gehörorgan fehlt noch den Fischen. Als Schnecke ist es erst bei den Säugetieren ausgebildet.

A. Der Schalleitungsapparat des Ohres

I. Das äußere Ohr, Auris externa

(Abb. 180–183),

besteht aus der Ohrmuschel, *Auricula*, und dem äußeren Gehörgang, *Meatus acusticus externus.*

1. Die Ohrmuschel, Auricula

(Abb. 180–183),

ist eine trichterförmige, in Form und Größe sehr variable Hautfalte, die durch einen gleichgestalteten, elastischen Knorpel, **Cartilago auriculae,** gestützt wird. Nur dem Ohrläppchen, *Lobulus auriculae,* fehlt die knorpelige Stütze. Es enthält nur Fettgewebe.

Den verschiedenen Erhebungen und Vertiefungen der Ohrmuschel und des Ohrknorpels kommt keine größere praktische Bedeutung zu. Ihre Namen sind aus den Abb. 181–183 zu ersehen.

Am oberen, hinteren Rande der Ohrkrempe, *Helix* (Abb. 181), kann ein *Darwinsches* Höckerchen, *Tuberculum auriculae,* vorkommen. Es entspricht der Spitze der tierischen Ohren. Das Vorhandensein wird als atavistisches Merkmal aufgefaßt.

Außer den **Muskeln,** die vom Schädel an die Muschel herantreten und sie als ganze verschieben können (S. 88), finden wir an der Außenfläche (Abb. 182) und an der Hinterfläche der Ohrmuschel (Abb. 183) noch rudimentäre, kleine Muskeln, die die Muschel wohl nur in geringem Grade „versteifen“ können. Bei Tieren haben sie die Aufgabe, die Ohren zu „spitzen“.

Die Haut der Ohrmuschel ist dünn und fettarm. Sie enthält Schweiß- und Talgdrüsen und ist besonders an der Außenfläche fest auf der Unterlage fixiert (*Spannungsschmerz bei Blutergüssen und Entzündungen* [*Erysipel*!]). Am Eingang zum äußeren Gehörgang finden wir (besonders bei älteren Menschen) Schutzhaare, die **Tragi.**

2. Der äußere Gehörgang, Meatus acusticus externus

(Abb. 180),

ist ein etwa 3,5 cm langer, mehrfach gekrümmter Gang, der bis zum Trommelfell reicht. Beim Erwachsenen besteht er im lateralen Drittel aus Knorpel, in den medialen Zweidritteln aus Knochen.

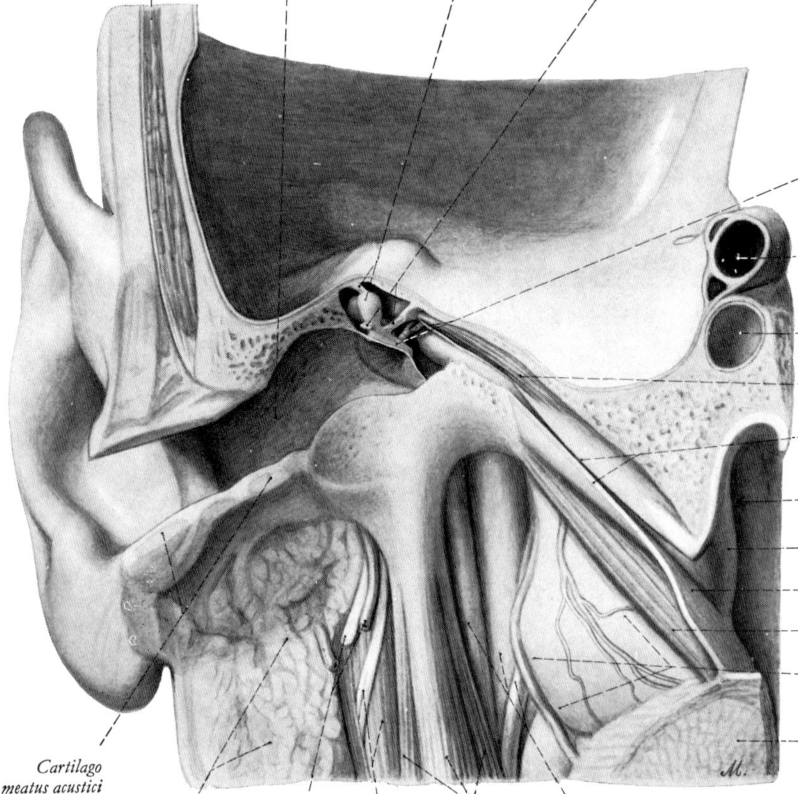

Abb. 180. Schnitt durch äußeres Ohr (Ohrmuschel und äußerer Gehörgang), Trommelfell und Mittelohr (Paukenhöhle mit Gehörknöchelchen und Ohrtrompete)

Im Alter von 5 bis 6 Jahren sind beide Teile gleich lang. Beim einjährigen Kinde ist nur etwa ein Drittel knöchern.

Der Gehörgangsknorpel ist eine Fortsetzung des elastischen Ohrmuschelknorpels (Abb. 183). Durch derbes Bindegewebe ist er mit dem knöchernen Teil des Ganges verbunden. Er zeigt verschiedene, durch Bindegewebe verschlossene Löcher und Einschnitte, die die Verformbarkeit des äußeren Gehörganges erhöhen. Vorn liegt er unmittelbar der Ohrspeicheldrüse an. Die enge Nachbarschaft zum Kiefergelenk erklärt, daß der Gang beim Öffnen des Mundes (wenn der Processus condylaris der Mandibula nach vorn rückt) erweitert wird. (Man überzeuge sich davon durch Einführen eines Fingers in den Gang!)

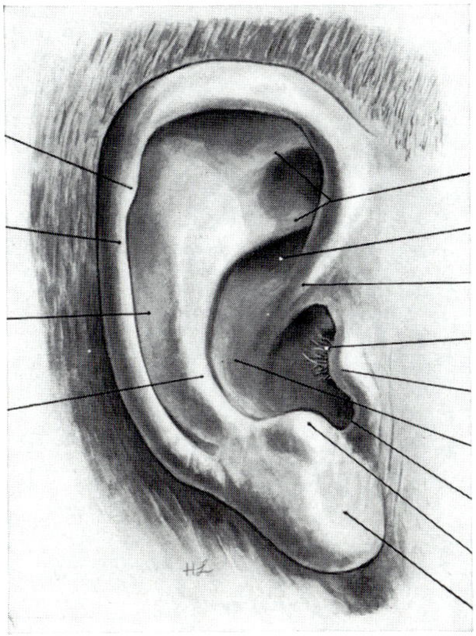

Abb. 181. Rechte Ohrmuschel, Auricula

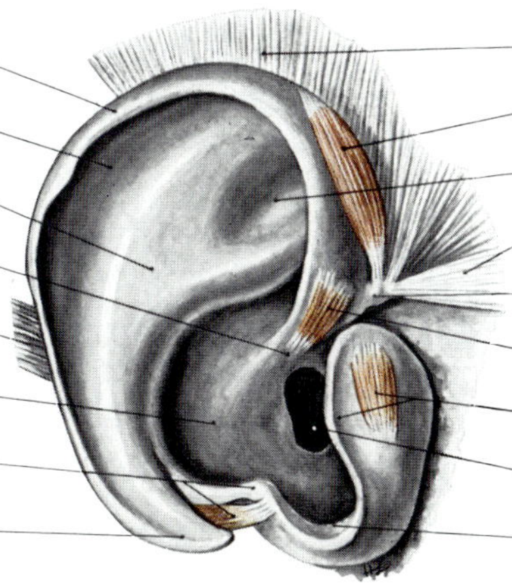

Abb. 182. Knorpel und Muskeln der rechten Ohrmuschel. Außenfläche

Beim Ausspritzen von Ohrschmalzpfröpfen läßt man zweckmäßig den Mund öffnen, um diese Erweiterung zu erreichen. Durch die Löcher des Ohrgangsknorpels können Abszesse der Umgebung (Parotis) in den äußeren Gehörgang durchbrechen.

Der knöcherne, äußere Gehörgang hat im Querschnitt die Form einer Ellipse, deren Längsachse von vorn oben nach hinten unten verläuft. Boden und Vorderwand werden von der *Pars tympanica,* die Hinterwand von der *Pars petrosa,* das Dach von der *Pars squamosa* des Schläfenbeins gebildet. Dach und Hinterwand sind kürzer und setzen sich in die Ebene des schräg gestellten Trommelfells fort. Die Vorderwand liegt dem Kiefergelenk an und kann bei Gewalteinwirkungen auf die Mandibula brechen. Hinter-

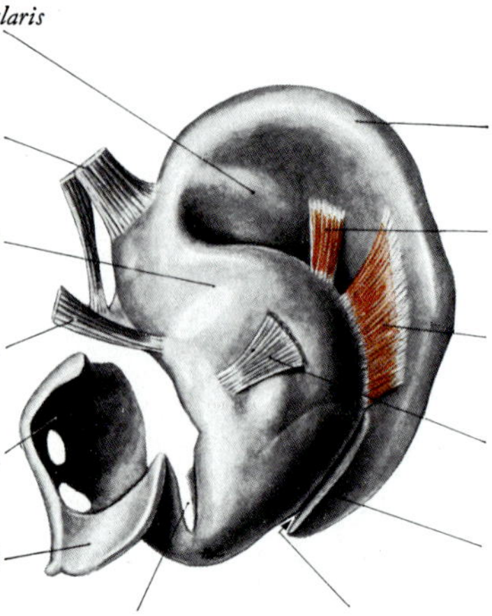

Abb. 183. Knorpel und Muskeln der rechten Ohrmuschel. Hintere Fläche

wand und Dach grenzen an die verschieden stark pneumatisierten Räume des Mittelohres, *Cellulae mastoideae* und das *Antrum mastoideum*.

Entzündungen dieser Räume machen sich als Schwellung und Senkung der hinteren und oberen Gehörgangswand bemerkbar.

Der äußere Gehörgang ist S-förmig gekrümmt (Abb. 180). Der knorpelige Teil ist nach oben, vorne und medial gerichtet und verengt sich trichterförmig gegen den knöchernen Teil hin. An der Verbindungsstelle ist er am engsten (*Isthmus*), um sich im knöchernen Teil nach abwärts, rückwärts und medial zu wenden. Gegen das Trommelfell wird er wieder etwas weiter.

Beim Ohrenspiegeln ziehen wir die Ohrmuschel nach hinten und oben, um die Krümmungen des äußeren Gehörganges auszugleichen und dadurch das Trommelfell der Untersuchung zugänglich zu machen.

Die Haut des äußeren Gehörgangs ist eine Fortsetzung der äußeren Haut und besitzt wie diese ein geschichtetes, verhorntes Plattenepithel, Talgdrüsen und Haare, die gegen den knöchernen Teil kleiner und spärlicher werden und schließlich fehlen.

Großlumige, **apokrine,** tubulöse Knäueldrüsen, die **Ohrschmalzdrüsen,** *Glandulae ceruminosae*, liegen in der Subkutis, münden bei Kindern in die Haarbalglichtung, bei Erwachsenen neben den Haarbälgen. Sie liefern neben abgeschilferten Epithelien und dem Sekret der Talgdrüsen den Hauptbestandteil des Ohrschmalzes, *Cerumen*.

Derbe Retinacula heften die Haut fest an der Unterlage, dem Perichondrium und dem Periost, an.

Schon geringe, entzündliche Schwellungen (*kleine Furunkel!*) führen deshalb zu Spannungen und starken Schmerzen.

Nerven- und Gefäßversorgung des äußeren Ohres

Nerven. Der *N. facialis* versorgt die Ohrmuskeln, der *N. auricularis magnus* die Hinterfläche, der *N. auriculotemporalis* die Vorder-(Außen-)fläche der Muschel und den äußeren Gehörgang. Der *R. auricularis n. vagi* innerviert das Trommelfell und den angrenzenden Teil der Hinterwand und des Bodens des äußeren Gehörganges.

Das Einführen des Ohrtrichters und Ausspritzen kann reflektorisch Husten und Erbrechen auslösen (*Vagusreizung*).

Die Arterien stammen aus der *A. auricularis posterior*, *A. auricularis profunda* und *A. temporalis superficialis.*

Die Lymphgefäße ziehen zu den vor dem Ohr gelegenen *Nll. parotidei*, zu den hinter dem Ohr, auf der Warzenfortsatzspitze gelegenen *Nll. retroauriculares* und zu den *Nll. cervicales superficiales* und *profundi.*

Entwicklungsgeschichtlich ist der äußere Gehörgang ein Teil der 1. Kiemenfurche. Die angrenzenden Mandibular- und Hyoidbogen bilden je 3 Höcker, aus denen die Ohrmuschel und das Ohrläppchen entstehen.

II. Das Trommelfell, Membrana tympani

(Abb. 180, 184–186, 192),

bildet die Grenze zwischen äußerem Ohr und Mittelohr. Am gesunden Ohr erscheint es als perlgraue, ovale Membran (Abb. 184), die in der Mitte trichterförmig zum Nabel, **Umbo,** eingezogen ist. Der Umbo entspricht dem unteren Ende des Hammergriffes, der von vorn oben nach hinten unten verläuft und als **Stria mallearis** durchschimmert. Vom Nabel zieht bei auffallendem Licht und bei normaler Lage des Trommelfells ein **dreieckiger Lichtreflex** nach vorn unten. Am oberen Ende der Stria mallearis springt der kurze Fortsatz des Hammers knopfartig nach außen vor. Von dieser Stelle ziehen zwei Falten, die *Plica mallearis anterior* und *posterior*, nach vorn bzw. hinten oben und fassen zwischen sich den schlaffen Teil des Trommelfells, die **Pars flaccida** oder *Shrapnellsche* Membran. Den gespannten Teil, die **Pars tensa,** teilt man in der Praxis durch zwei Senkrechte, von denen die eine durch den Hammergriff, die andere senkrecht darauf durch den Umbo verläuft, in vier Quadranten ein. Im hinteren oberen Quadranten kann der lange Fortsatz des Amboß und der Steigbügel durchscheinen (Abb. 184).

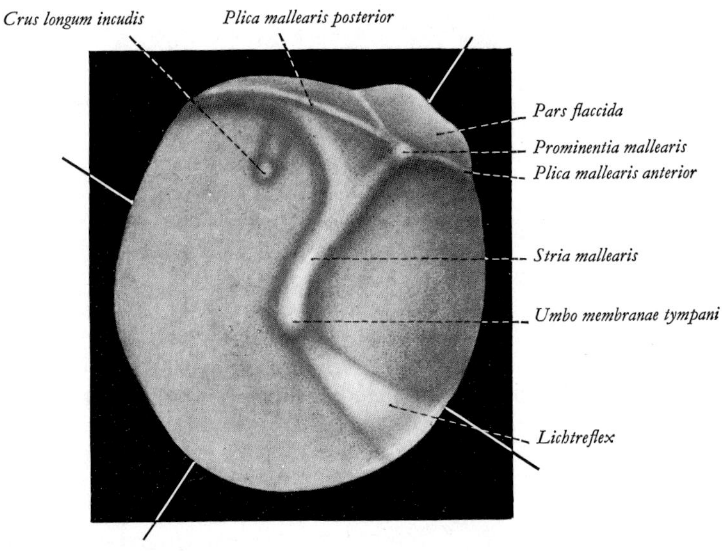

Abb. 184. Außenfläche eines rechten Trommelfells. Die am Rande eingezeichneten weißen Linien geben die Quadranten an

Bei der Parazentese (Einstich in das Trommelfell bei Mittelohreiterung) dürfen Gehörknöchelchen nicht verletzt werden.

Stellung des Trommelfells. Das Trommelfell steht sehr schräg. Seine laterale Fläche schaut nach unten und vorn und bildet mit der Horizontalen einen Winkel von 45°, mit der Sagittalen einen Winkel von 50°. Verlängert man die beiden Trommelfelle nach unten, so schneiden sie sich in einem nach oben offenen Winkel von 90°.Verlängert man sie nach vorne, so bilden sie einen nach hinten offenen Winkel von 100°. Infolge dieser Schrägstellung ist die hintere obere Gehörgangswand etwa 6 mm kürzer als die vordere untere.

Feinbau. Das etwa $^1/_{10}$ mm dicke Trommelfell besteht aus 1. einer Hautschicht, *Stratum cutaneum*, einer verdünnten Fortsetzung der Haut des äußeren Gehörganges, 2. einer mechanisch wirksamen Grundschicht, *Lamina propria*, mit äußeren, radiären und inneren, zirkulären kollagenen Faserzügen und 3. einer Schleimhautschicht, *Stratum mucosum*, einer verdünnten Fortsetzung der Paukenhöhlenschleimhaut. Die Lamina propria verdickt sich gegen den Rand hin zu einem *Anulus fibrocartilagineus*, der in einer Rinne des Os tympanicum, dem *Sulcus tympanicus*, eingelassen ist. Im Bereich der Pars flaccida fehlt die Lamina propria; Haut- und Schleimhautschicht liegen unmittelbar aneinander.

Diese schwächere Stelle kann sich bei Erhöhung des Druckes in der Paukenhöhle (*Eiteransammlung*) nach außen vorwölben (*Prussaksche Tasche*).

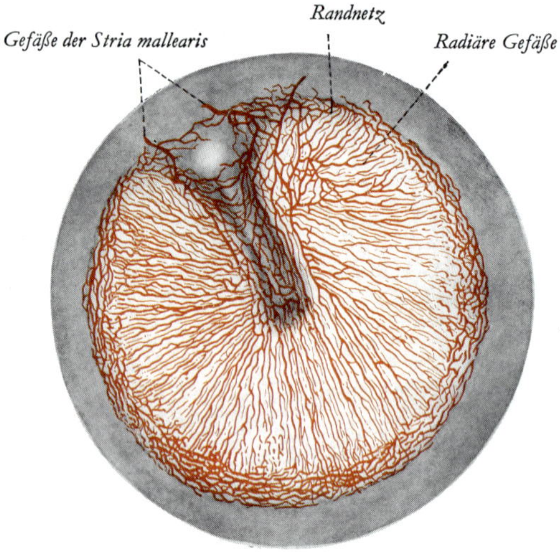

Abb. 185. Gefäße eines linken Trommelfells.
Nach einem Injektionspräparat von Prof. Kolmer (aus *Tandler*)

Gefäß- und Nervenversorgung. Die Gefäße (Abb. 185) liegen hauptsächlich in der Hautschicht, aber auch in der Schleimhautschicht. Sie zeigen im allgemeinen einen radiären Verlauf. Ein Randnetz wird von Ästen des äußeren Gehörganges gespeist. Etwas stärkere Äste verlaufen in der Stria mallearis.

Nerven. Die Außenfläche erhält Zweige des *N. auriculotemporalis* und des *N. vagus*; die Innenfläche wird vom Geflecht der Paukenhöhle, *Plexus tympanicus*, versorgt.

Die Spannung des Trommelfells wird durch den am Hammer angreifenden **M. tensor tympani** (s. u.) geregelt. Der Nabel bewegt sich dabei nach medial, der Trichter wird vertieft (Abb. 180).

III. Das Mittelohr, Auris media,

besteht aus einem System mit Schleimhaut ausgekleideter, lufthaltiger Räume, die durch die Ohrtrompete mit dem Schlund in Verbindung stehen und durch das Trommelfell gegen den äußeren Gehörgang abgegrenzt werden. Wir unterscheiden am Mittelohr:

1. die Paukenhöhle, *Cavum tympani*, mit den Gehörknöchelchen,
2. die pneumatischen Nebenräume,
3. die Ohrtrompete, *Tuba auditiva*.

1. Die Paukenhöhle, Cavum tympani

(Abb. 180, 186, 187, 192, 205).

ist ein hoher, schmaler, spaltförmiger Raum, der zwischen Innenohr und Trommelfell liegt. Sie hat sechs Wände.

a) Die Wände der Paukenhöhle

1. Das Dach wird durch das *Tegmen tympani*, eine dünne Knochenplatte, gebildet, die die Paukenhöhle von der mittleren Schädelgrube und dem Schläfenlappen des Gehirns trennt (*Infektionsweg für Schläfenlappenabszesse*!).
2. Der Boden ist nur durch eine dünne Knochenplatte von der Fossa jugularis und dem Bulbus v. jugularis superior getrennt (*Infektionsweg*!) und heißt deshalb *Paries jugularis*.
3. Die vordere Wand, *Paries caroticus*, wird von der Wand des Canalis caroticus gebildet. Auf ihr mündet in der oberen Hälfte die Tuba auditiva und oberhalb dieser der Semicanalis m. tensoris tympani (Abb. 186, 187, 205).
4. Die hintere Wand (*Paries mastoideus*, Abb. 187), grenzt an den Warzenfortsatz. Sie zeigt in ihrem oberen Teil den Zugang (*Aditus*) zum *Antrum mastoideum*. Etwa in Höhe des ovalen Vorhofsfensters finden wir an ihr die *Eminentia pyramidalis*. Auf ihr liegt eine feine Öffnung für den Durchtritt der Sehne des M. stapedius, der selbst in der Erhebung liegt und mit seiner Sehne zum Köpfchen des Steigbügels zieht.
5. Die laterale Wand (*Paries membranaceus*) wird weitgehend vom Trommelfell gebildet (Abb. 186, 192). Da das Trommelfell aber nicht bis zum Dach der Paukenhöhle reicht, liefert hier der Schuppenteil des Felsenbeines die laterale Wand. Der den Ansatz des M. tensor tympani bzw. die Chorda tympani nach oben überragende kuppelförmige Raum wird als **Recessus epitympanicus** bezeichnet (Abb. 186, 192). Er beherbergt das Hammerköpfchen und den Körper und kurzen Fortsatz des Ambosses. Nach hinten hat er Verbindung zum Antrum mastoideum.
6. Die mediale Wand (Abb. 187, 205) trennt die Paukenhöhle von dem Innenohr oder Labyrinth und heißt *Paries labyrinthicus*. Sie zeigt:
   a) Das *Promontorium*, eine flache Erhebung, die durch die basale Schneckenwindung verursacht wird;
   b) Die *Fenestra vestibuli*, das ovale oder Vorhofsfenster, das hinter und oberhalb des Promontorium in das Vestibulum führt und die Steigbügelplatte aufnimmt.
   c) Die *Fenestra cochleae*, das runde oder Schneckenfenster, geht von einer kleinen Bucht hinter und unterhalb des Promontorium ab. Es mündet am Knochen-

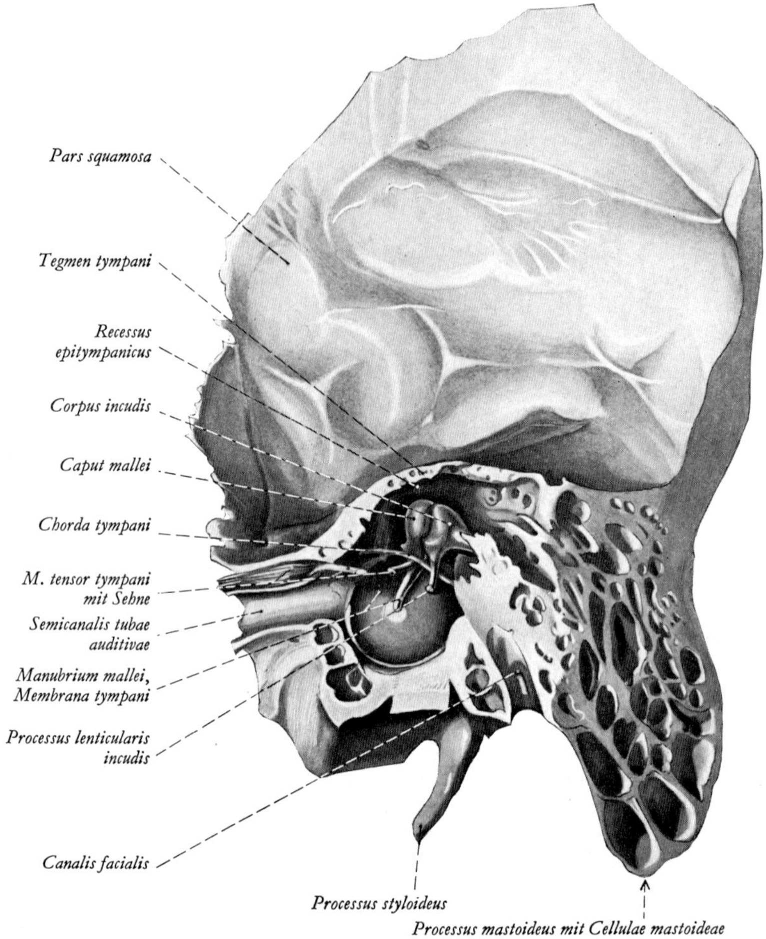

Abb. 186. Schnitt durch ein rechtes Felsenbein in der Ebene des Cavum tympani. Blick auf die laterale Wand. Laterale Hälfte des auf Abb. 187 dargestellten Präparates

präparat in die Schnecke, ist aber beim Lebenden durch die *Membrana tympani secundaria*, eine bindegewebige Haut, die das Ausschwingen der Perilymphe gestattet, verschlossen.

d) Die *Prominentia canalis facialis* wulstet sich oberhalb des ovalen Vorhofsfensters vor. Der in Abb. 187 eröffnete Kanal verläuft oberhalb des Fensters nach lateral und hinten, um sich bald darauf im Bogen abwärts zu wenden. In Höhe der Eminentia pyramidalis führt ein kleiner Seitenkanal den Nervenast zum M. stapedius.

e) Die *Prominentia canalis semicircularis lateralis* wölbt sich oberhalb des Fazialiswulstes vor. Sie grenzt an das Antrum mastoideum.

f) Der *Semicanalis m. tensoris tympani* verläuft oberhalb des Promontorium. An seiner Mündung windet sich die Sehne des M. tensor tympani um den *Proc. cochleariformis* zum Hammergriff (Abb. 187).

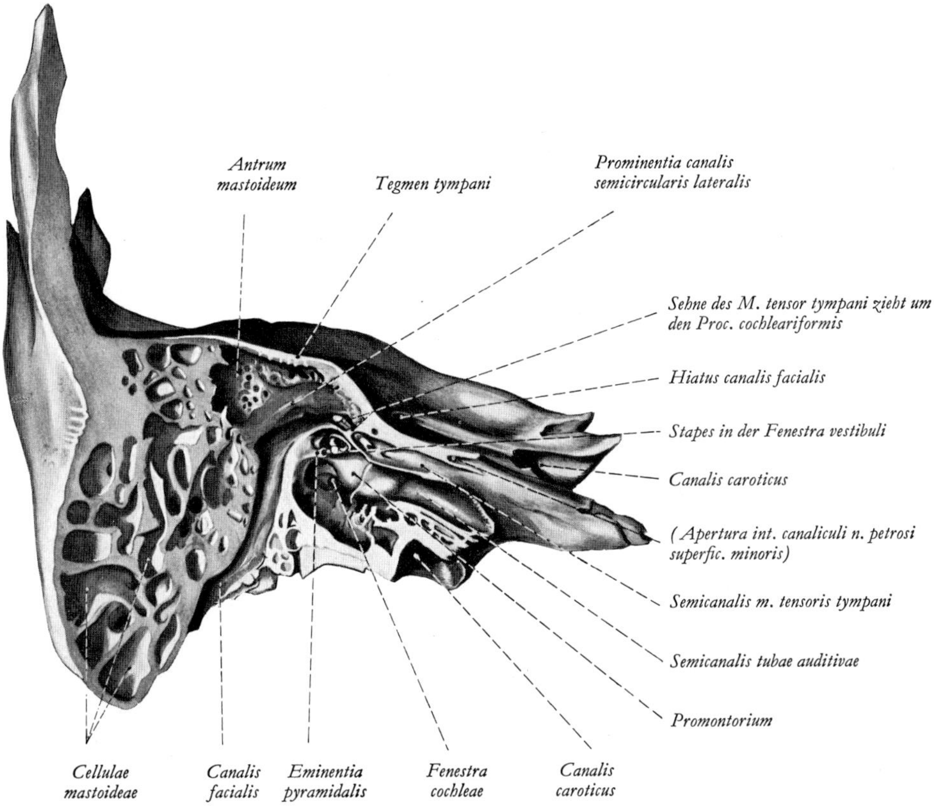

Abb. 187. Schnitt durch ein rechtes Felsenbein in der Ebene des Cavum tympani. Blick auf die mediale Wand. Mediale Hälfte des auf Abb. 186 dargestellten Präparates

g) Der *Semicanalis tubae auditivae*, der knöcherne Teil der Ohrtrompete, liegt unterhalb des vorigen, nur durch eine dünne Knochenplatte von ihm getrennt (Abb. 187).

b) *Die Gehörknöchelchen, Ossicula auditus* (Abb. 180, 184, 186, 188–192),

liegen im oberen Teil der Paukenhöhle. Sie übertragen die Schwingungen des Trommelfells auf die Perilymphe des Innenohres.

α) Der Hammer, *Malleus* (Abb. 188, 192),

ist der größte der drei Knochen. Sein abgerundeter Kopf, *Caput mallei*, artikuliert mit dem Körper des Ambosses (Abb. 191). Er liegt im Recessus epitympanicus und ist dort durch das obere Hammerband. *Lig. mallei superius*, an der Decke der Paukenhöhle befestigt. Der dünne Hals, *Collum mallei*, ist durch das *Lig. mallei laterale* mit der oberen Wand des äußeren Gehörganges verbunden. Der Handgriff, *Manubrium mallei*, ist in ganzer Ausdehnung in das Trommelfell eingewoben und scheint als Stria mallearis durch das Trommelfell durch (S. 249 und Abb. 184). Der *Processus lateralis* wölbt das Trommelfell leicht nach außen vor (Abb. 184). Der *Processus anterior* ist nach vorn und unten gerichtet, zieht in die Fissura petrotympanica und ist durch das vordere Hammerband, *Lig. mallei anterius,* befestigt.

β) Der Amboß, *Incus* (Abb. 189),

hat die Form eines zweiwurzeligen Zahnes, dessen Krone dem *Corpus incudis* entsprechen würde. Der Körper trägt eine Gelenkfläche für den Hammer und ist durch das *Lig. incudis superius* am Paukenhöhlendach aufgehängt. Der lange Schenkel, *Crus longum,*

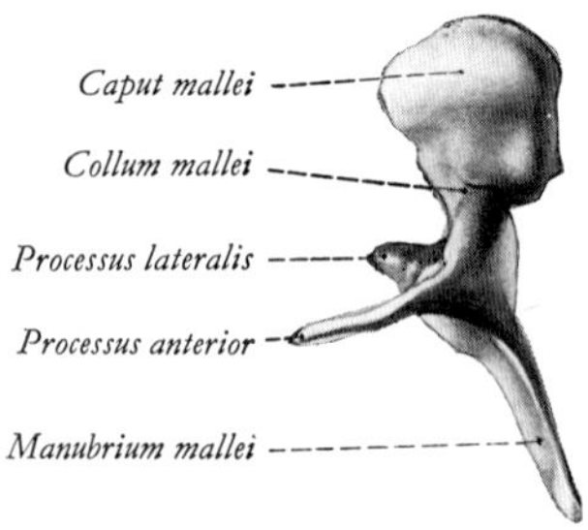

Abb. 188. Rechter Hammer (Malleus). Von vorn und medial gesehen

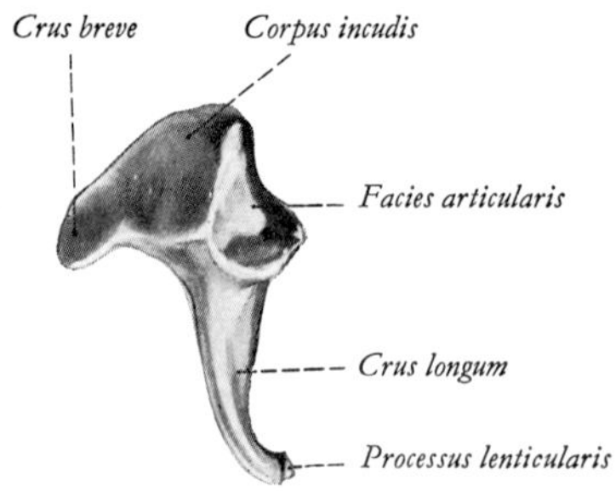

Abb. 189. Rechter Amboß (Incus). Von vorn und seitlich gesehen

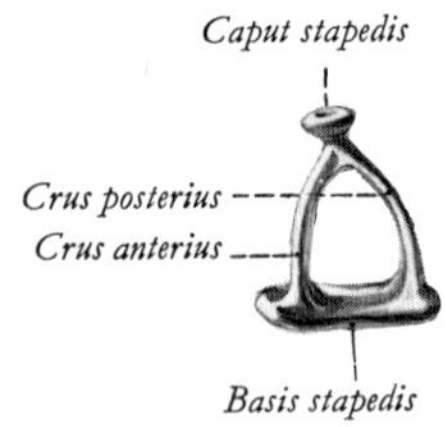

Abb. 190. Rechter Steigbügel (Stapes). Von medial gesehen

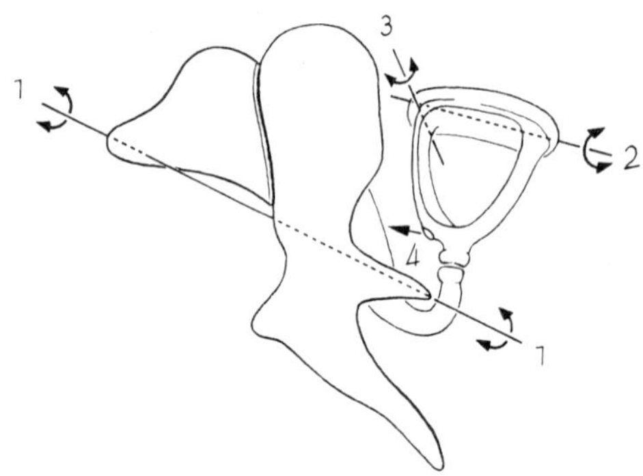

Abb. 191. Gehörknöchelchen mit den Hauptachsen der Bewegungen. 1 im Hammeramboßgelenk; 2 u. 3 der Stapesfußplatte; 4 Zugrichtung des M. stapedius. Umgezeichnet nach *Neubert-Wüstenfeld*

verläuft hinter dem Hammergriff (Abb. 192) nahezu senkrecht nach unten. Sein freies Ende biegt nach innen um und trägt ein ovales Köpfchen, den *Processus lenticularis,* das sich mit dem Steigbügelköpfchen verbindet. Der nach hinten gerichtete, kurze Schenkel, *Crus breve,* ist durch das *Lig. incudis posterius* am Boden des Antrum mastoideum befestigt.

γ) Der Steigbügel, *Stapes* (Abb. 190)

Der lateralwärts gerichtete Kopf, *Caput stapedis*, stellt die Verbindung mit dem Proc. lenticularis des Ambosses her. Der fast gerade, kürzere Schenkel, *Crus anterius*, weist nach vorn, der gebogene, längere Schenkel, *Crus posterius*, nach hinten. Die Steigbügelplatte, *Basis stapedis*, ist durch das *Lig. anulare stapedis* in das Vorhofsfenster eingelassen (Abb. 180).

δ) Gelenke und Mechanik der Gehörknöchelchen (Abb. 191)

1. Das Hammer-Amboßgelenk, *Articulatio incudomallearis*, entspricht dem primären Kiefergelenk der Nichtsäuger. Verzahnte Gelenkflächen (Sperrzähne!) und eine straffe Gelenkkapsel lassen nur geringe, federnde Bewegungen zu (5°).
2. Das Amboß-Steigbügelgelenk, *Articulatio incudostapedia*. Der konvexe Proc. lenticularis und das konkave Caput stapedis werden durch eine zarte Kapsel verbunden.
3. Bewegungsachsen und Mechanik. Hammer und Amboß sind durch ihre Bänder so aufgehängt, daß ihr Schwerpunkt mit der Drehachse zusammenfällt. Beide können ohne großen Energieverlust die Bewegungen des Trommelfells an den Steigbügel weitergeben. Um diese Drehachse (1–1 in Abb. 191) bewegen sich Hammer und Amboß wie ein zweiarmiger Hebel mit ungleichen Hebelarmen. Wird das Trommelfell durch Schallwellen nach innen getrieben, so macht der Hammergriff die gleiche Bewegung mit. Der oberhalb der Achse gelegene Hammerkopf bewegt sich nach außen und nimmt mittels der Sperreinrichtung den Amboßkörper mit. Der unterhalb der Achse gelegene, lange Amboßschenkel wird dadurch wie der Hammergriff nach innen bewegt und treibt dabei den Steigbügel in das Vorhofsfenster, wodurch die Perilymphe im Vorhof und weiter auch in der Schnecke in Bewegung gesetzt wird.

Nach v. Békésy kippt die Steigbügelplatte bei mittleren Schalldrücken um eine vertikale Achse (3). Bei maximalen Schalldrücken dagegen schwingt der Steigbügelkopf auf- und abwärts, was nur möglich ist, wenn die Basis des Steigbügels gleichzeitig um ihre horizontale Längsachse (2) kippt. Von außen kommende Druckwirkungen werden unter 22facher Verstärkung auf die Fußplatte und damit auf die Perilymphe übertragen. Diese Druckverstärkung ist notwendig, um die Schwingungen des Trommelfells in wirksame Flüssigkeitsbewegungen umzuwandeln.

c) *Die Binnenmuskeln des Mittelohres*

halten reflektorisch das Trommelfell und die Kette der Gehörknöchelchen in einem Spannungszustand, der für die Schallübertragung am günstigsten ist.

1. **M. tensor tympani,** der Spanner des Trommelfells, entspringt (Abb. 180) oberhalb der Ohrtrompete von den Wänden des *Semicanalis m. tensoris tympani* (Abb. 187). Seine Sehne wendet sich um den Löffelfortsatz, *Processus cochleariformis*, nahezu rechtwinklig nach lateral zum Hals des Hammers, wo sie unterhalb der Bewegungsachse ansetzt (Abb. 186).

Innervation: 3. Ast des *N. trigeminus*.
Funktion. Er zieht den Hammergriff und damit auch das Trommelfell nach innen. Durch Änderung seines Tonus paßt er die Spannung des Trommelfells der Tonstärke an und schützt damit das Innenohr. (Gehörstörungen bei Erkrankungen des N. trigeminus!)

2. **M. stapedius,** der Steigbügelmuskel, entspringt im Hohlraum der *Eminentia pyramidalis*. Seine feine Sehne setzt neben dem Kopf des Steigbügels an (4 in Abb. 191).

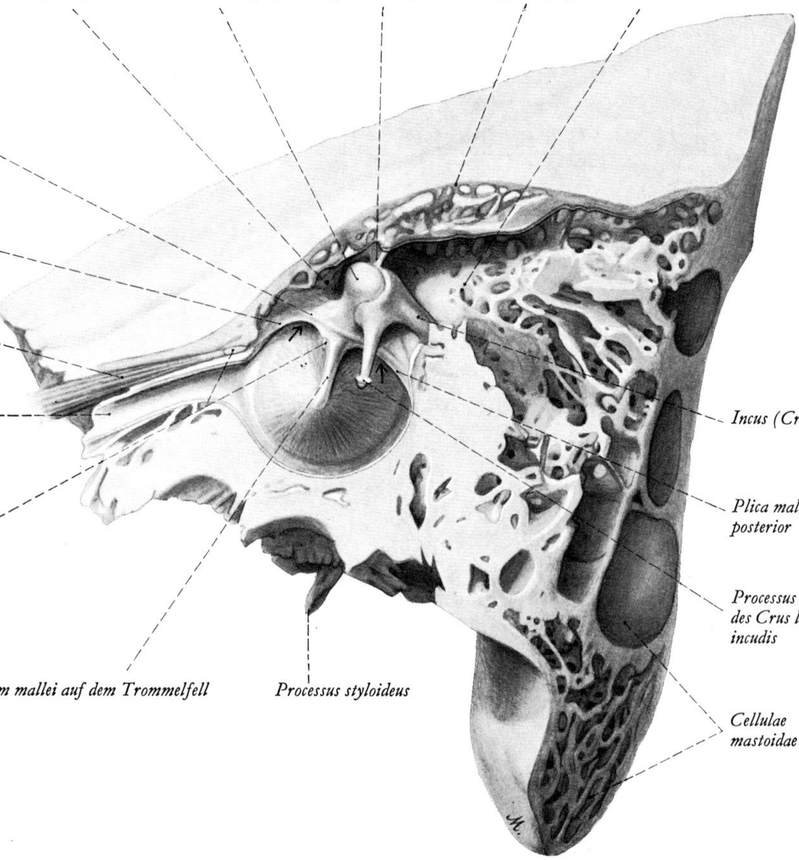

Abb. 192. Schleimhaut eines stark pneumatisierten Felsenbeins. Blick auf die laterale Paukenhöhlenwand. Trommelfell, Gehörknöchelchen, Chorda tympani in situ. Trommelfelltaschen durch Pfeile angedeutet

Innervation: *N. facialis.*

Funktion. Er zieht das Köpfchen nach hinten, wodurch der vordere Teil der Steigbügelplatte aus der Fenestra vestibuli herausgehebelt, der hintere Teil hineingepreßt wird. Er bremst zu starke Exkursionen des Steigbügels ab, schützt damit das Innenohr.

Anwendung. Bei Lähmung des N. facialis beobachten wir eine Überempfindlichkeit gegen Töne (*Hyperakusis*). Verlust der Gehörknöchelchen (*durch Mittelohreiterungen!*) setzt die Hörfähigkeit herab. Die Schallwellen können die Steigbügelplatte noch direkt treffen. Ist diese aber im Vorhofsfenster knöchern fixiert (*Otosklerose!*), so haben wir eine Mittelohrtaubheit.

d) Schleimhaut, Schleimhautfalten und -buchten der Paukenhöhle und ihrer Nebenräume

(Abb. 192)

Eine dünne, gefäßreiche Schleimhaut bekleidet alle Wände der Paukenhöhle und überzieht alle in sie eingestülpten Gebilde, die Gehörknöchelchen mit ihren Bändern, Sehnen und Muskeln sowie die Chorda tympani. Dabei entstehen neben zahlreichen variablen Schleimhautfalten einige konstante:

1. **Plica mallearis anterior,** die vordere Hammerfalte, enthält den vorderen Fortsatz des Hammers, zieht vom Hals des Hammers nach vorn. Zwischen ihr und dem Trommelfell liegt die nach unten offene vordere Trommelfelltasche, der **Recessus membranae tympani anterior.**

2. **Plica mallearis posterior,** die hintere Hammerfalte, zieht vom Hammerhals nach hinten. Zwischen ihr und dem Trommelfell liegt die enge hintere Trommelfelltasche, der **Recessus membranae tympani posterior.**

Durch die beiden Hammerfalten verläuft die *Chorda tympani.* Die beiden Falten scheinen auf der Außenfläche des Trommelfells durch (Abb. 184).

3. **Plica incudis,** die Amboßfalte, zieht vom Crus longum zur hinteren Paukenhöhlenwand.

4. **Plica stapedis,** die Steigbügelfalte, hüllt den Steigbügel und die Sehne des M. stapedius ein.

Recessus membranae tympani superior, die obere Trommelfelltasche [*Prussakscher Raum*], ist ein blindsackförmiger, nach hinten sich öffnender Raum, der nach medial vom Kopf und Hals des Hammers und dem Körper des Ambosses, nach lateral von der Pars flaccida des Trommelfells [*Shrapnellsche Membran*] und weiter oben von der Schuppe des Schläfenbeins begrenzt wird (deshalb: „Hammer-Amboß-Schuppen-Raum").

Schwellungen der Schleimhaut bei Mittelohrentzündungen können die an sich schon schmalen Räume so einengen, daß in einzelnen Buchten Sekret und Eiter abgekapselt wird. Verschwillt die anatomische Enge zwischen der eigentlichen Paukenhöhle und dem *Recessus epitympanicus,* so kann das Sekret in der oberen Trommelfelltasche die *Pars flaccida* zitzenförmig vorbuchten und nach außen durchbrechen.

Feinbau der Schleimhaut. Eine dünne Bindegewebslage (Periost + Schleimhaut) ist von einem einschichtigen Flimmerepithel mit Ersatzzellen bekleidet. Auf den Falten und Gehörknöchelchen geht es in ein zwei- bis dreischichtiges Plattenepithel, auf dem Trommelfell in ein einschichtiges Plattenepithel über. Die dünne, blassere (gefäßärmere) Schleimhaut der Cellulae mastoideae ist ebenfalls mit einschichtigem Plattenepithel bekleidet.

e) Die Gefäße der Paukenhöhle

Die Arterien kommen aus verschiedenen Stromgebieten (aus der *A. maxillaris, A. auricularis posterior, A. pharyngea ascendens, A. carotis interna*), gehen untereinander zahlreiche Verbindungen ein; sie interessieren nur den Spezialisten.

Die Venen fließen zum *Plexus pharyngeus* und zur *V. meningea media* ab. Wichtig sind noch die Verbindungen zu den *Sinus durae matris* (*Eiterwege!*).

Die Lymphgefäße der Paukenhöhle kommunizieren mit denen des äußeren Ohres und des Trommelfells. **Lymphknoten** unmittelbar vor dem äußeren Gehörgang und unterhalb der Ohrmuschel, aber auch solche in der Parotis, sind bei *Otitis externa, Furunkeln des äußeren Gehörganges, Myringitis* (Entzündung des Trommelfells) und *Otitis media* geschwollen. Doch auch die submandibulären und die oberflächlichen und tiefen Halslymphknoten können direkt und indirekt befallen werden.

f) Die Nerven der Paukenhöhle

versorgen nur zum geringen Teil die Paukenhöhle. In der Hauptsache streben sie anderen Versorgungsgebieten zu (Abb. 194).

1. Die Versorgung der Schleimhaut erfolgt aus dem auf dem Promontorium gelegenen **Plexus tympanicus** (siehe S. 119 und Abb. 194).

2. Der M. stapedius wird vom **N. facialis** und der M. tensor tympani vom **N. trigeminus** versorgt.

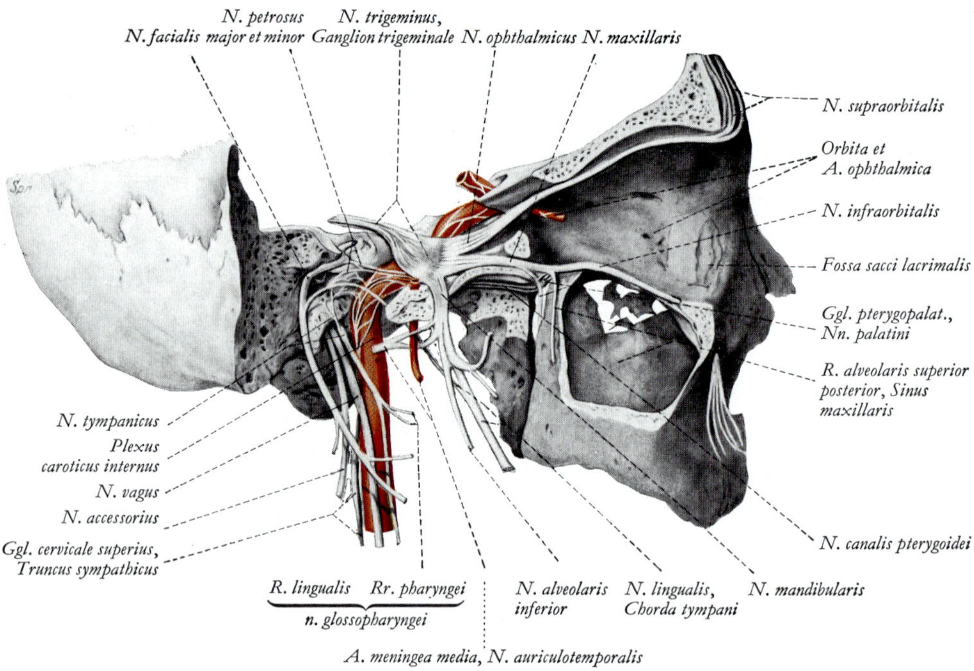

Abb. 193. Die Nerven der Paukenhöhle und ihre topographischen Beziehungen zu den Ästen des N. trigeminus. Von lateral her dargestellt. Nach eigenen Angaben präpariert und modelliert von Oberpräparator *O. Seifert*

3. Der **N. tympanicus** zieht aus dem **N. glossopharyngeus** zum Paries labyrinthicus der Paukenhöhle, tauscht hier Fasern mit dem Plexus tympanicus aus und gelangt als **N. petrosus** [superficialis] **minor** zum *Ganglion oticum* und von dort über den N. auriculotemporalis und den N. facialis als sekretorischer Nerv zur Parotis.

4. Die **Nn. caroticotympanici** (aus dem sympathischen Geflecht der *A. carotis int.*) beteiligen sich an der Bildung des *Plexus tympanicus.*

5. Die **Chorda tympani** (aus dem N. intermedius, siehe S. 117) benutzt die Paukenhöhle nur als Durchgangsgebiet. Sie verläßt den absteigenden Teil des Fazialiskanales, zieht zwischen Hammergriff und langem Fortsatz des Ambosses durch die Paukenhöhle (Abb. 186), gelangt durch die *Fissura petrotympanica* zur äußeren Schädelbasis und senkt sich von hinten in den N. lingualis.

Bei Schädigung Geschmacksstörungen und Trockenheit im Munde (*Ausfall von Speicheldrüsen!*).

6. Der **N. facialis** (siehe S. 116) und der **N. intermedius** (siehe S. 116) laufen als makroskopisch einheitlicher Nerv durch den *Canalis facialis* im wesentlichen zu anderen Versorgungsgebieten. Nur durch zarte Scheidewände vom Mittelohrraum getrennt, werden sie nicht selten bei Affektionen des Mittelohres mitbetroffen. Kenntnis der Topographie, der wichtigsten Äste und ihrer Versorgungsgebiete ermöglicht eine genaue Lokalisation des Schadens. Wir unterscheiden drei Verlaufsstrecken des N. facialis (und des N. intermedius) im Felsenbein:

1. Strecke. Sie verlaufen mit dem N. vestibulocochlearis im *Meatus acusticus internus* **nach lateral und vorn** und treten am Grund desselben in den Canalis facialis ein

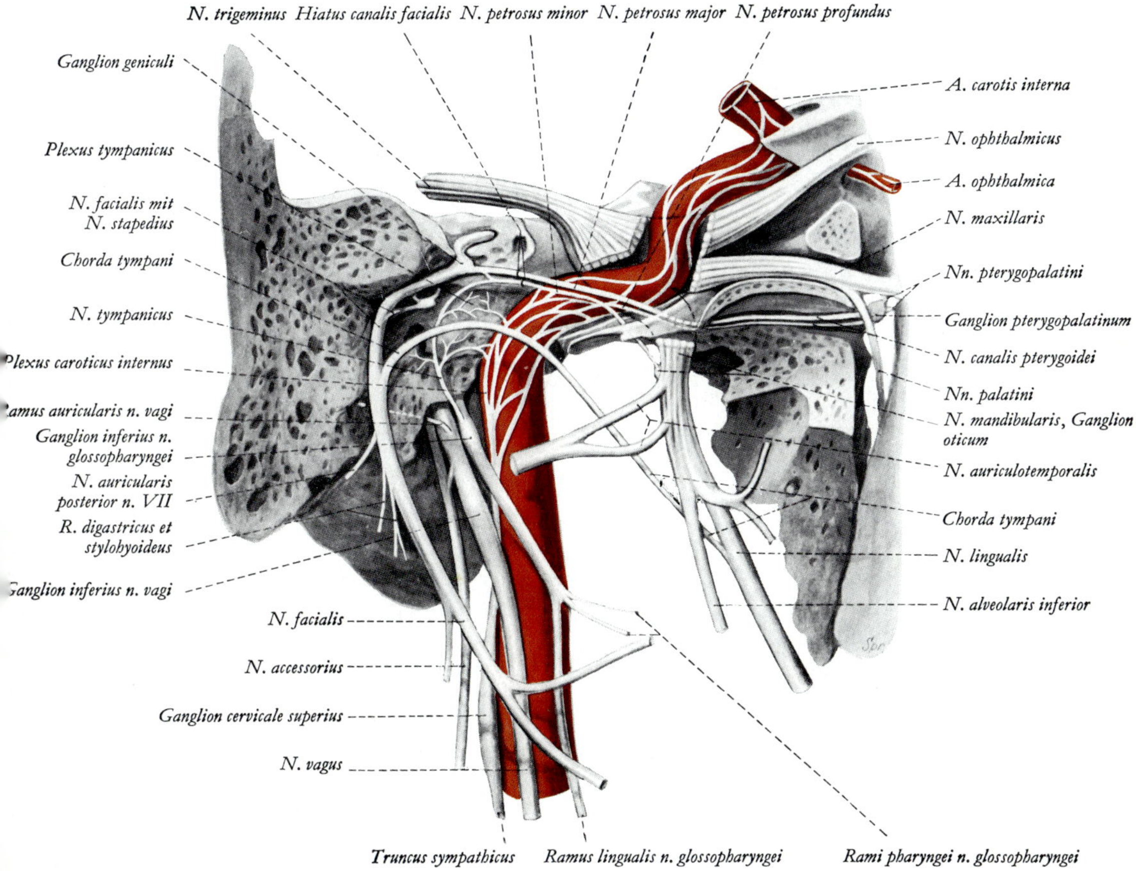

Abb. 194. Die Nerven der Paukenhöhle, Ausschnitt aus Abb. 193 bei stärkerer Vergrößerung. Weitere Teile des Knochens und ein Teil des N. trigeminus sind entfernt

(Area n. facialis, siehe Abb. 207). Bald darauf biegen sie nach lateral und hinten um (Knie, Geniculum). Am Knie liegt das sensible **Ganglion geniculi** (Abb. 194).

Hier verläßt ein Teil des Intermedius als **N. petrosus** [superficialis] **major** durch den *Hiatus canalis facialis* das Felsenbein, zieht durch die *Fissura sphenopetrosa* zur äußeren Schädelbasis und von dort durch den *Canalis pterygoideus* zum parasympathischen *Ganglion pterygopalatinum* (Umschaltung!). Die postganglionären Fasern versorgen sekretorisch die **Tränendrüse** (über N. zygomaticus – R. communicans – N. lacrimalis) und die **Drüsen der Nasenhöhle und des Gaumens.**

Bei Verletzungen des N. facialis nach dem Abgang des N. petrosus major ist die Tränensekretion erhalten.

Auf der **2. Strecke** verlaufen sie oberhalb des ovalen Fensters **nach lateral und hinten** (Abb. 194). Hier gehen keine Äste ab.

Die **3. Strecke (nach kaudal)** ist bei der Ausräumung der Warzenfortsatzzellen gefährdet (Abb. 195). Hier schickt der Facialis den kleinen, motorischen Ast (Abb. 194) zum M. stapedius (*bei Ausfall besteht Hyperakusis!*).

Etwas kaudaler zieht der restliche Teil des Intermedius als **Chorda tympani** rückläufig durch die Paukenhöhle (s. o.).

Bei allen **Verletzungen des N. facialis** im Felsenbein sind Lähmungen der mimischen Muskulatur zu erwarten. Liegt die Verletzung in der I. Strecke (bis zum Ggl. geniculi), so kommen noch hinzu: Störungen der Tränensekretion (N. petrosus major), des Gehörs (N. stapedius), der Speichelsekretion und der Geschmacksempfindung (Chorda tympani). Je weiter peripher die Verletzung liegt, um so geringer sind die Ausfallserscheinungen. Man orientiere sich darüber anhand der Abb. 194.

2. Die pneumatischen Nebenräume der Paukenhöhle

(Abb. 186, 187, 192)

Beim Neugeborenen ist nur das **Antrum mastoideum** vorhanden, der Warzenfortsatz noch nicht pneumatisiert. Der mit Paukenhöhlenschleimhaut ausgekleidete Raum mündet nach vorn in den *Recessus epitympanicus*. Lateral wird er vom Schuppenteil, medial vom Felsenbeinteil des Schläfenbeins begrenzt. Eine dünne Knochenlamelle, eine Fortsetzung des Tegmen tympani nach hinten, trennt ihn von der mittleren Schädelgrube und dem Schläfenlappen des Gehirns. Von der Hinterwand aus entwickeln sich in den ersten Lebensjahren parallel mit der Ausbildung des Warzenfortsatzes die Warzenfortsatzzellen, **Cellulae mastoideae.** Sehr variabel in Form, Zahl und Größe (vgl. Abb. 186, 192, 205) münden sie direkt oder indirekt in das Antrum und damit in die Paukenhöhle. Die Pneumatisierung (Pneuma = Luft) des Warzenfortsatzes kann gehemmt sein (spongiöser oder kompakter Knochen statt der lufthaltigen Cellulae mastoideae) oder sich auch auf andere Teile des Schläfenbeins (Schuppe, Proc. zygomaticus, selbst die Pyramide) ausdehnen. Da alle diese lufthaltigen, mit Schleimhaut ausgekleideten Räume von der Paukenhöhle ausgehen, bilden sie mit ihr einen einheitlichen Erkrankungsraum. Mittelohreiterungen können sich in ihnen ausbreiten.

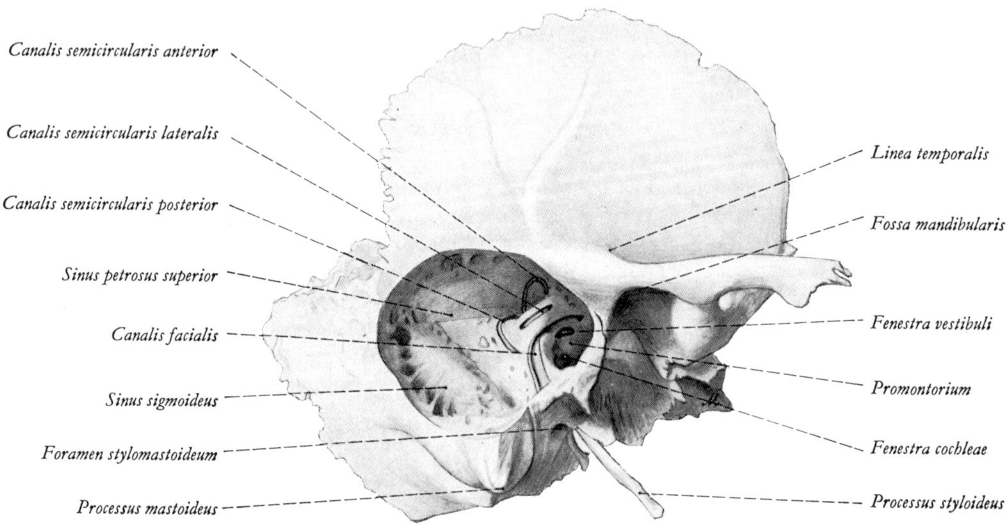

Abb. 195. Lage des Labyrinthes, des N. facialis und des Sinus sigmoideus nach Wegnahme der hinteren Gehörgangswand und der Cellulae mastoideae

Für die Eröffnung und Ausräumung dieser sehr komplizierten Hohlräume haben wir uns die genauen **Nachbarschaftsbeziehungen** zu merken. Auf die Außenfläche projiziert liegt das **Antrum** dicht hinter und oberhalb des äußeren Gehörganges, dicht hinter der *Spina supra meatum*. Die vom Jochbogen nach hinten verlaufende *Linea temporalis* entspricht dem Boden der mittleren Schädelgrube.

Wir müssen also bei der *Antrotomie* unterhalb der Linie bleiben, wenn wir die Schädelhöhle nicht eröffnen wollen.

Gegen den hinteren Teil des Warzenfortsatzes wulstet sich der **Sinus sigmoideus** vor (Abb. 195). Er kann steiler oder schräger stehen, oberflächlicher oder tiefer liegen. Umgeben von Warzenfortsatzzellen, kann er bei deren Ausräumung verletzt werden. Die enge Nachbarschaft zu den Cellulae mastoideae erklärt die häufige Infektion des Sinus bei Mittelohrentzündungen (*Sinusthrombose, Kleinhirnabszeß!*). Bei der Eröffnung des Antrums und der Ausräumung der Cellulae mastoideae sind besonders der **laterale Bogengang** und der **N. facialis** gefährdet (Abb. 195).

3. Die Ohrtrompete, Tuba auditiva

(Abb. 180),

ist ein 36 mm langer Gang, der in der Pars nasalis des Pharynx mit dem **Ostium pharyngeum tubae auditivae** beginnt, nach lateral hinten und oben ansteigt und auf der Vorderwand der Paukenhöhle mit dem **Ostium tympanicum** mündet.

Praktisch wichtig ist, daß die Mündung nahe dem Dach der Paukenhöhle liegt (Abb. 186, 192), so daß Sekretansammlungen in der Paukenhöhle nicht ohne weiteres durch die Ohrtrompete abfließen können.

Das laterale (12 mm lange) **Drittel** ist knöchern (*Pars ossea*), liegt ventrolateral vom Canalis caroticus und entspricht dem *Semicanalis tubae auditivae.* **Die medialen Zweidrittel** (24 mm) enthalten als knorpelige Stütze (*Pars cartilaginea*) eine hakenförmig gebogene Knorpelplatte, **Cartilago tubae auditivae.** Sie bildet hauptsächlich die mediale Wand, das Dach und einen Teil der lateralen Wand. Das laterale Ende des Knorpels ist fest an der Pars ossea und an den angrenzendem Knochen angeheftet. Der Rest der lateralen Wand und der Boden sind membranös und damit erweiterungsfähig. Am Übergang vom knöchernen in den knorpeligen Teil liegt die Tubenenge, **Isthmus tubae auditivae.** Von ihr aus erweitert sich das Lumen gegen den Schlund hin zu einem hohen, schmalen Raum, der durch die angrenzenden Muskeln in seiner Weite beeinflußt werden kann. Kontrahieren sich beim Schlucken der ventrolateral von der Tube gelegene M. tensor veli palatini und der medial und kaudal von ihr gelegene M. levator veli palatini (siehe S. 95), so wird das Lumen erweitert, und Luft strömt in die Paukenhöhle.

Die Schleimhaut der Ohrtrompete trägt ein einschichtiges, flimmerndes Zylinderepithel mit Becher- und Ersatzzellen. Der schlundwärts gerichtete Flimmerschlag fördert den Abfluß des Sekretes in den Nasenrachenraum. Im knorpeligen Teil besitzt die Schleimhaut zahlreiche Schleimdrüsen. Gegen das Schlundende finden sich Lymphozyten, die Follikel, ja sogar eine Tonsilla tubaria (siehe S. 198) bilden können. Die lockere Anheftung der Schleimhaut am Perichondrium führt im knorpeligen Teil zur Bildung von Längsfalten, die bei der Öffnung verschwinden. Im knöchernen Teil wird die Schleimhaut dünner und ist fest mit dem Periost verbunden.

Funktion. Die Ohrtrompete dient zur Lüftung der Mittelohrräume. Sie gleicht den Luftdruck im Mittelohr dem auf dem Trommelfell lastenden, äußeren Luftdruck an. Schnelle Änderungen des Luftdruckes (*Sturzflug, Fahrstuhl!*) führen zu schmerzhafter Einbuchtung des Trommelfells, wenn wir die Druckdifferenz nicht durch schnelles Schlucken ausgleichen.

Anwendung. Ist bei einem Tubenkatarrh die Lüftung durch Schwellung der Schleimhaut erschwert, so wird durch Resorption der Paukenhöhlenluft der Druck auf das Tommelfell größer und die Hörfähigkeit herabgesetzt. Sind bei einem Katarrh die Tubenwände durch Sekret verklebt, so nehmen wir beim Schlucken ein Knistern oder Knacken wahr (*Sprengung des Verschlusses!*). Da die Tube nicht am Boden, sondern nahe dem Dache der Paukenhöhle ausmündet, ist der Sekretabfluß sehr erschwert. Gute Tubenventilation ist besonders für den Flieger zu fordern (*Startverbot bei Tubenkatarrh!*). Die engen Nachbarschaftsbeziehungen zwischen Nasenrachenraum und Nase einerseits und Mittelohr andererseits erklären, daß nicht selten, besonders beim Kleinkinde (enger Nasenrachenraum, kurze und weite Tube), ein einheitlicher Erkrankungsraum vorliegt. (*Man untersuche und behandle stets gemeinsam Nase, Rachen und Ohr!*)

B. Der Schallaufnahme- und der Gleichgewichtsappart

liegen in der Felsenbeinpyramide, werden gewöhnlich als **Innenohr** bezeichnet. Die spezifischen Sinnesapparate finden sich im häutigen, mit Endolymphe gefüllten Labyrinth. Es liegt, umspült von Perilymphe, im knöchernen Labyrinth, einer Kapsel aus elfenbeinartigem Knochen. Der innere Gehörgang führt die Nerven von den Sinnesflächen zum Gehirn und enthält die ernährenden Gefäße für das Innenohr.

I. Das häutige Labyrinth, Labyrinthus membranaceus

(Abb. 196–200)

Zwei Bläschen, der längliche **Utriculus** und der rundliche, kleinere **Sacculus,** stellen den zentralen Teil dar. Sie liegen in einer gemeinsamen, knöchernen Höhle, dem **Vestibulum,** und sind untereinander durch den **Ductus endolymphaticus** und den **Ductus utriculosaccularis** verbunden. Vom *Utriculus* gehen drei halbringförmige Gänge, **Ductus semicirculares,** ab. Vom *Sacculus* führt der kleine **Ductus reuniens** in die spiralig gewundene, häutige Schnecke, den **Ductus cochlearis.** Nur der letztere dient der Hörempfindung. Ductus semicirculares, Utriculus und Sacculus bilden das Gleichgewichtsorgan.

1. Der Gleichgewichtsanteil

a) Die Bogengänge, Ductus semicirculares,

stehen ungefähr senkrecht aufeinander und werden nach der Lage im Raum als vorderer, hinterer und seitlicher Bogengang, *Ductus semicircularis anterior, posterior* und *lateralis,* bezeichnet. Sie sind mit ihrem konvexen Rande in den knöchernen Bogengängen exzentrisch aufgehängt (Abb. 196). Das eine Ende eines jeden Bogenganges ist kolbig zur **Ampulla membranacea** (ant., post., lat.) erweitert. In jeder Ampulle findet sich eine quergestellte, gegen das Ampullenlumen vorragende Leiste, die **Crista ampullaris.** Von jeder Ampulle führt ein *N. ampullaris* zur *Pars vestibularis* des **N. vestibulocochlearis** (Abb. 197).

Feinbau. Die Cristae ampullares tragen an ihrer Oberfläche ein aus Stütz- und Sinneszellen bestehendes Neuroepithel. Die 30–40 μm langen Haare der Sinneszellen ragen in eine gallertige, kappenförmige Masse, die *Cupula.* Die Vestibularisfasern umspinnen becherförmig die Basis der Haarzellen, bilden im Neuroepithel ein Geflecht. Beim Austritt aus dem Neuroepithel erhalten sie Markscheiden.

Wirkungsmechanismus der Bogengänge. Bei der Bewegung des Kopfes in der Ebene des betreffenden Bogenganges bleibt die *Endolymphe* nach dem Gesetz der Trägheit zunächst

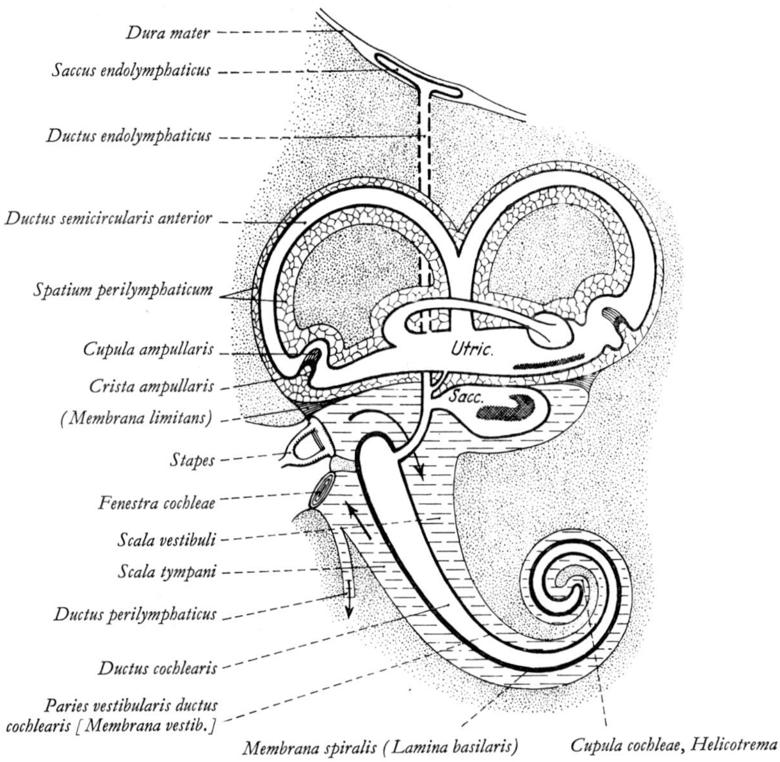

Abb. 196. Schema des häutigen Labyrinthes und der perilymphatischen Räume beim Menschen. Macula sacculi und Macula utriculi sind fein schraffiert. Der Knochen ist durch feine Punktierung angedeutet. Utric. = Utriculus; Sacc. = Sacculus. Pfeile geben die Bewegung der Perilymphe an. Nach *de Burlet* verändert

stehen und hält die in ihr schwebende *Cupula* fest, während die am Knochen befestigte Basis der *Crista* weiterbewegt wird. Dabei werden die Haarzellen gereizt. Die Erregung wird durch die *Pars vestibularis n. vestibulocochlearis* dem Zentralnervensystem zugeleitet. Von dort aus werden reflektorisch Muskelgruppen in Bewegung gesetzt, die der Lageänderung entgegenzuwirken suchen.

b) Utriculus und Sacculus

haben je eine **Macula,** ein ovales (2 ×3 mm Durchmesser), verdicktes Sinnesfeld. Im Utriculus heißt es **Macula utriculi** und liegt horizontal, in der Ebene des lateralen Bogenganges (Abb. 197). Die **Macula sacculi** steht senkrecht, in der Ebene des hinteren Bogenganges.

Feinbau. Das Neuroepithel der Maculae ist ähnlich dem der Cristae ampullares. Die Härchen der Sinneszellen reichen in eine gallertige Membran, in die feine Kalkkristalle, Statoconia (Otolithen), eingelagert sind.

Von der Macula utriculi kommt der *N. utricularis*, von der Macula sacculi der *N. saccularis*.

Wirkungsmechanismus der Maculae staticae. Da die Statokonien spezifisch schwerer als die Endolymphe sind, werden sie bei aufrechter Kopfhaltung auf die Sinneshaare der horizontal stehenden *Macula utriculi* drücken, an den Sinneshaaren der senk-

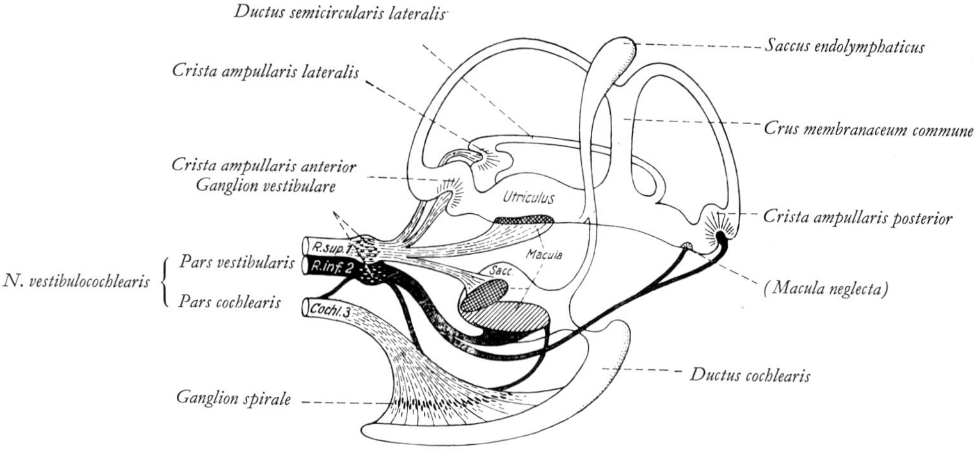

Abb. 197. Verzweigung des N. vestibulocochlearis (statoacusticus) an den Sinnesendstellen des häutigen Labyrinthes. Nach *de Burlet*

recht stehenden *Macula sacculi* ziehen. Durch diese andauernde Einwirkung entsteht die Empfindung der „regelrechten" Lage. Ändert sich nun die Lage des Kopfes, so folgen die Statokonien der Schwerkraft, ziehen an der höher gelegenen Seite des Neuroepithels, drücken stärker auf die tiefer gelegene Seite. Es entsteht das Gefühl von „oben" und „unten". Fahren wir bei aufrechter Kopfhaltung im Fahrstuhl abwärts, so wird die horizontal stehende Macula utriculi entlastet, steigen wir, so wird sie stärker belastet. Es entsteht das Gefühl des Fallens und Steigens. Die Maculae staticae sprechen somit auf jede Änderung der Schwerkraft an. Die ausgelösten Erregungen werden durch die Vestibularisfasern dem Zentralnervensystem zugeleitet, das darauf reflektorisch Tonusänderungen und Korrekturbewegungen der Muskeln auslöst.

c) Ductus und Saccus endolymphaticus

Vom Sacculus bzw. dem Ductus utriculosaccularis zieht der feine *Ductus endolymphaticus* zur Kleinhirnfläche der Felsenbeinpyramide, wo er sich zu einer platten, 1 cm langen, 5–8 mm breiten, zwischen den beiden Blättern der harten Hirnhaut liegenden Tasche, dem *Saccus endolymphaticus*, erweitert (Abb. 196).

Man nimmt an, daß der Saccus endolymphaticus dem Druckausgleich im häutigen Labyrinth dient.

2. Der Gehöranteil

a) Die häutige Schnecke, Ductus cochlearis,

ist ein etwa 3 cm langer, im Querschnitt dreieckiger (Abb. 198, 199), an beiden Enden blind endigender, mit **Endolymphe** gefüllter Gang, der durch den kurzen, feinen **Ductus reuniens** mit dem Sacculus in Verbindung steht (Abb. 196, 197). Sie liegt in der knöchernen Schnecke und bildet wie diese 2½ Spiralwindungen. Ihr *Caecum vestibulare* weist gegen den Sacculus. Ihr *Caecum cupulare* liegt in der Schneckenspitze (Abb. 196). Der im Querschnitt dreieckige Schneckengang ist an der Lamina spiralis ossea und an der gegenüberliegenden Wand befestigt (Abb. 198). Hierdurch wird der perilym-

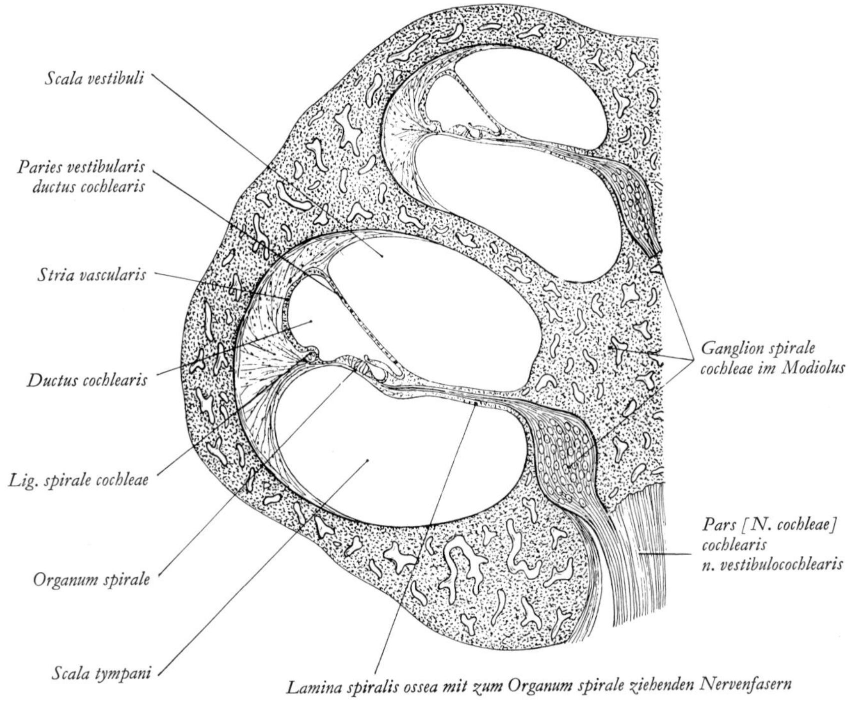

Abb. 198. Querschnitt durch 2 Schneckenwindungen aus einem axialen Längsschnitt durch die Schnecke

phatische Raum in eine *Scala tympani* und eine *Scala vestibuli* unterteilt. Meist orientieren wir die Schneckenspitze nach oben und unterscheiden eine tympanale (an die Scala tympani grenzende), eine vestibulare (an die Scala vestibuli grenzende) und eine äußere oder gefäßführende Wand (Abb. 199).

1. Der **Paries vestibularis** (*Reissnersche Membran*) besteht aus zwei endothelartig abgeplatteten Zellagen, die eine hauchdünne Bindegewebsschicht zwischen sich fassen.
2. Der **Paries externus** besteht aus einem mit dem Periost verbundenen Bindegewebspolster, dem **Lig. spirale cochleae,** und ist von einem kubischen, teils mehrschichtigen Epithel bekleidet. Unter dem Epithel liegt ein dichtes Gefäßnetz, das teils in das Epithel hineinreicht. Dieses reichlich mit Gefäßen versorgte Epithel, die **Stria vascularis,** sondert wahrscheinlich die Endolymphe ab. Am Unterrande der Stria vascularis wölbt sich ein größeres Gefäß zur *Prominentia spiralis* vor.
3. Der **Paries tympanicus** stößt an die Scala tympani. Zwischen dem freien Rand der Lamina spiralis ossea und dem keilförmigen, flüssigkeitsreichen Lig. spirale ist die **Membrana spiralis** oder **Lamina basilaris** ausgespannt. Sie trägt das **Cortische Organ, Organum spirale,** den Aufnahmeapparat des Gehörorgans. Die Grundlage dieser Membran bilden starre, fächerförmig verlaufende Bindegewebsfasern. Die 1–2 μm dicken Fasern heißen auch „Gehörsaiten". Sie sind in der Basalwindung 100–200 μm lang, werden gegen

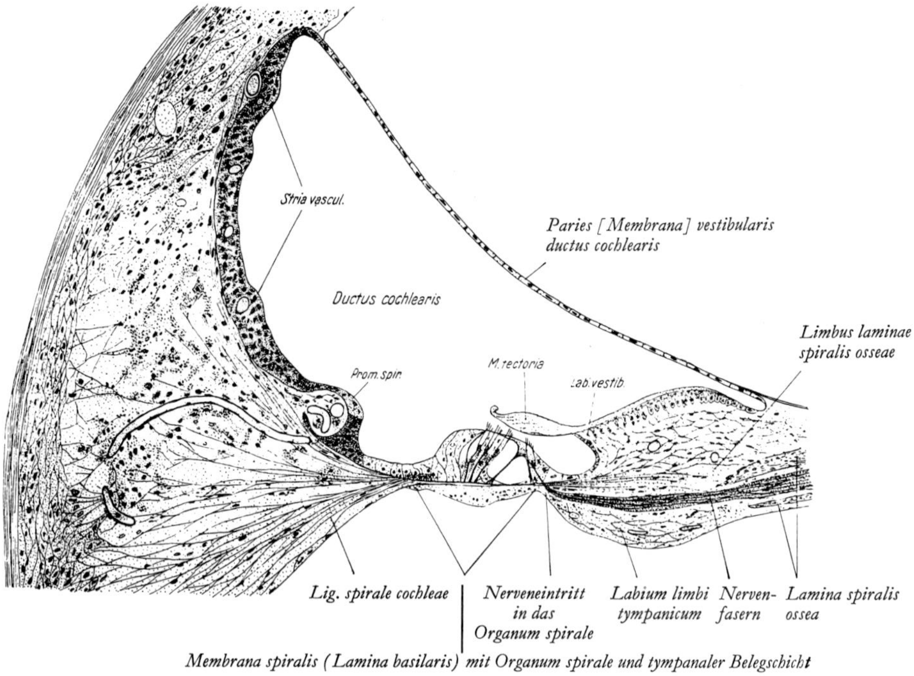

Abb. 199. Ductus cochlearis mit Organum spirale im Querschnitt. Nach *Held*

die Spitzenwindung hin länger (bis 500 μm). Nach *Retzius* sind etwa 24000 Fasern vorhanden.

Auf der tympanalen Fläche der Membran treffen wir die tympanale Belegschicht, eine individuell wechselnd dicke Lage von Bindegewebszellen an.

b) Das Cortische Organ, Organum spirale

(Abb. 198, 199, 200),

läuft durch die ganze Länge des Ductus cochlearis und läßt wie jedes Neuroepithel Stütz- und Sinneszellen unterscheiden. Die mit besonderen intraplasmatischen Stützfasern (schwarz in Abb. 200) versehenen **Stützzellen** bilden mit ihren recht komplizierten Kopfenden einen **Tragbogen**, die durchlöcherte **Membrana reticularis.**

Innere und äußere Pfeilerzellen stoßen mit ihren Köpfen wie die Sparren eines Daches gegeneinander und bilden über einem im Querschnitt dreieckigen, mit Endolymphe gefüllten Tunnel den inneren Tragbogen. An ihn schließt sich nach außen der von den Kopfplatten der *Deitersschen Zellen* gebildete äußere Tragbogen an. Die Kopfplatten sind untereinander zu der durchlöcherten *Membrana reticularis* verkittet. Die *Deitersschen* Zellen sind in drei, in der Spitzenwindung in vier bis fünf Reihen angeordnet und besitzen eine Auskehlung zur Aufnahme der äußeren Haarzellen. Nach dem Lig. spirale hin gehen die Stützzellen in indifferente Epithelzellen, die hohen *Hensenschen* und die niedrigen *Claudiusschen Zellen*, über.

Die mit feinen, bis zu 100 Sinneshaaren versehenen **Sinnes-** oder **Hörzellen** ruhen mit ihrer Basis in Auskehlungen der Stützzellen und ragen mit ihren Sinneshaaren durch die Löcher der Membrana reticularis. Die inneren Hörzellen stehen in einer Reihe einwärts von den Pfeilerzellen, die äußeren in drei bis fünf Reihen auswärts von diesen. Dabei ist zu betonen, daß die Hörzellen der einzelnen Reihen auf Lücke stehen und die Sinneshaare eine V-förmige Anordnung zeigen, deren Aushöhlung axialwärts gerichtet ist. Über den Hörzellen schwebt die gallertige Deckmembran, **Membrana tectoria.** Sie ist eine kutikulare Bildung der Epithelzellen. Mit dem einen Rande ist sie am *Labium limbi vestibulare* angeheftet; der andere reicht bis über die äußersten Hörzellen.

Nach der **Helmholtzschen Hörtheorie** vergleicht man die „Gehörsaiten" der Basilarmembran mit den verschieden langen und verschieden gespannten Saiten eines Klaviers. Durch die Bewegung der Perilymphe von der Scala vestibuli über das Helicotrema in die Scala tympani wird die Basilarmembran in Mitschwingungen versetzt, wobei immer nur jene „Gehörsaite" mitschwingt, deren Eigenton getroffen ist. Dabei stoßen die auf der „Saite" befindlichen Hörzellen mit ihren Sinneshaaren gegen die Membrana tectoria. Für diese Theorie spricht die klinische Beobachtung, daß bei teilweisem Ausfall der Basilarmembran **Tonlücken** auftreten. So finden wir bei Schäden in der Schneckenspitze (längste Fasern) Baßtaubheit, bei Schäden in der Schneckenbasis (kürzeste Fasern) Ausfall der hohen Töne.

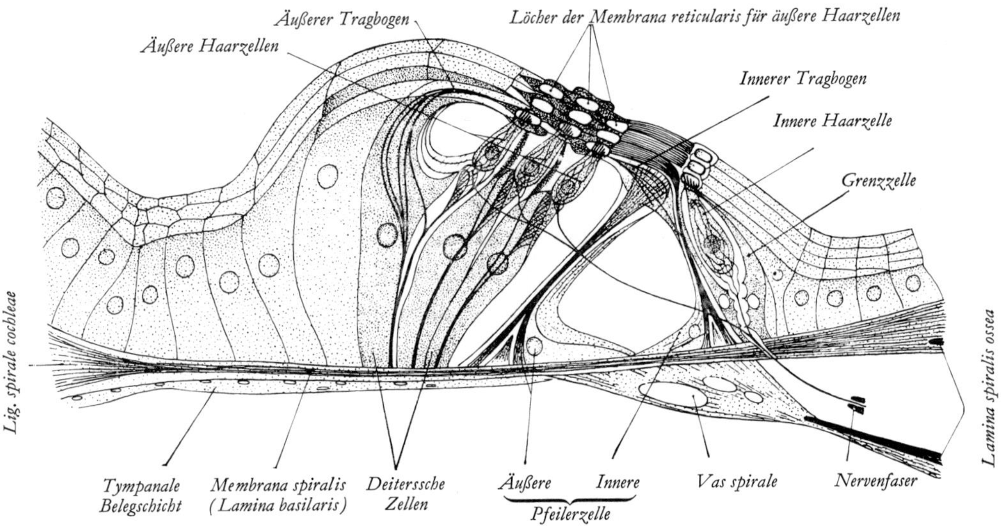

Abb. 200. Cortisches Organ. In das Schema des Stützapparates (nach *Held*) wurden die Haarzellen und die ableitende Nervenfaser schematisch eingetragen. Das Zytoplasma der Stützzellen ist punktiert, die Stützfibrillen in ihnen sind vollschwarz

Demgegenüber konnte der ungarische Physiker *v. Békésy* im Experiment u. a. nachweisen, daß bei Bewegungen der Perilymphe nicht nur die Basilarmembran, sondern der ganze dreieckige, mit visköser Endolymphe gefüllte Ductus cochlearis schwingt, wobei die *Reissner*sche Membran axial, die Basilarmembran peripher, nahe dem Lig. spirale, den stärksten Ausschlag zeigt (Abb. 201). Den einzelnen Tönen entsprechen dabei bestimmte Abschnitte der Basilarmembran (Schallbildtheorie).

Der Anatom *K. Neubert* versuchte *v. Békésys* Befunde mit den morphologischen Gegebenheiten in Einklang zu bringen. Dabei stellte er u. a. fest, daß die Basilarmembran nicht aus einzelnen Saiten, sondern aus fächerförmigen Elementarteilchen besteht, die sich von innen nach außen entfalten. Hinsichtlich der **Reiztransformation** entwickelte er die Vorstellung, daß der unter der Membrana tectoria gelegene, mit Endolymphe gefüllte *Canalis spiralis cochleae* (Abb. 201) maßgeblich an der Umwandlung von Schallwellenimpulsen in Flüssigkeitsströmungen beteiligt ist. Dieser Spiralkanal ist bei dem Ausschwingen der beiden Membranen verstärkten Druck- und Schubwirkungen ausgesetzt. Dabei wird durch den Spalt zwischen Cortischem Organ und Membrana tectoria (Spaltdüse) die Endolymphe aus dem Spiralkanal ausgetrieben und beim Zurückschwingen wieder angesaugt. Die Hörhaare werden durch diese radiär pendelnden Flüssigkeitsstöße unter Abbiegung rhythmisch hin- und herbewegt **(Spaltdüsentheorie)**. Nach diesen neueren Untersuchungen hat die fast 100 Jahre alte geistvolle Hörtheorie von *Helmholtz* an Bedeutung verloren.

II. Das knöcherne Labyrinth, Labyrinthus osseus,

wiederholt in groben Zügen die Form des häutigen. Es ist nur größer. Auf diese Weise bleiben zwischen häutigem und knöchernem Labyrinth beträchtliche, mit Perilymphe gefüllte Hohlräume ausgespart. Die Form des knöchernen Labyrinthes studieren wir am einfachsten an einem Metallausguß (Abb. 202, 203, 204), die Lage an einem aufgemeißelten Felsenbein (Abb. 204).

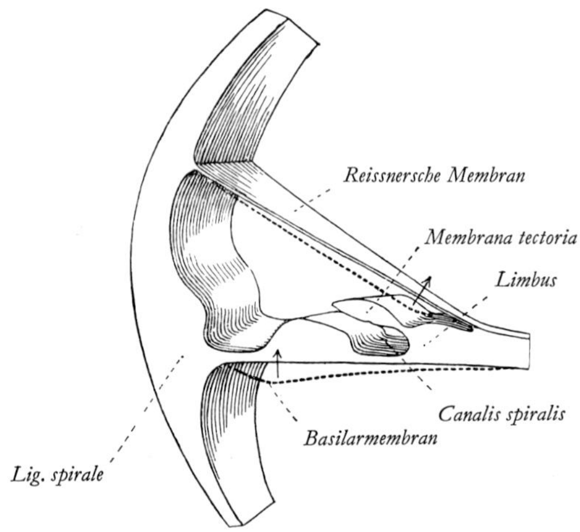

Abb. 201. Schwingungsform der beiden Trennwandmembranen. Hauptauslenkungsort der Basilarmembran außerhalb des Cortischen Organes. Schwingungsbereich der *Reissner*schen Membran in der Nähe ihres axialen Ansatzes. Die punktierten Linien geben schematisch die Ausschwingungsgröße wieder. Nach *K. Neubert*, Z. Anat. 114, 1950

1. Der Vorhof, Vestibulum

(Abb. 202, 203),

ist die einheitliche Höhle für Utriculus und Sacculus und erscheint als Vorraum zu den Bogengängen. Es hat dem ganzen Gleichgewichtsorgan den Namen *Vestibularapparat* gegeben. Der Vorhof steht nach vorn (Abb. 204) mit der Schnecke, *Cochlea*, nach hinten mit den Bogengängen in Verbindung. Seine mediale Wand weist gegen den inneren Gehörgang und zeigt zwei Buchten, den *Recessus sphaericus* [sacculi] und den *Recessus ellipticus* [utriculi] (Abb. 202). Von dieser Wand geht der *Aquaeductus vestibuli* (für die Aufnahme des Ductus endolymphaticus) ab. Die laterale Wand weist gegen die Paukenhöhle (Abb. 203). An ihr finden wir zwei Öffnungen, eine obere ovale, die **Fenestra vestibuli** (für die Aufnahme der Steigbügelplatte) und eine untere

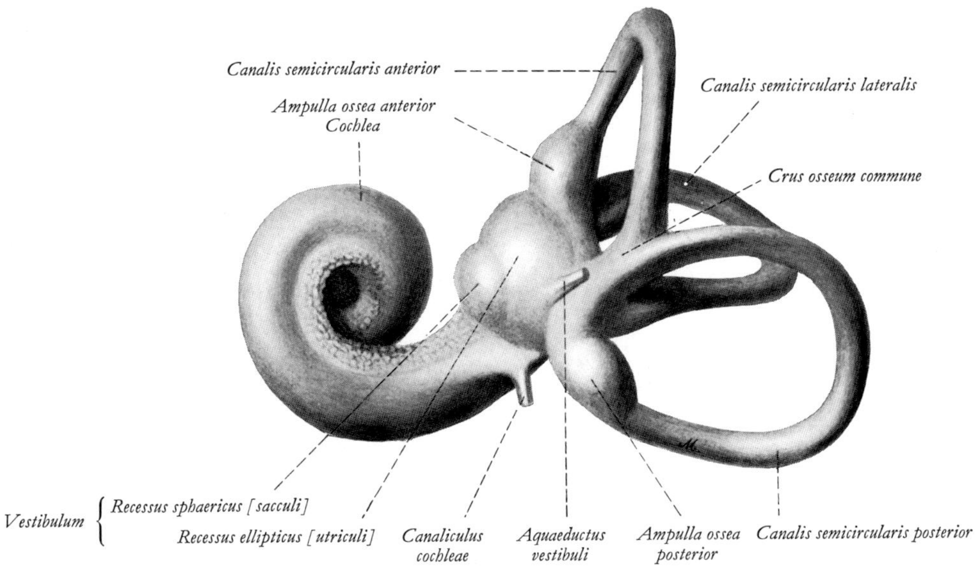

Abb. 202. Ausguß eines rechten knöchernen Labyrinthes (vergrößert). Von medial her gesehen

runde, die **Fenestra cochleae,** die beim Lebenden durch eine Bindegewebsplatte, die *Membrana tympani secundaria,* verschlossen ist.

Sucht man die beiden Fenster an einem Längsschnitt durch die Felsenbeinpyramide (Abb. 205) auf, so findet man zwischen ihnen einen Wulst, das **Promontorium.** Es entspricht der basalen Schneckenwindung.

2. Die knöchernen Bogengänge, Canales semicirculares ossei

(Abb. 195, 202–205),

gehen vom Vestibulum ab. Sie sind bedeutend weiter als die häutigen. Jeder erweitert sich an einem Ende zu einer *Ampulla ossea* (Abb. 202, 203).

Canalis semicircularis anterior, der vordere, vertikale Bogengang, steht senkrecht zur Längsachse der Felsenbeinpyramide (Abb. 203). Auf der Großhirnfläche der Felsenbeinpyramide ruft er die **Eminentia arcuata** hervor (Abb. 205).

Seine Ampulle liegt vorn oben. Hinten vereinigt er sich mit dem hinteren Bogengang zum *Crus osseum commune* (Abb. 202).

Canalis semicircularis posterior, der hintere, vertikale Bogengang, verläuft parallel der Kleinhirnfläche der Felsenbeinpyramide (Abb. 204).

Seine Ampulle liegt hinten unten. Das andere Ende vereinigt sich mit dem oberen Bogengang zum *Crus osseum commune* (Abb. 202, 203).

Canalis semicircularis lateralis, der laterale (horizontale) Bogengang, verläuft bei aufrechter Körperhaltung nahezu horizontal, weist mit seiner Konvexität gegen das Antrum und gegen die Paukenhöhle und erzeugt hier (Abb. 187) oberhalb des Canalis facialis die **Prominentia canalis semicircularis lateralis.** In Abb. 195 ist er durch Wegnahme der Warzenfortsatzzellen von lateral her freigelegt.

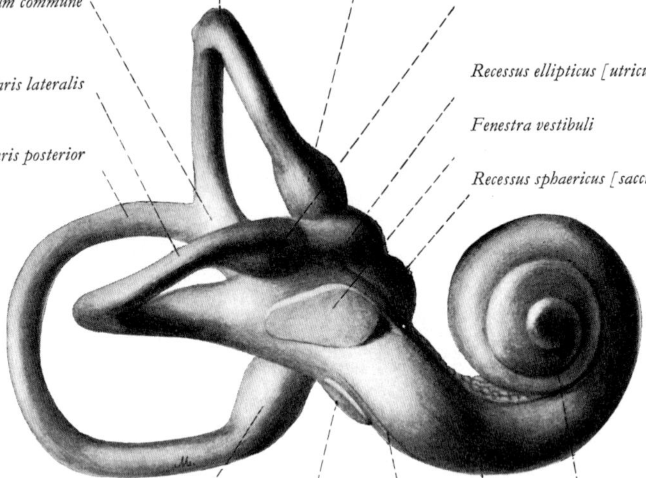

Abb. 203. Ausguß eines rechten knöchernen Labyrinthes (vergrößert). Von lateral her gesehen

Seine Ampulle liegt vorn neben der des oberen Bogenganges (Abb. 203). Hinten mündet er mit einem *Crus osseum simplex* in das Vestibulum.

Er ist ebenso wie der unter ihm verlaufende N. facialis bei der *Antrotomie* und *Radikaloperation* des Ohres (S. 261) gefährdet.

3. Die knöcherne Schnecke, Cochlea (Abb. 206),

steht ungefähr senkrecht auf dem Meatus acusticus internus (Abb. 204). Ihre Spitze weist nach vorn und lateral. Kaudal von der Schnecke liegt der Canalis caroticus (Abb. 205). Die Cochlea zeigt wie der häutige Schneckengang 2½ Spiralwindungen (Abb. 203), die rechts mit und links gegen den Uhrzeiger verlaufen und meist als **Basal-**, **Mittel-** und **Spitzenwindung** bezeichnet werden.

Auf einem Längsschnitt durch die Cochlea (Abb. 206) erkennen wir eine kegelförmige Achse aus zartem, schwammigem Knochen. Sie wird irrtümlicherweise als Spindel, **Modiolus,** bezeichnet. Um den Modiolus läuft wie eine Wendeltreppe eine feine Knochenlamelle, die **Lamina spiralis ossea.** In der Spitzenwindung endet sie mit einem Haken, *Hamulus laminae spiralis.* Die Lamina spiralis ossea unterteilt zusammen mit dem an ihrem freien Rande befestigten Ductus cochlearis (Abb. 198) die Schneckenwindung in zwei Treppen, *Scalae.* Die (bei senkrechter Stellung der Schnecke) obere Treppe mündet in das Vestibulum und heißt deshalb **Scala vestibuli.** Die untere mündet durch das runde Fenster in den Mittelohrraum, Cavum tympani und heißt **Scala tympani.**

Modiolus und *Lamina spiralis ossea* bestehen aus zartem, schwammigem Knochen und enthalten zahlreiche feine Kanäle, die die **Pars cochlearis n. vestibulocochlearis** und sein **Ganglion spirale** aufnehmen.

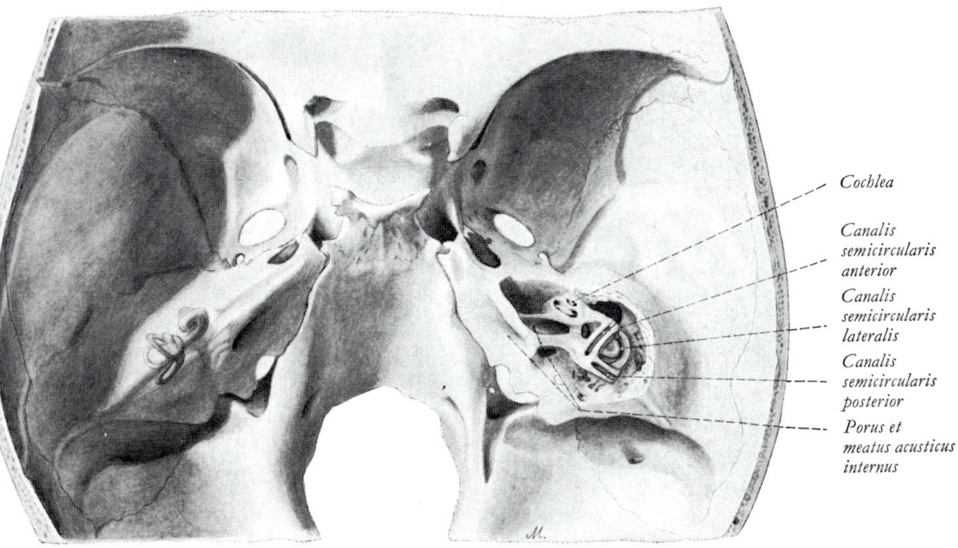

Abb. 204. Lage des Innenohres im Felsenbein. Rechts knöchernes Labyrinth herauspräpariert und eröffnet. Links Ausguß des knöchernen Labyrinthes in das durchsichtig gedachte Felsenbein eingezeichnet

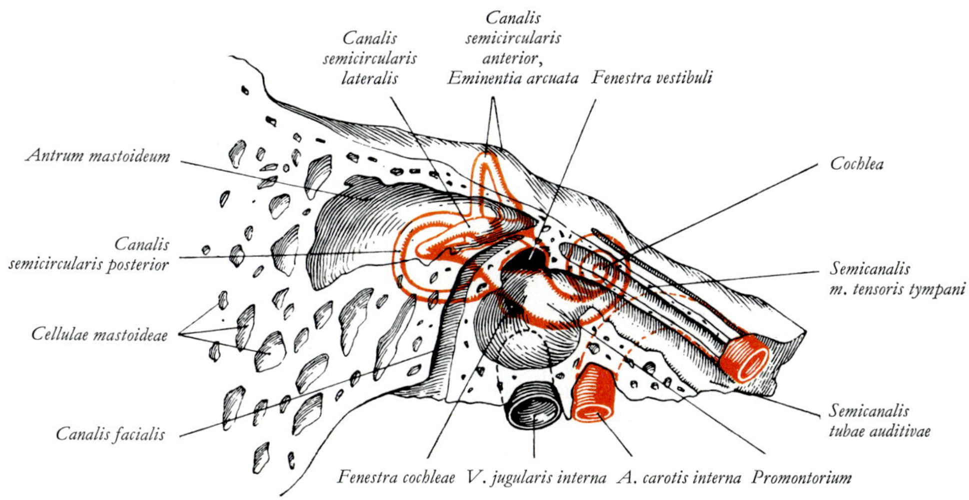

Abb. 205. Lage des Labyrinthes (rot), der A. carotis interna (rot) und der V. jugularis interna. Vom Paries labyrinthicus der Paukenhöhle aus gesehen

Canaliculus cochleae (Abb. 196, 202). Vom Anfangsteil der Scala tympani, nahe dem runden Fenster, geht ein feiner, mit Perilymphe gefüllter Kanal ab, der auf der Unterfläche der Felsenbeinpyramide, medial vom Foramen jugulare, mit der trichterförmigen **Apertura externa canaliculi cochleae** ausmündet und die perilymphatischen Räume des Labyrinthes mit dem Cavum subarachnoidale verbindet.

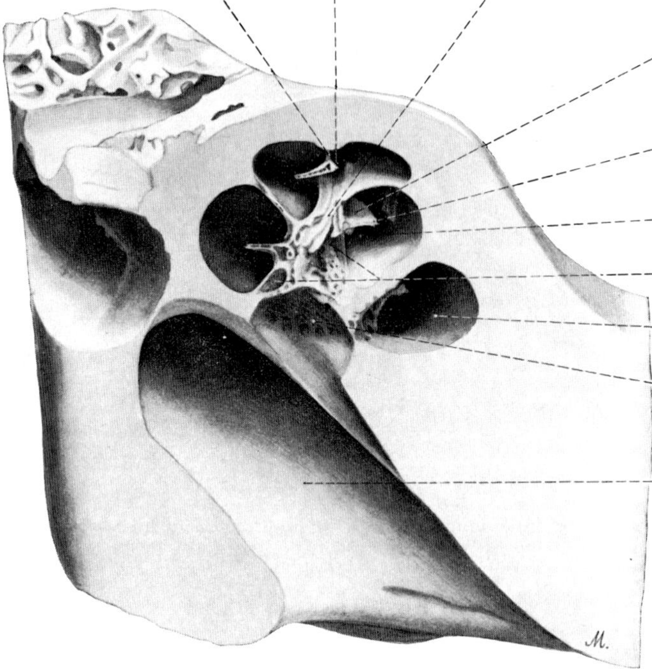

Abb. 206. Längsschnitt durch die knöcherne Schnecke und den inneren Gehörgang

III. Die perilymphatischen Räume

Zwischen dem häutigen und dem knöchernen Labyrinth bleiben weite Räume frei, die mit Perilymphe gefüllt sind. Im Bereich der Bogengänge und des Utriculus sind sie von zarten Bindegewebsfasern durchzogen. Eine feine Grenzmembran, *Membrana limitans* (Abb. 196), trennt diesen Abschnitt von dem den Sacculus und Ductus cochlearis umgebenden (in Abb. 196 gestrichelten) Teil. Im Bereich der Schnecke bildet dieser Teil die **Scala vestibuli** und **Scala tympani.** Die Scala vestibuli kommuniziert an der Schneckenspitze durch ein feines Loch, **Helicotrema,** mit der Scala tympani.

Die Perilymphe hat eine große Bedeutung für den Hörvorgang. Wird durch die Tätigkeit des Schalleitungsapparates der Steigbügel in der Fenestra vestibuli bewegt, so gerät die Perilymphe der Scala vestibuli in pendelnde Bewegung, die sich durch das Helicotrema in die Scala tympani fortsetzt. Da die Perilymphe praktisch nicht komprimierbar ist, kann die Bewegung nur zustande kommen, wenn die Flüssigkeit ausweichen kann. Das wird durch die Membran des Schneckenfensters, die *Membrana tympani secundaria,* ermöglicht. Sie buchtet sich jedesmal gegen die Paukenhöhle vor, wenn der Steigbügel in die Fenestra vestibuli gepreßt wird, und umgekehrt (Abb. 196). Nach den Vorstellungen *v. Békésys* wirken die Bewegungen der Perilymphe nicht nur über das Helicotrema und die Scala tympani auf die Basilarmembran, sondern auch direkt, von der Scala vestibuli aus, auf den Endolymphschlauch des Ductus cochlearis (S. 267).

Knochenleitung. Neben der Schallübertragung durch die Gehörknöchelchen auf die Perilymphe ist noch die direkte Übertragung von Schwingungen des Schädels (Knochenleitung) auf die Schnecke möglich, wie das Hören der eigenen Stimme und einer auf den Kopf aufgesetzten Stimmgabel zeigt.

IV. Der innere Gehörgang, Meatus acusticus internus

(Abb. 204, 206, 207),

stellt die Verbindung des Labyrinthes mit der Schädelhöhle her. Etwa 1 cm lang, durchsetzt er in lateraler Richtung (Abb. 204) das Felsenbein. Mit dem **Porus acusticus internus** mündet er in die Schädelhöhle. Auf seinem Grund, dem **Fundus meatus acustici interni,** sehen wir die in Abb. 207 wiedergegebenen, charakteristischen Öffnungen:

1. *Area vestibularis superior* [utriculoampullaris] für *N. utriculoampullaris* [von der Macula utriculi und den Cristae ampullares des vorderen und lateralen Bogenganges, Abb. 197].
2. *Area vestibularis inferior* [saccularis] für *N. saccularis* [von der Macula sacculi, Abb. 197].
3. *Foramen singulare* für *N. ampullaris posterior* [von der Crista ampullaris des hinteren Bogenganges, Abb. 197].

   Die drei genannten Nerven bilden am Fundus meatus acustici interni das **Ganglion vestibulare.** Es besteht aus bipolaren, bineuritischen Ganglienzellen, deren zentrale Neuriten sich zur **Pars vestibularis n. vestibulocochlearis** zusammenfinden.
4. Die **Area cochleae** (Tractus spiralis foraminosus) entspricht der Basis der Schnecke und läßt durch ihre zahlreichen kleinen Öffnungen die Fasern der **Pars cochlearis n. vestibulocochlearis** treten.

   Diese beginnt (Abb. 200) mit feinen Neurofibrillennetzen in bzw. an den Haarzellen des Organum spirale. Die zunächst marklosen Neuriten ziehen zur

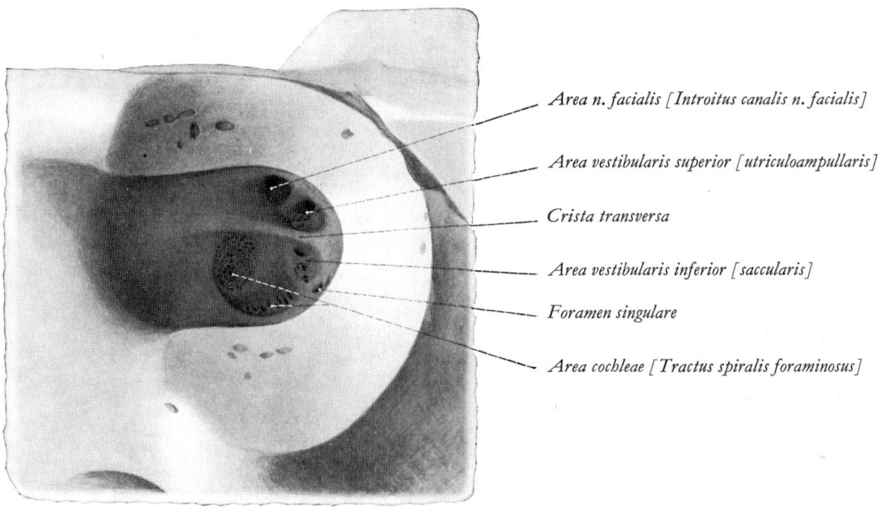

Abb. 207. Grund des inneren Gehörganges, Fundus meatus acustici interni, eines rechten Felsenbeines

Lamina spiralis ossea, erhalten hier ihre Markscheiden und streben dem im Modiolus gelegenen **Ganglion spirale** zu.

5. **Area n. facialis.** Der im Kleinhirnbrückenwinkel, neben dem N. vestibulocochlearis aus der Medulla oblongata entspringende **N. facialis** und der selbständige kleine **N. intermedius** gelangen durch diese Area in den Canalis facialis, dessen Verlauf S. 258 geschildert wurde.

Außer den oben genannten Nerven verlaufen durch den Meatus acusticus internus noch die aus der A. basilaris entspringende **A. labyrinthi** zum Labyrinth und die **Vv. labyrinthi** vom Labyrinth zum Sinus petrosus inferior.

Die Hör- und Gleichgewichtsbahn

Der Verlauf der Fasern des **N. vestibulocochlearis** im Zentralnervensystem wird S. 336 und S. 338 geschildert.

Anwendung. Infektionswege für das Innenohr sind hauptsächlich das Schnecken- und das Vorhofsfenster. Daneben kann die Infektion auch durch Lücken im knöchernen Labyrinth (*Verletzung und Knochenarrosion von infizierten pneumatischen Räumen aus!*) erfolgen. Eine Infektion des Labyrinthes kann entlang der Nerven und Gefäße des inneren Gehörganges und durch den Canaliculus cochleae und den Canaliculus vestibuli fortschreiten und auf die Hirnhäute übergreifen. Labyrinthinfektionen können zum Verlust der Schallwahrnehmung und zur Zerstörung des Gleichgewichtsapparates führen.

Das Gehirn

und seine Beziehungen zum Rückenmark und zu den peripheren Nerven

A. Allgemeines

Gehirn nennen wir den in der Schädelhöhle gelegenen Teil des Nervensystems. Es geht am *Foramen magnum* bzw. am Abgang des 1. Halsnerven in das im Wirbelkanal untergebrachte **Rückenmark** über. Rückenmark und Gehirn pflegen wir unter dem Begriff **„Zentralnervensystem"** zusammenzufassen und dem **„peripheren Nervensystem"**, den vom Rückenmark und Gehirn abgehenden Nerven, gegenüberzustellen.

Diese im wesentlichen makroskopisch-topographische Unterteilung wurde aus didaktischen Gründen vorgenommen. Nur selten haben wir die Möglichkeit, Gehirn, Rückenmark und periphere Nerven im Zusammenhang darzustellen. Meist präparieren wir die Teile zu verschiedenen Zeiten und an verschiedenen Objekten. Verfolgen wir die Entwicklung, untersuchen wir den Feinbau und beobachten wir das physiologische Verhalten, so stellen wir fest, daß sie von demselben Mutterboden ihren Ausgang nehmen, daß sie aus denselben Bausteinen bestehen und daß die konstruktiven Einheiten (*C. Elze*) die Leitungsbögen – die morphologischen Grundlagen für das physiologische Geschehen – von einem Abschnitt in den anderen übergehen. Gehirn, Rückenmark und periphere Nerven bilden morphologisch und physiologisch ein einheitliches Ganzes. Schäden und krankhafte Ausfälle im einen Teil müssen zwangsläufig Ausfälle in den anderen Abschnitten nach sich ziehen.

So sollen denn, nachdem die allgemeine Form und das mit bloßem Auge Erfaßbare des inneren Aufbaues des Gehirns besprochen sind, die Leitungsbahnen des Gehirns im Zusammenhang mit denen des Rückenmarkes und den peripheren Nerven verfolgt werden.

I. Aufgabe und Leistung des Nervensystems

Das Prinzip der Arbeitsteilung führt bei den Metazoen zur Differenzierung der verschiedensten Gewebe, Organe und Organsysteme. Dem Nervensystem fällt dabei die **Aufgabe** zu, diese verschiedenen Teile zu verbinden, aufeinander abzustimmen und damit zu einem harmonisch tätigen Ganzen zusammenzufassen. Es besitzt die **Fähigkeit,** Reize aus der Umwelt und aus dem Innern des Organismus aufzunehmen, in bestimmten Zentren zu sammeln, zu verarbeiten und zweckentsprechende Impulse an die Peripherie, die Organe und Organsysteme, abzugeben. **Die Aufnahme der Reize** erfolgt in der Peripherie **durch Empfänger** oder *Rezeptoren* (die Sinneszellen der Netzhaut des Auges, des Gehör- und Gleichgewichtsapparates, der Geschmacksknospen und die verschiedenen Arten der sensiblen Nervenendigungen [s. Bd. I] in der Haut, den Muskeln, Sehnen, Eingeweiden). Die in den „Empfängern" durch Reize ausgelösten Erregungen werden durch **Kabel,** die zuführrenden, afferenten oder sensiblen Nerven, einer **Zentrale** zugeleitet, wo die aus den verschiedensten Teilen des Körpers eintreffenden Erregungen gesammelt, gesichtet, zusammengeordnet und zu einheitlichen Impulsen umgeformt werden, die über weitere „Kabel", die wegführenden, efferenten oder motorischen Nerven, den wieder in der Peripherie gelegenen **Erfolgsorganen,** den Muskeln und Eingeweiden, zugeleitet werden.

II. Die Bausteine des Nervensystems

liefert das Nervengewebe. Es entwickelt sich aus dem äußeren Keimblatt und differenziert sich schon in früher Embryonalzeit in die **Neurozyten** oder Nervenzellen, die die Reize aufnehmen, verarbeiten und leiten, und in die **Gliazellen,** die Nervenstützzellen, die zur Stütze, Isolation und Ernährung der Nervenzellen dienen. Über den Feinbau des Nervengewebes s. Bd. I.

III. Die Leitungsbögen

Die Bauelemente des Zentralnervensystems sind zu kürzeren oder längeren Leitungsbögen zusammengefaßt. Sie sind nach *Elze* die konstruktiven Einheiten. Die Leitungsbögen des Rückenmarks und ihre Verbindungen mit dem Gehirn wurden bereits in Bd. I geschildert. In der stark schematisierten Abb. 208 sind **2 Leitungsbögen höherer Ordnung** zu den **Integrationsorten** (nach *C. Elze*: übergeordnete Zentren zu denen unmittelbare Leitungen aus der gesamten Körperperipherie zusammengeführt werden) wiedergegeben. Der (violette) **Kleinhirnbogen** verläuft über Spinalganglion – Radix dorsalis – Nucleus dorsalis (Umschaltung) – Seitenstrang zur Kleinhirnrinde (Integrationsort). Der efferente Schenkel zieht über die Kleinhirnkerne (Umschaltung) – die Bindearme (Pedunculi cerebellares superiores) zum Nucleus ruber der Gegenseite, kreuzt zurück zur selben Seite und erreicht als Tractus rubrospinalis die motorischen Vorderwurzelzellen des Rückenmarks. Der (rote) **Großhirnbogen** verläuft über Spinalganglion – Radix dorsalis – Hinterstrang (Abgabe direkter Kollateralen zu den Vorderwurzelzellen) – Hinterstrangkerne (Umschaltung) – Schleifenkreuzung – Schleife – Thalamus (Umschaltung) zur Großhirnrinde. Sein efferenter Schenkel zieht als Pyramidenbahn nach Rückkreuzung zur selben Seite zu den Vorderwurzelzellen. Vom Thalamus aus kann eine Nebenleitung (rot gestrichelt) über die Basalganglien (Nucleus lentiformis und Nucleus caudatus) zum Nucleus ruber ziehen und damit den violetten Leitungsbogen erreichen. Die Großhirnrinde (Integrationsort) beeinflußt außerdem noch mit direkten Leitungen (schwarz) den Thalamus, Nucleus ruber und das Kleinhirn.

Beide Leitungen können in das Geschehen des Eigenapparates eingreifen. Der Großhirnbogen kann außerdem noch den Kleinhirnbogen beeinflussen, ist ihm übergeordnet. Eigenartig ist die häufige Kreuzung und Rückkreuzung dieser Leitungsbögen.

Bevor wir die Leitungen weiter studieren, ist es notwendig, durch das Studium der Entwicklung, durch einen Ausblick auf die vergleichende Anatomie und die Betrachtung der Oberfläche und außerdem durch die Zergliederung des Gehirns, die notwendigen morphologischen Grundlagen zu schaffen.

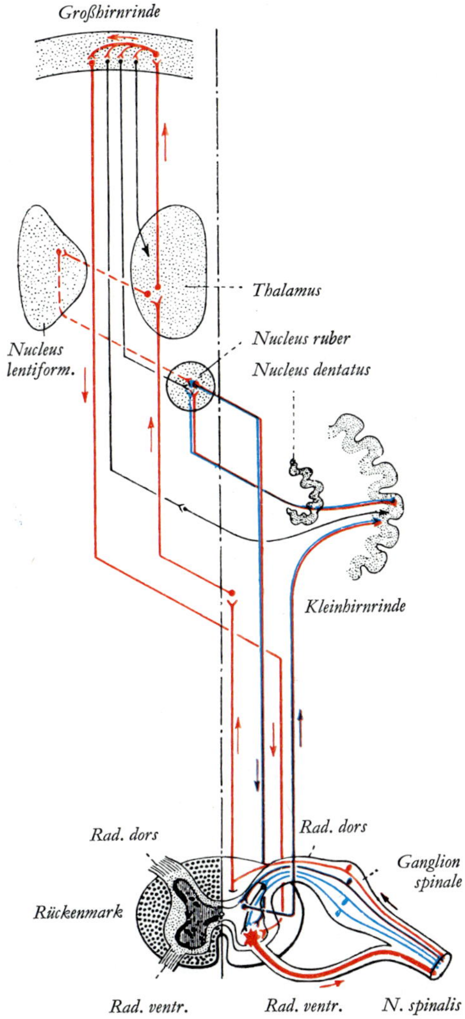

Abb. 208. Schema über das Zusammenwirken des Eigen- oder Elementarapparates mit dem Leitungsapparat. Die Vorderwurzelzelle (dicke rote Linie) liefert die gemeinsame Endstrecke für den direkten und indirekten Reflexbogen (blau), für den über das Kleinhirn geführten (violetten) und den über das Großhirn geführten (roten), höheren Leitungsbogen

IV. Entwicklung und Gliederung des Nervensystems

Die erste Anlage des Nervensystems tritt als eine mediane Verdickung des äußeren Keimblattes auf. Die Zellen werden hier höher und ordnen sich in mehreren Lagen an, während sie seitlich noch einschichtig sind (Abb. 209a). Wir nennen diese plattenförmige Verdickung **Neural-** oder **Medullarplatte.** Durch stärkeres Wachstum wulsten sich die Seitenränder der Platte nach dorsal vor, werden zu den **Neural-** oder **Medullarwülsten.** Diese begrenzen eine zunächst flache, allmählich tiefer werdende Rinne, die **Neural-** oder **Medullarrinne** (Abb. 209b). Die kraniale Hälfte der Medullarplatte bzw. -rinne wird schon früher breit. Sie liefert das Gehirn. Die schmalere, kaudale Hälfte wird zum

Rückenmark. Durch weiteres Wachstum der Medullarwülste nähern sie sich so stark, daß sie miteinander verschmelzen und ein in die Tiefe verlagertes Rohr, das **Neural-** oder **Medullarrohr,** bilden, über das das Hautektoderm als geschlossene Lage hinwegzieht (Abb. 209c). Die Verwachsung der Wülste zum Medullarrohr erfolgt zuerst an der Gehirn-Rückenmarksgrenze. Von hier schreitet sie nach kranial und kaudal fort, wo das Rohr vorläufig noch offen bleibt (*vorderer und hinterer Neuroporus*). Nachdem sich endlich auch die *Neuropori* geschlossen haben, finden wir ein allseits geschlossenes Rohr vor.

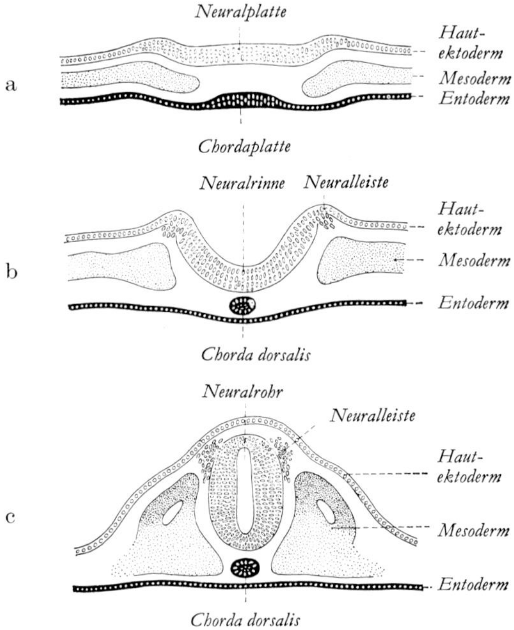

Abb. 209. Entwicklung des Neuralrohres (drei schematische Querschnitte).
a) Neuralplatte. b) Neuralrinne. c) Neuralrohr

An der Grenze zwischen Neuralrinne (*Neuroderm*) und Hautektoderm (Abb. 209) vermehren sich Zellen und wandern nach ventral aus (Abb. 209c). Sie bilden die **Neuralleiste.** Diese liefert nicht nur die Spinalganglien, die sensiblen Kopfganglien, die sympathischen Ganglien, die Mantelzellen und die *Schwann*schen Zellen, die Paraganglien, die Leptomeninx, sondern, wie neuere Untersuchungen zeigen, auch das Kopfmesenchym, Knorpel, Knochen, Odontoblasten und Pigmentzellen. Das aus der Neuralleiste stammende Mesoderm bezeichnen wir als **Mesektoderm.** Mit diesen Befunden (*Peter, Starck, Veit*) ist die Lehre von der strengen gewebs- und organspezifischen Bedeutung der Keimblätter etwas ins Rutschen geraten. Siehe Bd. I.

1. Die Differenzierung des Neuralrohres im Bereich des Rückenmarks

(Abb. 210)

Durch ungleiches Wachstum entstehen die dünne, ventrale **Bodenplatte,** die dünne, dorsale **Deckplatte** und die dicken **Seitenplatten.** Die Seitenplatten sondern sich weiter in die dorsale **Flügelplatte** und die ventrale **Grundplatte.** Letztere werden durch den *Sulcus limitans* begrenzt.

Da die Zellteilungen hauptsächlich in der Nähe des jetzt rautenförmigen Zentralkanales stattfinden, entsteht um ihn herum eine zellreiche Schicht mit radiär angeordneten Kernen, die **Keimschicht** oder *Matrix.* Aus der Keimschicht wandern Zellen in die Umgebung, die Grund- und Flügelplatte, aus. Aus der in der Entwicklung etwas vorauseilenden **Grundplatte** wird die **Vordersäule** des Rückenmarkes, aus der **Flügelplatte** die **Hintersäule.** Damit ist die Anlage der **grauen Rückenmarkssubstanz** gegeben. Der Rest der Matrix liefert das zentrale Höhlengrau, die Auskleidung des Zentralkanales.

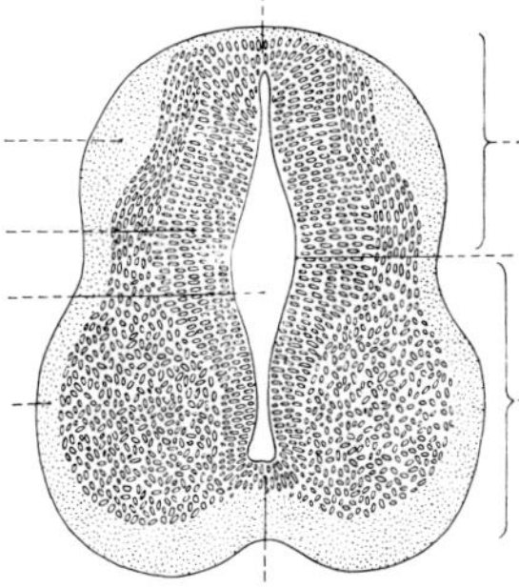

Abb. 210. Differenzierung des Rückenmarks

Die Zellen des Neuralrohres differenzieren sich zu **Neuroblasten** und zu **Spongio- oder Glioblasten.** Die letzteren bleiben teils als Ependymzellen am Zentralkanal liegen, teils wandern sie in das übrige Rückenmark aus und werden zu Gliazellen. Die Neuroblasten bilden zunächst den Neuriten, erst später die Dendriten. Aus dem Gebiet der Grundplatte wachsen die Neuriten als ventrale Wurzel aus dem Rückenmark heraus. Die Neuriten der übrigen Neuroblasten streben der in Abb. 210 fein punktierten **Randzone** zu, in der sie aufwärts ziehen. Der eine Neurit der (zunächst bipolaren, dann pseudounipolaren) Spinalganglienzellen wächst in das Rückenmark hinein, liefert das dorsal gelegene **ovaläre Bündel,** die Anlage des Hinterstranges, der andere wächst in die Peripherie. Die Neuriten der Randzone bekommen vom 5. Keimlingsmonat ab Markscheiden und bilden in ihrer Gesamtheit die **weiße Substanz des Rückenmarkes.**

2. Differenzierung des Neuralrohres im Bereich des Gehirns

Während das Rückenmark in der gesamten Länge prinzipiell die gleichen, oben skizzierten Entwicklungsvorgänge zeigt, finden wir beim Gehirn außer der besonderen Massenentwicklung 1. ungleichmäßiges Dickenwachstum der Wand und 2. gesetzmäßige Knickungen. Diese beiden Erscheinungen gliedern schon frühzeitig die Hirnanlage in verschiedene Abschnitte.

Zunächst treten an der Hirnanlage drei hintereinander gelegene Erweiterungen, die **3 primären Hirnbläschen,** auf (Abb. 211). Sie liefern:

das Vorderhirn – *Prosencephalon,*
das Mittelhirn – *Mesencephalon,*
das Rautenhirn – *Rhombencephalon.*

Durch weiteres, ungleiches Wachstum entstehen aus den 3 primären **5 sekundäre Hirnbläschen.**

Während der kaudale Teil des Vorderhirnbläschens im Wachstum zurückbleibt, wächst der rostrale Teil lateral und dorsal sehr stark. Es entstehen aus ihm die beiden, durch eine mediane Einschnürung getrennten **Endhirn-** oder **Hemisphärenbläschen** (Abb. 212). Ihre zunächst noch weiten Hohlräume liefern die Seitenventrikel, *Ventriculi laterales.* Sie stehen durch eine noch weite Öffnung, das spätere Foramen interventriculare, mit dem unpaaren medianen Teil, der *Pars impar ventriculi,* in Verbindung. Den kaudalen, inzwischen wenig veränderten Teil des Vorderhirnbläschens nennen wir jetzt **Zwischenhirnbläschen.** Es bildet später das Zwischenhirn, *Diencephalon.* Sein Hohlraum wird zum Zwischenhirnteil des III. Ventrikels. Die verdickten Seitenwände liefern den Sehhügel, *Thalamus,* und die *Pars pallida* des Linsenkernes.

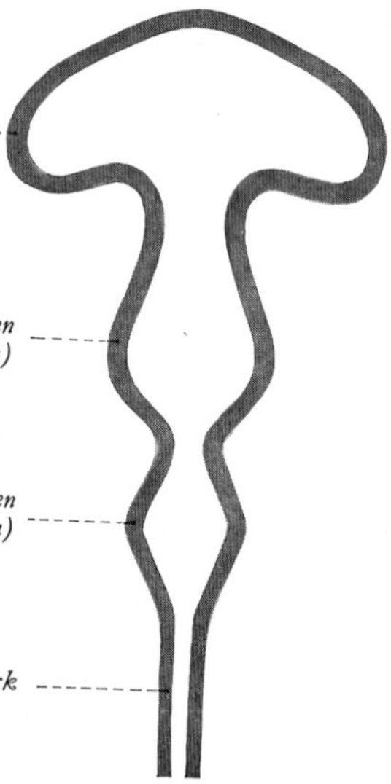

Abb. 211. Schematische Darstellung der drei primären Hirnbläschen. (Verändert nach *Villiger*)

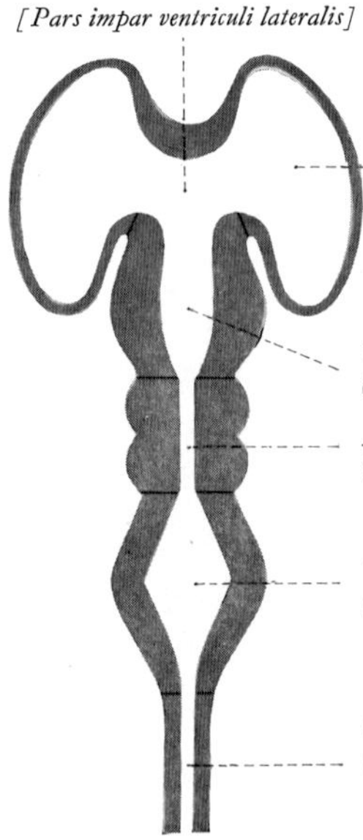

Abb. 212. Schematische Darstellung der sekundären Hirnbläschen und der Hohlräume des Gehirns. (Verändert n. *Tandler*)

Der **Hohlraum des Mittelhirnbläschens** wird zu einem engen Kanal, dem **Aquaeductus cerebri,** der den Hohlraum des *Diencephalon* mit dem des *Rhombencephalon* verbindet. An der Decke des Kanals entwickeln sich vier Hügel. Wir nennen sie **Lamina tecti** (*Lamina quadrigemina,* Vierhügelplatte). Der Boden des Kanals macht eine mächtige Massenentwicklung durch und wird zur Haube, **Tegmentum.** Ventral von der Haube entstehen zwei starke Längswülste, die Hirnschenkel, **Crura cerebri,** die durch eine Grube, die *Fossa interpenducularis,* getrennt sind.

Das **Rautenhirnbläschen** zeigt im kranialen und kaudalen Abschnitt ungleiches Wachstum, gliedert sich so in das rostrale **Hinterhirnbläschen,** *Metencephalon,* und in das kaudale **Nachhirnbläschen,** *Myelencephalon.* Das Hinterhirnbläschen ist durch eine Einschnürung, den Isthmus rhombencephali, vom Mittelhirnbläschen abge-

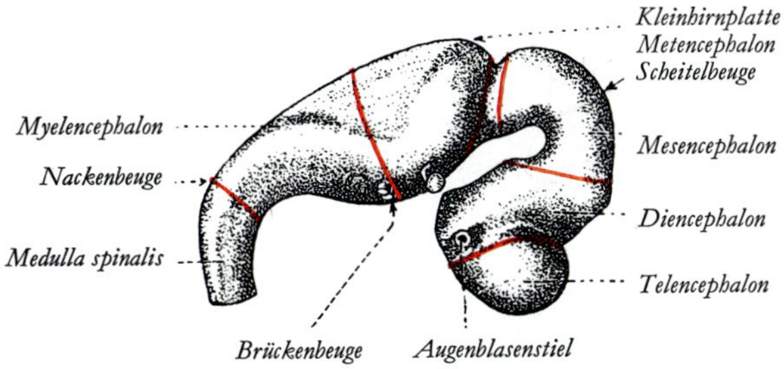

Abb. 213. Modell des Gehirnes eines menschlichen Keimlings von 7,8 mm größter Länge. Seitenansicht. Nach *Hochstetter*

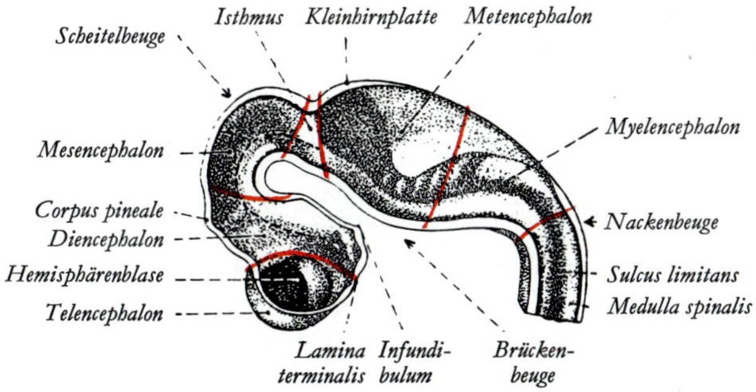

Abb. 214. Modell des Gehirnes eines menschlichen Keimlings von 7,8 mm größter Länge. Mediansagittalschnitt. Nach *Hochstetter*

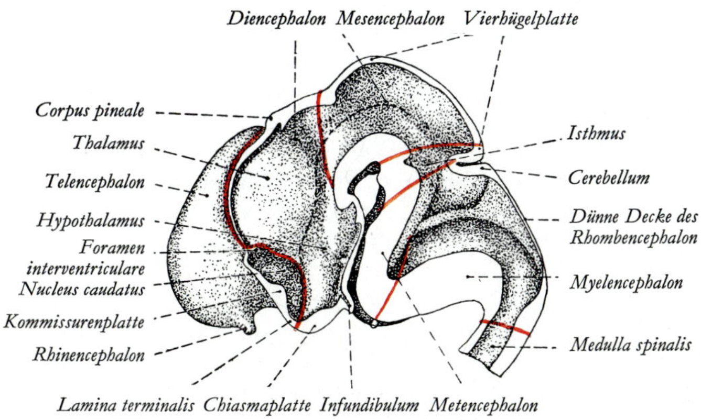

Abb. 215. Modell des Gehirnes eines menschlichen Keimlings von 19,4 mm größter Länge. Mediansagittalschnitt. Nach *Hochstetter*

grenzt. Der Boden des Hinterhirnbläschens wächst zur mächtigen Brücke, **Pons,** aus. Am Dach tritt ein querer Wulst, die **Kleinhirnanlage,** auf. Die seitlichen Teile dieses Wulstes wachsen zu den Kleinhirnhemisphären aus. Sein Mittelstück bleibt im Wachstum hinter den Hemisphären zurück und bildet den Kleinhirnwurm.

Der Boden des Nachhirnbläschens wächst ebenfalls stark, wird zum verlängerten Mark, **Medulla oblongata,** an dessen ventralen Flächen die Pyramiden und die Oliven entstehen. Die Decke bleibt außerordentlich dünn, behält epithelialen Charakter und liefert zusammen mit der auf ihr liegenden Pia mater die Decke des IV. Ventrikels. Der Hohlraum des Rautenhirnbläschens wird zum **IV. Ventrikel,** der in den Canalis centralis des Rückenmarkes übergeht.

Die Knickungen der Gehirnanlage verfolgen wir auf Seitenansichten des Gehirns (Abb. 213 u. 214). Da das Gehirn in der Entwicklung vorauseilt, wächst das vordere Ende über den relativ kleinen Dottersack hinaus und knickt dabei im Bereich des *Mesencephalon* nahezu rechtwinklig nach ventral um. Wir nennen diese Abknickung **Scheitelbeuge.** Der rostral von ihr gelegene Hirnteil liegt vor der Chorda dorsalis und wird als *praechordaler* Teil bezeichnet und dem *epichordalen* (auf der Chorda liegenden) gegenübergestellt. Eine weitere, etwas schwächere Krümmung, die **Nackenbeuge,** tritt an der Grenze zwischen *Medulla spinalis* und *Myelencephalon* auf. Schließlich biegt sich die Hirnanlage noch im Gebiet des Rautenhirnbläschens nach ventral durch. Da der Scheitel dieser Biegung im Bereich der späteren Brücke liegt, nennen wir sie **Brückenbeuge.** In das Brückengebiet ist in Abb. 213 bereits der kräftige *N. trigeminus* aus der *Kopfneuralleiste* hineingewachsen. Hinter ihm sehen wir schon den *N. vestibulocochlearis* [statoacusticus]. Die bereits am Vorderhirnbläschen angelegte Augenblase finden wir nach der Abgliederung des Telencephalon am Diencephalon (Abb. 213).

Der Mediansagittalschnitt durch den gleichen Keimling (Abb. 214) zeigt die unterschiedliche Dickenentwicklung der Wände. Der Grundplatte und Flügelplatte trennende *Sulcus limitans* der Medulla spinalis ist auch an der Gehirnanlage zu verfolgen. Im Bereich des Prosencephalon erkennt man den Abgang der Hemisphärenblase.

Beim 19,4 mm langen menschlichen Keimling sind die Abbiegungen, vor allem die Brückenbeuge noch ausgeprägter (Abb. 215). Rautenhirn- und Mittelhirnbläschen zeigen eine starke Dickenzunahme des Bodens, während die Decke bis auf die Kleinhirnanlage (Cerebellum) noch ziemlich dünn ist. Am **Diencephalon** sind Boden und Decke dünn geblieben, wogegen sich an der Seitenwand bereits der **Thalamus** vorwulstet. Dieser ist durch eine Furche (*Sulcus hypothalamicus*) vom **Hypothalamus** abgegrenzt. An der Decke des Diencephalon erkennt man bereits die Epiphyse, das *Corpus pineale.* Die Hemisphärenblase des Telencephalon ist weiter nach kaudal gewachsen und überdeckt bereits die dünne Decke des Diencephalon. Ventral ist an der Hemisphärenblase das Riechhirn, *Rhinencephalon,* zu erkennen. Am medianen, gegenüber den Hemisphärenblasen in der Entwicklung zurückgebliebenen Teil des Telencephalon sind zwei Verdickungen, die **Kommissurenplatte** und die **Chiasmaplatte,** aufgetreten. Zwischen ihnen liegt die dünne *Lamina terminalis* (ursprünglich der vorderste Teil des Vorderhirnbläschens). Hinter der Chiasmaplatte liegt das *Infundibulum,* der trichterförmige, hohle Stiel der Hypophyse.

Der Medianschnitt durch einen Keimling von 102 mm Scheitel–Steißlänge (Abb. 216) zeigt vor allem eine gewaltige Größenzunahme der Hemisphärenblase. Sie hat sich nach vorn, besonders aber nach hinten entwickelt und hier über die Vierhügelplatte des Mittelhirns bis über das Kleinhirn vorgeschoben. Die **Kommissurenplatte** hat sich bereits in die beiden großen Kommissuren (die *Commissura anterior* und das *Corpus callosum,* den Balken), den *Fornix* und das *Septum pellucidum* gegliedert. Das Riechhirn läßt schon den *Bulbus olfactorius* erkennen. Mittelhirn- und Rautenhirnbläschen zeigen gegenüber der Abb. 215 eine starke Einengung der Hohlräume. Da-

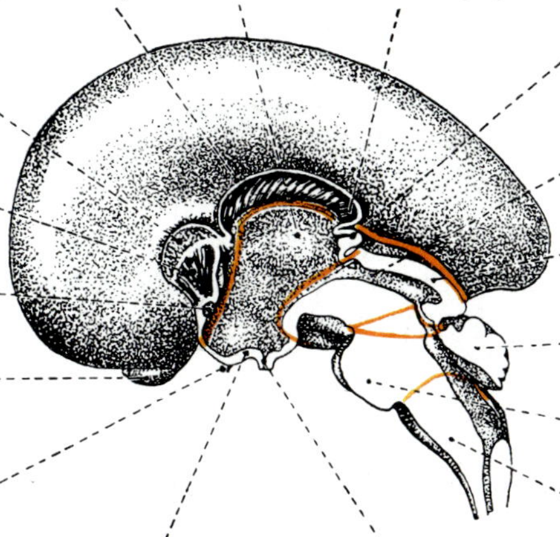

Abb. 216. Modell des Gehirnes eines menschlichen Keimlings von 102 mm Scheitel-Steißlänge. Mediansagittalschnitt. Nach *Hochstetter*

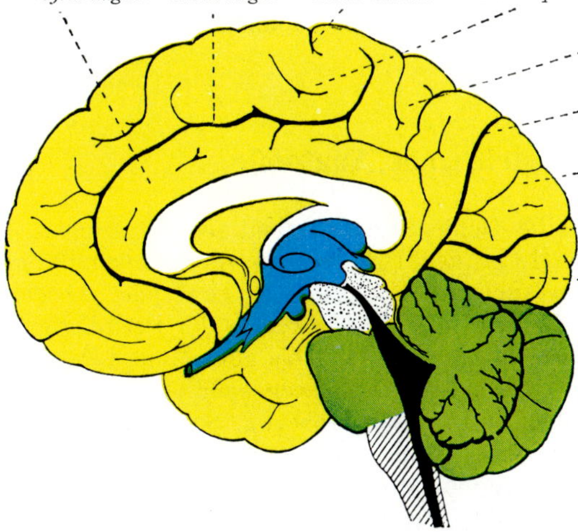

Abb. 217. Mediansagittalschnitt durch das Gehirn. Farbiges Schema der einzelnen Hirnabschnitte. Telencephalon = gelb; Diencephalon = blau; Mesencephalon = punktiert; Metencephalon = grün; Myelencephalon = gestrichelt

gegen hat sich der Boden weiter stark verdickt. An ihm springt die Brücke, **Pons,** als breiter, querlaufender Wulst nach ventral vor. Auch die Decke ist stellenweise stärker geworden. Im Mittelhirnabschnitt erkennt man die Vierhügelplatte, *Lamina tecti*, im Rautenhirngebiet den starken Kleinhirnwulst (*Cerebellum*).

In der weiteren Entwicklung wächst das in Abb. 216 noch vor dem Diencephalon gelegene Corpus callosum über die dünne Decke des Diencephalon nach hinten bis zum rostralen Ende der Vierhügelplatte. An der Oberfläche der noch glatten Hemisphärenblase treten **Gruben, Furchen** und **Windungen** auf. Hierdurch wird eine weitere **Oberflächenvergrößerung** und damit eine **Zunahme der Hirnrinde** erreicht. Auch an der ursprünglich glatten Kleinhirnoberfläche bilden sich Furchen und Windungen, die ebenfalls eine Zunahme der **Kleinhirnrinde** bedeuten.

Die Histogenese des Gehirns ist anfänglich gleich der des Rückenmarkes (s. S. 279). Während beim Rückenmark die Nervenzellen zentral, in der grauen Substanz, liegen bleiben und außen von dem Markmantel, den Nervenfasern, umgeben sind, wandert beim Gehirn **ein Teil der Zellen** an die Oberfläche, liefert die **Hirnrinde. Der andere Teil** bleibt wie beim Rückenmark im Innern und bildet die **zentralen Kerne.**

Die weiteren Entwicklungsvorgänge sollen bei der Beschreibung des Erwachsenengehirns dargestellt werden.

Ein farbiges Schema (Abb. 217) und nachfolgende Tabelle zeigen zusammenfassend, was sich aus den einzelnen Hirnbläschen entwickelt.

Encephalon, Gehirn	*Prosencephalon* (Vorderhirn)	*Telencephalon*, Endhirn *Diencephalon*, Zwischenhirn	Cerebrum, Großhirn.
	Mesencephalon (Mittelhirn)	*Lamina tecti*, Vierhügelplatte	
		Tegmentum, Haube *Crura cerebri*, Hirnschenkel	Pedunculi cerebri
	Rhombencephalon (Rautenhirn)	*Isthmus rhombencephali*	
		Metencephalon, Hinterhirn	*Cerebellum*, Kleinhirn *Pons*, Brücke
		Myelencephalon, Nachhirn	*Medulla oblongata* (verlängertes Mark)

V. Vergleichende Anatomie

Wenn wir auf Sagittalschnitten die Gehirne der Wirbeltiere vergleichen, so stellen wir fest, daß die basalen, in Abb. 218 grauen Teile zwar gewisse Abwandlungen zeigen, in ihrem grundsätzlichen Aufbau aber wiederkehren. Es sind jene Abschnitte, von denen die Hirnnerven ausgehen, die die Sinneseindrücke aus der Peripherie aufnehmen und Impulse an sie abgeben. Diese von den Fischen bis zum Menschen grundsätzlich gleichen Teile bezeichnen wir als Urhirn oder **Palaeencephalon.** Die Abwandlungen am Urhirn sind der Ausdruck einer bestimmten Leistung. So prägt sich die Art der Fortbewegung in der Größe und Ausbildung des Kleinhirns aus. Schwimmen und Fliegen, die Fortbewegung in 3 Dimensionen, stellt höhere Anforderungen an die Erhaltung des Gleichgewichts und an den Tonus der Muskulatur als die Fortbewegung auf der Erde (Kriechen, Hüpfen usw.). Entsprechend finden wir unter den Fischen bei den guten Schwimmern (Lachsen, Haien, Abb. 218a, 219) ein wesentlich größeres und besser entwickeltes Kleinhirn als bei den wenig schwimmenden Flundern. Bei den meisten Amphibien ist das Kleinhirn (Abb. 220) nur eine schmale, unbedeutende, quergestellte Platte über dem Rautenhirn. Bei den Vögeln (Abb. 222) ist es ein mächtiger Wulst geworden, der die Rautengrube vollständig deckt. Landschildkröten und Echsen besitzen nur halb so viel Kleinhirnmasse wie ihre nahe verwandten, schwimmenden Arten.

Ähnliche Beziehungen zwischen der Größe eines Hirnteiles und bestimmten Leistungen ließen sich noch in großer Zahl nennen. Verwiesen sei nur noch auf die Beziehungen zwischen der Größe des Riechhirns und dem Riechvermögen, zwischen der Größe des Tectum opticum, den oberen zwei Hügeln der Vierhügelplatte, und dem Sehvermögen.

Zu dem Urhirn gesellt sich in der Vertebratenreihe in immer stärkerem Maße ein Hirnteil, der sich wie ein Mantel, **Pallium,** oder **Cortex,** Rinde, über das *Palaeencephalon* legt (schwarz in Abb. 218). Die Rinde ist zunächst glatt (Abb. 219–223). Mit weiterer Zunahme der Rinde faltet sie sich; es treten Furchen und Windungen auf (Abb. 218d, 224). In dem Maße, wie das Pallium als übergeordnete Zentrale mit den Urhirnteilen verknüpft wird, werden auch am Palaeencephalon Neuhirnanteile angebaut. Wir werden sie als neenzephale Teile des Mittelhirns, der Brücke, des Kleinhirnes, usw. in der weiteren Darstellung kennenlernen.

Bei den Knorpelfischen (Selachiern) ist das Endhirn noch relativ klein. Seine Teilung in zwei Hemisphären ist nur angedeutet (Abb. 219). Das zum Urhirn gehörende Mittelhirndach besteht aus 2 Hügeln (*Tectum opticum*: Ende der Sehbahn). Das Kleinhirn ist bereits gut ausgebildet.

Bei Amphibien (Abb. 220) sind die Endhirnhemisphären bereits deutlich voneinander getrennt und wesentlich mächtiger. Das Tectum opticum ist breit. Im Endhirn ist durch Ansammlung von Nervenzellen eine Großhirnrinde bereits angedeutet.

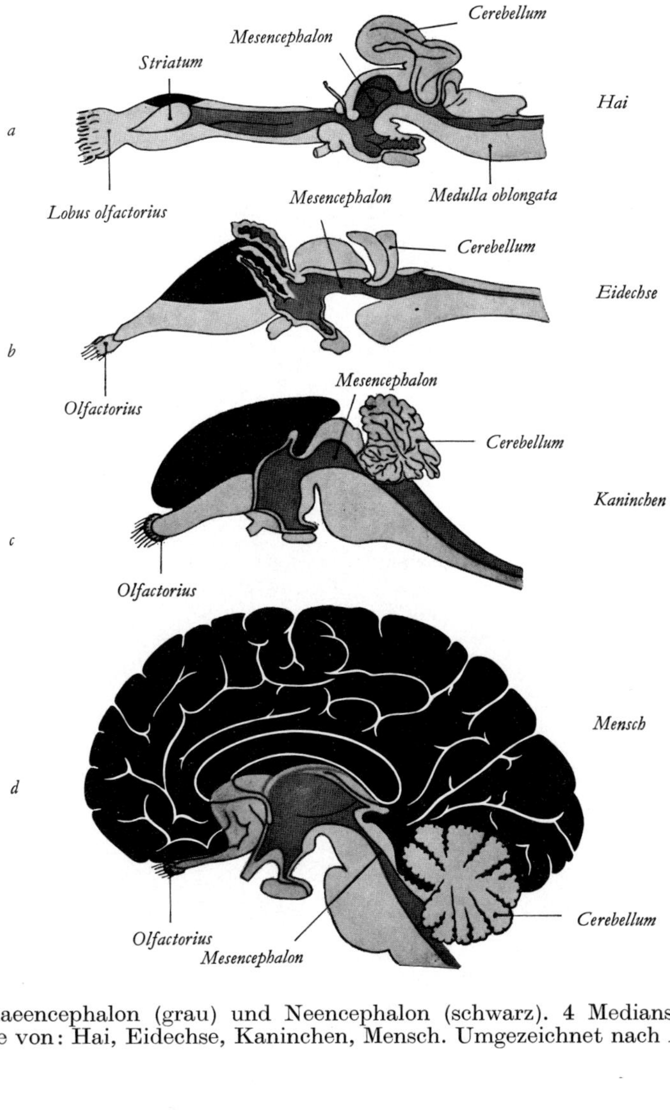

Abb. 218. Palaeencephalon (grau) und Neencephalon (schwarz). 4 Medianschnitte durch Gehirne von: Hai, Eidechse, Kaninchen, Mensch. Umgezeichnet nach *Edinger*

Bei den Reptilien (Abb. 221) ist die Hirnrinde schon voll ausgebildet. Das Zwischenhirn ist durch die nach dorsal gewachsenen Großhirnhemisphären völlig verdeckt.

Bei den Vögeln (Abb. 222) verdeckt das Großhirn von dorsal her nicht nur das Zwischenhirn, sondern auch Teile des Mittelhirns. Das Kleinhirn ist mächtig.

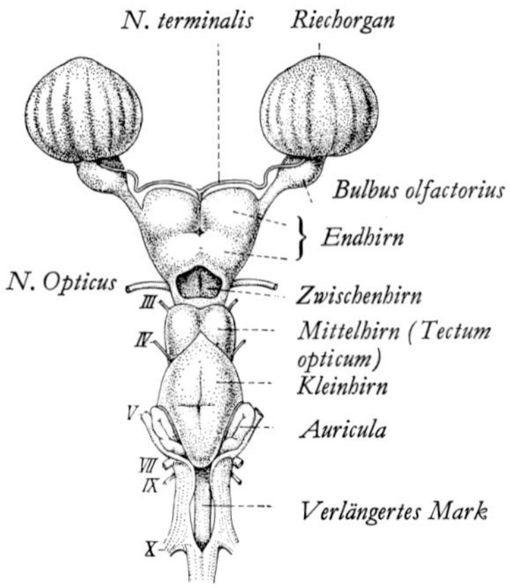

Abb. 219.
Gehirn eines Knorpelfisches.
Von dorsal gesehen

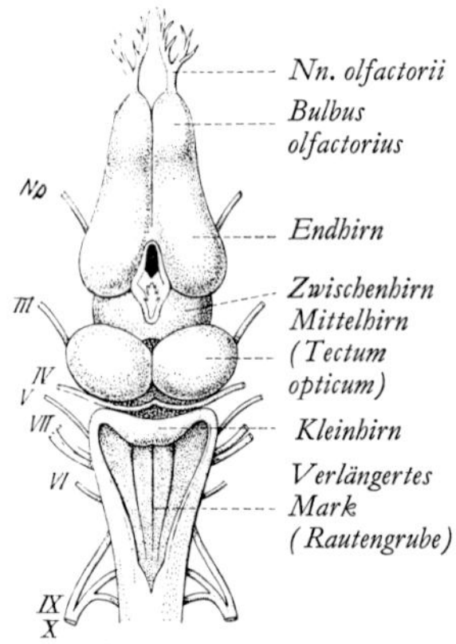

Abb. 220.
Gehirn eines Frosches.
Von dorsal gesehen

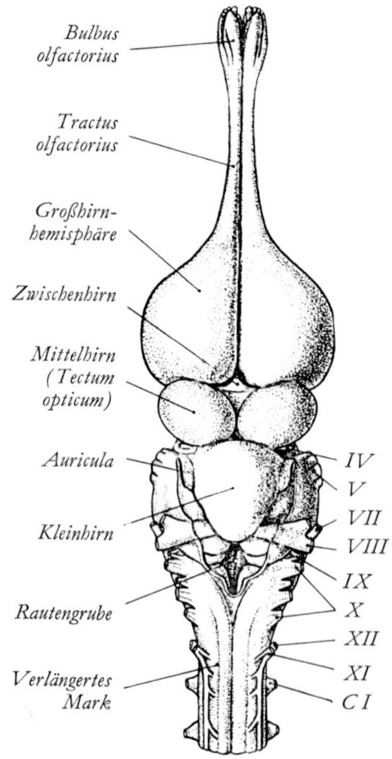

Abb. 221.
Gehirn eines Alligators.
Von dorsal gesehen

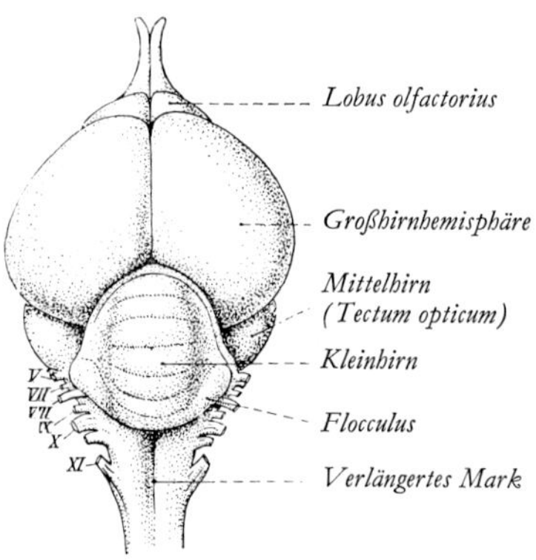

Abb. 222.
Gehirn einer Taube.
Von dorsal gesehen

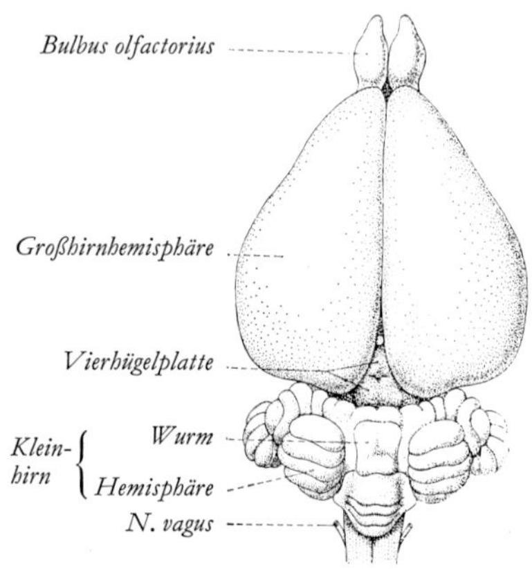

Abb. 223.
Gehirn eines Kaninchens.
Von dorsal gesehen

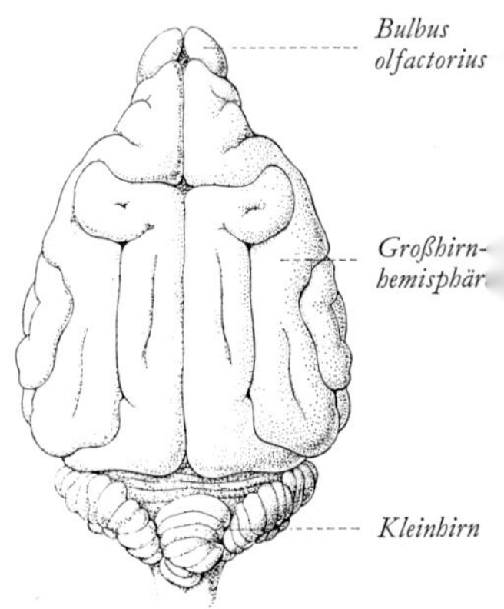

Abb. 224.
Gehirn eines Hundes.
Von dorsal gesehen

Bei den Säugern (Abb. 223, 224) ist das Großhirn so weit nach dorsal gewachsen, daß es das Kleinhirn berührt. Beim Kaninchen ist die Oberfläche des Großhirns noch glatt (lissencephal), beim Hund dagegen bereits gefurcht (gyrencephal).

B. Makroskopische Anatomie

Das Gehirn liegt umgeben von den 3 Hirnhäuten so eng der Schädelkapsel an, daß zahlreiche Windungen sich auf der Innenfläche der Schädelkapsel als Eindrücke, *Impressiones digitatae*, ausprägen. Die Gesamtform des Gehirnes wiederholt die Form des Schädels. Das Gehirn erscheint somit in der Ansicht von oben (Abb. 225) beim Langschädel ellipsoid, beim Kurzschädel rundlich. Die größte Breite findet sich in der Schläfengegend. Sie kann aber der Schädelform entsprechend mehr vorn oder hinten liegen. Das frische Gehirn ist so weich, daß es sich abplattet.

Konservierte und gehärtete Gehirne geben nur dann die ursprüngliche Form wieder, wenn sie bei der Fixierung in Flüssigkeit schwimmend an der A. basilaris aufgehängt sind.

Bei der folgenden Oberflächenbetrachtung des Gehirnes ist anzuraten, eine Schädelbasis daneben zu legen und immer wieder die einzelnen Hirnteile in den Schädel zu projizieren.

I. Die Oberfläche des Gehirns

1. Ansicht von oben

(Abb. 225)

In der Ansicht von oben erscheint das Gehirn als ein Ellipsoid mit einem **Stirn-** und einem **Hinterhauptspol.** Eine mediane Spalte, die **Fissura longitudinalis cerebri,** teilt es in 2 Halbkugeln, **Hemisphären.** In die Spalte ragt die Hirnsichel, *Falx cerebri,* eine Lamelle der harten Hirnhaut, tief hinein (s. Abb. 300). Am oberen Rande der Hirnsichel verläuft ein mächtiger Blutleiter, der **Sinus sagittalis superior.** Er zeigt seitliche Aussackungen, *Lacunae laterales,* und nimmt die *Vv. cerebri superiores* auf (Abb. 225 links). In den Sinus und besonders in seine Lakunen stülpen sich zahlreiche knopfförmige Wucherungen der Arachnoidea, **Granulationes arachnoideales,** vor. Zieht man die beiden Hemisphären etwas auseinander, so sieht man im mittleren Abschnitt in der Tiefe eine weiße Masse, den Balken, **Corpus callosum.** Er verbindet die beiden Hemisphären miteinander und wird als Kommissur bezeichnet. Vor und hinter dem Balken trennt die Spalte die Hemisphären vollständig.

Die graugelbe **Oberfläche der Hemisphären** zeigt zahlreiche mäandrische, scheinbar regellos angeordnete Windungen, **Gyri cerebri.** Sie werden durch Furchen, **Sulci cerebri,** begrenzt. In die Furchen schiebt sich die gefäßführende Pia mater hinein. Die zarte Spinngewebshaut, Arachnoidea, zieht dagegen über die Furchen hinweg. Über ihnen ist deshalb der Subarachnoidalraum, das *Cavum subarachnoideale,* etwas erweitert, wie es der Medianschnitt, Abb. 299, wo die Subarachnoidalräume mit hellblauer Masse injiziert sind, zeigt.

Zwei besonders tiefe und charakteristische Furchen wollen wir bei dieser Ansicht bestimmen.

Der **Sulcus centralis,** die Zentralfurche, teilt die Hemisphären in eine vordere und hintere Hälfte, trennt den Stirn- von dem Scheitellappen (Abb. 227) und wird vorn von der vorderen Zentralwindung, *Gyrus praecentralis,* und hinten von der hinteren Zentralwindung, *Gyrus postcentralis,* eingefaßt. Besonders typisch für die

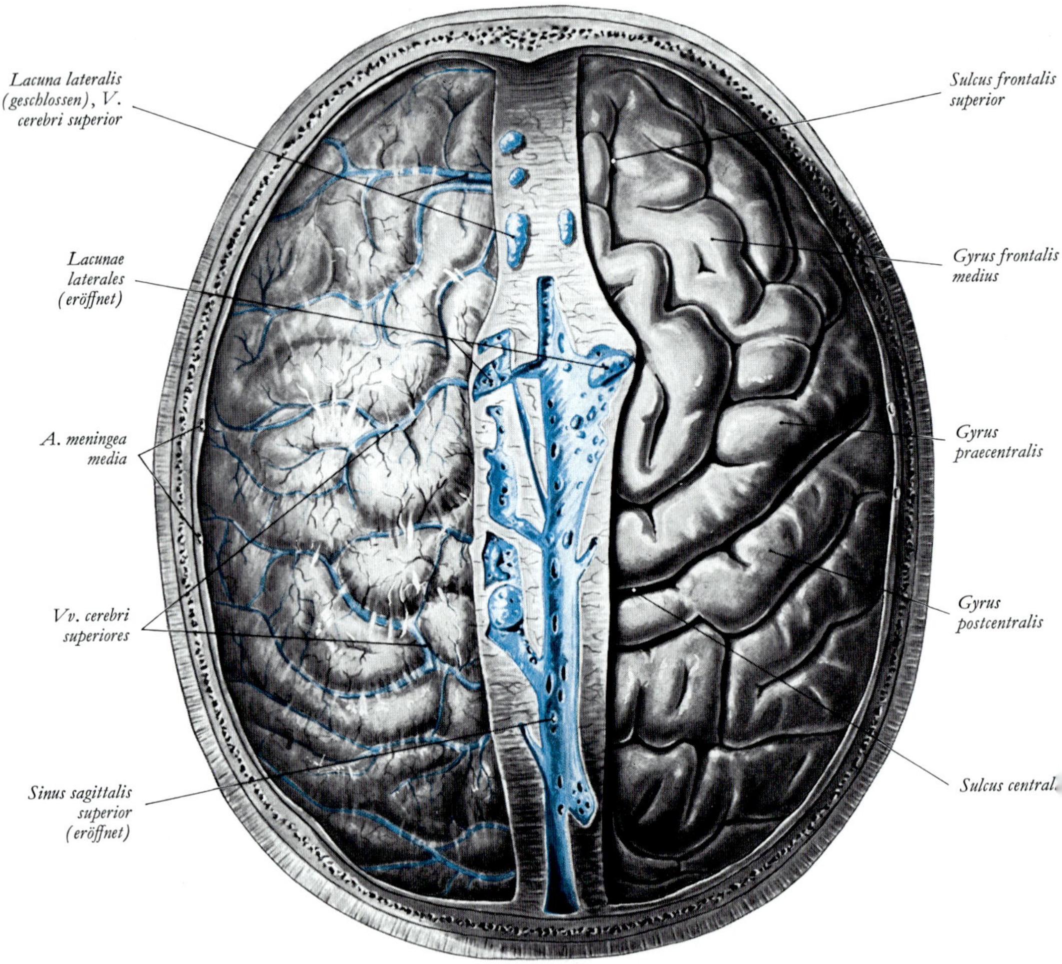

Abb. 225. Großhirnhemisphären in situ, von oben gesehen. Die Dura mater ist bis auf die Umgebung des Sinus sagittalis superior entfernt. Links sind Arachnoidea und Pia mater mit den Vv. cerebri superiores dargestellt. Rechts sind die Hirnhäute entfernt, um die Lage der Hirnfurchen und -windungen zu zeigen. Verändert nach *A. Hafferl* 1957 Springer-Verlag

Zentralfurche ist noch, daß sie die obere oder Mantelkante der Hemisphäre einschneidet und sich noch ein Stück auf die *Facies medialis cerebri* fortsetzt.

Der **Sulcus parietooccipitalis,** die Scheitelhinterhauptsfurche, liegt nahe dem Hinterhauptspol. Sie kommt von der *Facies medialis cerebri,* schneidet ebenfalls die Mantelkante und setzt sich noch eine Strecke auf die *Facies superolateralis cerebri* fort. Sie trennt den Hinterhauptslappen (Abb. 227, blau) vom Scheitellappen (weiß).

2. Die Seitenansicht (Abb. 226)

zeigt die gewaltige Massenentwicklung des menschlichen **Großhirns.** Es überlagert fast alle anderen Hirnteile. Eine horizontale, tiefe Spalte, die **Fissura transversa**

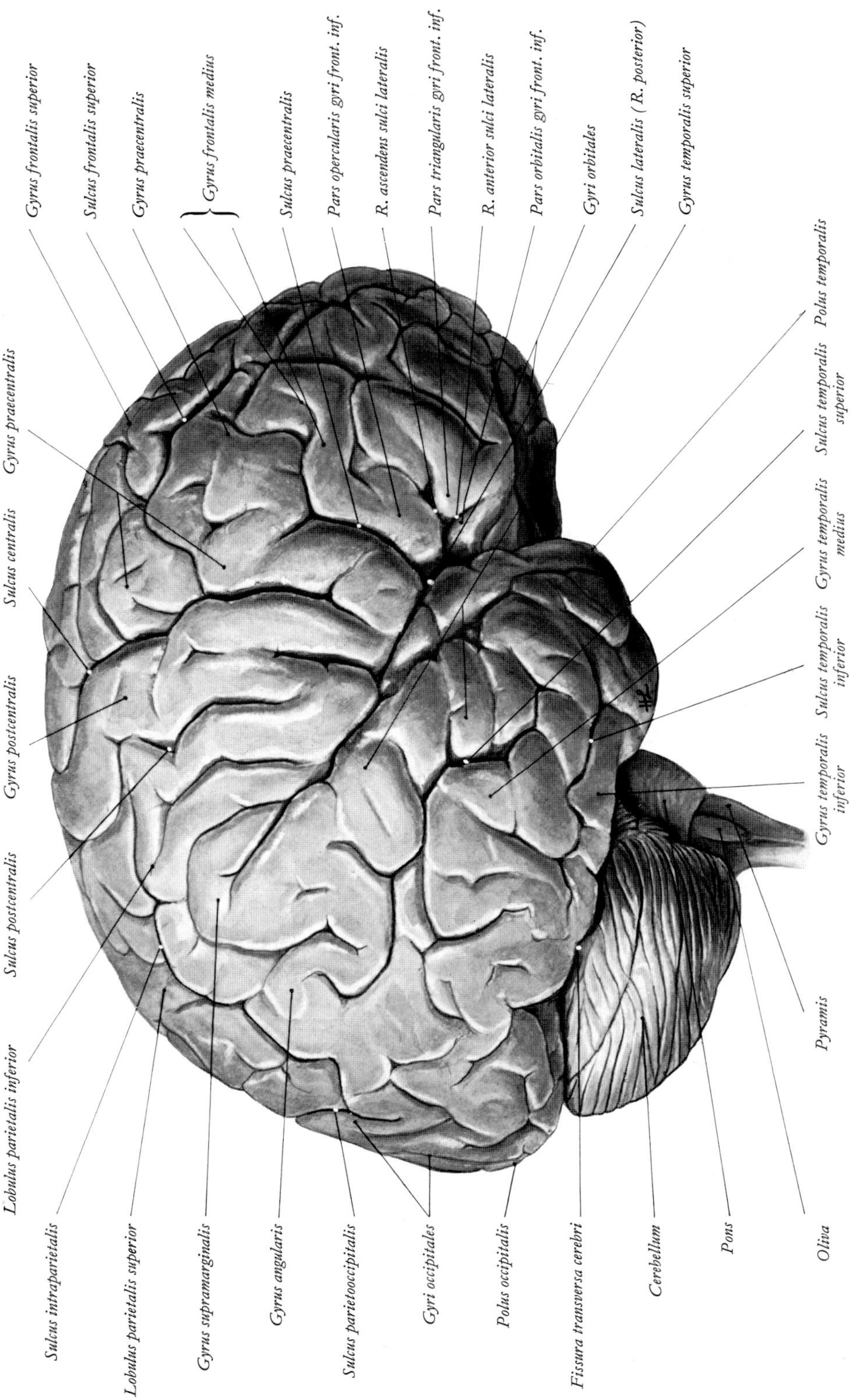

Abb. 226. Gehirn, von der rechten Seite gesehen

cerebri, trennt den Hinterhauptslappen des Großhirns vom Kleinhirn und reicht bis zu dem in der Tiefe versteckten Mittelhirn. In der Spalte liegt eine Lamelle der Dura mater, das Kleinhirnzelt, *Tentorium cerebelli.*

Gyri und Sulci. In die zunächst verwirrende Unregelmäßigkeit der Furchen und Windungen, die nicht einmal an den beiden Hälften desselben Gehirns gleich sind, bringen wir einige Ordnung, wenn wir zuerst die Hauptfurchen bestimmen. Der **Sulcus centralis** verläuft von hinten oben nach vorn unten, begleitet von dem *Gyrus praecentralis* und dem *Gyrus postcentralis.* Er schneidet die obere oder Mantelkante ein. Sein unteres Ende weist auf die tiefe, seitliche Furche, **Sulcus lateralis** (*Fissura Sylvii*). Sie hat (s. Schema, Abb. 227) einen langen, nach hinten weisenden Ast, Ramus posterior, einen kurzen, senkrecht aufsteigenden Ramus ascendens und einen nach vorn gerichteten Ramus anterior. Zieht man die angrenzenden Windungen auseinander, so entdeckt man in der tiefen **Fossa lateralis cerebri** die **Insula,** einen von den Nachbarwindungen überwucherten Rindenteil.

Die in der Entwicklung zurückgebliebene Insel wurde von den sich mächtig entwickelnden Stirn-, Scheitel- und Schläfenlappen überlagert. Da diese Überlagerung an den Kiemendeckel (Operculum) der Fische erinnert, spricht man von einem *Operculum frontale, frontoparietale* und *temporale.*

Der **Sulcus lateralis** trennt den Stirnlappen (Abb. 227, gelb) vom Schläfenlappen (grün). Das hintere Ende des *Ramus posterior* wird von einer bogenförmigen Windung, dem **Gyrus supramarginalis,** umfaßt. *Ramus anterior* und *Ramus ascendens* teilen die angrenzende, untere Stirnwindung, den **Gyrus frontalis inferior,** in 3 Teile, eine vordere *Pars orbitalis,* eine mittlere dreieckige *Pars triangularis* und eine hintere *Pars opercularis.* Es sei hier schon erwähnt, daß bei Rechtshändern an dieser Stelle der linken Hemisphäre das **motorische Sprachzentrum** liegt. In der Tiefe der Fossa lateralis cerebri verläuft zwischen Stirn- und Schläfenlappen die mittlere Hirnarterie, *A. cerebri media,* mit ihrem Stamm und ihren Hauptästen. Sie versorgt in der Hauptsache die Facies superolateralis cerebri (Abb. 306).

Der **Sulcus parietooccipitalis** kommt von der *Facies medialis cerebri,* kerbt die Mantelkante ein und greift nur kurz auf die *Facies superolateralis cerebri* über. Er trennt (Abb. 227) den Scheitellappen (weiß) vom Hinterhauptslappen (blau). Reicht er weiter auf der *Facies superolateralis* herab, so spricht man von einer **Affenspalte.** Die durch die beschriebenen Furchen abgegrenzten **Lappen** projiziere man in die Schädelhöhle. Es liegt der Stirnlappen in der vorderen, der Schläfenlappen in der mittleren Schädelgrube und der Hinterhauptslappen auf dem Kleinhirnzelt, Tentorium cerebelli (Abb. 292).

a) Der Stirnlappen, Lobus frontalis

(gelb in Abb. 227)

In der Seitenansicht wird er von dem *Sulcus centralis* und dem *Sulcus lateralis* begrenzt. Parallel zum Sulcus centralis verläuft in ihm der **Sulcus praecentralis.** Meist ist er unterbrochen (Abb. 226), besteht dann aus einem oberen und unteren Stück. Sulcus centralis und praecentralis begrenzen den **Gyrus praecentralis,** die vordere Zentralwindung. Vom Sulcus praecentralis verlaufen der **Sulcus frontalis superior** und **inferior,** die obere und untere Stirnfurche, horizontal nach vorn und grenzen 3 parallele Windungen ab. Es sind dies die obere, mittlere und untere Stirnwindung, **Gyrus frontalis superior, medius** und **inferior.** Die untere Stirnwindung ist durch den Ramus anterior und ascendens des Sulcus lateralis in 3 Teile, die *Pars opercularis, triangularis* und *orbitalis* unterteilt.

Der Gyrus praecentralis und die Umgebung des Sulcus lateralis sind der Sitz der **primären** oder **psychomotorischen Zentren.** Hier beginnen die kortikospinalen und kortikobulbären Bahnen. Ausfallserscheinungen und experimentelle Reizungen haben

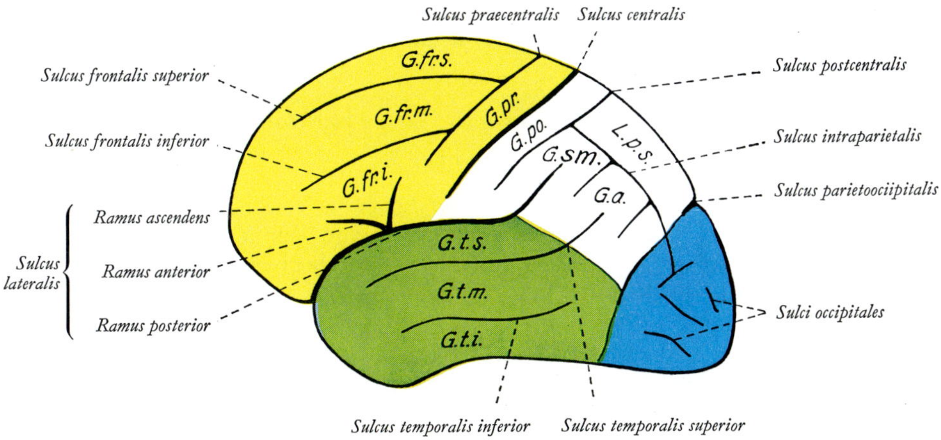

Stirnlappen (gelb): G. fr. s. = Gyrus frontalis sup., G. f. m. = Gyr. front. medius,
G. fr. i. = Gyr. front. inferior, G. pr. = Gyrus praecentralis,
Schläfenlappen (grün): G. t. s. = Gyrus temporalis sup., G. t. m. = Gyr. temp. medius,
G. t. i. = Gyr. temp. inf.
Scheitellappen (weiß): L. p. s. = Lobulus parietalis sup., G. sm. = Gyrus supramarginalis,
G. a. = Gyrus angularis, G. po. = Gyrus postcentralis
Hinterhauptslappen = blau.

Abb. 227. Schematisierte Seitenansicht des Großhirns

uns gezeigt, daß die einzelnen Teile des Körpers hier in umgekehrter, auf den Kopf gestellter Reihenfolge lokalisiert sind. Die Zentren für die Muskeln des Beines sind nahe der oberen Kante vertreten und greifen noch etwas auf die mediale Fläche, den *Lobulus paracentralis,* über. Nach unten folgen der Rumpf, obere Gliedmaße, Hals und Kopf. Die einzelnen Muskeln oder Muskelgruppen zugehörigen Rindenfelder sind in ihrer Ausdehnung von der Funktion der betreffenden Muskeln abhängig. Muskeln mit einer differenzierten Funktion (z. B. Handmuskeln) haben ein größeres Rindenfeld als Muskeln mit einfachen Funktionen (z. B. Gesäßmuskeln). In der **Pars opercularis,** die mit dem unteren Ende des Gyrus praecentralis zusammenhängt, liegt das Zentrum für die beim Sprechen tätigen Muskeln, **das motorische Sprachzentrum** (*Broca*). Bei Rechtshändern liegt es an der linken, bei Linkshändern an der rechten Hirnhälfte. Es sei aber besonders betont, daß in der motorischen Rinde nicht die einzelnen Muskeln, sondern zusammenarbeitende Muskelgruppen und damit Bewegungsbilder lokalisiert sind.

Reizung der motorischen Zentren führt zu Krämpfen (*Rindenepilepsie*), Zerstörung derselben zunächst zur Lähmung der Muskeln der Gegenseite (*Hemiplegie*). Früher oder später können die Lähmungen wieder schwinden, indem die benachbarten unversehrten Felder und auch die der anderen Seite für das zerstörte Gebiet eintreten.

Das Zentrum für Gemeinschaftsbewegungen der Augenmuskeln liegt im hinteren Teil der mittleren Stirnwindung (**Blickzentrum**).

Diese besondere Lage hängt wohl damit zusammen, daß die Augenmuskeln nicht wie die übrigen Skelettmuskeln auf Gelenke wirken.

Sekundäre motorische Rindenfelder nehmen wir in den an den Sulcus centralis angrenzenden, hinteren Teilen der Stirnwindungen an.

Ihre Zerstörung führt zur Unfähigkeit, im Laufe des Lebens erlernte, zweckgerichtete Bewegungen auszuführen. Obwohl die primären motorischen Zentren intakt, die Muskeln nicht gelähmt sind, können die Patienten nicht sprechen (*motorische Aphasie*) und nicht schreiben (*Agraphie*). Bei diesen *Apraxien* fehlt das wichtige Zusammenspiel der einzelnen Muskelgruppen.

b) Der Scheitellappen, Lobus parietalis

(weiß in Abb. 227),

wird vorn durch den Sulcus centralis, hinten durch die Verlängerung des die Mantelkante einschneidenden Sulcus parietooccipitalis, unten durch den Ramus posterior des Sulcus lateralis und seine Verlängerung nach hinten begrenzt.

Der **Sulcus postcentralis,** die hintere Zentralfurche, läuft parallel zum Sulcus centralis, ist häufig in ein oberes und unteres Stück geteilt und grenzt den **Gyrus postcentralis,** die hintere Zentralwindung, nach hinten ab. Vom Sulcus postcentralis zieht der **Sulcus intraparietalis** nahezu horizontal nach hinten und teilt den Scheitellappen in den **Lobulus parietalis superior,** das obere Scheitelläppchen, und den **Lobulus parietalis inferior.** Der letztere wird durch die hinteren, nach oben abgebogenen Enden des *Ramus posterior sulci lateralis* und den *Sulcus temporalis superior*, die obere Schläfenfurche, wieder unterteilt. Auf den Enden dieser beiden Furchen sitzen gleichsam wie Kappen 2 gebogene Windungen, der **Gyrus supramarginalis** und der **Gyrus angularis.**

Im **Gyrus postcentralis** enden die von der Haut und den Muskeln kommenden, über den Thalamus verlaufenden, sensiblen Bahnen (**Körperfühlsphäre**). In diesem **primären sensiblen Rindenfeld** finden wir eine ähnliche somatotopische Lokalisation wie im motorischen Gyrus praecentralis. Die einzelnen Gegenden des Körpers sind in bestimmten Feldern vertreten. An den Gyrus postcentralis schließen sich nach hinten **sekundäre sensible Rindenfelder** an. In ihnen werden „Erinnerungsbilder" des in den primären Zentren Empfundenen festgehalten.

Verletzung der sekundären sensiblen Felder führt zu *Agnosien*, z.B. zur *Astereognosie*, zur Unfähigkeit, Gegenstände durch Betasten zu erkennen, während Verletzung der primären Zentren zur Unempfindlichkeit, *Anästhesie*, führt. So enthält der linke *Gyrus angularis* die Erinnerungsbilder für die Bedeutung der Schriftzeichen (*Lesezentrum*). Zerstörung desselben führt zur Wortblindheit, zur Unfähigkeit zu lesen (*Alexie*).

c) Der Schläfenlappen, Lobus temporalis

(grün in Abb. 227),

wird vom Stirn- und Scheitellappen durch den Ramus posterior des Sulcus lateralis und vom Hinterhauptslappen durch die Verlängerung des *Sulcus parietooccipitalis* getrennt. Zwei von vorn nach hinten verlaufende Furchen, **Sulcus temporalis superior** und **inferior,** trennen drei Windungen, den **Gyrus temporalis superior, medius und inferior.** Der Gyrus temporalis superior hat auf seiner dem Stirn- und Scheitellappen zugewandten Fläche 3–4 konstante Querwindungen, **Gyri temporales transversi.** Die vorderste von ihnen bezeichnet man als **Heschlsche Querwindung.** In ihr und in dem angrenzenden Teil der Außenfläche des Gyrus temporalis superior liegt das **primäre Hörzentrum,** die Endigungsstelle der Hörbahn (Abb. 263).

Ausfall dieses Zentrums ergibt Rindentaubheit. Einseitige, totale Zerstörung ruft Hörstörungen auf beiden Ohren hervor. Es muß also die Hörbahn von jedem Ohr zur Rinde beider Hemisphären ziehen.

Okzipitalwärts vom primären Hörzentrum liegt im Gyrus temporalis superior das **sekundäre Hörzentrum,** das akustische Erinnerungszentrum.

Ausfall des letzteren bedeutet Seelentaubheit, die Unfähigkeit, Worte, Töne, Geräusche usw. zu verstehen, weil die früheren Eindrücke (*Engramme*) dieser Art verlorengegangen sind.

Der **Gyrus temporalis inferior** bildet die Kante zwischen lateraler und basaler Fläche des Gehirns.

d) Der Hinterhauptslappen, Lobus occipitalis

(blau in Abb. 227),

gegen den Scheitel- und Schläfenlappen durch den Sulcus parietooccipitalis und seine Verlängerung abgegrenzt, zeigt auf der Außenfläche ziemlich unregelmäßige **Sulci** und **Gyri occipitales.**

Hier liegt das sekundäre Sehzentrum (*optische Erinnerungsbilder*). Zerstörung desselben bedeutet Seelenblindheit, die Unfähigkeit, gesehene Gegenstände wiederzuerkennen, weil der Vergleich mit früheren optischen Eindrücken nicht mehr möglich ist.

3. Ansicht des median halbierten Gehirns, Facies medialis cerebri

(Abb. 228)

Am Mediansagittalschnitt fällt der quergeschnittene Balken, **Corpus callosum,** durch die zentrale Lage, die weiße Farbe und die große Ausdehnung besonders auf. Er beginnt vorn mit dem schiffsschnabelartig ausgezogenen **Rostrum,** geht mittels eines Knies, **Genu,** in den Stamm, **Truncus,** über und endet hinten mit dem abgerundeten Bauch, **Splenium.** Vom *Rostrum* zieht eine dünne Platte vor der *Commissura anterior* abwärts bis zum *Chiasma opticum.* Diese ist der ursprünglich vorderste Teil des Vorderhirnbläschens und heißt deshalb **Lamina terminalis.**

Unter dem leicht gebogenen Balken verläuft ein stärker gekrümmter Bogen, das Gewölbe, **Fornix.** Er ist ebenfalls weiß und beginnt im **Corpus mamillare,** einem weißen, rundlichen Höcker an der Basalfläche des Gehirns (Abb. 230), zieht als Säule, **Columna fornicis,** vor- und aufwärts, wendet sich dann im Bogen nach hinten und legt sich als **Corpus fornicis** an die Unterfläche des Balkens (Abb. 228). Der Schenkel, **Crus fornicis,** ist auf dem Sagittalschnitt nicht zu sehen, da er sich lateral- und abwärts wendet und in das Unterhorn des Seitenventrikels gelangt (s. Abb. 229). Der Anfangsteil der *Columna fornicis* ist von grauer Masse zugedeckt und heißt deshalb auch **Pars tecta columnae fornicis** im Gegensatz zum frei in den Hirnhohlraum vorragenden Teil, **Pars libera columnae fornicis** (in Abb. 229 durch verschiedene Tönung wiedergegeben). Der Fornix endet in den *Fimbria hippocampi* (S. 302). Er beinhaltet wichtige Bahnen des limbischen Systems (*Tractus hippocampomamillaris*).

Zwischen Balken und Gewölbe liegt vorn eine dreieckige, dünne, weiße Platte, das **Septum pellucidum.** Es trennt die Seitenventrikel und besteht aus 2 Lamellen, die eine schlitzartige Höhle (Abb. 233), das *Cavum septi pellucidi,* begrenzen.

Unterhalb des *Fornix* liegt der spaltförmige dritte Ventrikel, **Ventriculus tertius.** Dieser reicht nach vorn bis zum *Chiasma opticum,* wo er zwei Ausbuchtungen, eine obere, den **Recessus opticus,** und eine untere, den **Recessus infundibuli,** besitzt. Nach hinten reicht er bis zum *Aquaeductus cerebri,* einem feinen Kanal, der das Mittelhirn durchzieht. Oberhalb des Anfanges des Kanals hat der *Ventriculus tertius* noch 2 Buchten; die eine erstreckt sich in den Stiel der Zirbeldrüse, *Corpus pineale,* und heißt **Recessus pinealis,** die andere liegt oberhalb der Zirbel, **Recessus suprapinealis.** Die laterale Wand des III. Ventrikels wird vom **Thalamus** gebildet. Dieser ist mit dem der Gegenseite meist durch eine Brücke grauer Substanz, **Adhaesio interthalamica,** [Massa intermedia], verbunden (in Abb. 228 ein ovales, weißes Feld).

Sie ist eine sekundäre Verklebung grauer Massen, keine Kommissur.

Unterhalb der Adhaesio interthalamica verläuft eine flache Furche, der **Sulcus hypothalamicus.** Dieser trennt den *eigentlichen Thalamus* von der *hypothalamischen Region.*

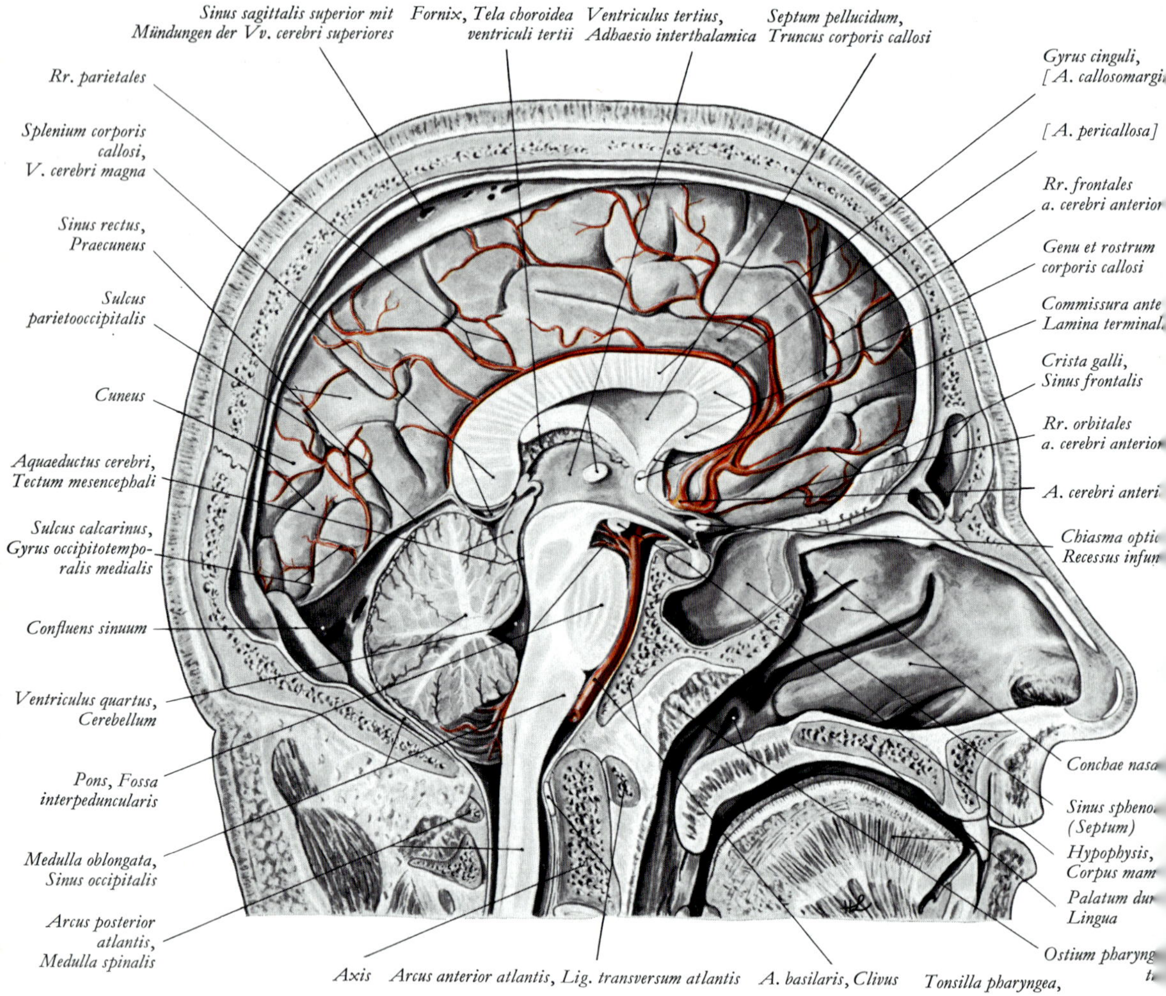

Abb. 228. Topographie des Gehirns. Mediansagittalschnitt durch einen Kopf mit injizierten Arterien. Linke Kopfhälfte

Das **Foramen interventriculare** (*Monroi*), die Verbindung des III. Ventrikels mit dem Seitenventrikel, liegt vor dem *Thalamus* und hinter der *Columna fornicis.*

Furchen und Windungen: Parallel zum Balken verläuft der **Sulcus cinguli.** In seinem hinteren Teil wendet er sich aufwärts zur Mantelkante, die er dorsal vom *Gyrus postcentralis* einkerbt. Die Rinde vor und oberhalb des *Sulcus cinguli* gehört dem **Gyrus frontalis superior** an. An ihn schließt sich nach hinten der **Lobulus paracentralis.** Er umkreist das Ende des Sulcus centralis und verbindet Gyrus prae- und postcentralis.

Zwischen *Sulcus cinguli* und *Corpus callosum* bzw. einer ihn abgrenzenden Furche, dem **Sulcus corporis callosi,** liegt der **Gyrus cinguli.** Dieser geht nach vorn in die **Area subcallosa** [parolfactoria] über. Nach hinten verschmälert er sich hinter dem Splenium des Balkens zum **Isthmus gyri cinguli** und geht dann (Abb. 229) in eine Windung des Schläfenlappens, den **Gyrus parahippocampalis** [hippocampi], über. Zwischen

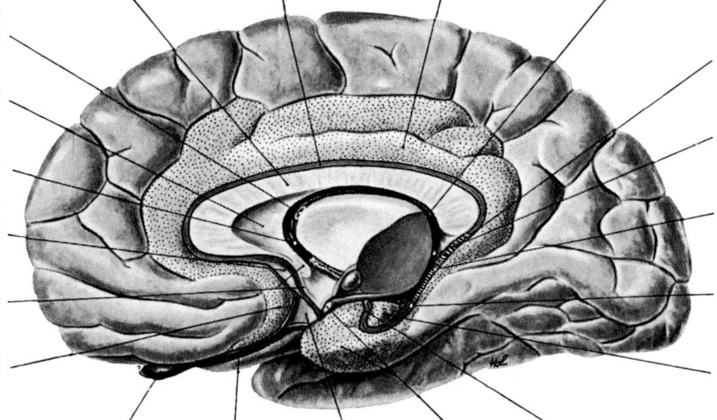

Abb. 229. Rechte Hemisphärenhälfte nach Abtragen des Hirnstammes.
Area subcallosa (parolfactoria, Brocae), Gyrus cinguli, Gyrus parahippocampalis =punktiert; Fornix = schwarz

Area subcallosa [parolfactoria] und der dünnen Lamina terminalis liegt der schmale **Gyrus paraterminalis** [subcallosus]. Es ist der vordere Teil einer rudimentären Windung, die sich oberhalb des Balkens in das **Indusium griseum,** hinter dem Splenium in den grauen **Gyrus fasciolaris** und schließlich in den sehr versteckt, zwischen Gyrus parahippocampalis und Fimbria hippocampi (Abb. 235) liegenden, gekerbten **Gyrus dentatus** fortsetzt. Dieser zieht mit seinem vorderen Ende, dem **Uncusbändchen,** über den **Uncus,** das hakenförmig gebogene vordere Ende des *Gyrus parahippocampalis.*

Gyrus paraterminalis [subcallosus], *Indusium griseum* mit seinen streifenförmigen Erhebungen, den *Striae longitudinales mediales* und *laterales* (Abb. 231), *Gyrus fasciolaris* und *Gyrus dentatus* gehören zum *Archipallium,* sind Riechhirnanteile. Der **Sulcus parietooccipitalis,** die Grenze zwischen Scheitel- und Hinterhauptslappen, verläuft von der Mantelkante ab- und etwas vorwärts (Abb. 228). Der **Sulcus calcarinus** zieht vom Occipitalpol horizontal nach vorn und trifft dort spitzwinklig auf den *Sulcus parietooccipitalis.* Zwischen den beiden Furchen liegt ein keilförmiges Rindengebiet, der **Cuneus.** Oberhalb des *Sulcus parietooccipitalis* finden wir den **Praecuneus,** ein viereckiges, in mehrere kleinere Windungen zerfallendes Rindengebiet.

Der *Praecuneus* gehört noch zur **Körperfühlsphäre** (S. 292). In der Umgebung des *Sulcus calcarinus* endet die **Sehbahn** (Sehrinde), und zwar enden die Fasern der oberen Netzhauthälfte oberhalb des Sulcus, die Fasern von der unteren Hälfte unterhalb des Sulcus calcarinus.

Zerstörung der Sehrinde führt zur Rindenblindheit, zur beidseitigen *Hemianopsie.* (Siehe S. 371).

Unterhalb des *Genu corporis callosi* ist noch die dreieckige **Area subcallosa** [parolfactoria] zu erwähnen.

Der **Aquaeductus cerebri** (mesencephali, *Sylvii*) setzt sich dorsokaudal in den **Ventriculus quartus** fort. Ventral von ihm ist die Brücke, **Pons,** dorsokaudal das Kleinhirn, **Cerebellum,** im Schnitt getroffen. Das letztere zeigt eine baumkronenartige Aufzweigung der Windungen, die wir als Lebensbaum, **Arbor vitae cerebelli,** bezeichnen.

Der kaudal von der Brücke gelegene Teil des Gehirns ist zwiebelförmig verdickt und heißt verlängertes Mark, **Medulla oblongata** (auch **Bulbus** = Zwiebel genannt).

4. Die Gehirnbasis, Facies inferior cerebri

(Abb. 230)

Die Basis des Gehirns ist besonders stark gegliedert. Diese Gliederung, die Lage und den Austritt der Hirnnerven studiere man immer nur, indem man an Hand eines Schädels gleichzeitig die innere Schädelbasis betrachtet (Abb. 7). Den drei Schädelgruben entsprechen jederseits drei wulstartige Erhebungen der Hirnbasis: der *Stirnlappen*, der *Schläfenlappen* und die *Kleinhirnhemisphären*.

a) Die Stirnlappen, Lobi frontales,

liegen in der vorderen Schädelgrube. Durch eine mediane Spalte, die *Fissura longitudinalis cerebri*, werden sie voneinander getrennt. Diese begrenzt mit den parallel zu ihr verlaufenden **Sulci olfactorii** die **Gyri recti.** In den Sulci verlaufen die **Tractus olfactorii.** Sie schwellen vorn zu den länglichen **Bulbi olfactorii** an. Diese liegen auf der *Lamina cribrosa* des Siebbeins und nehmen die von der Riechschleimhaut der Nasenhöhle kommenden Riechnerven, **Nn. olfactorii,** auf. Nach hinten verbreitert sich jeder Tractus olfactorius zu einem dreieckigen Feld, dem **Trigonum olfactorium** (Abb. 229, 230). Es wird seitlich von zwei weißen Streifen, der *Stria olfactoria medialis* und *lateralis*, eingefaßt. Die **Stria olfactoria medialis** läuft zwischen Gyrus paraterminalis [subcallosus] und Area subcallosa [parolfactoria] aus. Die **Stria olfactoria lateralis** zieht über das *Limen insulae* zum *Uncus gyri parahippocampalis*. Hinter dem Trig. olfactorium, zwischen dem Schläfenlappen und dem *Chiasma opticum* finden wir ein von zahlreichen kleinen Gefäßen durchbohrtes Feld, die **Substantia perforata anterior.**

Bulbus olfactorius, Tractus olfactorius, Trigonum olfactorium, Stria olfactoria medialis und lateralis und Substantia perforata anterior bilden den basalen Teil des Riechhirns, *Rhinencephalon*.

Bei makrosmatischen (mit gutem Geruchsvermögen versehenen) Tieren sind sie stark ausgebildet. Beim mikrosmatischen Menschen sind sie rudimentär. Beim menschlichen Fetus sind sie noch relativ gut entwickelt.

Lateral vom Sulcus olfactorius liegen unregelmäßige, H-förmig verlaufende Furchen, die **Sulci orbitales** (auf dem Dach der Orbita). Sie begrenzen die **Gyri orbitales.**

b) Die Schläfenlappen, Lobi temporales,

liegen in der mittleren Schädelgrube und haben damit enge Beziehungen zum Mittelohrraum (*Entzündungen können auf das Gehirn übertreten!*). Von lateral nach medial erkennen wir den *Gyrus temporalis inferior*, den *Sulcus occipitotemporalis*, den *Gyrus occipitotemporalis lateralis* und *medialis*, den *Sulcus collateralis* und *Gyrus parahippocampalis*, der sich nach hinten in den zungenförmigen *Gyrus lingualis* fortsetzt.

c) Das viereckige Mittelfeld

Zwischen den Stirnlappen, den Schläfenlappen und dem vorderen Rande der Brücke, *Pons*, finden wir ein medianes Feld, das den basalen Teil des Zwischen- und Mittelhirns darstellt. Es liegt auf dem Mittelstück der mittleren Schädelgrube (S. 10). In dem Mittelfeld verlaufen die nach vorn und oben auseinanderweichenden Hirnschenkel, **Crura cerebri.** Sie begrenzen eine tiefe Grube, die **Fossa interpeduncularis.** Der

Boden dieser Grube ist hinten von zahlreichen feinen Gefäßen durchbohrt, **Substantia perforata posterior.** Nach vorn von ihr fallen zwei Halbkugeln, **Corpora mamillaria,** durch ihre weiße Farbe auf. Vor diesen erhebt sich ein quergestellter Wulst, der Hirnanhang, die *Hypophysis.*

Die Hypophyse geht mittels eines trichterförmigen, hohlen Stieles, **Infundibulum,** in einen grauen Höcker, *Tuber cinereum,* über. Der Hohlraum des Stieles ist eine Aussackung des III. Ventrikels und heißt *Recessus infundibuli* (S. 293 u. Abb. 228). Das **Tuber cinereum** ist der Boden des III. Ventrikels und als Sitz wichtiger, vegetativer Zentren von hoher praktischer Bedeutung. Die Hypophyse liegt in der *Fossa hypophysialis* des Schädels und ist darin durch eine besondere Platte der Dura mater, das *Diaphragma sellae,* eingeschlossen. Das Diaphragma sellae hat nur ein kleines Loch für den Durchtritt des Infundibulum.

Anmerkung. Um die Hypophyse im Zusammenhang mit dem Gehirn (wie in Abb. 230) aus dem Schädel herauszunehmen, muß man vorher das Diaphragma sellae sorgfältig durchtrennen. Gewöhnlich reißt der dünne Stiel ab und die Hypophyse bleibt bedeckt vom Diaphragma sellae in der Fossa hypophysialis zurück.

Vor der Hypophyse und dem Tuber cinereum liegt ein X-förmiges Gebilde, das **Chiasma opticum.** In ihm kreuzt der größere Teil der von der Netzhaut kommenden Fasern des *N. opticus.*

Der „**Sehnerv**" ist seiner Entwicklung und seinem Feinbau nach ein Hirnteil. Als solcher erhält er wie das Gehirn je eine Hülle der Pia, Arachnoidea und Dura mater.

Der **Tractus opticus,** wie der Sehnerv ein Bündel weißer Substanz des Zwischenhirnes, zieht vom *Chiasma opticum* nach hinten und windet sich um die *Crura cerebri.* Hier verschwindet er unter dem Schläfenlappen. Zieht man diesen nach lateral oder trägt man ihn ab (Abb. 238), so kann man die breitere *Radix lateralis* bis zum lateralen Kniehöcker, *Corpus geniculatum laterale,* die schmälere *Radix medialis* zum *Colliculus superior* der Vierhügelplatte verfolgen.

d) Die Brücke, Pons,

ist ein breiter, querverlaufender Wulst kaudal von der Fossa interpeduncularis. Sie „überbrückt" die Crura cerebri und zieht mit den „Brückenarmen", **Pedunculi cerebellares medii,** schräg nach lateral und hinten zu den Kleinhirnhemisphären.

Die Brücke ist stammesgeschichtlich ein später Erwerb. Ihre Ausbildung geht parallel der Vergrößerung der Großhirnrinde und der Entwicklung der Kleinhirnhemisphären. Sie enthält (S. 339) die Brückenkerne und stellt eine Verbindung zwischen Großhirn und Kleinhirn her.

e) Das verlängerte Mark, Medulla oblongata (Bulbus),

beginnt kaudal von der Brücke. Neben der medianen Spalte, **Fissura mediana anterior,** liegen die **Pyramiden.** Sie verjüngen sich nach kaudal, indem ein Teil der Fasern über die Mittellinie kreuzt (**Decussatio pyramidum**) und in den Seitenstrang des Rückenmarkes zieht (S. 330). Der Rest setzt sich in den Vorderstrang des Rückenmarkes, *Funiculus anterior,* fort. Seitlich werden die Pyramiden durch den **Sulcus lateralis anterior** abgegrenzt. Lateral von diesem Sulcus treffen wir einen länglichen, weißen Wulst, die **Oliva.** Sie enthält den *Nucleus olivaris.* Seitlich von Brücke und verlängertem Mark sehen wir das durch schmale, parallele Windungen charakterisierte **Kleinhirn,** *Cerebellum.*

Kleinhirn-Brückenwinkel. Im Dreieck zwischen dem Hinterrand der Brücke, der Medulla oblongata und dem Kleinhirn verlassen der *N. facialis,* der *N. intermedius* und der *N. vestibulocochlearis* das Gehirn. Meist vom letztgenannten Nerven ausgehende Tumoren führen zu Ausfallserscheinungen in den Versorgungsgebieten der drei Nerven. Auch benachbarte Nerven (N. glossopharyngeus, N. vagus) können geschädigt werden.

Die Hirn- oder Kopfnerven, *Nn. craniales* (Abb. 230)

f) Die Austrittsstellen der Kopf-(Hirn)nerven, Nn. craniales

	Austritt aus dem Hirn	Austritt aus dem Schädel
I. Nn. olfactorii	Bulbus olfactorius	Lamina cribrosa
II. N. opticus	Chiasma opticum	Canalis opticus
III. N. oculomotorius	Sulcus medialis cruris cerebri, dicht vor der Brücke am medialen Rande des Hirnschenkels	Fissura orbitalis superior
IV. N. trochlearis	Dorsal, hinter den Vierhügeln, seitlich vom Frenulum veli medullaris superioris. Verlauf um den Hirnschenkel	Fissura orbitalis superior
V. N. trigeminus	Vorderer Rand der Brücke, nahe dem Eintritt der Brückenarme in das Kleinhirn	*N. ophthalmicus*: Fiss. orbit. sup. *N. maxillaris*: Foram. rotund. *N. mandibularis*: Foram. ovale
VI. N. abducens	Hinterer Rand der Brücke, zwischen dieser und der Pyramide	Fissura orbitalis superior
VII. N. facialis	Im Kleinhirnbrückenwinkel, vor und lateral von der Olive Hier ist sein N. intermedius noch selbständig	Porus acusticus internus Meatus acusticus internus, Canalis facialis, Foramen stylomastoideum
VIII. N. vestibulocochlearis	Lateral vom N. facialis, lateral von der Olive	Porus et meatus acusticus internus
IX. N. glossopharyngeus	Hinter der Olive, im Sulcus lateralis posterior	Foramen jugulare
X. N. vagus	Hinter dem N. glossopharyngeus, im Sulcus lateralis posterior	Foramen jugulare
XI. N. accessorius	Obere Wurzelfäden (Cerebraler Teil): hinter dem N. vagus im Sulcus lat. post. Untere Wurzelfäden (Spinaler Teil): zwischen vorderen und hinteren Wurzeln der Zervikalnerven bis zum 5.–6. Zervikalnerven	Foramen jugulare
XII. N. hypoglossus	Sulcus lateralis anterior, zwischen Pyramide und Olive	Canalis hypoglossi

An Hand der Abb. 230 und einer Schädelbasis wiederhole man die Austrittsstellen der Hirnnerven durch die Dura mater und aus dem Schädel (Abb. 295) sowie die Hauptäste und Versorgungsgebiete (S. 109).

II. Zergliederung und Studium der inneren Teile des Gehirns

1. Das Endhirn, Telencephalon, und das Zwischenhirn, Diencephalon

Ein Horizontalschnitt oberhalb des Balkens (Abb. 231) zeigt jederseits neben dem Balken ein großes Feld weißer Substanz, das **Centrum semiovale,** das außen von der unregelmäßig gewundenen, grauen Rinde umgeben ist. Im Centrum semiovale beobachten wir außer zahlreichen Blutpunkten, die durchschnittenen Gefäßen angehören, keine weiteren Strukturen. Es besteht aus markhaltigen Nervenfasern, die sich in den verschieden-

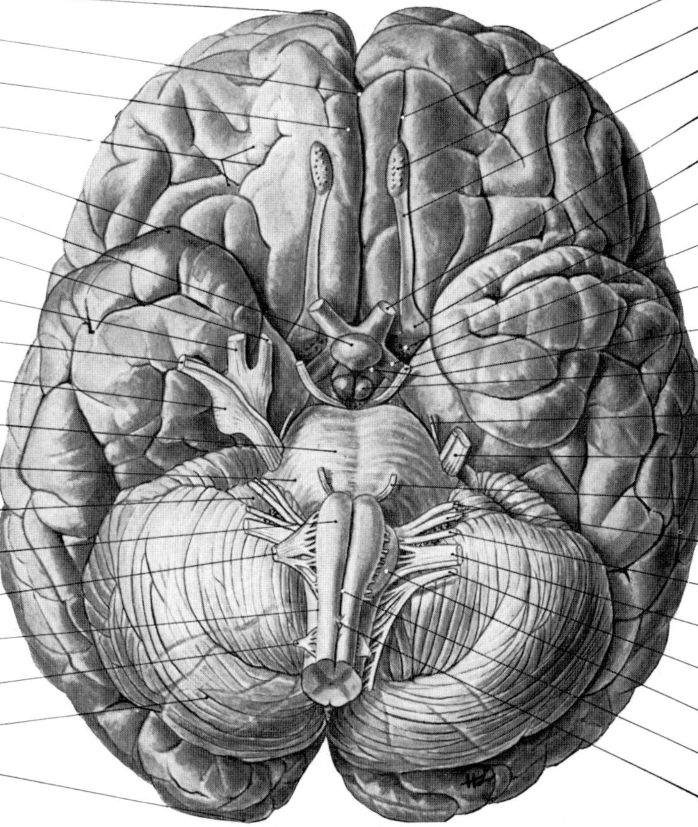

Abb. 230. Basale Fläche des Gehirns

sten Richtungen durchflechten. Zwischen den beiden Hemisphären sehen wir in der Mitte den **Balken.** Er ist von einer feinen grauen Schicht, dem **Indusium griseum,** bedeckt. Sie ist in der Mitte und seitlich zu feinen Längswülsten, **Striae longitudinales mediales** und **laterales,** verdickt, die als Reste rudimentärer Windungen des **Archipallium** aufzufassen sind (Abb. 229). Auf der linken Seite der Abbildung ist die **Insel** durch Wegnahme des Operculum (S. 290) freigelegt. Die Insel (ein im Wachstum zurückgebliebenes und in die Tiefe verlagertes Rindengebiet) wird ringförmig vom **Sulcus circularis** umgeben. Wir können an der Insel die vorn gelegenen **Gyri breves** und den nach hinten verlaufenden **Gyrus longus** unterscheiden. Die Abb. 231 gibt links noch den Blick auf die Oberseite des Gyrus temporalis superior mit den **Gyri temporales transversi** frei.

Entfernt man seitlich von den *Striae longitudinales laterales* die Markplatte des *Centrum semiovale* (Abb. 232), so bekommt man einen Einblick in die Seitenventrikel.

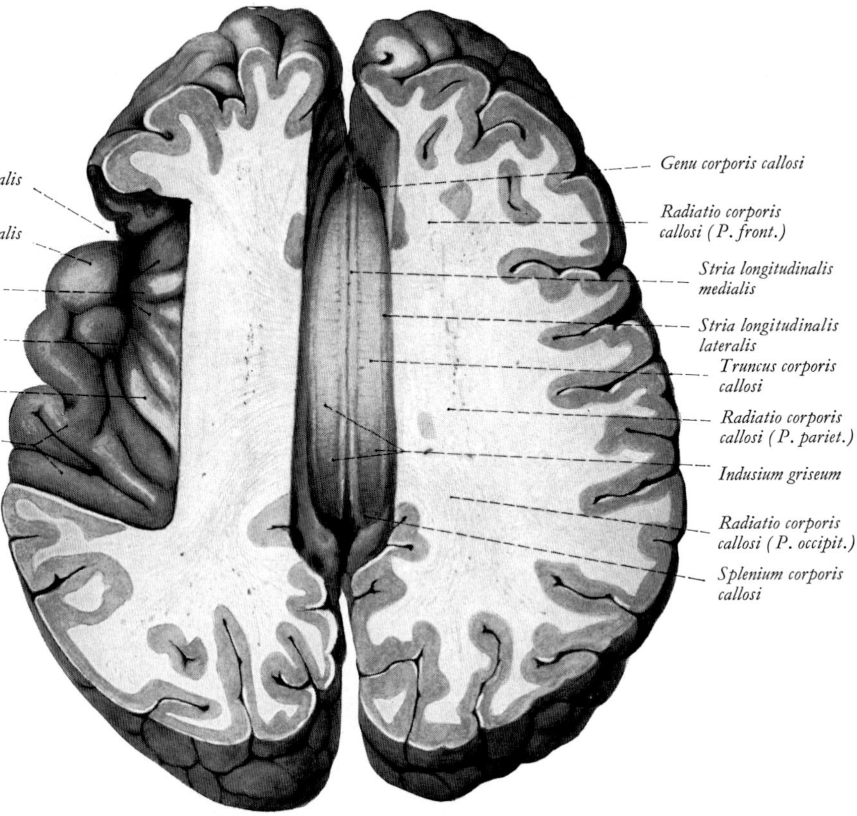

Abb. 231. Corpus callosum und Insula von oben. Durch einen Horizontalschnitt sind die Großhirnhemisphären bis zur Höhe des Corpus callosum abgetragen. Links ist außerdem noch die Insel freigelegt

a) Die Seitenventrikel, Ventriculi laterales,

erstrecken sich mit dem *Cornu anterius* in den Stirnlappen, mit dem *Cornu posterius* in den Hinterhauptslappen und mit dem *Cornu inferius* in den Schläfenlappen der Hemisphäre. Die *Pars centralis* liegt im Scheitellappen.

Das Cornu anterius reicht nach hinten bis zum *Foramen interventriculare*, das die Verbindung zum III. Ventrikel herstellt. Die mediale Wand bildet das *Septum pellucidum*. Es trennt den rechten und linken Seitenventrikel im Bereich des Cornu anterius (Abb. 233). An der lateralen Wand wölbt sich der mächtige Kopf des Schweifkernes, *Caput nuclei caudati*, vor. Die Vorderwand bildet das *Genu corporis callosi*, das Dach der *Truncus corporis callosi*.

Die Pars centralis reicht vom *Foramen interventriculare* bis zum hinteren Ende des Thalamus. Der Boden wird vom *Corpus nuclei caudati* gebildet. Auf ihn folgt nach medial eine Furche, die **Stria terminalis** (beinhaltet markhaltige Nervenfasern, die vom Mandelkern zum Hypothalamus ziehen), unter der meist die **V. thalamostriata** bläulich durchscheint (Abb. 234). Diese trennt den *Nucleus caudatus* vom *Thalamus*. Der Thalamus ist in Abb. 233 durch ein von Ependym überzogenes Adergeflecht, den **Plexus choroideus ventriculi lateralis,** und weiter nach medial durch das **Crus fornicis** verdeckt.

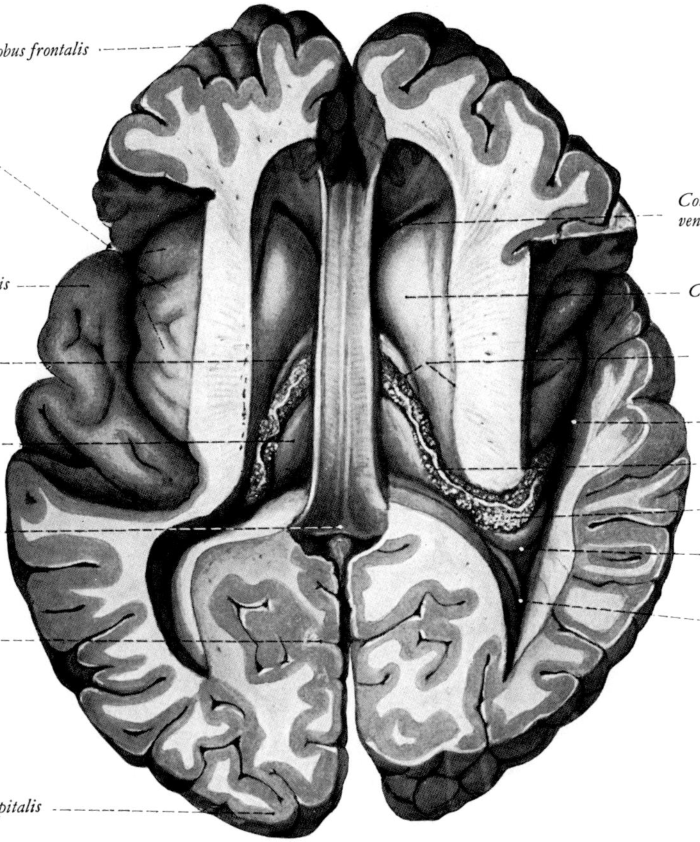

Abb. 232. Die Seitenventrikel, Ventriculi laterales, von oben her eröffnet. Rechts ist ein Teil des Schläfenlappens entfernt, um das Cornu inferius des Seitenventrikels zu zeigen

Wendet man den Plexus nach medial und lateral, so stellt man fest, daß er lateral am Thalamus und medial am Fornix befestigt ist. Das Dach der Pars centralis wird vom Balken gebildet. Die mediale Wand liefert der hintere Teil des *Septum pellucidum.*

Das Cornu posterius wendet sich im Bogen nach hinten in den Hinterhauptslappen. Dach und laterale Wand werden vom Balken und der Sehstrahlung, die über dem Horn in die Sehrinde ausstrahlt, gebildet. An der medialen Wand erhebt sich ein länglicher, an einen Vogelsporn erinnernder Wulst, das **Calcar avis.** Erzeugt wird er durch den *Sulcus calcarinus*, der hier die Wand gegen den Hohlraum vorwölbt.

Das Cornu inferius wendet sich im Bogen nach unten, vorn und medial in den Schläfenlappen. Das Dach wird vom schmalen Schwanz (*Cauda*) des Nucleus caudatus gebildet, der sich nach vorn bis zum Mandelkern erstreckt. An der medialen Seite des Bodens verläuft in ganzer Länge von hinten nach vorn ein mächtiger, weißer Wulst, der **Hippocampus.** Vorne nimmt er an Breite zu und ist durch mehrere nebeneinander liegende Furchen in zehenartige Erhebungen gegliedert (**Pes hippocampi,** Abb. 235).

Gerade dieser Abschnitt erinnert an die Pfoten des Seepferdchens, Hippocampus.

Der **Hippocampus** ist durch den tiefen *Sulcus hippocampi* gegen den Ventrikel vorgewulstet. Er ist an der Oberfläche von einer dünnen Markschicht, dem **Muldenblatt,**

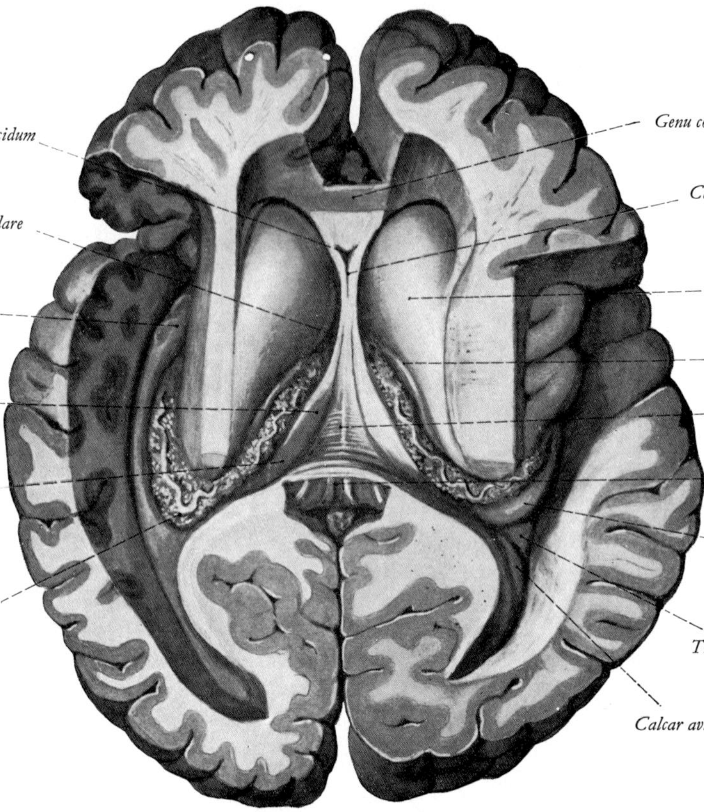

Abb. 233. Seitenventrikel, Septum pellucidum, Fornix sind durch Wegnahme des Balkenrestes weiter freigelegt

Alveus hippocampi, überzogen; seine Fasern sammeln sich in der **Fimbria hippocampi,** die nach hinten in das Crus fornicis übergeht (Abb. 235). Lateral vom *Hippocampus* wulstet der *Sulcus collateralis* die **Eminentia collateralis** gegen den Ventrikelhohlraum vor. Nach hinten verbreitert sie sich zu dem **Trigonum collaterale.** Hippocampus und Fimbria hippocampi sind am eröffneten Ventrikel (Abb. 232) zunächst durch den Plexus choroideus verdeckt. Erst wenn in einem weiteren Präparationsstadium Hinterhaupts- und Schläfenlappen abgetragen sind (Abb. 235), kann man sie voll übersehen.

Nachdem der *Truncus corporis callosi* entfernt ist (Abb. 233), sieht man das **Septum pellucidum** mit dem spaltförmigen **Cavum septi pellucidi** und nach hinten anschließend das **Corpus fornicis** und die nach lateral und hinten auseinanderweichenden **Crura fornicis.** Zwischen ihnen liegt ein dreieckiges Feld, *Commissura fornicis* (hippocampi). Sie enthält Fasern aus dem Hippocampusgebiet.

Man orientiere sich nochmals über die Lage des Plexus choroideus. Vorn reicht er bis zum Foramen interventriculare. Befestigt ist er lateral am *Thalamus*, medial am lateralen Rande des *Fornix*. Hinten weist er mit einem Knäuel, **Glomus choroideum,** gegen das Cornu posterius. Unten ist er an der *Fimbria hippocampi* und am Dach des Unterhorns des Seitenventrikels befestigt.

Durchschneiden wir jetzt den *Fornix* in Höhe des Foramen interventriculare und klappen ihn nach hinten zurück (Abb. 234), so reißt der Plexus am Fornix-

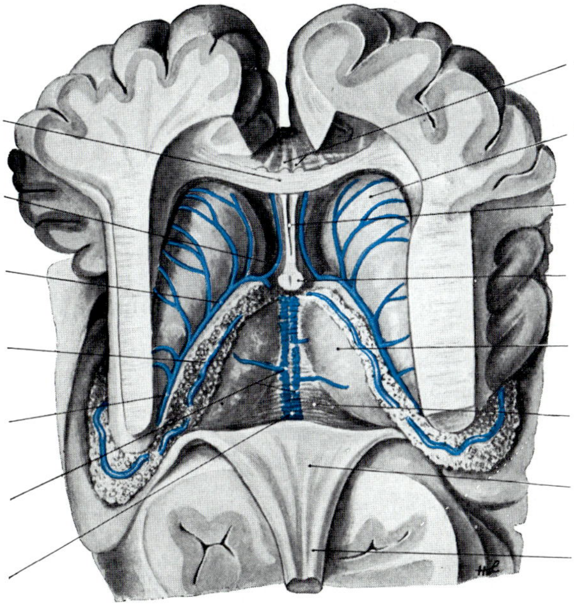

Abb. 234. Die inneren Hirnvenen. Das Gewölbe, Fornix, ist vorn durchtrennt und zurückgeschlagen. Blick auf die eröffneten Seitenventrikel mit den Plexus choroidei und das Dach des dritten Ventrikels

rande ab. Die gezähnelte Rißstelle bezeichnen wir als **Taenia fornicis.** Zwischen den freigelegten *Thalami* erscheint jetzt eine dünne, aus Pia mater bestehende Bindegewebsplatte, die **Tela choroidea ventriculi tertii.** Sie bildet die Decke des dritten Ventrikels und steht seitlich mit dem Bindegewebe des Plexus choroideus des Seitenventrikels in Verbindung. In der **Tela choroidea** des III. Ventrikels verlaufen die **Vv. cerebri internae,** die vorn durch die Vereinigung der **V. thalamostriata, V. choroidea** und **V. septi pellucidi** entstehen, somit das Blut aus dem Innern des Gehirns aufnehmen und sich hinten zur unpaaren **V. cerebri magna** (*Galeni*) vereinigen. Diese verläuft unter dem Splenium corporis callosi zum **Sinus rectus.**

Nachdem wir das Splenium corporis callosi median durchtrennt haben, lassen sich die restlichen Teile des Hinterhaupts- und Schläfenlappens leicht ablösen (Abb. 235). Es sind jetzt das *Cornu posterius* und *inferius* des Seitenventrikels, die *Fimbria hippocampi*, *Calcar avis*, *Hippocampus* und *Gyrus dentatus* gut zu übersehen.

Nachdem weiter der Plexus choroideus des Seitenventrikels und die Tela choroidea ventriculi tertii entfernt sind (Abb. 236), gewinnen wir Einblick in den spaltförmigen **Ventriculus tertius.**

b) Der III. Ventrikel, Ventriculus tertius

(Abb. 236, 237)

Er wird seitlich von den beiden Thalami begrenzt. Auf letzterem verlaufen jederseits zwei gezähnelte Rißstellen. Medial, an der **Taenia thalami,** ist die dünne Decke des III. Ventrikels, lateral, an der **Taenia choroidea,** ist der Plexus choroideus des Seitenventrikels abgerissen. Das zwischen den beiden Taenien gelegene Gebiet war ursprünglich von Pia überzogen (Abb. 236, 237), liegt also extraventrikulär. Zum Un-

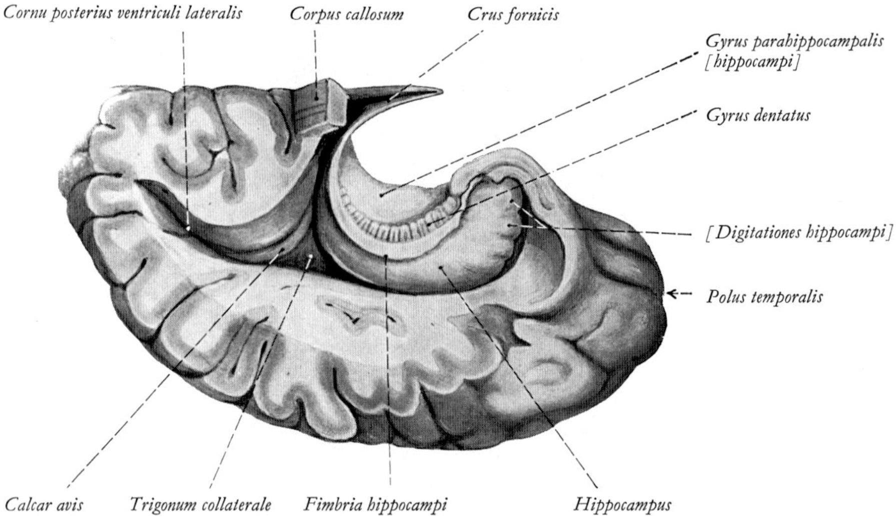

Abb. 235. Hinterhorn und Unterhorn des Seitenventrikels; Fornix, Hippocampus, Gyrus dentatus

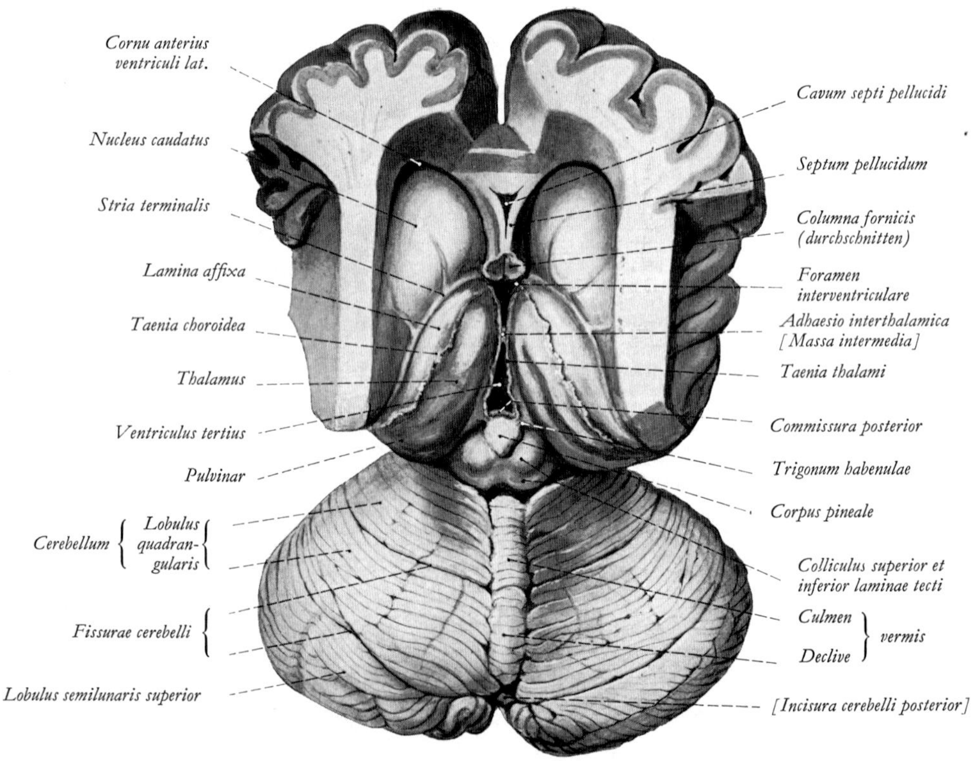

Abb. 236. III. Ventrikel, Thalamus, Nucleus caudatus, Epiphyse, Lamina tecti (quadrigemina), Cerebellum. Plexus choroidei der Seitenventrikel, Tela choroidea des III. Ventrikels, Hinterhaupts- und Schläfenlappen sind entfernt

terschied zu diesem Feld glänzt das zwischen Taenia choroidea und Stria terminalis gelegene Feld des Thalamus. Hier ist die dünne, mediale, mit Ependym ausgekleidete Wand des *Telencephalon* mit dem *Thalamus* (*Diencephalon*) verwachsen. Wir nennen sie deshalb **Lamina affixa** (Abb. 237). Die beiden Thalami sind an der Grenze zwischen vorderem und mittlerem Drittel meist durch die **Adhaesio intherthalamica** (Massa intermedia, Brücke grauer Substanz, keine Kommissur) miteinander verbunden. Unmittelbar vor dem pinienzapfenförmigen **Corpus pineale,** der Epiphyse, liegt eine weiße Querverbindung, die **Commissura posterior.** Die stärkere **Commissura anterior** (Abb. 228) liegt unmittelbar vor den Columnae fornicis. Sie wird erst sichtbar, wenn wir die Thalami etwas auseinanderdrängen.

Das **Foramen interventriculare** (*Monroi*), die Verbindung zwischen Seiten- und III. Ventrikel, ist zwischen der durchschnittenen Columna fornicis (Abb. 236) und dem vorderen Thalamusende gut zu übersehen.

Das **Corpus pineale** ist mit zwei Zügeln, den **Habenulae,** die zu einem dreieckigen Feld, dem **Trigonum habenulae,** ziehen, befestigt. Es ruht auf der Vierhügelplatte, **Lamina tecti** [quadrigemina], die jederseits einen **Colliculus superior** und **inferior** unterscheiden läßt. In den Habenulae verläuft die **Commissura habenularum.**

Vom Trigonum habenulae verläuft nach vorn, der Taenia thalami folgend, ein weißer Markstreifen, die **Stria medullaris thalami.**

Der **Thalamus** besitzt mehrere höckerartige Vorwölbungen, von denen eine als Polster, **Pulvinar,** nach hinten vorspringt.

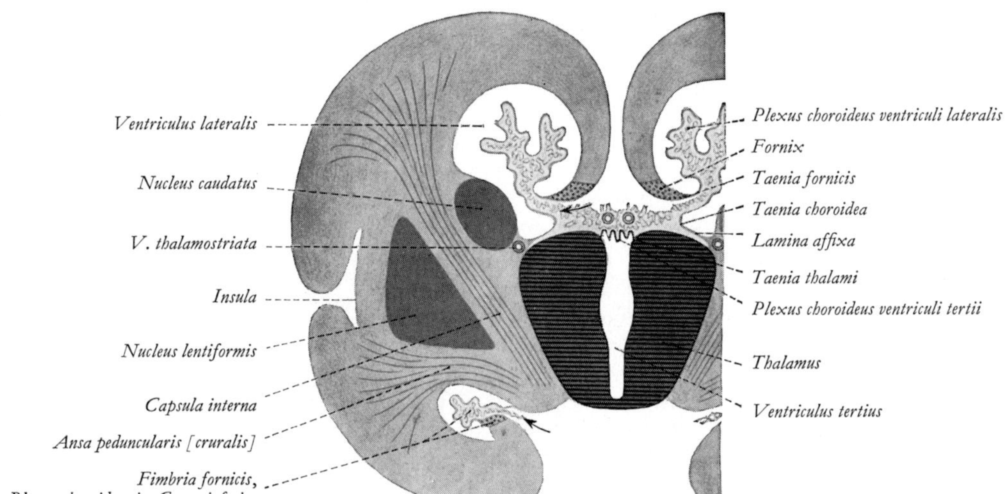

Abb. 237. Schematisierter Frontalschnitt durch End- und Zwischenhirn. Pfeile geben die Einstülpungsstelle (Fissura choroidea) des Plexus choroideus ventriculi lateralis an. Aufteilung der zentralen Kerne durch die Capsula interna

Bevor wir die Zergliederung fortsetzen, betrachten wir noch das Präparat der Abb. 236 von der Seite (Abb. 238). Wir können jetzt, nach Fortnahme des Schläfenlappens, gut den Verlauf des **Crus cerebri** übersehen. Obwohl sein kaudales Ende von der Brücke überlagert ist, gewinnen wir doch den Eindruck, daß seine Fasern die Verlaufsrichtung der Medulla oblongata fortsetzen. Die kraniale Fortsetzung werden wir auf den Schnittbildern (Abb. 239, 242) weiter verfolgen. Dorsal vom *Crus cerebri*

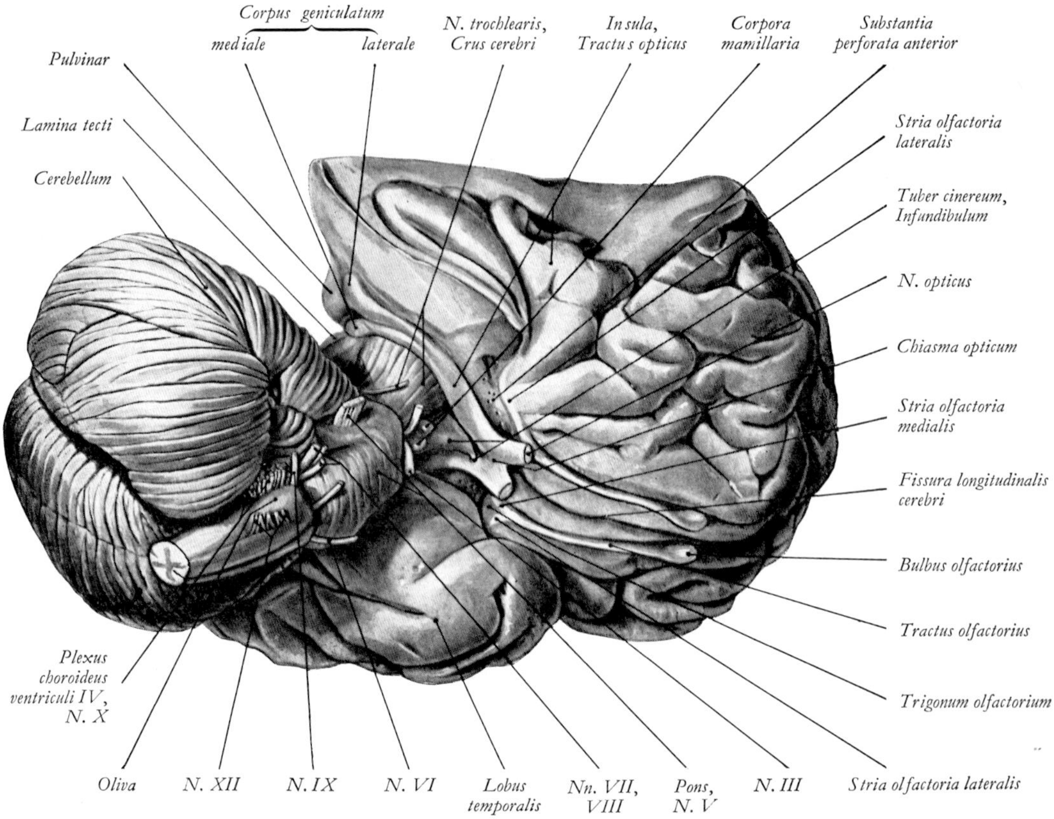

Abb. 238. Gehirn von rechts und unten gesehen. Insula Tractus opticus, Corpora geniculata und Crus cerebri sind durch Entfernung des Operculum und des rechten Schläfenlappens freigelegt

liegt ein dreieckiges Feld [**Trigonum lemnisci**]. In ihm verläuft die laterale Schleife, **Lemniscus lateralis,** zum unteren Zweihügel und zum medialen Kniehöcker, *Corpus geniculatum mediale.* Kranial legt sich der **Tractus opticus** dem Crus cerebri an, um mit seiner breiteren *Radix lateralis* zum lateralen Kniehöcker, **Corpus geniculatum laterale,** und mit seiner schmäleren *Radix medialis* zum **Colliculus superior** zu gelangen. Auch das Auslaufen des **Tractus olfactorius** in die **Stria olfactoria lateralis** (über das *Limen insulae*), das **Trigonum olfactorium** und die **Stria olfactoria medialis** sind jetzt gut zu überblicken.

Nachdem wir bisher die äußeren und inneren Oberflächen des End- und Zwischenhirns studiert haben, wollen wir jetzt die

c) Lage und Form der grauen und weißen Substanz

auf Horizontal- und Frontalschnitten näher kennenlernen. Auf dem schematisierten Frontalschnitt (Abb. 239) durch End- und Zwischenhirn bildet **die graue Substanz:**

1. **die Großhirnrinde,** eine mäandrisch gefaltete, graue Schicht, die in wechselnder Dicke nahezu die ganze Oberfläche überzieht,
2. **die Kerne des End- und Zwischenhirns,** mächtige, im Innern gelegene, graue Massen, die sich zum Teil gegen die Ventrikel vorwölben, zum Teil aber auch vollständig von weißer Masse umgeben sind.

α) Die weiße Substanz, *Substantia medullaris*,

besteht aus markhaltigen Nervenfasern, die sich in allen Richtungen durchflechten und ganz verschiedene Aufgaben haben. In der Hauptsache unterscheiden wir drei, in Abb. 239 durch verschiedene Farben wiedergegebene Faserarten:

1. **Die Kommissurenfasern** (blau). Sie verbinden gleiche Teile der linken und rechten Hemisphäre. Die wichtigsten Kommissuren sind:
   a) das **Corpus callosum,**
   b) die **Commissura anterior,**
   c) die **Commissura posterior,**
   d) die **Commissura habenularum,**
   e) die **Commissura fornicis.**

Der **Balken** (*Corpus callosum*, S. 293) verbindet als größte Kommissur die Rindengebiete beider Hemisphären. Er ermöglicht nicht nur die gleichzeitige Funktion beider Großhirnhälften, sondern auch das sich im Kindesalter entwickelnde funktionelle Übergewicht der einen Großhirnseite (beim Rechtshänder der linken, beim Linkshänder der rechten). Bei Zerstörung des Balkens entstehen beim Rechtshänder Bewegungsstörungen des linken Armes und umgekehrt beim Linkshänder solche des rechten. Beim angeborenen balkenlosen Gehirn sind keine Störungen feststellbar. In solchen Fällen übernehmen andere Kommissuren (vornehmlich die Commissura anterior) die Funktion des Balkens.

Die vom Balken zur Großhirnrinde ausstrahlenden Fasersysteme nennen wir **Balkenstrahlung** (*Radiatio corporis callosi*).

2. **Die Assoziationsfasern** (rot). Sie verbinden verschiedene Teile der gleichen Hemisphäre untereinander, dienen der Assoziation. Außer den zahlreichen intrakortikalen Verbindungen (s. Feinbau S. 379) gibt es noch zahlreiche subkortikale. Diese stellen doppelläufige Verbindungen zwischen Rindengebieten der gleichen Seite auf kürzere oder größere Entfernung her. Wir unterscheiden:
   a) **Fibrae arcuatae breves,** von einer Windung zur benachbarten;
   b) **Fibrae arcuatae longae,** sie überspringen einige Windungen.

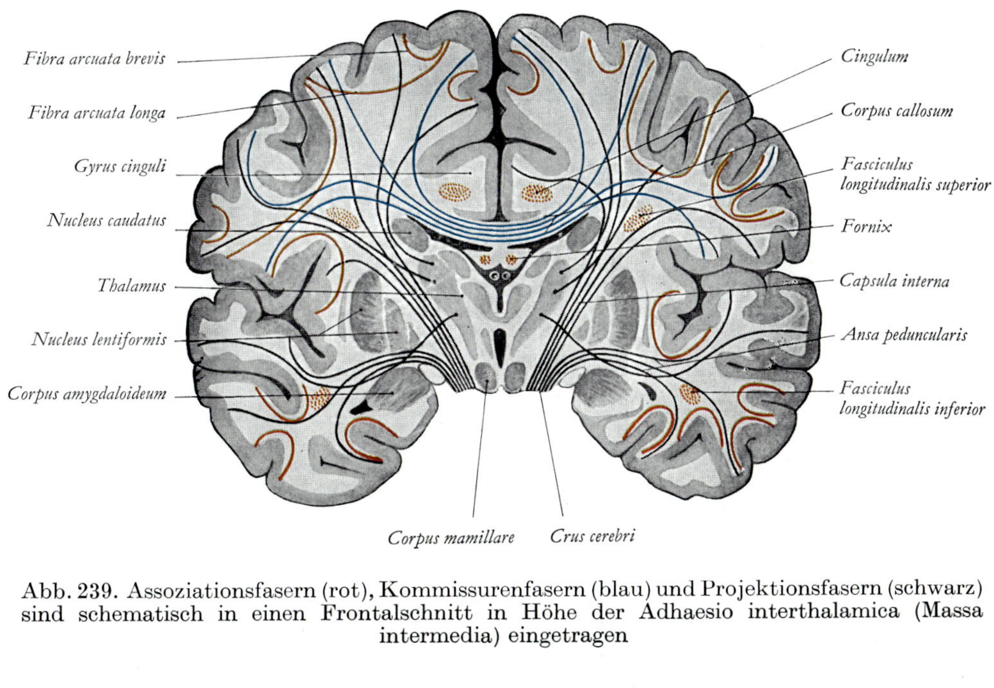

Abb. 239. Assoziationsfasern (rot), Kommissurenfasern (blau) und Projektionsfasern (schwarz) sind schematisch in einen Frontalschnitt in Höhe der Adhaesio interthalamica (Massa intermedia) eingetragen

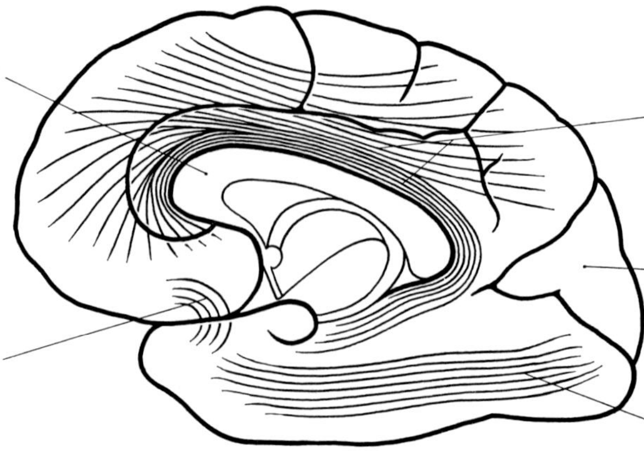

Abb. 240. Lange Assoziationsbahnen des Großhirns von medial. Schema

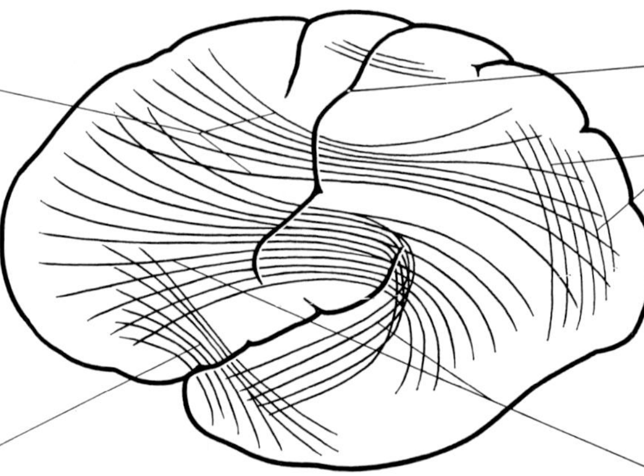

Abb. 241. Lange Assoziationsbahnen des Großhirns von lateral. Schema

c) **Das Cingulum,** der Gürtel (Abb. 240), ist ein im Gyrus cinguli verlaufendes, durch Abfaserung leicht darstellbares Bündel, das im Bogen vom Stirnhirn bis in den Gyrus parahippocampalis zieht und dabei laufend Fasern an die benachbarten Windungen abgibt bzw. aus ihnen aufnimmt. Es verbindet Teile des limbischen Systems.

d) **Der Fasciculus longitudinalis superior** [frontooccipitalis] liegt weiter lateral (Abb. 239) über dem Linsenkern und verbindet die Stirnregion mit dem Scheitel- und Hinterhauptslappen (Abb. 241). Eine bogenförmige Abzweigung von diesem Faszikel zum Schläfenlappen nennt man *Fasciculus arcuatus.*

e) **Der Fasciculus longitudinalis inferior** [frontotemporalis] liegt zentral im Schläfenlappen (Abb. 239) und verbindet den Stirnlappen mit dem Hinterhaupts- und Schläfenlappen (Abb. 241).

f) **Der Fasciculus uncinatus,** das Hakenbündel (Abb. 240, 241), verbindet den orbitalen Teil des Stirnlappens mit dem Schläfenlappen.

g) **Den Fornix,** das Gewölbe, rechnet man zum limbischen System. Seine Fasern von der Hippokampusformation zu den Septumkernen sind als Assoziationsfasern, alle übrigen, der Hauptteil, als Projektionsfasern aufzufassen (S. 393).

Ein schwach ausgebildeter *Fasciculus occipitalis verticalis* verbindet Scheitel-, Hinterhaupts- und Schläfenlappen.

3. **Die Projektionsfasern** (schwarz in Abb. 239) verbinden, z.T. doppelläufig, die Großhirnrinde mit kaudalen Teilen des Gehirns und mit dem Rückenmark. Sie projizieren die Eindrücke aus der Peripherie über die Kerne auf die Großhirnrinde (kortikopetale Fasern) oder von der Großhirnrinde direkt oder indirekt (nach Umschaltung in den Kernen) in die Peripherie (kortikofugale Fasern). Die von den verschiedensten Teilen der Großhirnrinde kommenden, in Abb. 239 schwarzen Fasern werden in Höhe der zentralen Kernmasse auf eine schmale Zone weißer Substanz, die **Capsula interna,** zusammengedrängt. Ein großer Teil dieser Fasern geht nach kaudal kontinuierlich in die *Crura cerebri* des Mittelhirns über. Die Capsula interna durchsetzt die zentrale Kernmasse und trennt sie in den lateral gelegenen Nucleus lentiformis und den medial gelegenen Thalamus und Nucleus caudatus (Abb. 239, 242). Auf Horizontalschnitten (Abb. 242, 244, 246) erscheint die Capsula interna V-förmig gebogen und läßt ein **Crus anterius,** zwischen Caput nuclei caudati und Nucleus lentiformis, ein

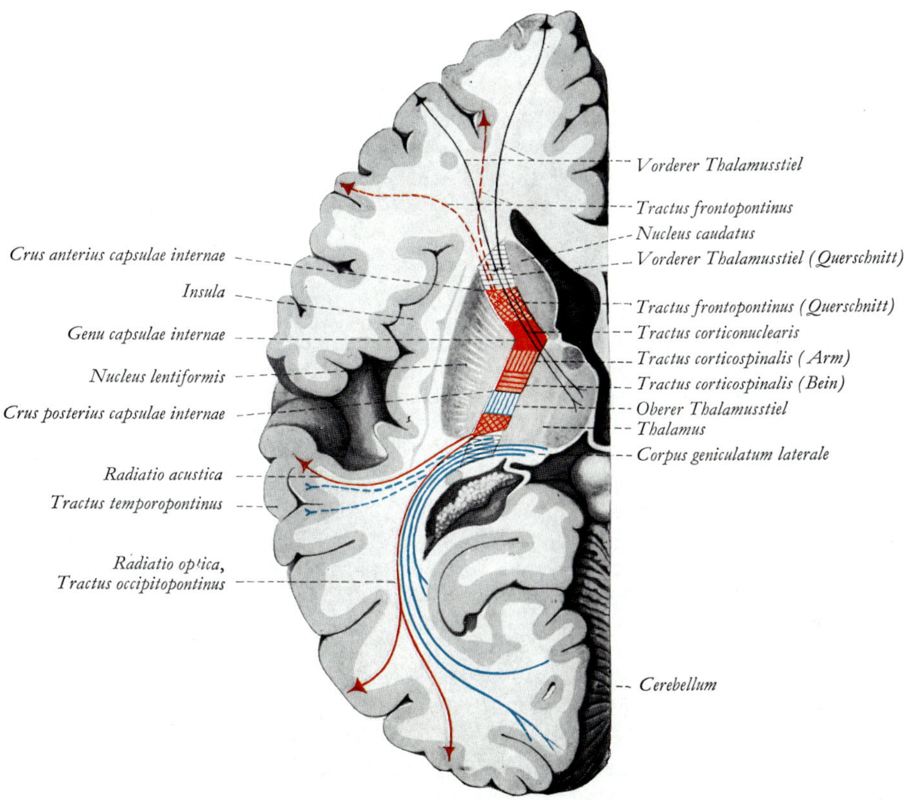

Abb. 242. Capsula interna mit schematisch eingezeichneten Bahnen. Horizontalschnitt durch das Gehirn in Höhe der Kerne

Knie, **Genu,** das etwa in Höhe des Foramen interventriculare liegt, und ein **Crus posterius,** das Nucleus lentiformis und Thalamus trennt, unterscheiden.

Die innere Kapsel, *Capsula interna*

Die Projektionsfasern verlaufen in der Capsula interna in einer ganz bestimmten Anordnung. Von vorn nach hinten folgen (Abb. 242):

1. Vorderer Thalamusstiel, vom Stirnhirn zum Thalamus (*Tractus frontothalamicus*).
2. Frontale Brückenbahn, *Tractus frontopontinus* (rot kariert), von der oberen und mittleren Stirnwindung zu den Brückenkernen, Nuclei pontis.
3. Tractus corticonuclearis (*Tractus corticobulbaris*), von der Zentralwindung zu den Ursprungskernen der Hirnnerven. Sie liegt im Genu.
4. Tractus corticospinalis, von der Zentralwindung zu den Vorderwurzelzellen des Rückenmarks, wobei das Feld für die Bahnen zum Arm weiter vorn, für das Bein weiter hinten liegt.
5. Oberer Thalamusstiel, die Taststrahlung, vom Thalamus zu den Zentral- und angrenzenden Windungen.
6. Okzipitotemporale Brückenbahn, Tractus temporopontinus und occipitopontinus (rot kariert), vom Schläfen- und Hinterhauptslappen zu den Brückenkernen.
7. Hinterer Thalamusstiel, vom Pulvinar zum Hinterhauptslappen.
8. Radiatio acustica (Hörstrahlung), vom Corpus geniculatum mediale zum Gyrus temporalis superior.
9. Radiatio optica (Sehstrahlung), vom Corpus geniculatum laterale zur Rinde in der Umgebung des Sulcus calcarinus.

Da die Bahnen in der Capsula interna auf engem Raum zusammengedrängt sind, können schon kleine Blutungsherde (*Apoplexie!*) große Ausfälle hervorrufen. **Arterienversorgung, S. 412.**

Der Stabkranz, *Corona radiata*

Oberhalb des Nucleus caudatus und des Nucleus lentiformis streben (Abb. 239) die Projektionsfasern fächerförmig auseinander und ziehen zur Großhirnrinde. Nehmen wir an einem median halbierten Gehirn den Schweifkern fort und brechen wir den Balken, dessen in Abb. 239 blaue Fasersysteme die schwarzen Projektionsfasern kreuzen, weg, so erscheinen die übrigbleibenden Projektionsfasern in dieser Seitenansicht als „Stäbe“. In Wirklichkeit sind es frontal gestellte Scheiben, die aus dem Thalamus der Rinde zustreben. Man hat dieses Bild deshalb seit altersher als Stabkranz des Thalamus bezeichnet. Es sind dies doppelläufige Verbindungen zwischen Thalamus und Großhirnrinde, **Fasciculi thalamocorticales** und **corticothalamici.** Entsprechend der Wachstumsrichtung der Großhirnhemisphären nach hinten und unten erhalten die Stäbe eine bogen- oder kranzförmige Anordnung wie auch der Nucleus caudatus (Abb. 243). Da sie außerdem streckenweise dichter stehen, sprechen wir von einem vorderen (gelb), oberen (schwarz), hinteren (grün) und unteren (blau) Thalamusstiel. Der letztere verläuft unterhalb des Linsenkernes. Unabhängig von diesen Namen prägen wir uns an Hand der schematischen Abb. 243 vor allem ein, wie die Fasern vom Thalamus zu den verschiedensten Teilen der Großhirnrinde streben. Diesen Stabkranzfasern des Thalamus liegen lateral jene Fasern an, die von dem in Abb. 243 querdurchtrennten Crus cerebri in gleicher Weise der Großhirnrinde zustreben. Wir können sie uns darstellen, wenn wir von der Insel her (vgl. Abb. 239) den Linsenkern durch

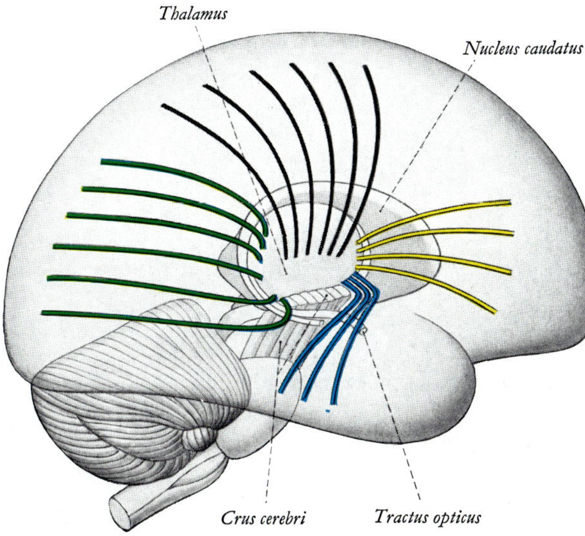

Abb. 243. Schema der Thalamusstiele (verändert nach *Tandler*). An einem durchsichtig gedachten Gehirn ist der Linsenkern entfernt und das Crus cerebri am Übergang in die Capsula interna durchtrennt. Blau = unterer, gelb = vorderer, schwarz = oberer, grün = hinterer Thalamusstiel

Wegnahme der darüber liegenden Schichten herausfasern und die oberhalb der Insel gelegenen Windungen wegbrechen.

β) Die Kerne des End- und Zwischenhirns

Nachdem wir in groben Zügen den Aufbau der weißen Substanz kennengelernt haben, müssen wir zur Vervollständigung der Raumvorstellungen auf Horizontal und Frontalschnitten noch **Lage und Form der Kerne** studieren. Medial von der inneren Kapsel liegen (Abb. 239, 242, 244–249) Nucleus caudatus, Thalamus und Hypothalamus, lateral von ihr der Nucleus lentiformis und das Claustrum.

αα) Der Thalamus (Abb. 236, 237, 244, 245, 248, 249)

ist ein großes eiförmiges, seitlich abgeplattetes Kerngebiet des Zwischenhirns. Der vordere Pol zeigt das Tuberculum anterius thalami. Der hintere Pol überragt als Polster, **Pulvinar,** seitlich die Vierhügelplatte. Die freien Flächen begrenzen die Ventrikel. Seine **mediale Fläche** (Abb. 228) bildet einen Teil der Seitenwand des III. Ventrikels. Der Sulcus hypothalamicus grenzt hier den Thalamus gegen den Hypothalamus ab. Die obere Fläche (Abb. 234, 236) wird lateral durch die Stria terminalis gegen den Nucleus caudatus und medial durch die Taenia thalami abgegrenzt. Von vorn nach hinten verläuft die Taenia choroidea, die Rißstelle des Plexus choroideus ventriculi lateralis. Lateral von ihr ist der Thalamus von der Lamina affixa bedeckt und begrenzt den Seitenventrikel; medial ist er von Pia bedeckt. Die obere Fläche ist von der dünnen Markfaserlage des Stratum zonale überzogen. An der lateralen Fläche ist der Thalamus mit der Capsula interna (Abb. 244), an der Unterfläche mit dem Hypothalamus (Abb. 249) verschmolzen. Auf Horizontal- (Abb. 244) und Frontalschnitten (Abb. 239, 248, 249) kann man bereits mit bloßem Auge erkennen, daß weiße Markblätter, **Laminae**

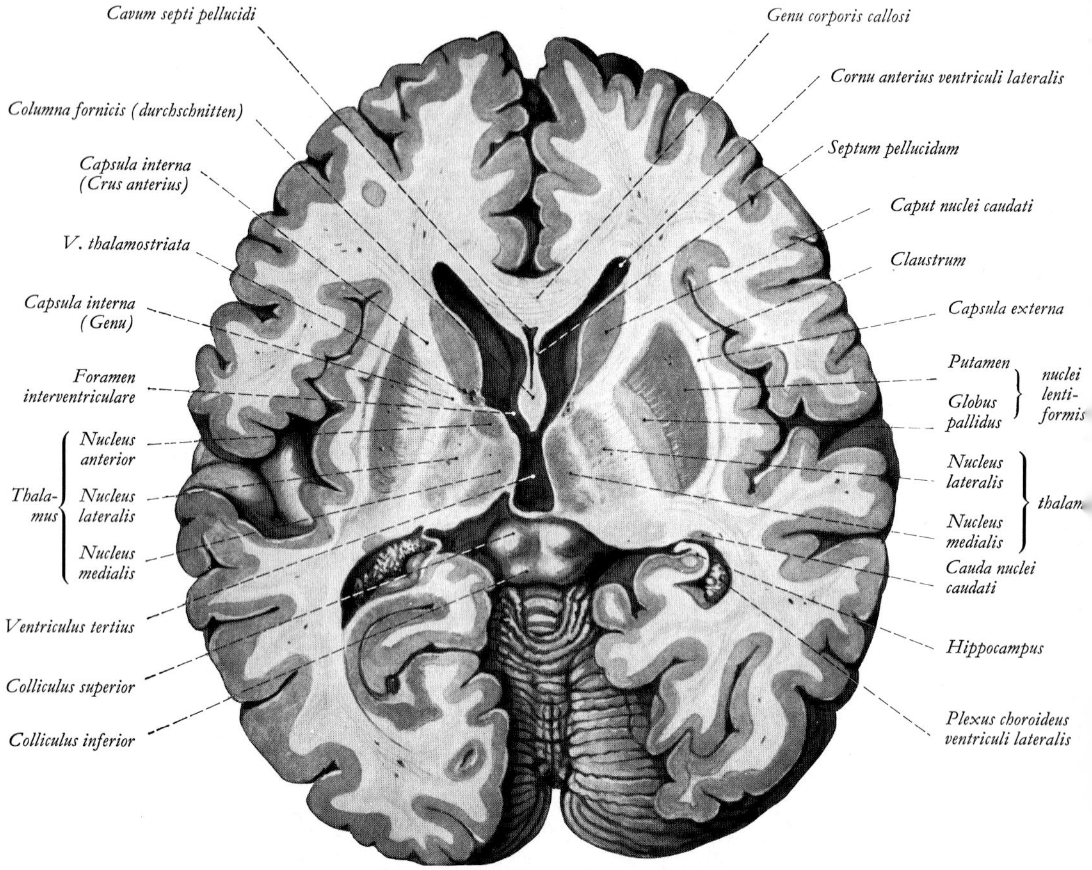

Abb. 244. Horizontalschnitt durch das Großhirn in Höhe des Thalamus

medullares thalami, den Thalamus in mehrere Kerne unterteilen. Wir unterscheiden eine *Lamina medullaris externa,* die den schmalen *Nucleus reticularis thalami* (Abb. 245) vom übrigen Thalamus trennt. Die *Lamina medullaris interna* ist an Horizontalschnitten Y-förmig (Abb. 244 links, 245). In diese sind die *intralaminären Kerne* eingelagert. Ihr größter ist der *Nucleus centralis.* Zwischen den beiden rostral gelegenen Schenkeln des „Y" liegt die **vordere Kerngruppe** (Abb. 245). Lateral von der inneren Marklamelle liegt die **laterale,** medial von ihr die **mediale Gruppe** der Thalamuskerne. Näheres über die wichtigsten Kerne und ihre Verbindungen S. 361.

Zum Thalamus rechnen wir noch den **Metathalamus,** die Kniehöcker, Corpus geniculatum mediale und laterale mit ihren Kernen, und den **Epithalamus,** Corpus pineale, Habenula, das Trigonum habenulae mit seinem Kern, Stria medullaris thalami, die Commissura habenularum und die Commissura posterior.

In den Thalamuskernen unterscheidet man heute zyto- und myelo-architektonisch bereits 150 kleinere Kerne und Areale.

ββ) Der Hypothalamus

erreicht auf der Hirnbasis (Abb. 230) zwischen den Crura cerebri die freie äußere Oberfläche, zeigt hier die *Corpora mamillaria,* das *Tuber cinereum* mit dem Hypophysenstiel

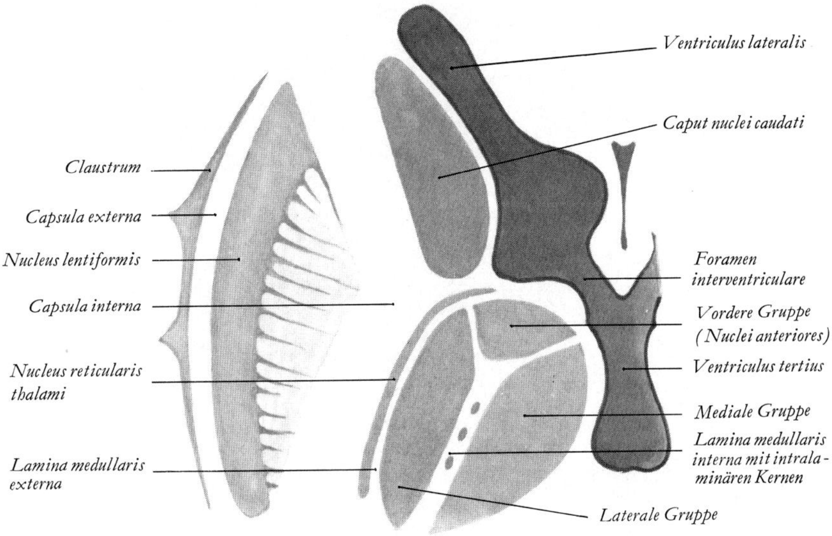

Abb. 245. Schematische Einteilung des Thalamus in Kerngruppen am Horizontalschnitt

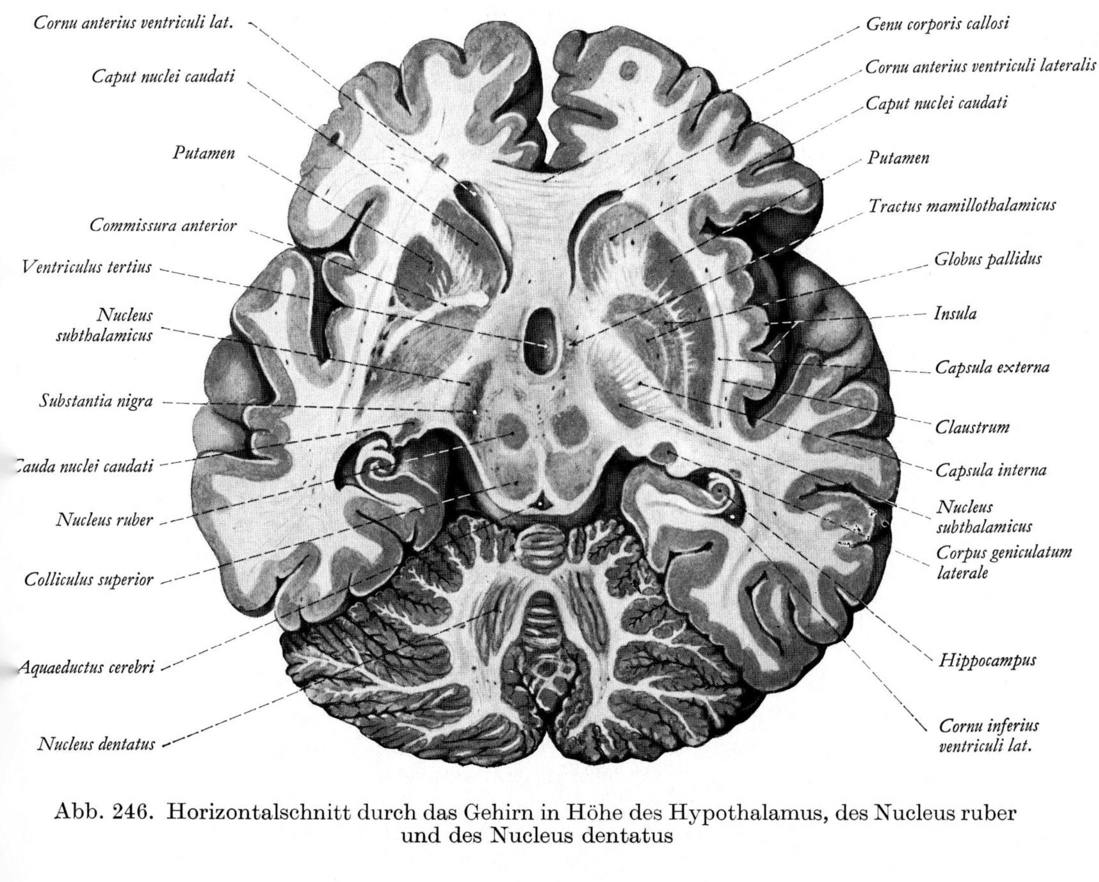

Abb. 246. Horizontalschnitt durch das Gehirn in Höhe des Hypothalamus, des Nucleus ruber und des Nucleus dentatus

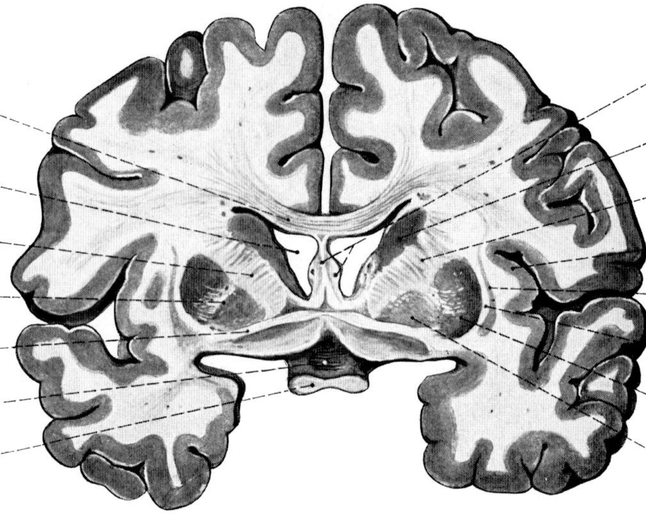

Abb. 247. Frontalschnitt I durch das Großhirn (in Höhe der Commissura anterior)

und der Hypophyse und rostral davon das *Chiasma opticum* mit den nach hinten abgehenden Tractus optici. Seine Vorderwand bildet die dünne Lamina terminalis (Abb. 228). Unterhalb des *Sulcus hypothalamicus* bildet er die Seitenwand des III. Ventrikels. Der Hypothalamus ist mithin Grundplattenanteil des Zwischenhirns. In der Seitenwand verläuft die Pars tecta columnae fornicis zum Corpus mamillare (Abb. 229). Die Grenze gegen das Mittelhirn ist unscharf, da der Nucleus ruber und die Substantia nigra in den Hypothalamus hineinragen. Diese unmittelbare Fortsetzung der Haube (*Tegmentum*) des Mittelhirns in das Zwischenhirn bezeichnen wir als **Subthalamus.** Dieser beinhaltet als größten Kern den *Nucleus subthalamicus* (Abb. 246).

Feinbau und Funktion S. 366.

γγ) Der Schweifkern, *Nucleus caudatus*,

bildet mit seinem breiten, flachen Kopf, **Caput nuclei caudati,** die Seitenwand des Cornu anterius des Seitenventrikels (Abb. 244, 246) und ist hier durch das Crus anterius der Capsula interna nur unvollständig vom Linsenkern getrennt (Abb. 247). Nach hinten verjüngt er sich schnell zum Körper, **Corpus nuclei caudati,** und Schweif, **Cauda nuclei caudati.** Dieser verläuft, medial durch die Stria terminalis vom Thalamus getrennt, durch die Pars centralis des Seitenventrikels (Abb. 236), biegt nach unten und vorn um, um im Dach des Cornu inferius des Seitenventrikels bis zum Corpus amygdaloideum zu ziehen. Wegen seines bogenförmigen Verlaufs, der ein Ausdruck der Massenverschiebungen bei der Hemisphärenentwicklung ist, finden wir den Kern auf Horizontal- und Frontalschnitten doppelt getroffen.

δδ) Der Linsenkern, *Nucleus lentiformis*,

ist so vollständig in die weiße Substanz der Hemisphäre eingebettet, daß er nirgends eine äußere oder innere Oberfläche erreicht und nur auf Schnitten angetroffen werden kann. Auf Horizontalschnitten (Abb. 244, 246) erscheint er als bikonvexe Linse. Die schwach gewölbte, laterale Fläche weist gegen die Insel und wird durch die *Capsula externa* vom Claustrum getrennt, die stark gewölbte, mediale Fläche wird von der

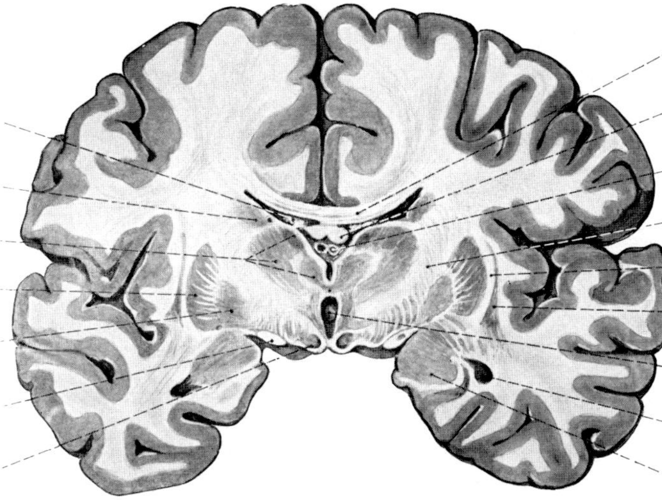

Abb. 248. Frontalschnitt II durch das Großhirn (in Höhe der Adhaesio interthalamica und der Corpora mamillaria)

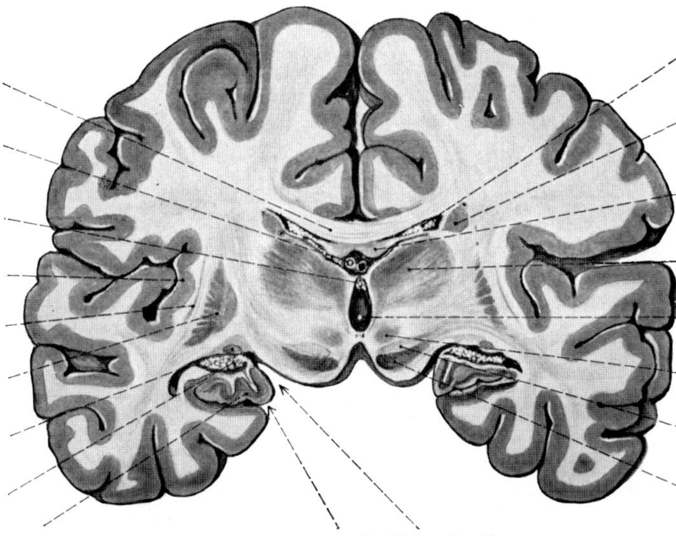

Abb. 249. Frontalschnitt III durch das Großhirn (in Höhe des kaudalen Thalamusgebietes). Der Linsenkern ist nur noch in Resten getroffen

V-förmig gestalteten Capsula interna umfaßt. Auf Frontalschnitten (Abb. 237, 239, 247, 248) hat er die Form eines Keiles, dessen Schneide nach medial weist. Auf der basalen Fläche des Kernes erzeugt die Commissura anterior auf ihrem Wege zum Schläfenlappen (Abb. 247) einen Eindruck. Rostral stehen **Linsenkern** (genauer: seine Schale, Putamen) **und Schweifkern** durch das Crus anterius capsulae internae hindurch in Verbindung, erscheinen als ein einheitlicher, gestreifter Körper. Beide werden deshalb auch unter dem Namen „Streifenkörper“, **Corpus striatum,** zusammengefaßt. Der Linsenkern besteht (Abb. 246 rechts) aus drei schalenförmigen Gliedern, die durch weiße Markblätter, Laminae medullares, mehr oder minder deutlich getrennt sind. Die äußere Schale, **Putamen,** hat am frischen Präparat eine braunrote Farbe wie der **Nucleus caudatus.** Beide sind phylogenetisch jünger und werden auch als **Neostriatum** bezeichnet. Die beiden kleineren Innenschalen sind markreicher, deshalb blasser, haben eine graugelbe Farbe, werden als **Globus pallidus** des Linsenkerns zusammengefaßt. Er ist phylogenetisch älter **(Palaeostriatum)** und gehört nach neuerer Auffassung entwicklungsgeschichtlich, faseranatomisch und physiologisch zum Zwischenhirn, nicht zum Endhirn.

Beim Auswachsen der Capsula interna in das Endhirn wird dieses Kerngebiet von den Kernmassen des Zwischenhirns abgetrennt. Nur das Putamen und der Nucleus caudatus entstehen aus dem *Colliculus ganglionaris* des Endhirns (S. 360).

Die Laminae medullares des Nucleus lentiformis laufen in die **Ansa lenticularis,** die Linsenkernschlinge, eine basal vom Linsenkern liegende Marklamelle, aus. In ihr verlaufen Fasern vom Linsenkern zum Thalamus, Nucleus subthalamicus, Nucleus ruber und Substantia nigra. Sie ist ein Bestandteil der in Abb. 239 eingezeichneten *Ansa peduncularis.*

εε) Die Vormauer, *Claustrum* (Abb. 244, 246–249),

ist eine dünne, flächenhaft angeordnete, graue Masse zwischen Linsenkern und Insel. Sie wird nach basal dicker und hängt hier mit dem Corpus amygdaloideum zusammen. Sie soll ein Abkömmling der Inselrinde sein.

ζζ) Der Mandelkern, *Corpus amygdaloideum* (Abb. 248),

wulstet sich gegen das vordere Ende des Unterhorns des Seitenventrikels vor und hängt mit der Rinde des Gyrus parahippocampalis zusammen. Seinem Feinbau nach ist er vom Basalganglion abzuleiten. Funktionell gehört er zum limbischen System. Außerdem hat er regulatorische vegetative Funktionen. Experimente an Tieren zeigen jedoch, daß der Mandelkern entbehrlich ist (*Anand* und *Brobeck*). Weiteres S. 360 und 394.

2. Das Kleinhirn, Cerebellum,

liegt in der hinteren Schädelgrube und wird durch das Tentorium cerebelli von den Hinterhauptslappen des Großhirns getrennt (Abb. 228). Ventral stößt es an das verlängerte Mark, die Brücke und den IV. Ventrikel, dessen Dach es bildet. Charakterisiert ist es durch **schmale, parallele Windungen,** *Folia cerebelli,* die auf dem Schnitt ein blattartiges Aussehen haben. Diese Blätter enthalten im Innern **weiße Marklamellen,** von denen kleinere, sekundäre und tertiäre Lamellen abgehen. Alle Lamellen sind an der Oberfläche von **grauer Rinde** überzogen. Der Medianschnitt durch das Kleinhirn (Abb. 228) erinnert an einen Lebensbaum, **Arbor vitae** (*Thuja occidentalis,* Lebensbaum). Das menschliche Kleinhirn läßt ein unpaares Mittelstück, den phylogenetisch älteren **Wurm,** *Vermis,* und die phylogenetisch jüngeren, seitlichen **Hemisphären,** *Hemisphaeria cerebelli,* unterscheiden. Die an das Tentorium grenzende *Facies superior* ist schwach konvex (Abb. 236). Auf der an Brücke und verlängertes Mark grenzenden *Facies inferior* sind die Hemisphären stärker konvex. Zwischen ihnen liegt in einer Bucht der Unterwurm (Abb. 250). Die Facies inferior bildet das Dach des IV. Ventrikels (Abb. 228). Einige Furchen schneiden tiefer ein und grenzen an den Hemisphären **Lappen** ab.

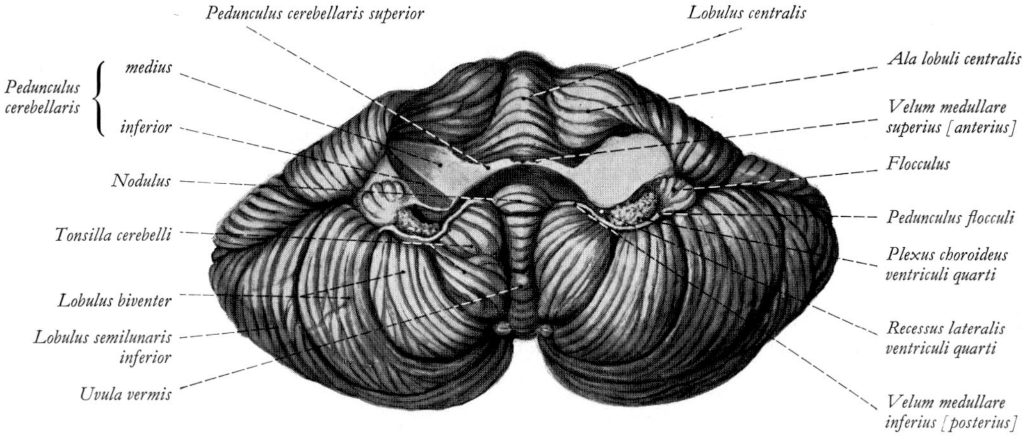

Abb. 250. Kleinhirn, Cerebellum, von vorn und unten gesehen

Diesen Lappen sind bestimmte Teile des Wurmes zugeordnet.

Von vorn nach hinten unterscheiden wir (Abb. 236, 250, 251):

	am **Wurm:**		an den **Hemisphären:**
Facies superior	1. *Lingula* (auf dem Velum medullare anterius)		
	2. *Lobulus centralis*		*Ala lobuli centralis*
	3. *Culmen* (Gipfel)	*Monticulus* (Berg)	*Lobulus quadrangularis*
	4. *Declive* (Abhang)		
	5. *Folium* (Blatt)		*Lobulus semilunaris superior*
Facies inferior	6. *Tuber*		*Lobulus semilunaris inferior*
	7. *Pyramis*		*Lobulus biventer*
	8. *Uvula* (Zäpfchen)		*Tonsilla* (Mandel)
	9. *Nodulus* (Knötchen)		*Flocculus* (Flocke)

Nodulus und *Flocculus* bilden die *Pars nodulofloccularis.* Durch die *Fissura prima* und die *Fissura praepyramidalis* wird der Wurm des Kleinhirns in drei Abschnitte eingeteilt: *Lobus anterior, medius* und *posterior.*

Phylogenetische und funktionelle Gliederung des Kleinhirns. Die *Pars nodulofloccularis* bekommt hauptsächlich vestibulare, die *Lingula* vestibulare und spinale Afferenzen. Sie bilden den phylogenetisch ältesten Teil des Kleinhirns (**Archicerebellum, Vestibulocerebellum**). *Lobulus centralis, Culmen, Pyramis* und *Uvula* bilden das zweitälteste Gebiet (**Palaeocerebellum, Spinocerebellum**). Sie beziehen spinale Afferenzen. Der übrige und größte Teil des Kleinhirns (*Declive, Folium, Tuber vermis,* Hemisphären unterhalb der Fissura prima, ist Neuerwerb (**Neocerebellum, Pontocerebellum**). Er empfängt kortikopontine Zuflüsse.

Pedunculi cerebellares, Kleinhirnstiele, nennen wir die Verbindungen mit den benachbarten Hirnabschnitten. Auf jeder Seite unterscheiden wir drei Stiele. **1. Der Pedunculus cerebellaris inferior** (*Corpus restiforme, Crus medullocerebellare*), unterer Kleinhirnstiel oder Strickkörper, verbindet das Kleinhirn mit dem verlängerten Mark. **2. Der Pedunculus cerebellaris medius** (*Brachium pontis, Crus pontocerebellare*), mittlerer Kleinhirnstiel oder Brückenarm, ist die mächtige Verbindung des Kleinhirns mit der Brücke. **3. Der Pedunculus cerebellaris superior** (*Brachium conjunctivum, Crus cerebellocerebrale*), oberer Kleinhirnstiel oder Bindearm, verbindet das Kleinhirn mit dem

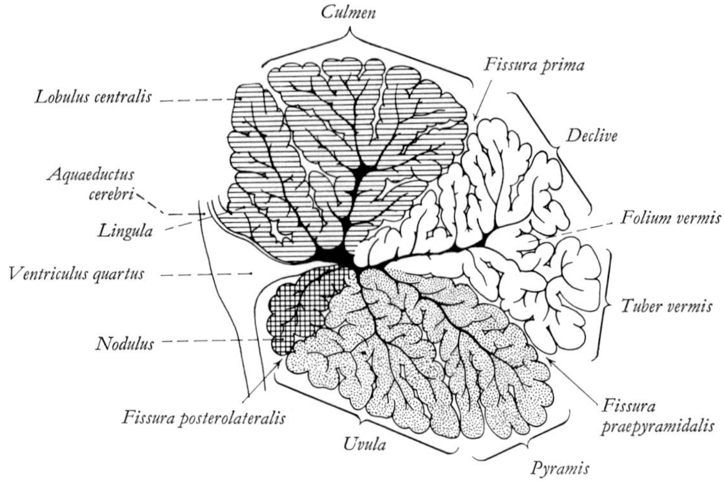

Abb. 251. Schematisierter Mediansagittalschnitt durch ein menschliches Kleinhirn (umgezeichnet nach *Clara*). Neben der alten klassischen Einteilung ist die moderne, vergleichend-anatomisch fundierte Einteilung durch verschiedene Schraffierung wiedergegeben. Horizontal schraffiert = Lobus anterior; weiß = Lobus medius; punktiert = Lobus posterior; senkrecht und horizontal schraffiert = Pars nodulofloccularis

Mittelhirn. Er führt hauptsächlich Bahnen aus dem Kleinhirn heraus, während die anderen Arme diesem Bahnen zuführen.

Erst nach der Durchtrennung der drei Paar Kleinhirnstiele läßt sich das Kleinhirn entfernen (Abb. 254). Zwischen den beiden *Pedunculi cerebellares superiores* spannt sich eine dünne Marklamelle, das **Velum medullare superius,** aus. Auf ihm liegt eine dünne Kleinhirnplatte, die *Lingula cerebelli.* Die Pedunculi cerebellares superiores und das Velum medullare superius begrenzen lateral und dorsal den rostralen Teil des IV. Ventrikels. Man vergleiche auch den Sagittalschnitt (Abb. 228).

Das **Velum medullare inferius** zieht vom Nodulus und den Flockenstielen (Abb. 250) nach kaudal, geht dort in die dünne Decke des IV. Ventrikels, die Tela choroidea ventriculi quarti, über.

Im Innern des Kleinhirns, im weißen Marklager, liegen, ähnlich wie beim Großhirn, **graue Kerne.** Auf einem Horizontalschnitt (Abb. 246) kann man ohne Mühe den größten von ihnen, den gezahnten Kern, **Nucleus dentatus,** erkennen.

Bricht man an gut gehärteten Gehirnen von rostral her, den Pedunculi cerebellares superiores folgend, das Kleinhirn stückweise weg, so läßt er sich in Fortsetzung der Bindearme auch makroskopisch gut herausfasern (Abb. 252).

Der Nucleus dentatus ist dorsoventral abgeplattet und erinnert an einen regelmäßig gefalteten Beutel. Auf dem Querschnitt erscheint er median offen (*Hilus nuclei dentati*) und ähnelt dem *Nucleus olivaris* der Medulla oblongata. Vor dem Hilus (Abb. 261) liegt der Pfropfkern, **Nucleus emboliformis,** medianwärts davon der kleinere Kugelkern, **Nucleus globosus.** Beide Kerne werden als **Nucleus interpositus** zusammengefaßt. In der Nachbarschaft des Firstes des IV. Ventrikels (des *Fastigium*) finden wir den **Nucleus fastigii.** Es gehören der Nucleus dentatus bis auf einen kleinen, medialen Teil dem Neukleinhirn, alle anderen dem Urkleinhirn an.

Feinbau, Bahnen und **Funktion** des Kleinhirns S. 353 bis 360.

Phylogenese. Das Kleinhirn kommt bei allen Wirbeltieren mit Ausnahme der primitiven *Myxinoiden* vor. Da es 1. im Dienste des Gleichgewichts steht und 2. den für die

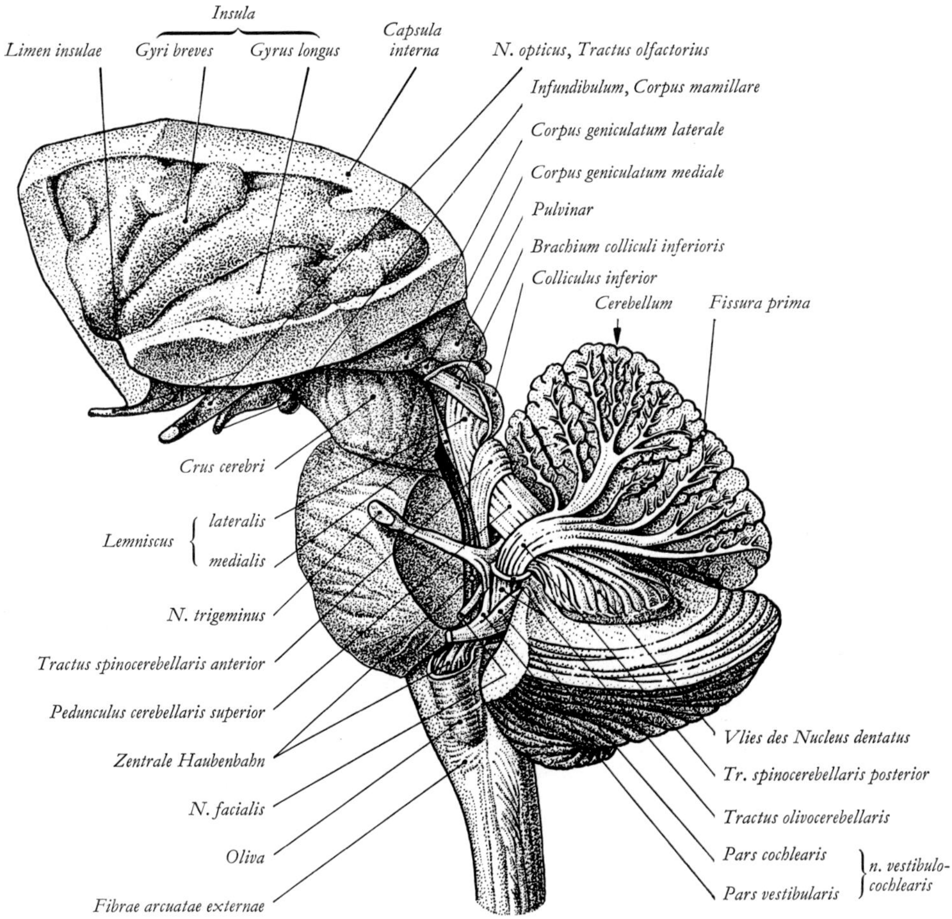

Abb. 252. Hirnstamm, nach mehreren Abfaserungspräparaten zusammengestellt. Umgezeichnet nach *Büttner* (Z. Anat. 84, 1927)

Koordination der Bewegung wichtigen Muskeltonus regelt, wird seine Ausbildung weitgehend von der Ausbildung des Gleichgewichtsapparates, von der Art der Fortbewegung und der sonstigen Benutzung der Gliedmaßen abhängen. Entsprechend finden wir in der Wirbeltierreihe einen sehr großen Formenreichtum des Kleinhirns. Es sollen hier nur die wichtigsten Beziehungen zwischen Form und Funktion herausgestellt werden.

Beim Frosch (Abb. 220) besteht es aus einem quergestellten Wulst, der den breitesten Teil der Rautengrube überbrückt. Er läßt ein unpaares, verdicktes Mittelstück, das *Corpus cerebelli*, und paarige, ohrförmige Taschen, *Partes auriculares*, in die sich der IV. Ventrikel als Recessus lateralis erstreckt, unterscheiden. Das erstere nimmt Bahnen aus dem Rückenmark und dem verlängerten Mark auf und steht im Dienste des Tonus und der Koordination der Bewegungen. In den letzteren endigen die Fasern aus den angrenzenden Vestibulariskernen und regeln das Gleichgewicht.

Bei den Fischen haben die guten Schwimmer, z.B. die Haie (Abb. 218a, 219), bereits ein gut ausgebildetes *Corpus cerebelli*. Ihm strömen dauernd von den Flossen und den Muskeln Erregungen zu, die über den Tonus der Muskeln unterrichten. Von ihm können Impulse an die Muskulatur abgegeben werden, sobald sich die Gleichgewichtslage irgendwie verändert.

Bei den Reptilien zeigen die schwimmenden Echsen und Wasserschildkröten eine gute Ausbildung des Kleinhirns gegenüber den kriechenden Schlangen und Echsen.

Bei den höheren Wirbeltieren nimmt das den Tonus der Muskeln registrierende und beeinflussende *Corpus cerebelli* immer mehr zu. Die *Partes auriculares*, in denen ausschließlich der Gleichgewichtsnerv (*Pars vestibularis n. vestibulocochlearis*) endet, erscheinen gegenüber dem Corpus nur noch als Anhängsel und bilden beim Menschen die *Pars nodulofloccularis*, den medianen *Nodulus* und die seitlichen *Flocculi*. Zwei Querfurchen, *Fissura prima* und die vor der Pyramide gelegene *Fissura praepyramidalis* teilen das *Corpus cerebelli* in einen *Lobus rostralis*, *Lobus medius* und *Lobus caudalis* (Abb. 251). Im rostralen und kaudalen Lappen enden die von den Muskeln und der Haut kommenden spinozerebellaren Bahnen. Der *Lobus medius* soll ein dem Lobus rostralis und Lobus caudalis übergeordnetes Zentrum darstellen. **Alle Säugetiere** besitzen Kleinhirnhemisphären, ein Neukleinhirn, **Novocerebellum.** Die Entwicklung des Novocerebellum geht parallel der Großhirnentwicklung. Entsprechend zeigen auch die Verbindungen zwischen Großhirnrinde und Kleinhirnhemisphäre, die Brückenarme und die Brücke, eine aufsteigende Entwicklungsreihe. Physiologisch prägt sich diese Fortentwicklung in einer Differenzierung der Muskelleistungen, besonders an den Extremitäten aus. Die niederen Säuger benutzen die Gliedmaßen fast nur zur Fortbewegung, beiderseits zugleich, die höheren, vor allem die Primaten und der Mensch, benützen die einzelnen Gliedmaßen selbständig und können sehr differenzierte Bewegungen mit ihnen ausführen.

3. Das Mittelhirn, Mesencephalon

Nach der Wegnahme des Kleinhirns ist die Dorsalansicht des Mittelhirns gut zu übersehen (Abb. 254). Sie zeigt die Vierhügelplatte, **Lamina tecti** [quadrigemina], mit den **Colliculi superiores** und den **Colliculi inferiores,** die durch kreuzförmige Furchen voneinander getrennt sind. Zwischen den oberen Hügeln liegt die Zirbeldrüse, *Corpus pineale*. Zwischen den unteren Hügeln beginnt ein weißer Streifen, das *Frenulum veli medullaris superioris*, das nach unten in das Velum medullare superius übergeht. Zu seiten des Frenulum tritt am unteren Rande des Colliculus inferior der dünne **N. trochlearis** aus und wendet sich um die Hirnschenkel nach ventral. Vom unteren Hügel, einem primären Hörzentrum, zieht ein schmaler Wulst, das **Brachium colliculi inferioris,** schräg lateral- und aufwärts zum *Corpus geniculatum mediale*, dem medialen Kniehöcker (Abb. 254). Vom oberen Hügel, einem primären Sehzentrum, führt das **Brachium colliculi superioris** zum *Corpus geniculatum laterale*, dem lateralen Kniehöcker.

In der Seitenansicht (Abb. 238, 252) überblickt man den mächtigen Hirnschenkel, **Crus cerebri,** und das **Trigonum lemnisci,** ein vom Brachium colliculi inferioris, Crus cerebri und Cerebellum begrenztes Dreieck. In ihm läßt sich leicht der **Lemniscus lateralis,** die laterale Schleife (die zum Colliculus inferior ziehende **Hörbahn**), herausfasern (Abb. 252).

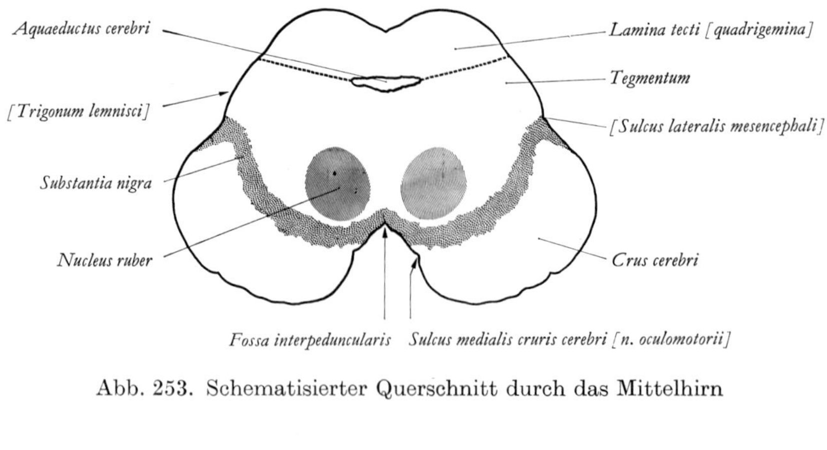

Abb. 253. Schematisierter Querschnitt durch das Mittelhirn

An der ventralen Fläche oder Basis des Mittelhirns sehen wir die **Crura cerebri,** die Hirnschenkel, und die zwischen ihnen gelegene **Fossa interpeduncularis** (intercruralis) mit der **Substantia perforata posterior,** die von zahlreichen feinen Gefäßen durchbohrt wird. Hier tritt ein weiterer Mittelhirnnerv, der **N. oculomotorius,** im *Sulcus medialis cruris cerebri* aus (Abb. 253). Das Mittelhirn wird von dem feinen **Aquaeductus cerebri** (Sylvii) durchzogen (Abb. 228, 253). Er verbindet den III. mit dem IV. Ventrikel.

Einen Überblick über die Gliederung und Hauptbestandteile des Mittelhirns vermittelt der schematische Querschnitt (Abb. 253).

Dorsal vom Aquaeductus liegt die **Lamina tecti** (**Lamina quadrigemina, Tectum**). Ein schon makroskopisch dunkel erscheinender Streifen, die **Substantia nigra,** der *Sulcus lateralis mesencephali* und der *Sulcus medialis cruris cerebri* grenzen die **Crura cerebri** von der Haube, dem **Tegmentum,** ab. Im rostralen Teil des Tegmentum erkennen wir bereits makroskopisch einen rötlichen Kern, den **Nucleus ruber.** Weiteres S. 344.

Phylogenese. **Bei Fischen** (Abb. 219) **und Amphibien** (Abb. 220) ist das Mittelhirn ein relativ großer Hirnanteil. Dorsal zeigt es zwei mächtige Hügel, in denen der Hauptanteil der Sehbahn endet. Wir bezeichnen diese Hügel deshalb auch als **Tectum opticum.** In ihm laufen aber auch noch andere Eindrücke (Schmerz-, Temperatur- und Berührungsempfindungen über den Tractus spinotectalis; Gleichgewichtsempfindungen) zusammen, werden hier verarbeitet und als Impulse an die Peripherie zurückgegeben. Es erfüllt als Integrationszentrum Aufgaben, die später die Großhirnrinde übernimmt, was sich noch in dem Schichtenbau des Tectum opticum zeigt. Die **Colliculi inferiores** treten äußerlich erst bei den **Schlangen** und **Eidechsen** in Erscheinung, liegen aber bereits bei Fischen und Amphibien als große Kernmassen in der Seitenwand des noch weiten Ventrikelhohlraumes. Diese andersartige Genese zeigt sich auch in dem abweichenden, histologischen Aufbau.

Bei den Vögeln (Abb. 222), als ausgesprochenen Augentieren, stellt das *Tectum opticum* noch zwei mächtige Hügel dar, die weiter seitlich verlagert sind. Mit der stärkeren Entwicklung des Großhirns **bei den Säugern** (Abb. 218c und d; 223) tritt das Mittelhirndach immer mehr an Größe und Bedeutung zurück.

In dem Maße, wie die Leistungen weiter rostral, in das Zwischen- und Endhirn, verlagert werden, müssen Bahnen durch das Mittelhirn herauf- und herabgeführt werden. Diese neuen, zuführenden Bahnen verlaufen in der Haube, die wegführenden in den Hirnschenkeln. Entsprechend stellen wir in der Tierreihe eine allmähliche Zunahme der Haube und Ausbildung der Hirnschenkel fest. Diese Anbauten an das ursprüngliche Mittelhirn bezeichnen wir als seinen neenzephalen Anteil.

Kurz zusammengefaßt können wir sagen: mit Zunahme der Organisationshöhe finden wir in der Wirbeltierreihe ein morphologisches und funktionelles Zurücktreten des Tectum opticum (*des Rindenanteiles oder Integrationsapparates* [S. 276]) und eine Zunahme des Leitungsapparates (*Haube und Hirnschenkel*).

4. Das Rautenhirn, Rhombencephalon,

besteht aus ventralen Anteilen (dem verlängerten Mark und der Brücke) und dem dorsalen Kleinhirn. Es schließt den IV. Ventrikel ein, dessen rautenförmiger Boden als „Rautengrube", *Fossa rhomboidea,* bezeichnet wird. Sie ist in Abb. 254 bis auf den rostralen Teil freigelegt.

a) Die Rautengrube, Fossa rhomboidea,

wird rostral von den *Pedunculi cerebellares superiores* und kaudal von den *Pedunculi cerebellares inferiores* eingefaßt. Die rostrale Spitze geht in den Aquaeductus cerebri über. Der *Sulcus medianus* teilt die Rautengrube in eine rechte und linke Hälfte. An der Stelle der größten Breite verlaufen weiße **Striae medullares ventriculi quarti** (*Hörbahn*) quer über die **Area vestibularis** bis zum Sulcus medianus, wo sie sich in die Tiefe

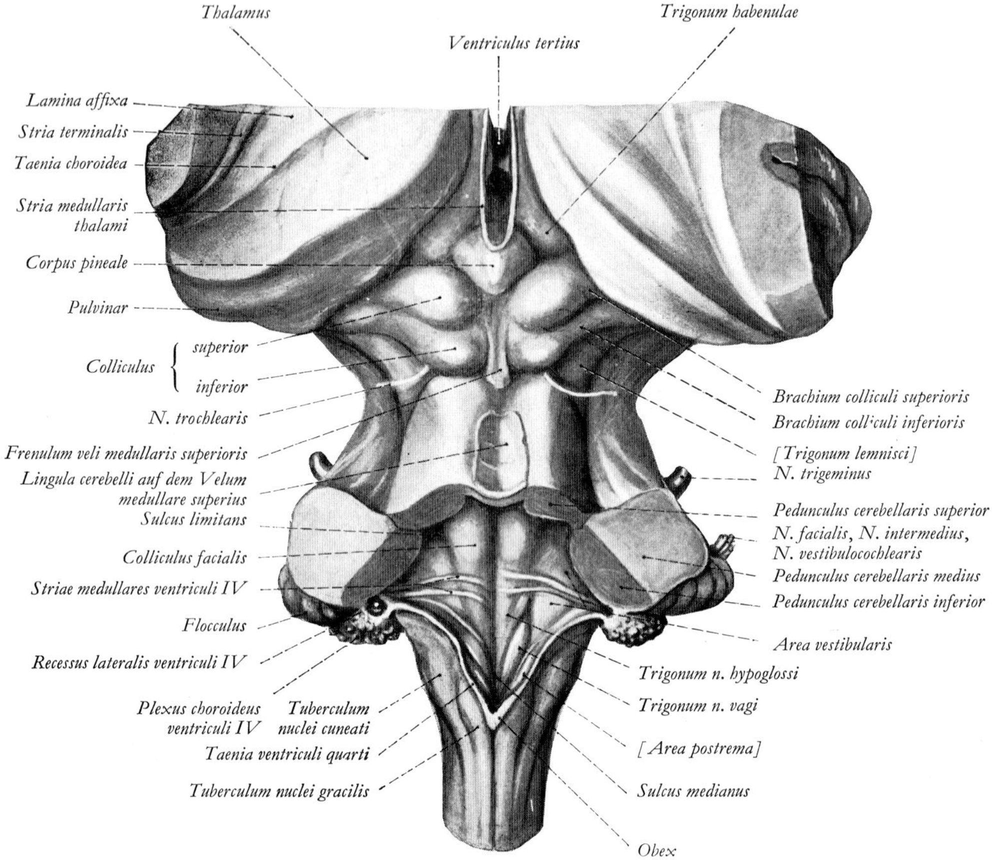

Abb. 254. Mittelhirn und Rautenhirn von dorsal, nach Wegnahme des Kleinhirns

einsenken. Sie trennen die kaudale, der Medulla oblongata zugehörige Hälfte von der rostralen, die zum Brückengebiet gehört.

In der Rautengrube markieren sich einige in ihren Boden eingelagerte Hirnnervenkerne. Kaudal von den Striae medullares liegt neben dem Sulcus medianus das **Trigonum n. hypoglossi** (darunter der *Nucleus n. hypoglossi*). Lateral-kaudal vom Trig. n. hypoglossi fällt ein vertieftes, längliches Feld, das **Trigonum n. vagi** [*Ala cinerea*], durch tiefgraue Färbung auf (darunter der *Nucleus dorsalis n. vagi*). An der breitesten Stelle, medial vom Eingang in den *Recessus lateralis ventriculi IV*, erhebt sich die **Area vestibularis** (darunter die *Nuclei vestibulares*). Rostral von den queren Striae medullares wird die Grube durch den *Nucleus n. abducentis* und das innere Knie des *N. facialis* zum **Colliculus facialis** vorgebuchtet. Rostral von diesem und lateral vom *Sulcus limitans*, der eine mediane Erhebung abgrenzt, liegt ein graubläuliches Feld, der **Locus caeruleus.** Über die Lage der übrigen Kerne orientiere man sich auf Abb. 257.

b) Der vierte Ventrikel, Ventriculus quartus,

ist der Hohlraum des *Rhombencephalon.* **Der Boden** wurde oben als Rautengrube beschrieben. An ihrer breitesten Stelle stülpen sich die **Recessus laterales ventriculi**

quarti (Abb. 250, 254) aus, winden sich um die Pedunculi cerebellares inferiores und erscheinen an der Hirnbasis (Abb. 230). **Das Dach** ist zeltförmig (Abb. 228). Sein rostraler Teil verläuft vom Mittelhirn zum Kleinhirn und besteht seitlich aus den kräftigen Bindearmen, Pedunculi cerebellares superiores, zwischen denen sich in der Mitte das **Velum medullare superius** ausspannt (Abb. 254). Sein kaudaler Teil zieht vom Kleinhirn zum kaudalen Rande der Rautengrube und besteht rostral aus dem kurzen **Velum medullare inferius,** das nach kaudal in die sehr dünne **Tela choroidea ventriculi quarti** übergeht. Sie ist teils gegen den Hohlraum als **Plexus choroideus ventriculi quarti** vorgestülpt. In der Tela choroidea findet sich eine mediane Öffnung, die **Apertura mediana ventriculi quarti** (Foramen *Magendiei*). Durch dieses Loch stehen der IV. Ventrikel und damit auch alle anderen mit dem Cavum subarachnoideale in Verbindung, das an dieser Stelle zur Cisterna cerebellomedullaris erweitert ist. Zwei seitliche Öffnungen, die **Aperturae laterales ventriculi quarti** (Foramina *Luschkae*), liegen an den Enden der Recessus laterales und münden ebenfalls in das Cavum subarachnoideale (in die Cisterna pontis).

Die drei Öffnungen in der Decke des IV. Ventrikels dienen der **Druckregulierung des** in den Ventrikeln befindlichen **Liquor cerebrospinalis.** Dieser wird durch die Plexus choroidei in die Ventrikel abgesondert, gelangt durch die drei Öffnungen in das Cavum subarachnoideale, wo er wieder resorbiert wird (S. 406).

Durch den **Subokzipitalstich** (Subokzipitalpunktion) kann man in die *Cisterna cerebellomedullaris* gelangen, um Liquor zu entnehmen und eventuell die Ventrikel mit Luft zu füllen.

Nach kaudal setzt sich der IV. Ventrikel in den feinen Zentralkanal des Rückenmarkes fort (Abb. 217, 228).

c) Das verlängerte Mark, Medulla oblongata (Bulbus)

Die *Medulla oblongata* geht in Höhe des 1. Zervikalnerven oder der Pyramidenkreuzung ohne scharfe Grenze aus dem Rückenmark, *Medulla spinalis*, hervor, verdickt sich allmählich **zwiebelförmig** und endet ventral am kaudalen Rande der Brücke, dorsal in der Mitte der Rautengrube, in Höhe der *Striae medullares ventriculi quarti.*

Die ventrale Fläche ruht auf der Pars basilaris des Hinterhauptsbeines, läßt (Abb. 230) eine **Fissura mediana anterior**, als seitliche Längswülste die **Pyramiden,** die **Decussatio pyramidum** (Pyramidenkreuzung), die **Olive,** den **Sulcus lateralis anterior** und die Austritte der **Hirnnerven VII–XII** erkennen.

Die Dorsalansicht (Abb. 254) zeigt wie das Rückenmark den **Sulcus medianus posterior** und den **Sulcus lateralis posterior.** Der Fasciculus gracilis des Hinterstranges verdickt sich rostralwärts keulenförmig zum **Tuberculum nuclei gracilis** [Clava]. Der Fasciculus cuneatus verdickt sich zum **Tuberculum nuclei cuneati.** Lateral von diesem bildet der Seitenstrang des Rückenmarks häufig (besonders bei Kindern) einen dunklen Höcker, das **Tuberculum cinereum.** Unter ihm liegt der *Nucleus tractus spinalis n. trigemini*, die Fortsetzung der Hintersäule des Rückenmarks. Der Seitenstrang wendet sich (Abb. 252) dorsal von der Olive in scharf dorsalwärts gerichtetem Bogen als *Pedunculus cerebellaris inferior* zum Kleinhirn. Ihm gesellen sich Teile des Hinterstranges und olivozerebellare Bahnen zu.

d) Die Brücke, Pons,

besteht aus einer **Pars basilaris pontis,** dem auf S. 297 beschriebenen, queren Wulst, der in einer den N. facialis und den N. trigeminus verbindenden Linie in die Brückenarme, *Pedunculi cerebellares medii* [Crura pontocerebellaria], übergeht, und einer **Pars dorsalis,** die den rostralen Teil der Rautengrube begrenzt.

Vergleichende Anatomie: Die Ausbildung der Pars basilaris geht parallel der Entwicklung der Großhirn- und Kleinhirnhemisphären. Sie fehlt also allen niederen Wirbeltieren. Sie enthält die queren Brückenfasern, die die Großhirnrinde mit dem Kleinhirn verbinden, die Brückenkerne und Längsfasern, die das Großhirn mit dem Rückenmark verbinden (die Pyramidenbahnen). Die letzteren wulsten die Brückenfasern seitlich von der Mittellinie vor, so daß eine mediane Furche entsteht, in der die *A. basilaris* verläuft. Die **Pars basilaris** ist **neenzephal**, die **Pars dorsalis paläoenzephal.**

Das Rautenhirn kann man auch als **Kiemenhirn** bezeichnen, weil von ihm die mächtigen Kiemenbogennerven abgehen. Die Ausbildung ihrer Kerne ist auch wohl die innere Ursache für die Umformung der Medulla oblongata gegenüber der Medulla spinalis. Der enge Zentralkanal des Rückenmarks hat sich zu dem geräumigen IV. Ventrikel erweitert. Die im Rückenmark dorsal vom Zentralkanal gelegenen, sensiblen Anteile sind seitwärts verlagert. Dadurch wird die dorsale Wand im Bereich des IV. Ventrikels zur dünnen Tela choroidea ventriculi quarti ausgezogen (S. 325).

C. Der innere Aufbau des Gehirns

Man wiederhole zunächst den Aufbau und den Leitungsapparat des Rückenmarks, das als der phylogenetisch ältere Teil am klarsten das ursprüngliche Bauprinzip zeigt (Bd. I).

Die Erforschung der Bahnen

erfolgte in mühseliger, jahrzehntelanger Arbeit mit verschiedenen Methoden, deren wichtigste hier kurz geschildert seien, weil sie für das physiologische und klinische Denken unerläßlich sind.

Nach dem **Wallerschen Gesetz** „kann eine Nervenfaser ihre anatomische und physiologische Integrität nur dann bewahren, wenn sie mit ihrer lebensfähigen Ursprungszelle in unversehrter Verbindung steht".

Durchschneiden wir im physiologischen Experiment einen Nerven oder Teile des Rückenmarks oder Gehirns, so müssen die von den Zellen abgetrennten Teile der Neuriten zugrunde gehen. Die Markscheide löst sich in Myelintropfen auf, der Achsenzylinder zerfällt in einzelne Stücke. Nach einigen Wochen sind die Zerfallsprodukte der Markscheide resorbiert. Wir bezeichnen diese Vorgänge als **sekundäre** oder *Waller*sche **Degeneration** (siehe Bd. I). Mit der *Weigert*schen Markscheidenfärbung, durch die normale Markscheiden geschwärzt werden, lassen sich degenerierte Nervenfaserbündel als helle Bezirke nachweisen und leicht auf Serienschnitten verfolgen. Liegt die Degeneration oberhalb der Durchschneidungsstelle, so handelt es sich um aufsteigende Bahnen, liegt sie unterhalb, so sind absteigende Bahnen getroffen. Durch planmäßige Zerstörung von weißer oder grauer Substanz ließen sich so mittels der sekundären Degeneration bei Tieren Ursprung, Verlauf und Endigung zahlreicher Bahnen bestimmen.

Da sich das menschliche Gehirn wesentlich von dem der übrigen Säuger unterscheidet, lassen Tierversuche nur mit großer Vorsicht auf Befunde beim Menschen schließen. Hier war man auf genaue **Beobachtung krankhafter Ausfälle** beim Lebenden und nachträgliches **Studium des pathologischen Befundes** angewiesen.

Wertvolle Erkenntnisse vermittelt uns auch das Studium der **Entwicklung der Markscheiden** (*Flechsig*). Die einzelnen Bahnen erhalten zu ganz verschiedenen Zeiten, zum Teil erst nach der Geburt, ihre Markscheiden. Die Markscheidenbildung oder Myelinisierung der ursprünglich marklosen Achsenzylinder fällt ungefähr mit der Inbetriebnahme der einzelnen Bahnen zusammen. Da die Markscheiden sich mittels der

*Weigert*schen Methode blauschwarz bis schwarz färben lassen, kann man auf Serienschnitten durch Gehirn und Rückenmark verschiedener Altersstufen Auftreten und Verlauf der einzelnen Bahnen in der ungefärbten Umgebung verfolgen und, soweit sie erst nach der Geburt reifen, aus der geistigen Entwicklung auf die physiologische Leistung der Bahn schließen.

Die vergleichende Anatomie lehrt uns, daß das Auftreten, Größenzu- und -abnahme von Hirnabschnitten mit bestimmten Leistungen parallel gehen. So lassen sich z. B. interessante Beziehungen zwischen der Art der Fortbewegung und der Ausbildung bestimmter Rückenmarksbahnen feststellen. Mit der Entstehung und Größenzunahme des *Neencephalon* treten auch im Rückenmark neue Bahnen auf. Diese stammesgeschichtlich neuen Bahnen, der *Tractus spinocorticalis* und *corticospinalis*, die als auf- und absteigende Schenkel eines Leitungsbogens den neuen Hirnteil mit der Peripherie verknüpfen, erhalten in der Ontogenese ihre Markscheiden später als die stammesgeschichtlich alten Bahnen. Sie werden, physiologisch ausgedrückt, auch in der Ontogenese später in Betrieb genommen.

I. Verlängertes Mark, Brücke und Mittelhirn

besitzen in ihrem **Urhirnanteil,** der **Haubenregion,** die die Ursprungs- bzw. Endkerne der Hirnnerven III–XII enthält, einen nur wenig wechselnden Aufbau. Sie sollen deshalb in ihrem Feinbau und in ihrer Funktion im Zusammenhang besprochen werden.

1. Vergleich des Rückenmarks mit der Medulla oblongata

In der **Ansicht von ventral** (Abb. 230) hat die Medulla oblongata eine große Ähnlichkeit mit dem Rückenmark, was schon der Name „verlängertes Mark" zum Ausdruck bringt. Wie am Rückenmark der Abgang der großen Extremitätennerven zu starken Anschwellungen führt (*Intumescentia cervicalis* und *lumbalis*), so läßt der Abgang der relativ starken Hirnnerven die Medulla oblongata „zwiebelförmig" anschwellen, was ihr auch den Namen „Bulbus" eingetragen hat. Der **dorsale Teil der Medulla oblongata** ist gegenüber dem Rückenmark stark abgewandelt, wie ein Vergleich der Abb. 255 und 256 lehrt.

Im Rückenmark zeigt die graue Substanz am Querschnitt eine Schmetterlingsform, in der sich die *somatomotorischen, viszeromotorischen, viszerosensiblen* und *somatosensiblen Zellen* **in ventrodorsaler Anordnung** finden. In ihrer unmittelbaren Umgebung, in der Formatio reticularis und in den Grundbündeln liegt der Assoziationsapparat. Der Hohlraum des Rückenmarks liegt weitgehend zentral.

Durch Verlagerung der Hintersäulen in der Richtung der Pfeile erhalten wir **in der Medulla oblongata** eine **mediolaterale Anordnung der Kerne** (Abb. 256). Die Hinterstränge werden ebenfalls nach ventral verlagert. Sie schalten in den Hinterstrangkernen auf das 2. Neuron um, das im Bogen nach ventral verläuft, zur Gegenseite kreuzt und den Lemniscus medialis bildet. Durch diese Umlagerung der Hinterstrangbahnen und der grauen Substanz nach ventral (in Richtung der Pfeile) wird das Gebiet dorsal vom Zentralkanal sehr dünn; der Zentralkanal erweitert sich zum IV. Ventrikel. Die dünne dorsale Decke liefert die *Tela choroidea ventriculi IV*. Die Formatio reticularis des Rückenmarks kehrt in der **Formatio reticularis medullae oblongatae** wieder, liegt auch hier in unmittelbarer Nachbarschaft der grauen Substanz, nimmt ventral von den Kernen ein großes, unscharf begrenztes Feld ein. Sie verknüpft:

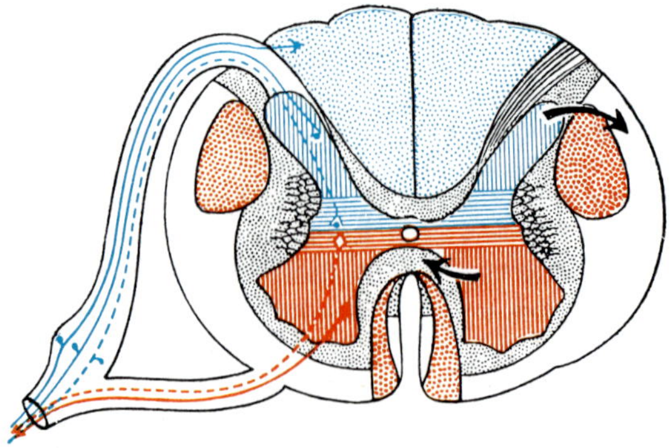

Abb. 255. Funktionelle Gliederung der grauen Substanz des Rückenmarkes. Somatomotorische Zellgebiete = rot und vertikal gestrichelt, viszeromotorische Zellgebiete = rot und horizontal gestrichelt, viszerosensible Zellgebiete = blau und horizontal gestrichelt, somatosensible Zellgebiete = blau und vertikal gestrichelt. Tractus corticospinalis lateralis und anterior = rot. Grundbündel grau punktiert. Formatio reticularis netzartig gezeichnet.

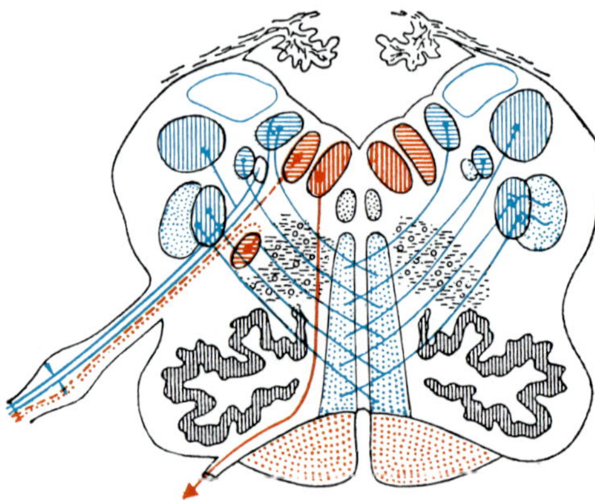

Abb. 256. Funktionelle Gliederung der Medulla oblongata. Farben und Strichelung wie in Abb. 255. Ovales, blau punktiertes Feld = sensibler Trigeminuskern, längliches, blau punktiertes Feld = Lemniscus medialis, rot punktiertes Feld = Pyramidenbahn, graues unscharf begrenztes Feld mit kleinen Kreisen = Formatio reticularis

1. die Hirnnerven untereinander,
2. die Hirnnerven mit den Spinalnerven

und ermöglicht damit lebenswichtige, reflektorische Kombinationsbewegungen, wie sie z. B. für die Atmung notwendig sind. In dieses große Assoziationsfeld müssen wir wohl:

1. die lebenswichtigen, **automatischen Zentren,** die in der Physiologie als „Atemzentrum“ und als „kreislaufregulierende“ Zentren (Vasomotoren- und Herzregulationszentren) bezeichnet werden,
2. eine Reihe wichtiger **Reflexzentren** verlagern.

Die letzteren können wir unterteilen in:

1. Schutzreflexe (*Husten-, Nies-, Lidschluß-, Tränensekretionsreflex*),

2. Reflexe für Nahrungsaufnahme und -verarbeitung (*Schluck-*, *Saug-*, *Speichelsekretions-*, *Brechreflex*). Weiteres s. S. 347 u. f.

Das dorsale, die Kerne und die Formatio reticularis enthaltende Gebiet der Medulla oblongata wird seit *Meynert* als Haube, **Tegmentum,** bezeichnet. Sie gehört dem Urhirn an, ist **paläoenzephal.** Die in ihr verlaufenden, der Assoziation dienenden Fasern werden auch als Hauben- oder tegmentale Bahnen, die in ihr gelegenen Kerne als Haubenkerne zusammengefaßt. Wie schon oben betont, ist dieser paläoenzephale Anteil (die Haube) im Mittelhirn, in der Brücke und im verlängerten Mark grundsätzlich gleich.

Diesem Althirnteil des Hirnstammes sind ventral Neuhirnanteile angegliedert. Es sind vor allem Bahnen, die mit der Entstehung und Vergrößerung des Großhirns auftreten. **Neenzephal** sind: im Mittelhirn die Hirnschenkel, **Crura cerebri,** in der Brücke die queren **Brückenfasern,** die **Brückenkerne** und die **Pyramidenbahn,** im verlängerten Mark die **Pyramiden** und die **Oliven.**

2. Das besondere Verhalten der Hirnnerven

1. Während die Spinalnerven in ungefähr gleichen Abständen vom Rückenmark abgehen, sind die Hirnnerven zu Gruppen zusammengedrängt (z. B. *N. facialis*, *N. vestibulocochlearis*, *N. intermedius*) oder weit auseinandergezogen (*N. trigeminus*, *N. trochlearis*, *N. oculomotorius*).
2. Während die Spinalnerven ziemlich gleichmäßig motorische und sensible Fasern enthalten, sind die Hirnnerven oft rein motorisch (*N. trochlearis*, *N. abducens*, *N. accessorius*, *N. hypoglossus*) und rein (*N. vestibulocochlearis*) oder überwiegend sensibel (*N. trigeminus*). Die parasympathischen Fasern sind ungleich verteilt, verlaufen nur im *N. oculomotorius*, *N. facialis* (intermedius), *N. glossopharyngeus* und *N. vagus*.
3. Während bei den Spinalnerven die sensible Wurzel dorsal eintritt, die motorische Wurzel ventral austritt, und beide sich außerhalb des Rückenmarks zum gemischten Nerven vereinigen (Abb. 255), vereinigen sich die motorischen, sensiblen und parasympathischen Anteile der Hirnnerven bereits im Zentralorgan und treten zum größten Teil als gemischte Nerven lateral aus (Abb. 256). Nur die Nn. oculomotorius, abducens, hypoglossus verlassen das Gehirn ventral. Der motorische *N. trochlearis* verläßt es dorsal.

Von den 12 Hirnnerven sind nur 4 **Branchial-** oder **Kiemenbogennerven** (N. mandibularis des N. trigeminus, N. facialis, N. glossopharyngeus und N. vagus, S. 208). Nur diese Nerven führen visceromotorische Fasern für die Kiemenbogenmuskeln.

3. Die Lage der Hirnnervenkerne

1. **Die somatomotorischen Kerne** (rot in Abb. 257) liegen neben der Mittellinie am weitesten dorsal. Es sind:
   a) der *Nucleus n. hypoglossi* für die Zungenmuskulatur,
   b) der Kern des *N. abducens*, des *N. trochlearis* und des *N. oculomotorius* für die Augenmuskeln.
2. **Die parasympathischen Kerne** (gelb in Abb. 257) liegen lateral von den vorigen, ebenfalls dorsal. Es sind:
   a) die *Pars parasympathica* des *Nucleus dorsalis n. vagi* (Nucleus alae cinereae),
   b) der *Nucleus salivatorius inferior* (N. glossopharyngeus),
   c) der *Nucleus salivatorius superior* (N. facialis-intermedius),

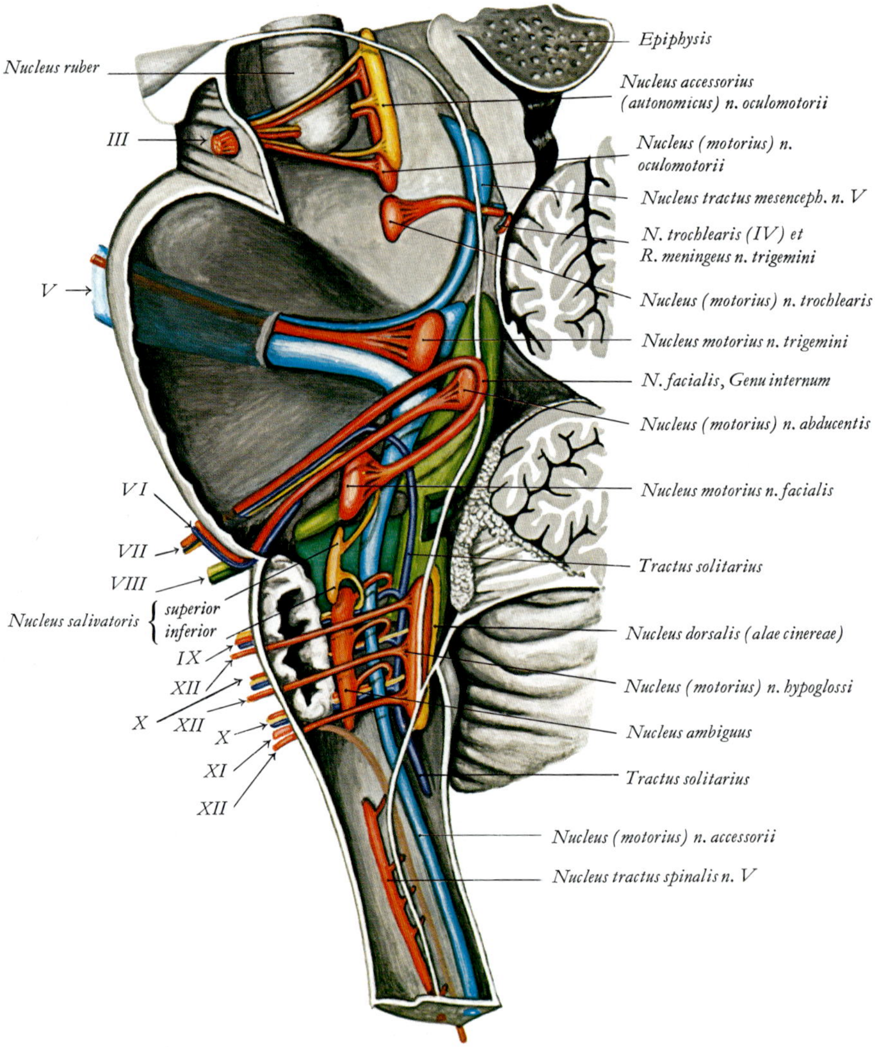

Abb. 257. Räumliche Darstellung der Hirnnervenkerne. Motorische Kerne = rot, sensible = blau, Vestibulariskerne = hellgrün, Cochleariskerne = dunkelgrün, parasympathische Kerne = gelb. Nach *H. Braus*, C. Elze: Anatomie des Menschen, Bd. III, Springer Verlag, Berlin - Göttingen - Heidelberg, 1960

d) ein *Nucleus parasympathicus* des *N. trigeminus* (fraglich),

e) der *Nucleus accessorius* (autonomicus) *n. oculomotorii*. Sie versorgen Drüsen und glatte Muskeln.

3. **Die viszeromotorischen Kerne** (rot in Abb. 257) liegen weiter lateral und ventral. Es sind:

a) der *Nucleus motorius n. trigemini* für die Muskulatur des 1. Viszeralbogens,

b) der *Nucleus n. facialis* für die Muskulatur des 2. Viszeralbogens,

c) der *Nucleus ambiguus n. glossopharyngei* für die Muskulatur des 3. Viszeralbogens,

d) der *Nucleus ambiguus n. vagi* für die Muskulatur der folgenden Bögen,
e) der *Nucleus ambiguus n. accessorii* und
f) der *Nucleus spinalis n. accessorii* setzen diese Kernsäule nach kaudal fort.

Die aus dem Nucleus ambiguus stammenden kranialen Fasern (*Radix cranialis*) des *N. accessorius* ziehen als *R. internus* in den *N. vagus*. Sie versorgen die Kehlkopfmuskeln. Die *Radix spinalis* des N. accessorius aus dem spinalen Kern versorgt als *Ramus externus* Sternocleidomastoideus und Trapezius. Die morphologische Stellung des Accessorius ist keineswegs gesichert, da er nicht zum Kiemenapparat gehört und nur mit seinem R. internus Eingeweide versorgt.

4. **Die viszerosensiblen Kerne** liegen dorsal und lateral von den parasympathischen. Es sind:
   a) der *Nucleus dorsalis n. vagi* [terminalis alae cinereae],
   b) der *Nucleus dorsalis n. glossopharyngei* [terminalis alae cinereae],
   c) der *Nucleus tractus solitarii* (Nucleus gustatorius, Geschmackskern). Er liegt etwas weiter ventral. Es ist eine schmale Kernsäule, an der die Geschmacksfasern des Facialis-Intermedius, Glossopharyngeus und Vagus enden.
5. **Die somatosensible Kernmasse** (blau in Abb. 257) liegt lateral von den vorigen. Sie erstreckt sich vom Mittelhirn bis in das Halsmark. Es ist das Endigungsgebiet des N. trigeminus, des größten sensiblen Kopfnerven. Sie gliedert sich von kaudal nach kranial in:
   a) *Nucleus tractus spinalis n. trigemini* (erstreckt sich von der Medulla oblongata bis in das Halsmark, angeblich für Schmerz- und Temperaturempfindung),
   b) *Nucleus sensorius superior n. trigemini* (Nucleus principalis in der Medulla oblongata), angeblich für die epikritische Sensibilität (Berührung und Lokalisationssinn),
   c) *Nucleus tractus mesencephalici n. trigemini*. Er wurde früher als motorisch angesehen, ist aber wohl die Endigungsstätte propriorezeptiver, von den Muskelspindeln der Kaumuskeln kommender Fasern.
6. **Die sensorischen Kerne** des *N. vestibulocochlearis* [statoacusticus] (hellgrün und dunkelgrün in Abb. 257) liegen an der breitesten Stelle der Rautengrube. Es sind:
   a) *Nuclei vestibulares* (medialis, lateralis, superior, inferior) für das Gleichgewicht,
   b) *Nuclei cochleares* (ventralis, dorsalis) für das Hören.

Kernlage und Austritt des N. hypoglossus ist aus der Tatsache zu erklären, daß er aus der Verschmelzung von 3 Spinalnerven, deren dorsale Wurzeln weitgehend zurückgebildet waren, entstanden ist. Sein Versorgungsgebiet, die Zungenmuskulatur, ist ursprünglich ventrale Rumpfmuskulatur, die erst sekundär in die Zunge und den Mundboden einwanderte. Als Rest der dorsalen Wurzeln kann man am Hypoglossus gelegentlich noch ein kleines, sensibles (Spinal-)Ganglion antreffen. Auch die innige Verbindung mit dem Plexus cervicalis durch die Radix superior ansae cervicalis spricht für seine Herkunft.

Eine gute räumliche Vorstellung über die Lage der Hirnnervenkerne gibt die Abb. 257.

4. Feinbau und Funktion des Hirnstammes

Wenn wir jetzt auf schematischen Querschnitten die Lage der Hirnnervenkerne und der wichtigsten Bahnen genauer studieren, so geschieht es nicht nur aus Freude an der Morphologie, sondern weil wir nur bei genauer Kenntnis der Histotopographie das normale physiologische Geschehen und verschiedene klinische Krankheitsbilder wirklich verstehen können.

Querschnitt I

(Abb. 258),

in Höhe der Pyramidenkreuzung,

zeigt gegenüber den relativ einförmigen Rückenmarksquerschnitten eine Aufsplitterung der grauen Substanz. Die Hinter- und Vordersäulen sind von dem zentralen, grauen Teil abgesprengt. Die Hintersäulen, denen jetzt der **Nucleus tractus spinalis n. trigemini** entspricht, sind außerdem durch die starken Hinterstränge nach lateral und ventral verlagert. Da sensible, dorsale Wurzeln in diesem Querschnitt fehlen, schickt der N. trigeminus, ein wesentlich rostraler gelegener Nerv, einen Teil seiner sensiblen Fasern bis zu dieser Querschnittshöhe, ja sogar in das obere Zervikalmark herab. Sie liegen als **Tractus spinalis n. trigemini** dem Nucleus tractus spinalis n. trigemini lateral an.

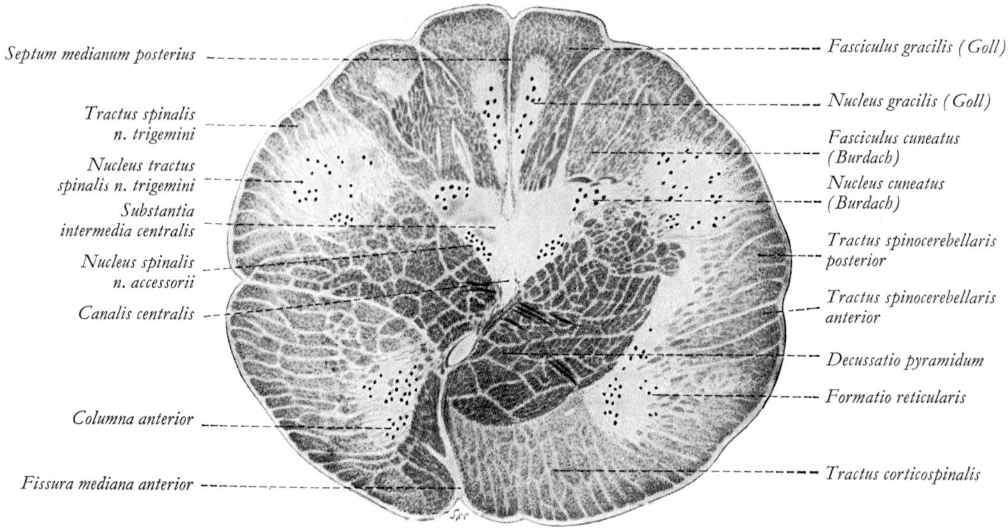

Abb. 258. Querschnitt I in Höhe der Decussatio pyramidum. Markhaltige Nervenfasern schwarz; Ganglienzellen schwarze Punkte; graue Substanz hell

Im *Fasciculus gracilis* ist der **Nucleus gracilis,** an der ventralen Seite des *Fasciculus cuneatus* der **Nucleus cuneatus** aufgetreten. An diesen Hinterstrangkernen finden die I. Neurone der Hinterstrangbahn ihr Ende.

Besonders charakteristisch ist in diesem Schnitt die **Decussatio pyramidum.** Die Pyramidenbahnen kreuzen aus dem Gebiet neben der Fissura mediana anterior zum größten Teil in den Seitenstrang der Gegenseite und heißen weiterhin Pyramidenseitenstrangbahn, *Tractus corticospinalis lateralis.* Nur der kleinere Teil (ca. 5–10 % der Fasern) behält als Pyramidenvorderstrangbahn, *Tractus corticospinalis anterior,* die ursprüngliche Lage bei.

Die übrigen Bahnen zeigen gegenüber dem Rückenmark keine wesentliche Lageveränderung.

Querschnitt II

(Abb. 259),

in Höhe der Hinterstrangkerne, der Pyramiden und der Schleifenkreuzung

Die sensiblen Hinterstrangbahnen im *Fasciculus gracilis* und *cuneatus* entsenden ihre Fasern zum *Nucleus gracilis* und *cuneatus*. Sie schalten hier auf die Zellen des II. Neurons um, deren Neuriten in weitem Bogen (**Fibrae arcuatae internae**) ventralwärts in ein längliches Feld der Gegenseite ziehen, das wir als mediale Schleife, **Lemniscus medialis,** bezeichnen. Die in der Mittellinie sich überkreuzenden Fasern nennen wir Schleifenkreuzung, **Decussatio lemniscorum.** Neuerdings unterscheiden wir lateral vom Nucleus cuneatus noch einen *Nucleus cuneatus accessorius*. Seine Neuriten gelangen als *Fibrae arcuatae externae dorsales und ventrales* über den Pedunculus cerebellaris inferior der gleichen und der Gegenseite zum Kleinhirn. Sie leiten Impulse aus den Muskeln der oberen Extremität.

Der **Tractus spinalis n. V** und der **Nucleus tractus spinalis n. V** sind noch etwas mehr nach ventral verlagert. Die spinalen Trigeminusfasern verhalten sich genau wie die Hinterstrangfasern. Sie schalten in ihrem Kern um und kreuzen zur Gegenseite in den Lemniscus medialis.

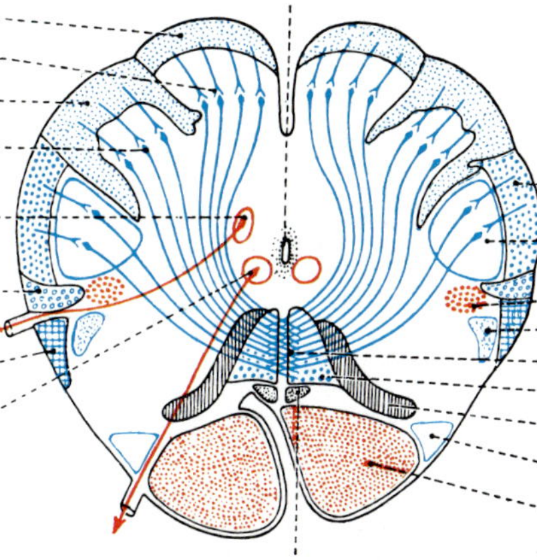

Abb. 259. Querschnitt II durch die Medulla oblongata in Höhe der Hinterstrangkerne und der Schleifenkreuzung

Lateral vom Lemniscus medialis ist das kaudale Ende des **Nucleus olivaris** getroffen. Lateral und ventral von ihm liegt das charakteristische, dreieckige Feld des *Tractus olivospinalis* und *spinoolivaris* (*Helweg*).

Ventral bildet das geschlossene Bündel des Tractus corticospinalis den Wulst der **Pyramide.** Dorsal von den Pyramidenbahnen treffen wir an der gleichen Stelle wie im Halsmark das mediale Längsbündel, den **Fasciculus longitudinalis medialis,** an. Der *Tractus spinocerebellaris posterior* und *anterior*, der *Tractus spinothalamicus lateralis* und der *Tractus rubrospinalis* haben die gleiche Lage wie im Rückenmark.

Ventrolateral vom Zentralkanal liegt der **Nucleus n. hypoglossi.** Der in ihm entspringende *N. hypoglossus* zieht nach ventral und tritt wie die motorischen Wurzeln der Spinalnerven ventral aus.

Dorsolateral vom Zentralkanal finden wir den **Nucleus spinalis n. accessorii.** Die aus ihm entspringenden Fasern wenden sich lateralwärts und verlassen lateral die Medulla oblongata.

Der **Fasciculus longitudinalis medialis** verbindet alle Augenmuskelkerne mit dem spinalen Kern des N. accessorius und der Vordersäule des Halsmarkes. Außerdem hat er Verbindungen mit den Vestibulariskernen. Das mediale Längsbündel kontrolliert die Bewegungen der Augen und koordiniert diese mit den Bewegungen des Halses und des Kopfes.

Querschnitt III

(Abb. 260),

in Höhe der Olive und des Austritts des N. vagus und N. glossopharyngeus

Die Befunde einiger aufeinander folgender Schnitte sind auf einem Querschnitt zusammengedrängt. Vagus und Glossopharyngeus würden sonst nicht auf einem Schnitt anzutreffen sein.

Der Zentralkanal hat sich zum **IV. Ventrikel** erweitert. Die bisher dorsal vom Zentralkanal gelegenen, sensiblen Anteile sind lateralwärts verlagert, aus der bisher ventrodorsalen Anordnung der Kernmassen ist eine mediolaterale geworden.

Der Ursprungskern des Hypoglossus hat seine Lage beibehalten. Der **N. vagus** (rechts) endet mit Geschmacksfasern im **Nucleus tractus solitarii,** mit viszerosensiblen Fasern im **Nucleus dorsalis n. vagi** [alae cinereae] und entspringt mit viszeromotorischen Fasern im **Nucleus ambiguus,** mit parasympathischen in der **Pars parasympathica nuclei dorsalis n. vagi.** Der **N. glossopharyngeus** (links) endet mit Geschmacksfasern im **Nucleus tractus solitarii,** mit viszerosensiblen Fasern im **Nucleus dorsalis n. glossopharyngei** [alae cinereae] und entspringt mit viszeromotorischen Fasern im **Nucleus ambiguus,** mit parasympathischen im **Nucleus salivatorius inferior.** Der **Nucleus cuneatus** und der **Nucleus cuneatus accessorius,** der **Tractus spinalis n. V** und der **Nucleus tractus spinalis n. V,** die spinale Trigeminuswurzel und ihr Kern, sind weiter ventral verlagert und durch den unteren Kleinhirnstiel, **Pedunculus cerebellaris inferior** [das Corpus restiforme, Strickkörper], von der Peripherie abgedrängt. Aus dem Nucleus cuneatus accessorius ziehen kurze Fasern als **Fibrae arcuatae externae dorsales** lateralwärts zum *Pedunculus cerebellaris inferior.*

Die ventrale Hälfte des Schnittes ist durch den mächtigen, stark gefalteten **Nucleus olivaris** charakterisiert. Er wölbt die Oberfläche buckelartig vor und bildet die Olive. Dorsal und medial von ihm liegen die phylogenetisch alten Nebenoliven, der **Nucleus olivaris accessorius dorsalis** und **medialis.**

Die Nebenoliven kommen schon bei den niederen Wirbeltieren vor und sind bei den guten Schwimmern unter ihnen gut entwickelt. Der besonders bei den Primaten und dem Menschen stark gefaltete Hauptkern, *Nucleus olivaris*, ist neenzephal. Seine Vergrößerung geht parallel mit der Ausbildung der Kleinhirnhemisphären.

Der *Nucleus olivaris* empfängt aus der lateral von ihm gelegenen, zentralen Haubenbahn, **Tractus tegmentalis centralis,** Fasern, die vor allem vom Nucleus ruber (*Tractus rubroolivaris*), aber auch aus anderen Gebieten der Haube, dem großen Assoziationsapparat des Hirnstammes, kommen. Andere Impulse strömen ihm vom Rückenmark (*Tractus spinoolivaris*) und vom Kleinhirn (*Tractus cerebelloolivaris*) zu. Er entsendet aus dem nach medial offenen *Hilus nuclei olivaris* den *Tractus olivocerebellaris* (vollviolett in Abb. 260) durch den Pedunculus cerebellaris inferior zur Rinde der Kleinhirnhemisphäre. Da diese wieder durch den Tractus cerebellorubralis mit dem Nucleus ruber in Verbindung steht, können Nucleus ruber, Nucleus olivaris und Kleinhirnrinde

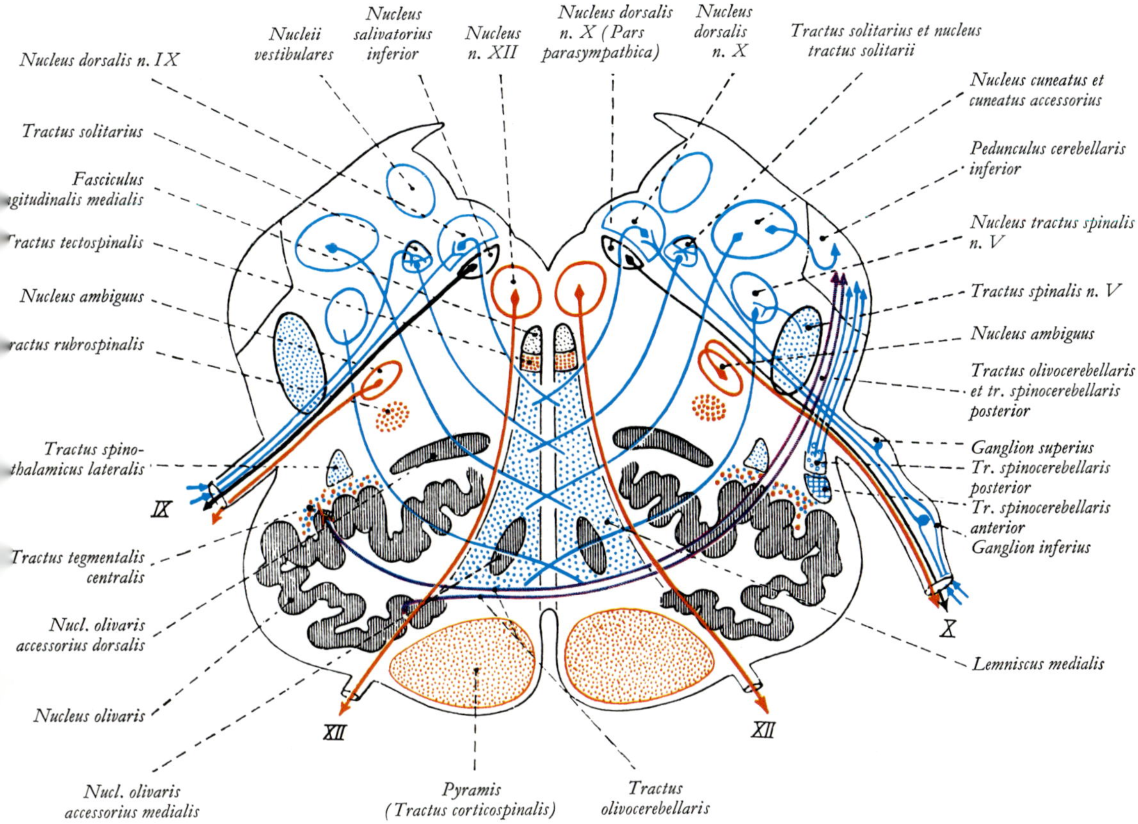

Abb. 260. Querschnitt III, in Höhe der Olive und des Austritts der Nn. glossopharyngeus und vagus. Stark schematisiert

sich wechselseitig beeinflussen, sich gegenseitig kontrollieren. Die vom Nucleus ruber an den motorischen Apparat (motorische Hirnnervenkerne und Vorderwurzelzellen) abgehenden Impulse können so jederzeit der Gesamtlage angepaßt werden. Schließlich kann der Nucleus olivaris noch direkt durch den Tractus olivospinalis korrigierend eingreifen.

Ventromedial von der Olive hat der **Tractus corticospinalis** seine Lage neben der Fissura mediana anterior beibehalten. Er bildet die Pyramide.

Der Lemniscus medialis hat ebenfalls seine frühere Lage beibehalten, ist nur größer geworden. Die Fasern aus den Hinterstrangkernen sind spärlicher. Dafür treten jetzt in ihn die gleichwertigen Fasern aus den sensiblen Hirnnervenkernen, aus dem *Nucleus dorsalis n. vagi et n. glossopharyngei*, aus dem *Nucleus tractus solitarii* (VII, IX, X) und aus dem *Nucleus tractus spinalis n. trigemini* ein. Sie kreuzen alle in der Mittellinie zum Lemniscus medialis der Gegenseite.

Der Tractus tectospinalis und der Fasciculus longitudinalis medialis liegen zwischen Hypoglossuskern und medialer Schleife.

Der Tractus rubrospinalis, der Tractus spinothalamicus lateralis und der Tractus spinocerebellaris anterior haben im wesentlichen ihre frühere Lage beibehalten.

Der **Tractus spinocerebellaris posterior** dagegen zieht durch den unteren Kleinhirnstiel, Pedunculus cerebellaris inferior, zum Wurm des Kleinhirns.

Querschnitt IV

(Abb. 261),

in Höhe des Abduzenskernes und des inneren Fazialisknies

Auch hier sind mehrere Schnitte in einem zusammengefaßt. Die Schleife des Facialis wäre nicht in einem Schnitt vollständig anzutreffen.

Ventral wird das Bild beherrscht durch das Auftreten der **Brücke.** Die querverlaufenden Brückenfasern werden durch die noch in geschlossenem Bündel liegenden Fasern des Tractus corticonuclearis und Tractus corticospinalis in eine oberflächliche und tiefe Lage auseinandergedrängt. Sie entspringen in den Brückenkernen, **Nuclei pontis,** der Gegenseite und verlaufen durch die Brückenarme, **Pedunculi cerebellares medii** (in Abb. 261 ist nur der linke ausgeführt), zur Rinde der Kleinhirnhemisphären. Um die Pyramidenbahnen liegen verstreut die **Tractus corticopontini.** Sie kommen von verschiedenen Teilen der Großhirnrinde und verlaufen durch die Capsula interna, durch die Crura cerebri und enden an den Brückenkernen. Diese Kerne werden durch die oben erwähnten queren Brückenfasern (*Fibrae pontis transversae*) mit der gegenseitigen Kleinhirnhemisphäre verbunden (*Tractus pontocerebellaris*).

Die **Pedunculi cerebellares inferiores** sind durch die Brückenarme in die Tiefe gedrängt und nehmen ein ovales Feld ventrolateral vom IV. Ventrikel ein. Ihre Fasern verlaufen medial und lateral vom Nucleus dentatus.

Medial vom Nucleus dentatus ziehen nur Fasern zum und vom Urkleinhirn (Abb. 261 links):

1. Die direkte sensorische Kleinhirnbahn, direkte Fortsetzung von Vestibularisfasern zur Kleinhirnrinde.
2. Fasern vom Nucleus vestibularis und anderen sensiblen Endkernen (blau gestrichelt in Abb. 261) zum Kleinhirnwurm.
3. Fasern von den Urkleinhirnkernen zum Nucl. vestibularis (blau gestrichelt in Abb. 261).

Lateral vom Nucleus dentatus liegen:

1. Bahnen zum und vom Neukleinhirn
   a) der *Tractus olivocerebellaris,* vom Nucleus olivaris zur Rinde der Kleinhirnhemisphäre,
   b) der *Tractus cerebelloolivaris,* von der Kleinhirnrinde zum Nucleus olivaris.
2. Bahnen zum Urkleinhirn
   a) Der *Tractus spinocerebellaris posterior,*
   b) der *Tractus bulbocerebellaris,* vom Nucleus cuneatus accessorius über die Fibrae arcuatae externae dorsales zur selben und über die Fibrae arcuatae externae ventrales zur Gegenseite des Kleinhirnwurmes.
   c) Der *Tractus nucleocerebellaris,* von den Endkernen sensibler Hirnnerven zum Urkleinhirn.

Die **Urkleinhirnkerne** liegen im Dach des IV. Ventrikels, in der Mitte der Giebelkern, **Nucleus fastigii,** seitlich der runde **Nucleus globosus** und der kommaförmige **Nucleus emboliformis.**

Der **Nucleus dentatus,** gezähnelt und an den *Nucleus olivaris* erinnernd, liegt etwas weiter lateral, gehört vorwiegend dem Neukleinhirn, **Neocerebellum,** an und nimmt aus der Rinde der Hemisphären (ebenfalls *Neocerebellum*) Impulse auf, die er umschaltet und über den Bindearm, Pedunculus cerebellaris superior, weiterleitet.

Der **Pedunculus cerebellaris superior,** der obere Kleinhirnstiel (Bindearm), liegt dorsolateral vom IV. Ventrikel. Er führt:

1. in der Hauptsache Fasern von der Rinde der Kleinhirnhemisphäre über den *Nucleus dentatus* zum *Nucleus ruber,*
2. Fasern von der Wurmrinde über die Urkleinhirnkerne zum *Nucleus ruber,*

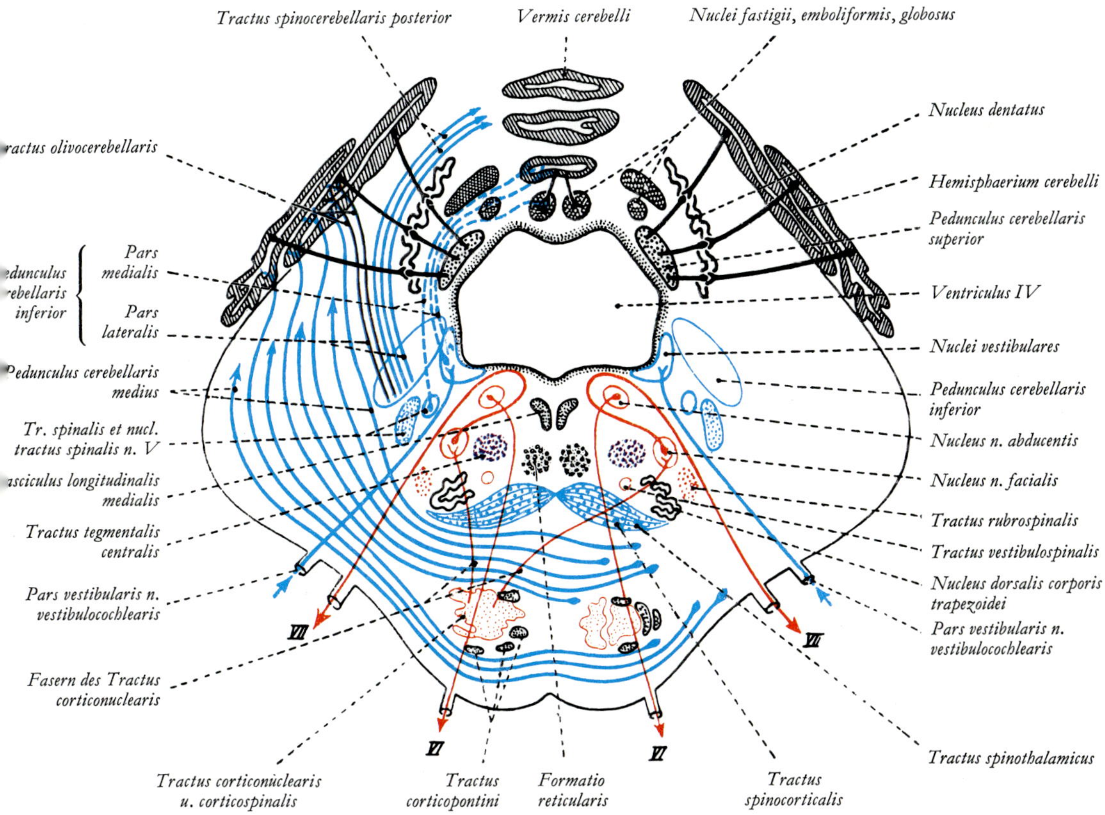

Abb. 261. Querschnitt IV, in Höhe des Abduzenskernes und des inneren Fazialisknies. Kleinhirnhemisphären nur zum Teil dargestellt. Stark schematisiert

3. Fasern vom oberen Vierhügel und Thalamus zum Kleinhirn,
4. den Tractus spinocerebellaris anterior rückläufig zum Kleinhirn.

Die **Haubenregion,** das zwischen Rautengrube und Brücke gelegene Feld, hat gegenüber der Abb. 260 ebenfalls eine starke Umlagerung erfahren.

Der **Lemniscus medialis** ist aus der dorsoventralen Lage in eine transversale überführt. Lateral hat sich ihm der dreieckige *Tractus spinothalamicus* als Spitze angelagert. Damit sind die vom Rückenmark an getrennt verlaufenden Bahnen für Oberflächen- und Tiefensensibilität zu einem einheitlichen Bündel zusammengefaßt. In dem durch die Verlagerung des Lemniscus medialis freigewordenen Raum finden wir jetzt die **Formatio reticularis,** den Elementarapparat des Hirnstammes, der sich bis zum Mittelhirn erstreckt. Lateral von ihr liegt der **Tractus tegmentalis centralis,** die zentrale Haubenbahn, die vorher weiter ventral, an der dorsolateralen Seite des Nucleus olivaris untergebracht war.

An die Stelle des **Nucleus olivaris** ist der kleinere Nucleus dorsalis corporis trapezoidei [olivaris metencephali] getreten. Lateral von ihm finden wir den *Tractus rubrospinalis,* medial den kleinen *Tractus vestibulospinalis.*

Der **N. abducens** (kein Kiemenbogennerv) entspricht in der Lage seines Kernes,

Nucleus n. abducentis (nahe der Mittellinie unter der Rautengrube), und dem ventralen Verlaufe und Austritt seiner Fasern dem N. hypoglossus der kaudalen Schnitte.

Der **N. facialis,** ein **viszeromotorischer Nerv** für die Muskulatur des zweiten Kiemenbogens (in ursprünglicher Lage: M. stylohyoideus und Venter posterior des Digastricus; weitgehend verlagert: die mimische Muskulatur des Kopfes, das Platysma, der M. stapedius), entspringt im **Nucleus n. facialis.** Dieser Kern liegt wie der Nucleus ambiguus ventrolateral. Die aus ihm entspringenden Fasern beschreiben eine Schleife um den Abduzenskern und treten wie die übrigen Kiemenbogennerven lateral aus. Der Scheitel der Schleife (auch *inneres Knie des Facialis* genannt) wölbt die Rautengrube zum *Colliculus facialis* vor.

Fasern des Tractus corticonuclearis verlaufen zum rechten und linken Fazialiskern. Diese bilaterale Verbindung mit der Großhirnrinde trifft aber nur für den vorderen Teil des Fazialiskernes zu, der den M. orbicularis oculi und die Stirnmuskulatur versorgt.

Schließen des Auges erfolgt gewöhnlich gleichzeitig auf beiden Seiten. Einseitiges Schließen muß erst erlernt werden. Die unteren mimischen Muskeln (Wange und Mund) werden dagegen häufig asymmetrisch gebraucht.

Bei einseitigem Ausfall des Tractus corticonuclearis (Apoplexie!) ist der Stirnfazialis erhalten, während Mund- und Wangenversorgung ausfallen. Bei der peripheren Lähmung des N. facialis ist auch der Stirnfazialis betroffen (*Wichtiges Unterscheidungsmerkmal für zentrale und periphere Fazialislähmung!*).

Die Gleichgewichtsbahn

(Abb. 262)

Die **Pars vestibularis n. vestibulocochlearis** hat den gleichen lateralwärts gerichteten Verlauf wie die erwähnten Kiemenbogennerven. Die Zellen der bipolaren **I. Neurone** bilden das im Fundus meatus acustici interni gelegene **Ganglion vestibulare** (Abb. 262). Die peripheren Neuriten kommen von den Sinnesendigungen des Gleichgewichtsapparates (*Maculae staticae, Cristae ampullares*), die zentralen Neuriten enden zum größten Teil an den Nuclei vestibulares, zum kleineren Teil als direkte, sensorische Kleinhirnbahn im Wurm und Flocculus des Kleinhirns.

Die **Nuclei vestibulares** enthalten die Zellen der **II. Neurone.** Sie liegen an der breitesten Stelle der Rautengrube (Abb. 257). Man kann folgende undeutlich getrennte Kerne unterscheiden:

1. *Nucleus vestibularis lateralis,* großzelliger, *Deiters*scher Kern,
2. *Nucleus vestibularis superior,* *Bechterew*scher Kern,
3. *Nucleus vestibularis medialis,* kleinzelliger, *Schwalbe*scher Kern,
4. *Nucleus vestibularis inferior* (*Roller*), eine kaudale Fortsetzung des vorigen, die sich bis in die Gegend der Hinterstrangkerne erstreckt. Die an ihm endenden, absteigenden Fasern kann man mit den absteigenden Trigeminusfasern (Tractus spinalis n. trigemini) vergleichen.

Die in den Endkernen entspringenden, **II. Neurone** schicken ihre Impulse:

1. zum Urkleinhirn, wo auch die Nachrichten vom aktiven und passiven Bewegungsapparat zusammenströmen,
2. in die Haubenregion, das große Assoziationsfeld des Hirnstammes, wo sie:
   a) an den kurzen Strangzellen der Formatio reticularis enden,
   b) lange Strangzellen bilden (Abb. 263):
      α) den *Fasciculus longitudinalis medialis* (mediales Längsbündel) der gleichen und der Gegenseite,
      β) den *Tractus vestibulospinalis.*

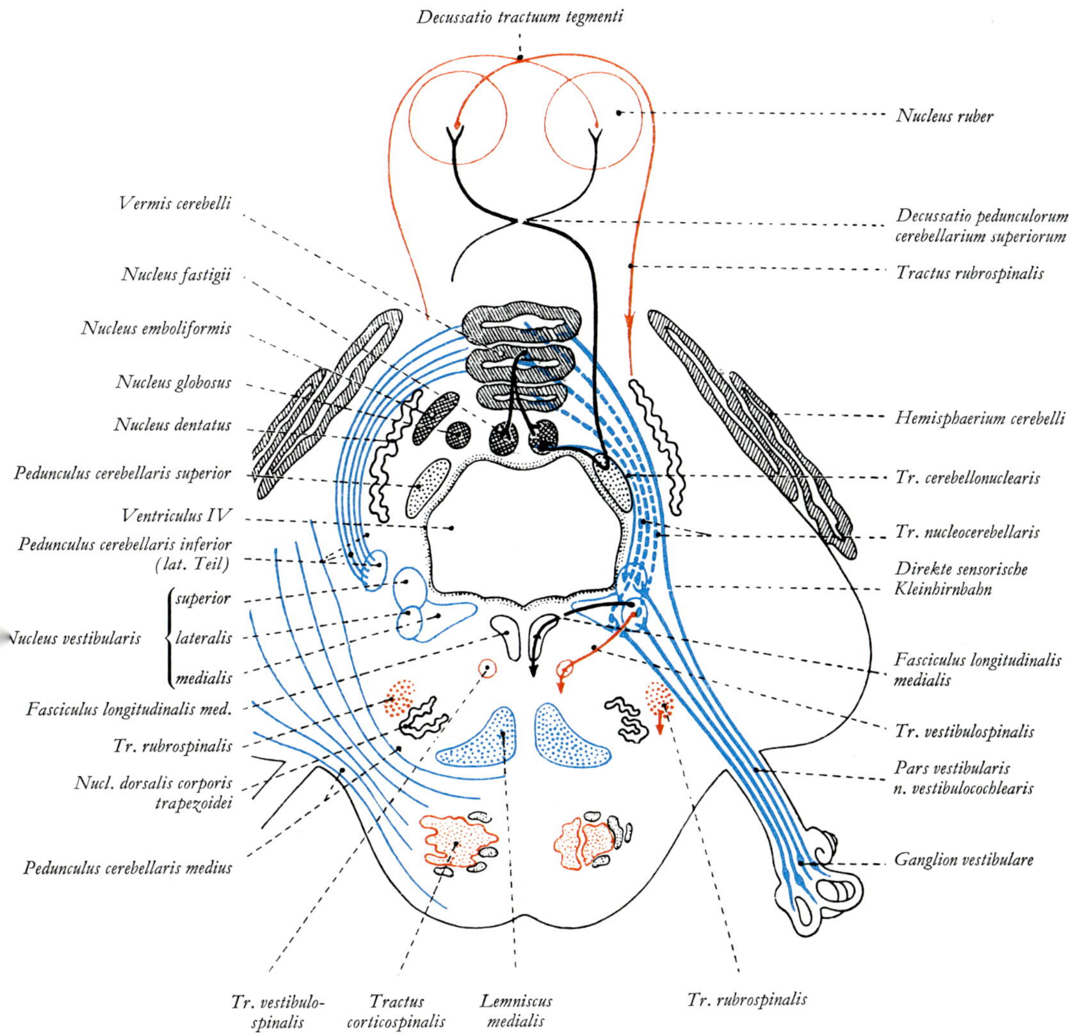

Abb. 262. Schema der Gleichgewichtsbahn

Durch diese Strangzellen und ihre zahlreichen Kollateralen können Erregungen des Gleichgewichtsapparates auf den motorischen Apparat, die Ursprungskerne der Hirn-(besonders Augenmuskel-)nerven und die ihnen entsprechenden Vorderwurzelzellen des Rückenmarks, übertragen und reflektorische Muskelbewegungen ausgelöst werden, die zur Erhaltung normaler Kopf-, Augen- und Rumpfstellung dienen.

Das mediale Längsbündel schickt auch Fasern zum Nucleus ruber, über den die „Labyrinthstellreflexe" verlaufen sollen.

Die zum Kleinhirn gelangten Impulse können über den *Nucleus fastigii*

1. rückläufig den **Nucleus vestibularis lateralis** beeinflussen (*Tractus cerebellonuclearis*, vollblau in Abb. 262),

2. über den Pedunculus cerebellaris superior zum gegenseitigen **Nucleus ruber** gelangen (*Tractus cerebellorubralis*).

Vom Nucleus ruber aus werden die Erregungen einerseits über den Tractus rubrospinalis an den motorischen Apparat weitergegeben, andererseits zum Thalamus und weiter zur Großhirnrinde geleitet, wo die Lage- und Stellungsänderungen ins Bewußtsein gelangen.

Der Gleichgewichtsapparat steht auch noch mit dem vegetativen System in Verbindung. Bei seiner Erregung kann es zu Pupillen- und Blutdruckveränderungen, Sensationen im Magendarmkanal (Seekrankheit) und anderen Beeinflussungen kommen.

Die Hörbahn

(Abb. 263)

Die bipolaren, bineuritischen **I. Neurone** beginnen an den Haarzellen des *Corti*schen Organs, haben ihren Zelleib im *Ganglion spirale cochleae* und ziehen zum ventralen und zum dorsalen Kochleariskern.

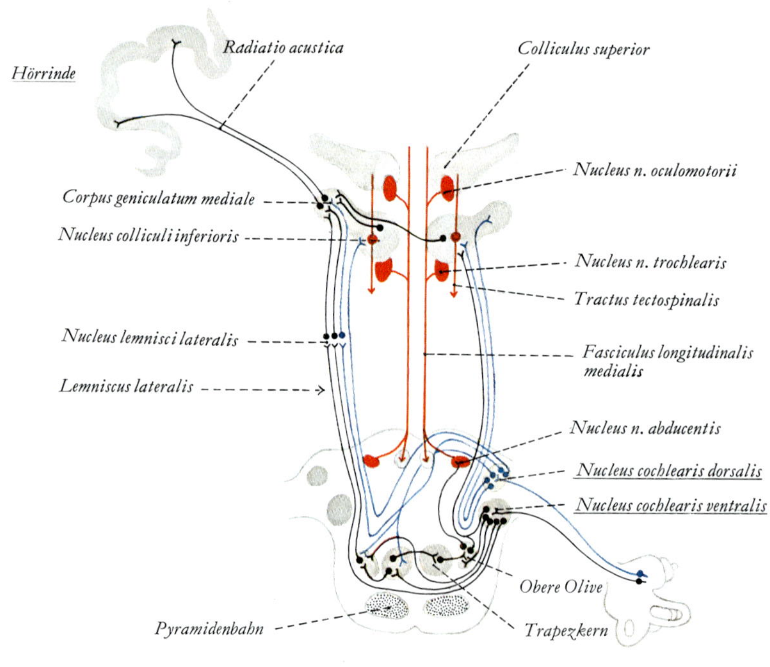

Abb. 263. Schema der Hörbahn. „Ventrale Hörbahn“ schwarz, „dorsale Hörbahn“ blau, Kerne der Augenmuskelnerven, mediales Längsbündel und Tractus tectospinalis rot

Die im **Nucleus cochlearis ventralis** entspringenden Fasern umgeben zum Teil in Achtertouren den oberen Teil des Olivenkerns (*Nucleus olivaris metencephali*, “obere Olive“) und den Trapezkern (*Nucleus corporis trapezoidei*). Dadurch entsteht ein Fasergebilde, das als Trapezkörper (*Corpus trapezoideum*) bezeichnet wird. Sie enden teils in den zuletzt erwähnten Kernen der gleichen Seite, teils kreuzen sie zur Gegenseite, um an den gleichnamigen Kernen zu enden. Der Oliven- und der Trapezkern vermitteln Verbindungen mit der *Formatio reticularis*, mit dem motorischen Trigeminuskern, mit dem Fazialiskern, mit dem **Abduzenskern** und unter Vermittlung des medialen Längsbündels (*Fasciculus longitudinalis medialis*, in Abb. 263 rot) mit dem Trochleariskern und dem motorischen Okulomotoriuskern. Durch diese Verbindungen werden Bewegungen der Augen unter dem Einfluß von Schalleindrücken (Blickwendungen) und die Innervation der Mittelohrmuskeln (M. stapedius, M. tensor tympani) reflektorisch gesteuert. Die restlichen Fasern dieser „ventralen Hörbahn" schließen sich der lateralen Schleife (*Lemniscus lateralis*, s. unten) an.

Die dem **Nucleus cochlearis dorsalis** entstammenden Fasern der „dorsalen Hörbahn" ziehen teils sehr oberflächlich im Boden des IV. Ventrikels quer zur Mittellinie, teils tiefer. Sie kreuzen zur Gegenseite und enden zum Teil im *Nucleus corporis trapezoidei* und im *Nucleus olivaris*. Andere Fasern vereinigen sich mit Fasern aus dem ventralen Kern zur lateralen Schleife (*Lemniscus lateralis*). Ein geringerer Teil der Lemniskusfasern erreicht den unteren Hügel des Mesencephalon (*Colliculus inferior*, Tectum acusticum) und ein größerer Anteil nach teilweisen Umschaltungen im *Nucleus lemnisci lateralis* das *Corpus geniculatum mediale* (medialer Kniehöcker). Hier beginnt an Synapsen das letzte Neuron der Hörbahn, das als **Hörstrahlung** (*Radiatio acustica*) durch die *Capsula interna* zur Hörrinde in der *Heschl*schen Querwindung der Gyri temporales transversi zieht.

Im *Lemniscus lateralis* verlaufen auch ungekreuzte Hörbahnfasern der gleichen Seite. Vom *Colliculus inferior* bestehen Verbindungen der Hörbahn mit dem im *Colliculus superior* entspringenden *Tractus tectospinalis*. Er verbindet die oberen und unteren Zweihügel nicht nur mit der *Formatio reticularis*, sondern auch mit den Motoneuronen der Kopf- und Halsnerven. Wie das mediale Längsbündel ist er an optisch und akustisch ausgelösten Reflexen für Bewegungen des Kopfes beteiligt (optisch-akustische Reflexbahn). Da in den Verlauf der Hörbahn oft Zwischenneurone eingeschaltet sind, ist ihre Einteilung in eine bestimmte Anzahl von Neuronen nicht mehr angebracht.

Querschnitt V

(Abb. 264),

durch die Mitte der Brücke, in Höhe des Trigeminusaustrittes

Im ventralen Teil des Schnittes ist die Brücke in ihrer größten Breite getroffen. Tractus corticonuclearis und Tractus corticospinalis sind durch die Brückenfaserung in zahlreiche Bündel aufgespalten. In ihrer Nachbarschaft liegen wieder die *Tractus corticopontini*, die an den sehr verstreuten Brückenkernen enden. Aus den letzteren entspringen wieder die *Fibrae pontis transversae*, die im gegenseitigen *Pedunculus cerebellaris medius* zum Kleinhirn ziehen. Dieser mittlere Kleinhirnschenkel nimmt lateral ein großes Areal ein und wird von Fasern des N. trigeminus durchbrochen. Aus dem Tractus corticonuclearis ziehen Fasern nach dorsal zu dem motorischen Trigeminuskern (Nucleus motorius n. trigemini) beider Seiten.

Die Haubenregion, das Feld zwischen Rautengrube und Brücke, ist wenig verändert. Der *Lemniscus medialis* hat weiterhin seine transversale Lage und führt medial die Fasern des *Tractus bulbothalamicus* (grob punktiert!) und lateral die Fasern des *Tractus spinothalamicus* (fein punktiert!). Weiter lateral liegt ihm ein violettes, dreieckiges Feld, die laterale Schleife, **Lemniscus lateralis** (Hörbahn), an. Aus dem *Nucleus sensorius superior n. trigemini*, kreuzen, wie weiter kaudal aus den Hinterstrangkernen und den sensiblen Endkernen der anderen Hirnnerven, Fasern in die gegenseitige, mediale Schleife.

Die *Formatio reticularis*, der *Tractus tegmentalis centralis*, der *Tractus rubrospinalis* und der *Fasciculus longitudinalis medialis* haben ungefähr die gleiche Lage wie im vorigen

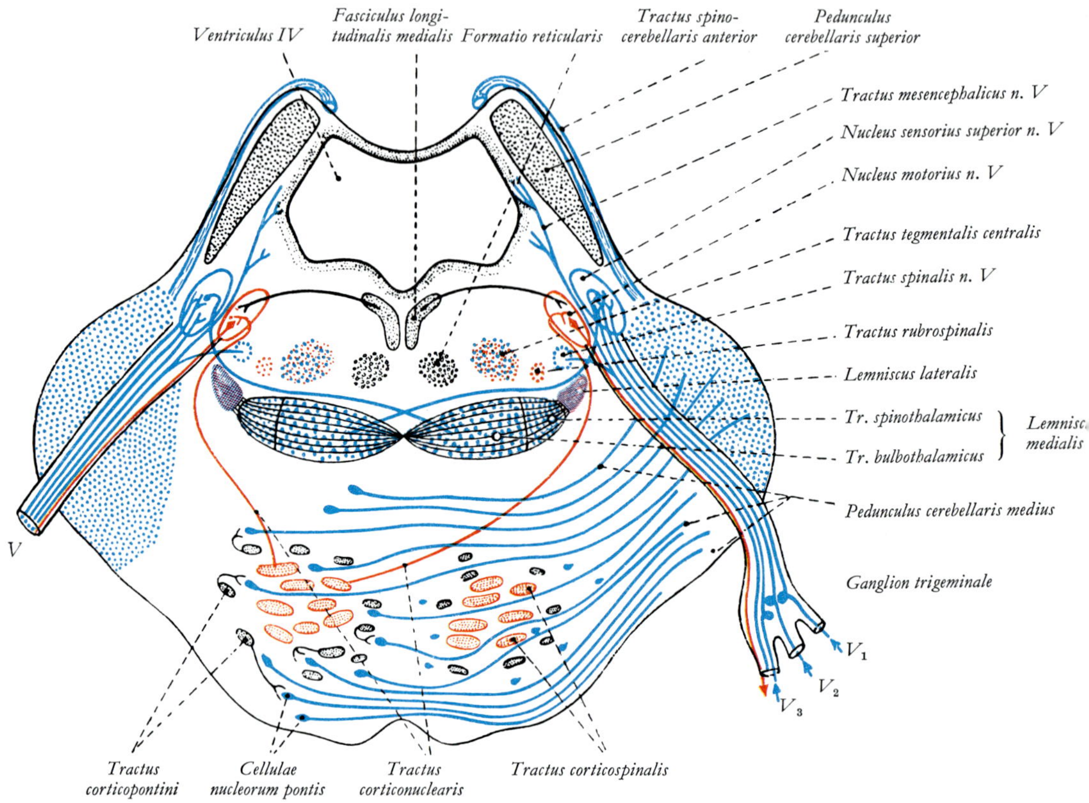

Abb. 264. Querschnitt V, durch die Mitte der Brücke in Höhe des Trigeminusaustrittes. Stark schematisiert

Schnitt. Aus dem medialen Längsbündel sind Kollateralen zum gleichseitigen motorischen Kern des Trigeminus eingetragen. Sie sollen das Zusammenspiel der Kaumuskeln mit den anderen Muskelgruppen gewährleisten.

Der N. trigeminus und seine Kerne (Abb. 265). Der Trigeminus hat als 1. Viszeralbogennerv wie alle übrigen intramedullär einen lateralwärts gerichteten Verlauf. Er durchbohrt die Brückenarme und tritt seitlich von der Brücke aus. Er ist ein gemischter Nerv mit einer größeren *Radix sensoria* und einer kleineren *Radix motoria.*

Die viszeromotorischen Fasern entspringen im **Nucleus motorius n. trigemini** und verlaufen im 3. Aste des Trigeminus (N. mandibularis)

1. zu den Kaumuskeln,
2. zur Mundbodenmuskulatur (M. mylohyoideus und Venter anterior m. digastrici),
3. zum Spanner des Gaumens (Tensor veli palatini) und Spanner des Trommelfelles (Tensor tympani).

Der motorische Kern erhält (Abb. 265) Fasern von der Großhirnrinde beider Seiten.

Die **sensiblen Fasern** (von der Bindehaut und Hornhaut des Auges, von der Schleimhaut der Nase und Nasennebenhöhlen und der Mundhöhle, von den Zähnen und von der Haut des Gesichts) verlaufen über das mit den Spinalganglien

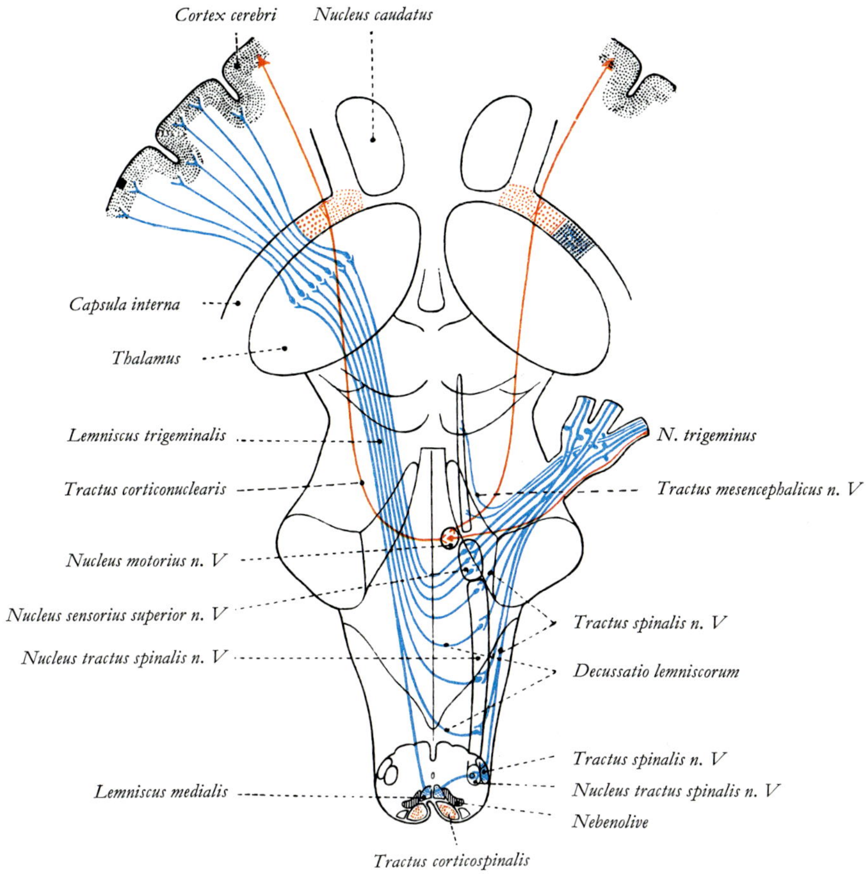

Abb. 265. Kerne und intrazerebraler Verlauf des N. trigeminus. Schema

zu vergleichende *Ganglion trigeminale* (*Ganglion semilunare Gasseri*) zur seitlichen Haubenregion. Hier steigt ein großer Teil der Fasern im *Tractus spinalis n. trigemini* abwärts bis in das obere Halsmark und endet an dem medial von ihm gelegenen **Nucleus tractus spinalis n. trigemini.** Ein anderer Teil endet an dem sensiblen Hauptkern, dem **Nucleus sensorius superior n. trigemini.** Er liegt lateral vom motorischen Kern (Abb. 257, 265). Ein kleiner Teil steigt als aufsteigende oder mesenzephale Trigeminuswurzel, **Tractus mesencephalicus n. trigemini,** lateral vom zentralen Höhlengrau bis in das Mittelhirn aufwärts und endet an dem **Nucleus tractus mesencephalici n. trigemini.** Früher hielt man den mesenzephalen Anteil für motorisch. Wahrscheinlich handelt es sich aber um sensible, propriorezeptive Fasern von den Muskeln und Sehnenspindeln der Kaumuskeln.

Von den beiden übrigen sensiblen Kernen ziehen die Fasern (II. Neuron) über die Mittellinie (Abb. 266) zum *Lemniscus trigeminalis* und in ihm bis zum *Thalamus.* Das hier beginnende III. Neuron zieht durch den hinteren Schenkel der *Capsula interna* zum *Gyrus postcentralis* der Großhirnrinde. Vom *Tractus spinalis n. trigemini* gehen zahlreiche Kollateralen zu den motorischen und parasympathischen Kernen der Medulla oblongata, zu den Vorderwurzelzellen des oberen Halsmarks und zur Formatio reticularis.

Sie beteiligen sich damit an den Leitungsbogen für wichtige Reflexe (Hornhaut-, Kau-, Saug-, Schluckreflexe S. 348, 349).

Der IV. Ventrikel wird auf diesem Schnitt ventral von der Rautengrube, lateral von den starken Bindearmen, *Pedunculi cerebellares superiores*, und dorsal von dem dünnen, vorderen Marksegel, *Velum medullare superius*, begrenzt.

Die **Pedunculi cerebellares superiores** führen vor allem zerebellofugale Fasern aus den Kernen des Kleinhirns zum roten Kern der Mittelhirnhaube. **Tractus cerebellorubralis** und zum Thalamus, **Tractus cerebellothalamicus.**

Der Tractus spinocerebellaris anterior zieht von ventral nach dorsal, außen um den *Pedunculus cerebellaris superior* und gelangt mit diesem rückläufig zum *Lobus anterior*, und *Lobulus simplex* des Kleinhirns.

Querschnitt VI

(Abb. 266),

in Höhe der unteren Zweihügel

Es sind wiederum einige Schnitte in einem zusammengezogen. Der N. trochlearis tritt in Wirklichkeit etwas kaudaler aus.

Der Schnitt geht bereits durch das Mittelhirn. Wir können an ihm einen dorsalen Teil, die Vierhügelplatte, **Lamina tecti** (*Lamina quadrigemina*), einen mittleren Teil, die Haube, **Tegmentum,** und einen ventralen Teil, die Hirnschenkel, **Crura cerebri,** unterscheiden. Tegmentum und Crus cerebri fassen wir als Hirnstiel, **Pedunculus cerebri,** zusammen.

Der IV. Ventrikel hat sich zur Wasserleitung des Gehirns, zum **Aquaeductus cerebri,** verengert. Er wird von einer mächtigen, grauen Masse, der **Substantia grisea centralis,** umgeben. Lateral von ihm liegt der Tractus mesencephalicus n. trigemini und sein Kern. Ventral finden wir jetzt den Ursprungskern des N. trochlearis, den **Nucleus n. trochlearis.** Er nimmt die gleiche Lage zur Mittellinie und zu dem anliegenden Fasciculus longitudinalis medialis ein wie weiter kaudal der Abduzens- und Hypoglossuskern. Der aus ihm entspringende Nerv hat gegenüber allen anderen Hirnnerven eine Sonderstellung. Er läuft als einziger im Bogen um die Substantia grisea centralis dorsalwärts, kreuzt im Velum medullare superius zur Gegenseite und tritt kaudal von den unteren Vierhügeln aus.

Die oberen Kleinhirnstiele, **Pedunculi cerebellares superiores** (Bindearme, Brachia conjunctiva), ziehen im Bogen von dorsal nach ventral, kreuzen in der Mittellinie, **Decussatio pedunculorum cerebellarium superiorum** (Bindearmkreuzung) und streben dem roten Kern zu.

Das große **Feld der sensiblen Bahnen** (Lemniscus medialis, Tr. spinothalamicus und der Lemniscus lateralis) ist von der Mittellinie weg seitwärts verlagert. Die Fasern der lateralen Schleife (Hörbahn, violett) strahlen bereits in den Colliculus inferior aus.

Den **Tractus rubrospinalis** treffen wir zwischen dem *Pedunculus cerebellaris superior* und der medialen Schleife.

An der Grenze zwischen Haube und Hirnschenkel fällt schon am ungefärbten Schnitt ein breiter, dunkler Streifen, die **Substantia nigra** (**Nucleus niger,** *Soemmering*), auf. Sie gehört zum Tegmentum und läßt nach *Spatz* einen dorsalen, schwarzen Anteil, der zahlreiche dunkel pigmentierte Nervenzellen enthält, und einen ventralen, rötlichen Abschnitt, der in Farbe und Aufbau an den *Globus pallidus* erinnert, unterscheiden. Er ist eine Schaltstation für das extrapyramidale System (S. 373).

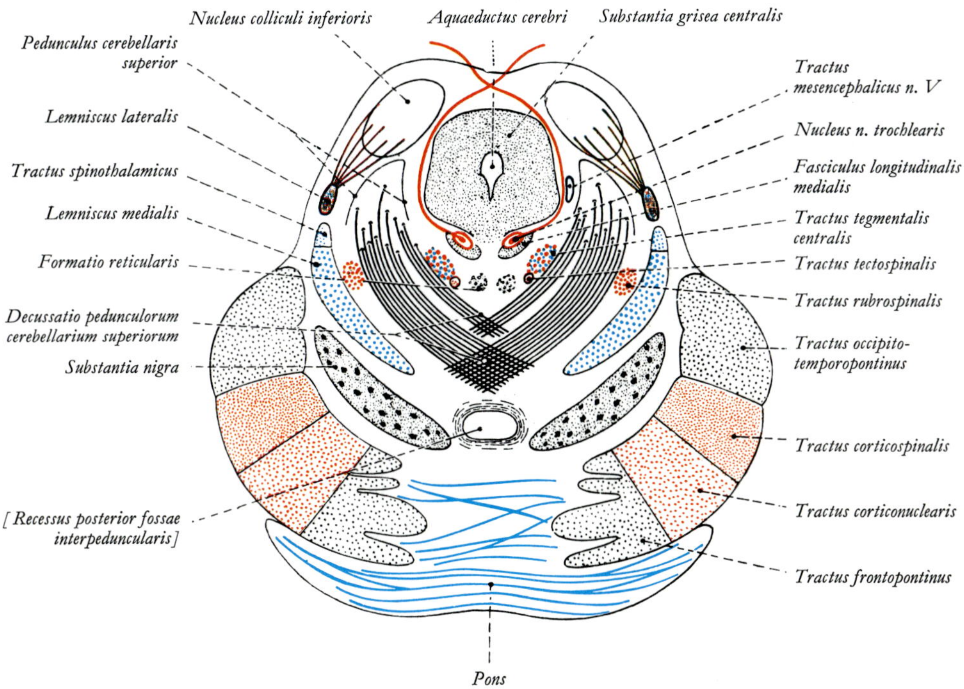

Abb. 266. Querschnitt VI, in Höhe der unteren Zweihügel. Stark schematisiert

Über die Bedeutung der bei Säugetieren als Neuerwerb auftretenden *Substantia nigra* ist wenig bekannt. Als Schaltstelle des extrapyramidalen motorischen Systems, steht sie, wie der Nucleus ruber, mit dem Corpus striatum, mit dem Globus pallidus und mit der Großhirnrinde in Verbindung. Bei Erkrankungen des EPMS (z.B. bei der *Parkinson*schen Krankheit) wird eine Beteiligung der Substantia nigra vermutet.

Die Crura cerebri, Hirnschenkel, entstehen in der Tierreihe mit der Ausbildung der Großhirnrinde und gehören somit dem **Neencephalon** an. Sie enthalten die Verbindungen vom Großhirn zur Brücke, zum verlängerten Mark und zum Rückenmark. Von medial nach lateral zeigen sie folgenden Aufbau:

1. *Tractus frontopontinus*, frontale Brückenbahn (vom Stirnhirn zur Brücke),
2. *Tractus corticonuclearis* (zu den motorischen Hirnnervenkernen),
3. *Tractus corticospinalis*, Pyramidenbahn (zu den Vorderwurzelzellen des Rückenmarks),
4. *Tractus occipitotemporopontinus*, okzipitotemporale Brückenbahn (vom Hinterhaupts- und Schläfenlappen zur Brücke).

Querschnitt VII

(Abb. 267),

in Höhe der oberen Zweihügel

Der **Aquaeductus cerebri** und die **Substantia grisea centralis** sind nur wenig verändert. An die Stelle des Trochleariskernes ist der Okulomotoriuskern getreten; er besteht aus dem medialen, parasympathischen **Nucleus accessorius n. oculomotorii** und dem lateralen

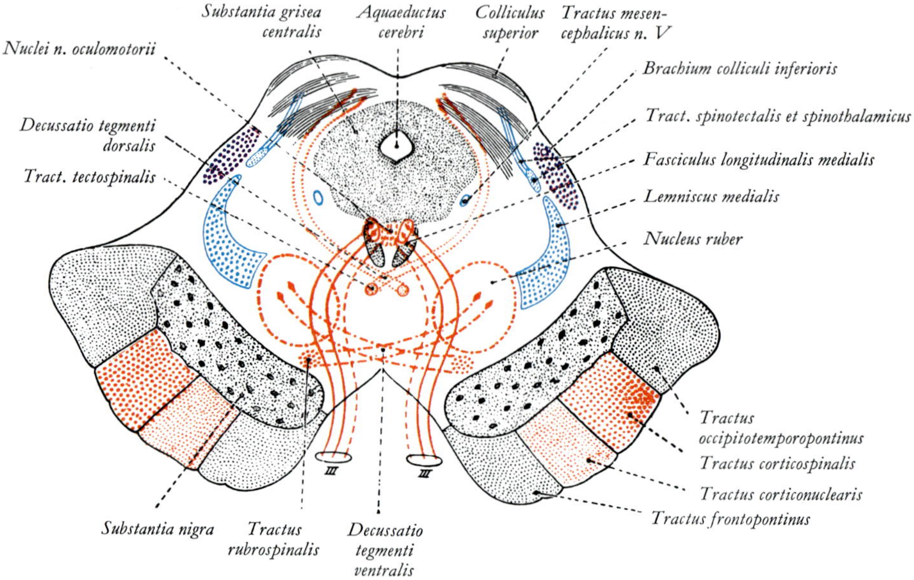

Abb. 267. Querschnitt VII, in Höhe der oberen Zweihügel. Stark schematisiert

Nucleus n. oculomotorii. Die Lage der Kerne und der Nervenverlauf (nach ventral) entsprechen dem N. hypoglossus und N. abducens. Der Nerv tritt in der *Fossa interpeduncularis* aus.

Die **Haubenregion, Tegmentum,** zeigt zentral die mächtigen roten Kerne, denen dorsolateral die *Lemnisci mediales* hornartig aufsitzen. Zwischen den roten Kernen sehen wir die schwächere, dorsale oder *Meynert*sche und die stärkere, ventrale oder *Forel*sche Haubenkreuzung. In der schwächeren Decussatio tegmenti dorsalis kreuzt der *Tractus tectospinalis,* in der stärkeren Decussatio tegmenti ventralis kreuzt der Tractus *rubrospinalis.* Der *Tractus spinotectalis* und der *Tractus spinothalamicus* strahlen mit dem tektalen Anteil bereits in den *Colliculus superior* ein. Unter der Außenfläche des Tegmentum ist noch die Fortsetzung der **Hörbahn,** die hier im *Brachium colliculi inferioris* vom Colliculus inferior zum Corpus geniculatum mediale verläuft, angeschnitten.

Der Nucleus ruber, der rote Kern, ist eine längliche, im Querschnitt runde Masse grauer Substanz, die sich von der rostralen Hälfte des Mittelhirns bis in die hypothalamische Region erstreckt (Abb. 246). Er liegt dorsal von der Substantia nigra und medial vom Lemniscus medialis und besteht aus einem großen, rostralen, kleinzelligen, stammesgeschichtlich jungen **Neorubrum** und einem kleinen, kaudalen, großzelligen, stammesgeschichtlich alten **Palaeorubrum.**

Er bekommt Zuflüsse (Abb. 268):

1. hauptsächlich von der gegenseitigen Kleinhirnhälfte über den Pedunculus cerebellaris superior,
2. vom Nucleus vestibularis lateralis (*Deiters*) über das mediale Längsbündel,
3. vom Colliculus superior,
4. vom Thalamus,
5. vom Globus pallidus direkt und indirekt über die Substantia nigra,
6. vom Striatum über den Globus pallidus,
7. von der Großhirnrinde.

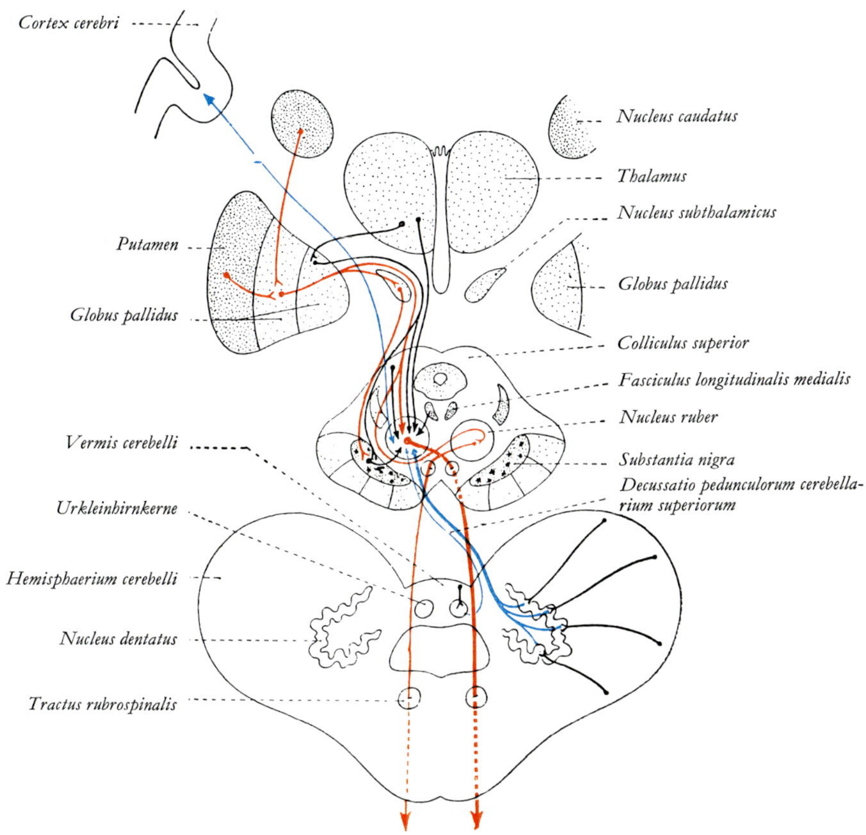

Abb. 268. Verbindungen des Nucleus ruber. Schema

Die Eindrücke aus diesem großen Zuflußgebiet werden im Nucleus ruber aufeinander abgestimmt und weitergeleitet:

1. zur Medulla oblongata und zum Rückenmark (zu den motorischen Hirnnervenkernen und Vorderwurzelzellen):
   a) vom großzelligen Teil über den Tractus rubrospinalis (ein Neuron),
   b) vom kleinzelligen Teil über den Tractus rubroreticularis (zahlreiche hintereinandergeschaltete Neurone);

2. rückläufig zu den Zuflußgebieten:
   a) über den Tractus rubroolivaris und olivocerebellaris (S. 358) zum Kleinhirn,
   b) über den Tractus rubrotectalis zum Colliculus superior,
   c) über den Tractus rubrothalamicus zum Thalamus und von dort zum Globus pallidus und zur Großhirnrinde.

Durch diese rückläufigen Leitungen werden wohl die Zuflüsse kontrolliert und auf das richtige Maß abgestimmt.

Die Substantia grisea centralis, das zentrale Höhlengrau, umgibt als mächtige graue Masse den Aquaeductus cerebri. Rostral hängt sie mit dem Höhlengrau des III. Ventrikels zusammen. Man kann in ihr einige Kerne abgrenzen, über deren Funktion noch wenig Sicheres bekannt ist.

Im zentralen Höhlengrau verläuft zum Teil das dorsale Längsbündel (*Fasciculus longitudinalis dorsalis*). Es gehört zur Formatio reticularis und verbindet u.a. die Kerne des Hypothalamus mit den parasympathischen Hirnnervenkernen, mit den Speichelkernen und mit den vegetativen Zellen der Substantia intermedia im Rückenmark.

Die Colliculi superiores, die oberen Zweihügel, zeigen im Wechsel grauer und weißer Schichten den Aufbau primitiver Hirnrinde. Wir verstehen dies aus der Tatsache, daß der von rostral her einstrahlende *N. opticus* kein „Hirnnerv", sondern eine intrazerebrale Bahn ist, wofür seine Entwicklung (S. 225) wie auch sein histologischer Aufbau (S. 232) sprechen. In die oberflächlichen Schichten strahlen Teile der Seh-, Riech- und Hörbahn, in die tiefen der *Tractus spinotectalis* (vom Rükkenmark) und der *Tractus nucleotectalis* (von den sensiblen Hirnnervenkernen) ein.

In den Schichten findet eine Verarbeitung der Reize statt. Das Ergebnis wird:

1. dem Rückenmark und dem verlängerten Mark
   a) direkt über den *Tractus tectospinalis* und *Fasciculus longitudinalis medialis,*
   b) indirekt über den *Nucleus ruber,*
2. dem Kleinhirn über den *Pedunculus cerebellaris superior,*
3. den übergeordneten Zentren (*Thalamus* und *Globus pallidus*) zur Orientierung

zugeleitet. Beim Menschen tritt mit der Größenzunahme des übergeordneten Großhirns das Mittelhirndach als Integrationsort zurück.

Die Formatio reticularis des Hirnstammes

konnten wir auf den Querschnitten I–VII verfolgen. Sie nimmt dort neben der Mittellinie, ventral von den unter dem Boden des IV. Ventrikels liegenden Hirnnervenkernen, ein unscharf begrenztes Feld ein, das in seiner netzartigen Struktur an die Formatio reticularis des Rückenmarks erinnert. Wir können an ihr einen medialen, vorwiegend zelligen Anteil und einen lateralen, faserigen Anteil unterscheiden.

Die Zellen der Formatio reticularis, die sich bis in das Zwischenhirn erstrecken, werden in der Gesamtheit auch als motorischer Haubenkern (*Nucleus motorius tegmenti*) oder Nucleus reticularis bezeichnet. Die kleinen und großen Zellen liegen streckenweise zerstreut oder zu größeren und kleineren Kernen zusammengelagert. Man hat über 40 Kerne unterschieden. Von den größeren seien erwähnt der *Nucleus ruber, Nucleus vestibularis lateralis* (*Deiters*), *Nucleus ventralis* und *dorsalis corporis trapezoidei, Nucleus lemnisci lateralis* und der kleine *Nucleus interstitialis.* Dieser empfängt Eindrücke vom Gleichgewichtsnerven. In ihm entspringt ein Teil der Fasern des medialen Längsbündels. Die Zellen der Formatio reticularis kann man als kurze und lange Schaltzellen auffassen, die Erregungen von einem sensiblen Hirnnerven an den motorischen Apparat, die somatomotorischen und viszeromotorischen Kerne der Hirnnerven und die Vorderwurzelzellen des Rückenmarks (überwiegend an γ-Motoneurone, weniger an α-Motoneurone) abgeben und damit reflektorische, zweckgerichtete Kombinationsbewegungen auslösen. Gesteuert wird dieser wichtige Koordinationsapparat vom Kleinhirn, Zwischenhirn und Endhirn. Die Neuriten der Zellen können einzeln verlaufen oder auch lange Bahnen (*Fasciculus longitudinalis medialis, Tractus rubrospinalis, Tractus vestibulospinalis*) und aus kürzeren Gliedern bestehende Neuronenketten bilden (z. B. *Tractus rubroreticularis, Tractus reticulospinalis*).

Neben diesen eng mit dem extrapyramidalen motorischen System verknüpften motorischen Funktionen ist die *Formatio reticularis* auch am **vegetativen** Geschehen beteiligt. Durch Nebenschlüsse an die Sinnesbahnen gekoppelt, wertet sie die aus der Peripherie zuströmenden Erregungen aus und wirkt, je nach Bedarf, erregend oder hemmend auf die übergeordneten vegetativen Zentren und die Großhirnrinde. Letztere wird von der Retikularisformation stimuliert und wachgehalten.

Dämpfung der *Formatio reticularis* durch Medikamente erhöht die Schlafbereitschaft, ihre Zerstörung führt zum Dauerschlaf.

Die Leistungen des Mittelhirns und des verlängerten Markes

Als Ursprungs- bzw. Einmündungsgebiet der zehn kaudalen Hirnnervenpaare haben Mittelhirn und verlängertes Mark ähnliche Aufgaben wie das Rückenmark. Sie nehmen propriorezeptive und exterorezeptive Eindrücke auf, übertragen sie auf den Eigenapparat, der darauf mit Eigen- oder Fremdreflexen antwortet, oder leiten sie zu übergeordneten Zentren weiter (Leitungsapparat).

Durchschneidungsversuche, klinische Beobachtungen und das *Gamper*sche Mittelhirnwesen (eine menschliche Mißbildung, der alle Hirnteile rostral vom Mittelhirn nahezu fehlten) haben bewiesen, daß das verlängerte Mark und das Mittelhirn Einrichtungen besitzen, die für die Erhaltung des Lebens einerseits notwendig sind, aber andererseits auch genügen.

Trennen wir durch einen Schnitt das Rückenmark vom verlängerten Mark, so wird das Versuchstier bald zugrunde gehen. Legen wir dagegen den Schnitt rostral von den oberen Zweihügeln an, so kann es bei bestimmten Pflegemaßnahmen längere Zeit am Leben erhalten werden. Im Naturexperiment, beim *Gamper*schen Mittelhirnwesen, machte man dieselbe Beobachtung. Es konnte nahezu drei Monate am Leben erhalten und studiert werden.

Kleine Schäden (zirkumskripte Verletzungen, Blutungen, Degenerationen) zeigen, daß die **unbedingt lebensnotwendigen Zentren** (für Atmung und Kreislauf) im kaudalen Teil der Rautengrube neben der Mittellinie liegen. Sie besitzen eine gewisse Automatie, werden aber durch chemische Stoffe und Nerveneinfluß gesteuert.

Das Atemzentrum verlagern wir in die Formatio reticularis in Höhe der Vaguskerne. Es ist doppelseitig angelegt. Einseitige Zerstörung desselben ergibt einseitigen Ausfall der Atmung. Die **Zellen der Formatio reticularis** werden hier durch die CO_2-Spannung des Blutes **automatisch erregt.** Die Neuriten der Zellen und ihre Kollateralen übertragen die Erregung auf die motorischen Wurzelzellen aller an der Atmung beteiligten Muskeln, sie verbinden die Zellen des Nucleus ambiguus (Kehlkopf) mit Vorderwurzelzellen des Halsmarks (des N. phrenicus, Zwerchfell) und des Brustmarks (zu den Zwischenrippenmuskeln). Bei starker Reizung (Atemnot, Erstickungsanfällen) breitet sich die Erregung auch auf jene Vorderwurzelzellen aus, die die Atemhilfsmuskeln (S. 554) versorgen. **Gesteuert** wird das Atemzentrum **reflektorisch durch sensible Vagusfasern,** die durch die Blähung der Lungen gereizt werden.

Die automatisch und reflektorisch geregelte Atmung kann durch Reize auf andere sensible Nerven reflektorisch abgewandelt werden. So führt Reizung der Nasenschleimhaut (sensibler Trigeminusfasern) zu abnorm tiefer Einatmung und folgender ruckartiger, starker Ausatmung bei offener Glottis **(Niesreflex).** Reizung sensibler Vagusfasern in der Schleimhaut des Kehlkopfes, der Luftröhre und Bronchien durch feste, flüssige oder gasförmige Fremdstoffe führt zu starker Einatmung und Glottisverschluß, dann zu einer stoßartigen Ausatmung, die den Glottisverschluß sprengt und die Fremdkörper herausschleudert **(Hustenreflex).**

In beiden Fällen wird die Erregung von den sensiblen Fasern (*Trigeminus* bzw. *Vagus*) zunächst auf die *Formatio reticularis* und von dieser auf jene motorischen Kerne übertragen, die bei der Atmung beteiligt sind.

Die Kreislaufzentren (Vasomotorenzentrum und Herzhemmungszentrum) arbeiten ebenfalls automatisch, werden aber auch vom CO_2-Gehalt des Blutes beeinflußt. **Das Vasomotorenzentrum** ist nicht scharf abzugrenzen, erstreckt sich wohl über ein größeres Feld der Medulla oblongata, in dem die einzelnen Gefäßgebiete wahrscheinlich selbständig vertreten sind. Es regelt den Tonus der Gefäße. Reizung verengt die Gefäße und steigert demgemäß den Blutdruck, Zerstörung ergibt Gefäßerweiterung und Blutdruckabfall.

Das Herzhemmungszentrum fällt wahrscheinlich mit den Vaguskernen zusammen. Reizung des Zentrums oder des Vagus führt zunächst zur Pulsverlangsamung, darauf zur Pulsbeschleunigung und schließlich zum Herzstillstand.

Die Kreislaufzentren werden nervös durch sensible Vagus- und Glossopharyngeusfasern beeinflußt. Blutdrucksteigerung führt zu einer Dehnung der Gefäßwände; dabei werden im Aortenbogen die sensiblen Endigungen des N. vagus, in der Wand des Sinus caroticus die des N. glossopharyngeus gereizt. Reflektorische Übertragung des Reizes auf die zentrifugalen Vagusfasern setzt das Herztempo herab. Gleichzeitig wird auch durch Einwirkung auf das Vasomotorenzentrum der Blutdruck herabgesetzt.

Kreislaufzentrum und Atemzentrum sind außerdem noch eng miteinander gekoppelt. Das morphologische Substrat für das sehr komplizierte Zusammenspiel dieser Zentren sehen wir wieder in der Formatio reticularis des Rautenhirns.

Außer diesen automatisch wirkenden, durch CO_2-Spannung des Blutes und nervösen Einfluß regulierten Zentren gibt es noch reine **Reflexzentren.** Sie sind Schutzeinrichtungen oder dienen der Nahrungsaufnahme und -verarbeitung.

Der Schluckreflex. Berührung des Zungengrundes, der Gaumenbögen und der hinteren Schlundwand (*N. glossopharyngeus und N. vagus*) wird von den sensiblen Fasern dieser beiden Nerven zur Medulla oblongata geleitet, dort durch Kollateralen auf den *Nucleus ambiguus* (*Glossopharyngeus und Vagus*) und den *Hypoglossuskern* übertragen. Gleichzeitig findet noch eine Übertragung auf die Zellen der *Formatio reticularis* statt, die indirekt die Verbindung zum motorischen Trigeminuskern und den Vorderwurzelzellen der Halssegmente herstellen. Auf dem Wege über die motorischen Anteile des *Trigeminus, Glossopharyngeus, Vagus, Hypoglossus* und der *oberen Halsnerven* werden alle jene Muskeln in Tätigkeit gesetzt, die für den recht komplizierten Schluckakt (S. 98) nötig sind. Schon kleine Störungen in diesem Zusammenspiel führen zum Verschlucken und können durch Aspirationspneumonie das Leben gefährden.

Der Saugreflex. Berührung der Lippen und Zungenspitze (2. und 3. Ast des *Trigeminus*) führt beim „reifen" Neugeborenen zu einer gemeinsamen Betätigung der Lippen-, Wangen-, Zungen- und Mundbodenmuskulatur, die darauf abzielt, im vorderen Teil der Mundhöhle einen Unterdruck zu schaffen, durch den die Milch angesaugt wird. Dieser Reflex verläuft von den sensiblen Endigungen des Trigeminus zu den Zellen der *Formatio reticularis.* Diese leiten den Impuls zu den Ursprungskernen des *Trigeminus, Facialis* und *Hypoglossus.* Von den letzteren fließen die Impulse zu den obengenannten Muskeln, regen sie zu der Gemeinschaftsarbeit des Saugens an. Dieser aus drei Neuronen bestehende Leitungsbogen wird erst gegen Ende der Schwangerschaft leitfähig. Frühgeburten sind deshalb schwer zu ernähren. Der Reflex verschwindet bereits wieder in der 2. Hälfte des 1. Lebensjahres (bei Gehirnverletzungen kann er wieder auftreten).

Speichelsekretionsreflexe. Berührung der Zunge (*Trigeminus*), Erregung der Geschmacksfasern (*Intermedius, Glossopharyngeus*) durch Geschmacksstoffe und der *Nn. olfactorii* durch Riechstoffe sowie Vorstellungen (Großhirn) regen die Drüsen im Bereiche der Mundhöhle und des Magens zur Speichel- bzw. Magensaftsekretion an. Der Reiz verläuft in den sensiblen bzw. sensorischen Fasern des Trigeminus, Intermedius, Glossopharyngeus, der Nn. olfactorii über die Zellen der *Formatio reticularis* zu den parasympathischen Kernen, *Nucleus salivatorius superior* und *inferior* und *Nucleus dorsalis n. vagi,* von dort über die parasympathischen Fasern dieser Nerven zu den Speichel- und Magendrüsen.

Von den **Schutzreflexen** wurden beim Atemzentrum bereits der **Nies-** und **Husten-**

reflex besprochen. Hier sei noch auf die **Hornhautreflexe** verwiesen. Berührung der Hornhaut führt reflektorisch zum Schließen der Augenlider und zum Zurückwerfen des Kopfes. Der Reflex verläuft vom 1. Trigeminusast über Kollateralen zum Ursprungskern des Facialis, von dem aus der M. orbicularis oculi betätigt wird. Die gleichzeitig im Tractus spinalis n. trigemini absteigenden Fasern schicken Kollateralen ins Halsmark zu den Vorderwurzelzellen für die Nackenmuskeln. Schon der leichte Austrocknungsreiz löst den Lidschlag aus, wodurch die Hornhaut wieder angefeuchtet wird. Reizung der Hornhaut löst gleichzeitig die Tränensekretion aus. Den afferenten Schenkel liefert wieder der Trigeminus. Dieser schaltet um auf den parasympathischen Anteil des Intermedius, der auf dem Wege: *N. petrosus major–Ganglion pterygopalatinum–N. zygomaticus–Anastomose zum N. lacrimalis* Tränensekretion bewirkt. Lidschlag und Tränenreflex halten Fremdstoffe vom Auge fern oder spülen sie fort, um eine Infektion zu verhindern.

Die Vestibularisreflexe. Reizen wir durch Bewegung des Kopfes oder des Körpers den Gleichgewichtsapparat (die *Cristae ampullares* der Bogengänge und die *Maculae* [*staticae*] im *Utriculus* und *Sacculus*), so treten reflektorisch Tonusveränderungen in den Muskeln des Körpers auf. Sie haben das Ziel, bei der veränderten Körperstellung das Gleichgewicht zu erhalten oder es wiederherzustellen. Der Reflex verläuft durch den Gleichgewichtsnerven zu den *Nuclei vestibulares* (besonders zum *Deiters*schen Kern). Die in ihm entspringenden Anteile des *Fasciculus longitudinalis medialis* und des *Tractus vestibulospinalis* (Abb. 269) übertragen den Reiz auf die Vorderwurzelzellen der gleichen und der gegenüberliegenden Seite und die ihnen entsprechenden Wurzelzellen der motorischen Kerne der Medulla oblongata und des Mittelhirns. Auf diese Weise werden Bewegungen oder Spannungsänderungen in den Muskeln ausgelöst, die das Gleichgewicht sichern. Besonders eindrucksvoll ist die Vestibulariswirkung auf die Augenbewegungen. Drehen wir den Kopf nach einer Seite, so versuchen die Augen in der alten Blickrichtung zu beharren und werden nach der Gegenseite gedreht. Drehen wir den Körper bei mäßiger Geschwindigkeit um die Längsachse, so versuchen die Augen in der alten Blickrichtung zu beharren, folgen dann aber mit kurzen, ruckartigen Bewegungen der Drehrichtung (*Nystagmus*). Den gleichen Effekt erhalten wir auch durch kalorische Reizung des Vestibularis (durch Ausspritzen des Ohres mit kaltem oder warmem Wasser). Heben wir den Kopf, so bewegen sich die Augen und die Lider nach unten, senken wir ihn, so bewegen sie sich nach oben. Es werden auch hier die Augen reflektorisch in der ursprünglichen Blickrichtung gehalten. Dieser Reflex erfolgt auch im Dunklen und bei Erblindung, wird also nicht vom Auge, sondern nur vom Gleichgewichtsnerven ausgelöst. Diese reflektorische Beeinflussung der Augenmuskeln erfolgt durch jene Bestandteile des medialen Längsbündels, die vom *Deiters*schen Kern zu den Augenmuskelkernen ziehen (s. u.). Die Gleichgewichtsveränderungen werden außerdem noch auf dem Wege *Lemniscus medialis–Thalamus* der Großhirnrinde zugeleitet.

Die nervöse Regulierung der Augenbewegungen

Das „**binoculare Einfachsehen**" erfordert eine äußerst komplizierte Zusammenarbeit der äußeren und inneren (glatten) Muskeln beider Augen, die stets gemeinsam innerviert werden müssen.

Soll das Gesichtsfeld von der Mittelstellung aus zum Blickfeld erweitert werden, so müssen beide Bulbi gleichsinnige (parallele) Links- und Rechtswendungen (je 40–50°) und gleichsinniges Heben und Senken (je 50–60°) durchführen. Diese Richtbewegungen der Bulbi können noch durch gleichförmige Kopfbewegungen (Links–Rechtswenden, Heben und Senken) erweitert werden.

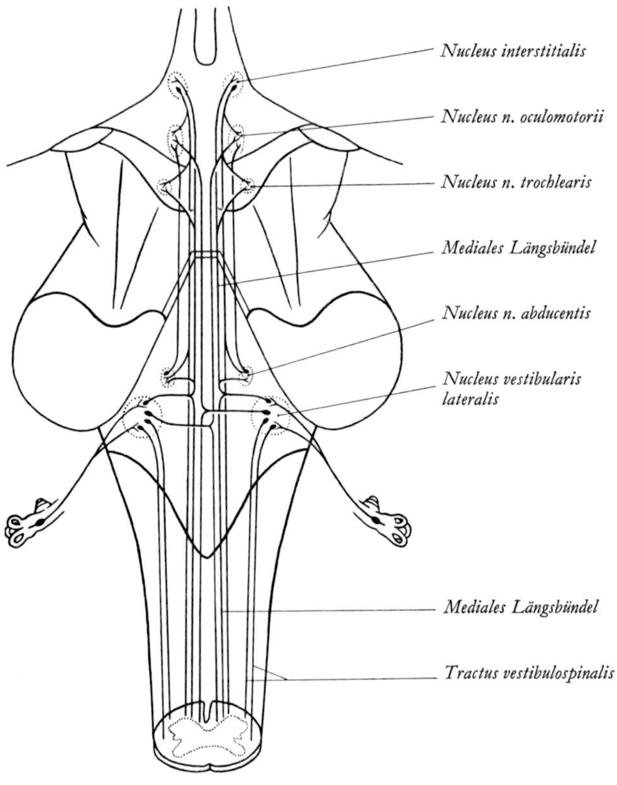

Abb. 269. Schema des medialen Längsbündels, Fasciculus longitudinalis medialis, und des Tractus vestibulospinalis

Sollen die optischen Achsen beider Augen im Fixationspunkt zum Schnitt kommen, so müssen die beiden Bulbi auf diesen Punkt eingestellt, d. h. beim Übergang von der Fern- zur Nahstellung konvergiert werden. Das bedeutet eine gegensinnige Bewegung der beiden *Mm. recti mediales.* Diese Konvergenzbewegung ist nun noch zwangsläufig gekoppelt mit der Akkommodation (stärkere Wölbung der Linse durch Innervation des *M. ciliaris*) und einer stärkeren Abblendung (durch Innervation des *M. sphincter pupillae*). Diese Koppelung von Konvergenz, Akkommodation und Abblendung ist für die Naheinstellung aus rein physikalischen Gründen nötig (siehe Lehrbücher der Physiologie). Wir müssen sie in die Formatio reticularis des Hirnstammes, hauptsächlich wohl in das mediale Längsbündel verlagern.

Das Abtasten der drei Dimensionen des Raumes durch Seiten-, Vertikal- und Naheinstellungsbewegungen bedeutet einen ständigen Wechsel von gleichsinnigen zu gegensinnigen Bewegungskombinationen, von Akkommodation und Abblendung. Es erfordert eine höchst komplizierte, nur teilweise geklärte, nervöse Verknüpfung. Diese kann 1. im Assoziationsapparat des Hirnstammes, besonders im medialen Längsbündel (Abb. 269), 2. in den Ursprungskernen der Augenmuskelnerven (Abb. 270) und 3. in der Großhirnrinde liegen.

Ad 1. **Das mediale Längsbündel** (Abb. 269) verknüpft durch seine Kollateralen die Augenmuskelkerne der gleichen und der Gegenseite untereinander und

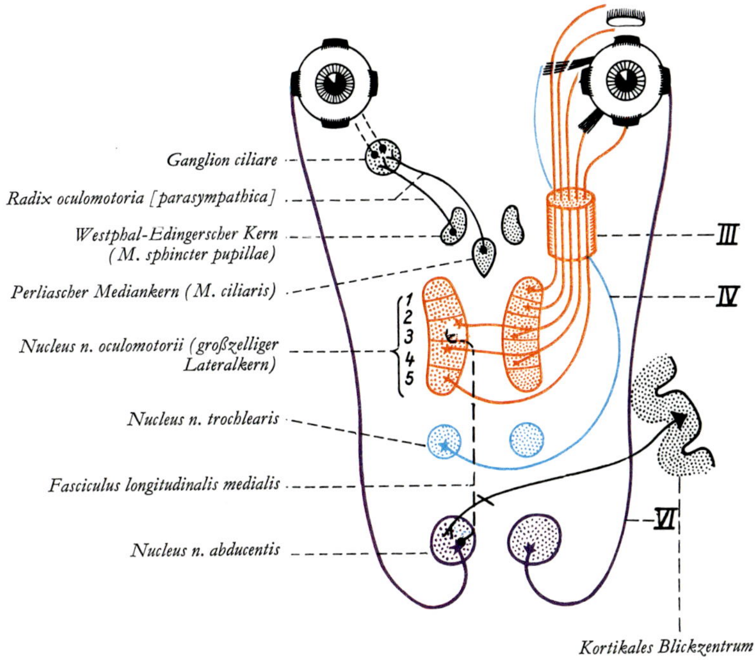

Abb. 270. Farbiges Schema der Kerne und Nerven für die glatten und quergestreiften Augenmuskeln. Verändert nach *Bing*. Im Nucleus n. oculomotorii liegen von kranial nach kaudal die Zellen für: 1. M. levator palpebrae superioris; 2. M. rectus superior; 3. M. rectus medialis; 4. M. obliquus inferior; 5. M. rectus inferior

mit den Vorderwurzelzellen der Halsmuskeln (Koordination der Augenbewegungen mit den Halsbewegungen). Es reicht vom Mittelhirn bis in das Rückenmark. Es enthält verschiedene Faserarten, von denen in Abb. 269 nur die wichtigsten dargestellt sind. Wir sehen dort nur jene, die

a) im *Nucleus interstitialis* (*Cajal*),
b) im *Nucleus vestibularis lateralis* (*Deiters*)

entspringen.

Da auch der rostral vom Nucleus ruber gelegene Nucleus interstitialis Impulse vom Gleichgewichtsapparat empfängt, ist durch die unter a) und b) genannten Bestandteile eine reflektorische Beeinflussung der Augenmuskeln und Halsmuskeln vom Gleichgewichtsapparat aus möglich.

Fast alle sensiblen Hirnnerven schicken Neuriten oder Kollateralen in das mediale Längsbündel. Herausgehoben seien noch die Fasern der Hörbahn. Sie gehen vom *Nucleus ventralis* und *dorsalis corporis trapezoidei* aus. Auf diesem Wege erfolgt die reflektorische Beeinflussung der Augenmuskeln durch Schalleindrücke (Hinwendbewegungen S. 338).

Schließlich sollen noch Kollateralen von den Ursprungszellen des *N. abducens* im medialen Längsbündel verlaufen und zu dem Teil des gleichseitigen *Nucleus n. oculomotorii* ziehen, der den *M. rectus medialis* versorgt (Abb. 270).

Da dieser Kern Neuriten zum gleich- und gegenseitigen M. rectus medialis schickt (Abb. 270), können gleichsinnige Abduktionsbewegungen (durch den Rectus lateralis der einen und den Rectus medialis der anderen Seite) erfolgen.

Ad 2. **Die Kerne der Augenmuskelnerven** liegen zum größten Teil im Mittelhirn (*N. oculomotorius, N. trochlearis*) auf engem Raum zusammengedrängt. (*Zirkumskripte Schäden können große Ausfälle bedeuten!*) Nur der Abduzenskern liegt im Boden der Rautengrube (Abb. 257).

Die Lage der Augenmuskelkerne und der Austritt der Neuriten ist aus der schematischen Abb. 270 zu ersehen.

Die parasympathischen, viszeromotorischen Wurzelzellen für die inneren, glatten Augenmuskeln (*M. ciliaris* und *M. sphincter pupillae*) verlaufen zur gleichen Seite (homolateral).

Die somatomotorische Kernsäule des *N. oculomotorius* (rot in Abb. 270) zerfällt in Einzelkerne für die einzelnen Muskeln. Aus ihnen treten die Fasern für:

1. den M. levator palpebrae superioris und M. rectus superior homolateral,
2. den M. rectus medialis und M. obliquus inferior homolateral und kontralateral,
3. den M. rectus inferior kontralateral aus.

Die Wurzelzellen des N. trochlearis (blau) treten kontralateral, die des N. abducens (violett) homolateral aus.

Da der *N. abducens* durch die oben beschriebenen, im medialen Längsbündel verlaufenden Kollateralen die Zusammenarbeit mit den Mm. recti mediales regelt, verlegt man in seinen Kern oder dessen Umgebung ein **pontines Blickzentrum.**

Ad 3. **Das kortikale Blickzentrum der Großhirnrinde** (im hinteren Teil der mittleren Stirnwindung) beeinflußt durch den auf Abb. 289 punktierten, durch die Capsula interna und Crura cerebri verlaufenden **Tractus corticonuclearis** die Augenmuskelkerne beider Seiten. Genau wie die übrige motorische Rinde (S. 383) regt das kortikale Blickzentrum nicht einzelne Muskeln an, sondern löst Kombinationsbewegungen (Heben und Senken, Rechts- und Linkswenden beider Augen) aus.

Anwendung. Supranukleäre Lähmungen (von der Großhirnrinde bis zu den Augenmuskelkernen) machen wegen der bilateralen Versorgung der Kerne keine großen Erscheinungen, wenn sie einseitig sind. Reizungen des Blickzentrums lösen assoziierte Bewegungen aus. Einseitige Schädigungen der Kerne rufen (s. Abb. 270) homolaterale oder kontralaterale oder (beim Rectus medialis und Obliquus inf.) keine Lähmung hervor. Die enge Nachbarschaft der Okulomotorius- und Trochleariskerne erklärt die großen Ausfälle bei kleinen Schäden im Bereich des Mittelhirns. Ebenso können zirkumskripte Schäden im Bereich des medialen Längsbündels große Störungen hervorrufen. Ausfall des Abduzenskernes bedeutet neben homolateraler Abduzenslähmung auch Schädigung des Rectus medialis. Liegt der Schaden distal vom Abgang der Kollateralen zum medialen Längsbündel, so fällt nur der homolaterale Abducens aus.

Über das Mittelhirn und die Okulomotoriuskerne verläuft auch **der Pupillarreflex.** Er kann ausgelöst werden:

1. durch Lichteinfall,
2. durch Naheinstellung (gekoppelt mit Konvergenz und Akkommodation).

Die **Lichtreaktion** verläuft vom **afferenten Schenkel,** *Retina, N. opticus, Chiasma opticum* (teilweise Kreuzung), *Tractus optici* zu den *Colliculi superiores* (Abb. 278), und weiter über eine **Schaltstation im Mittelhirn** auf dem **efferenten Schenkel** (*Okulomotoriuskern–N. oculomotorius–Ganglion ciliare–Nn. ciliares breves*) zum Sphincter pupillae.

Eine Störung dieses Leitungsbogens kann:

1. im afferenten Schenkel,
2. in der Schaltstation,
3. im efferenten Schenkel

liegen. Da die Fasern zum Teil im Chiasma opticum kreuzen, kann von einem Auge aus der rechte und linke Colliculus superior erregt und damit die Lichtreaktion (*konsensuelle*) auf beiden Augen ausgelöst werden.

Ad 1. Ist der **afferente Schenkel** unterbrochen, d. h., ist das Auge blind, so kann von diesem Auge aus die Lichtreaktion nicht ausgelöst werden (**amaurotische Starre**!), doch kann vom gesunden Auge aus die Lichtreaktion auf beiden Augen ausgelöst werden. Sind beide Augen blind (amaurotisch), so kann durch Naheinstellung (Konvergenz) der blinden Augen noch eine Pupillenverengung erreicht werden.

Ad 2. Ist die noch nicht genau bekannte Überleitung vom afferenten zum efferenten Schenkel, die **Schaltstation,** gestört, so fehlt die Lichtreaktion (**reflektorische Pupillenstarre**!), obwohl das Auge sehen und die Pupille sich bei Naheinstellung (Konvergenz) verengern kann. Die reflektorische Pupillenstarre ist meist doppelseitig und oft durch Lues (*Tabes*, *Paralyse*) bedingt.

Ad 3. Ist der **efferente Schenkel** (vom Okulomotoriuskern zum Sphincter pupillae und M. ciliaris) unterbrochen, so fehlen **Licht- und Naheinstellungsreaktion.**

II. Das Kleinhirn, Cerebellum

1. Feinbau

(Abb. 271)

Bereits makroskopisch lassen sich im Kleinhirn die weiße und die graue Substanz unterscheiden. Die letztere bildet die Kleinhirnrinde und die im Innern gelegenen Kleinhirnkerne. Die *Nuclei fastigii*, *emboliformis* und *globosus* und ein kleiner Teil des *Nucleus dentatus* gehören dem Urkleinhirn, der *Nucleus dentatus* zum weitaus größten Teil dem Neukleinhirn an.

Die Kleinhirnrinde läßt:

1. eine äußere, graue, feingekörnte Schicht, *Stratum moleculare*,
2. eine innere, rotbraune, grobgekörnte Schicht, *Stratum granulosum*,
3. eine zwischen beiden liegende Ganglienzellschicht, *Stratum gangliosum*, unterscheiden. Diese Schicht kann auch zum Stratum granulosum gerechnet werden.

Das **Kleinhirnmark** enthält wie das Großhirnmark:

1. Assoziationsfasern (Verbindung von Rindengebieten der gleichen Seite);
2. Kommissurenfasern (Verbindung von Rindengebieten der rechten und linken Seite);
3. Projektionsfasern.

Die letzteren können Impulse:

a) zur Kleinhirnrinde leiten (afferente Fasern, rot in Abb. 271),
b) von der Kleinhirnrinde fortführen (efferente Fasern = Neuriten der Purkinjezellen, schwarz in Abb. 271).

Afferente Fasern:

1. Die Kletterfasern durchsetzen das Stratum granulosum, „klettern“ wie Efeu an den Dendriten der Purkinjeschen Zellen empor und treten mit ihnen in synaptische Verbindungen. Jede Purkinjezelle wird stets nur von einer Kletterfaser versorgt, jedoch kann die selbe Kletterfaser an mehrere benachbarte Purkinjezellen herantreten. Kollateralen der Kletterfasern zu anderen Zellen der Kleinhirnrinde (Korbzellen, Golgizellen, Sternzellen) sind möglich. Alle Kletterfasern führen Afferenzen aus der unteren Olive.
2. Die Moosfasern führen alle übrigen Afferenzen zum Kleinhirn (vom Rückenmark, von der Medulla und von der Brücke). Im Gegensatz zu den Kletterfasern, sind sie sehr stark verzweigt und geben auch zahlreiche Kollateralen ab.

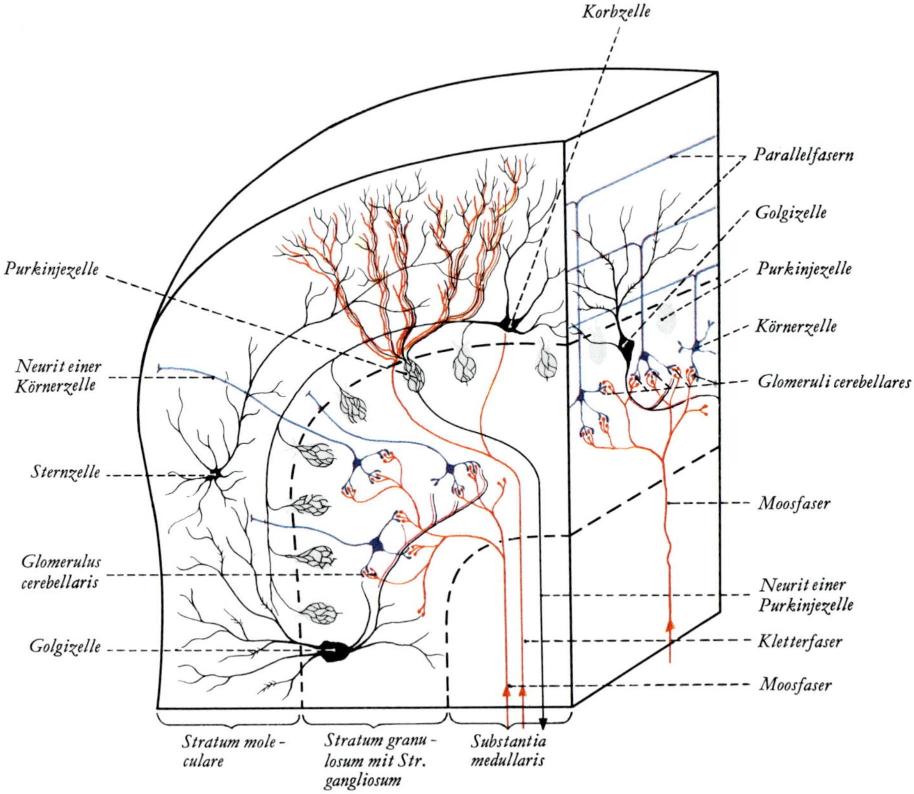

Abb. 271. Vereinfachtes Schema der neuronalen Verknüpfung in der Kleinhirnrinde. Die vordere Schnittfläche ist senkrecht und quer durch eine Windung gelegt. Die seitliche Schnittfläche verläuft in der Längsrichtung der Windung. Moosfasern und Kletterfasern = rot; Neurit einer Purkinjezelle = schwarz; Purkinjezelle = grau; Körnerzellen = blau; Korbzelle, Sternzelle, Golgizellen = schwarz. In Anlehnung an *J. C. Eccles, M. Ito* und *J. Szentágothai*

In der Körnerschicht verdicken sich die Äste der Moosfasern an ihren Enden rosettenartig. Jede Endrosette bildet mit zahlreichen Dendriten der Körner- und Golgizellen Synapsen axodendritischer Art. Es entsteht dadurch ein von Glia umhüllter eosinophiler Synapsenhaufen (*Glomerulus cerebellaris,* Eccles, Ito, Szentágothai).

Efferente Fasern sind die Neuriten der Purkinjezellen (schwarz in Abb. 271). Sie schicken rückläufige Kollateralen zu den Faserkörben benachbarter Purkinjezellen und ziehen durch die Körner- und Markschicht zu den Kernen des Kleinhirns.

Die **Zellen der Kleinhirnrinde** (Abb. 271)

1. Im *Stratum granulosum* liegen dicht nebeneinander die Körnerzellen. Sie besitzen mehrere Dendriten deren Enden klauenförmig verdickt sind und mit Endrosetten der Moosfasern Synapsen eingeben. Der Neurit tritt in das Stratum moleculare ein und gabelt sich T-förmig. Jeder der beiden Äste verläuft parallel zur Kleinhirnoberfläche über eine Strecke von 1–2 mm (Parallelfasern) und bildet Synapsen mit Dendriten der anderen Nervenzellen der Kleinhirnrinde.

2. Die Korbzellen (innere Sternzellen) liegen im inneren Drittel der Molekularschicht. Kollateralen ihres Neuriten bilden um den Leib der Purkinjezellen Faserkörbe und axosomatische Synapsen. Sie sind stark verzweigt, ihr Dendritenbaum gegen die Oberfläche gerichtet.
3. Weiter außen liegen kleinere, den Korbzellen ähnliche, Sternzellen. Ihre Dendriten verzweigen sich in allen Richtungen, ihr Neurit bildet axodendritische Synapsen mit den Purkinjezellen.
4. Golgi-Zellen liegen in der Körnerschicht, meist in Nähe der Purkinjezellen. Sie sind größer als Körnerzellen. Ihr großer Dendritenbaum verzweigt sich dreidimensional in der Molekularschicht, ihr kurzer Neurit endet mit seinen Zweigen in den Glomeruli cerebellares.
5. Die Purkinjezellen bilden mit ihren birnenförmigen Zellkörpern das Stratum gangliosum. Die in regelmäßigen Abständen angeordneten großen Zellen entsenden an ihren oberen Pol bis zu drei Dendriten die sich spalierbaumartig (zweidimensional) in der Molekularschicht verzweigen. An der Basis der Zellen tritt der Neurit aus. Die Axone der 15 Millionen Purkinjezellen ziehen zu den Kleinhirnkernen (z. T. auch zu Vestibulariskernen), und bilden die einzigen Efferenzen der Kleinhirnrinde.

Die Zellkörper dieser in ihrer Form für das Kleinhirn charakteristischen Zellen werden von Faserkörben umgeben, welche aus Kollateralen der Neuriten der Korbzellen aus rückläufigen Kollateralen der eigenen Neuriten und aus Ästen der Kletterfasern bestehen.

Funktionelle Verknüpfung der Neurone der Kleinhirnrinde

Die Kleinhirnrinde hat zwei „Eingänge": die Kletterfasern und die Moosfasern und einen „Ausgang": die Neuriten der Purkinjezellen. Die Kletterfasern geben zwar Kollateralen an die Kleinhirnkerne ab, enden aber sonst ziemlich direkt an den Dendriten der Purkinjezellen. Die Moosfasern wirken mehr indirekt, weil sie an einer Vielzahl von Körnerzellen enden. Erst deren Parallelfasern stellen den Kontakt mit den Purkinjezellen (und anderen Zellen) her. Kletter- und Moosfasern wirken erregend (exzitatorisch). Die Zellen der Kleinhirnrinde haben überwiegend hemmende (inhibitorische) Wirkung. Nur die Körnerzellen bilden eine Ausnahme. Sie erregen über die Parallelfasern alle anderen Neurone. Die Purkinjezellen hemmen die Neurone der Kleinhirnkerne, Golgizellen hemmen die Körnerzellen und Stern- und Korbzellen hemmen die Purkinjezellen.

Wie bereits erwähnt, bilden die Neuriten (Axone) der Purkinjezellen den „Ausgang" der Kleinhirnrinde. Da die Neuriten bestimmter Rindenabschnitte ganz bestimmte Kleinhirnkerne erreichen, läßt sich die Kleinhirnrinde in drei Längszonen einteilen.
1. Die *Pars mediana* entspricht der Rinde des Kleinhirnwurmes und projiziert zum *Nucleus fastigii.*
2. Die *Pars intermedia,* nur geringfügig breiter als die Pars mediana, schließt sich dieser seitlich an. Sie projiziert zum *Nucleus interpositus* (*Nucleus globosus* und *Nucleus emboliformis*).
3. Die *Pars lateralis* bildet den größten Teil der Kleinhirnhemisphären. Sie projiziert zum *Nucleus dentatus.*

Weiteres S. 356.

2. Die Urkleinhirnbahnen

(Abb. 272)

orientieren das Kleinhirn über den **Zustand der Peripherie** (über die Spannung der Muskeln, die Stellung der Gliedmaßen, die Haltung des Körpers und die Lage des

Körpers im Raum). Sie beginnen in der Peripherie mit den **Rezeptoren der Tiefensensibilität** und mit den **Sinnesendigungen des Gleichgewichtsapparates** (S. 262) und des **Auges** (S. 229) und erreichen auf verschiedenen Wegen das Urkleinhirn.

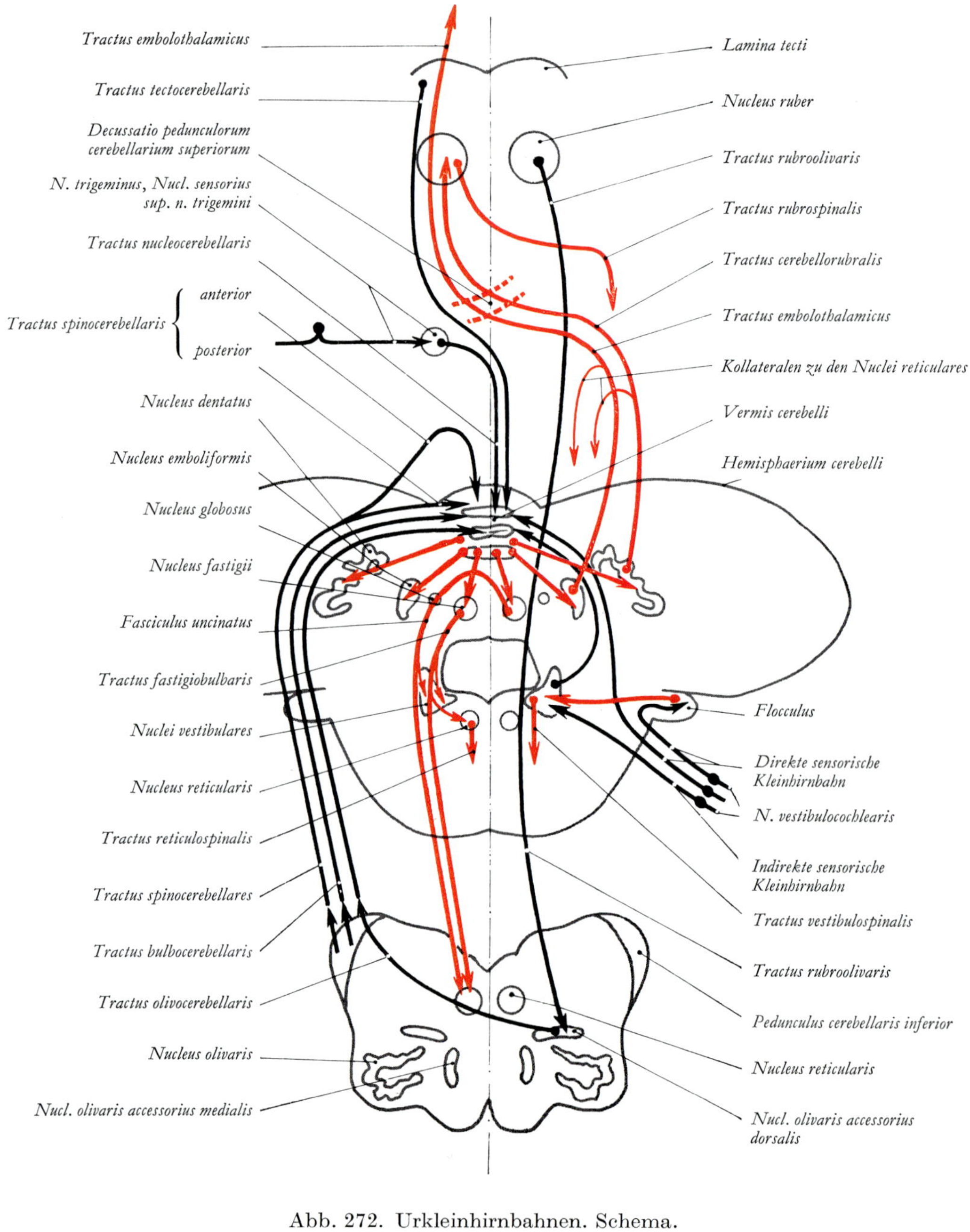

Abb. 272. Urkleinhirnbahnen. Schema.
Zum Urkleinhirn führende Bahnen schwarz, wegführende rot

1. Die **vom Rumpf und von den Gliedmaßen** kommenden Tiefenempfindungen werden durch die Spinalnerven **zum Rückenmark** geleitet. In ihm erreichen sie:
   a) **über die Kleinhirnseitenstrangbahnen:**
      im *Tractus spinocerebellaris posterior* der gleichen Seite (durch den unteren Kleinhirnstiel),
      im *Tractus spinocerebellaris anterior* der gleichen und der Gegenseite (durch den oberen Kleinhirnstiel),
   b) **über den Hinterstrang** den **Nucleus cuneatus accessorius** und von dort im **Tractus bulbocerebellaris** der gleichen und der Gegenseite das **Urkleinhirn** (durch Fibrae arcuatae externae dorsales und ventrales).
2. Die **vom Kopf** kommenden Tiefenempfindungen werden durch die sensiblen Hirnnerven, vorwiegend den Trigeminus, **zu den Endkernen des Rautenhirns** und von dort durch den **Tractus nucleocerebellaris** über den unteren Kleinhirnstiel zum Urkleinhirn geleitet.
3. Die **vom Gleichgewichtsapparat** ausgehenden Erregungen werden entweder direkt oder indirekt, d.h. nach Umschaltung in den **Nuclei vestibulares,** dem Urkleinhirn zugeleitet.
4. **Gesichtseindrücke,** die durch die Sehbahn (S. 370) den Colliculus superior erreicht haben, gelangen gekreuzt und ungekreuzt **durch den Tractus tectocerebellaris** zum Urkleinhirn.
5. Eindrücke von der medialen und dorsalen **Nebenolive** gelangen im **Tractus olivocerebellaris** zum Urkleinhirn.

Alle diese Eindrücke werden in der Kleinhirnrinde gesammelt und ausgewertet. Das Ergebnis wird über den efferenten Schenkel des Leitungsbogens dem motorischen Apparat (den motorischen Kernen der Hirnnerven und den Vorderwurzelzellen des Rückenmarks) gemeldet, der darauf mit zweckentsprechenden Impulsen an die Muskeln reagiert.

Der efferente Schenkel des Leitungsbogens beginnt mit den **Purkinjezellen** und verläuft direkt oder indirekt, mit oder ohne Umschaltung in den **Urkleinhirnkernen** (Nuclei globosus, emboliformis, fastigii und z.T. der Nucleus dentatus),

a) über den unteren Kleinhirnstiel
   α) zum **Nucleus vestibularis lateralis** (Fortsetzung: Tractus vestibulospinalis anterior und lateralis, Fasciculus longitudinalis medialis),
   β) zur **Olive** der Gegenseite (Fortsetzung: Tractus olivospinalis);
b) über den oberen Kleinhirnstiel
   α) zum **Nucleus reticularis,** motorischen Haubenkern (Fortsetzung: Tractus reticulospinalis),
   β) zur **Vierhügelplatte,**
   γ) zum **Nucleus centralis** (centromedianus) **thalami** (Verbindung zum Striatum),
   δ) zum **Nucleus ruber** der Gegenseite (Fortsetzung: Tractus rubrospinalis).

Von den genannten Kernen werden die der statischen Koordination dienenden Impulse zu den motorischen Wurzelzellen der Hirn- und Rückenmarksnerven geleitet.

3. Die Neukleinhirnbahnen

(Abb. 273)

Die **Befehle der Großhirnrinde und des extrapyramidalen Systems** an den motorischen Apparat gehen **im Nebenschluß zum Neukleinhirn.** Sie verlaufen:

1. **vom Großhirn**
   a) in der Hauptsache über die frontale und okzipitotemporale Brückenbahn (schwarz auf Abb. 273) zu den *Nuclei pontis*, über die *Fibrae pontis transversae* und den mittleren Kleinhirnstiel zur gegenseitigen **Kleinhirnhemisphäre,**
   b) zum kleineren Teil direkt über den *Tractus corticocerebellaris* (schwarz auf Abb. 273) zur gleichseitigen **Kleinhirnhemisphäre;**
2. **vom extrapyramidalen System** über *Nucleus ruber – Tractus rubroolivaris – Olive – Tractus olivocerbellaris* zur gegenseitigen **Kleinhirnhemisphäre.**

Diese Befehle treffen im Kleinhirn mit den Meldungen aus der Peripherie zusammen. Die Kleinhirnrinde faßt die zahlreichen Einzelmeldungen der Peripherie zu einem einheitlichen Gesamtbild der Lage zusammen, vergleicht es mit den Befehlen der Großhirnrinde und des extrapyramidalen Systems und greift korrigierend, hemmend oder fördernd, in das motorische Geschehen ein, indem es über seine efferenten Bahnen den Tonus der Muskeln regelt und für das Zusammenspiel der Synergisten und Antagonisten das Maß des Impulses (*Eumetrie*) bestimmt.

Die efferenten Bahnen des Neukleinhirns beginnen ebenfalls mit den Purkinjezellen und verlaufen:

1. in der Hauptsache von der Kleinhirnrinde über **Nucleus dentatus – Tractus cerebellorubralis – Nucleus ruber – Fasciculi rubroreticulares,**
2. zum kleineren Teil über **Tractus cerebelloolivaris – Tractus olivospinalis zum motorischen Apparat.**
3. Der **Tractus cerebellothalamicus** zieht zum ventrolateralen Thalamuskern und orientiert von dort aus die Großhirnrinde über die Lage.

Funktion des Kleinhirns. Das Kleinhirn ist durch Nebenschlüsse mit allen motorischen Zentren verbunden und erhält außerdem Meldungen aus beinahe allen Sinnesorganen. Es hat die Aufgabe die Funktion der motorischen Zentren zu koordinieren. Von der motorischen Großhirnrinde erhält es über Kollateralen der Pyramidenbahn Vorausmeldungen über Willkürbewegungen. Es kann dadurch alle motorischen Impulse die dem **Muskeltonus,** der **Haltung** und **Bewegung** und dem **Körpergleichgewicht** dienen, steuern. Die Rinde des Kleinhirnwurmes (S. 355) bekommt Afferenzen aus dem somatosensiblen Bahnen und projiziert über dem *Nucleus fastigii* vor allem in die *Formatio reticularis* des Hirnstammes. Die Pars intermedia der Kleinhirnrinde bezieht Afferenzen aus somatosensiblen Bahnen und aus der motorischen Großhirnrinde. Ihre Efferenzen erreichen über dem *Nucleus globosus* und *emboliformis* (*Nucleus interpositus*) den *Nucleus ruber*. Die Rinde der Kleinhirnhemisphären hat Afferenzen aus allen Teilen der Großhirnrinde. Ihre Efferenzen erreichen über den *Nucleus dentatus* den *Nucleus ventralis intermedius* (lateralis) des Thalamus und weiter die motorische Großhirnrinde.

Anwendung. Die geschilderten anatomischen Tatsachen erklären den klinischen Befund bei Kleinhirnschäden.

1. **Cerebellare Ataxie.** Die mangelnde Zusammenarbeit der einzelnen Muskelgruppen stört die Gemeinschaftsbewegungen. Die Störungen zeigen sich vor allem am Rumpf und an den unteren Gliedmaßen. Die Patienten bekommen den torkelnden Gang eines Betrunkenen. Im Gegensatz zur spinalen Ataxie, wo meist auch die Sensibilität gestört ist, bestehen keine Sensibilitätsausfälle.
2. **Adiadochokinese** (α priv.; diadochos = aufeinanderfolgend; kinesis = Bewegung). Die gestörte Zusammenarbeit der einzelnen Muskelgruppen zeigt sich an der oberen Gliedmaße durch die Unfähigkeit, schnell aufeinanderfolgende Bewegungen (Pronation und Supination der Hand, Beugung und Streckung der Finger) auszuführen. Klavierspiel, Maschinenschreiben ist unmöglich. Entsprechend kann auch das schnelle Aussprechen komplizierter Worte behindert sein.
3. **Dysmetrie.** Da die Willkürimpulse nur auf einem Nebengeleise das Kleinhirn treffen, können wir bei plötzlichem Kleinhirnausfall keine Lähmung, wohl aber

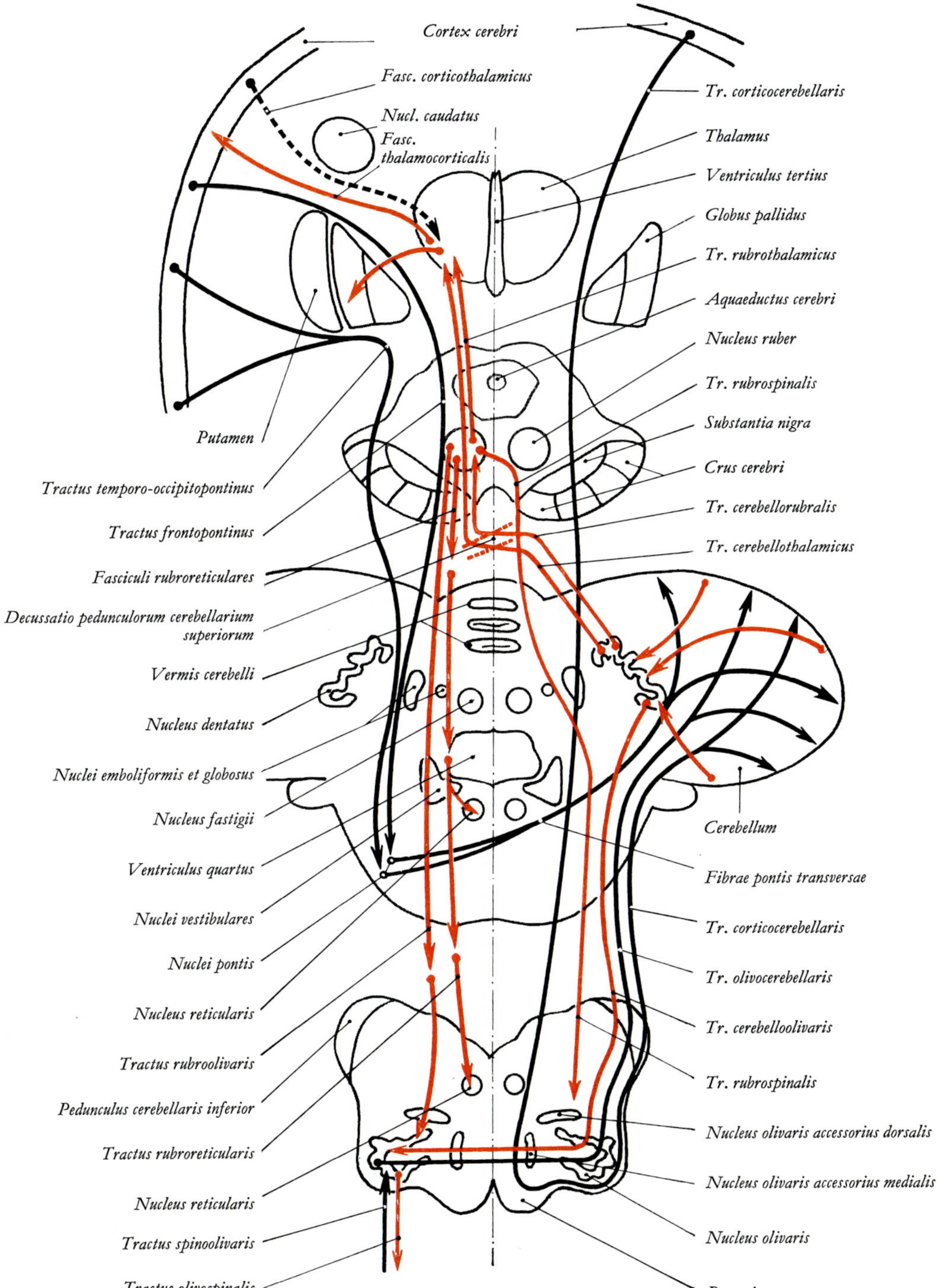

Abb. 273. Neukleinhirnbahnen. Schema. Zum Neukleinhirn führende Bahnen schwarz, wegführende rot

ein falsches Maß der Impulse feststellen. Die Bewegungen schießen z.B. beim Versuch, mit dem Finger die Nasenspitze zu berühren, über das Ziel hinaus (*Hypermetrie*) oder erreichen das Ziel nicht (*Hypometrie*).

4. **Cerebellare Hypotonie.** Die Herabsetzung des Muskeltonus läßt die Gliedmaßen in abnorme Stellungen bringen. Von der spinalen Hypotonie (Bd. I) unterscheidet sich die zerebellare durch das Erhaltensein der Reflexe, da ja bei Kleinhirnausfall der spinale Reflexbogen noch intakt ist.

Angeborener Kleinhirnmangel und langsam sich entwickelnde Schäden werden kaum bemerkt, weil die Aufgaben des Kleinhirns dann von anderen Zentren übernommen werden.

Einseitige Kleinhirnausfälle bedeuten vorwiegend Ausfall an der gleichen Seite, da ja die Bahnen vorwiegend zur gleichen Seite ziehen.

III. Das Vorderhirn, Prosencephalon,

besteht aus dem **Zwischen- und Endhirn.** Beim Erwachsenen überlagert das Endhirn das Zwischenhirn so weitgehend, daß nur an der Basis ein kleiner Bezirk des Zwischenhirns sichtbar ist. Im Gebiet der großen, zentralen Kerne ist die Vereinigung der End- und Zwischenhirnbestandteile so innig (Abb. 244–249), daß nur eine entwicklungsgeschichtliche Übersicht zeigen kann, was zum Endhirn und was zum Zwischenhirn gehört. Auch die Faserverbindungen untereinander und mit den kaudaleren Hirnabschnitten sind so geartet, daß Entwicklung, Feinbau, Faserverlauf und Leistungen des Prosencephalon nur im Zusammenhang abgehandelt werden können.

1. Entwicklungsgeschichtliche Übersicht

Die Entwicklung der Augenblase und des Augenbechers aus den vorderen Teilen des Zwischenhirns wurde bereits S. 225 verfolgt.

Ein Frontalschnitt durch das Gehirn eines menschlichen Keimlings von 25,1 mm Scheitelsteißlänge (Abb. 274) soll uns zunächst einen Überblick über die Bestandteile des Zwischen- und Endhirns geben.

Das Zwischenhirn zeigt hier eine ähnliche Form wie das embryonale Rückenmark der Abb. 210. Der *Sulcus hypothalamicus* (Sulcus diencephalicus ventralis) entspricht aber nicht dem *Sulcus limitans* des Neuralrohres. Auch kann im Diencephalon nicht mehr von einer Grund- und Flügelplatte die Rede sein (*D. Starck*). Der Sulcus hypothalamicus markiert die Grenze zwischen den beiden großen Anteilen des Zwischenhirnes, dem **Thalamus** und dem **Hypothalamus.**

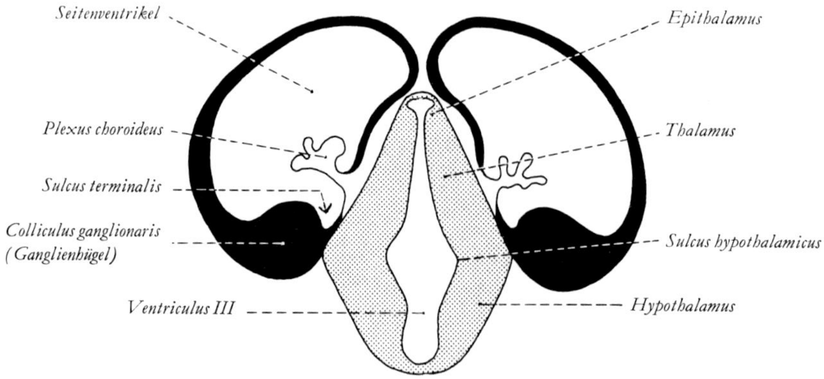

Abb. 274. Frontalschnitt durch das Endhirn (schwarz) und das Zwischenhirn (grau) eines menschlichen Keimlings von 25,1 mm Scheitel-Steißlänge (nach einer Abbildung von *Hochstetter*)

Dorsal und lateral vom Zwischenhirn liegen die **Endhirnblasen** (Hemisphärenblasen). Ihre Wand zeigt ungleiches Dickenwachstum. Am Boden ist sie verdickt und es wulstet sich der zellreiche Ganglienhügel (*Colliculus ganglionaris*) gegen den Hohlraum des Seitenventrikels vor. Vom Thalamus trennt ihn der tiefe *Sulcus terminalis* (Abb. 274). Hier, an der Grenze zwischen Thalamus und Colliculus ganglionaris, lagern sich vom Großhirn kommende oder zu diesem ziehende Leitungsbahnen ein. In ihrer Gesamtheit werden sie **Capsula interna** genannt. Diese weißen Fasermassen zersprengen die Zellen des Ganglienhügels in den *Nucleus caudatus* und das *Putamen* (des Linsenkernes). Die Sprengung ist aber nicht vollständig. Beide Kerngebiete bleiben durch Zellstränge („Streifen") miteinander verbunden (deshalb Corpus striatum). Der *Globus pallidus* des Linsenkernes (*Pallidum*) ist kein Abkömmling des Ganglienhügels. Er entsteht durch Hineinwachsen von Zellmaterial des Zwischenhirns.

Durch die Entstehung der *Capsula interna* und die damit verbundenen Umformungen im Grenzgebiet zwischen dem Ganglienhügel und dem Zwischenhirn verschwindet die seitliche Wand des letzteren völlig. Das Zwischenhirn wird in das Großhirn einbezogen.

Die übrigen Teile der Hemisphären zeigen ein stärkeres Flächenwachstum, umhüllen als Mantel (**Pallium**), den Hirnstamm. Dieser Mantelteil des Endhirns verdickt sich erst später und gliedert sich unter Einengung des großen Ventrikelraumes in die Großhirnrinde und die mächtigen Markmassen des Endhirns. Er wächst sehr rasch nach vorne, hinten und unten, und verdeckt den größten Teil der kaudalen Hirnabschnitte. Am Erwachsenengehirn erreicht dadurch das Zwischenhirn nur an der Hirnbasis, zwischen den Pedunculi (Crura) cerebri, die freie Oberfläche.

2. Die Kerne des Zwischenhirns

a) Der Thalamus

Form, Lage und grobe Einteilung dieses mächtigen Kerngebietes wurde bereits S. 311 beschrieben. Zyto- und faserarchitektonisch hat man im Thalamus bisher etwa 150 kleinere Kerngebiete unterschieden. Aus der Fülle morphologischer und physiologischer Tatsachen kann hier nur ein kurzer Abriß gegeben werden.

Der Thalamus ist die große **Schalt-** und **Kontrollstation** für alle aus der Peripherie (Umwelt und Innenwelt) kommenden Erregungen mit Ausnahme der Riechreize. Er ist damit das Tor zum Bewußtsein für alle Erregungen, die der Körperfühlsphäre, der Seh- und Hörrinde des Großhirns übermittelt werden. Er ist ferner ein selbständiges **Assoziations-** und **Integrationszentrum,** in dem die von verschiedenen Orten kommenden Erregungen miteinander verglichen und verknüpft und in affektbetonter Weise gefärbt, zu elementaren, unbewußten Gefühlen und Affekten (Unlust, Schmerz, Angst, Wollust usw.) verarbeitet und den Assoziationsfeldern der Großhirnrinde zugeleitet werden. Der Thalamus steht direkt oder indirekt mit verschiedenen Teilen des **extrapyramidalmotorischen Systems** in Verbindung (Abb. 279). Er erhält von ihnen ständig Meldungen über ihren Funktionszustand und kann damit koordinierend und regulierend in den Bewegungsablauf eingreifen.

Ein Thalamuskern kann folgende Verbindungen haben:

a) mit anderen Thalamuskernen,
b) mit benachbarten subkortikalen Kernen,
c) mit der Großhirnrinde
d) mit langen, aufsteigenden Bahnen aus dem Hirnstamm und Rückenmark.

Es ist üblich, jene Thalamuskerne, die ihre Afferenzen aus der Peripherie (z.B. der Haut) über somatotopisch gegliederte Bahnen (z.B. Lemniscus medialis) erhalten und selbst eine der Peripherie entsprechende **somatotopische Gliederung** aufweisen, als **spezifisch** zu bezeichnen. In ihnen ist z.B. jeder Hautbezirk durch nur ihm zugehörige Neurone an einer ganz bestimmten Stelle vertreten. Benachbarte Hautareale sind im spezifischen Thalamuskern nebeneinander repräsentiert. Der vom Thalamus zum Gyrus postcentralis führende Tractus thalamocorticalis projiziert diese somatotopische Gliederung bis in die Körperfühlsphäre hinein (siehe auch S. 364). Den spezifischen Thalamuskernen werden solche gegenübergestellt, deren zuführende Neurone unterwegs mehrmals umgeschaltet werden (z.B. in der Formatio reticularis) und Erregungen aus verschiedenen Sinnesgebieten (z.B. aus dem Auge und aus der Haut) dem Kern zuleiten (**„nicht spezifische Thalamuskerne“**).

Assoziationskerne des Thalamus (z.B. Nucleus lateralis posterior, Nucleus lateralis dorsalis, Nuclei anteriores, Pulvinar) erhalten keine direkten Erregungen aus der Peripherie. Sie haben gegenläufige Verbindungen mit den Assoziationsfeldern der Großhirnrinde.

Einteilung der wichtigen Thalamuskerne

(s. Abb. 275)

1. Vordere Gruppe:	Nucleus anterior dorsalis Nucleus anterior medialis Nucleus anterior ventralis	nicht spezifisch
2. Mediale Gruppe:	Nucleus medialis (dorsalis)	(nicht spezifisch)
	Kerne der Mittellinie	(nicht spezifisch)
3. Laterale Gruppe:	Nucleus lateralis dorsalis	(nicht spezifisch)
	Nucleus lateralis posterior	(nicht spezifisch)
	Nuclei des Pulvinar	(nicht spezifisch)
	Nucleus ventralis anterior	(spezifisch)
	Nucleus ventralis intermedius	(lateralis, spezifisch)
	Nucleus ventralis posterior (lateralis und medialis)	(spezifisch)
	Nucleus reticularis	(nicht spezifisch)

Weitere wichtige Thalamuskerne:

Nucleus geniculatus medialis (spezifisch)
Nucleus geniculatus lateralis (spezifisch)
Nuclei intralaminares, Nucleus centromedianus.

Nuclei anteriores thalami. Sie empfangen Erregungen aus dem Trigonum olfactorium und aus dem limbischen System (Hippokampusformation), die ihnen hauptsächlich über den Fornix, das Corpus mamillare und den Fasciculus mamillothalamicus (*Vicq d'Azur*) zugeleitet werden. Die wahrscheinlich affektiv und triebhaft gefärbten Erregungen werden von ihnen in den Gyrus cinguli projiziert.

Der **Nucleus medialis** erhält den Hauptzufluß durch den unteren Thalamusstiel, aus den sogenannten Basalkernen in der Umgebung der Substantia perforata anterior, aus dem Hypothalamus, dem Globus pallidus und den Nuclei laterales thalami. Ferner werden Verbindungen mit dem limbischen System vermutet. Er projiziert die emotional gefärbten Empfindungen in die orbitale und frontale Hirnrinde. Eine Durchtrennung seiner Verbindungen mit der Stirnrinde (Leukotomie) führt zur Linderung bei Angst- und Depressionszuständen.

Dieser Eingriff führt zu starken Persönlichkeitsveränderungen und wird deshalb aus ethischen Gründen nicht mehr durchgeführt.

Die **Kerne der Mittellinie** befinden sich medial vom Thalamus in der Wand des III. Ventrikels. Sie sind beim Menschen schwach entwickelt. Verbindungen haben sie mit der Formation reticularis, mit dem Kleinhirn, mit dem Corpus striatum, mit dem Hypothalamus und mit einigen Thalamuskernen. Sie projizieren in die limbische, parietookzipitale und frontale Rinde.

Der **Nucleus lateralis dorsalis** (Assoziationskern) kann als Fortsetzung der Nuclei anteriores angesehen werden. Er erhält Afferenzen aus dem limbischen System und projiziert zur limbischen Rinde und zum Parietallappen.

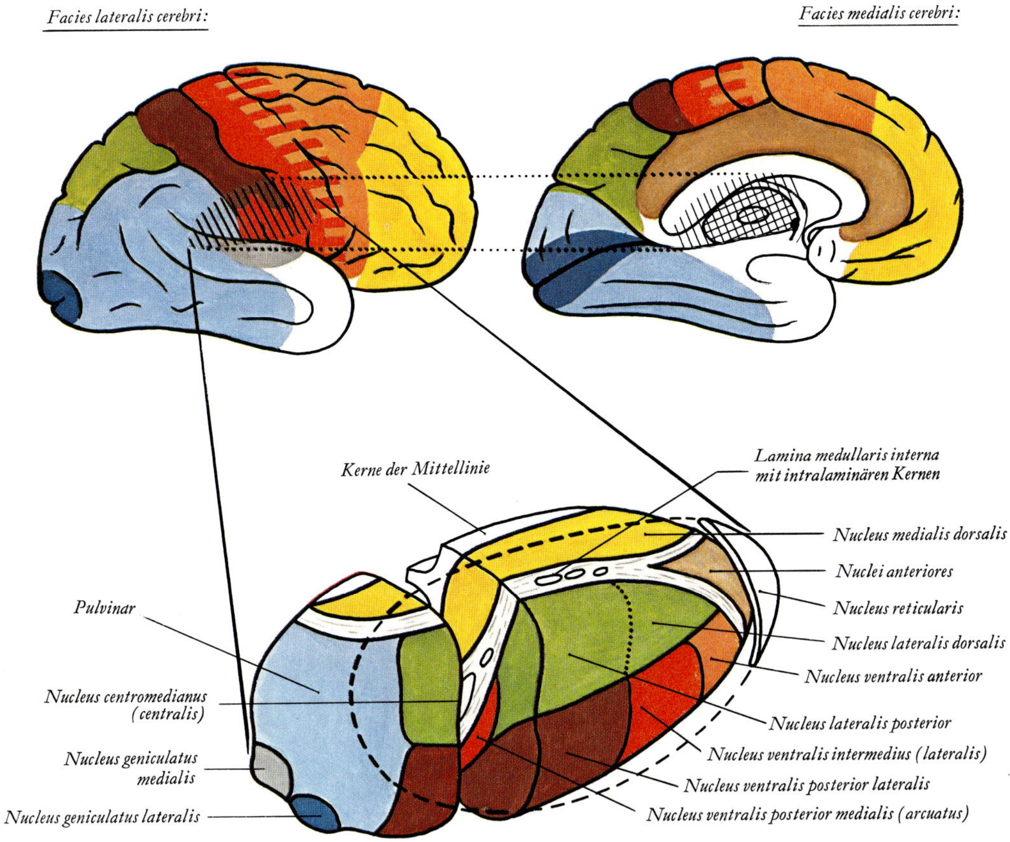

Abb. 275. Farbiges Schema der wichtigsten Thalamuskerne und ihrer Projektion auf die Großhirnrinde. Der Nucleus centromedianus, die intralaminären Kerne und der Nucleus reticularis sind nicht farbig dargestellt. Es fehlt auch ihre Projektion auf die Großhirnrinde. Der Nucleus reticularis größtenteils gestrichelt. Aus *P. L. Williams* und *R. Warwick*: Functional Neuroanatomy of Man, Churchill Livingstone, Edinburgh, London, New York, 1975

Der **Nucleus lateralis posterior** (Assoziationskern) unmittelbar vor dem Pulvinar hat Verbindungen mit dem Scheitellappen.

Die **Kerne im Pulvinar** (Assoziationskerne) erfahren erst bei den Primaten eine starke Entwicklung. Sie haben Verbindungen mit anderen Thalamuskernen, mit dem Corpus geniculatum mediale und mit dem Corpus geniculatum laterale. Ihr Projektionsfeld liegt im Parietallappen, im Okzipitallappen und im Temporallappen.

Der **Nucleus ventralis anterior** ist ein wichtiges Zentrum, durch welches das Corpus striatum und die Formatio reticularis die Aktivitäten der motorischen und prämotorischen Großhirnrinde steuern. (Bei Ausschaltung des Kernes Abschwächung des Tremors beim Morbus Parkinson.) Er hat Verbindungen zu anderen Thalamuskernen, zum Globus pallidus, zum Nucleus reticularis und zur Formatio reticularis. Sein Projektionsgebiet liegt in der motorischen und prämotorischen Cortex und in der Inselrinde.

Wie der vordere ventrale Kern beeinflußt auch der **laterale ventrale Kern (Nucleus ventralis intermedius oder lateralis)** die Willkürmotorik. Seine Afferenzen bezieht er aus dem Nucleus dentatus des Kleinhirns der Gegenseite, aus dem gleichseitigen Nucleus ruber, außerdem vom Globus pallidus. Er projiziert auf die motorische und prämotorische Großhirnrinde. Die mit der motorischen und prämotorischen Rinde in Verbindung stehenden Thalamuskerne können den Ablauf der Bewegungen „modulieren“. Sie werden deshalb (nach *Kulenbeck*) als Modulationskerne bezeichnet.

Nucleus ventralis posterior thalami. Sämtliche somatosensiblen und sensorischen Bahnen der Peripherie (mit Ausnahme der Riechbahnen, die direkt zur Rinde ziehen) werden im Nucleus ventralis posterior umgeschaltet. Man unterscheidet an ihm einen medialen Anteil (*Nucleus ventralis posterior medialis* = *Nucl. ventr. posteromedialis*, auch Nucleus arcuatus genannt) von einem mehr lateral gelegenen *Nucleus ventralis posterior lateralis* (oder *Nucl. ventr. posterolateralis*). Die Bahnen des Lemniscus medialis (Tractus bulbothalamicus) enden mit allen Fasern, der Tractus spinothalamicus anterior und lateralis mit den meisten Fasern im Nucleus posterolateralis. Die Fasern aus den sensiblen Trigeminuskernen (Tractus nucleothalamicus, „Trigeminusschleife“) und wahrscheinlich auch Fasern aus dem Geschmackskern (Nucleus tractus solitarii) enden am Nucleus posteromedialis. Die Einstrahlung dieser Bahnen erfolgt segmentweise und zeigt außerdem noch eine somatotopische Gliederung, indem die Zentren für Kopf, Arm und Bein von medial nach lateral angeordnet sind. Die Projektionsfelder der beiden Teilkerne des Nucleus ventralis posterior liegen im Bereich des Gyrus postcentralis und der vorderen Inselrinde (Geschmacksfeld).

Seh- und Höreindrücke werden auf dem Wege zur Seh- und Hörrinde in den entsprechenden Kernen des Metathalamus **(Nucleus geniculatus lateralis, Nucleus geniculatus medialis)** umgeschaltet.

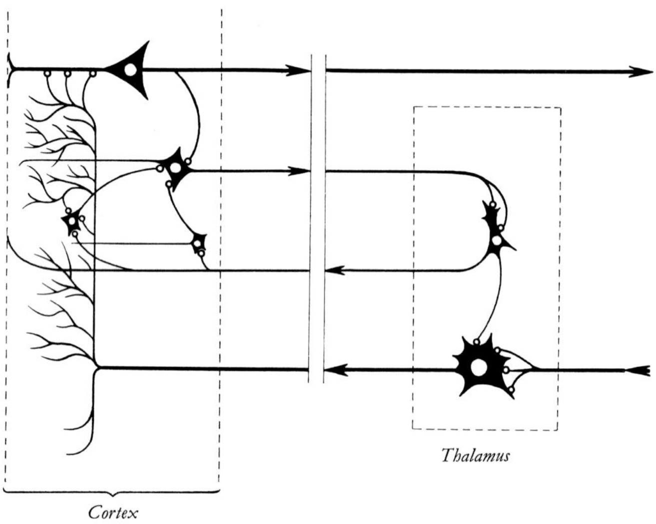

Abb. 276. Thalamokortikaler Neuronenkreis. Eine große spezifische Thalamuszelle (unten rechts) erhält Impulse aus der Peripherie. Ihr Neurit verzweigt sich in der III. und IV. Rindenschicht und tritt durch zahlreiche Synapsen mit kleineren Rindenzellen und einer großen efferenten Zelle (oben) in Verbindung. Eine etwas kleinere Rindenzelle der tieferen Schichten leitet die Erregungen, die ihr durch zahlreiche Synapsen der Rinde zuströmen, zum Thalamus zurück und überträgt sie auf eine kleine Schaltzelle des Thalamus. Diese leitet den Impuls zur Rinde zurück und tritt auch mit der großen Thalamuszelle in synaptische Verbindung. Die beiden senkrechten Linien in der Mitte deuten an, daß die Neuriten auf weite Strecken unterbrochen sind. Umgezeichnetes Schema nach *R. Hassler* (in Schaltenbrand-Bailey, Thieme, Stuttgart 1959)

Alle diese Schalt- oder Relaiskerne sind durch doppelläufige Verbindungen (*Fasciculi thalamocorticales* und *Fasciculi corticothalamici*) mit den entsprechenden Rindenfeldern verbunden. Die Fasciculi corticothalamici haben wohl die Aufgabe, die Relaiskerne zu sensibilisieren oder abzudichten, für die ankommenden Erregungen leichter oder schwerer durchgängig zu machen. So wird es bei konzentrierter Aufmerksamkeit möglich, gewisse Sinneseindrücke stärker, andere geringer oder kaum zu empfinden.

Der **Nucleus reticularis thalami** (Abb. 275) kann als Fortsetzung der *Formatio reticularis* des Mittelhirns betrachtet werden. Er empfängt Afferenzen aus Großhirnrinde, der Formatio reticularis und dem Globus pallidus. Seine Efferenzen ziehen zu spezifischen und nicht spezifischen Thalamuskernen.

Die Funktion der intralaminären Kerne (Abb. 275) und des größten unter diesen (des *Nucleus medialis centralis* oder *centromedianus*) ist noch weitgehend unbekannt. Letzterer soll die ihm zufließenden Erregungen aus dem Kleinhirn und aus Kollateralen des Tractus bulbothalamicus und des Fasciculus longitudinalis medialis nicht der Großhirnrinde, sondern dem extrapyramidalen System, dem Nucleus caudatus und dem Putamen, zuleiten.

Die doppelläufigen Verbindungen zwischen Thalamus und Großhirnrinde wurden bereits S. 310 als **Stabkranz des Thalamus** und **Thalamusstiele** geschildert. Diese Verbindungen bilden **thalamokortikale Neuronenkreise** (Abb. 276), die als Reglersysteme wirken. Man kann sie auch als psychische Reflexbahnen bezeichnen. Thalamuskerne und ihre zugehörigen Rindenfelder bilden auch eine trophische Einheit. Zerstörung eines Thalamuskernes ergibt eine Degeneration der zugehörigen Rinde und umgekehrt.

Erkrankungen des Thalamus zeigen verschiedenartige, nicht immer charakteristische Symptome:

1. Sensible Störungen äußern sich in:
   a) *Hypästhesien* der gegenüberliegenden Seite. Die Herabsetzung der Sensibilität betrifft besonders die Tiefenempfindung.
   b) *Hyperästhesien* gegenüber allen Sinnesreizen, verbunden mit einer Erhöhung der Reizschwelle. Sobald ein Reiz überhaupt wahrgenommen wird, empfindet man ihn schmerzhaft.
   c) *Parästhesien* und *Dysästhesien*.
   d) *Hemianästhesia dolorosa*, dauernde, auf Medikamente kaum ansprechende, heftige, sogenannte „zentrale Schmerzen" in der dem Krankheitsherd gegenüberliegenden Körperseite.
2. Motorische Störungen zeigen sich in:
   a) *Ausfall gewisser Psychoreflexe*. Bei unbeabsichtigtem Lachen und Weinen bleibt die untere Gesichtsmuskulatur maskenartig starr, obwohl sie willkürlich beweglich ist.
   b) *Hyperkinesen*, choreo-athetotische Zwangsbewegungen meist an der Hand und an den Fingern.
3. Psychische Störungen äußern sich in:
   a) *Herabsetzung der Aufmerksamkeit*.
   b) *Veränderung des Gefühls- und Affektlebens* (hochgradige Affektlabilität, Reizbarkeit, Schreckhaftigkeit, Ungeduld).

Als **Metathalamus** bezeichnet man das **Corpus geniculatum laterale** und **mediale**. Siehe S. 339, 371.

b) Die Zirbeldrüse, Corpus pineale

(Abb. 236),

ist ein länglicher, abgeplatteter, an einen Pinienzapfen erinnernder Körper, der durch die *Habenulae* mit den Trigona habenulae verbunden ist. Da sie sich auf dem Zwischenhirndach nach dorsal entwickelte, wird sie auch als Epiphysis cerebri bezeichnet. Sie gehört zum **Epithalamus** des Zwischenhirns.

Pinealorgan und das bei niederen Wirbeltieren daneben vorkommende Parapinealorgan zeigen bei diesen den Bau eines augenartigen Sinnesorgans, das wahrscheinlich Licht- und Wärmestrahlen perzipieren kann. Bei den Säugetieren geht dieser Bau und damit auch die Leistung verloren. Es bleibt lediglich das Pinealorgan. Auch dieses ist verschieden stark entwickelt. Den Wassersäugern fehlt es.

Histologisch zeigt die Zirbeldrüse des Menschen durch Bindegewebszüge abgegrenzte Zellhaufen. Sie bestehen aus feingranulierten, teilweise pigmentierten Pinealzellen, die zahlreiche Fortsätze aussenden. Zwischen ihnen finden wir zahlreiche Neurogliazellen mit Gliafasergerüst und vereinzelte Nervenzellen. Zwischen den Zellen bilden Fasern aus der Taenia thalami, dem Nucleus habenulae (unter dem Trig. hab.) und der Commissura posterior ein dichtes Geflecht. Sympathische Fasern aus dem oberen Halsganglion treten mit den zahlreichen Gefäßen ein. Maulbeerförmige, konzentrisch geschichtete, bis zu 1 mm dicke Körnchen aus phosphor- und kohlensaurem Kalk finden wir in der Zirbeldrüse des Erwachsenen und in ihrer Umgebung. Sie werden als Hirnsand, Acervulus, bezeichnet.

Die **Funktion** ist noch recht unklar. Der allgemeine Aufbau und feinere, zytologische Erscheinungen sprechen für eine innersekretorische Drüse. Sie bildet bei Dunkelheit das Hormon Melatonin. Es bewirkt bei Versuchstieren eine Kontraktion der Melanophoren der Haut. Außerdem hemmt es die Entwicklung der Gonaden. *Descartes* verlegte in die Zirbeldrüse den Sitz der Seele.

c) *Die subthalamische* und *hypothalamische Region*,

durch den Sulcus hypothalamicus vom Thalamus abgegrenzt, entwickelt sich aus der Grundplatte. Von kaudal her schieben sich die Mittelhirnkerne, *Nucleus ruber* und *Substantia nigra*, in die Region vor.

In die subthalamische Region **(Subthalamus)** gehören:

α) **Die Zona incerta** ist eine schmale graue Masse ventral vom Thalamus, von ihm durch eine schmale, weiße Zone, das Forelsche Feld H_1, den unteren Thalamusstiel, getrennt.

β) **Der Nucleus subthalamicus** (*Corpus Luysi*) ist eine bikonvexe, blutreiche, grau-rötliche Masse, die ventral von der vorigen liegt und durch die Ansa lenticularis (Forelsches Feld_2) von ihr getrennt ist. Nach kranial reicht er bis in die Höhe des Corpus mamillare, nach kaudal bis über die Substantia nigra.

γ) **Der Nucleus campi Forel** besteht aus Zellgruppen, die zwischen Ventrikelwand und Nucleus subthalamicus einerseits und Corpus mamillare und Basalfläche des Thalamus andererseits liegen.

Zum **Hypothalamus** gehören:

α) **Der Globus pallidus** liegt zwar lateral vom Thalamus, ist durch die Capsula interna vom Hypothalamus getrennt (Abb. 248), gehört aber entwicklungsgeschichtlich, vergleichend-anatomisch und funktionell zum Hypothalamus.

Große, spindelförmige Nervenzellen mit langen Dendriten, feine Eisenkörnchen und Abnutzungspigment in ihnen und in den Gliazellen und sehr zahlreiche markhaltige Fasern erinnern an den Feinbau des rötlichen Teils der Substantia nigra.

Faserverbindungen und Funktion sollen beim extrapyramidalen System besprochen werden.

β) **Die Corpora mamillaria** liegen am Boden des Zwischenhirns. Sie sind nur bei den Primaten paarig, bei den übrigen Säugetieren unpaar. Sie enthalten beim Menschen einen großen medialen und einen kleinen grauen lateralen Kern. Sie sind in das komplizierte limbische System eingeschaltet (S. 393).

γ) **Das zentrale Höhlengrau** des Zwischenhirns ist die unmittelbare Fortsetzung der Substantia grisea centralis des Mittelhirns. Es kleidet die Seitenwände und den Boden des III. Ventrikels aus. Von dorsal nach basal nimmt es an Mächtigkeit zu. In der Fossa interpeduncularis tritt es als *Tuber cinereum* an die freie Oberfläche.

Feinbau und Funktion. Im zentralen Höhlengrau finden wir neben marklosen und markarmen Nervenfasern Gruppen unterschiedlich gestalteter Zellen, die sich durch besonderen

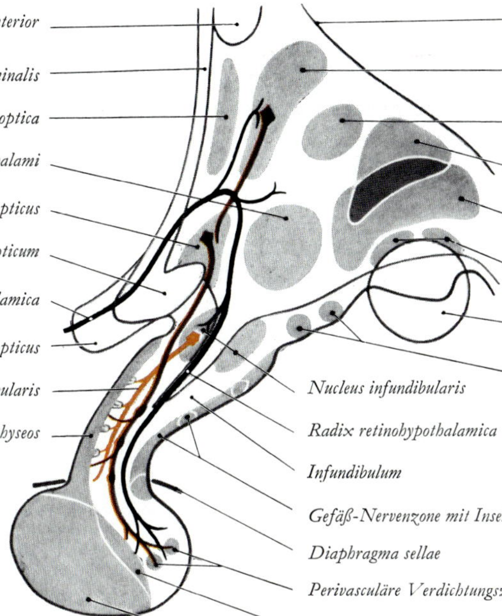

Abb. 277. Kerne des Hypothalamus und Verbindungen des Hypothalamus mit der Hypophyse. Radix retinohypothalamica schwarz; Tractus tuberoinfundibularis rot; neurosekretorische Bahnen braun-schwarz. Umzeichnung eines Schemas aus *Clara*, Das Nervensystem des Menschen, J. A. Barth, Leipzig 1959

Gefäßreichtum auszeichnen. Von diesen **Kernen**, in Abb. 277 topographisch eingetragen, zeichnen sich der unmittelbar über dem Chiasma opticum gelegene **Nucleus supraopticus** und der flache, unter dem Ependym des III. Ventrikels gelegene **Nucleus paraventricularis** durch große Ganglienzellen mit kräftigen Fortsätzen aus, die ein granuläres, färberisch elektiv darstellbares Sekret produzieren. Dieses **Neurosekret** (*Bargmann*, *Scharrer*) wird durch die „neurosekretorischen Bahnen“ (schwarz-rot in Abb. 277), die Axone der Ganglienzellen, der Neurohypophyse zugeleitet und dort gespeichert. Es enthält die Hormone **Adiuretin-Vasopressin und Oxytocin** und steuert damit den Wasser- und Salzhaushalt, den Blutdruck und die glatte Muskulatur des Uterus. Zerstörung der Kerne bzw. Durchtrennung des Hypophysenstiels ergeben einen **Diabetes insipidus.** Auch die **Kerne des Tuber cinereum** scheinen neurosekretorisch tätig zu sein; man findet in ihren Ganglienzellen Kolloidtropfen. Diese Kerne sind durch den **Tractus tuberoinfundibularis** (rot in Abb. 277) mit der Hypophyse verbunden.

Neben den oben erwähnten, zu Speicherung an die Neurohypophyse abgegebenen Hormone, steuert der Hypothalamus auch die Hormonproduktion und Hormonabgabe der Adenohypophyse (durch Steuerhormone, Relaising-Faktoren) und unter Vermittlung dieser beinahe das ganze hormonale Geschehen im Körper.

Die Lokalisation zahlreicher vegetativer Zentren (Wärmeregulation, Fettstoffwechsel, Sexualfunktion, Schlafsteuerung u. a.) in bestimmte Kerne ist noch nicht endgültig gesichert. Auch über die Verknüpfung der Zentren untereinander und ihre Beziehungen zu über- und untergeordneten Abschnitten des Gehirns und Rückenmarks ist so wenig anatomisch gesichert, daß sich eine genaue Darstellung erübrigt. Es bestehen **afferente Bahnen** von der orbitofrontalen Hirnrinde, aus der basalen Riechrinde, aus dem Mandelkernkomplex, aus dem Thalamus, Striatum und dem Globus pallidus, vom Auge (Radix retinohypothalamica, Abb. 277), aus der Haube des Mittel- und Rautenhirns sowie aus dem Rückenmark. Die **Radix retinohypothalamica** verbindet vegetative Zellen der Retina mit dem Hypothalamus. Sie ermöglicht die Beeinflussung vegetativer Vorgänge durch das Licht. **Efferente Bahnen** ziehen aus dem Hypothalamus zum Thalamus, Epithalamus, Striatum, zur Neurohypophyse, zur Haube des Mittel- und Rautenhirns und zum Schützschen Bündel (Fasciculus longitudinalis dorsalis).

Der **Hypothalamus, die Reglerzentrale für alle vegetativen nervösen Vorgänge, steht mit der Hypophyse, der Zentrale für die hormonale Steuerung, in so engen Wechselbeziehungen, daß man von einem Zwischenhirnhypophysensystem (*Bargmann*) sprechen kann.**

δ) Der Hirnanhang, *Hypophysis cerebri*

Der walzenförmige, etwa 0,6 g schwere Drüsenkörper liegt in der Fossa hypophysialis des Keilbeins und hängt mit einem trichterförmigen Stiel, der das Diaphragma sellae durchbohrt, am Boden des Zwischenhirns. Auf frischen Sagittalschnitten kann man eine größere, bräunlichgraue **Adenohypophyse** und eine kleine, grauweißliche **Neurohypophyse** unterscheiden.

Entwicklung. Das ektodermale Epithel des Rachendaches senkt sich bereits beim 4 Wochen alten Keimling zu einer seichten Grube (*Rathke*sche Tasche) ein. Diese wächst als Epithelsäckchen nach kranial, der trichterförmigen Ausstülpung des Zwischenhirnbodens entgegen. Die zunächst schlauchförmige Verbindung zur primitiven Mundhöhle obliteriert zu einem soliden Zellstrang, der durch den *Canalis craniopharyngeus* des Keilbeinkörpers zieht. Als Rest des Drüsengewebes bleibt am Rachendach die kleine Rachendachhypophyse bestehen. Der Canalis craniopharyngeus verschwindet später. Das jetzt geschlossene Hypophysensäckchen legt sich an die knollig verdickte Neurohypophyse, wächst mit einem Fortsatz, der **Pars tuberalis,** am Infundibulum herauf bis zum Zwischenhirnboden. Die Hinterwand des Säckchens und der sich allmählich verkleinernde Hohlraum liefern die **Pars intermedia.** Die besonders verdickte Vorderwand differenziert sich zum **Lobus anterior.** Die Ausstülpung des Zwischenhirnbodens differenziert sich in den Hypophysenstiel, **Infundibulum,** und den Hinterlappen, **Lobus posterior.**

An der Adenohypophyse ($^3/_4$ des Organs) kann man einen Trichterlappen (*Pars tuberalis*), einen Vorderlappen (*Lobus anterior*) und einen Zwischenlappen (*Pars intermedia*), an der Neurohypophyse einen Hinterlappen (*Lobus posterior*) und einen Hypophysenstiel (*Infundibulum*) unterscheiden.

Gefäßversorgung: Der Vorderlappen erhält 2 Arterien aus dem Circulus arteriosus cerebri, der Hinterlappen 2 Arterien aus der A. carotis interna. Die Gefäße dringen von der Oberfläche in die Hypophyse ein, sind untereinander verbunden und bilden in der Zwischenzone ein mit arteriovenösen Anastomosen und epitheloiden Zellen ausgestattetes Geflecht. Das Blut aus den weiten Sinuskapillaren fließt über die Kapselvenen in den *Sinus circularis* und *Sinus cavernosus.* Ein Pfortadersystem leitet das Blut vom Hypothalamus über den Hypophysenstiel zur Adenohypophyse und transportiert die Steuerhormone.

Nervenversorgung: 1. Sympathische Fasern aus dem Geflecht der A. carotis int. ziehen mit den Gefäßen in den Vorderlappen und Hinterlappen und verzweigen sich a) in den Gefäßen, b) zwischen den Zellen des Vorderlappens. 2. Markarme, feine Nervenfasern aus dem Hypothalamus ziehen zum Hinterlappen; einzelne gelangen von dort in den Vorderlappen.

Feinbau der Adenohypophyse:

1. *Lobus anterior,* Vorderlappen, *Pars distalis.* Zwischen den schwammartig untereinander zusammenhängenden Zellsträngen finden sich die weiten, dünnwandigen **Sinuskapillaren.** Durch Absonderung von Kolloid können in den epithelialen Zellsträngen Pseudofollikel entstehen. Neben kleinen ungranulierten Stammzellen, die α-, β-, γ-, δ- und ε-Zellen liefern, lassen sich verschiedene Formen von granulierten Zellen unterscheiden. Die **α-Zellen** enthalten azidophile Granula. Der Kern liegt meist exzentrisch. Sie finden sich gehäuft in den seitlichen Abschnitten und machen etwa 40% der Vorderlappenzellen aus. Die **β-Zellen** (10%) enthalten basophile Granula. Die Zahl der Granula ist starken Schwankungen unterworfen.

   Die **γ-Zellen** sind chromophob (farbscheu). Ihre feinen Körnchen färben sich bei der Azan-Färbung nur schwach grauviolett. Da sie mit rund 50% den

Hauptanteil der Vorderlappenzellen stellen, nennt man sie auch **Hauptzellen.** Sie finden sich gehäuft im mittleren Abschnitt.

Die δ-**Zellen** unterscheiden sich bei der kombinierten Kresofuchsin-Azan-Färbung durch ihre leuchtend blauen Granula von den β-Zellen mit dunkelvioletten Körnchen. β- und δ-Zellen sind PAS positiv.

Die ε-**Zellen** unterscheiden sich nach Azanfärbung durch ihre orangeroten Granula deutlich von den karminroten Körnchen der α-Zellen.

Entgranulierte, vakuolisierte Zellen sind als Endstadien der granulierten Zellen beschrieben.

Funktion: Die α_1-Zellen liefern das **Wachstumshormon** (Somatotropin, STH). Überfunktion führt beim Jugendlichen mit vorhandenen Epiphysenfugen zum Riesenwuchs, bei Erwachsenen zur Akromegalie, zur Vergrößerung der Akra, der vorspringenden Körperteile (Nase, Kinn, Finger, Zehen). Die α_2-Zellen liefern das **adrenocorticotrope Hormon** (ACTH). Die β-Zellen, nach *Scharf* und Mitarbeitern die Bildner des **thyrotropen Hormons** (TSH), sind bei Thyroxinmangel vermehrt. Bei der Kropfbildung bilden die Stammzellen vermehrt γ-Zellen, die sich durch Ausbildung azidophiler Granula zu **Thyroektomiezellen** (T-Zellen) differenzieren (*Scharf* u. *Förster*). Die Aufgabe der chromophoben γ-Zellen ist noch unklar. Während der Schwangerschaft entwickeln sich aus ihnen die **Schwangerschafts-** oder η-**Zellen** (auch LTH-Zellen genannt). Sie entstehen unter dem Einfluß des Corpus luteum und produzieren zur Vorbereitung der Mammasekretion das Prolactin. Die δ-Zellen werden als die Bildner der **gonadotropen Hormone** angesehen. Nach Kastration verschwinden die δ-Zellen; sie werden durch die **Kastrationszellen** (K-Zellen) ersetzt. Die Funktion der ε-Zellen ist unbekannt.

2. *Pars tuberalis*, der Trichterlappen, an der Vorderfläche des Hypophysenstiels, besteht aus längsverlaufenden Zellsträngen, die vorwiegend aus hellen, feingranulierten Tuberaliszellen bestehen, die den γ-Zellen ähneln. α-Zellen fehlen; β-Zellen sind spärlich.
3. *Pars intermedia*, der Zwischenlappen, zwischen Vorder- und Hinterlappen, 2% des ganzen Organs, ist besonders durch kolloidgefüllte Hohlräume (Zysten, Follikel) charakterisiert. Sie sind durch Aufgliederung und durch Abspaltung von der ursprünglich einheitlichen Hypophysenhöhle entstanden. Daneben kommen noch tubulöse Drüsen vor.

Die dazwischen gelegenen Epithelzellstränge enthalten hauptsächlich undifferenzierte Zellen, β- und γ-Zellen. Frei im Bindegewebe gelegene basophile Zellen wandern mit zunehmendem Alter entlang der Blutgefäße in den Hinterlappen ein. Ungeklärt ist die Frage der Funktion dieser basophilen Zellen.

Bei Tieren produziert die Pars intermedia das **Intermedin,** ein Hormon, das die Melanophoren unter Lichteinwirkung zur Ausbreitung bringt. Beim Menschen ist die Funktion der Pars intermedia unklar.

Feinbau der Neurohypophyse:

Lobus posterior, Hinterlappen und *Infundibulum*, Hypophysenstiel, bestehen aus Neuroglia und marklosen Nervenfasern; Ganglienzellen fehlen. Die Neurogliazellen können eisenfreie und eisenhaltige Pigmentkörnchen enthalten. Diese in der Form wechselnden Gliazellen bezeichnen wir als **Pituizyten.** Die aus dem Hypothalamus zur Hypophyse ziehenden Nervenfasern des *Tractus hypothalamohypophysialis* schwellen durch das Sekretionsprodukt der Nuclei supraoptici und paraventriculares (s. o.) zu den sogenannten *Herringkörpern* an. Der Hinterlappen ist somit nur der Stapelplatz und Abgabeort der im Hypothalamus gebildeten Hormone *Adiuretin-Vasopressin* und *Oxytozin.*

3. Die Sehleitung

(Abb. 278)

Da Netzhaut und **N. opticus** eine Ausstülpung des Zwischenhirns sind (S. 225), ist dieser Nerv als intrazerebrale Bahn aufzufassen. Auch histologisch und pathologisch-anatomisch verhält er sich wie ein Hirnteil. Bereits in der Netzhaut (S. 228) liegen drei hintereinandergeschaltete Neurone: I. **die Stäbchen- und Zapfenzellen,** II. **die bipolaren Nervenzellen,** III. **die großen multipolaren Ganglienzellen.** Die Neuriten der letzteren gehen in der Nervenfaserschicht der Retina netzartige Verbindungen ein (daher der Name Netzhaut!), sammeln sich im ,,blinden Fleck'', dem *Discus n. optici.* Nach dem Durchtritt durch die *Area cribrosa sclerae* erhalten sie ihre Markscheiden und bilden den *N. opticus* (S. 232).

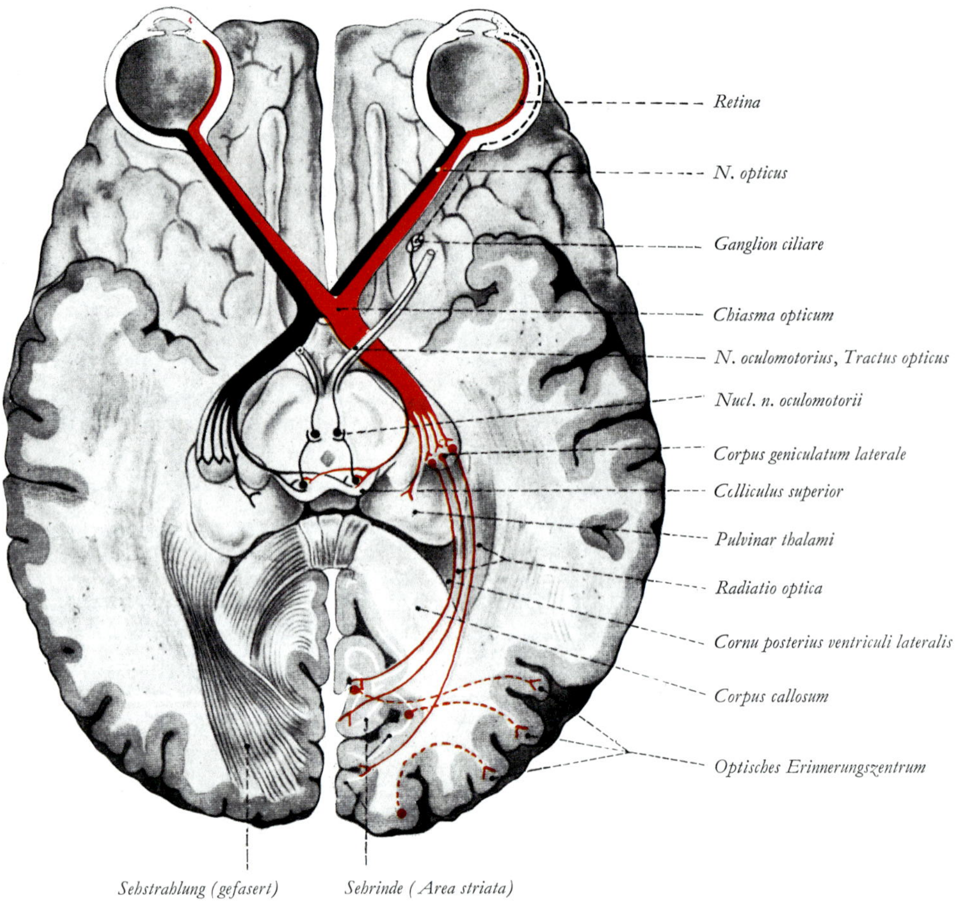

Abb. 278. Halbschematische Darstellung der Sehbahn und des Pupillarreflexes von der Hirnbasis aus gesehen. Das Mittelhirn ist in Höhe der oberen Hügel durchtrennt. Hinterhaupts- und Schläfenlappen sind teilweise entfernt. An der rechten Hirnhälfte sind die Sehstrahlung und der hintere Teil des Balkens herausgefasert, an der linken ist die Sehstrahlung schematisch eingezeichnet. Fasern von den rechten Netzhauthälften = schwarz, von den linken Netzhauthälften = rot

Ausfall des N. opticus führt zur gleichseitigen Blindheit.

Im Chiasma opticum kreuzen die von der nasalen Retinahälfte kommenden Fasern, während die temporalen Fasern im gleichseitigen *Tractus opticus* weiterziehen. Die Fasern aus dem Makulagebiet nehmen eine Sonderstellung ein, indem sie teils kreuzen, teils ungekreuzt weiterziehen.

Geschwülste der kaudal vom Chiasma liegenden Hypophyse schädigen durch Druck zunächst die gekreuzten, nasalen Fasern, ergeben auf beiden Augen einen Ausfall der nasalen Retina, d.h. eine bitemporale Gesichtsfeldeinschränkung (*ungleichmäßige, heteronyme, bitemporale Hemianopsie*).

Der Tractus opticus verläuft vom Chiasma opticum über das Tuber cinereum und um das Crus cerebri nach lateral und kaudal zum Corpus geniculatum laterale. Er führt Fasern aus der gleichseitigen temporalen und gegenseitigen nasalen Netzhauthälfte.

Beim Ausfall eines Tractus opticus können auf der Gegenseite gelegene Gegenstände nicht wahrgenommen werden (*Ausfall der gleichseitigen Retinahälften beider Augen, homonyme Hemianopsie*).

Das Corpus geniculatum laterale, der seitliche Kniehöcker, zeigt einen komplizierten Schichtenbau. Sechs Lagen grauer Substanz werden durch feine Marklamellen getrennt. Die von bestimmten Bezirken der Netzhaut kommenden Optikusfasern enden an bestimmten Zellgruppen des lateralen Kniehöckers. Die Neuriten dieser Zellen ziehen zum kleineren Teil als **Tractus geniculotectalis** zum Colliculus superior, zum größeren Teil als **Radiatio optica** (*Gratiolet*sche *Strahlung*) durch den hintersten Teil der Capsula interna zur Sehrinde in der Umgebung des Sulcus calcarinus.

Die Gratioletsche Sehstrahlung, *Radiatio optica,* stellt eine sagittal gestellte, makroskopisch darstellbare Marklamelle dar (Abb. 278), die an der lateralen Seite und am Dach des Hinterhorns des Seitenventrikels zur Sehrinde verläuft.

Die Sehrinde heißt auch „*Area striata*", weil man in ihr schon makroskopisch einen weißen, durch horizontale Fasern gebildeten „Streifen" (*Vicq d'Azyr* oder *Gennari*) erkennen kann. Sie liegt in der Umgebung des Sulcus calcarinus, im angrenzenden Teil des *Cuneus* und des *Gyrus occipitotemporalis medialis.* Die Ganglienzellen der Sehrinde sind gesetzmäßig bestimmten Stäbchen- und Zapfenzellen zugeordnet, so daß benachbarte Ganglienzellen benachbarten Netzhautelementen entsprechen. So enden oberhalb des Sulcus calcarinus die Fasern aus den oberen Netzhauthälften, unterhalb des Sulcus die Fasern aus den unteren Netzhauthälften. Nahe dem Okzipitalpol enden zu beiden Seiten des Sulcus die Fasern des makulären Bündels (s. u.).

Da die Gesichtsfelder beider Augen sich bis auf einen schmalen, sichelförmigen, temporalen Bezirk decken, werden die Seheindrücke jedes Auges weitgehend bikortikal registriert.

Aus dem Gesagten ergibt sich, daß bei Zerstörung bestimmter Rindenbezirke bestimmte Teile des Gesichtsfeldes ausfallen müssen. So ergibt Zerstörung der Sehrinde oberhalb des *Sulcus calcarinus* einen Ausfall der oberen Netzhauthälften, d.h. des unteren Gesichtsfeldes (*Hemianopsia inferior*), Zerstörung der Sehrinde unterhalb des Sulcus einen Ausfall der unteren Netzhauthälften, d.h. des oberen Gesichtsfeldes (*Hemianopsia superior*). Fällt die Sehrinde beider Seiten vollständig aus, so ist der Patient blind. Er sieht die Gegenstände nicht, obwohl die Netzhaut und die Sehbahn bis zum Corpus geniculatum laterale intakt sind. Die vom lateralen Kniehöcker über den Colliculus superior verlaufenden, optischen Reflexe (s. u.) sind dabei erhalten. Wir sprechen bei diesem Befund von **Rindenblindheit.**

Das makuläre Bündel, die Fasern von der **Fovea centralis** und der **Macula lutea,** nehmen eine Sonderstellung ein. Teils kreuzen sie, teils bleiben sie ungekreuzt. Damit ist die Stelle des schärfsten Sehens beider Augen im rechten und linken Kniehöcker und in der rechten und linken Area striata vertreten. Die Fasern haben im ganzen Verlauf eine wechselnde, aber streng gesetzmäßige Lage. In der Sehrinde projizieren sie sich in einen keilförmigen Bezirk nahe dem Okzipitalpol.

Da die Makulafasern jedes Auges bikortikal enden, ergibt einseitiger Totalausfall der Sehrinde keine vollständige, *homonyme* („gleichnamige") *Anopsie* (Blindheit). Es bleibt vielmehr in der Mitte des Gesichtsfeldes das Makulagebiet erhalten. Diese „**Aussparung der Macula**„ bei homonymer Hemianopsie ist ein differentialdiagnostisches Merkmal für **kortikale** oder **subkortikale Schädigung** der Sehbahn.

Optische Erinnerungsfelder. Nachdem die Seheindrücke in der Sehrinde zu Sinneseindrücken verarbeitet sind, werden diese durch Assoziationsfasern verschiedenen Rindengebieten zugeleitet. An der lateralen Fläche des Hinterhauptslappens, in dem optischen Erinnerungsfeld, sollen die optischen Eindrücke gestapelt werden, wodurch die Möglichkeit gegeben ist, neue optische Eindrücke mit früheren zu vergleichen, Gesehenes wiederzuerkennen.

Sind die optischen Erinnerungsfelder beider Seiten zerstört, so kann der Patient die Form, Farbe u.a. eines Gegenstandes angeben, gleichartige Gegenstände sortieren, die Bedeutung des Gegenstandes ist ihm jedoch verlorengegangen. Er sieht einen Bekannten, erkennt ihn aber nicht. Sind seine anderen Erinnerungsfelder intakt, so erkennt er ihn sofort, wenn er ihn sprechen hört. Ausfall des optischen Erinnerungsvermögens, des optischen Gedächtnisses, bezeichnen wir als **Seelenblindheit.**

Bei Rechtshändern liegt im linken **Gyrus angularis** ein besonderes, optisches Erinnerungszentrum für Schriftzeichen, das **Lesezentrum.**

Ist es zerstört, so versteht der Patient, obwohl er die Buchstaben sieht und sie sogar abschreiben kann, nicht mehr die Bedeutung der Schriftzeichen. Er kann nicht lesen. Diesen Befund bezeichnen wir als **Wortblindheit** oder **Alexie.**

Der Tractus geniculotectalis. Die in den ventralen Schichten des *Corpus geniculatum laterale* entspringenden Fasern, beim Menschen etwa $^1/_5$ der Gesamtfasern, ziehen als *Tractus geniculotectalis* zum Colliculus superior (Tectum opticum). Sie dienen ausschließlich der Vermittlung optischer Reflexe (S. 352).

Bei niederen Tieren, wo das Tectum opticum die Seheindrücke wahrscheinlich zu Sinneswahrnehmungen verarbeiten kann, tritt der größere Teil der Optikusfasern direkt zum Tectum opticum, schickt nur Kollateralen zum lateralen Kniehöcker. Mit dem Auftreten und der Zunahme der Großhirnrinde werden die Seheindrücke immer mehr ins Großhirn projiziert, das Tectum opticum wird unselbständiger und zu einem Reflexzentrum degradiert.

Zentrifugale Fasern der Sehbahn ziehen:

1. **vom Colliculus superior** im N. opticus **zur Retina** (*Bedeutung unklar*; *vielleicht Sensibilisierung der Netzhaut*),
2. **von der Sehrinde:**
   a) über den Colliculus superior **zum motorischen Apparat** (*psychoreflektorische Blick- und Einstellbewegungen des Auges, Kopf-, Rumpf- und Gliedmaßenbewegungen*),
   b) über die Brücke **zum Kleinhirn,**
   c) **zum Corpus geniculatum laterale** (*vielleicht Anregung oder Hemmung des Kniehöckers, um die Seheindrücke leichter oder schwerer passieren zu lassen*).

4. Die Kerne des Endhirns

entstehen aus dem *Colliculus ganglionaris*, einer Verdickung des Bodens der Endhirnbläschen (Abb. 274). Durch Einwachsen weißer Fasermassen gliedert er sich in Nucleus caudatus, Putamen des Linsenkernes, Claustrum und Corpus amygdaloideum. Nach ihrer Lage im Gehirn bezeichnet man diese Kerne auch als **Basalganglien** des Endhirns.

Die weiter kaudal liegenden Kernmassen, die aus den Flügelplatten des Zwischenhirns abstammenden Globus pallidus und Nucleus subthalamicus, die im Mittelhirn gelegenen Nucleus ruber und Nucleus niger sowie die Formatio reticularis rechnet man im weiteren Sinne zu den Basalganglien. Nach *Clara* bezeichnet man sie besser als **Stammganglien.**

a) Der Streifenkörper, Corpus striatum

Nucleus caudatus und Putamen erscheinen auf Schnitten (Abb. 244–247) im Bereich des Crus anterius der Capsula interna durch „Streifen“ grauer Substanz verbunden; sie werden deshalb auch kurz „Streifenkörper“ oder **„Striatum“** genannt. Der Streifenkörper ist arm an markhaltigen, aber reich an marklosen Fasern und erscheint deshalb gegenüber dem blasseren Globus pallidus (**„Pallidum“**) graurot. Das Striatum enthält zwei Arten von Zellen:

1. Zahlreiche kleine, polymorphe Zellen des *Golgi*schen Typs empfangen ihre Impulse vom Thalamus, Hypothalamus, Mittelhirn und Substantia nigra und geben sie an die folgenden ab.
2. Große, multipolare Zellen des *Deiters*schen Typs sammeln die Impulse der zahlreichen kleinen Zellen und geben sie an den Globus pallidus (kurz: Pallidum) der gleichen Seite weiter.

Als Endhirnanteil entsteht das Striatum erst spät in der Wirbeltierreihe. Es wird deshalb auch als *Neostriatum* dem älteren *Palaeostriatum* (Globus pallidus des Linsenkerns) gegenübergestellt. Bei den Vögeln hat es seine größte Ausdehnung und Leistung. Bei diesen „Striatumtieren“ erfüllt es Aufgaben, die bei den Säugern mit ihrer größeren Rindenentwicklung von der Hirnrinde übernommen werden.

Das Striatum des neugeborenen Kindes enthält gegenüber dem bereits markreifen Pallidum nur wenige markreife Fasern, ist noch funktionsuntüchtig. Die Haltung des Säuglings in den ersten Monaten wird also noch vom Pallidum bestimmt.

Beim Erwachsenen ist das Striatum dem Pallidum übergeordnet und spielt eine beherrschende Rolle im extrapyramidalen System (s. u.). Es scheint dabei dämpfend und verfeinernd auf die über das Pallidum verlaufenden, gefühlsgefärbten, unwillkürlichen Reaktions- und Ausdrucksbewegungen und regulierend, stärker oder geringer hemmend, auf den Muskeltonus zu wirken.

b) Die Vormauer, Claustrum,

ist eine schmale, zwischen Putamen und Inselrinde gelegene, graue Masse, die ventral mit der Area olfactoria, dem Corpus amygdaloideum und der Stria olfactoria lat. zusammenhängt.

c) Der Mandelkern, Corpus amygdaloideum,

liegt an der Spitze des Unterhorns des Seitenventrikels. Durch feine Marklamellen ist er in mehrere Kerngruppen gegliedert. Er gehört zum limbischen System und wird dort besprochen.

5. Das extrapyramidal-motorische System

regelt:

1. die unbewußten, unwillkürlichen, affektbetonten **Reaktions-** (unwillkürliche Schmerzäußerung und Abwehr) **und Ausdrucksbewegungen,** die sich in der Mimik, aber auch im Verhalten der übrigen Muskulatur zeigen und jedem Menschen in Haltung und Gebärde seine persönliche Note geben,
2. Die Abstufung des **Muskeltonus,**
3. die unwillkürlichen **Hilfs- und Mitbewegungen** (z.B. das Pendeln der Arme beim Gehen),

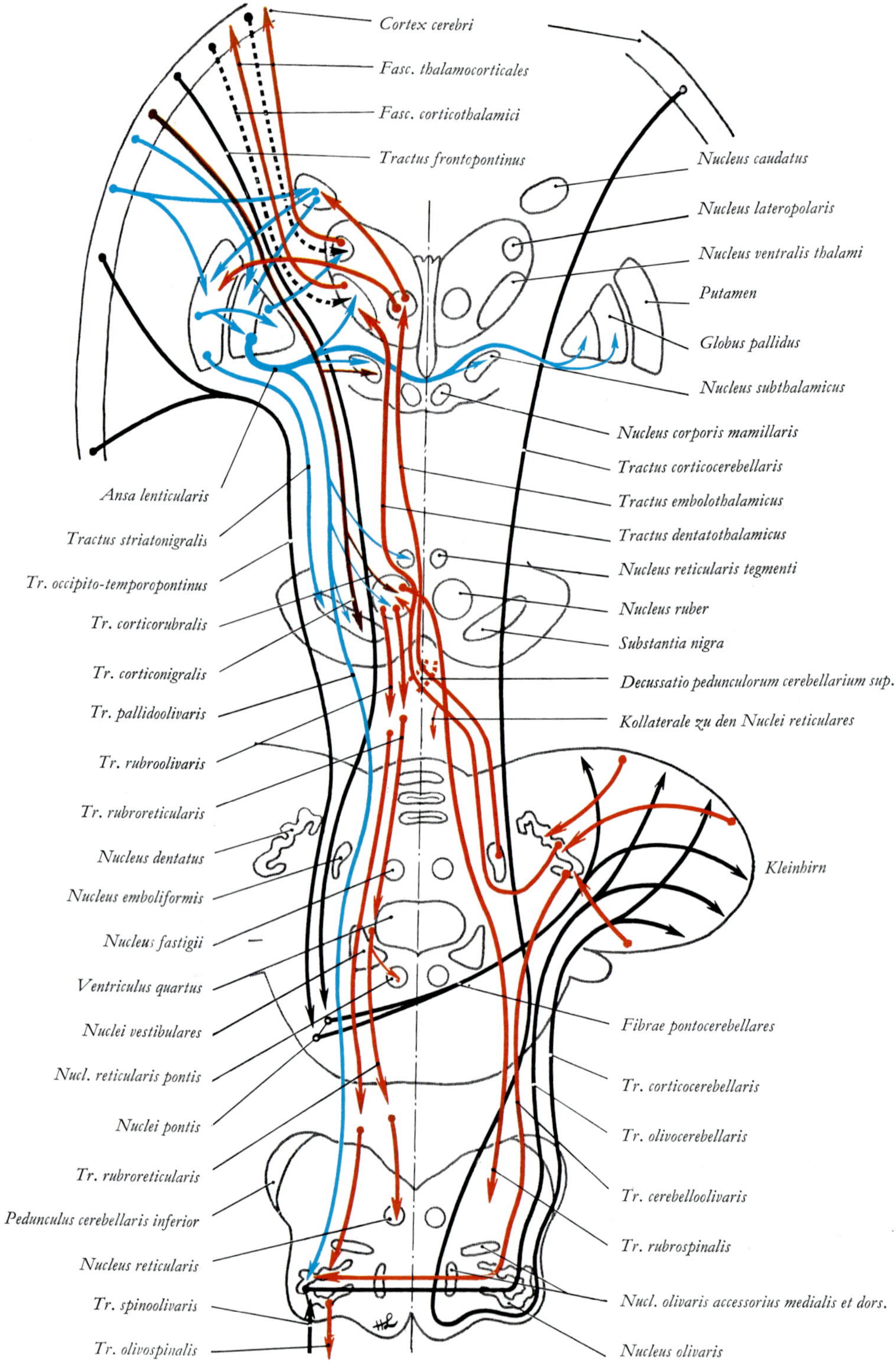
Cortex cerebri
Fasc. thalamocorticales
Fasc. corticothalamici
Tractus frontopontinus
Nucleus caudatus
Nucleus lateropolaris
Nucleus ventralis thalami
Putamen
Globus pallidus
Nucleus subthalamicus
Nucleus corporis mamillaris
Tractus corticocerebellaris
Tractus embolothalamicus
Tractus dentatothalamicus
Nucleus reticularis tegmenti
Nucleus ruber
Substantia nigra
Decussatio pedunculorum cerebellarium sup.
Kollaterale zu den Nuclei reticulares
Kleinhirn
Fibrae pontocerebellares
Tr. corticocerebellaris
Tr. olivocerebellaris
Tr. cerebelloolivaris
Tr. rubrospinalis
Nucl. olivaris accessorius medialis et dors.
Nucleus olivaris
Ansa lenticularis
Tractus striatonigralis
Tr. occipito-temporopontinus
Tr. corticorubralis
Tr. corticonigralis
Tr. pallidoolivaris
Tr. rubroolivaris
Tr. rubroreticularis
Nucleus dentatus
Nucleus emboliformis
Nucleus fastigii
Ventriculus quartus
Nuclei vestibulares
Nucl. reticularis pontis
Nuclei pontis
Tr. rubroreticularis
Pedunculus cerebellaris inferior
Nucleus reticularis
Tr. spinoolivaris
Tr. olivospinalis

4. die **myostatische Sicherung** des Körpers bei der Ausführung von Willkürbewegungen, die rechtzeitige Inbetriebnahme von Muskeln, die zur Erhaltung oder Wiederherstellung des Gleichgewichts und zur statischen Sicherung des arbeitenden Gliedes dienen.

Ein Operateur braucht, ob er mit Messer, Schere, Pinzette oder Nadel arbeitet, für die jeweiligen, zielgerichteten, willkürlichen Zweckbewegungen mit ihnen eine wechselnde Zahl von Arm- und Handmuskeln, die über die Pyramidenbahn myomotorisch innerviert werden. Daneben benötigt er für die Erhaltung des Gleichgewichts beim Stehen oder Sitzen am Operationstisch eine Anzahl von Bein- und Rumpfmuskeln und zur statischen Fixation der arbeitenden Hände und Arme die Schultergürtelmuskulatur. Schließlich erfordern die Finger- und Handbewegungen noch eine reziproke Innervation, eine Herabsetzung oder Steigerung des Tonus der Antagonisten. Diese feine Abstimmung des Tonus und die gesamte myostatische Sicherung erfolgt unwillkürlich durch das extrapyramidale System.

Extrapyramidales und pyramidales System arbeiten eng zusammen, was schon darin seinen Ausdruck findet, daß beide ihre Impulse über eine gemeinsame Endstrecke, die **Vorderwurzelzellen,** zur quergestreiften Muskulatur senden. Entscheidende Unterschiede zeigt bei den beiden Systemen die Wegstrecke von der Großhirnrinde zu den Vorderwurzelzellen. Während die Pyramidenbahn von der Großhirnrinde ohne Unterbrechung (*mononeural*) durch die Pyramiden das Rückenmark erreicht, sind die Projektionsbahnen von der extrapyramidalen Hirnrinde zum Rückenmark in komplizierter Weise mehrfach unterbrochen (*polyneural*). Außerdem verlaufen sie nicht über die Pyramiden. In ihren Verlauf sind vielmehr zahlreiche Kerne, das **Striatum** (Putamen und Nucl. caudatus), der **Globus pallidus,** der **Nucleus subthalamicus,** einige **Thalamuskerne,** die **Substantia nigra,** der **Nucleus ruber,** die **Nuclei reticulares** und der **Nucleus olivaris** eingeschaltet (Abb. 279). Diese Kerne erhalten einerseits Impulse von der Großhirnrinde, andererseits Meldungen aus der Peripherie. Mehrere in den Verlauf der extrapyramidalen Leitungswege eingeschaltete **Reglerkreise** stimmen die motorischen Impulse automatisch, fördernd oder hemmend, auf die Erfordernisse der Peripherie ab.

1. Ein Reglerkreis verläuft von den *Brodmann*schen Feldern 4 und 6 (Abb. 284)
   a) über Putamen, Pallidum, vordere Teile des Nucleus ventralis thalami zu den Feldern 4a und 4γ (*Förderung der Motorik*),
   b) über Nucleus caudatus, Pallidum, Nucleus ventralis intermedius und ventralis posterior thalami zu den Feldern 4s und 6 (*Hemmung der Motorik*).

   Unterbrechung dieses Reglerkreises führt zu Hyperkinesen (Zittern, Chorea, Athetose).

2. Ein weiterer Reglerkreis verläuft von den Arealen 4, 6 und 8 teils direkt, teils indirekt (über Pallidum und Nucleus subthalamicus) zur Substantia nigra und zum Nucleus ruber und von hier über den Thalamus zurück zu den Feldern 4a, 4s und 4γ.

   Dieser Leitungsbogen wirkt dämpfend auf die praezentrale Rinde. Seine Unterbrechung soll für das Zittern bei der Schüttellähmung (*Morbus Parkinson*) verantwortlich sein.

◀ Abb. 279. Schema der extrapyramidalen Bahnen. Blau = von der Großhirnrinde über das Striatum verlaufende Bahnen; schwarz = von der Großhirnrinde und der Olive zum Kleinhirn führende Bahnen; schwarz punktiert = Bahnen von der Großhirnrinde zum Thalamus; braun = von der Großhirnrinde direkt zum Nucleus ruber, zur Substantia nigra und zum Hypothalamus; rot = efferente Bahnen des Kleinhirns und Bahnen vom Nucleus ruber (Tr. rubrospinalis, Tr. rubroolivaris, Tr. rubroreticularis)

3. Ein dritter Reglerkreis verläuft von den Areae 6 und 8 über die Brückenkerne zum Kleinhirn und von hier
   a) über **Nucleus dentatus,** oberen Kleinhirnstiel, **Nucleus ventralis lateralis thalami** der Gegenseite zur Area 4,
   b) über **Nucleus emboliformis,** oberen Kleinhirnstiel, **Nucleus centralis thalami** zum **Striatum** (Putamen und Nucleus caudatus).

   Dieser Reglerkreis steuert mithin über die Großhirnrinde die willkürlichen Bewegungsimpulse der Pyramidenbahn und über das Striatum die Impulsfolge des extrapyramidalen Systems. Unterbrechung des Reglerkreises ergibt zitternde und athetotische Bewegungen bei der Ausführung willkürlicher Präzisionsbewegungen.

In den Kernen des extrapyramidalen Systems werden die aus verschiedenen Zuflußgebieten kommenden Impulse aufeinander abgestimmt und weitergeleitet. Das **Striatum** koordiniert die kortikalen Impulse mit den Meldungen aus dem Nucleus centralis thalami und dem Hypothalamus und gibt selbst Impulse zur Substantia nigra, zum Pallidum und zum Hypothalamus. Das **Pallidum** empfängt Impulse von der Großhirnrinde und vom Striatum und leitet sie über die *Ansa lenticularis,* Linsenkernschlinge, zum Thalamus, Hypothalamus, Nucleus subthalamicus, kontralateralen Pallidum, Nucleus ruber, zur Substantia nigra, zu den Nuclei reticulares und zum Nucleus olivaris (Abb. 279). Der **Nucleus ruber** erhält neben zahlreichen anderen Zuflüssen (S. 344) hauptsächlich Impulse aus dem kontralateralen Kleinhirn über den Nucleus dentatus. Über die efferenten Impulse dieser großen Schaltstation S. 344. Besonders hervorgehoben seien die **Rückmeldesysteme** vom Nucleus ruber über *Tractus rubroolivaris* und *Tractus olivocerebellaris* **zum Kleinhirn** und von ihm

a) zum Nucleus ruber zurück,
b) über den Thalamus zur motorischen Großhirnrinde.

Im Laufe des Lebens werden viele, zunächst bewußt ausgeführte Bewegungen automatisiert, vom extrapyramidalen System übernommen.

Der Anfänger in der Kunst der Terpsichore führt nach Anweisung des Lehrers die ersten Tanzschritte bewußt aus, was man an seinem konzentrierten Gesichtsausdruck ablesen kann. Die Bewegungen sind zunächst noch unbeholfen, steif und stockend, werden von vielen unnötigen Nebenbewegungen begleitet. Nach länger Übung werden sie flüssiger, eleganter, das Gesicht entspannter. Die Bewegungsfolgen sind automatisiert, vom extrapyramidalen System übernommen. Das entlastete Großhirn wird für andere Aufgaben, z.B. für eine mehr oder minder geistreiche Unterhaltung mit dem Partner frei.

Eine scharfe Trennung des pyramidalen und extrapyramidalen Systems ist heute nicht mehr berechtigt, weil nach neueren Untersuchungen nur 2–3% der Pyramidenfasern von den *Betz*schen Riesenpyramidenzellen, 40% von verschiedenen Zellen der Area 4 und 6, 20% von der Area 3–1 und 40% aus der Praefrontal-, Temporal-, hinteren Parietal- und Occipitalrinde stammen.

Da das extrapyramidale System nahezu mit den gleichen Rindenfeldern in Verbindung steht, sind die Deutungen experimenteller Befunde und klinischer Ausfallserscheinungen sehr schwierig und oft widersprechend.

Bahnen des **extrapyramidalen Systems** Abb. 279 und Bd. I.

Ausfälle im extrapyr. System können die verschiedenen Bestandteile betreffen, ergeben deshalb verschiedene Krankheitsbilder.

Erkrankungen des Pallidum (Paralysis agitans, *Parkinson*sche Krankheit) und die parkinsonoiden Folgezustände der Encephalitis lethargica, *Little*sche Krankheit und die *Wilson*sche Krankheit (progressive Linsenkernentartung) ergeben

1. durch Enthemmung des über den Nucleus ruber verlaufenden Kleinhirntonus,
2. durch Wegfall der vom Striatum ausgehenden Impulse

den **amyostatischen Symptomenkomplex.** Er ist charakterisiert durch mimische Starre und allgemeine Bewegungsarmut (*Tonussteigerung und Fehlen der Impulse vom Striatum!*), Wegfall automatischer Bewegungen, Beharren der Glieder in passiv herbeigeführten Stellungen, mangelhafte Enthemmung der Antagonisten (*Zahnradphänomen! Passive Beugungen und Streckungen im Ellenbogengelenk werden durch momentane, rhythmische Sperrungen unterbrochen, als ob die Trochlea humeri durch ein Zahnrad ersetzt wäre*), Antagonistentremor *(mangelhafte statische Sicherung der Gelenke durch ungleichmäßige und unzeitige Kontraktion der Agonisten und Antagonisten)*. Die allgemeine Tonussteigerung ist nicht mit einer Steigerung der Reflexe verbunden (*Unterschied gegenüber den Pyramidenbahnaffektionen!*).

Bei **Erkrankungen des Striatum** fallen die regulierenden, hemmenden („Striatumbremse") und fördernden Impulse auf das Pallidum ganz oder teilweise aus. Diese „Enthemmung des Pallidum" äußert sich in einer **Hypotonie** und **Hyperkinese**, im Auftreten und in der Übersteigerung von Pallidumautomatismen, in unwillkürlichen, blitzartigen Zuckungen und spontanen, langsamen, bizarren Bewegungen einzelner Muskeln, wie wir sie bei der **Chorea**, beim **Myoklonus** und bei der **Athetose** finden.

6. Die Großhirnrinde, Cortex cerebri,

läßt drei verschiedene Rindenbezirke, **Palaeocortex, Archicortex** und **Neocortex** unterscheiden. Sie zeigen in der Wirbeltierreihe eine unterschiedliche Größe und Lage.

Der Palaeocortex ist bereits bei den Fischen angelegt. Er empfängt ausschließlich Riechbahnen. Bei den **Amphibien** (Frosch) finden wir auf dem Frontalschnitt (Abb. 280) einen dorsomedialen Archicortex und einen dorsolateralen Palaeocortex. Beide empfangen im wesentlichen noch Riechbahnen. Bei den **Reptilien** (Eidechse) hat sich in dem Grenzgebiet zwischen Palaeo- und Archicortex eine schmale Zone als Neocortex entwickelt. Sie empfängt aus dem Thalamus bereits Bahnen der somatischen Sensibilität In der **Säugerreihe** nimmt der Neocortex immer mehr an Ausdehnung und Bedeutung zu, Palaeo- und Archicortex bleiben im Wachstum zurück und werden durch den stark wachsenden Neocortex in die Tiefe verlagert. Bei der Beutelratte nimmt der Neocortex die dorsale Hälfte der Hemisphäre ein. Der *Sulcus rhinalis anterior* trennt ihn von dem basalen Palaeocortex. In dem Gebiet der Furche differenziert sich die Insel. Der Archicortex ist an der medialen Hemisphärenfläche in die Tiefe verdrängt. Beim Kaninchen ist durch den wachsenden Neocortex der *Sulcus rhinalis anterior* bereits weiter basal verlagert. Beim Hund hat der Neocortex eine so starke Entwicklung erfahren, daß er bereits als basaler Neocortex (*Spatz*) die Hirnbasis erreicht. Der *Sulcus rhinalis posterior* trennt ihn vom *Gyrus parahippocampalis* [hippocampi]. Auch das Auftreten von Furchen und Windungen ist der Ausdruck einer mächtigen Zunahme des Neocortex. Der Mensch zeigt eine besonders starke Massenzunahme des Neocortex, der sich an der Hirnbasis weiter nach medial vorgeschoben hat. Durch stärkere Fältelung hat der Neocortex eine weitere Oberflächenvergrößerung erfahren. Dies zeigt sich besonders im Bereich der Insel. Die benachbarte Rinde, vor allem des Stirnlappens, hat sich als Deckel (*Operculum*) über die in die Tiefe verlagerte Insel geschoben.

Die Seitenansichten der Gehirne vom Igel (Abb. 281), Halbaffen (Abb. 282) und Menschen (Abb. 283) zeigen sehr eindrucksvoll die allmähliche Vergrößerung des Neocortex und das Zurücktreten von Palaeo- und Archicortex in der Säugerreihe. Beim Igel trennt der Sulcus rhinalis anterior (S. r. a.) den Neocortex vom mächtigen Palaeocortex, der sich in den *Bulbus olfactorius* (B. o.), das *Tuberculum olfactorium* (T. o.) und den *Lobus piriformis* gliedert. Der keilförmige Bezirk des Archicortex (Area 28) bildet den hinteren Pol und ist durch den Sulcus rhinalis posterior gegen den Neocortex abgegrenzt. In dem kleinen, dorsal gelegenen Neocortex kann man bereits die langgestreckte Insel (Area 13–16), die primäre motorische Region (Area 4 und 6), die primäre sensible Region (Area 5 und 7), die primäre Sehregion (Area 17) und die primäre Hörregion (Area 22) unterscheiden. Beim Halbaffen (*Lemur*) hat der Neocortex durch das Auftreten phylogenetisch jüngerer Areale (weiß) an Größe und Bedeutung zugenommen. Bei der Entwicklung dieser neuen Areale haben die primären Rindengebiete eine wesentliche Verlagerung und Differenzierung erfahren (Abb. 282). Durch das Auftreten der präfrontalen Rinde (Area 8–11) erscheint die Insel (Area 13–16) zurückverlagert. Der Archicortex (Area 28) hat seine Lage zum Palaeocortex beibehalten. Durch die Verlagerung der primären Seh- (17) und Hörrinde (22) und das Auftreten der neuen Areale 18–21 ist der Archicortex weit nach vorn verlagert. Beim Menschen (Abb. 283) haben die phylogenetisch jüngsten Felder (weiß) gegenüber den primären Rindengebieten besonders stark an Ausdehnung zugenommen. Die vor der primären motorischen Region gelegene Präfrontalregion gliedert sich in eine größere Zahl von Arealen (8–11, 44–47). Sie macht nach *Economo* 30% der Großhirnoberfläche aus. Palaeo- und Archicortex sind in der Seitenansicht nicht zu erkennen. Auch die Insel ist vollständig verdeckt.

Beim erwachsenen Menschen überzieht die **Großhirnrinde** als graue, 4,5–5 mm dicke Schicht die ganze Oberfläche des Großhirns. Sie ist im allgemeinen auf der Höhe der Windungen dicker als in der Tiefe der Furchen. Der Gehalt an Ganglienzellen und mark-

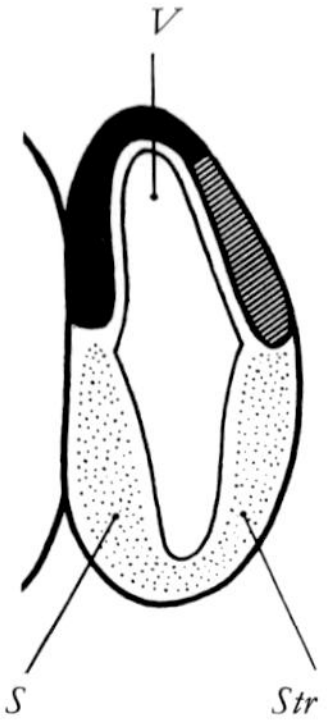

Frosch

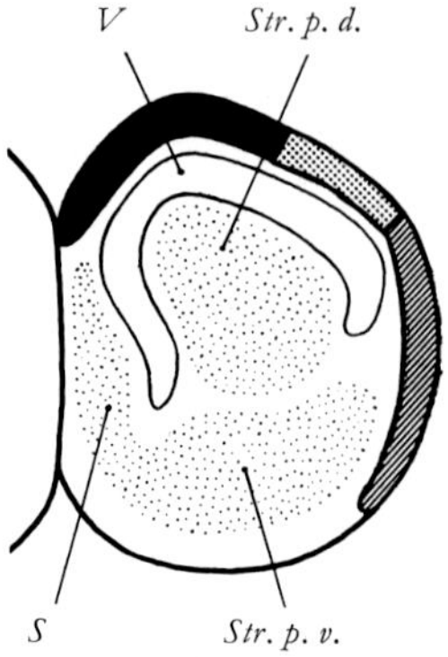

Eidechse

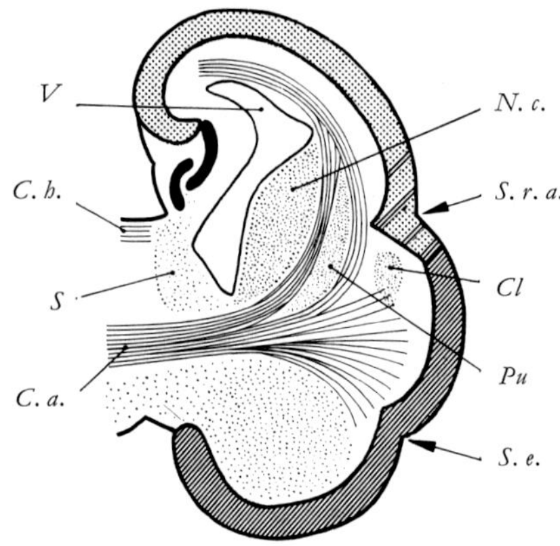

Beutelratte

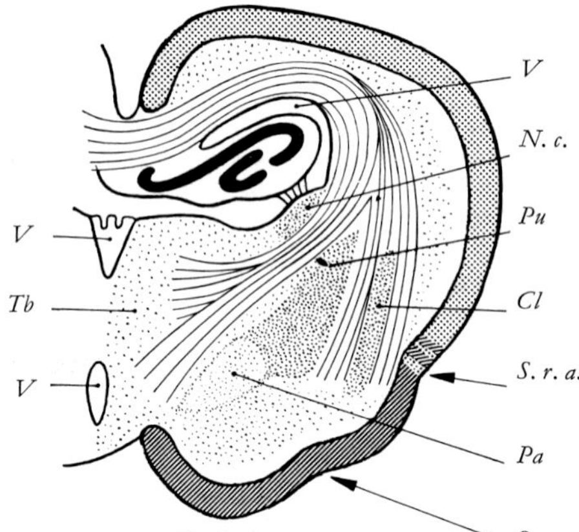

Kaninchen

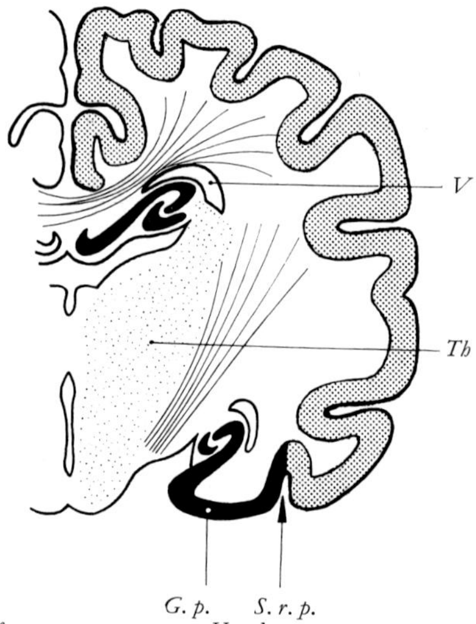

Hund

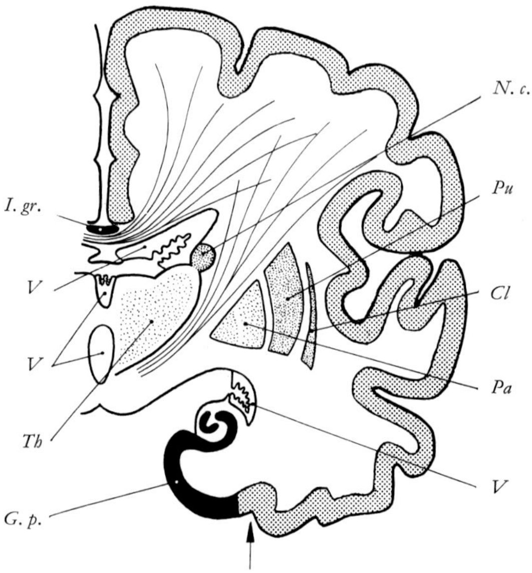

Mensch

C. a.	=	*Commissura anterior*
C. h.	=	*Commissura hippocampi*
Cl	=	*Claustrum*
G. p.	=	*Gyrus parahippocampalis (pars posterior)*
I. gr.	=	*Indusium griseum*
N. c.	=	*Nucleus caudatus*
Pa	=	*Pallidum* = *Globus pallidus*
Pu	=	*Putamen*
S.	=	*Septum*
S. e.	=	*Sulcus endorhinalis*
S. r. a.	=	*Sulcus rhinalis anterior*
S. r. p.	=	*Sulcus rhinalis posterior*
Str	=	*Striatum*
Str. p. d.	=	*Striatum (pars dorsalis)*
Str. p. v.	=	*Striatum (pars ventralis)*
Th	=	*Thalamus*
V	=	*Ventrikel*

losen Fortsätzen läßt sie gegenüber dem Mark grau erscheinen. Das Markscheidenbild (Abb. 286C) zeigt uns aber, daß auch in der Rinde charakteristisch angeordnete, markhaltige Fasern vorkommen. Im Bereich der Sehrinde kann man bereits mit freiem Auge einen feinen, weißen Markstreifen (*Gennari*- oder *Vicq d'Azyr*schen Streifen) erkennen. Nach ihm wird dieses Gebiet als *Area striata* bezeichnet.

Die feinere, mikroskopische Untersuchung der Rinde deckt große, regionale Unterschiede hinsichtlich der Größe und Anordnung der Zellen (*Zytoarchitektonik*), der Anordnung und Stärke der markhaltigen Fasern (*Myeloarchitektonik*) und der Verzweigung der Gefäße (*Angioarchitektonik*) auf. Neuerdings studiert man auch die zytochemischen Unterschiede (*Chemoarchitektonik*). Felder gleichen Aufbaues werden als **Areae** bezeichnet. Man hat bisher über 200 zytoarchitektonische Felder unterschieden. In den Abb. 284 u. 285 sind die zytoarchitektonisch verschiedenen Areae zu **Hirnrindenkarten** zusammengestellt. Trotz dieser großen, regionalen Unterschiede läßt sich bis auf den ältesten Teil die gesamte übrige Hirnrinde, der **Neocortex,** auf einen 6–7schichtigen Grundtyp zurückführen. Er wird als **Isocortex** dem **Allocortex** (Palaeocortex + Archicortex) gegenübergestellt.

Die **Grundschichten des Isocortex** (Abb. 286):

1. Die **Molekularschicht,** *Lamina molecularis, Lamina zonalis,* ist arm an Nervenzellen und reich an Gliazellen. Sie wird wie die Molekularschicht der Kleinhirnrinde vor allem von zahllosen Dendritenverästelungen und Neuriten der Zellen aus tieferen Schichten aufgebaut. In ihr finden wir die *Cajal*schen Zellen und die äußeren Tangentialfasern.
2. Die **äußere Körnerschicht,** *Lamina granularis externa,* besteht aus dichtgedrängten, kleinen Nervenzellen mit rundlichem oder dreieckigem Zellkörper. Sie ist faserarm.
3. Die **äußere Pyramidenschicht,** *Lamina pyramidalis externa,* ist meist die breiteste. Die sie aufbauenden Pyramidenzellen nehmen von außen nach innen an Größe zu, stehen nicht so dicht wie die Zellen der vorigen Schicht. Ihre Spitzen weisen gegen die Oberfläche, ihr Spitzendendrit strebt der Molekularschicht, ihr basal abgehender Neurit dem Mark zu.
4. Die **innere Körnerschicht,** *Lamina granularis interna,* wechselt sehr in ihrer Stärke, fehlt an manchen Stellen völlig. Ihre dicht gelagerten, kleinen Nervenzellen gehören zum *Golgi*typ (5). Ihr Neurit endet in der gleichen oder in der nächsten Schicht.
5. Die **innere Pyramidenschicht,** *Lamina pyramidalis interna,* enthält die großen Pyramidenzellen (2). Im Gyrus praecentralis erreichen sie als *Betz*sche Riesenpyramidenzellen eine Größe von 40–80 μ. Ihre Spitzendendriten reichen bis in die Molekularschicht. Ihr Neurit zieht durch die Capsula interna bis zu den Vorderwurzelzellen des Rückenmarkes (*Tractus corticospinalis*) oder zu den motorischen Kernen der Hirnnerven (*Tractus corticonuclearis, Tractus corticobulbaris*).
6. Die **multiforme Schicht,** *Lamina multiformis,* zeigt Zellen verschiedener Form, dreieckige, spindelförmige, die ihren Neurit ins Mark schicken, und Cellulae axiramificatae (6), deren Neurit sich in der Nähe der Zelle verzweigt.
7. *Vogt* unterscheidet noch eine **Grundschicht,** *Lamina intima.* Sie enthält unterschiedlich gestaltete, in größeren Abständen liegende Nervenzellen neben Tangential- und Radiärfasern.

Sind die 6–7 Schichten des Isocortex deutlich abgegrenzt, so spricht man von **homotypischer Rinde.** Sie kommt in verschiedenen Abwandlungen in der Stirn- und Scheitelregion und am frontalen und okzipitalen Pol vor. Man verlegt in sie hauptsächlich assoziative Leistungen. Ist der Grundtyp des Isocortex durch vermehrtes Auftreten einer Zellart und das Zurücktreten einer anderen so stark abgewandelt, daß sich die 6–7 Schichten nicht mehr unterscheiden lassen, so sprechen wir von **heterotypischer Rinde.** Sie kommt in 2 Formen, als agranuläre Rinde (Fehlen der Körnerschichten und Vermehrung der Pyramidenzellen) und als granuläre Rinde (Ver-

◀ Abb. 280. Die stammesgeschichtliche Entwicklung der Endhirnrinde (6 Frontalschnitte). Umgezeichnet nach *W. Kirsche*. Die Lage von

Palaeocortex – ▨ Archicortex – ■ Neocortex – ░

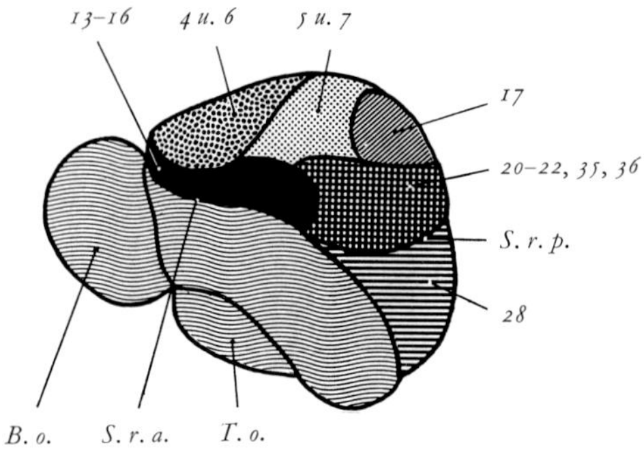

Abb. 281. Igel

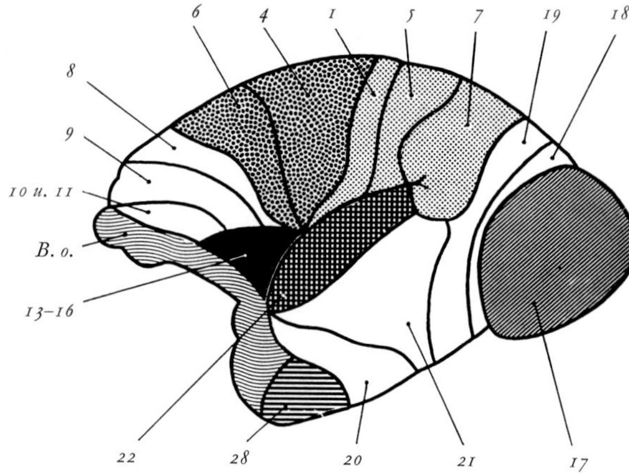

Abb. 282. Halbaffe

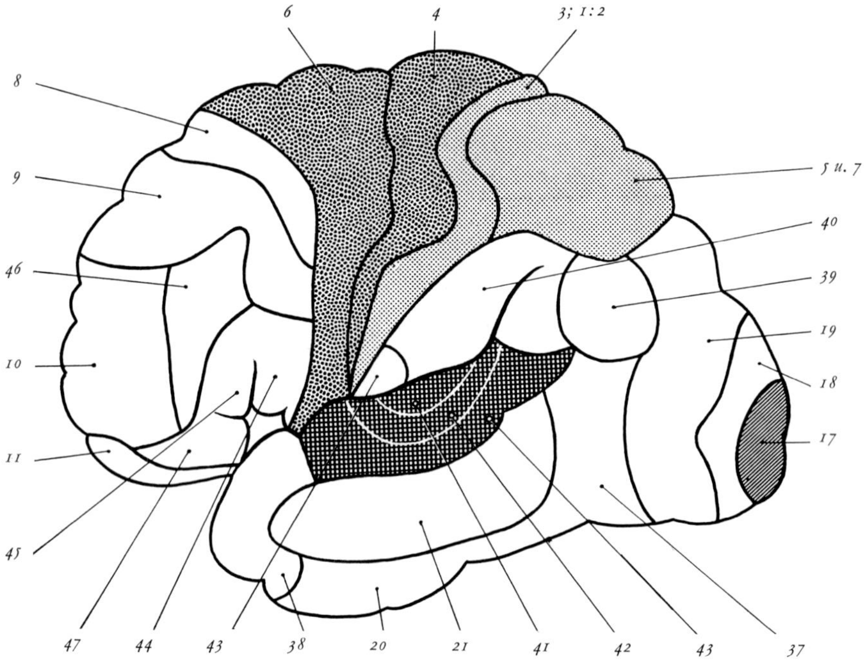

Abb. 283. Mensch

4 u. 6	= *primäre motorische Region*	*B. o.*	= *Bulbus olfactorius*
1–7	= *primäre sensible Region*	*S. r. a.*	= *Sulcus rhinalis anterior*
17	= *primäre Sehregion*	*S. r. p.*	= *Sulcus rhinalis posterior*
22	= *primäre Hörregion*	*T. o.*	= *Tuberculum olfactorium*
13–16	= *Insula cerebri*		

Abb. 281–283. Die stammesgeschichtliche Entwicklung der Endhirnrinde (verändert nach *Spatz*). Die Gehirne vom Igel, Halbaffen und Menschen in Seitenansicht. Palaeocortex ▤, Archicortex ▤. Im Neocortex sind die verschiedenen primären Rindengebiete durch unterschiedliche Schraffierung wiedergegeben. Weiß sind die phylogenetisch jüngsten Gebiete des Neocortex. Die arabischen Zahlen entsprechen den *Brodmann*schen Feldern

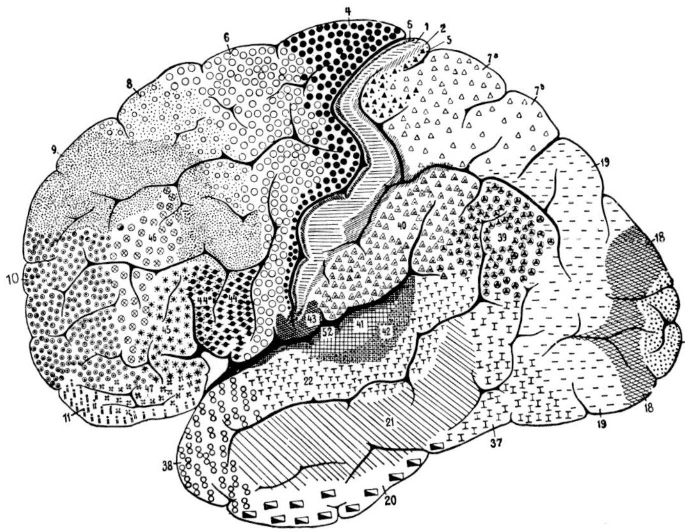

Abb. 284. Zytoarchitektonische Rindenfelder nach *K. Brodmann*. Laterale Großhirnfläche

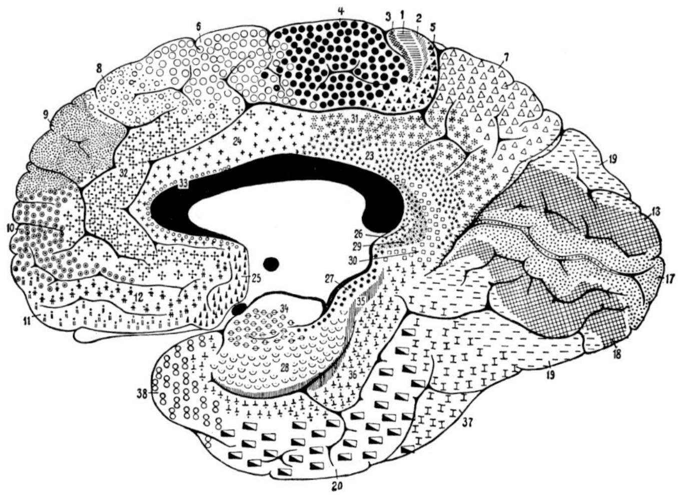

Abb. 285. Zytoarchitektonische Rindenfelder nach *K. Brodmann*. Mediale Großhirnfläche

mehrung der Körnerzellen auf Kosten der Pyramidenzellen) vor. Die **agranuläre** „verpyramidisierte“ (*Economo*) **Rinde** ist im Gyrus praecentralis, die **granuläre Rinde,** auch *Coniocortex* genannt, in der Sehrinde und auch in anderen rezeptorischen Feldern deutlich ausgeprägt. Aus dieser Tatsache hat man den Schluß gezogen, daß pyramidale und spindelige Zellen effektorischer, Körnerzellen dagegen rezeptorischer Natur sind.

v. Economo hat für die menschliche Großhirnrinde 14 Milliarden, *Haug* 16,5 Milliarden Zellen errechnet. Sie beanspruchen einen Raum von 20,4 ml. Bei einem Rindenvolumen

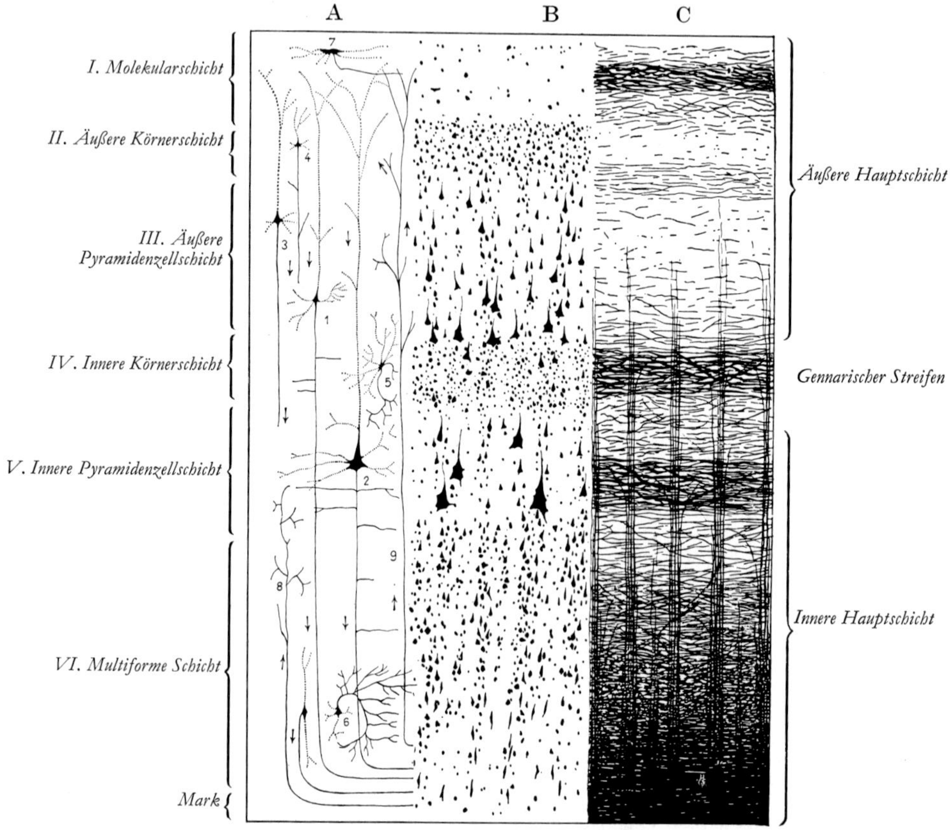

Abb. 286. Der Feinbau der Großhirnrinde (schematisiert nach *Brodmann*). A. Schema der wesentlichsten Zelltypen. 1, 2 u. 3 = Pyramidenzellen verschiedener Größe; 4 = Körnerzelle; 5 = innere Körnerzelle (Golgityp); 6 = Cellula axiramificata; 7 = Cajalsche Zelle; 8 u. 9 = kortikopetale Fasern. B. Zellenfärbung. C. Markscheidenfärbung

von 500 ml entfällt nur $^1/_{25}$ auf die Zelleiber der Ganglienzellen. Je niedriger eine Tierart steht, umso dichter liegen die Zellen. Die zwischen den Zellen gelegenen Dendriten- und Neuritenverzweigungen schaffen die Verbindungsmöglichkeiten der verschiedenen Zellen und Zellareale und scheinen ein Maßstab für die Organisationshöhe einer Tierart zu sein.

Myeloarchitektonik. Das Markscheidenbild (Abb. 286C) läßt radiäre, vom Mark zur Rinde aufsteigende, und mehrere Lagen tangentialer, parallel zur Oberfläche verlaufender, markhaltiger Fasern erkennen. Die **Radien** oder Markstrahlen sind Bündel markhaltiger, kortikopetaler und kortikofugaler Fasern, die in der 3. Schicht allmählich verschwinden. **Die tangentialen Fasern** dienen wohl einer flächenhaften Ausbreitung von Erregungen innerhalb der Hirnrinde.

Die feinen Tangentialfasern der 1. Schicht sollen in der Hauptsache Endverzweigungen afferenter Fasern sein (9 in Abb. 286A). Die in der 2. Schicht über den Radienenden gelegenen Tangentialfasern bezeichnet man meist als superradiäres Flechtwerk. Das interradiäre Flechtwerk ist in der 4. und 5. Schicht zum äußeren und inneren *Baillarger*schen Streifen verdichtet. Der äußere Streifen soll hauptsächlich Verzweigungen afferenter Fasern, der innere Kollateralen der Neuriten von Pyramidenzellen enthalten.

Lage und Mächtigkeit dieser Fasersysteme in den einzelnen Rindenbezirken bilden die Grundlage der myeloarchitektonischen Rindengliederung. Sie deckt sich weitgehend, wenn auch nicht vollständig mit den zytoarchitektonischen Rindenfeldern (Abb. 284 u. 285).

Funktionelle Bedeutung der Rindenfelder

Seitdem *Paul Broca* 1861 in Paris einen Kranken mit einer Läsion der Pars opercularis der linken unteren Stirnwindung demonstrierte, der eine eigentümliche Sprachstörung zeigte, die wir heute als motorische Aphasie bezeichnen, nachdem *Jackson* 1864 bei Schädelverletzten periodisch auftretende, lokalisiert beginnende, epileptiforme Krämpfe beschrieb, die von lokalisierten Verletzungen der Großhirnrinde herrührten, und *Fritsch* und *Hitzig* 1870 von bestimmten Stellen der Großhirnrinde aus durch elektrische Reize ganz bestimmte Bewegungen hervorrufen konnten, hat man bei Menschen und vielen Tieren die Hirnrinde mit verschiedenen Methoden nach **Zentren,** *Foci*, Rindenfeldern mit einer bestimmten Funktion, durchforscht. Die Experimente an Tieren (elektrische Reizung, Abkühlung, Vergiftung, Abtragung und Durchschneidung umschriebener Rindenbezirke oder ganzer Hinabschnitte), die genaue klinische Beobachtung der Ausfallserscheinungen erkrankter Menschen und die nachfolgende gründliche pathologisch-anatomische Untersuchung, die Erforschung der Markreifung des menschlichen Gehirns und ihr Vergleich mit den Ergebnissen psychologischer Forschung ergaben keineswegs eindeutige Ergebnisse. Der Kampf zwischen den extremen Verfechtern der **Lokalisationslehre,** die bestimmte psychische Leistungen, Erinnerungen und Vorstellungen, in scharf abgegrenzte Rindenbezirke, ja in bestimmte Zellgruppen verlagerten, sie bis zum Atomismus trieben, und ihren Gegnern, die das Lokalisationsprinzip weitgehend ablehnten, wogte lange Zeit hin und her. Heute geht die herrschende Auffassung dahin, daß sensible und sensorische Erregungen (Tast-, Seh-, Hör-, Riech- und Geschmackseindrücke) in bestimmte Rindenbezirke, **primäre sensorische Zentren,** projiziert, in anderen, meistenteils angrenzenden, als Erinnerungsbilder (*Engramme*) verankert werden **(sekundäre sensorische Zentren).** Die willkürlichen Impulse an die quergestreifte Muskulatur gehen von den **primären motorischen Zentren** aus, erfordern aber zum richtigen Ablauf die Mitarbeit **sekundärer motorischer Zentren,** in denen die kinästhetischen Erinnerungsbilder früherer Bewegungsabläufe gespeichert sind. Schon für einfache bewußte Handlungen ist die Zusammenarbeit mehrerer Rindenbezirke, für die höheren, psychischen Leistungen das Zusammenspiel der gesamten Rinde, der Rindenzentren und jener ausgedehnten „stummen" Bezirke notwendig, die keine nachweisbare, genau lokalisierte Einzelleistung vollbringen, die wir vielmehr für die **Assoziation** in Anspruch nehmen. Das morphologische Substrat für diese unendlich mannigfaltigen Verknüpfungen der Rindenterritorien untereinander und mit den tiefer gelegenen Abschnitten des Zentralnervensystems sehen wir in den intra- und subkortikal gelegenen Assoziationsfasern, in den Kommissuren- und in den Projektionsfasern.

Das sensomotorische Rindenfeld. Im Gyrus praecentralis und im angrenzenden Teil des Lobulus paracentralis liegt das **motorische Rindenfeld.** Es zeigt eine weitgehende, somatotopische Gliederung, indem jede Körperhälfte, gleichsam auf dem Kopf stehend, auf die gegenseitige Hirnhälfte projiziert ist.

Es liegen, von der Basis der Präzentralwindung zur Mantelkante aufsteigend und von dort auf den Lobulus paracentralis übergreifend, die Zentren für: Kehlkopf, Schlund, Gaumensegel, Unterkiefer-, Mundmuskulatur, Schließmuskeln des Auges, Halsmuskulatur, Finger-, Hand-, Unterarm-, Oberarm-, Schulter-, Rumpfmuskulatur, Hüft-, Oberschenkel-, Unterschenkel-, Fuß- und Zehenmuskulatur. Dadurch entsteht ein auf den Kopf gestellter **Homunkulus** dessen Proportionen von denen des Menschen stark abweichen. Körperteile deren Muskeln differenziertere Bewegungen auszuführen haben, sind in größeren Arealen vertreten. Das Areal für die Hand ist z.B. so groß wie das für das Gesicht und dreimal so groß wie das Areal für das gesamte Bein.

In diesen Zentren sind aber nicht einzelne Muskeln, sondern auf die einzelnen Gelenke bezogene Bewegungen, Flexion und Extension, Ab- und Adduktion, Pro- und Supination vertreten. Dieses motorische Feld entspricht den Feldern 4 und 6 der Abb. 284, 285.

Histologisch ist es durch eine agranulär-heterotypische Rinde ausgezeichnet. Das Feld 4 enthält die *Betz*schen Riesenpyramidenzellen, die Ausgangspunkte der kortikobulbären und der kortikospinalen Bahn. Dem Feld 6 fehlen bereits die Riesenpyramidenzellen. Sonst gleicht es dem Feld 4.

Auch vom Feld 6 aus lassen sich durch Reizung Einzelbewegungen auslösen. Sie müssen aber über das Feld 4 verlaufen, erfordern deshalb einen etwas stärkeren Reiz. In dieses ebenfalls somatotopisch gegliederte Feld 6 verlegt man die kinästhetischen Erinnerungsbilder früherer Bewegungsabläufe, aber auch die Engramme über die Stellung der einzelnen Gelenke. Damit würde es auch das **Zentrum für das räumliche Unterscheidungsvermögen** sein.

Die angrenzenden Teile der Stirnwindungen sind der Sitz komplizierter, zusammengesetzter Bewegungen, der **eupraktischen Bewegungskombinationen.** Im Gyrus frontalis superior sind solche des Rumpfes, im Fuß der mittleren Stirnwindung konjugierte Augenbewegungen (*gleichsinnige, hauptsächlich seitliche Ablenkungen beider Bulbi nach der kontralateralen Seite*) und gleichzeitige Drehungen des Kopfes in die Blickrichtung, im **Brocaschen motorischen Sprachzentrum** (Pars opercularis der unteren Stirnwindung) die Bewegungskombinationen aller beim Sprechen benötigten Muskeln lokalisiert.

Die von diesen Feldern kommenden Impulse sollen nicht über die Pyramidenbahn, sondern über extrapyramidale Bahnen zu subkortikalen Zentren (Thalamus, Globus pallidus, Striatum, Nucleus ruber, Substantia nigra) verlaufen.

Gyrus postcentralis und anschließender Teil des Lobulus paracentralis sind wie der Gyrus praecentralis somatotopisch gegliedert. Sie bilden mit dem Lobus parietalis die **Körperfühlsphäre.** Die von der Peripherie über den Thalamus verlaufenden Erregungen der Oberflächen- und Tiefensensibilität erreichen zunächst das unmittelbar hinter der Zentralwindung gelegene, **primäre sensible Feld.**

Es fällt wahrscheinlich mit dem schmalen Feld 3 der Abb. 284, 285 zusammen und ist durch eine granulär-heterotypische Rinde (*Coniocortex*) ausgezeichnet.

Auch in der zentralen Repräsentation der Sensibilität ergibt sich ein auf den Kopf gestellter, unproportionierter *Homunkulus.* Körperteile die eine besonders differenzierte Hautsensibilität aufweisen (z. B. Gesicht, Hand) sind in großen Rindenfeldern vertreten.

Die hier gesetzten Erregungen halten nur so lange an, wie der Reiz dauert. Sie werden von hier an die angrenzenden, **sekundären sensiblen Rindenfelder** weitergegeben, wo sie kritisch ausgewertet und als Erinnerungsbilder gespeichert oder in Bewegungsimpulse umgesetzt werden.

Die auswertenden, epikritischen Leistungen sind in verschiedenen Arealen lokalisiert:

1. Unterschiede der Intensität und der Art der sensiblen Reize sollen im nicht somatotopisch gegliederten Scheitellappen,
2. Unterschiede der Form und des Gewichtes in den hinteren Abschnitten und vor allem in der Mitte der hinteren Zentralwindung,
3. das Unterscheidungsvermögen für räumliche Beziehungen und die kinästhetischen Erinnerungsbilder im Feld 6 vertreten sein.

Da motorische und sensible Rindenfelder sich teilweise decken, eine engere Wirkungsgemeinschaft bilden, bezeichnet man sie auch als **sensomotorisches Rindenfeld.**

Für die enge Koppelung motorischer und sensibler Zentren sprechen auch manche Krankheitssymptome. **Der Jacksonsche Anfall** (Rindenepilepsie) beginnt häufig mit Parästhesien (*sensible Aura*), seltener mit blitzartigen Schmerzen in dem betroffenen

Gebiet. Läsion des mittleren Bezirks der hinteren Zentralwindung ergibt eine **Stereoagnosie** (*Gegenstände können trotz erhaltener Tastempfindung nicht erkannt werden!*). Zerstörungen im Bereich der Körperfühlsphäre ergeben immer Ausfälle **(Hemianästhesien)** auf der gekreuzten Seite, weil die sensiblen Bahnen zum Großhirn im Rückenmark oder in der Medulla oblongata (*Decussatio lemniscorum*) kreuzen.

Die Sehzentren. Das primäre Sehzentrum liegt in der Umgebung des Sulcus calcarinus, umfaßt das Gebiet der Area striata (*Bei Ausfall Rindenblindheit!* Vgl. S. 371). Die besonders dünne, ausgesprochen granuläre Rinde zeigt einen breiten *Gennari*schen Streifen. Das sekundäre Sehzentrum lokalisieren wir auf der Außenfläche des Hinterhauptslappens. Bei Ausfall dieses Zentrums der optischen Erinnerungsbilder können Form und Farbe eines Gegenstandes beschrieben, die Gegenstände aber nicht erkannt werden (*Seelenblindheit!* Vgl. S. 372).

Die Hörzentren. Das kleine, etwa 8 mm^2 große, primäre Hörzentrum, die Endigung der Cochlearisbahn, liegt in der *Heschl*schen Querwindung, auf der der Insel zugewandten Fläche der oberen Schläfenwindung. Ausfall dieser agranulären Rinde ergibt Rindentaubheit auf dem Ohr der anderen Seite und Schwerhörigkeit auf der gleichen Seite. Die Höreindrücke eines Ohres scheinen auf beide Hemisphären projiziert zu werden.

Die Klangerinnerungsbilder werden im angrenzenden Teil des Gyrus temporalis superior, im sekundären Hörzentrum, gespeichert. Die Erinnerungsbilder an gehörte und gesprochene Worte, die Wortklangbilder, werden im hinteren Drittel der oberen Schläfenwindung aufbewahrt (*sensorisches oder Wernickesches Sprachzentrum*). In diesem Zentrum des akustischen Sprachverständnisses werden gehörte Worte mit den früher vernommenen verglichen und identifiziert. Es liegt wie das motorische Sprachzentrum beim Rechtshänder in der linken Hemisphäre.

Bei Läsion desselben finden wir eine Seelentaubheit. Gehörtes wird nicht verstanden. Worte der Muttersprache sind genau so unverständlich wie die einer fremden, nie gehörten Sprache.

Die orbitofrontale Rinde fehlt den niederen Säugern (Abb. 281); sie zeigt vom Halbaffen (Abb. 282) zum Menschen (Abb. 283) eine stetige Weiterentwicklung. Sie liegt vor den frontalen motorischen Nebenfeldern, in den Areae 9–11, 45–47, an der orbitalen Fläche und in den Areae 24 und 32 der medialen Fläche. Die Rolle der einzelnen Areale im psychischen Verhalten ist noch nicht völlig bekannt. Es ist anzunehmen, daß die Felder des mittleren Stirnhirns die Antriebsleistungen beinhalten und die Felder der medialen Orbitalwindungen sowie der vordere Teil des Gyrus cinguli eine Reihe vegetativer Funktionen und Affekte kontrollieren.

Bei der **praefrontalen Leukotomie** schaltet man die orbitofrontale Rinde aus, um bestimmte Geisteskrankheiten (chronische Schizophrenie, affektiv gefärbte Psychosen, progressive Zwangsneurosen) zu bessern. Die **Witzelsucht** mancher Greise (Neigung zu läppischen Scherzen, Verlust der ethischen Gefühle, Freude an anstößigen Witzen) wird auf Altersveränderungen der orbitofrontalen Rinde zurückgeführt.

Ein Gleichgewichtszentrum scheint in der ersten Schläfenwindung vertreten zu sein, da Patienten bei Reizung dieser Gegend Gleichgewichtsstörungen empfinden und entsprechende Bewegungen ausführen.

Das Zusammenarbeiten der verschiedenen Rindenareale sei am Beispiel der Sprache erörtert. Das Kind gibt zunächst nur unverständliche Laute von sich. Darauf lernt es nachzusprechen, d. h. mittels des *Broca*schen Sprachzentrums Bewegungskombinationen aller beim Sprechen benötigten Muskeln auszuführen. Weg des Impulses: Primäres Hörzentrum–*Broca*sches Zentrum–motorisches Zentrum der beim Sprechen beteiligten Muskeln–Tractus corticonuclearis. Gleichzeitig lernt das Kind manches verstehen, was es noch nicht nachsprechen kann: Verbindung vom primären zum sekundären Hörzentrum (*Wernicke*). Durch Verbindung zwischen diesem Zentrum der Wortklangbilder und dem

*Broca*schen Zentrum lernt es allmählich, von sich aus zu sprechen, Wortklangbilder nachzuahmen. In einem weiteren Stadium lernt es die Worterinnerungsbilder mit den optischen und Tasterinnerungsbildern (Personen und Gegenstände) zu einem Begriff zu verbinden. Assoziationsbahnen zwischen den sensiblen, optischen und akustischen

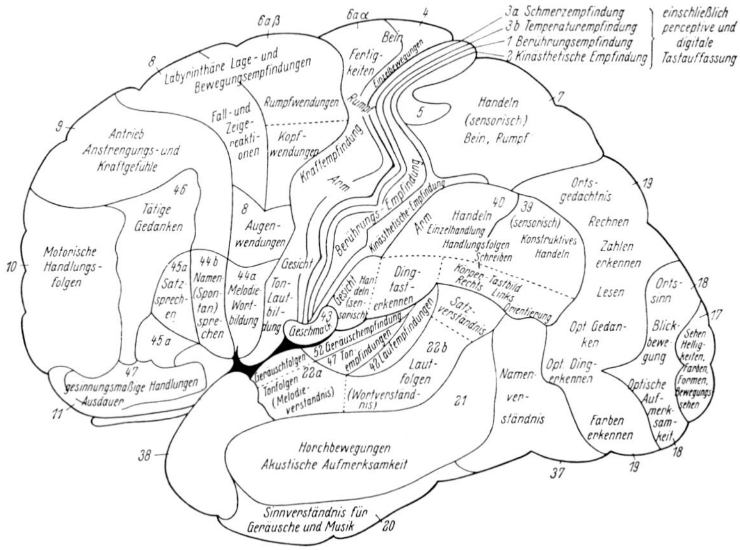

Abb. 287. Lokalisation der Funktionen des Großhirns nach *K. Kleist.* Laterale Großhirnfläche

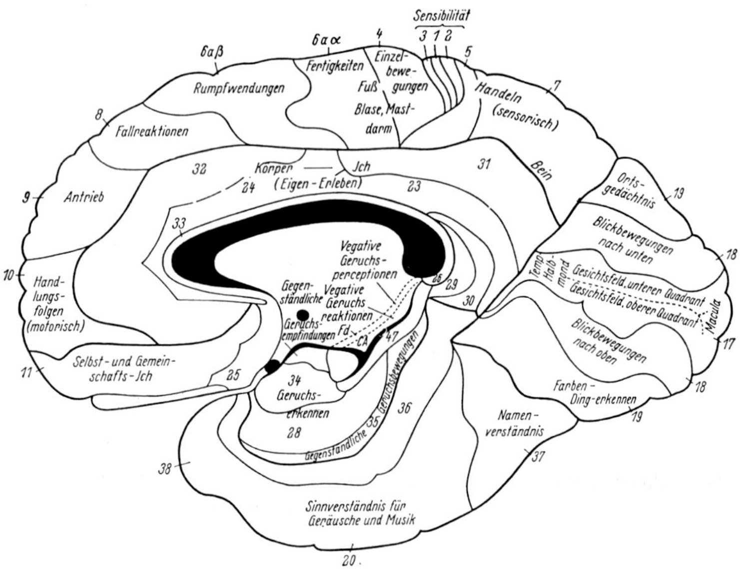

Abb. 288. Lokalisation der Funktionen des Großhirns nach *K. Kleist.* Mediale Großhirnfläche

Zentren sind in Betrieb genommen. Außerdem ist der Weg von den Erinnerungszentren zum Begriffszentrum im Stirnhirn gebahnt. Die Worte erhalten einen Sinn, werden ein Begriff. Das Sprechen wird zur Sprache. Je zahlreicher die verschiedenen Erinnerungsbilder, je mannigfaltiger ihre Verknüpfungen untereinander und je zahlreicher und sicherer die Begriffe, um so abwechslungsreicher wird die Sprache. Beim Erlernen des Lesens und Schreibens werden im Gyrus angularis, im Lesezentrum, die optischen Erinnerungsbilder für die Buchstaben, Silben und Worte allmählich gesammelt und unter Kontrolle des optischen Erinnerungszentrums mittels des Brocaschen motorischen Sprachzentrums in gesprochene Worte umgesetzt. Gleichzeitig bahnen sich vom Lesezentrum aus auch Wege zu dem kinästhetischen Feld für die Hand- und Fingerbewegungen. Das Kind lernt die für das Schreiben notwendigen Bewegungskombinationen auszuführen. Auch Lesen und Schreiben wird zunächst mechanisch, später unter Einschaltung des Begriffszentrums mit Verständnis ausgeführt.

Störungen an einer Stelle dieses komplizierten Getriebes der Sprache müssen sich auf das Gesamtgetriebe auswirken, ergeben aber nach Lage des Schadens verschiedene Symptomenbilder. Da die typischen Ausfälle bereits bei den Zentren beschrieben sind, sei hier nur noch auf die *Alexie*, die Unfähigkeit, geschriebene Worte zu verstehen, hingewiesen. Bei der Läsion des Gyrus angularis erscheinen die Buchstaben, Silben und Worte wie unverständliche Hieroglyphen.

Bei der häufigen Legasthenie bestehen Schwierigkeiten im Erlernen des Lesens und des Schreibens bei sonst normalen geistigen Fähigkeiten.

Die Ungleichwertigkeit beider Hemisphären. Wie wir bereits beim motorischen Sprachzentrum (*Broca*) und beim akustischen Sprachzentrum (*Wernicke*) sahen, hat beim Rechtshänder die linke Hemisphäre das funktionelle Übergewicht. Auch das linke, sensomotorische Rindenfeld scheint das gegenüberliegende rechte zu kontrollieren. Bei Schäden der linken Hemisphäre, die rechtsseitige Lähmungen zur Folge haben, beobachtet man häufig linksseitig *Apraxien*, speziell der Hände. Sie sind, ohne gelähmt zu sein, nicht mehr zu bestimmten Zweckbewegungen befähigt. Geringere Grade von Apraxie bezeichnet man als *Dyspraxie*. Sie wird bei ausgedehnten Balkenverletzungen beobachtet. Das Überwiegen einer Hemisphäre ist wohl erst im Leben erworben. Wir werden zu Rechtshändern erzogen. Fällt die dominierende Hemisphäre aus, so kann die andere allmählich wichtige Aufgaben erlernen. Nur das Sprachzentrum ist nicht zu ersetzen.

7. Das Großhirnmark, Substantia medullaris cerebri,

liefert mit seinen zahlreichen, markhaltigen, zu Lamellen geordneten, doppelläufigen Fasern, die verschiedene Anteile des Zentralnervensystems miteinander verbinden, die Voraussetzung für die mannigfaltigen Leistungen des Endhirns beim Menschen. Die Massenentwicklung dieser Fasersysteme nimmt in der aufsteigenden Säugetierreihe zu und ist gleichsam ein Maßstab für die Organisationshöhe einer Tierart. Die verschiedenen Leitungssysteme wurden bereits S. 307 beschrieben. Sie sollen hier nur noch unter funktionellen Gesichtspunkten kurz zusammengestellt werden.

1. **Die Assoziationsfasern** (Abb. 239–241) verbinden doppelläufig mit
   a) ihren *Fibrae arcuatae cerebri* die Zellen benachbarter Windungen,
   b) ihren langen Bündeln (*Cingulum, Fasciculus longitudinalis superior* und *inferior, Fasciculus uncinatus, Fornix*) entfernt gelegene Rindenbezirke der gleichen Hemisphäre.

Sie bilden die morphologische Grundlage für die assoziativen Vorgänge, wie wir sie im vorigen Abschnitt kennengelernt haben.

2. **Die Kommissurenfasern** (*Corpus callosum, Commissura anterior* und *posterior, Commissura habenularum, Commissura fornicis*) verknüpfen doppelläufig gleiche Rin-

denfelder der rechten und linken Hemisphäre und ermöglichen so ihre gleichzeitige und gleichsinnige Betätigung (*Ausgedehntere Balkenverletzungen ergeben Dyspraxien!*).

3. **Die Projektionsfasern** projizieren Erregungen aus der Umwelt und aus dem Innern des Körpers auf die Hirnrinde **(kortikopetale Fasern)** und von der Rinde auf die Peripherie **(kortikofugale Fasern).** Die einzelnen Bündel zeigen eine fächerförmige Anordnung, indem sie von der Hirnrinde aus auf das enge Feld der Capsula interna und der Crura cerebri zusammenströmen (vgl. Abb. 289) oder vom Thalamus aus zur Rinde hin auseinanderweichen (vgl. Abb. 290). Die doppelläufigen Verbindungen zwischen Thalamus und Großhirnrinde erscheinen in der Seitenansicht als „Stäbe" und werden seit altersher als „Stabkranz" des Thalamus (Corona radiata) bezeichnet (vgl. S. 310 und Abb. 243). Lateral liegen ihm die Bestandteile der inneren Kapsel an.

Die kortikofugalen Fasern

1. Der **Tractus corticospinalis,** die Pyramidenbahn, entspringt in der Großhirnrinde. Nur 2–3% der Fasern stammen von den *Betz*schen Riesenpyramidenzellen, 40% von verschiedenen Zellen der Area 4 u. 6, 20% von der Area 3–1, 40% aus der Präfrontal-, Temporal-, hinteren Parietal- und Okzipitalrinde. Die von der Rinde kommenden **I. Neurone** bilden zunächst einen nahezu frontal gestellten Fächer (Abb. 289), der sich bald schraubenförmig verdreht und verschmälert in den hinteren Schenkel der Capsula interna eintritt. Hier folgen von vorn nach hinten die Fasern für obere Gliedmaße, Rumpf, untere Gliedmaße. Im **Crus cerebri** (Querschnitt II) nehmen die Fasern das mittlere Drittel ein. Es liegen hier von lateral nach medial die Fasern für Bein, Rumpf, Arm somatotopisch geordnet. In der **Brücke** (Querschnitt III) geht diese Ordnung verloren. Im Querschnitt IV bilden die Fasern den Wulst der **Pyramide.** In der **Decussatio pyramidum** (Querschnitt V) kreuzen 90% aller Fasern in den Seitenstrang der Gegenseite und bilden den **Tractus corticospinalis lateralis,** die Pyramidenseitenstrangbahn. Die restlichen Fasern steigen ungekreuzt im Vorderstrang abwärts, **Tractus corticospinalis anterior,** Pyramidenvorderstrangbahn, und kreuzen in verschiedenen Segmenthöhen (Querschnitt VI und VII) zur Gegenseite.

   Die Fasern der Vorder- und Seitenstrangbahn enden direkt oder mittels Zwischenneuronen (s. Bd. I) an den Vorderwurzelzellen **(II. Neurone),** die über die Radix ventralis die motorischen Endplatten der Skelettmuskeln erreichen.

2. Der **Tractus corticobulbaris** (corticonuclearis, schwarz in Abb. 289), die Bahn zu den Kernen der Hirnnerven entspringt im unteren Drittel der Zentralwindung. Sie verläuft im **Knie der inneren Kapsel,** durch die **Crura cerebri** zu den **Kernen der Gegenseite und zum Teil auch der gleichen Seite.**

   Kau-, Gaumensegel-, Schlund- und Kehlkopfmuskeln sowie der obere Fazialisast (Muskeln oberhalb des Auges) erhalten Fasern von beiden Hemisphären. Die mimischen Muskeln unterhalb des Auges (unterer Fazialisast) und die Zungenmuskulatur (N. hypoglossus) werden fast nur von der kontralateralen Rinde versorgt.

   Die Bahn für die Blickbewegungen (schwarz gestrichelt in Abb. 289), entspringt im „frontalen Augenfeld" (hinterer Teil der mittleren Stirnwindung, Area 8 α, β, δ) und im „okzipitalen Augenfeld" (Area 19 des Hinterhauptslappens). Er verläuft nahe dem Knie durch die innere Kapsel und schaltet im Mittelhirn nicht direkt, sondern mittels Zellen der Formatio reticularis (Schaltzentrum) auf die Augenmuskelkerne (III, IV, VI) um.

3. Die **Bahnen von der Großhirnrinde** (Area 4, 6 und 8) **zum extrapyramidalen System** (EPS, Abb. 279).

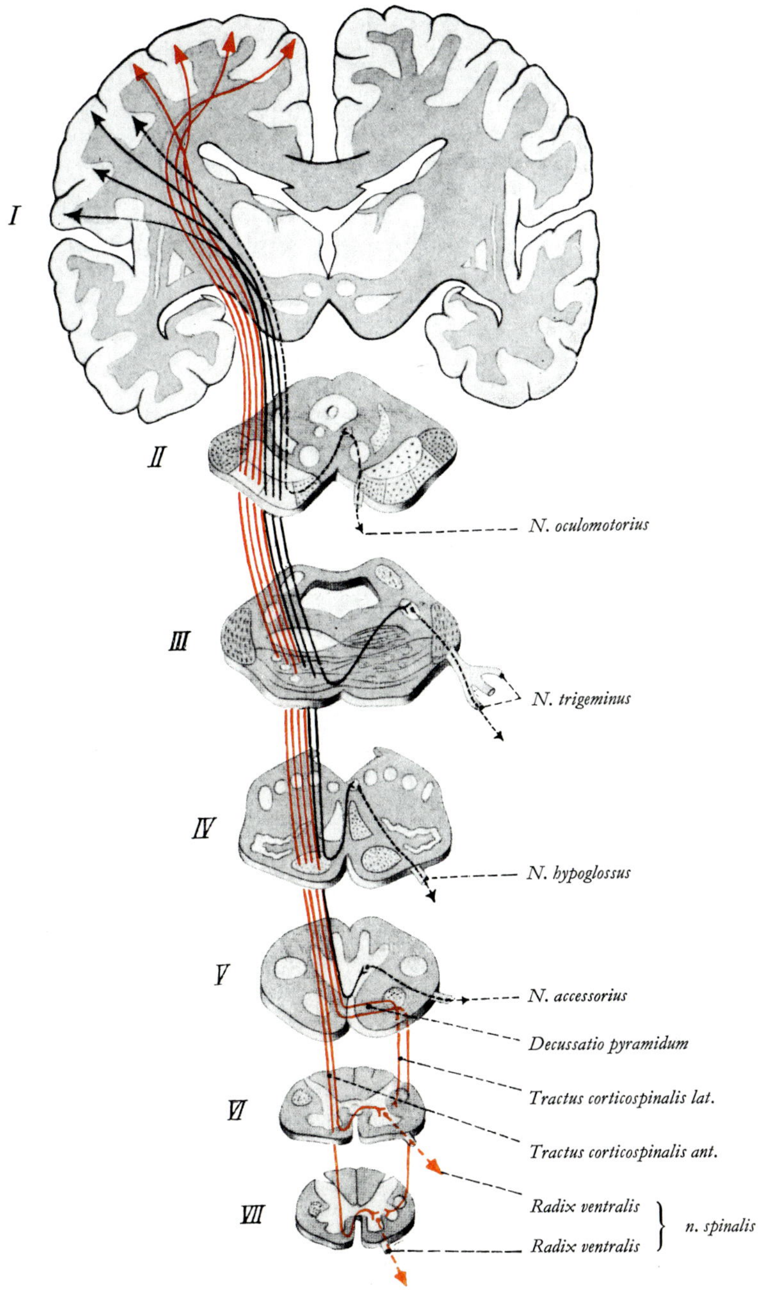

Abb. 289. Schema der willkürlichen motorischen Bahnen. Rot = Tractus corticospinalis (Pyramidenbahn); schwarz und schwarz gestrichelt = Tractus corticobulbaris (cortico nuclearis)

a) *Tractus corticostriatalis* (zum Nucleus caudatus und Putamen; blau);
b) *Tractus corticopallidalis* (zum Globus pallidus; blau);
c) *Tractus corticorubralis* (zum Nucleus ruber; braun in Abb. 279);
d) *Tractus corticonigralis* (zur Substantia nigra; braun);
e) *Tractus corticohypothalamicus* (zum Hypothalamus; braun);
f) *Tractus corticoreticularis* (zur Formatio reticularis);
g) *Tractus corticotectalis* (aus der Area 19 zum Tectum opticum);
h) *Tractus corticopontini* (schwarz in Abb. 279) durch die Crura cerebri zu den Brückenkernen, *Nuclei pontis*, und als Fibrae pontocerebellares zur Kleinhirnrinde der Gegenseite;
i) *Tractus corticocerebellaris*, von der Großhirnrinde ohne Unterbrechung zur Kleinhirnrinde der gleichen Seite;
j) *Fasciculi corticothalamici* (von der Großhirnrinde zu Thalamuskernen, schwarz punktiert in Abb. 279).

Die kortikopetalen Fasern

verlaufen in der Hauptsache über den Thalamus. Die **Fasciculi thalamocorticales** erreichen durch die verschiedenen Anteile des Stabkranzes (Abb. 243) ausgedehnte Areale der Großhirnrinde.

1. Der **Tractus spinothalamicus lateralis** (*Edinger*), die Bahn für Schmerz-, Kälte- und Wärmeempfindung (Bd. I).
2. Der **Tractus spinothalamicus anterior,** die Bahn für die protopathische Druck- und Berührungsempfindung (Bd. I) und
3. der **Tractus spino-**(bulbo-thalamo-) **corticalis,** die sensible Hinterstrangbahn (Bd. I), die Leitung für die epikritische oder gnostische Sensibilität (Form-, Kraft- und Lageempfindungen) ziehen mit ihrem III. Neuron (Abb. 290) von ventralen Kernen des Thalamus (Abb. 275) durch den hinteren Schenkel der Capsula interna (Abb. 242) und den oberen Thalamusstiel (Abb. 243) zum Gyrus postcentralis.
4. Die **Radiatio optica,** Sehstrahlung (Abb. 278, S. 371), zieht vom Corpus geniculatum laterale zur Sehrinde (Area 17, Area striata) in der Umgebung des Sulcus calcarinus.
5. Die **Radiatio acustica,** Hörstrahlung (Abb. 263, S. 339), verläuft vom Corpus geniculatum mediale zur primären Hörrinde (Area 41 und 42) in der *Heschl*schen Querwindung.

Die kortikofugalen und kortikopetalen Riechbahnen siehe im folgenden Abschnitt.

8. Das Riechhirn, Rhinencephalon,

ist der stammesgeschichtlich älteste Teil des Endhirns. Es dient der lebenswichtigen Aufgabe, Nahrung zu suchen und zu beurteilen, den Feind und den Partner zu wittern. Bei den niederen Wirbeltieren ist das Riechhirn der einzige Bestandteil des Endhirns (S. 377). Bei den niederen Säugern (Abb. 281) bildet das Riechhirn noch den größten Teil des Endhirns. In der weiteren Entwicklung tritt das Riechhirn gegenüber dem Neokortex immer mehr zurück (Abb. 282). Es hat aber bei den makrosmatischen Säugern noch einen ansehnlichen Umfang. Erst bei mikrosmatischen Säugern, zu denen auch der Mensch gehört, zeigt es eine weitgehende Rückbildung. Doch hat es beim menschlichen Embryo noch eine wesentliche größere Ausdehnung.

Der von *Kölliker* (1896) als Riechhirn, *Rhinencephalon*, bezeichnete Teil steht nicht nur im Dienst des Geruchssinnes, sondern enthält auch Anteile, die zum limbischen System gehören.

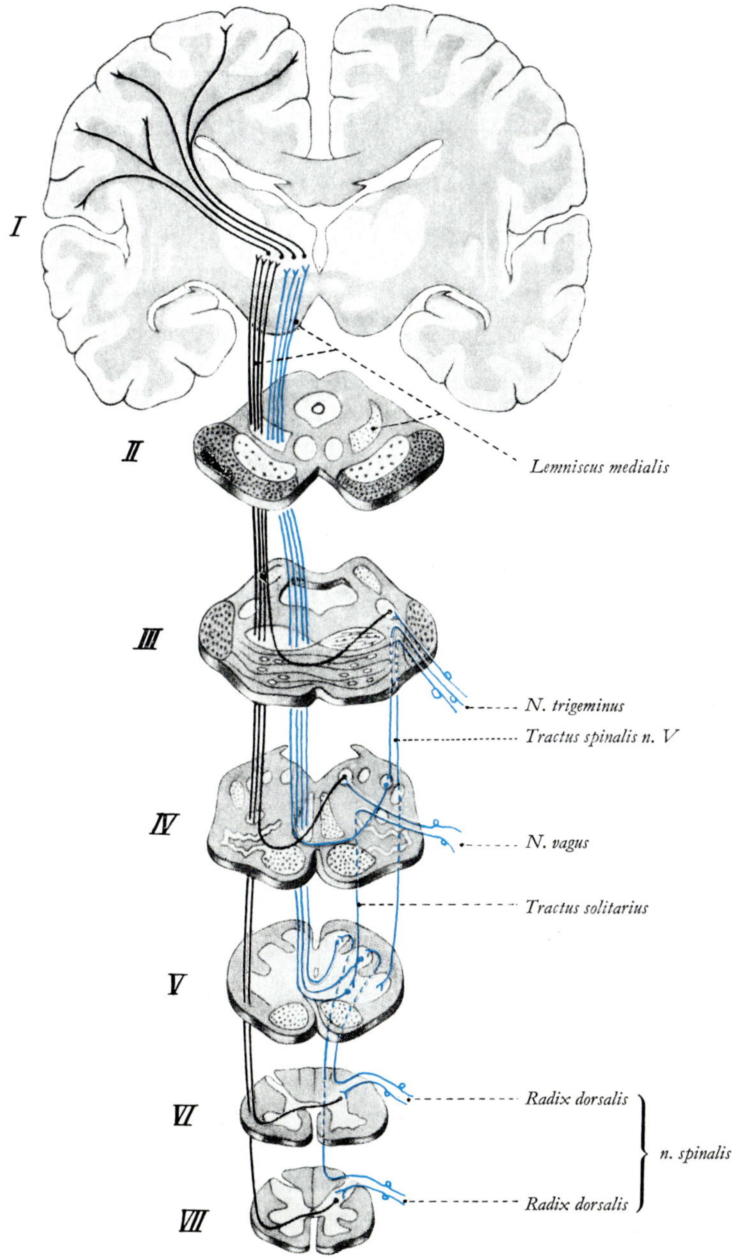

Abb. 290. Schema des Tractus spinothalamicus (schwarz) und des Tractus spino-(bulbo-thalamo-) corticalis (Hinterstrangbahn, blau, III. Neuron schwarz)

Broca nahm bereits 1887 an, daß die verschiedenen Strukturen des Gyrus cinguli und des Gyrus hippocampi miteinander in Verbindung stehen und nannte dieses System, das sich wie ein Gürtel um den Hirnstamm legt und gleichsam eine Randzone zwischen diesem und dem Neuhirn bildet, „*le grand lobe limbique*". In den folgenden Jahrzehnten rechnete man diese Strukturen zum Riechhirn. Diese Auffassung ließ sich nicht mehr halten, als die vergleichende Anatomie feststellte, daß mikrosmatische und anosmatische Tiere (Wale) über ein beträchtliches „Riechhirn" verfügen. *Papez* vermutete 1937 auf Grund der mächtigen Faserverbindungen zwischen Hippocampus, Corpus mamillare, vorderen Thalamuskernen und Gyrus cinguli, daß dieser Erregungskreis den Ausdrucksmechanismen und der Gestaltung von Gemütsbewegungen und Stimmungen diene. Auf Grund elektroanatomischer und physiologischer Beobachtungen führte *Mac Leane* 1952 für diese Hirnabschnitte den Begriff des „limbischen Systems" ein, nachdem er es schon früher (1949) „Visceralhirn" (visceral brain) genannt hatte. Bei der Darstellung des „Riechhirns" haben wir somit klar zwischen olfaktorischem und limbischem System zu unterscheiden.

Das olfaktorische System

Die im Epithel der Riechschleimhaut gelegenen, mit starren, borstenartigen Riechhärchen versehenen **Riechzellen** (I. Neuron) schicken ihre Neuriten, zu *Nn. olfactorii* gebündelt, durch die Lamina cribrosa des Siebbeins zum *Bulbus olfactorius*, wo sie zunächst an der Oberfläche ein dichtes Flechtwerk bilden. Aus ihm steigen die Neuriten auf, um mit den reichverzweigten Dendriten der Mitralzellen (*dreieckiger, an eine Mitra erinnernder Zelleib!*) knäuelförmige Verbindungen (*Glomerula olfactoria*) einzu-

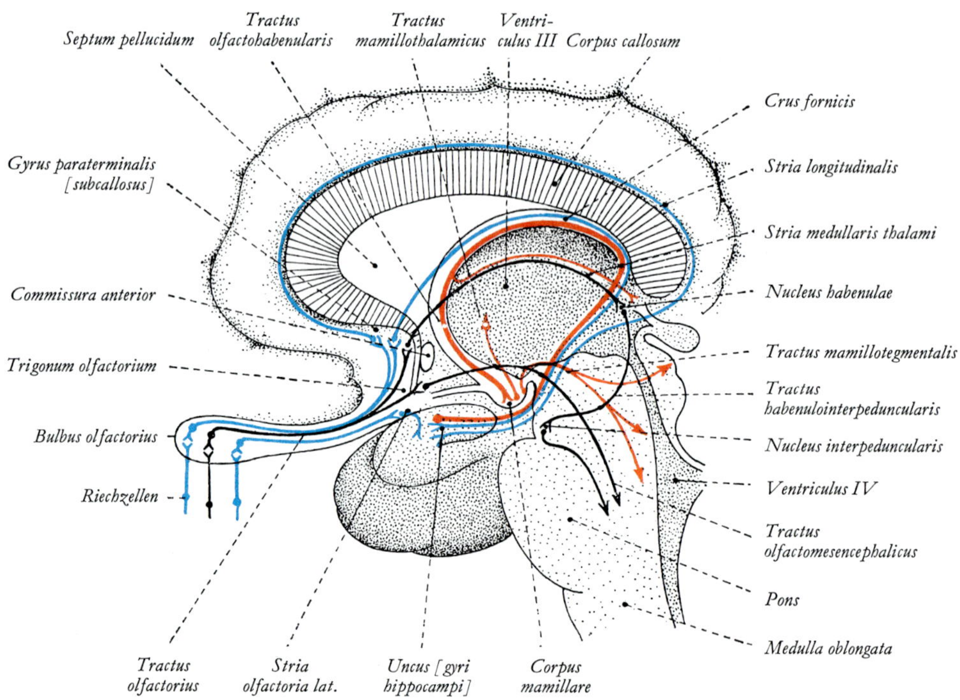

Abb. 291. Schema wichtiger Bahnen des olfaktorischen und limbischen Systems

gehen. Die Neuriten der **Mitralzellen** (II. Neuron) verlaufen an der Oberfläche des *Tractus olfactorius* rückwärts zu den primären Riechzentren *Trigonum olfactorium*, *Septumkernen*, dem medialen und zentralen Kern des *Corpus amygdaloideum* und zu den präpiriformen und periamygdalären Rindengebieten. Die *Area entorhinalis* (die in die Fissura hippocampi reichende Rinde des *Gyrus parahippocampalis*, auch *Subiculum* genannt) ist als sekundäres olfaktorisches Rindengebiet ein Assoziationszentrum, das Geruchsempfindungen mit anderen Sinnesempfindungen und Impulsen koordiniert.

Das limbische System

Im Gegensatz zum sinnesabhängigen olfaktorischen System ist es sinnesunabhängig (*Hassler*, *Stephan*). Seine Rindenstrukturen besitzen größtenteils nicht den sechsschichtigen Typ der Großhirnrinde, sondern gehören zur Allokortex oder Mesokortex. Das limbische System ist mit seinen vielfältigen Verbindungen zwischen Hippocampus und großen Rindengebieten und subkortikalen Strukturen ein wichtiges **Integrationszentrum.** Es erhält Informationen von exterozeptiven und interozeptiven Systemen. Es spielt eine wichtige Rolle bei der Regulation vegetativer Abläufe, bei der Steuerung des emotionalen, affektiven, sexuellen und Antriebsverhaltens sowie bei der unspezifischen Aktivierung kortikaler Vorgänge. Auch Beziehungen zur Merkfähigkeit wurden nachgewiesen. Das Ammonshorn zeigt eine große Reaktionsbereitschaft auf leichte sensorische Reize und neigt zu rhythmischen Entladungen und zur Krampfbereitschaft.

Nach *Akert* und *Hummel* läßt sich das limbische System funktionsanatomisch in 3 Elemente aufteilen:

1. Die **kortikalen und subkortikalen Graubezirke** dienen der Reizaufnahme, der Reizverarbeitung und der Reizbeantwortung. Zu ihnen gehören Hippocampus, Indusium griseum, Area entorhinalis, Gyrus cinguli, Corpus amygdaloideum sowie die Septumkerne. Mandel- und Septumkerne sind subkortikale Kerngebiete im basalen Vorderhirn.
2. Die **intramuralen Faserzüge** verbinden die obengenannten Graubezirke untereinander. Sie bestehen aus dem Cingulum, den Striae longitudinales, Brocas diagonalem Band sowie einem Faserzug zwischen Hippocampus und der Area entorhinalis.
3. Die **extramuralen Verbindungen** setzen das limbische System mit bestimmten Kerngebieten des Zwischen- und Mittelhirns in Verbindung.
   a) Die Verbindungen zum Hypothalamus erfolgen durch den Fornix, die Striae terminalis und die ventrale Mandelkernstrahlung. Durch sie kann das limbische System die vegetativen, neurosekretorischen und neuroendokrinen Zentren beeinflussen.
   b) Der Neuronenkreis über das Corpus mamillare. Ein Teil der Fornixfasern zieht vom Hippocampus (über Fimbria hippocampi, Crus, Corpus und Columna fornicis) zum Corpus mamillare und schaltet hier um auf den *Tractus mamillothalamicus* zu den vorderen Thalamuskernen. Nach weiterer Umschaltung ziehen die Fasern der *Radiatio thalamocingularis* fächerförmig in verschiedene Anteile des Gyrus cinguli, um über das Cingulum wieder in den Hippocampus zu gelangen.
   c) Die Verbindung zum limbischen Anteil des Mittelhirns. Ventral vom zentralen Höhlengrau, beiderseits von der Formatio reticularis begrenzt, liegt das limbische Mittelhirngebiet. Zu ihm zieht vom Corpus mamillare in dorsaler Richtung der *Tractus mamillotegmentalis*. Der efferente Schenkel dieses Neuronenkreises führt ventral über die Pedunculi zum Corpus mamillare zurück, wo eine Verbindung zum vorigen Neuronenkreis besteht.

d) Die Verbindungen mit der Formatio reticularis, die den Wachheitsgrad des Großhirns steuern sollen. Sie können
1. ventral
a) über den *Fornix*,
b) über das basale Riechbündel, *Tractus olfactomesencephalicus* (von Mandel- und Septumkernen und der praeoptischen Region),
2. dorsal über die *Striae medullares*, die Habenulakerne und den *Fasciculus retroflexus*
die Formatio reticularis erreichen.
Die afferenten Retikularisfasern ziehen über den Tractus olfactomesencephalicus zu den Septumkernen und von dort über aufsteigende Fornixfasern zum Hippocampus.

Nach **Papez** (1937) sind die wichtigsten Verbindungen des limbischen Systems zu einem Kreis geschlossen (**Papez**-Kreis): Hippocampus–Fornix–Corpus mamillare–Fasciculus (Tractus) mamillothalamicus–vordere Thalamuskerne–Radiatio thalami–cinguläre Rinde–Cingulum–entorhinale Rinde–Hippocampus.

Das **Corpus amygdaloideum (Mandelkern)** liegt an der Innenseite des Schläfenlappens in der Nähe seiner Spitze. Es begrenzt von vorne die Spitze des Unterhorns des Seitenventrikels.

Der Mandelkern wird durch Marklamellen in eine große Zahl von kleineren Kernen (*Subnuclei*) zergliedert, die zu Kernkomplexen zusammengefaßt werden (nach *T. Humphrey*: vorderer, **kortikomedialer** und **basolateraler** Komplex).

Der Mandelkernkomplex empfängt Impulse aus dem *Bulbus olfactorius*. In ihm beginnt die *Stria terminalis* (S. 300), welche ihn mit vorderen Kernen des Hypothalamus verbindet. Außerdem sollen Verbindungen zum *Hippocampus* (*Tractus amygdalohippocampalis*), zum extrapyramidalen motorischen System (*Fibrae nigroamygdalares*), zum *Nucleus medialis dorsalis thalami* und zur *Formatio reticularis* des Mittelhirns bestehen. Die beidseitigen Mandelkerne sind durch die *Commissura anterior* miteinander verbunden.

Degenerations- und Elektroversuche an Tieren weisen hin auf verschiedenartige Beeinflussung vegetativer Funktionen und des emotionalen Verhaltens durch den Mandelkern. Es sind dies Funktionen, die auch von anderen subkortialen Zentren (limbisches System, Formatio reticularis) gesteuert werden. Im Gegensatz zu diesen lebenswichtigen Zentren kann der Ausfall beider Mandelkerne vom Versuchstier überwunden werden.

D. Die Hüllen und Gefäße des Zentralnervensystems

Rückenmark und Gehirn sind ursprünglich von einer einheitlichen Bindegewebshülle umgeben, die sich schon frühzeitig in die äußere, derbe, harte Hirnhaut, **Dura mater** (*Pachymeninx*), und die innere, zarte (leptos) oder weiche Hirnhaut, **Leptomeninx,** gliedert. Beide sind durch den spaltförmigen Subduralraum, *Cavum subdurale*, getrennt. Die Leptomeninx grenzt mit ihrem sehr dünnen, äußeren Blatt, der Spinngewebshaut, **Arachnoidea** (arachne = Spinne), an den Subduralraum. Mit ihrem inneren, gefäßführenden Blatt, der **Pia mater,** liegt sie der Hirnoberfläche an. Beide Blätter sind durch zahlreiche feine Bindegewebszüge miteinander verbunden, fassen aber einen mit **Liquor cerebrospinalis** gefüllten Raum, das **Cavum subarachnoideale** [leptomeningicum], zwischen sich. Die verschiedene mechanische Beanspruchung der Hüllen in der festen Schädelhöhle und in dem stärkeren Verformungen unterworfenen Wirbelkanal bedingt charakteristische Bauunterschiede.

I. Die Hirnhäute

1. Die harte Hirnhaut, Dura mater

ist eine derbe, sehnig glänzende, an der Innenfläche spiegelnde, mit Endothel bekleidete Haut, die die Schädelkapsel auskleidet und 3 unvollständige Scheidewände:

1. die Hirnsichel, **Falx cerebri,**
2. die Kleinhirnsichel, **Falx cerebelli,**
3. das Kleinhirnzelt, **Tentorium cerebelli,**

zwischen die großen Hirnabschnitte vorschiebt und damit den Schädelraum unvollständig unterteilt (Abb. 292) und bestimmten Hirnteilen zuweist.

Sie besteht in der Hauptsache aus trajektoriell angeordneten, kollagenen Fasern, denen nur wenige elastische Fasern beigemischt sind. Die Fasern bilden eine bindegewebige Verstrebung der Schädelkapsel, die besonders beim kindlichen Schädel – wo die einzelnen Knochen durch weite Nähte getrennt sind – eine allzu starke Verformung des Schädels und damit eine Schädigung des Gehirns verhindert.

Zu starke Gewalteinwirkung während der Geburt kann zum **Tentoriumriß** führen, der wegen der damit verbundenen Sinusverletzung bald den Tod im Gefolge hat.

Die *Dura mater encephali* liefert:

1. für den Hirnschädel das innere Periost,
2. für das Gehirn eine schützende und stützende Hülle.

Entsprechend diesen beiden Aufgaben läßt sich ein äußeres *Stratum periostale* und ein inneres *Stratum meningeale* unterscheiden. Zwischen den beiden Blättern liegen die venösen Blutleiter, *Sinus durae matris* und der *Saccus endolymphaticus.* Im übrigen sind sie fest miteinander verwachsen.

Das **Stratum periostale** führt die Hirnhautgefäße, *Aa.* und *Vv. meningeae,* die zahlreiche Äste in den Knochen, keine in das Gehirn schicken. Da vom Periost das Dickenwachstum des Schädels ausgeht, ist die Dura beim Kleinkinde fest mit dem Schädeldach verwachsen. Später haftet sie noch an den Nähten fester. Nach dem Abschluß des Wachstums läßt sie sich vom Schädeldach relativ leicht abheben (die dabei abgerissenen Gefäße lassen sich im Wasser leicht beobachten!). An der Schädelbasis, besonders am Clivus, am Türkensattel, auf der Felsenbeinpyramide, an der Lamina cribrosa und an den anderen Öffnungen der Schädelkapsel, wo sich die Dura auf die Nerven fortsetzt, ist sie auch beim Erwachsenen fester angeheftet.

Das **Stratum meningeale** (an der Innenfläche spiegelnd glatt, mit Endothel bekleidet) begrenzt von außen den Subduralraum. Es fängt nach *Benninghoff* die durch Puls und Respiration bedingten Volumenschwankungen des Gehirns auf und setzt sie in Zugspannungen um.

1. **Die Falx cerebri,** Hirnsichel, ragt als mediane Scheidewand in die Fissura longitudinalis cerebri [interhemisphaerica] des Großhirns bis nahe an den Balken. Sie ist befestigt an der Crista galli, an der Crista frontalis, an den Rändern des Sulcus sinus sagittalis superioris, an der Protuberantia occipitalis interna und am First des Tentorium cerebelli (Abb. 292).

2. **Das Tentorium cerebelli,** das Kleinhirnzelt, hat die Gestalt eines flach abfallenden, geschwungenen Daches, dessen First an der Hirnsichel, dessen Ränder am Sulcus transversus, am Margo superior partis petrosae [Crista pyramidis] und den Processus clinoidei anteriores [alae parvae] befestigt sind. Es schiebt sich als quere Scheidewand zwischen Hinterhauptslappen des Großhirns und Kleinhirn. Der vordere, freie Rand des Tentorium hat die Form eines gotischen Spitzbogens (Abb. 292), bildet mit dem Dorsum sellae die Incisura tentorii für den Durchtritt des Hirnstammes.

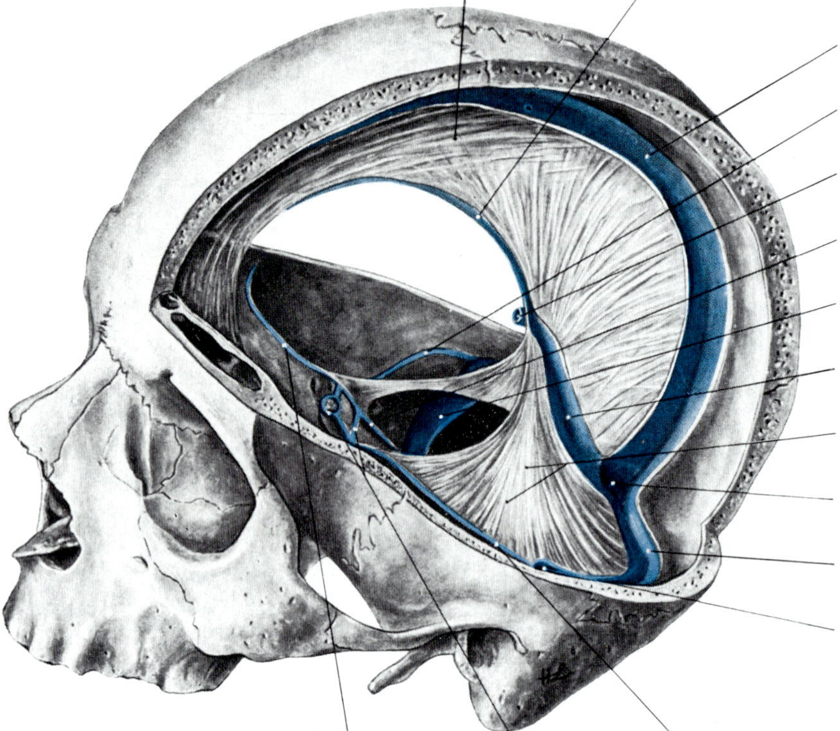

Abb. 292. Dura mater und Sinus durae matris von links – oben – vorn gesehen. Das Schädeldach ist bis auf einen medianen Streifen entfernt

3. **Die Falx cerebelli,** Kleinhirnsichel, verläuft von der Unterfläche des Tentorium entlang der Crista occipitalis interna zum Foramen magnum und schiebt sich zwischen die Kleinhirnhemisphären.

Diese drei Durasepten sichern die Lage der großen Hirnteile auch bei wechselnder Körperstellung. Außerdem bilden sie eine innere Verstrebung des Schädels. Folgende Hauptfasersysteme lassen sich unterscheiden:

1. Die von der Crista galli entspringenden Fasern ziehen schräg aufwärts zu den Rändern des Sulcus sinus sagittalis superioris.
2. Von der Felsenbeinpyramide und den Rändern des Sulcus sinus transversi entspringende Fasern bilden die obere Lage des Tentorium, treten in der Höhe des Sinus rectus (Abb. 292) in die Falx cerebri, wo sie sich fächerförmig ausbreiten und z. T. mit den unter 1 genannten Fasern überkreuzen.
3. Von der Crista occipitalis interna kommende Fasern erreichen in der Falx cerebelli das Tentorium und verlaufen an dessen Unterfläche (die obere Faserlage kreuzend) zur Spitze der Felsenbeinpyramide und zu den Processus clinoidei anteriores.
4. Das Diaphragma sellae ist eine horizontale Duraplatte, die sich zwischen den Processus clinoidei in der Umgebung des Türkensattels ausspannt (Abb. 296). Es wird vom Hypophysenstiel durchbohrt, der zu der in einem Durasack gelegenen Hypophyse zieht.

Die primären Austrittsstellen der Hirnnerven (durch die Dura) sehen wir in der Abb. 295 rechts. Sie decken sich nicht mit den **sekundären Austrittsstellen** (durch den Knochen) hauptsächlich in der Umgebung des Sinus cavernosus (Abb. 295 links).

Nerven mit langem intrakraniellem Verlauf (der dünne *N. trochlearis* und der *N. abduceus*) sind bei Schädelverletzungen besonders gefährdet.

Das **Ganglion trigeminale** [semilunare] und der dreieckig verbreiterte, von der oberen Felsenbeinkante bis zum Ganglion reichende Teil des **N. trigeminus** sind nach *Ferner* von einer beutelartigen Ausstülpung der Dura und der Leptomeninx umgeben (Abb. 293), die sich nach *Hochstetter* während der Entwicklung von der hinteren Schädelgrube aus zwischen Felsenbein und Dura der mittleren Schädelgrube gegen das Ganglion vorschiebt. Die blindsackförmige Ausstülpung der Leptomeninx können wir mit *Ferner* als **Cisterna trigemini** bezeichnen. Sie geht an der Felsenbeinkante in die lateralen Teile der Cisterna pontis über.

Dieser Befund ist für die häufigen **Anästhesien des Ganglion trigeminale** von hoher praktischer Bedeutung. Gelangt die Nadel durch das Foramen ovale in die Cisterna trigemini, so wird die Injektionsflüssigkeit sich leicht zwischen den einzelnen Wurzelbündeln ausbreiten (Abb. 293) und schlagartig eine Anästhesie in allen 3 Trigeminusästen hervorrufen. Bei Injektion größerer Mengen besteht aber die Gefahr, daß sie durch die Öffnung des Beutels in das basale Cavum subarachnoideale abfließt und dort andere Hirnnerven betäubt. Über die Nachbarschaft dieser Nerven orientiert die Abb. 295 links. Dabei sind schwere Symptome wie Lähmung der Augenmuskeln, Schwindel, Nystagmus, Taubheit, Fazialislähmung, Erbrechen usw. zu beobachten (*Dandy*). Es erscheint deshalb ratsam nur kleine Mengen zu injizieren.

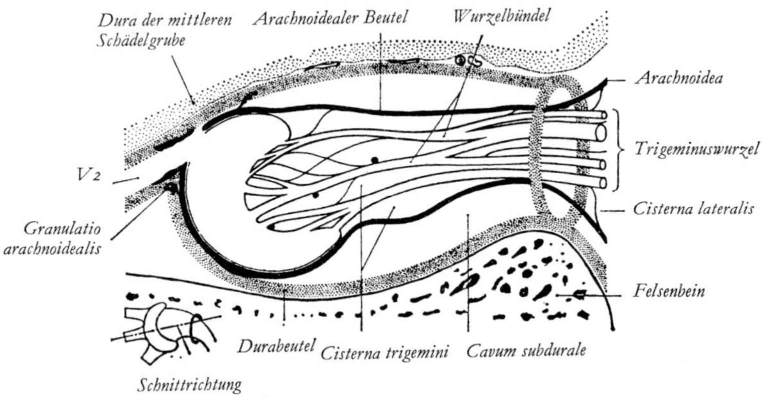

Abb. 293. Schematisierter Längsschnitt durch N. trigeminus, Ganglion trigeminale und N. maxillaris. Cisterna trigemini. Nach *Ferner*. Links unten ist in einer kleinen Nebenzeichnung die Schnittrichtung angegeben

Eine ähnliche Ausstülpung der 3 Hirnhäute begleitet auch den N. facialis und den N. vestibulocochlearis (N. statoacusticus) bis auf den Grund des inneren Gehörganges.

Die Arterien der harten Hirnhaut liegen im Stratum periostale. Es sind (Abb. 295):

1. A. meningea anterior, ein unbedeutender Ast zur Rückfläche des Stirnbeins (ein Zweig der A. ethmoidalis anterior).
2. **A. meningea media,** die mittlere Hirnhautarterie. Sie ist das wichtigste und stärkste Gefäß. Nach dem Ursprung aus der A. maxillaris betritt sie durch das Foramen spinosum die Schädelhöhle, verläuft hier im äußeren Durablatt und in den Knochenfurchen (an der Innenfläche des Os temporale und des Os

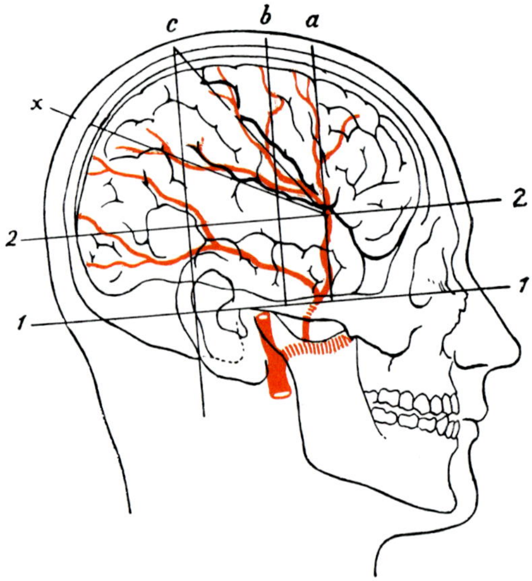

Abb. 294. *Krönlein*sche Orientierungslinien zur Lagebestimmung der Äste der A. meningea media (rot) und der Hirnwindungen. Näheres im Text

parietale) und teilt sich in einen vorderen und hinteren Hauptast. Der vordere geht meist eine Verbindung mit der A. lacrimalis ein.

3. A. meningea posterior, aus der A. pharyngea ascendens, und
4. und 5. die Rami meningei der A. vertebralis und A. occipitalis sind kleine, unbedeutende Äste im Bereich der hinteren Schädelgrube.

Die Venen der Dura verlaufen mit den gleichnamigen Arterien.

Anwendung. Verletzungen der A. meningea media finden wir häufig bei Schädelfrakturen, aber auch nach einfachen Erschütterungen des Schädels. Dabei löst sich die Dura vom Knochen, das Blut ergießt sich solange in den Extraduralspalt, bis es durch „Selbsttamponade" zur Blutstillung und weiter zum Auftreten von Hirndrucksymptomen kommt. Das sogenannte „freie Intervall" läßt auf Verletzungen der A. meningea media, das sofortige Auftreten des Hirndrucks auf Schädelkompression schließen.

Beim operativen Aufsuchen der A. meningea media halten wir uns meist an das **Krönleinsche Schema** (Abb. 294), das auch bei der topographischen Bestimmung einzelner Hirnwindungen Verwendung findet. Es besteht aus 2 horizontalen und 3 vertikalen Linien:

1. Die Ohraugenlinie, vom unteren Orbitalrand zum oberen Rand des äußeren Gehörganges (1–1),
2. eine Linie vom oberen Orbitalrand parallel zur vorigen (2–2),
3. eine Senkrechte auf der Mitte des Jochbogens (a),
4. eine Senkrechte auf dem Kiefergelenk (b),
5. eine Senkrechte auf dem Hinterrande des Warzenfortsatzes (c).

Am Schnittpunkt der Linien 2–2 und a finden wir den vorderen Ast der Arterie, der am häufigsten verletzt ist, am Schnittpunkt der Linien 2–2 und c den hinteren Ast.

Die Nerven der harten Hirnhaut. Die sehr schmerzempfindliche Dura erhält sensible Fasern von den 3 Ästen des N. trigeminus, vom N. vagus und vom N. hypoglossus, vasomotorische vom Sympathicus. Die feinen Nervenverzweigungen liegen vorwiegend im Stratum meningeale. Sie zeigen feinste Druckveränderungen in der Schädelhöhle an.

Die venösen Blutleiter, *Sinus durae matris,*

des Gehirns liegen zwischen den beiden Blättern der Dura. Es sind starrwandige, muskelfreie, lappenlose, mit Endothel ausgekleidete Räume, die das venöse Blut vom Gehirn, von den Hirnhäuten, vom Knochen (*Vv. diploicae*) und von der Augenhöhle aufnehmen und es durch die V. jugularis interna abführen. Da die Sinus klappenlos sind, kann es auch zur Stromumkehr kommen, kann das intrakranielle Blut durch zahlreiche Emissarien (s. S. 12) den Weg zu den extrakraniellen Venen suchen (Abb. 297).

1. Der **Sinus sagittalis superior** (Abb. 292) verläuft am Ansatz der Hirnsichel, im Sulcus sinus sagittalis superioris des Schädeldaches, nimmt von vorn nach hinten durch Aufnahme der *Vv. cerebri superiores* an Umfang zu und mündet an der Protuberantia occipitalis interna in den **Confluens sinuum.** Der im Querschnitt dreieckige

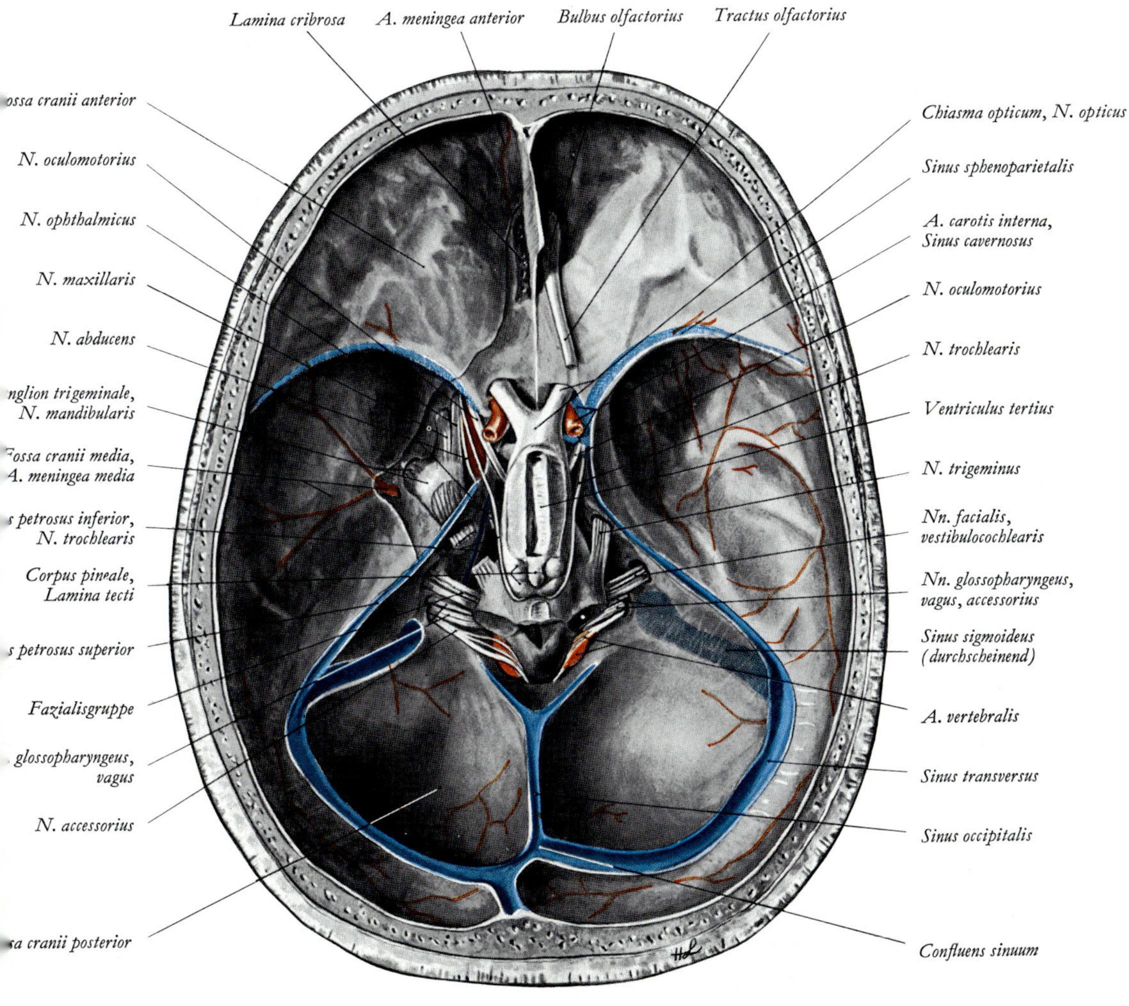

Abb. 295. Topographie der Nerven, Arterien und Sinus durae matris an der inneren Schädelbasis. Der Hirnstamm ist z. T. erhalten, um den Abgang der Nerven zu zeigen. Rechts primäre Austrittsstellen der Nerven (durch die Dura), links sekundäre Austrittsstellen (durch den Knochen)

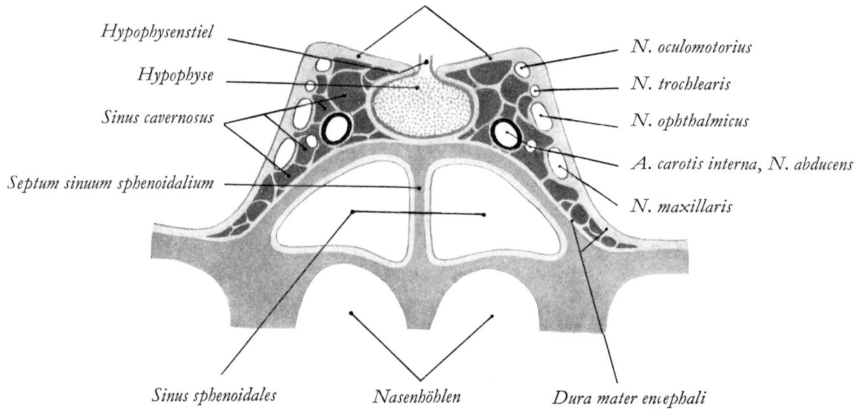

Abb. 296. Schematisierter Frontalschnitt durch Hypophyse, Sinus cavernosi und Keilbeinhöhlen

Sinus zeigt im mittleren Gebiet seitliche Ausbuchtungen, *Lacunae laterales*, in die sich zahlreiche *Granulationes arachnoideales* [Granula meningica] vorstülpen (Abb. 300). Durch die V. emissaria parietalis und die V. emissaria occipitalis steht er mit den äußeren Schädelvenen in Verbindung.

2. Der **Sinus sagittalis inferior** verläuft im freien Rande der Hirnsichel. Er nimmt Blut vom Balken und den angrenzenden Windungen auf und mündet in den *Sinus rectus* (Abb. 297).

3. Der **Sinus rectus** nimmt vorn den Sinus sagittalis inf. und die V. cerebri magna (s. S. 417) auf und verläuft an der Vereinigungsstelle von Hirnsichel- und Kleinhirnzelt nach hinten zum *Confluens sinuum* (Abb. 292, 299).

4. Der **Sinus transversus** führt das Blut des Sinus sagittalis sup. und des Sinus rectus – nur in 20% ist ein einheitlicher Confluens sinuum ausgebildet – quer über das Hinterhauptsbein bis zur oberen Kante des Felsenbeins und von dort in S-förmig geschwungenem Verlauf **(Sinus sigmoideus)** zum Foramen jugulare, wo es in den *Bulbus v. jugularis superior* fließt.

5. Der **Sinus occipitalis** zieht vom Confluens sinuum entlang dem Ansatz der Falx cerebelli zum Foramen magnum, wo er sich in die *Sinus marginalis* gabelt, die den Foramina jugularia zustreben (Abb. 295) und mit den *Plexus venosi vertebrales interni* in Verbindung stehen.

6. Der **Sinus cavernosus** liegt zu beiden Seiten des Keilbeinkörpers (Abb. 296) und ist durch ein Balkenwerk von Bindegewebszügen in zahlreiche Kavernen gesondert. Er erstreckt sich von der Fissura orbitalis superior bis zur Spitze der Felsenbeinpyramide. Der rechte und linke Sinus werden durch die **Sinus intercavernosi** zu einem einheitlichen venösen Raum verbunden, in dem auf jeder Seite die A. carotis interna und der N. abducens liegt. In die laterale Wand des Sinus ist jeweils der N. oculomotorius, der N. trochlearis und der N. ophthalmicus eingelagert. Auch der N. maxillaris hat enge Beziehungen zu diesem Blutleiter. Der Sinus nimmt vorn den variablen, am kleinen Keilbeinflügel entlang ziehenden **Sinus sphenoparietalis** (Abb. 292, 295) und die **V. ophthalmica superior** (Abb. 87, 297) auf. Vom Sinus cavernosus fließt das Blut durch

7. den **Sinus petrosus superior** entlang der oberen Felsenbeinkante zum Sinus sigmoideus und durch den

8. **Sinus petrosus inferior** entlang der unteren Felsenbeinkante zum *Foramen jugulare* (Abb. 295).

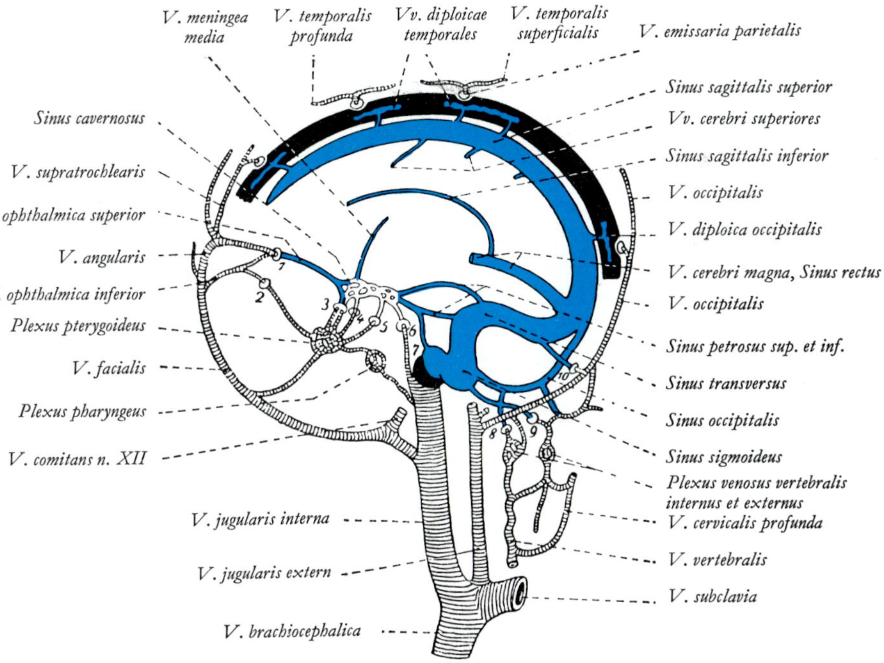

Abb. 297. Schema der wichtigsten Verbindungen der intrakraniellen Venen (blau) mit den extrakraniellen (schwarz gestrichelt). 1. Fissura orbitalis superior. 2. Fissura orbitalis inferior. 3. Foramen ovale. 4. Foramen spinosum. 5. Foramen lacerum. 6. Canalis caroticus. 7. Foramen jugulare. 8. Canalis hypoglossi. 9. V. emissaria condylaris. 10. V. emissaria mastoidea

Anwendung. Die in Abb. 297 blau wiedergegebenen, intrakraniellen, venösen Räume stehen durch zahlreiche Öffnungen (1–10 und durch die V. emissaria parietalis und occipitalis) mit den extrakraniellen Venen (schwarz gestrichelt) in Verbindung. Da die intrakraniellen Venen klappenlos sind, kann zum Druckausgleich das Blut von innen nach außen und von außen nach innen strömen. Für die ärztliche Praxis haben der Sinus transversus und der Sinus cavernosus Bedeutung. **Der Sinus transversus** ist in seinem abwärts gerichteten, S-förmigen Verlauf oft nur durch eine dünne Knochenlamelle von den Zellen des Warzenfortsatzes getrennt. Er kann bei Mittelohreiterungen durch Fortleitung der Infektion leicht erkranken und thrombosieren. Auch bei der radikalen Ausräumung der Warzenfortsatzzellen ist er gefährdet (s. Abb. 195). **Der Sinus cavernosus** ist bei starker Pneumatisation des Keilbeins nur durch eine dünne Knochenlamelle von der Keilbeinhöhle getrennt (Abb. 296). Entzündungen der Höhle können deshalb auf den Sinus übergreifen und zur *Sinusthrombose* führen. Der dadurch behinderte Abfluß der Augenhöhlenvenen läßt die Augen vorquellen (*Exophthalmus*). Da die Carotis interna durch den Sinus verläuft, kann bei Verletzung der Arterie ein *arteriovenöses Aneurysma* entstehen, das sich in einem *pulsierenden Exophthalmus* kundtut. *Furunkel* und *Erysipel* im Bereich der Oberlippe und der Nase gefährden ebenfalls den Sinus cavernosus, weil Keime von der V. angularis über die V. ophthalmica superior in den Sinus gelangen und Thrombose, Meningitis und Hirnabszeß hervorrufen können. Ebenso ist eine Infektion des Sinus cavernosus von der tiefen seitlichen Gesichtsregion (über den *Plexus venosus pterygoideus*) und vom oberen Parapharyngealraum aus, auf dem Wege über das Foramen ovale und Foramen spinosum, möglich.

Die starre Wand der venösen Blutleiter besteht aus Dura und einem Endothelüberzug. Sie ist frei von Muskulatur und kann sich nicht verengen. Verletzungen größerer Blutleiter führen deshalb oft zu tödlichen Blutungen.

Die Nachbarschaftsbeziehungen der Hypophyse

Die Hypophyse liegt, allseitig von Dura umgeben, in der Fossa hypophysialis, die in Form und Größe starken Schwankungen unterworfen ist. Die von der Dura gebildete Hypophysenloge steht entlang dem Hypophysenstiel mit dem Subarachnoidealraum des Gehirns in Verbindung. **Seitlich** grenzt die Hypophyse an die Sinus cavernosi. Sie sind vor und hinter der Hypophyse durch die Sinus intercavernosi zu einem ringförmigen Sinus verbunden. Die durch den Sinus cavernosus verlaufende A. carotis interna (Abb. 296) berührt in der Regel die Drüse nicht. Bei Vergrößerungen der

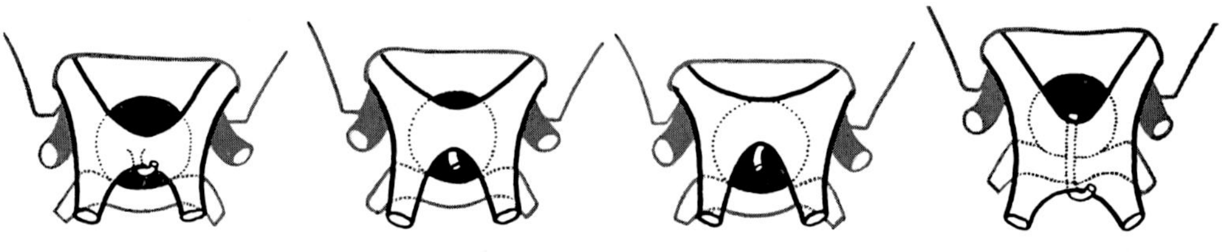

Abb. 298. Die Lagebeziehungen des Chiasma opticum zur Hypophyse. Die Umrisse der Hypophyse sind punktiert. Sie ist, soweit sie nicht vom Chiasma opticum bedeckt ist, schwarz gezeichnet. Der Hypophysenstiel verläuft um den Hinterrand des Chiasma opticum zur Hirnbasis. Die A. carotis interna ist grau getönt

Drüse (Tumoren) kann diese in unmittelbare Nachbarschaft der Arterie gelangen. Nach **unten und vorn** ist die Hypophyse nur durch eine dünne Knochenplatte von den Keilbeinhöhlen getrennt. Durch die in Form und Größe sehr variablen Keilbeinhöhlen führt der transnasale, relativ ungefährliche Operationsweg bei Hypophysentumoren. Von großer praktischer Bedeutung sind auch die Beziehungen der Hypophyse zum **Chiasma opticum** (Abb. 298). **Hypophysentumoren** schädigen durch Druck auf das Chiasma und die Tractus optici vor allem die medialen, dem Infundibulum zugewandten, gekreuzten, aus den nasalen Retinahälften kommenden Nervenfasern (Abb. 278). Es kommt zu einer Einengung des Gesichtsfeldes (*Hemianopsia bitemporalis*). Das Infundibulum verläuft hinter dem Chiasma opticum (Abb. 298) zum Boden des dritten Ventrikels. Diese engen Nachbarschaftsbeziehungen erklären das Auftreten nervöser Symptome bei Geschwülsten der Hypophyse.

2. Die weiche Hirnhaut (Leptomeninx)

besteht aus der *Arachnoidea encephali*, einer zarten, durchsichtigen, bindegewebigen, an der Innenfläche von Mesothel überzogenen Haut, und der gefäßführenden, dem Hirn aufliegenden *Pia mater encephali*, die durch ein zartes, bindegewebiges Häutchen- und Balkenwerk (subarachnoidale Häutchen und Balken) mit der Arachnoidea verbunden ist. Zwischen Arachnoidea und Pia liegt das mit *Liquor cerebrospinalis* gefüllte **Cavum subarachnoideale** (leptomeningicum, gelb in Abb. 300).

a) Die Arachnoidea encephali

liegt im allgemeinen der Dura mater an, ist nach der noch weit verbreiteten Meinung von ihr nur durch das spaltförmige *Cavum subdurale* getrennt. Neuere Untersuchungen (*Andres*) zeigen, daß zwischen Arachnoidea und Dura mater eine mesotheliale Verbindung besteht (subdurales Neurothel). Ein echtes Cavum subdurale ist demnach nicht

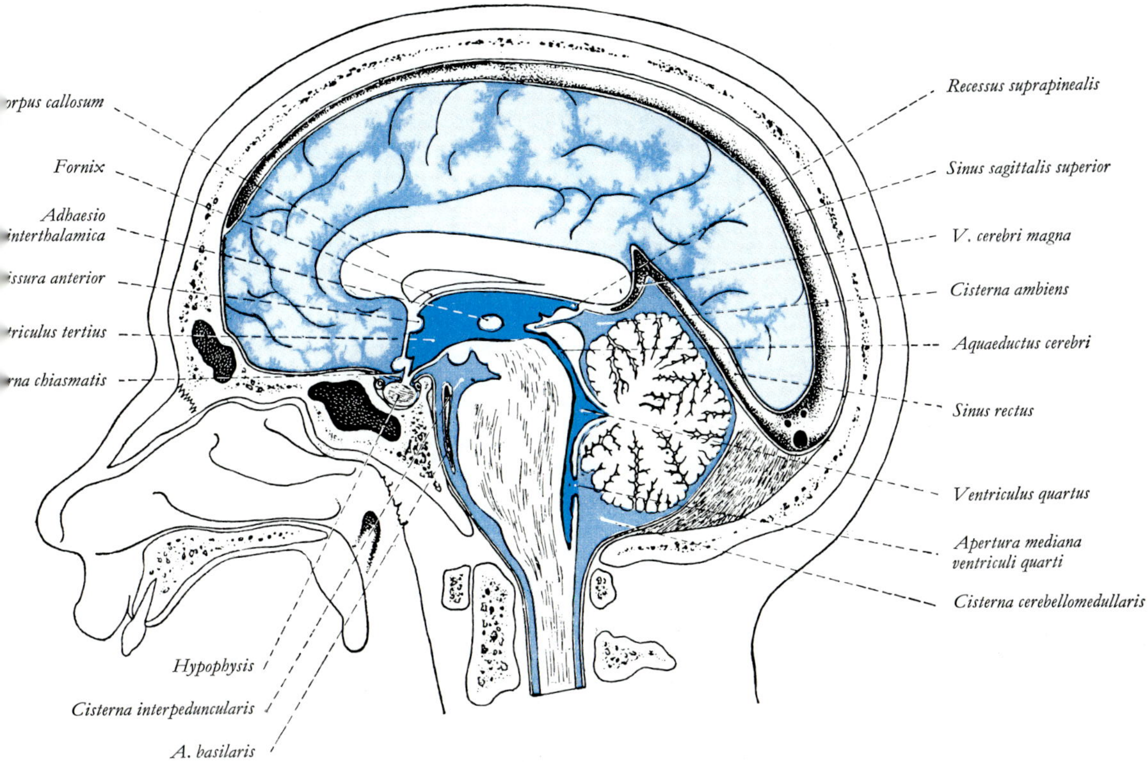

Abb. 299. Hirnventrikel (dunkelblau) und ihre Verbindung mit dem Cavum subarachnoideale (hellblau und grau) auf einem Medianschnitt des Kopfes. Nach *Key* und *Retzius* abgeändert

vorhanden. Auf der Höhe der Hirnwindungen liegt die Arachnoidea auch der Pia dicht an. Das Cavum subarachnoideale ist hier spaltförmig. Im Bereich der Sulci entfernen sich beide voneinander, indem die gefäßlose Arachnoidea die Sulci überbrückt und die gefäßführende Pia auch in den Sulci der Oberfläche des Gehirns fest anliegt. Da sich die Arachnoidea auch über die tiefen Spalten und Buchten zwischen den einzelnen Hirnabschnitten hinwegspannt, bestehen hier starke Erweiterungen des Cavum subarachnoideale, die wir als Zisternen bezeichnen (blau in Abb. 299).

1. **Cisterna cerebellomedullaris,** zwischen Kleinhirn und Medulla oblongata, ist die praktisch wichtigste, weil sie durch die unpaare *Apertura mediana ventriculi quarti* mit den Hirnventrikeln in Verbindung steht (Abb. 299) und häufig punktiert wird (*Subokzipitalstich,* Suboccipitalpunktion s. Bd. I).
2. *Cisterna corporis callosi* verläuft über dem Balken, geht vorn in die
3. *Cisterna chiasmatis* über, die das Chiasma opticum einschließt und mit der
4. *Cisterna fossae lateralis cerebri,* welche das Gebiet der Fossa lateralis umfaßt und mit der
5. *Cisterna interpeduncularis* (über den Crura cerebri) und der
6. *Cisterna pontis* (über der Brücke) einen einheitlichen, basalen Raum bildet. In letztere mündet die paarige *Apertura lateralis ventriculi quarti.*
7. *Cisterna ambiens* verläuft von der Cisterna interpeduncularis nach dorsal um die Vierhügelplatte und steht hier mit der
8. *Cisterna v. cerebri magnae* in Verbindung.

Am Foramen magnum geht die Cisterna cerebellomedullaris in das weite Cavum subarachnoideale des Wirbelkanals über.

b) Die Pia mater encephali

lagert sich als Trägerin der Blutgefäßverzweigung (deshalb *Membrana vasculosa*) überall der Oberfläche des Gehirns dicht an, folgt in alle Furchen und Buchten der Gehirnoberfläche und dringt mit den Gefäßen in die Hirnsubstanz ein.

Mit den *Laminae epitheliales*, den dünnen Teilen der Ventrikelwände, verbindet sie sich zu den **Telae choroideae.** Diese stülpen sich als **Plexus choroidei** in die Ventrikel vor (Abb. 237).

Die Plexus führen den Beinamen „choroidei“, weil sie an der Ventrikelfläche mit zahlreichen verzweigten Zotten besetzt sind, die an die Chorionzotten erinnern.

Feinbau. Die Zotten zeigen ein axiales Bindegewebsgerüst mit weiten Kapillaren (*pialer Anteil*) und einer einschichtigen Lage von Ependymzellen (*Lamina epithelialis*).

Die arterielle Versorgung der Pia erfolgt aus 2 Stromgebieten (Carotis interna und Vertebralis), die an der Hirnbasis den Circulus arteriosus cerebri (S. 411) bilden. Die aus den großen Arterien hervorgehenden Äste unterteilen wir nach *Heubner* in:

1. Die basalen Arterien für den Hirnstamm und die Kerne des Großhirns,
2. die kortikalen Arterien für Rinde und Mark des Groß- und Kleinhirns.

Die ersteren verzweigen sich baumartig in der Hirnsubstanz, gehen keine größeren Anastomosen ein, sind funktionelle Endarterien. Die letzteren verlaufen in der Tiefe der Sulci, bilden mit den angrenzenden in der Pia ein Maschenwerk, aus dem Äste senkrecht in das Gehirn eindringen, um Rinde und Mark mit einem dichten Kapillarsystem zu versorgen.

Dieses Kapillarsystem zeigt in den einzelnen Rindengebieten charakteristische Unterschiede (*Vasoarchitektonik*). Die in die Hirnsubstanz eindringenden Arterien sind bis zu ihren kapillaren Verzweigungen von dem liquorhaltigen *Virchow-Robin*schen Raum, einer Fortsetzung des Subarachnoidealraumes, umgeben. Die Wand dieses Raumes wird von der *Glia perivascularis*, den verbreiterten Fortsätzen der Astrozyten (s. Bd. I) und einer dünnen Bindegewebsschicht gebildet. Kapillarwand und Glia perivascularis bedeuten eine doppelte Schranke für den Übertritt von Stoffen aus dem Blut in die Hirnsubstanz. Diese **Blut-Liquor-Schranke** und **Liquor-Hirn-Schranke** läßt nur eine Auswahl von Stoffen passieren und ist als eine besondere Sicherheitseinrichtung aufzufassen, die schädliche Stoffe von den empfindlichen Nervenzellen abhält.

Die Piaarterien geben Äste in die subarachnoidalen Balken und Häutchen ab. Diese *subarachnoidalen Blutgefäße* sind von einer kräftigen, aus Bindegewebslamellen aufgebauten, perivaskulären Scheide umgeben. Aus diesen Arterien entspringen schlingenförmige Kapillaren, die sich häufig in den subarachnoidalen Häutchen, seltener an der Innenfläche der Arachnoidea ausbreiten. Ihre Funktion ist nicht bekannt.

Die aus dem Hirn austretenden, kleinen Venen bilden in der Pia ebenfalls ein Maschenwerk, aus dem die größeren **Hirnnerven** (S. 416) hervorgehen.

Die Nervenversorgung der Leptomeninx. In der Arachnoidea ist eine spärliche, in der Pia mater dagegen eine umfangreiche Innervation nachgewiesen worden. Sehr zahlreich sind Nerven in dem zwischen Pia und Arachnoidea ausgespannten Balken- und Häutchenwerk. Sie bilden hier z.T. riesige Endformationen. Die Nerven stammen aus den sympathischen Geflechten der Arterien, aus den Hirnnerven III, VI, IX–XII oder treten direkt aus dem Hirnstamm aus. Als **Gefäßnerven** verlaufen sie auf den Gefäßen oder in der Gefäßwand. Sie sind wohl in der Hauptsache **Vasomotoren.** Doch ließen sich auch, besonders an den Arteriolen, zahlreiche sensible Endorgane nachweisen. Neben den Gefäßnerven findet sich im Bindegewebe der gesamten Pia noch ein **weitmaschiges,** unregelmäßiges **Nervengeflecht.** Es ist im Bereich der Hirnbasis und der Telae choroideae besonders dicht. Daneben finden wir vereinzelt Ganglienzellen und eine bunte **Fülle** verschiedenster **sensibler Nervenendigungen.**

Funktion der weichen Hirnhäute. Pia und Arachnoidea und das beide verbindende subarachnoidale Häutchen- und Balkenwerk bilden nicht nur eine morphologische, sondern auch eine funktionelle Einheit. Da sie den Liquorraum begrenzen, dienen sie dem Stoffaustausch zwischen Blutgefäßen und Liquor cerebrospinalis und haben wahrscheinlich Barrierenfunktion. Dies gilt für die gefäßreiche Pia, für die gefäßführenden subarachnoidalen Balken

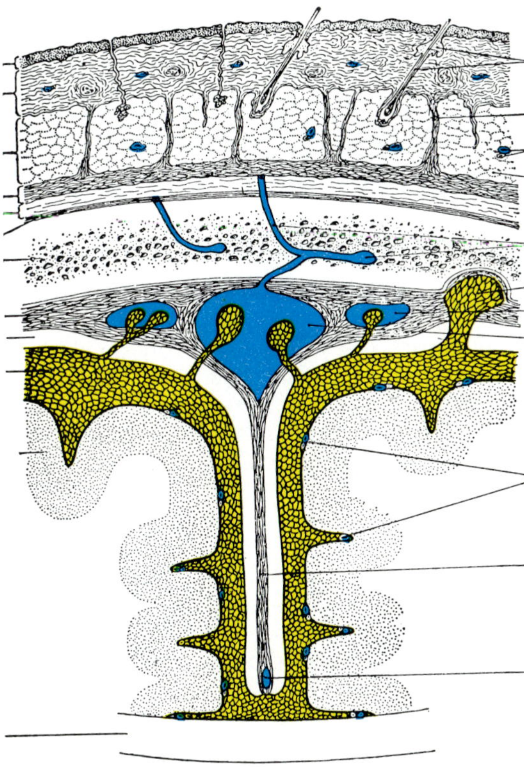

Abb. 300. Schematisierter Frontalschnitt durch Kopfschwarte, Schädel und Hirnhäute. Venen blau; Liquor cerebrospinalis gelb

und Häutchen und für die perivaskulären Scheiden der subarachnoidalen Blutgefäße. In der Pia (*E. Nelson*, *K. H. Blinzinger* u. *H. Hager*) und im subarachnoidalen Balkenwerk (*V. Krahn*) lassen sich nach Reizung freie Bindegewebszellen (Makrophagen) nachweisen. Es ist eine Mitwirkung der weichen Hirnhäute bei der unspezifischen Abwehr anzunehmen.

Da an den weichen Hirnhäuten Tast-, Temperatur- und Schmerzempfindungen normalerweise nicht in Frage kommen, müssen wir die oben erwähnten Nervenendigungen mit *Ph. Stöhr jr.* als Kontrollapparate ansehen, die **Volumen-** und **Druckschwankungen** in den **Blutgefäßen** und im **Liquorraum** registrieren.

Granulationes arachnoideales (*Granula meningica*, *Pacchioni*sche Granulationen) sind knopfförmige Wucherungen der Arachnoidea encephali, die sich hauptsächlich an der Konvexität des Gehirns in der Umgebung des Sinus sagittalis superior, besonders im Bereich seiner Lacunae laterales, finden. Vereinzelt kommen sie auch an der Schädelbasis vor. Sie treten erst im Kindesalter auf und wachsen (Abb. 300) meist gruppenweise durch die Dura in den Sinus oder seine seitlichen Buchten vor und kommen hier mit dem Venenblut in innigen Kontakt. Seitlich vom Sinus können diese Wucherungen in den Knochen eindringen (*Foveolae granulares*), um innerhalb der Diplöe sich in die Diplöevenen einzusenken. Besonders zahlreich sind die Foveolae im Bereich der Sutura coronalis des Schädeldaches. Die innigen Beziehungen zum Venensystem und die Tatsache, daß sich das Cavum subarachnoideale in die Arachnoidealzotten fortsetzt, führten schon früher zu der Annahme, daß durch diese zottenförmigen Wucherungen Liquor in das Venensystem abgeleitet werde. Injektion von Kontrastmitteln in den Liquor und das Erscheinen derselben im Sinus bestätigen diese Annahme. Der Abfluß des Liquors erfolgt sicherlich auch entlang den Scheiden der Hirn- und Rückenmarksnerven in das Lymphgefäßsystem.

II. Die Rückenmarkshäute

wurden bereits im Bd. I besprochen.

III. Der Liquor cerebrospinalis und die Liquorräume

Die Ventrikel des Gehirns, der Zentralkanal des Rückenmarks und das Cavum subarachnoideale [leptomeningicum] der Schädelhöhle und des Wirbelkanals sind mit etwa 150 ml einer wasserklaren, eiweiß- und zellarmen Flüssigkeit, dem **Liquor cerebrospinalis,** gefüllt. Etwa $\frac{1}{4}$ dieser Menge findet sich in den Ventrikeln, $\frac{3}{4}$ umhüllen als Flüssigkeitsmantel Gehirn und Rückenmark und schützen sie vor mechanischen Einwirkungen.

Der Liquor wird von den **Plexus choroidei** hauptsächlich in den Ventrikeln gebildet, gelangt durch die Foramina interventricularia in den III. und durch den Aquaeductus cerebri [mesencephali] in den IV. Ventrikel. Von ihm aus tritt er durch die unpaare *Apertura mediana ventriculi quarti* [rhombencephali] in die Cisterna cerebellomedullaris (Abb. 299) und durch die paarige *Apertura lateralis ventriculi quarti* [rhombencephali] in die Cisterna pontis des Subarachnoidealraumes und umspült in ihm aufsteigend das Gehirn, absteigend das Rückenmark.

Der Abfluß des Liquors erfolgt durch die *Granulationes arachnoideales* (S. 405) in die Sinus durae matris und entlang den Scheiden der Hirn- und Rückenmarksnerven in das Lymphgefäßsystem. Auch die direkte Resorption vom Cavum subarachnoideale aus wird diskutiert.

Der Liquordruck beträgt beim liegenden, entspannten Menschen 80–140 mm Wasser. Im Sitzen ist er in der Schädelhöhle etwas unter 0; im Wirbelkanal hängt er von der Höhe der Flüssigkeitssäule oberhalb der eingeführten Nadel ab. Physiologische Schwankungen des Liquordruckes sind schon durch den Blutkreislauf gegeben. In der Systole wird das Hirnvolumen vergrößert, der Liquor in das Cavum subarachnoideale des Wirbelkanals getrieben; in der Diastole wird das Hirnvolumen kleiner, der Liquor strömt wieder in die Schädelhöhle zurück. Auch der mit der Respiration schwankende, venöse Abfluß beeinflußt den Liquordruck. Staut man durch Druck auf die Jugularvenen den venösen Abfluß vom Gehirn, so steigt der Druck des Liquors; er entweicht in den Wirbelkanal und fließt durch die Punktionsnadel schneller ab (*Queckenstedtscher Versuch*). In gleicher Weise bedeutet auch die Erhöhung des Thoraxinnendruckes (*durch Husten*) einen Druckanstieg des Liquors.

Anwendung. Krankhafte Vermehrung des Liquors (durch Hirnhautentzündung) und raumbeengende Prozesse im Schädelinneren (Blutungen und Geschwülste) steigern den Druck innerhalb des Schädels, komprimieren das Gehirn. Um die Durchblutung des Gehirns trotzdem zu sichern, erfolgt zunächst eine Gefäßerweiterung. Genügt diese nicht, so wird reflektorisch der arterielle Druck im Gesamtkreislauf erhöht, um ein leidliches Druckgefälle innerhalb des Schädels zu erreichen. Dieser mit Pulsverlangsamung einhergehende **Druckpuls** erfordert ein schnelles Eingreifen, um den stark zunehmenden Hirndruck herabzusetzen.

Die Blut-Liquorschranke regelt den Durchtritt der Stoffe vom Blut in den Liquor. Normalerweise beträgt der Eiweißgehalt des Liquors nur $^1/_{200}$ bis $^1/_{400}$ des Bluteiweißes. Ist diese Blut-Liquorschranke bei Erkrankungen gestört, so kann das Gesamteiweiß oder auch nur die Globulinfraktion (Goldsol- und Normomastixreaktion) erhöht sein.

Erhöhung der **Zellzahl** auf über 6 pro mm^3 weist auf Entzündungen in den Liquorräumen hin.

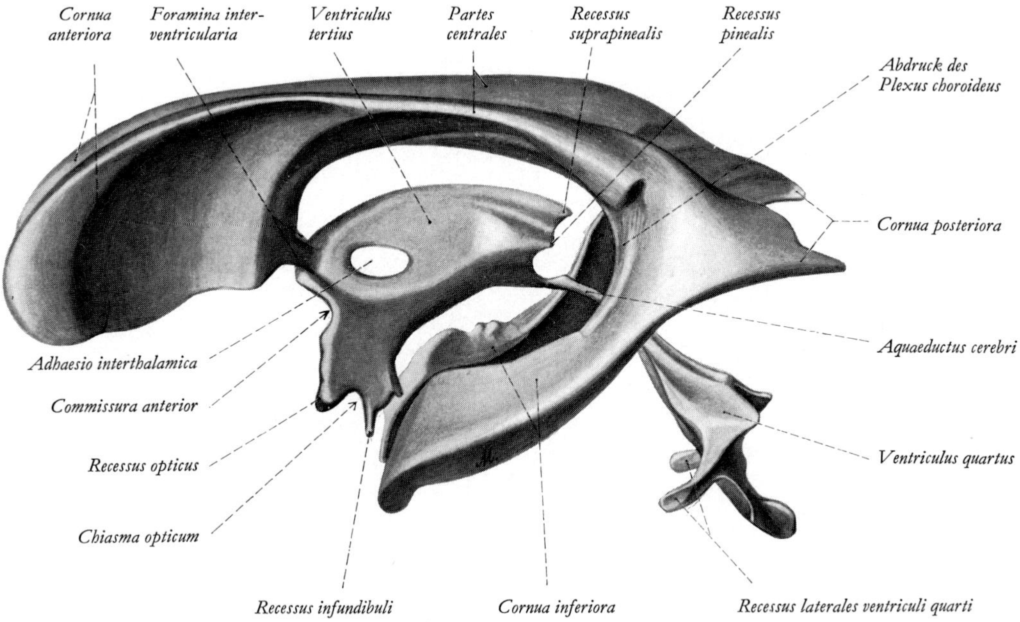

Abb. 301. Modell der Hirnventrikel. Von links vorn und oben gesehen

Die Lumbalpunktion (Bd. I) und die **Subokzipitalpunktion** (Bd. I) gestatten es, zu diagnostischen und therapeutischen Zwecken Liquor zu entnehmen und Medikamente und Kontrastmittel für die Röntgendarstellung einzuführen.

Die Hirnventrikel haben wir bereits bei der Zergliederung des Gehirns kennengelernt. Ihre Form und Lage seien an Hand eines Modelles (Abb. 301) noch kurz im Zusammenhang dargestellt.

1. **Die Seitenventrikel** (I. u. II, Ventrikel), die *Ventriculi laterales*, liegen als langgezogene, enge Räume in den beiden Großhirnhemisphären und stehen durch die Foramina interventricularia (*Monroi*) mit dem III. Ventrikel in Verbindung. Sie sind bei dem bogenförmigen Wachstum der Hemisphärenbläschen ebenfalls bogenförmig ausgezogen und erstrecken sich in die 4 Lappen des Endhirns.

a) Das **Cornu anterius** beginnt am Foramen interventriculare und dringt etwa 3 cm weit in den Stirnlappen vor. Die mediale Wand wird vom Septum pellucidum und den Columnae fornicis, der Boden und die laterale Wand vom Caput nuclei caudati, die Vorderwand vom Balkenknie, das Dach vom Balken gebildet. Den Übergang des großen Cornu anterius in die abgeflachte Pars centralis bezeichnet der Röntgenologe als „Thalamustaille". Man vgl. Abb. 301 mit Abb. 303.

b) Die **Pars centralis** [parietalis], etwa 4 cm lang, liegt im Scheitellappen und reicht vom Foramen interventriculare bis zum Balkenwulst, wo sie sich in die beiden folgenden fortsetzt. Das Dach (der Balken) und der Boden (Nucleus caudatus, Stria terminalis, Lamina affixa, Corpus und Crus fornicis, s. Abb. 232) gehen unter spitzem Winkel ineinander über, begrenzen eine niedrige, etwa 1,5 cm breite Spalte. Vom Boden aus stülpt sich der *Plexus choroideus ventriculi lateralis* in den Ventrikel vor.

c) Das **Cornu posterius** erstreckt sich individuell verschieden weit in den Hinterhauptslappen. An seiner medialen Wand wölbt sich das Calcar avis vor.

d) Das **Cornu inferius,** 3–4 cm lang, erstreckt sich in einem schwach nach lateral und kaudal gerichteten Bogen in den Schläfenlappen, dessen Pol es sich bis auf 2 cm nähert. An seiner medialen Wand erhebt sich der mächtige Längswulst des *Hippo-*

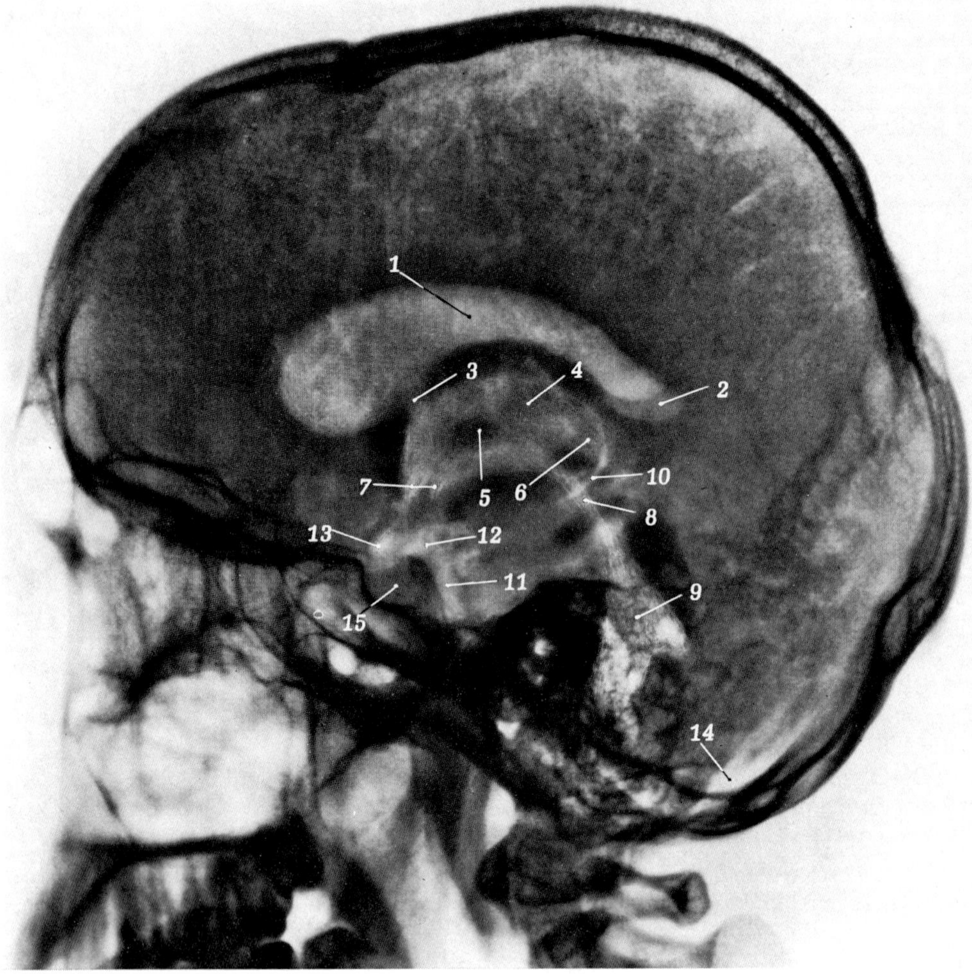

1. Seitenventrikel
2. Hinterhorn der anderen Seite
3. Foramen interventriculare
4. III. Ventrikel
5. Adhaesio interthalamica
6. Recessus suprapinealis
7. Recessus infundibuli, Recessus opticus
8. Aquaeductus cerebri
9. IV. Ventrikel
10. Cisterna ambiens
11. Cisterna pontis
12. Cisterna interpeduncularis
13. Cisterna chiasmatis
14. Cisterna cerebellomedullaris
15. Fossa hypophysialis

Abb. 302. Ventrikulogramm eines Zwanzigjährigen
(Seitenaufnahme der Röntgenabteilung der Nervenklinik der Charité Berlin)

Außer den Ventrikeln ist auch das Cavum subarachnoideale teilweise gefüllt

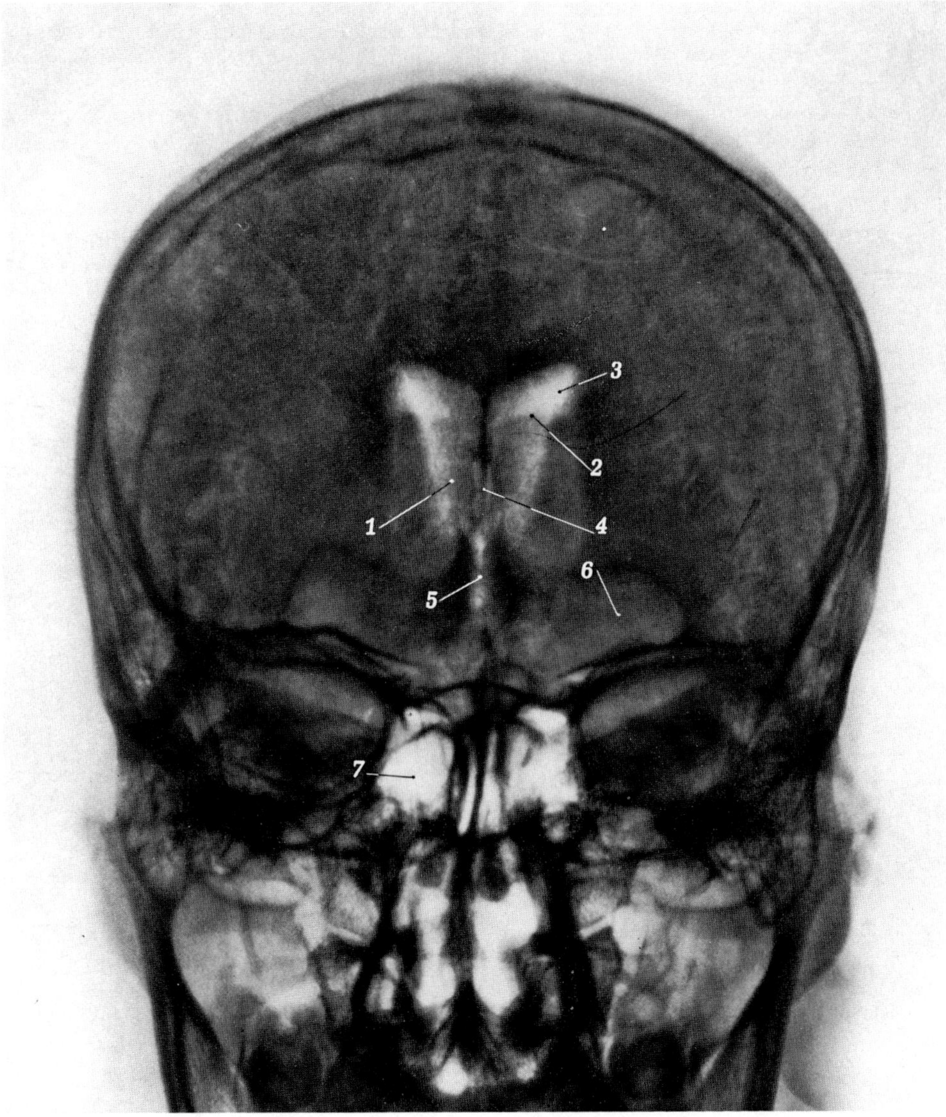

1. Cornu anterius
2. „Thalamustaille"
3. Pars centralis
4. III. Ventrikel mit Projektion des Septum pellucidum
5. Aquaeductus cerebri und unterer Teil des III. Ventrikels
6. Sinus frontalis
7. Sinus sphenoidalis

Abb. 303. Ventrikulogramm eines Zwanzigjährigen
(a. p.-Aufnahme in Hinterhauptslage; Röntgenabteilung der Nervenklinik der Charité Berlin)

campus. Über ihm verläuft die schmale *Fimbria hippocampi.* Zwischen ihr und dem Dach ist der *Plexus choroideus* gegen den Ventrikel vorgewulstet. Am Dach, in der Hauptsache von der Balkenstrahlung gebildet, verläuft noch die schmale *Cauda nuclei caudati.*

Cornu anterius und Cornu posterius entstehen erst mit der Ausbildung des Stirn- und Hinterhauptslappens, Pars centralis und Cornu inferius besitzen als die älteren Abschnitte einen Plexus choroideus.

2. **Der dritte Ventrikel,** *Ventriculus tertius,* ist ein medianer, spaltförmiger Raum, der vorn durch die Foramina interventricularia mit den Seitenventrikeln und hinten durch den Aquaeductus cerebri (*Sylvii*) mit dem IV. Ventrikel in Verbindung steht.

a) Das dünne, epitheliale Dach, die [*Lamina tectoria ventriculi tertii*], spannt sich zwischen den Striae medullares der beiden Thalami aus. Die auf ihr liegende Schicht der weichen Hirnhaut stülpt die dünne Epithellage gegen den Ventrikel vor, bildet so den *Plexus choroideus ventriculi tertii.*

b) Die Seitenwände werden beiderseits vom Thalamus und Hypothalamus gebildet. Im vorderen Teile sind sie meist durch eine Adhaesio interthalamica verbunden.

c) Der dünnwandige Boden wird gebildet vor der *Substantia perforata posterior,* von den *Corpora mamillaria,* vom *Tuber cinereum* und *Chiasma opticum.* Hinter dem Chiasma ist er zum *Recessus infundibuli,* vor ihm zum *Recessus opticus* ausgebuchtet.

d) Die schmale Vorderwand wird von der dünnen *Lamina terminalis,* der *Commissura anterior* und den *Columnae fornicis* gebildet.

e) Die ebenfalls schmale Hinterwand zeigt den *Recessus pinealis* und den *Recessus suprapinealis.* Von ihrem unteren Rande geht der Aquaeductus cerebri aus.

Der vordere, zwischen den Foramina interventricularia gelegene Teil des III. Ventrikels gehört entwicklungsgeschichtlich zum Endhirn.

3. Der **Aquaeductus cerebri,** die *Sylvius*sche Wasserleitung, ist der engste Teil des Ventrikelsystems. Sie durchsetzt zwischen Vierhügelplatte und Haube (Abb. 253, 266, 267) das Mittelhirn.

Ist sie verlegt, so werden Seiten- und III. Ventrikel durch den gestauten Liquor zum „Wasserkopf", Hydrocephalus internus, ausgeweitet. Entfernt man beim Tier gleichzeitig die Plexus choroidei, so bleibt die Erweiterung aus, womit der Beweis erbracht ist, daß die Plexus den Liquor produzieren.

4. **Der IV. Ventrikel,** *Ventriculus quartus,* liegt im Rautenhirn. Den Boden bildet die Rautengrube (Abb. 254). An ihrer breitesten Stelle ist der Ventrikel nach ventral zu den *Recessus laterales ventriculi quarti* ausgebuchtet. Das Dach ist winklig geknickt. Es beginnt vorn mit dem *Velum medullare superius,* das bis zum First, dem *Fastigium,* reicht. Der anschließende, hintere Teil wird von dem schmalen *Velum medullare inferius* und der dünnen *Tela choroidea ventriculi quarti* gebildet. Sie wölbt sich, von Ependym überzogen, gegen den Ventrikelraum als *Plexus choroideus ventriculi quarti* vor.

Der Plexus ist paarig, hat beiderseits die Form eines Winkels. Rechter und linker Plexus bilden zusammen eine M-Form. An der Vereinigungsstelle der beiden Plexus liegt die Apertura mediana ventriculi quarti (*Magendii*). Sie stellt eine Verbindung zwischen Ventrikelsystem und Cisterna cerebellomedullaris her. Die freien Enden der Recessus laterales ventriculi quarti münden mit den *Aperturae laterales ventriculi quarti* (*Luschkae*) in das Cavum subarachnoideale (Cisterna pontis). Sind alle 3 Öffnungen verlegt, so wird das ganze Ventrikelsystem durch Liquorstauung zum Hydrocephalus internus ausgeweitet.

Die Punktion der Hirnventrikel kann man von oben und von der Seite her vornehmen.

a) Punktion von oben. Man sticht vor dem *Bregma* (Vereinigung der Sutura sagittalis mit der Sutura coronalis) und 2 cm seitlich von der Medianlinie ein und führt die Nadel etwa 5–6 cm ab- und rückwärts zum *Cornu anterius.*

b) Punktion von der Seite. Sticht man 3 cm oberhalb und 3 cm hinter dem äußeren Gehörgang ein und führt man die Nadel in Richtung auf die Spitze des gegenseitigen Ohres zu, so erreicht man in 3–4 cm Tiefe die Vereinigungsstelle von Pars centralis, Cornu inferius und Cornu posterius des Seitenventrikels.

Die Pneumenzephalographie, die röntgenologische Darstellung der Ventrikel nach Füllung mit Luft, gibt uns Auskunft über die Form, Größe und Lage der Ventrikel. Diese Ventrikulogramme sind heute ein wichtiges diagnostisches Hilfsmittel. Deshalb sind in Abb. 302 u. 303 normale Ventrikulogramme wiedergegeben.

IV. Die Gefäße des Gehirns

1. Die Arterien

Zwei paarige Arterienquellen, die **A. carotis interna** und die **A. vertebralis,** versorgen das Gehirn. Sie werden durch die paarige *A. communicans posterior* und die unpaare *A. communicans anterior* zu einem an der Hirnbasis gelegenen Gefäßring, dem **Circulus arteriosus cerebri** (*Willisii*), geschlossen (Abb. 304). Er soll den Blutbedarf des sehr empfindlichen Gehirns auch bei Schwankungen der Zufuhr sicherstellen. Der Circulus

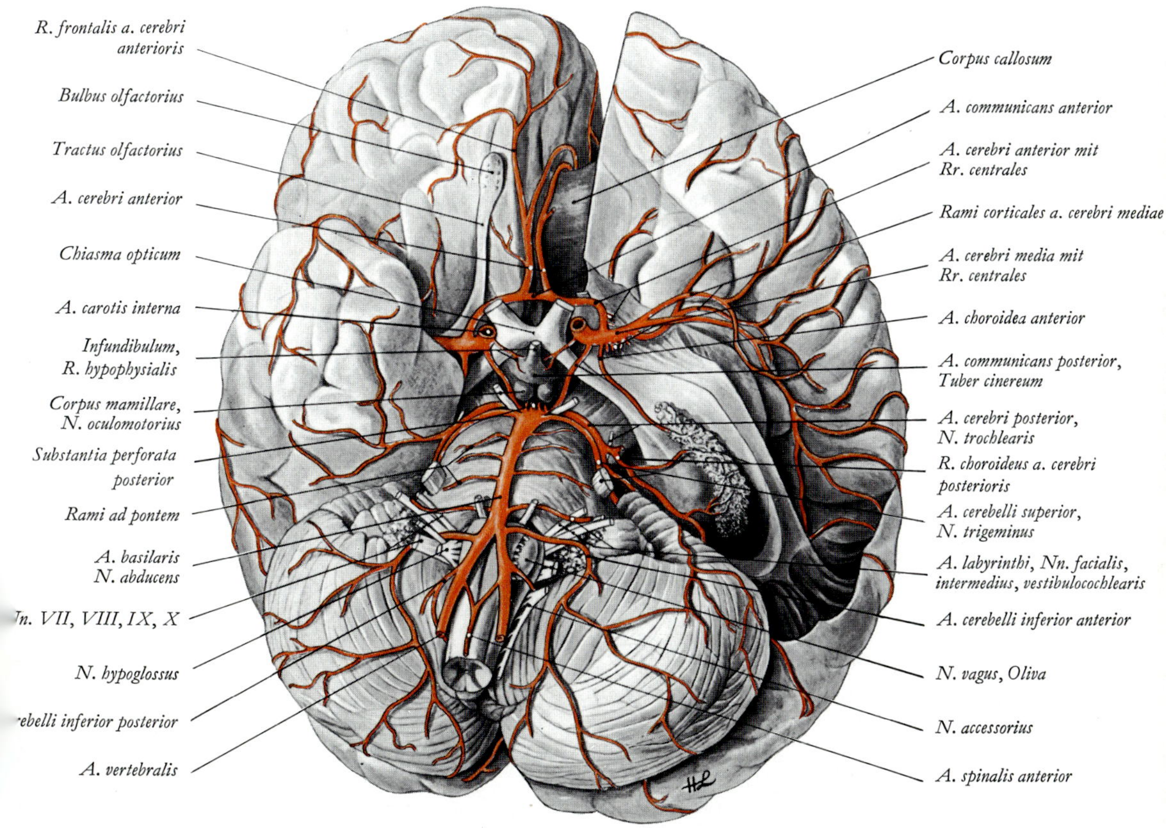

Abb. 304. Hirnarterien, von der Basis und etwas von links gesehen. Teile des linken Stirn- und Schläfenlappens sind entfernt, um die A. cerebri anterior und media und den Plexus choroideus des Unterhorns darzustellen

arteriosus cerebri und seine größeren Äste liegen in dem zu Zisternen erweiterten Subarachnoidealraum. Sie sind demnach von einem Liquormantel umgeben, der gleichsam als Druckpolster die dünnwandigen Gefäße vor Kompression schützt.

Unterbindet man beim Erwachsenen eine A. carotis interna, so reichen die schwachen Verbindungsäste, die in manchen Fällen teilweise fehlen können, meistens nicht aus, die entsprechende Hirnhälfte ausreichend mit Blut zu versorgen. Durch mehrzeitige Einschnürung des Gefäßes versucht man eine Ausbildung eines ausreichenden Kollateralkreislaufes zu erreichen. Nur beim Jugendlichen darf man ohne größere Gefahr eine Carotis interna in einem Akt unterbinden.

Die **A. carotis interna** gibt im Sinus cavernosus je ein Ästchen zur Hypophyse und zum Ganglion trigeminale ab und verläßt seitlich vom Chiasma opticum den Sinus cavernosus (Abb. 295). *Diese enge Nachbarschaft erklärt den Ausfall der ungekreuzten Optikusfasern der temporalen Retinahälfte durch den Druck eines Karotisaneurysmas [nasale Hemianopsie]*. Sie gibt unter dem Sehnerven die **A. ophthalmica** zur Augenhöhle ab und zerfällt im Cavum subarachnoideale in ihre **Endäste**:

1. Die **A. cerebri anterior** zieht über dem N. opticus schräg medialwärts zur Fissura longitudinalis cerebri [interhemisphaerica] und verbindet sich hier durch die kurze *A. communicans anterior* mit dem Gefäß der anderen Seite (Abb. 304). Im weiteren Verlaufe hält sie sich eng an den Balken und versorgt bis zum Sulcus parietooccipitalis die ganze mediale Hemisphärenfläche (Abb. 307) und über die Mantelkante hinweg (Abb. 306) einen schmalen Streifen der Außenfläche (*Motorisches Feld für die untere Gliedmaße!*).
2. Die **A. cerebri media** wendet sich von der Carotis interna aus nach lateral, über die Substantia perforata anterior [Area olfactoria] hinweg zur Fossa lateralis cerebri, wo sie in 2–4 Äste zerfällt, die die Außenfläche der Großhirnhemisphären (Abb. 306) mit Ausnahme des Okzipitallappens und eines

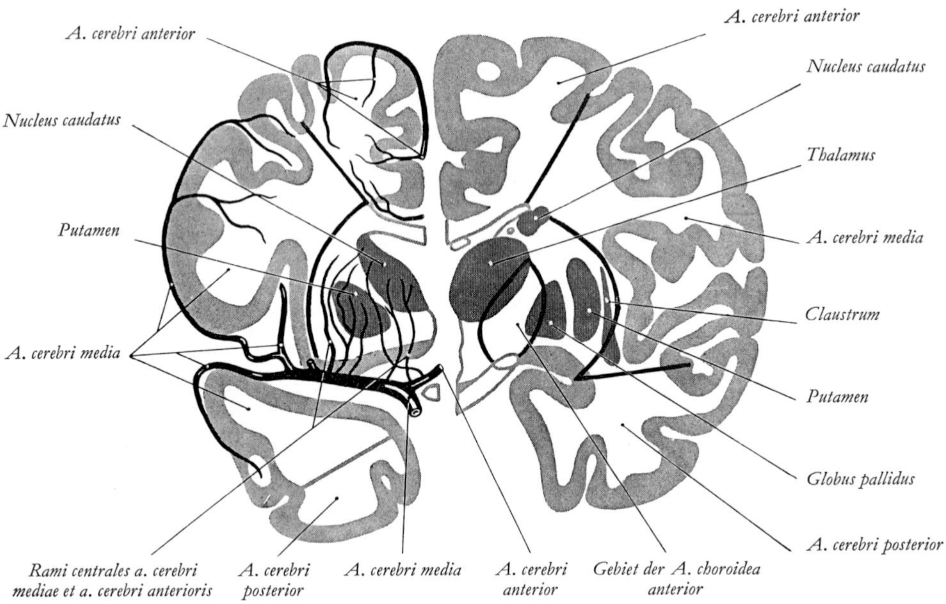

Abb. 305. Die arteriellen Versorgungsgebiete des Großhirns auf Frontalschnitten. Rechter Schnitt durch die Mitte des Thalamus, linker Schnitt weiter vorn, durch Nucleus caudatus und Putamen. Nach *Ferner* und *Kautsky*

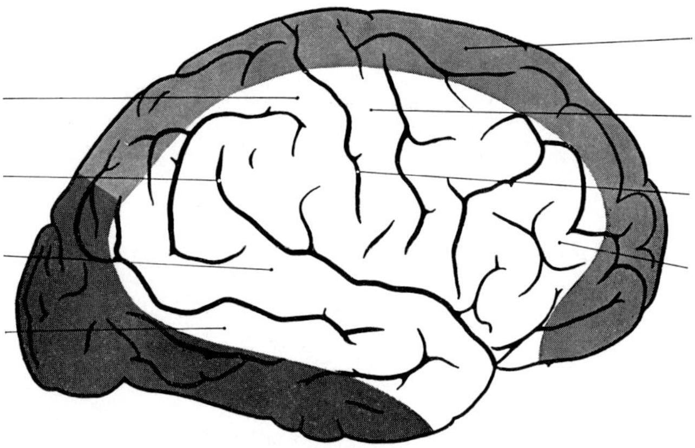

Abb. 306. Die arteriellen Versorgungsgebiete der Großhirnkonvexität. Schematisiert nach *Poirier*. Weiß = A. cerebri media; hellgrau = A. cerebri anterior; dunkelgrau = A. cerebri posterior

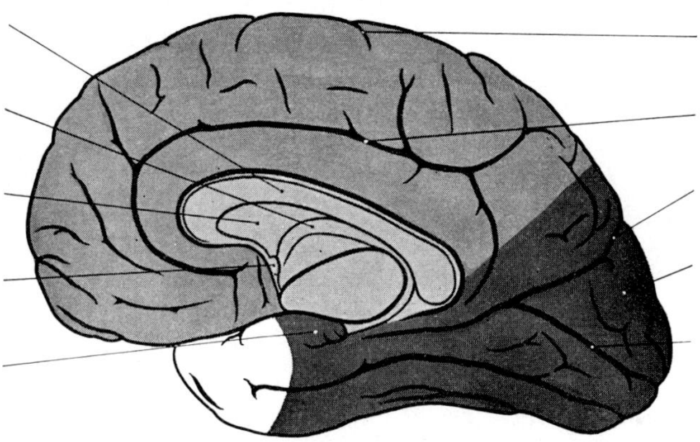

Abb. 307. Die arteriellen Versorgungsgebiete der medialen Großhirnfläche. Schematisiert nach *Poirier*. Weiß = A. cerebri media; hellgrau = A. cerebri anterior; dunkelgrau = A. cerebri posterior

schmalen Streifens an der Mantelkante und am unteren Rande des Schläfenlappens versorgen (*Bei Verlegung des Gefäßes Ausfall der Sprach- und Hörzentren und des gesamten sensomotorischen Rindenfeldes mit Ausnahme der unteren Gliedmaße!*). Ein größerer Ast drängt als **A. choroidea anterior** in das Unterhorn ein und versorgt das Aderhautgeflecht, das auch Äste der A. cerebri posterior, die **Rr. choroidei posteriores,** enthält.

Durch die Substantia perforata anterior schickt die vordere und mittlere Großhirnarterie zahlreiche **basale oder zentrale Äste,** *Rami centrales* (Abb. 305), senkrecht aufwärts zum Thalamus, Nucleus caudatus, Nucleus lentiformis und zur Capsula interna.

Eine von ihnen, die über die Außenfläche des Linsenkernes hinweg die innere Kapsel versorgt, bezeichnet man auch als **Arterie der Gehirnhaemorrhagie.** Bei Ruptur dieses Gefäßes werden die Bahnen der inneren Kapsel komprimiert (*Lähmung der motorischen Bahnen, Schlaganfall oder Apoplexie!*).

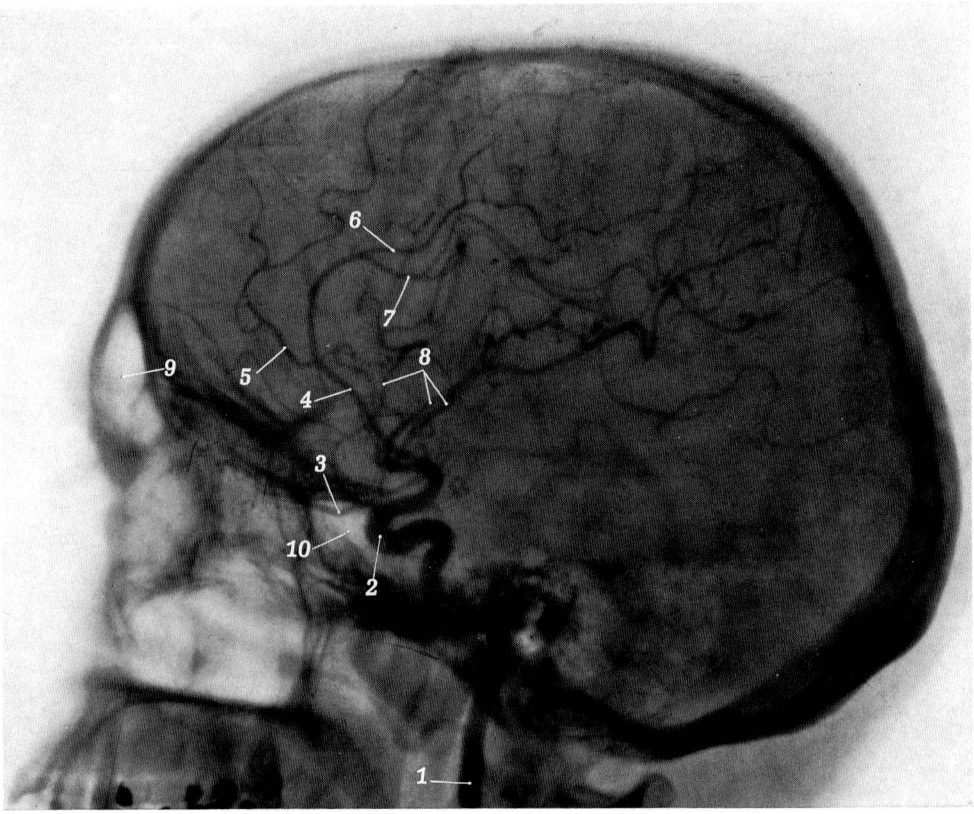

1. A. carotis interna
2. „Carotissiphon"
3. A. ophthalmica
4. A. cerebri anterior
5. A. frontopolaris
6. A. callosomarginalis
7. A. pericallosa
8. Äste der A. cerebri media
9. Sinus frontalis
10. Sinus sphenoidalis

Abb. 308. Karotisarteriogramm
(Seitenaufnahme des Instituts für Röntgendiagnostik der Charité Berlin)

3. Die **A. communicans posterior** verläuft rückwärts und medianwärts und stellt die Verbindung zur A. cerebri posterior her. Sie schickt zahlreiche feine *Rami centrales* durch die Substantia perforata posterior zum Boden des III. Ventrikels, zu den Crura cerebri und zu den vorderen Thalamuskernen.

Die **A. vertebralis** durchbohrt die Membrana atlantooccipitalis posterior und die Dura mater und gelangt durch das Foramen magnum in die Schädelhöhle, wo sie sich mit jener der Gegenseite am hinteren Rande der Brücke zur **A. basilaris** vereinigt (Abb. 304). Vorher gibt sie noch folgende Äste ab:

a) die kleine *A. spinalis anterior* rückläufig zum Rückenmark,
b) die *A. cerebelli inferior posterior*. Sie versorgt vor allem den Nucleus dentatus des Kleinhirns und ein Gebiet der Medulla oblongata in der Umgebung der Olive.

Die **A. basilaris** versorgt:

1. mit der *A. cerebelli inferior anterior* die Unterfläche des Kleinhirns,
2. mit zahlreichen *Rr. ad pontem* das Brückengebiet der Medulla oblongata,
3. mit der *A. labyrinthi* das Innenohr,
4. mit der *A. cerebelli superior* die obere Fläche des Kleinhirns.

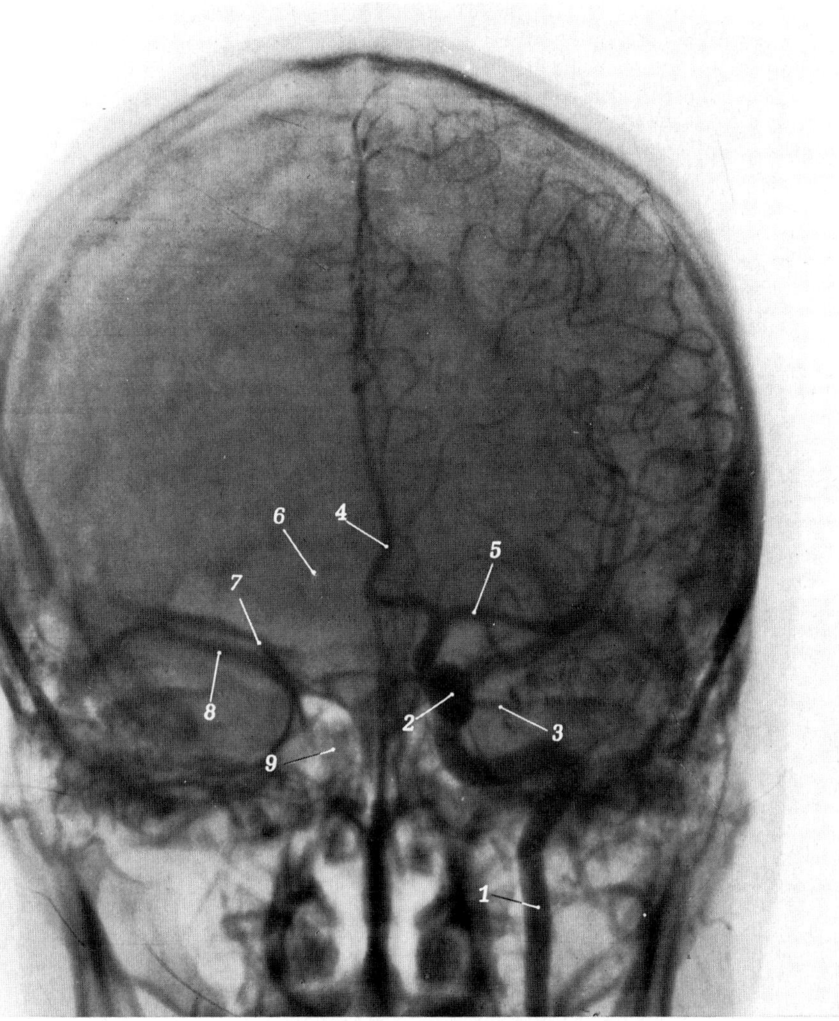

1. A. carotis interna
2. „Carotissiphon“
3. A. ophthalmica
4. A. cerebri anterior
5. A. cerebri media
6. Sinus frontalis
7. Oberer Orbitarand
8. Ala minor
9. Sinus sphenoidalis

Abb. 309. Karotisarteriogramm
(a. p.-Aufnahme des Instituts für Röntgendiagnostik der Charité Berlin)

Schließlich gabelt sich die A. basilaris am vorderen Rande der Brücke in die rechte und linke **A. cerebri posterior.** Diese stellen durch die A. communicans posterior die Verbindung zur Carotis interna her, wenden sich dann um die Crura cerebri zur basalen Fläche der Großhirnhemisphären, versorgen hier den gesamten Okzipitallappen (*Sehrinde!*) und bis auf den Schläfenpol die basale und mediale Fläche des Schläfenlappens (Abb. 306, 307).

Die klinisch wichtigen Versorgungsgebiete der Hirnarterien sind auch auf den Frontalschnitten der Abb. 305 schematisch abgegrenzt.

Die A. carotis interna und die A. vertebralis weisen vor und nach ihrem Eintritt in die Schädelhöhle einen stark gewundenen Verlauf auf. Man nimmt an, daß diese Krümmungen die systolische Pulswelle abdämpfen. Die S-förmigen Krümmungen der A. carotis interna im *Sinus cavernosus* werden als **Karotissiphon** bezeichnet. Ihre Schlinge im Sinus kann steil oder flacher sein; ihre variable Form soll von der Schädelform abhängig sein.

Die **Arteriographie der Hirnarterien** (die röntgenologische Darstellung nach Einführung eines Kontrastmittels) gestattet die Beobachtung der Lage, der Form und des Verhaltens (*Spasmen, Aneurysmen, Verdrängungen durch Geschwülste usw.*) dieser Arterien am Lebenden. In den Abb. 308 u. 309 ist ein normales *Karotisarteriogramm* in Seiten- und Vorderansicht wiedergegeben. Der hintere, ausgesparte Hirnbezirk entspricht dem Versorgungsgebiet der *Aa. vertebrales.* Ist das Kontrastmittel über die Kapillaren bereits in die Venen abgeflossen, so erhalten wir ein *Phlebogramm* der Gehirnvenen und der Sinus durae matris.

2. Die Venen

sind klappenlos, dünnwandig, verlaufen meist unabhängig von den Arterien und lassen sich in oberflächliche oder äußere und tiefe oder innere Venen unterteilen.

Die inneren Hirnvenen sammeln das Blut aus den zentralen Teilen des Gehirns. Nach *Ferner* findet sich im Markmantel des Großhirns eine „venöse Wasserscheide" (Abb. 310). Das venöse Blut aus dem Markmantel fließt durch 4 innere Hirnvenen ab:

1. Die *V. septi pellucidi* empfängt nur wenig Zufluß vom Septum pellucidum, sammelt vielmehr das venöse Blut vom vorderen Frontalhirn. Sie sollte deshalb besser *V. frontalis interna* heißen.
2. Die *V. thalamostriata* [terminalis] nimmt das Blut aus dem Markmantel des hinteren Frontalhirns und des vorderen Parietalhirns, aber keineswegs aus dem

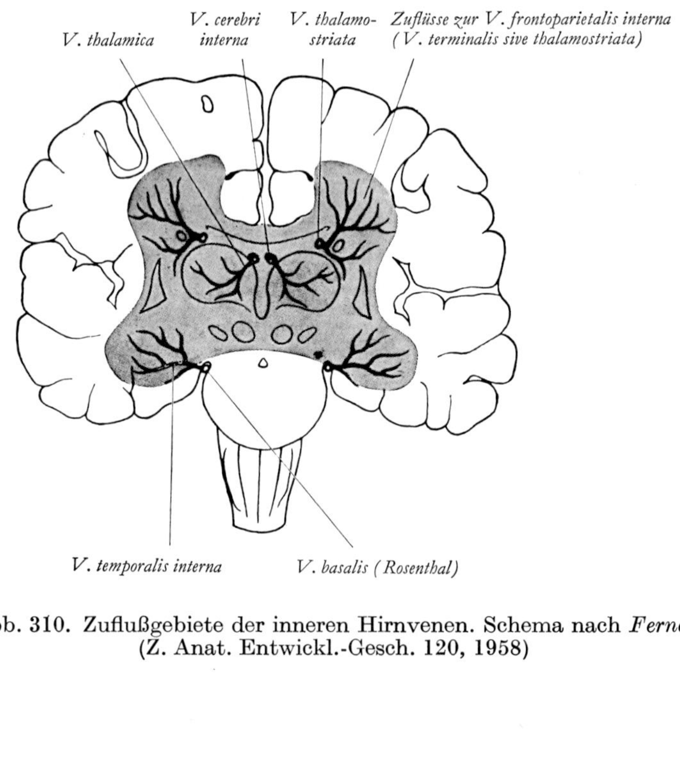

Abb. 310. Zuflußgebiete der inneren Hirnvenen. Schema nach *Ferner* (Z. Anat. Entwickl.-Gesch. 120, 1958)

Striatum und Thalamus auf. Der neue Name ist irreführend und sollte durch *V. frontoparietalis interna* ersetzt werden. Der Kopf des Schwarzkernes und der Thalamus besitzen nach *Ferner* einen eigenen Venenbaum (*V. thalamica* in Abb. 310), der direkt in die V. cerebri interna mündet.

3. Die *V. parietooccipitalis interna* (Hinterhornvene) sammelt das Blut aus dem hinteren Parietal- und dem Okzipitalhirn und mündet in das hintere Ende der V. cerebri interna oder auch direkt in die V. cerebri magna.
4. Die *V. temporalis interna* (Unterhornvene), aus dem inneren Markmantel des Schläfenlappens, mündet in die von der basalen Hirnoberfläche kommende *V. basalis* (*Rosenthal*). Die letztere erreicht über den medialen Kniehöcker und die Seitenfläche des Mittelhirns ziehend die V. cerebri magna.

Die *V. choroidea* nimmt das Blut aus den Aderhautgeflechten auf und fließt in Höhe des Foramen interventriculare in die V. cerebri interna. Rechte und linke **V. cerebri interna** verlaufen auf dem Dach des III. Ventrikels nach hinten und vereinigen sich zur unpaaren, kurzen **V. cerebri magna** (*Galeni*), die sich hinter dem Splenium corporis callosi aufwärts wendet und in den **Sinus rectus** mündet (Abb. 234, 299).

Die äußeren Hirnvenen sammeln das Blut von der Oberfläche des Gehirns und leiten es in die benachbarten Sinus durae matris.

1. Die *Vv. cerebri superiores* ziehen von der Außenfläche der Hemisphären zum Sinus sagittalis superior (Abb. 225).
2. Die *V. cerebri media profunda* verläuft in Begleitung der A. cerebri media, sammelt das Blut aus dem Gebiet der Fossa lateralis cerebri und mündet direkt oder indirekt in den Sinus cavernosus.
3. Die *V. cerebri media superficialis* sammelt das Blut aus dem Operculum der Insel und verläuft oberflächlich zum Sinus cavernosus oder Sinus sphenoparietalis. Sie kann durch eine *V. anastomotica superior* (*Trolard*) mit den Vv. cerebri superiores und durch eine quer über den Schläfenlappen ziehende *V. anastomotica inferior* (*Labbé*) mit den Vv. cerebri inferiores in Verbindung stehen.
4. Die *Vv. cerebri inferiores* (von der Hirnbasis) und die *Vv. cerebelli superiores* und *inferiores* ziehen in variabler Zahl und Größe vorwiegend zum Sinus transversus, aber auch zum Sinus petrosus inferior und Sinus rectus.

Der Arm

Die obere Gliedmaße ist beim Menschen als **Greiforgan** ausgebildet. Sie zeigt gegenüber der als Stützorgan tätigen unteren Gliedmaße eine **große Beweglichkeit.** Diese wird ermöglicht 1. durch die Beweglichkeit des Schulterblattes, 2. durch das Übergreifen der Gliedmaßenmuskeln auf den Rumpf. Topographisch gehören die von der oberen Gliedmaße auf den Rumpf gewanderten Muskeln zum Rücken (Gliedmaßenmuskeln des Rückens s. Bd. I) und zur Brust (Gliedmaßenmuskeln der Brust). Da sie aber funktionell, entwicklungsgeschichtlich und in ihrer Nerven- und Gefäßversorgung zur Gliedmaße gehören – auch praktisch-klinisch stehen die Beziehungen zum Arm im Vordergrund –, sollen die Gliedmaßenmuskeln der Brust beim Arm besprochen, die Gliedmaßenmuskeln des Rückens im Bild (Abb. 320) rekapituliert und in ihrem Zusammenwirken mit den anderen geschildert werden.

A. Systematische Anatomie des Armes

I. Der Bewegungsapparat

1. Die knöcherne Grundlage der Schulter

bilden das Schulterblatt, das Schlüsselbein und der Oberarmknochen. Der letztere gehört bereits der freien, oberen Gliedmaße an, während Schulterblatt und Schlüsselbein als Knochen des Schultergürtels bezeichnet werden. Der Schultergürtel ist im allgemeinen durch Muskeln am Rumpf beweglich aufgehängt. Nur durch das Schlüsselbein steht er mit dem Brustbein in gelenkiger Verbindung.

a) Das Schulterblatt, Scapula

(Abb. 311, 312),

ist ein dreieckiger, platter Knochen, der mit einer leicht konkaven, mit *Lineae musculares* (für den Ursprung des *M. subscapularis*) versehenen **Facies costalis** (Abb. 312) gegen die Rippen, mit der **Facies dorsalis** (Abb. 311) gegen den Rücken weist.

Die dorsale Fläche wird durch die starke Schultergräte, **Spina scapulae,** unterteilt in eine **Fossa supraspinata** und eine **Fossa infraspinata,** die den gleichnamigen Muskeln zum Ursprung dienen.

Der gegen die Wirbelsäule gerichtete Rand, **Margo medialis,** ist am längsten, der gegen die Achselhöhle, ventrolateral weisende **Margo lateralis** ist kürzer, aber dicker, der obere Rand, **Margo superior,** scharf und am kürzesten. Nahe seinem lateralen Ende ist er zur **Incisura scapulae** eingekerbt. Sie wird durch das *Lig. transversum scapulae superius* (Abb. 315) zu einem Loch geschlossen, das den N. suprascapularis durchtreten läßt. Der obere Winkel, **Angulus superior,** ist wie der obere Rand am Lebenden durch den M. trapezius verdeckt, kann kaum durchgetastet werden. Dagegen kann der abgerundete untere Winkel, **Angulus inferior,** ebenso wie der untere Teil des medialen Randes gut

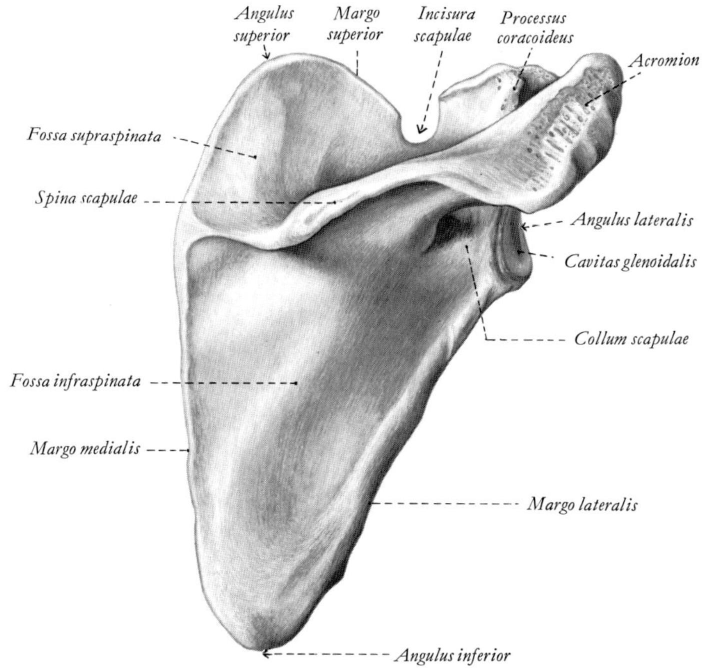

Abb. 311. Rechtes Schulterblatt, Scapula, Facies dorsalis

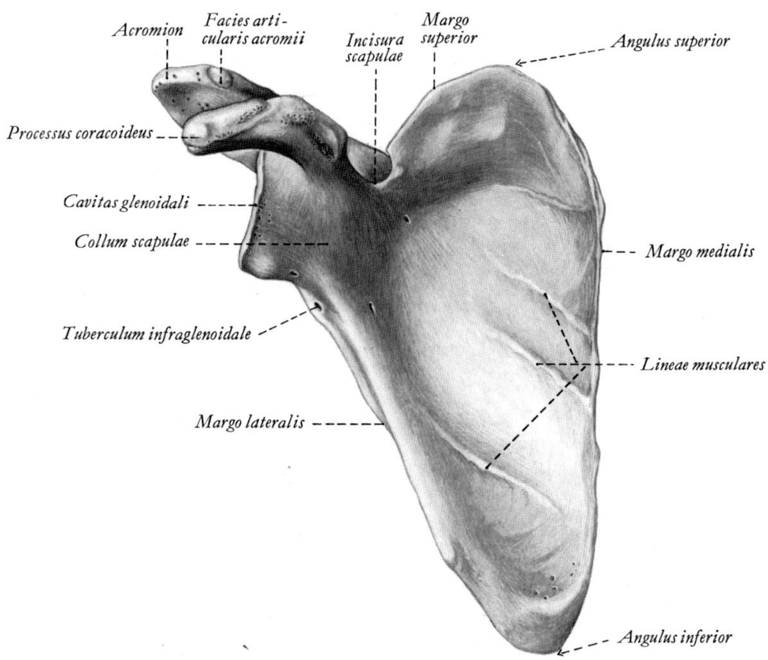

Abb. 312. Rechtes Schulterblatt, Scapula. Facies costalis

abgetastet werden. Der laterale, gegen die Achselhöhle weisende Winkel, **Angulus lateralis,** ist mächtig verdickt. Er trägt die Gelenkfläche für den Oberarmkopf, die flache, eiförmige **Cavitas glenoidalis.** Oberhalb der Gelenkfläche finden wir das *Tuberculum supraglenoidale*, ein Höckerchen für den Ursprung des langen Bizepskopfes, unterhalb der Gelenkfläche das *Tuberculum infraglenoidale*, eine Aufrauhung für den Ursprung des langen Trizepskopfes. Die gut durch die Haut tastbare *Spina scapulae* läuft nach lateral in einen breiten, platten Fortsatz aus, der den Oberarmkopf überdacht und Schulterhöhe, **Acromion,** heißt. Das *Acromion* ist leicht in ganzer Ausdehnung zu tasten und wird als Bezugspunkt in der Anthropologie und in der Klinik verwendet. An seinem ventralen Rande trägt es eine kleine, ovale, leicht konkave Gelenkfläche für das Schlüsselbein, die **Facies articularis acromii.** Der Rabenschnabelfortsatz, **Processus coracoideus** (Abb. 312), entspringt mit kräftiger Wurzel vom Margo superior, lateral von der Incisura scapulae, verläuft zunächst nach ventral und wendet sich in scharfem Knick nach lateral. An seiner Spitze entspringen der kurze Bizepskopf und der M. coracobrachialis. Bedeckt durch die vorderen Fasern des M. deltoideus, kann er trotzdem vom Trigonum deltoideopectorale (*Mohrenheimsche Grube*) aus in der Tiefe getastet werden.

Bei durchfallendem Licht ist die Scapula im Bereich der Fossa supra- und infraspinata transparent. Die Lineae musculares zeichnen sich dabei als etwas dunklere Striche ab. Die dünnen Flächen werden von den stärkeren Rändern und Winkeln umrahmt und durch die starke Spina getrennt. An den verdickten Teilen greift der größere Teil der Muskeln an.

b) Das Schlüsselbein, Clavicula

(Abb. 313),

ist ein fingerdicker, leicht S-förmig gekrümmter Riegel, der das Schulterblatt mit dem Rumpf direkt verbindet. Der 12–15 cm lange Knochen liegt unter der gut verschieblichen Haut und dem Platysma, ist am Lebenden sichtbar und in ganzer Länge tastbar. Die mediale Hälfte ist nach vorn konvex. Sie paßt sich der Krümmung des Brustkorbes an. Die laterale Hälfte ist nach vorn konkav und gegen

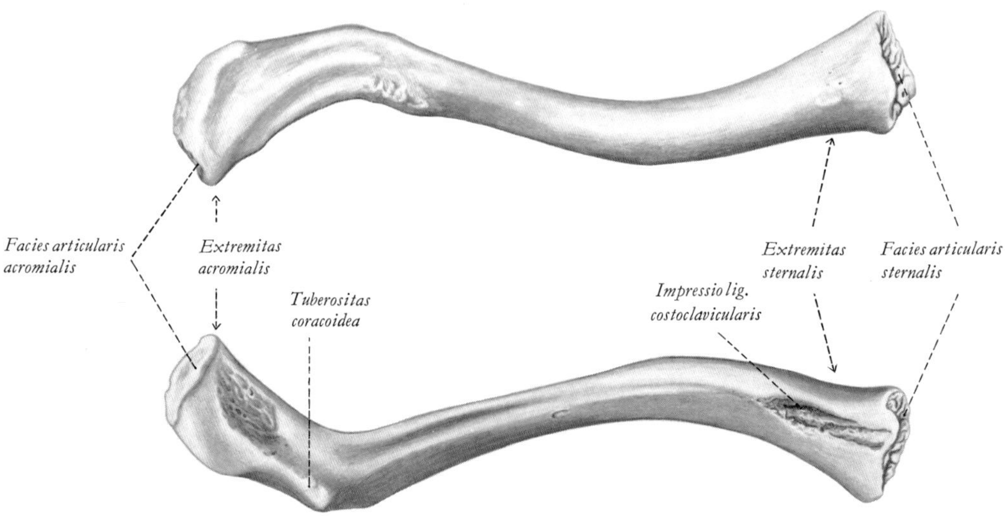

Abb. 313. Rechtes Schlüsselbein, Clavicula, obere und untere Fläche

das akromiale Ende, **Extremitas acromialis,** hin von oben nach unten abgeplattet. Sie trägt an ihrem freien Ende eine leicht konvexe Gelenkfläche, **Facies articularis acromialis,** zur Verbindung mit dem Schulterblatt. Das Brustbeinende, **Extremitas sternalis,** ist stärker und bei schwer arbeitenden Menschen mit kräftiger Muskulatur besonders verdickt. Es trägt am freien Ende eine dreieckige, sattelförmige Gelenkfläche **Facies articularis sternalis,** zur Verbindung mit dem Brustbein. An der unteren, der 1. Rippe zugekehrten Fläche finden wir nahe dem Brustbein eine längliche Vertiefung, die **Impressio lig. costoclavicularis** [Tuberositas costalis], für den Ansatz des kräftigen Rippen-Schlüselbeinbandes. In einer sich lateral anschließenden Furche setzt der *M. subclavius* an. Weiter lateral folgt ein *Foramen nutricium.* Nahe dem akromialen Ende treffen wir eine flächenhafte Aufrauhung für die Anheftung des *Lig. coracoclaviculare,* das die kräftige Verbindung mit dem Proc. coracoideus herstellt. Sie hieß bisher *Tuberositas coracoidea.* Neuerdings wird sie in ein **Tuberculum conoideum** für das Lig. conoideum und die **Linea trapezoidea** für das Lig. trapezoideum gegliedert. Das mittlere Drittel des Schlüsselbeins überbrückt (Abb. 359, 360) die große Gefäß-Nervenstraße, die vom Hals in die Achselhöhle führt.

Entwicklung. Das Mittelstück der Clavicula ist der erste Knochen, der beim Menschen (in der 6. Keimlingswoche) direkt aus dem Bindegewebe entsteht. Beide Enden werden zunächst knorpelig angelegt und verknöchern sekundär. Die Clavicula hat nur eine Epiphyse, die relativ spät, erst im 18.–20. Jahr, auftritt und gegen das 25. Jahr mit dem Körper verschmilzt.

Vergleichende Anatomie. Die primäre Verbindung zum Rumpf stellt das Korakoid dar. Bei Keimlingen der niedersten Säugetiere, der *Monotremen,* reicht es noch bis an das Brustbein. Es verfällt einer allmählichen Reduktion, verwächst schließlich als Processus coracoideus mit der Scapula. Die Aufgabe des Korakoids wird bei den Säugern von der Clavicula übernommen, die sich bereits bei den Amphibien als Deckknochen auf dem Prokorakoid anlegt. Huftieren, die ihre vorderen Gliedmaßen ausschließlich zum Schreiten benutzen, fehlt die Clavicula. Bei Katzen ist nur die akromiale Hälfte vorhanden. Bei fliegenden, kletternden und grabenden Säugern ist sie gut ausgebildet.

Am Lebenden hat sie in Ruhestellung ungefähr eine horizontale Lage. Bei kräftiger Schultermuskulatur steht sie lateral gewöhnlich etwas höher. Beim schmalbrüstigen Astheniker mit schwacher Muskulatur fällt sie nach lateral ab. Sie hält als Strebepfeiler die Schulter in der richtigen Entfernung vom Rumpf und ermöglicht es, daß der Arm frei am Körper vorbeigeschwungen werden kann.

Bei angeborenem Mangel der Schlüsselbeine können die Schultern vor der Brust zusammengeführt werden. Bei Entwicklungsstörungen der Schlüsselbeine sind oft auch Störungen der Verknöcherung des Schädeldaches nachweisbar (siehe desmale Ossifikation, Bd. I). Die Clavicula bricht sehr häufig, meistens in der Mitte. Die Schulter wird dann durch das Gewicht des Armes herabgezogen, der Arm durch das Übergewicht der Innenrotatoren nach innen rotiert.

c) Der Oberarmknochen, Humerus

(Abb. 314),

ist in seinem Mittelstück, **Corpus humeri,** ein schlanker, zylindrischer Röhrenknochen. Die beiden Enden **(Epiphysen)** sind verdickt und tragen Gelenkflächen und Vorsprünge. Der nach medial und oben, gegen die Schulterpfanne weisende, überknorpelte Kopf, **Caput humeri,** hat ungefähr Halbkugelform. Durch eine seichte Rinne, das **Collum anatomicum,** ist er gegen den Schaft abgesetzt. Unterhalb des anatomischen Halses, der der Schultergelenkskapsel zum Ansatz dient, finden wir zwei kräftige Höcker, die durch eine tiefe Rinne, den **Sulcus intertubercularis,** getrennt werden. Das **Tuberculum majus** weist nach lateral und hinten und ist der seitlich am weitesten ausladende Knochenpunkt der Schultergegend. Es besitzt drei glatte Flächen für den Ansatz des *M. supraspinatus, M. infraspinatus* und *M. teres minor.* Das nach vorn gerichtete **Tuberculum minus** hat eine glatte Fläche für den Ansatz des *M. subscapularis.* Beide

Höcker laufen gegen den Schaft in Leisten aus, die **Crista tuberculi majoris** (für den Ansatz des *M. pectoralis major*) und die **Crista tuberculi minoris** (für den Ansatz des *M. latissimus dorsi* und *M. teres major*). Oberhalb des Ansatzes des M. teres major bricht der Humerusschaft am häufigsten (*Collum chirurgicum*).

Der Schaft, **Corpus humeri,** hat an seiner lateralen Fläche, etwas oberhalb seiner Mitte, eine V-förmige Aufrauhung, die **Tuberositas deltoidea** (für den Ansatz des *M. del-*

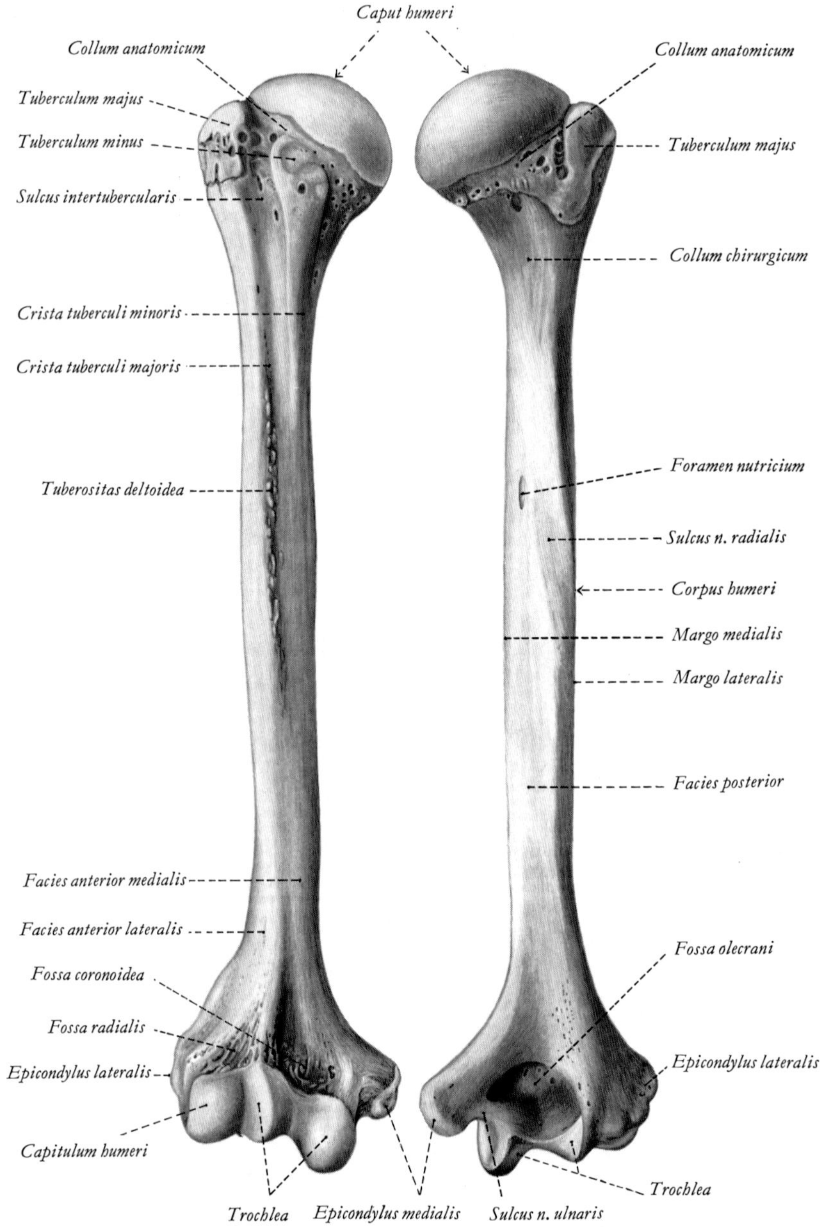

Abb. 314. Rechtes Oberarmbein, Humerus, von vorn und von hinten

toideus). Unterhalb von ihr verläuft über die Rück- und Seitenfläche in einer Spiraltour der flache **Sulcus n. radialis** (für *N. radialis* und *A. profunda brachii*) abwärts. Ein großes *Foramen nutricium* finden wir an der Grenze vom proximalen zum mittleren Drittel. Nach distal nimmt der Schaft dreieckige Form an. Die beiden scharfen Seitenkanten, *Margo medialis* und *lateralis*, laufen in zwei Höcker, den *Epicondylus medialis* und *lateralis*, aus. Der **Epicondylus medialis** ist der größere, kann leicht durch die Haut getastet werden. Er weist bei ruhig herabhängendem Arm gegen den Rumpf und etwas nach dorsal und zeigt fast dieselbe Richtung wie das Caput humeri.

Diese Lagebeziehung ist ein wertvolles Orientierungsmittel bei der Untersuchung des Schultergelenkes und beim Einrenken des luxierten Oberarms.

Von der Vorderfläche des medialen Epicondylus entspringen die oberflächlichen Unterarmbeuger. Auf der Rückfläche verläuft eine Rinne für den *N. ulnaris*, der bei seiner wenig geschützten Lage direkt unter der Haut leicht gegen den Knochen gepreßt werden kann (*Musikantenknochen, ausstrahlende Schmerzen in die Ulnarseite der Hand!*).

Der **Epicondylus lateralis** ist kleiner, zeigt nach vorn und außen. Vorn ist er von der radialen Gruppe der Unterarmmuskeln bedeckt. Außen und hinten kann er gut abgetastet werden.

Beide Epikondylen verknöchern von eigenen Knochenkernen aus, die zwischen dem 14.–18. Lebensjahr mit dem Schaft verschmelzen.

Das breite, dorsoventral abgeflachte, distale Ende des Humerus trägt die überknorpelten Gelenkflächen zur Verbindung mit Elle und Speiche. Das halbkugelige **Capitulum humeri** liegt nach außen, speichenwärts, und artikuliert mit dem *Caput radii*. Innen oder ulnar, durch eine Führungsleiste vom Capitulum humeri getrennt, stellt eine Rolle, die **Trochlea humeri**, die Verbindung mit der Elle her. Die Trochlea hat in der Mitte eine Führungsrinne für den *Processus coronideus* der Ulna. Die Rolle reicht an der ulnaren Seite gewöhnlich tiefer herab als an der radialen. Auf diese Weise kommt es zustande, daß der nach außen rotierte, supinierte und gestreckte Vorderarm mit der Längsachse des Oberarms einen nach außen offenen Winkel von 170° bildet. Proximal von Trochlea und Capitulum humeri finden wir auf der Ventralfläche die **Fossa coronoidea** (für die Aufnahme des Proc. coronoideus der Ulna) und die **Fossa radialis** (für das Caput radii), auf der Dorsalfläche die **Fossa olecrani.** Die Wand zwischen den dorsalen und ventralen Gruben ist dünn. Sie kann normalerweise durchbrochen sein oder bei gewaltsamer Überstreckung im Ellenbogengelenk durchbrechen.

Torsion. Die Achsen des Caput humeri und der Trochlea humeri stehen nicht in einer Ebene. Sie bilden vielmehr beim erwachsenen Mitteleuropäer einen Winkel von 0–20°. Um diesen Betrag ist der Kopf nach dorsal gedreht. Beim Neugeborenen beträgt der Winkel noch etwa 60°, in frühembryonaler Zeit 90°.

Varietäten: Als stammesgeschichtliches Überbleibsel findet man beim Europäer in 1% oberhalb des Epicondylus medialis einen hakenförmigen Fortsatz, den Proc. supracondylaris, der zusammen mit einem Bandzug zum Epicondylus ein Loch begrenzt, durch das der *N. medianus* auf die Beugeseite tritt. Bei der Katze ist es noch ein knöcherner Kanal.

2. Gelenke und Bänder der Schultergegend

a) Das Brustbein-Schlüsselbeingelenk, Articulatio sternoclavicularis

(Abb. 388)

Die sattelförmige Gelenkfläche des Schlüsselbeins und die ebenfalls sattelförmige Gelenkfläche der *Incisura clavicularis* des Brustbeins passen nicht aufeinander. Diese Inkongruenz wird durch einen 3–5 mm dicken **Discus articularis,** der die Gelenkhöhle in zwei Kammern trennt, ausgeglichen. Der teils recht dicke, faserknorpelige Überzug der Gelenkflächen wirkt in dem gleichen Sinne. Die Kapsel ist dick, aber schlaff. Vorn und hinten ist sie besonders verstärkt.

Das Gelenk hat wie ein Kugelgelenk **drei Grade der Freiheit.** Das Schlüsselbein kann aus der ungefähr horizontalen Ruhelage (bei frei herabhängendem Arm) um 50° gehoben, um 5° gesenkt und um je 30° nach vorn und hinten geführt werden.

a) Das **Lig. sternoclaviculare anterius** verstärkt vorn die Gelenkkapsel und hemmt das übermäßige Zurückführen der Schulter.
b) Das **Lig. sternoclaviculare posterius** ist schwächer.
c) Das **Lig. costoclaviculare,** von der I. Rippe zur Unterfläche des Schlüsselbeins, ist sehr kräftig, bremst das Heben und auch etwas das Vor- und Zurückführen des Schlüsselbeins ab.
d) Das **Lig. interclaviculare** spannt sich am Oberrande des Brustbeins zwischen den sternalen Enden der Claviculae aus, ist in seiner Ausbildung sehr variabel. Es hemmt das Senken des Schlüsselbeins.

Anwendung: Das stark beanspruchte Gelenk ist zahlreichen Veränderungen unterworfen (Abnutzung, Lues, Tuberkulose usw.). Verrenkungen sind verhältnismäßig selten. Sie können nach vorn, hinten und oben erfolgen. Bei den beiden letzteren beobachten wir Kompression wichtiger Gebilde des Halses.

b) Das Schultereckgelenk, Articulatio acromioclavicularis

Die variablen, im allgemeinen ellipsoidisch geformten, von Faserknorpel überzogenen Gelenkflächen der *Clavicula* und des *Acromion* werden meist durch einen unvollständigen **Discus** getrennt. Gelenkflächen, Discus und eine schlaffe, nur kranial durch ein Band, das **Lig. acromioclaviculare,** verstärkte Gelenkkapsel geben ihm wie einem Kugelgelenk **drei Grade der Freiheit.** Die Bewegungen sind kombiniert mit Bewegungen in der Articulatio sternoclavicularis. Sie werden abgebremst durch das kräftige **Lig. coracoclaviculare.** Es verläuft vom Rabenschnabelfortsatz zur Unterfläche des Schlüsselbeins und läßt das mediale, nach oben breiter werdende **Ligamentum conoideum** und das laterale, nahezu sagittal gestellte **Ligamentum trapezoideum** unterscheiden (Abb. 316). Das trapezförmige Band bremst die Schulterblattbewegungen nach vorn, das kegelförmige Band nach hinten ab. Außerdem überträgt das sehr starke Band in Zusammenarbeit mit den Muskeln das Gewicht des Armes auf das Schlüsselbein und damit auf den Rumpf.

c) Die Eigenbänder des Schulterblattes

(Abb. 315–317)

1. Das **Lig. transversum scapulae superius** überbrückt die *Incisura scapulae* und schließt sie zu einem Loch, durch das der *N. suprascapularis* zur Fossa supraspinata gelangt. Die A. suprascapularis läuft über dem Bande zur Grube.

   Das Band kann vollständig verknöchern.

2. Das **Lig. coracoacromiale** ist eine breite Bandplatte zwischen Acromion und Processus coracoideus. Es bildet mit den beiden Knochenvorsprüngen einen vom M. deltoideus bedeckten, osteofibrösen Bogen, der das Schultergelenk von oben her schützt. Dieses **Schutzdach des Schultergelenkes** („*Fornix humeri*") schränkt das Seitwärts-, Vorwärts- und Rückwärtsheben des Armes ein (s. unten). Außerdem ist es ein **Widerlager** für den Humeruskopf beim Fortbewegen auf allen Vieren.

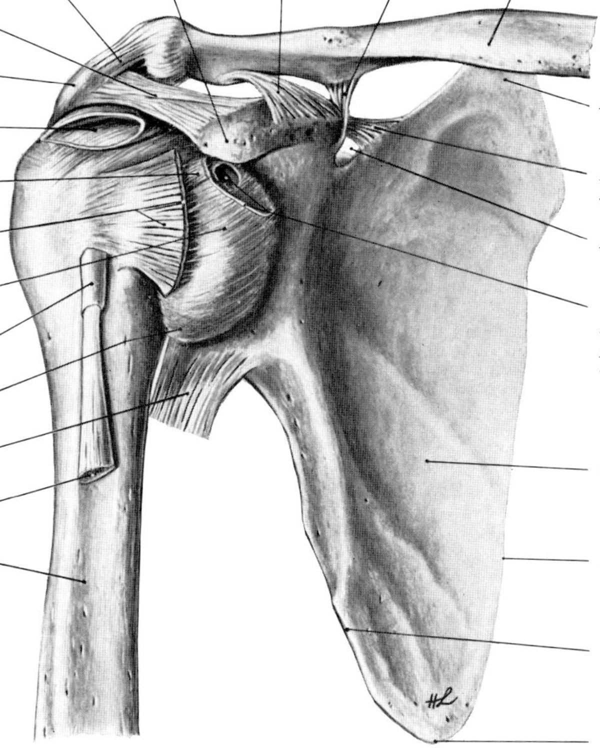

Abb. 315. Rechtes Schultergelenk und Bänder des Schultergürtels von vorn

d) Das Schulterglenk, Articulatio humeri

(Abb. 315–319),

ist das beweglichste Kugelgelenk des menschlichen Körpers. Der große, halbkugelige Gelenkkopf, das **Caput humeri,** artikuliert mit einer relativ kleinen, ringsum durch eine Gelenklippe, **Labrum glenoidale** [Labium articulare], vergrößerten Gelenkpfanne, der **Cavitas glenoidalis** [Fossa articularis] (Abb. 316). Der Knorpelüberzug der Pfanne ist zentral dünn (1,3 mm), peripher dick (3,5 mm). Am Kopf haben wir ein umgekehrtes Verhalten. Die etwa 3 mm breite Pfannenlippe wird durch die Ursprungssehne des langen Bizepskopfes oben und des langen Trizepskopfes unten gesichert.

Verletzungen der Gelenklippe begünstigen habituelle Verrenkungen.

Die Gelenkkapsel ist schlaff und so geräumig, daß zwei Humerusköpfe in ihr Platz finden würden. Sie **entspringt** am *Labrum glenoidale,* schließt aber das Tuberculum supraglenoidale, den Ursprung des langen Bizepskopfes, in die Gelenkhöhle ein. Der **Kapselansatz** folgt dem *Collum anatomicum,* greift nur an der medialen Seite etwa 1 cm auf den Humerusschaft über und überschreitet hier die Epiphysenlinie. Quere Faserzüge überbrücken den Sulcus intertubercularis und schließen ihn zu einem Kanal, durch den die lange Bizepssehne aus der Gelenkhöhle nach außen gelangt.

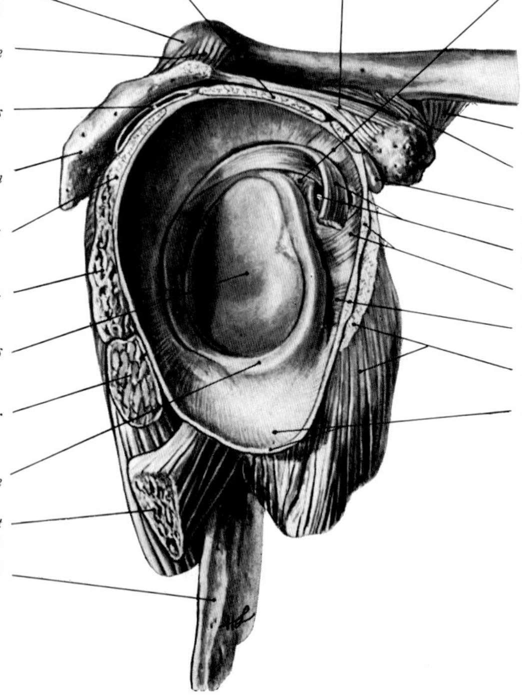

Abb. 316. Rechte Schultergelenkspfanne nach Entfernung des Humerus von lateral gesehen. Osteofibröses Schutzdach, Bänder und Sehnenmuskelmantel in ihrer Lage zur Gelenkkapsel

An zwei Stellen ist die Synovialis der Kapsel nach außen vorgestülpt:

1. Als **Vagina synovialis intertubercularis** umscheidet sie die Sehne des langen Bizepskopfes bis zum distalen Ende des Sulcus intertubercularis.
2. Als **Bursa subcoracoidea** etwas unterhalb des Processus coracoideus.

Häufig ist auch die *Bursa subtendinea m. subscapularis* mit der Gelenkhöhle verbunden. Der Schleimbeutel liegt unter der Ansatzsehne des M. subscapularis.

Verstärkt wird die Kapsel:

1. durch ein stärkeres Band, das **Lig. coracohumerale.** Es zieht von der Wurzel des Proc. coracoideus zum Tuberculum majus und minus, hemmt die Adduktion des Armes und hilft den Arm tragen,
2. durch 3 flache Bänder, **Ligg. glenohumerale superius, medium** und **inferius,** die vorn und oben von der Gelenklippe zum Collum anatomicum ziehen (Abb. 317), **in der Hauptsache aber durch die Sehnen der das Gelenk mantelartig einhüllenden Muskeln,** nämlich
   a) kranial und dorsal *M. supraspinatus, M. infraspinatus* und *M. teres minor,*
   b) ventral *M. subscapularis.* Dazu kommt
3. lateral die durch die Gelenkhöhle ziehende **Bizepssehne.**

Die schwächste Stelle der Kapsel ist unten, zwischen den freien Rändern der Mm. subscapularis und teres minor (Abb. 317).

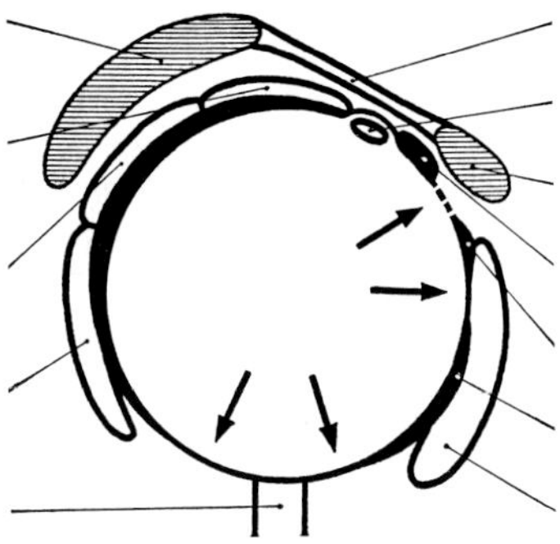

Abb. 317. Sicherung des Schultergelenks durch osteofibröses Schutzdach (Acromion, Lig. coracoacromiale, Processus coracoideus), Sehnenmuskelmantel und Bänder. Pfeile weisen auf die schwachen Stellen der Gelenkkapsel. Nach *v. Lanz-Wachsmuth* verändertes Schema

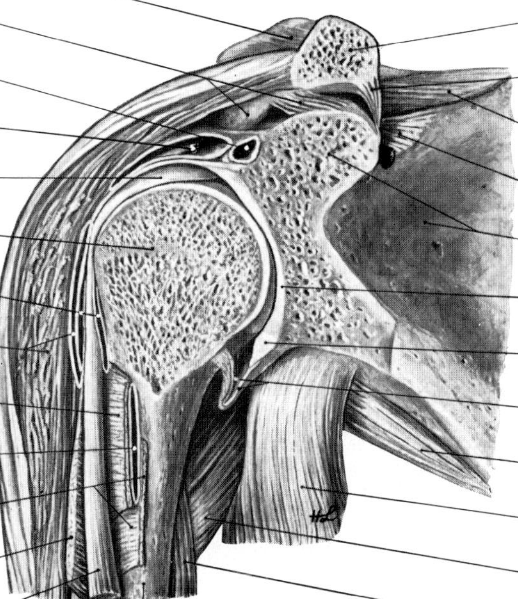

Abb. 318. Frontalschnitt durch das Schultergelenk von vorn gesehen

Hier kann die Kapsel ventral von der langen Trizepssehne oder seltener dorsal von ihr einreißen. Der aus der Kapsel ausgetretene Kopf wird entsprechend nach ventral unter den Rabenschnabelfortsatz (*Luxatio subcoracoidea*) oder nach dorsal unter die Spina scapulae (*Luxatio infraspinata*) verschoben. Durch die Verlagerung des Kopfes geht die normale Rundung der Schulter verloren. Das bereits erwähnte, osteofibröse Schutzdach (*Acromion – Lig. coracoacromiale – Proc. coracoideus*) springt dann „epaulettenartig" vor.

Nur bei stärkster Gewalteinwirkung kann dieses Schutzdach durch den Stoß des Humeruskopfes abgebrochen werden und der Kopf oberhalb des Proc. coracoideus stehen (*Luxatio supracoracoidea*).

Der Sehnen-Muskelmantel des Gelenkes verstärkt aber nicht nur die Kapsel, sondern rafft sie auch, da ein großer Teil seiner Fasern in sie ausstrahlt. Hierdurch wird die Einklemmung der Kapsel verhindert. Schließlich stellt er die kleine Pfanne so auf den großen Gelenkkopf ein, daß dieser jederzeit sein günstigstes Widerlager findet.

Schleimbeutel. Außer dem S. 426 erwähnten, immer mit dem Gelenk kommunizierenden, sind zwei größere, nichtkommunizierende zu erwähnen, da sie den Bewegungsumfang des Gelenkes beeinflussen:

1. Die **Bursa subacromialis** dehnt sich verschieden weit zwischen Acromion und Schultergelenkskapsel aus, ist häufig gekammert und kann mit der folgenden zusammenhängen.

   Wegen ihrer großen Ausdehnung hält sie der Anfänger bei der Präparation sehr häufig für die eigentliche Gelenkhöhle. *Pfuhl* faßt sie als eine Art Nebengelenk auf. Entzündung derselben kann mit Schultergelenksergüssen verwechselt werden.

2. Die **Bursa subdeltoidea,** zwischen M. deltoideus und Außenfläche des Humerus (Abb. 318).

Die ausgedehnten Verschiebungen des Schultergürtels gegen die Haut führen zur Ausbildung einer **Bursa subcutanea acromialis** (zwischen Haut und Acromion).

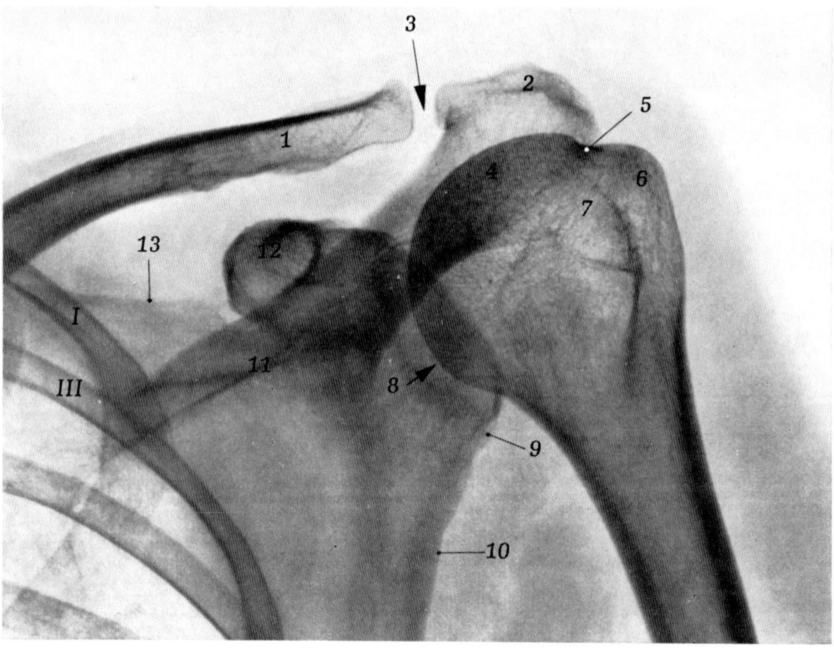

1. Clavicula
2. Acromion
3. Articulatio acromioclavicularis
4. Caput humeri
I 1. Rippe; III 2. Rippe (dorsaler Anteil)
5. Collum anatomicum
6. Tuberculum majus
7. Tuberculum minus
8. Articulatio humeri
9. Tuberculum infraglenoidale
10. Margo lateralis scapulae
11. Spina scapulae
12. Processus coracoideus
13. Margo superior scapulae

Abb. 319. Röntgenbild eines linken Schultergelenkes
(a. p. Aufnahme des Institutes für Röntgendiagnostik der Charité Berlin)

Mechanik des Schultergelenks. Schlaffe Kapsel, geräumige Gelenkhöhle und Muskelführung gewährleisten dem Schultergelenk einen außerordentlichen Bewegungsumfang. Es sind **drei Hauptachsen** zu unterscheiden:

1. die sagittale Ab- und Adduktionsachse,
2. die transversale Pendelungsachse, Beuge-Streckachse (für das Vor- und Zurückschwingen des Armes).
3. die vertikale Kreiselungsachse.

Das Zusammenwirken mit der Articulatio sternoclavicularis und acromioclavicularis, die wir funktionell ebenfalls als Kugelgelenke auffassen, erhöht den Bewegungsumfang des Armes noch bedeutend. Wohl selten erfolgt eine Bewegung nur in einem dieser drei Gelenke. Beim Erheben des Armes bis zur Horizontalen stößt der Humerus gegen sein Schutzdach. Erst nachdem der Angulus inferior der Scapula nach lateral und ventral geführt und dadurch das Dach nach hinten verlagert ist, ist Raum geschaffen, der die Erhebung des Armes bis zur Vertikalen ermöglicht. Bei stärkerer Innenrotation des Armes (in der *Articulatio humeri*) hebelt sich der Margo medialis scapulae vom Rumpf ab (in der *Articulatio acromioclavicularis*); außerdem wird die Clavicula nach vorn geführt (in der *Articulatio sternoclavicularis*). Umgekehrt wird bei stärkerer Außenrotation die Clavicula und damit auch die Scapula rückwärts geführt und der Margo medialis an den Rumpf gelegt. Diese Beispiele lassen sich durch zahlreiche andere vermehren.

3. Die Muskeln des Schultergürtels und des Schultergelenkes

Abstammung und Einteilung. Die oberen Gliedmaßen sind, wie die unteren, Sprossen der ventralen Rumpfwand. Als solche erhalten sie auch das Muskelmaterial aus der ventralen Rumpfwand, das von ventralen Ästen der Spinalnerven versorgt wird. Außerdem haben zwei Kopfmuskeln, der *M. trapezius* und *M. sternocleidomastoideus*, Beziehungen zum Schultergürtel gefunden. Als ursprüngliche Heber hinterer Kiemenbögen werden sie vom *N. accessorius* versorgt. Sie haben aber auch Rumpfmaterial aufgenommen, was ihre zusätzliche Versorgung durch Spinalnervenäste erklärt.

Topographisch können wir 1. ventrale, 2. dorsale Schultergürtel- oder besser Rumpf-Gliedmaßenmuskeln unterscheiden. Die ventralen bezeichnen wir als Brust-, die dorsalen als oberflächliche Rückenmuskeln. Sie entspringen ventral oder dorsal vom Rumpf und setzen am Schultergürtel (Clavicula und Scapula) oder am Humerus an.

Genetisch unterscheiden wir:

1. trunkofugale Muskeln, die vom Rumpf zum Gliedmaßenskelett gewandert sind (*M. levator scapulae, Mm. rhomboidei, M. serratus anterior, M. subclavius*),
2. trunkopetale Muskeln, die sekundär von der Gliedmaße auf den Rumpf gewandert sind (*M. latissimus dorsi, M. pectoralis major* und *minor*),
3. kraniofugale Muskeln, die vom Kopf in das Gliedmaßengebiet eingewandert sind (*M. trapezius, M. sternocleidomastoideus*).

a) Die dorsalen Rumpf-Gliedmaßenmuskeln

wurden als oberflächliche oder Gliedmaßenmuskeln des Rückens beim Rücken (Bd. I) besprochen. Man wiederhole anhand der Abb. 320 Lage, Ursprung, Verlauf, Ansatz und Funktion.

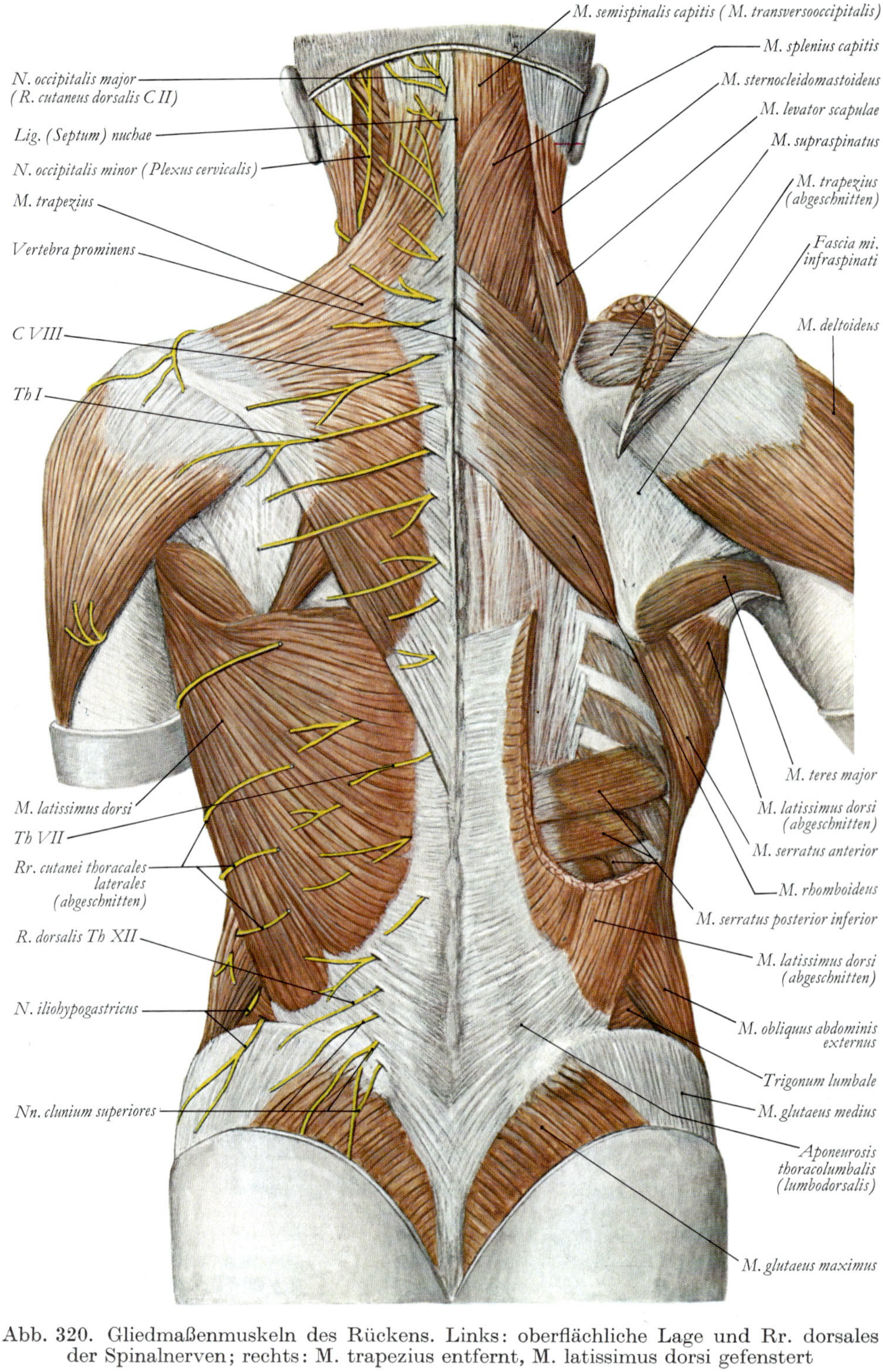

Abb. 320. Gliedmaßenmuskeln des Rückens. Links: oberflächliche Lage und Rr. dorsales der Spinalnerven; rechts: M. trapezius entfernt, M. latissimus dorsi gefenstert

b) Die ventralen Rumpf-Gliedmaßen- oder Brust-Muskeln (Abb. 321, 322)

1. **M. pectoralis major,** der große Brustmuskel, **entspringt** mit seiner **Pars clavicularis** von der sternalen Hälfte des Schlüsselbeins, mit der **Pars sternocostalis** vom Brustbein und den Rippenknorpeln 1–5 (selten 6 und 7), mit der **Pars abdominalis** vom vorderen Blatt der Rektusscheide. Gegen den **Ansatz** an der *Crista tuberculi majoris* hin drängen sich die Fasern so zusammen, daß die unteren, ansteigenden Fasern sich hinter die oberen, absteigenden schieben, sich somit nahe dem Ansatz überkreuzen. Dadurch entsteht auf der Dorsalfläche des Muskels eine nach kranial offene Tasche (Pektoralistasche).

Der fächerförmige Muskel bildet mit dem folgenden die vordere Begrenzung der Achselhöhle. Sein unterer Rand hebelt sich bei der Abduktion von der Brustwand ab und bildet die vordere Achselfalte.

Wirkung:

1. auf den Arm (unmittelbar). Adduktion, Innenrotation, Hebung nach vorn;
2. auf den Schultergürtel (mittelbar). Die oberen Fasern heben, die unteren senken ihn, die mittleren verschieben ihn nach vorn;
3. auf den Brustkorb. Bei aufgestützten, festgestellten Armen hebt er die Rippen, erweitert er den Brustraum (Atemhilfsmuskel).

Asthmatiker und Kinder mit Keuchhusten stützen sich im Anfall unwillkürlich auf die Arme. **Nervenversorgung:** *N. pectoralis medialis* und *lateralis* aus dem *Plexus brachialis.*

Abarten. Fehlen des ganzen Muskels oder einzelner Teile ist selten. Ist die *Pars clavicularis* schmal, so entsteht zwischen ihr und dem M. deltoideus ein großes *Trigonum deltoideopectorale,* über dem die Haut zur *Mohrenheim*schen Grube einsinkt. Bei Verbreiterung der Pars clavicularis ist die Grenze gegen den M. deltoideus verwischt. Die gewöhnlich zwischen Deltoideus und Pars clavicularis verlaufende V. cephalica ist dann von den Muskeln verdeckt und schwer auffindbar. Die Zacken der *Pars sternocostalis* können vermehrt oder vermindert sein. Untere Fasern können sich abzweigen und Verbindung mit dem M. latissimus dorsi eingehen (*Achselbogen*).

M. sternalis. In etwa 5% der Fälle findet man beim Europäer vor dem Sternum und in variabler Weise und Größe auf den M. pectoralis major ausstrahlend meist einseitig einen platten Muskel, der vom M. pectoralis major, von den Mm. intercostales oder dem M. sternocleidomastoideus abgeleitet wird. Seine Nervenversorgung kann vom N. pectoralis medialis und lateralis (wie M. pectoralis) oder von den Rr. ventrales der Nn. thoracici (wie Mm. intercostales) oder von beiden erfolgen.

2. **M. pectoralis minor,** der kleine Brustmuskel, **entspringt** mit drei Zacken von der 3.–5. Rippe und **setzt** mit kurzer, platter Sehne am *Processus coracoideus* **an,** wo er mit der Sehne des M. coracobrachialis zusammenhängt.

Bei manchen Säugern setzen Teile am Humerus an. Die Zahl der Zacken kann vermehrt oder vermindert sein.

Wirkung: Der Schultergürtel wird nach vorn und unten geführt. Bei festgestellten Armen Hebung der Rippen (Atemhilfsmuskel).

Nervenversorgung: *N. pectoralis medialis* und *lateralis* aus dem *Plexus brachialis.*

3. **M. subclavius,** der Unterschlüsselbeinmuskel, genetisch ein trunkofugaler Muskel, **entspringt** an der Knorpelknochengrenze der 1. *Rippe,* verläuft versteckt unter dem Schlüsselbein lateralwärts und **setzt** an der unteren Fläche der *Clavicula* **an.**

Der Muskel kann fehlen, bindegewebig ersetzt oder verdoppelt sein, Ansatz am Lig. coracoclaviculare und Proc. coracoideus gewinnen.

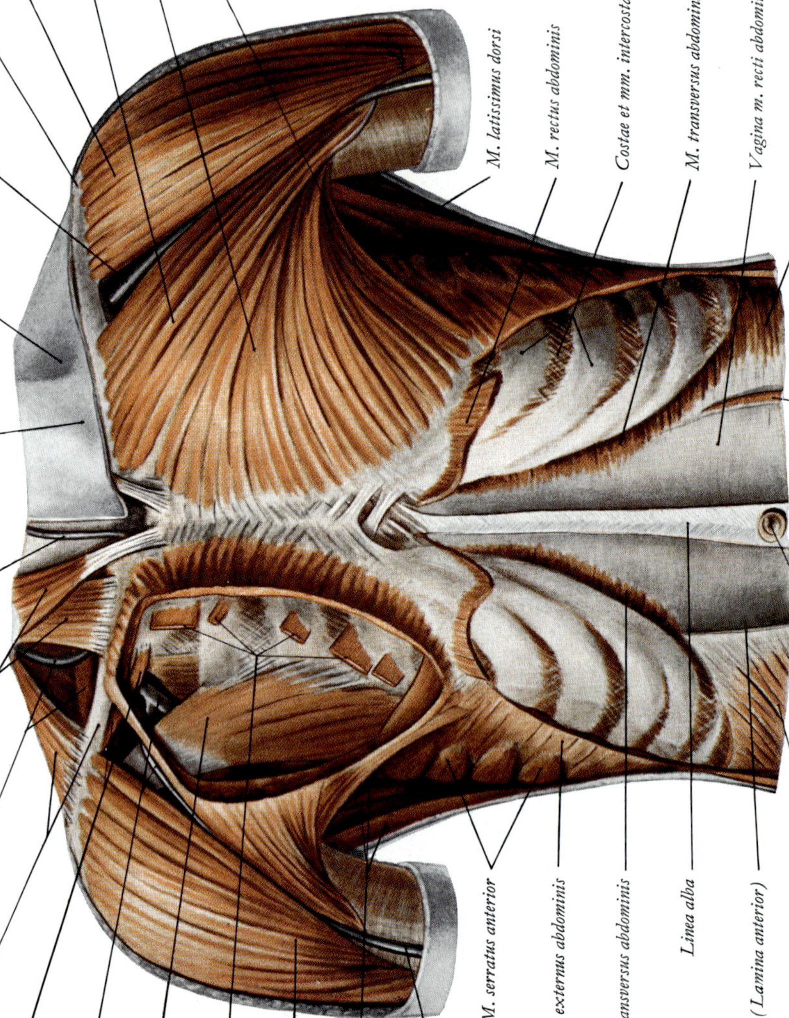

Abb. 321. Die ventralen Rumpf-Gliedmaßenmuskeln.
Links oberflächliche Lage; rechts M. pectoralis major zur Darstellung der tiefen Lage gefenstert

Wirkung: Er preßt die Clavicula gegen das Sternum, zieht sie vor- und abwärts. Bei festgestelltem Schultergürtel kann er den Brustkorb heben.

Nervenversorgung: *N. subclavius* aus dem *Plexus brachialis.*

4. **M. serratus anterior,** der vordere Sägemuskel, wie der vorige trunkofugal, **entspringt** mit 9 Zacken von der 1.–8. Rippe und **zieht** zwischen seitlicher Rumpfwand und Rippenfläche des Schulterblattes **zum** *Angulus superior, Margo medialis* und *Angulus inferior der Scapula.* Der obere Teil entspringt von der 1. und 2. Rippe, konvergiert zum *Angulus superior,* der mittlere Teil, von der 2.–4. Rippe, divergiert zum *Margo medialis,* der untere Teil, von der 5.–8. Rippe, konvergiert stark zum *Angulus inferior.* Die vier unteren Zacken greifen zwischen die oberen Ursprungszacken des M. obliquus externus abdominis und bilden eine zickzackförmige Linie an der seitlichen Rumpfwand.

Wirkung: Die oberen, absteigenden Fasern heben das Schulterblatt, die mittleren, horizontalen führen es nach vorn, die unteren, steil ansteigenden senken das Schulterblatt und verlagern den Angulus inferior nach vorn, wodurch die Scapula so gedreht wird, daß das Acromion von oben nach hinten verlagert und dadurch das Erheben des Armes über die Horizontale ermöglicht wird. Der Muskel fixiert den Margo medialis am Rumpf. Bei Lähmung steht dieser Rand vom Rumpf ab („*Engelflügelstellung*", *Scapula alata*). Im Zusammenwirken mit anderen Muskeln bringt er die Scapula und damit die Gelenkpfanne des Schultergelenkes in die günstigste Stellung und fixiert sie darin. Die Scapula wirkt dann als am Rumpf festgestellte Bodenplatte, auf der die freie Gliedmaße bewegt wird.

Nervenversorgung: *N. thoracicus longus,* aus dem *Plexus brachialis.*

Der relativ dünne Muskel bildet die mediale Wand der Achselhöhle.

c) Die Schultermuskeln

(Abb. 321–324, 335, 336)

ziehen vom Schultergürtel über das Schultergelenk zum Humerus, geben der Schulter die charakteristische Rundung.

1. **M. deltoideus,** der Deltamuskel, **entspringt** breitbasig gegenüber dem Ansatz des Trapezius vom *akromialen Drittel der Clavicula* (*Pars clavicularis*), vom *Acromion* (*Pars acromialis*) und von der *Spina scapulae* (*Pars spinalis*) und verjüngt sich zum **Ansatz** an der *Tuberositas deltoidea* des Humerus.

Vorderer und hinterer Teil sind parallelfaserig. Der mittlere oder laterale Teil ist in sich gefiedert, indem am Ursprung und Ansatz mehrere Sehnen in den Muskel einstrahlen. Zwischen die einzelnen, gefiederten Bündel senkt sich die Oberflächenfaszie in die Tiefe. Außerdem ist der Mittelteil meistens durch eine Furche von den übrigen getrennt. Durch die starke Fiederung erhält er einen hohen physiologischen Querschnitt und damit eine große Kraft.

Der Deltoideus rundet zusammen mit dem proximalen Humerusende die Schulter. Vom Knochen ist er durch eine lockere Gleitschicht, das **Spatium subdeltoideum,** getrennt, in der sich die **Bursa subdeltoidea** entwickelt, die meist mit der Bursa subacromialis in Verbindung steht.

Wirkung: Die *Pars acromialis* abduziert den Arm und wird darin unterstützt von der Pars clavicularis und spinalis, nachdem sie den Arm bis zu 60° abduziert hat.

Die *Pars clavicularis* hebt nach vorn, dreht nach innen, ab- und adduziert.

Die *Pars spinalis* hebt nach hinten, dreht nach außen, ab- und adduziert.

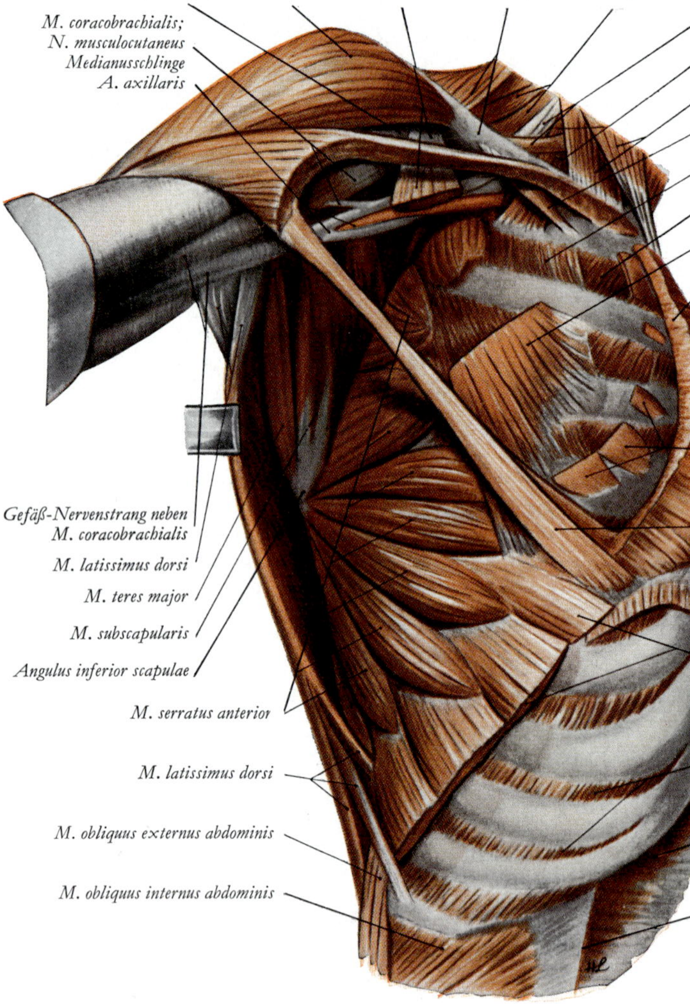

Abb. 322. Rumpf-Gliedmaßenmuskeln von vorn und seitlich gesehen. Die Achselhöhle mit dem Gefäß-Nervenbündel und der M. serratus anterior durch Fenstern der Mm. pectoralis major und minor und Abhebeln des M. latissimus dorsi dargestellt

Nervenversorgung: *N. axillaris* aus dem Plexus brachialis. Der klavikuläre Teil kann, wenn er besonders groß ist, auch Fasern aus dem *N. pectoralis medialis* und *lateralis* erhalten.

Die folgenden vier Muskeln bilden einen **Muskelsehnenmantel,** der dem Schultergelenk unmittelbar aufliegt, mit der Kapsel verwachsen ist und eine wesentlichste Gelenkverstärkung darstellt.

2. **M. supraspinatus,** der Obergrätenmuskel, **entspringt** im medialen Teil der *Fossa supraspinata* und von seiner eigenen *Faszie* und **setzt** an der *Gelenkkapsel* und an der oberen Fazette des *Tuberculum majus humeri* **an.**

Wirkung: Er spannt die Gelenkkapsel, verhindert ihre Einklemmung bei der Abduktion des Armes und hilft bei der Abduktion und Außenrotation.

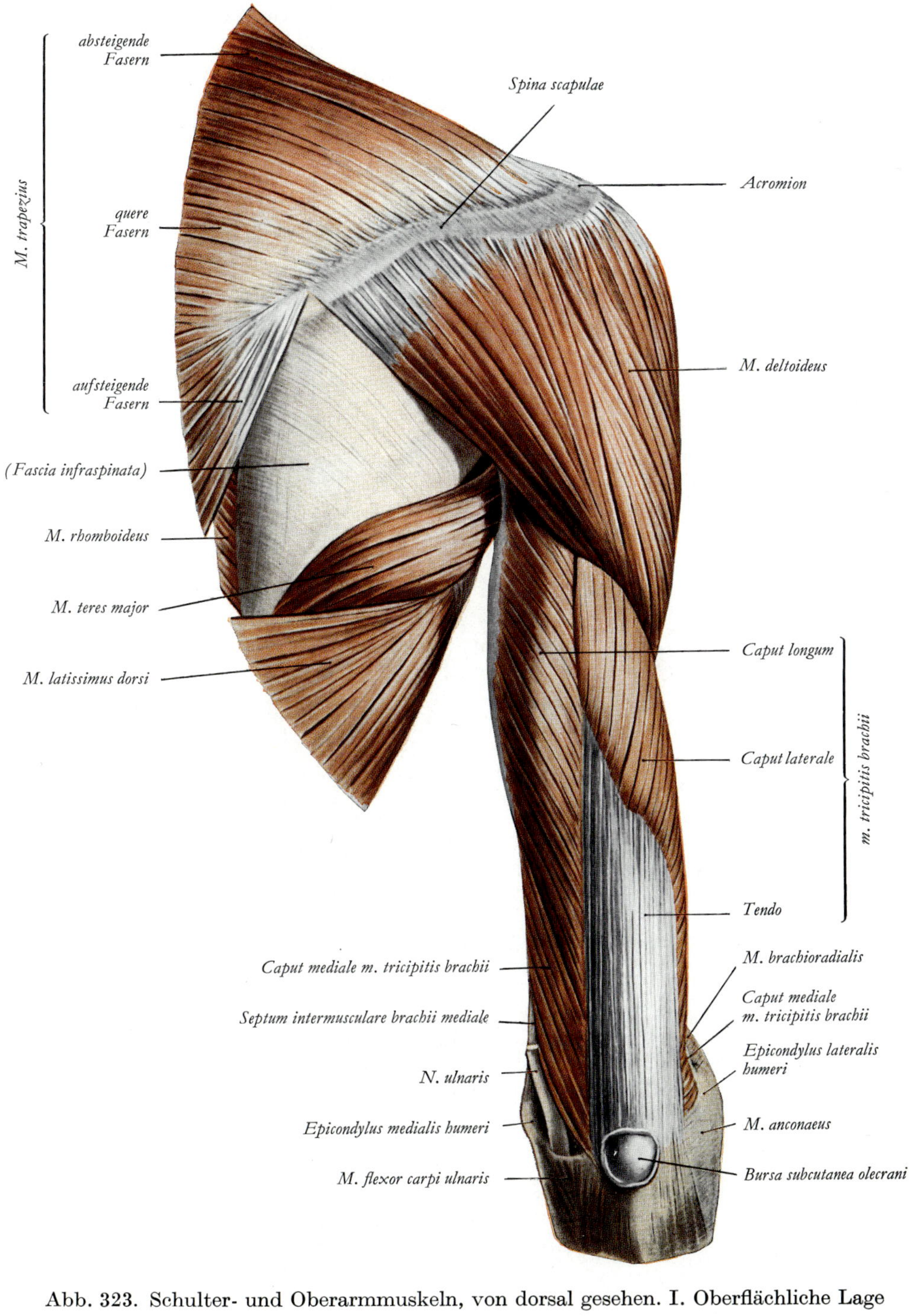

Abb. 323. Schulter- und Oberarmmuskeln, von dorsal gesehen. I. Oberflächliche Lage

Nervenversorgung: *N. suprascapularis* aus dem Plexus brachialis.

3. **M. infraspinatus,** der Untergrätenmuskel, **entspringt** im medialen Teil der *Fossa infraspinata* und von der ihn deckenden, kräftigen *Faszie*. **Ansatz** an der *Gelenkkapsel* und der mittleren Fazette des *Tuberculum majus*.

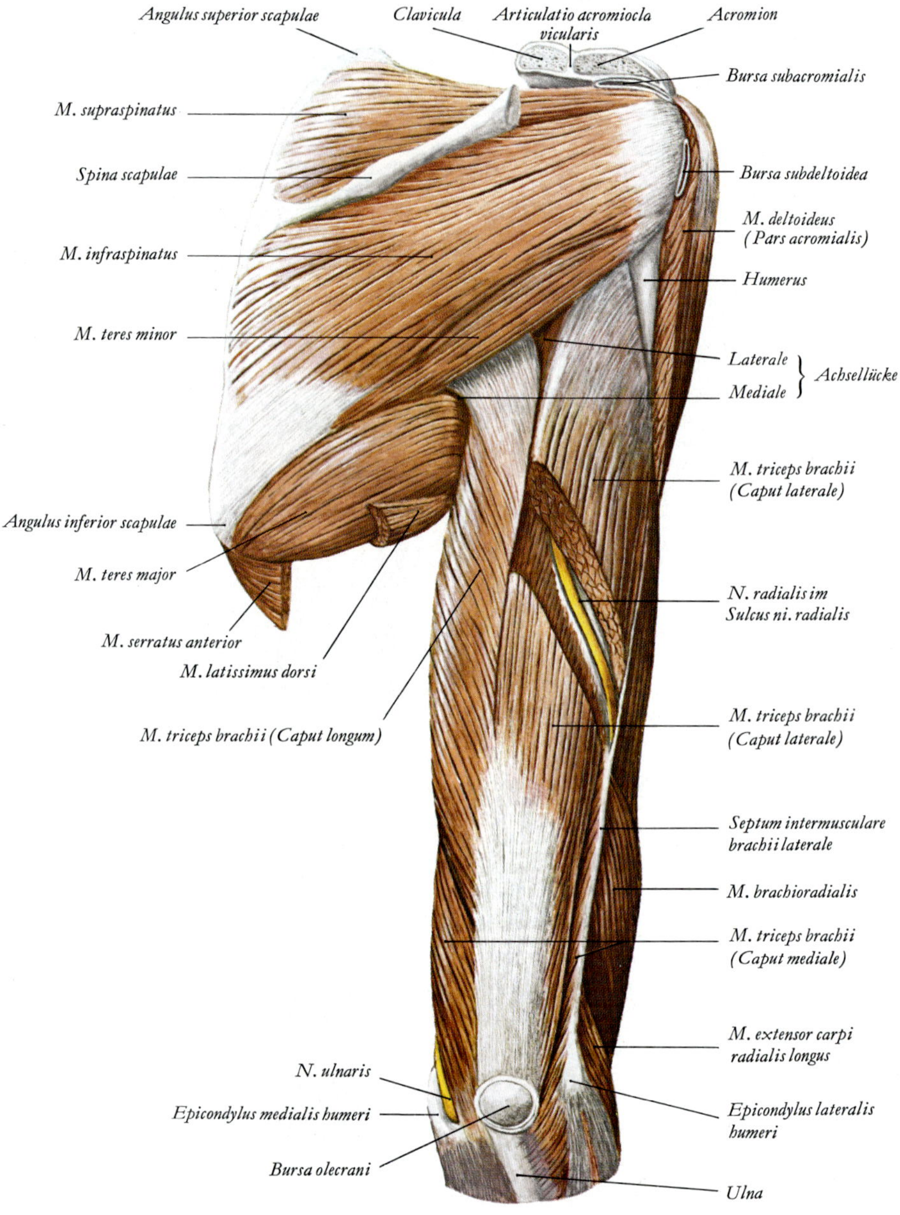

Abb. 324. Schulter- und Oberarmmuskeln von dorsal gesehen. II. Spina scapulae zum Teil entfernt, die Pars spinata des M. deltoideus abgetragen. Caput laterale des M. triceps brachii gefenstert, um den Verlauf des N. radialis im Sulcus n. radialis zu zeigen.

Wirkung: Er ist der stärkste Außenroller des Armes. Bei erhobenem Arm abduziert er, bei gesenktem adduziert er ihn.

Nervenversorgung: *N. suprascapularis.*

4. **M. teres minor,** der kleine, runde Armmuskel, **entspringt** unterhalb vom vorigen vom *Margo lateralis scapulae* und **setzt** an der unteren Fazette des *Tuberculum majus* und an der *Gelenkkapsel* **an.**

   Wirkung: Er rollt nach außen und adduziert.

   Nervenversorgung: *N. axillaris* aus dem *Plexus brachialis.*

5. **M. subscapularis,** der Unterschulterblattmuskel, **entspringt** von den medialen Dreivierteln der *Fossa subscapularis.* Die Fasern konvergieren zum **Ansatz** am *Tuberculum minus* und an der *Gelenkkapsel.* Der Muskel ist stark gefiedert und entspringt zusätzlich von Scheidewänden, die sich zwischen die Bündel schieben und an den Lineae musculares ansetzen. Unter seine Ansatzsehne schiebt sich zum Teil eine Ausstülpung der Gelenkkapsel, die *Bursa subtendinea m. subscapularis.*

   Wirkung: Der durch die Fiederung ermöglichte, hohe physiologische Querschnitt macht ihn zum stärksten Innenrotator. Er verstärkt und spannt die Vorderwand der Kapsel und verhindert ihre Einklemmung. Die einzelnen Teile des Muskels helfen je nach der Gelenkstellung bei der Ab- und Adduktion, beim Vor- und Rückwärtsheben des Armes.

   Nervenversorgung: *N. subscapularis.*

6. **M. teres major,** der große, runde Armmuskel, **entspringt** vom *Angulus inferior scapulae* und vom unteren Drittel des *Margo lateralis,* verläuft distal vom M. teres minor, kreuzt vorn den langen Trizepskopf und **setzt** zusammen mit der platten Sehne des Latissimus, von der er durch eine *Bursa subtendinea m. teretis majoris* getrennt ist, an der *Crista tuberculi minoris* **an.** Gemeinsamer Ansatz, gleiche Wirkung und Nervenversorgung lassen ihn als **akzessorischen Kopf des Latissimus** erscheinen, wenn er auch topographisch ein Schultermuskel ist.

   Wirkung: Innenrotation, Adduktion, Rückwärtsziehen des Oberarmes.

   Nervenversorgung: *N. thoracodorsalis.*

   Bisher wurde bei den Schultermuskeln nur die Wirkung auf den Arm besprochen. Es sei aber ausdrücklich betont, daß die Muskeln auch in gleichem Sinne das Schulterblatt bewegen und die kleine Gelenkpfanne in die günstigste Ausgangsstellung für die Bewegung der freien Gliedmaße bringen.

Auf das Schultergelenk wirken außerdem noch einige Oberarmmuskeln: *M. biceps brachii, M. coracobrachialis* und das *Caput longum m. tricipitis brachii.* Sie werden erst beim Oberarm besprochen.

4. Bindegewebe und Bindegewebsräume der Schultergegend

1. Das **Spatium subdeltoideum** (subdeltoidaler Gleitraum). Zwischen den M. deltoideus und die Kapsel des Schultergelenkes und das obere Humerusende ist lockeres Bindegewebe eingelagert, das die Verschieblichkeit der einzelnen Teile des Deltamuskels ermöglicht. Es ist mit den osteofibrösen Logen des M. supraspinatus und infraspinatus und durch die laterale Achsellücke

mit dem großen Bindegewebsraum der Achselhöhle (*Spatium axillare*) verbunden (Eiterungwege!).

Entzündungen im subdeltoidalen Gleitraum beeinträchtigen stark die Beweglichkeit des Schultergelenkes. Er wurde deshalb als „zweites Schultergelenk" bezeichnet.

2. Die **Fascia pectoralis** überzieht den M. pectoralis major, hängt oben mit der *Clavicula*, medial mit dem *Sternum* und unten mit der *Fascia axillaris* zusammen. Sie wird nach lateral derber, schickt Septen zwischen die gröberen Muskelbündel, besonders in den *Sulcus deltoideopectoralis* und den Spalt zwischen Pars clavicularis und Pars sternocostalis. Gegen die Haut und ihre Abkömmlinge (die Brustdrüse) ist sie gut verschieblich.

   Dies ist von großer praktischer Bedeutung, weil von der Brustdrüse ausgehende Krankheitsprozesse (z. B. Brustkrebs) auf den Muskel übergreifen und die Verschieblichkeit gegen den Brustmuskel herabsetzen können. Auf der Rückfläche ist der M. pectoralis major nur von einem zarten Perimysium überzogen, das durch eine lockere Verschiebeschicht von der tiefen Faszie getrennt ist.

3. Die **Fascia clavipectoralis** [**pectoralis profunda**] umscheidet den M. subclavius, den M. pectoralis minor und den M. coracobrachialis. In den Lücken dieses Muskelfächers ist sie durch Zugspannungen verstärkt. Nach unten setzt sie sich in die Fascia axillaris fort. Diese **muskulös-bindegewebige Grenzschicht** ist durch eine lockere Verschiebeschicht im *Spatium subpectorale* vom M. pectoralis major getrennt. Nach dorsal grenzt sie an den Bindegewebsraum der Achselhöhle.
4. Das **Spatium subpectorale.** Zwischen der Dorsalfläche des M. pectoralis major und der Fascia clavipectoralis liegt ein großer Bindegewebsraum. Eiterungen in diesem (subpektorale Phlegmonen) wölben sich am Unterrand des Pectoralis major vor. Die Entzündung kann in die Faszienloge des M. pectoralis minor und in das Spatium axillare eindringen.
5. Der *M. serratus anterior* wird von einer kräftigen Faszie überzogen, die den *N. thoracicus longus* und die *A. thoracica lateralis* einschließt, so daß sie bei operativem Eingehen ziemlich geschützt liegen.
6. Auch der *M. subscapularis* wird von einer derberen Faszie überzogen. Sie ist von der letzteren durch eine lockere Verschiebeschicht, die die Verschiebung der Scapula am Rumpf ermöglicht, getrennt.
7. Die *Mm. supraspinatus*, *infraspinatus* und *teres minor* sind von einer derben, aponeurotischen Faszie bedeckt, die gegen den Margo medialis scapulae hin sehr fest ist und den Muskelfasern zum Teil zum Ursprung dient. Gegen den Ansatz hin wird sie dünner.

   Die beiden osteofibrösen Muskellogen verhindern im allgemeinen einen Durchbruch von Blut und Eiter nach außen, stehen um die Spina scapulae herum entlang der Gefäß-Nervenstraße für N. und A. suprascapularis miteinander in Verbindung.

8. *M. teres major* und *M. latissimus dorsi* werden von einer selbständigen, gemeinsamen Faszie eingescheidet.
9. **Die Achsellücken.** Zwischen *Teres minor*, *Teres major* und *Humerus* findet sich ein spitzwinkliges Dreieck, das durch den langen Kopf des Trizeps brachii in ein mediales, dreieckiges Feld und ein laterales, viereckiges Feld unterteilt wird. Diese beiden Lücken stellen eine Verbindung zwischen der Achselhöhle und der dorsalen Schultergegend her. Sie führen Gefäße und Nerven von dem großen Gefäß-Nervenbündel der Achselhöhle nach dorsal. Durch die **laterale, viereckige Lücke** ziehen der *N. axillaris* und die *A. circumflexa humeri posterior* in den unter dem M. deltoideus gelegenen Bindegewebsraum; durch die **mediale, dreieckige Lücke** gelangt die *A. circumflexa scapulae* in die Faszienloge des M. infraspinatus und M. teres minor.

Auf diesen Wegen können sich Eiterungen ausbreiten.

10. Das **Spatium axillare** stellt bei mäßig abduziertem Arm eine **unregelmäßig vierseitige,** von Faszien begrenzte **Pyramide** dar, deren Spitze unter dem Schlüsselbein in das seitliche Halsdreieck reicht und deren Basis die am Lebenden sichtbare, behaarte Achselgrube darstellt.
    a) **Die vordere Wand** besteht aus der *Fascia clavipectoralis.*
    b) **Die mediale Wand** bildet der sich dem Thorax anschmiegende, von seiner derben Faszie überzogene **M. serratus anterior.**
    c) **Die dorsale Wand** wird oben vom **M. subscapularis** und der *Scapula,* unten vom **M. teres major** und dem Ansatz des **M. latissimus dorsi** gebildet. Von dieser Wand führen die unter 9. erwähnten Achsellücken nach dorsal.
    d) **Die laterale Wand** ist schmal. Sie wird vom **Humerus, Caput breve m. bicipitis brachii** und **M. coracobrachialis** geliefert.
    e) **Die Basis** bildet die **Fascia axillaris** und die sie deckende, dünne, beim Erwachsenen mit Haaren besetzte **Achselhaut.** Die *Fascia axillaris* ist eine verstärkte Oberflächenfaszie, an den Rändern besonders verstärkt, im Zentrum vielfach durchlöchert für den Durchtritt der zahlreichen Lymphgefäße, der Hautnerven und -gefäße. Sie nimmt die Zugbeanspruchungen bei der Verformung der Achselhöhle auf.

Bei Abduktion des Armes wird sie gespannt. Das Abtasten des Inhaltes der Achselhöhle wird dadurch erschwert. Wir untersuchen deshalb die Achselhöhle bei anliegendem Arm.

    f) **Der Inhalt des Spatium axillare.** Unterhalb der Clavicula betreten der infraklavikuläre Teil des *Plexus brachialis* und die großen Armgefäße den Raum. Sie geben Äste an die Umgebung ab und ziehen als geschlossenes, durch Bindegewebe zusammengehaltenes Bündel zum Arm. Von der Hülle dieses Bündels ziehen zahlreiche Bindegewebsfasern und -lamellen zu den eben beschriebenen Faszien. Die Maschen zwischen diesen Bindegewebszügen und -kammern sind mit Fettgewebe ausgefüllt. Diese Bindegewebsanordnung gewährleistet, daß mit jeder Gestaltsveränderung der Wände auch eine zweckmäßige Verlagerung des Gefäß-Nervenbündels verbunden ist. Gleichzeitig ermöglicht sie die ausgedehnten Bewegungen im Schultergelenk.
    g) **Verbindungen des Spatium axillare.** Dieser große Bindegewebsraum hat wichtige Verbindungen:
        a) hinter der Clavicula zum Hals,
        b) durch die mediale Achsellücke zur *Regio scapularis,*
        c) durch die laterale Achsellücke zum *Spatium subdeltoideum,*
        d) entlang dem Gefäß-Nervenstrang zum Oberarm,
        e) durch die Fascia clavipectoralis hindurch zum *Spatium subpectorale,*
        f) mit den kleinen, die Brustwand durchbohrenden, Nerven und Blutgefäßen in den Brustraum.

5. Die Leistungen der Muskeln der Schultergegend

Bei der Betrachtung der Funktion einzelner Muskeln muß man bedenken, daß kaum ein Muskel für sich allein arbeitet. Bereits bei einfachen Bewegungen der Schulter oder des Armes sind zahlreiche Muskeln oder auch nur Teile von ihnen in Tätigkeit, andere stehen in Reserve, um helfend einzugreifen. Eine Bewegung wird von einem Muskel begonnen und von einem anderen weitergeführt. Während die einen sich kontrahieren, werden andere gedehnt und beeinflussen damit den Ablauf der Bewegung. Von besonderer Bedeutung ist auch die Ausgangsstellung. Der gleiche Muskel kann bei verschiedenen Gelenkstellungen entgegengesetzte Bewegungen ausführen. Das gleiche oder ein sehr ähnliches Erscheinungsbild kann durch Bewegung in dem einen oder anderen Gelenk und durch verschiedene Muskeln erreicht werden.

Aus der Fülle der möglichen Bewegungskombinationen seien hier nur die wichtigsten herausgegriffen.

a) Die Bewegungen des Schultergürtels

1. **Das Heben des Schultergürtels** (z.B. beim Lastentragen auf der Schulter) erfolgt durch die zum Schultergürtel bzw. Humerus absteigenden Muskeln oder durch Teile von Muskeln, die *Pars descendens m. trapezii*, den *M. levator scapulae*, die *Pars clavicularis m. sternocleidomastoidei*, die *Mm. rhomboidei* und zeitweise durch die *Pars clavicularis m. pectoralis majoris* und den mittleren Teil des *M. serratus anterior.*
2. **Das Senken des Schultergürtels** oder das Tragen des Rumpfes bei aufgestützten Armen oder das Hochziehen des Rumpfes beim Seilklettern bewirken Muskelzüge, die zum Schultergürtel bzw. zum Humerus aufsteigen wie die *Pars ascendens m. trapezii,* die unteren Teile des *M. pectoralis major*, der *M. pectoralis minor*, der *M. subclavius* und der untere Teil des *M. serratus anterior.*
3. **Das Vorwärtsführen des Schultergürtels** (z.B. bei Wurfbewegungen) geschieht durch den mittleren und unteren Teil des *M. serratus anterior*, durch die *Mm. pectorales* und zeitweise durch den *M. levator scapulae.*
4. **Das Zurückführen des Schultergürtels** (z.B. das Ausholen zu Wurfbewegungen) bewirken sämtliche Teile des *M. trapezius*, die *Mm. rhomboidei* und die oberen Teile des *M. latissimus dorsi.*
5. **Das Drehen der Scapula** oder **Schwenken des Angulus inferior scapulae** erfolgt
   a) **ventralwärts** (beim Erheben des Armes über die Horizontale) durch den unteren, am Angulus inferior scapulae inserierenden Teil des **M. serratus anterior.** Unterstützend wirken die am Acromion bzw. an der Spina scapulae ansetzenden, ab- und ansteigenden Teile des *M. trapezius.*
   b) **dorsalwärts** durch die **Mm. rhomboidei.** Unterstützend wirken der *M. pectoralis minor*, indem er den Proc. coracoideus senkt, und der *M. levator scapulae*, indem er den Angulus superior hebt.

b) Die Bewegungen im Schultergelenk

1. Um die transversale Achse wird der Arm vorwärts und rückwärts gehoben.
   a) **Das Vorwärtsheben** (Beugung) bewirken die *Pars clavicularis* und die *Pars acromialis* des **M. deltoideus,** der *M. supraspinatus*, der **M. pectoralis major,** die **Armmuskeln:** *M. coracobrachialis* und *M. biceps brachii.* In geringerem Grade helfen Teile des *M. infraspinatus*, des *M. subscapularis*, und des *M. teres minor.*
   b) **Das Rückwärtsziehen** des Armes (Streckung im Schultergelenk) erfolgt durch die *Pars spinalis* des **M. deltoideus,** den **M. teres major,** den **M. latissimus dorsi** und vor allem durch das **Caput longum m. tricipitis brachii.** Zeitweise und in geringem Maße unterstützen der *M. subscapularis* und der *M. teres minor.*
2. Um die sagittale Achse erfolgt die Ab- und Adduktion des Armes.
   a) **Die Abduktion des Armes.** Bei weitem stärkster Abduktor ist die stark gefiederte **Pars acromialis des M. deltoideus.** Er wird kräftig unterstützt vom

M. supraspinatus. Zeitweise und in geringerem Grade helfen *Pars clavicularis* und *spinalis* des *M. deltoideus, M. infraspinatus, M. subscapularis* und *Caput longum m. bicipitis brachii.*

b) **Die Adduktion des Armes.** Der stärkste Adduktor ist der **M. pectoralis major.** Wenig schwächer sind **M. teres major, M. latissimus dorsi** und das **Caput longum m. tricipitis brachii.** Zeitweise oder in geringerem Grade helfen *Pars clavicularis* und *spinalis* des *M. deltoideus,* das *Caput breve m. bicipitis brachii* und die *Mm. coracobrachialis, infraspinatus* und *teres minor.*

Die Adduktoren haben nahezu die doppelte Arbeitsleistung der Abduktoren (*Heranziehen oder Nehmen ist häufiger und beliebter als Geben*).

3. Um die vertikale Achse wird der Arm nach innen oder nach außen rotiert.

a) **Die Innenrotation** oder Innenkreiselung. Der Hauptinnenkreiseler ist der **M. subscapularis.** Kräftig unterstützt wird er vom **M. pectoralis major** und dem **Caput longum m. bicipitis brachii.** In geringerem Grade helfen die *Pars clavicularis m. deltoidei,* der *M. teres major* und der *M. latissimus dorsi.*

b) **Die Außenrotation** oder Außenkreiselung. Der Hauptaußenkreiseler ist der **M. infraspinatus.** Er leistet **$^2/_3$ dieser Arbeit.** Unterstützt wird er vom *M. supraspinatus, M. teres minor, M. deltoideus* (*Pars spinalis*) und dem *Caput longum m. tricipitis brachii.*

Die Innenkreiseler entwickeln die doppelte Kraft der Außenkreiseler. (*Wichtig für die Verschiebung der Bruchstücke bei Frakturen!*) Mit innenrotiertem Arm erfolgt ein großer Teil aller manuellen Arbeiten.

c) Das Zusammenspiel der Schultergürtel- und Schultergelenksbewegungen

sei an der Erhebung des Armes erläutert:

1. Die Erhebung des Armes bis zur Horizontalen kann durch den M. deltoideus und den M. supraspinatus erfolgen.
2. Beim Erheben über die Horizontale müssen der M. serratus anterior und die ab- und aufsteigenden Teile des M. trapezius den Angulus inferior scapulae noch zusätzlich ventrolateralwärts schwenken.
3. Bei stärkster Erhebung wird die Wirbelsäule durch den *M. erector spinae* zur Gegenseite gebeugt.

Es wird nicht der Bewegungsumfang der einen Gruppe ausgeschöpft, bevor die andere in Tätigkeit tritt. Vielmehr kommt gerade durch das frühzeitige Eingreifen der anderen Gruppe der flüssige Ablauf der Bewegung zustande.

Fällt die eine Gruppe aus (durch Lähmung von Muskeln oder Versteifung eines Gelenkes), so kann durch die anderen noch ein leidlicher Bewegungsumfang erreicht werden.

Für die künstliche Versteifung des Schultergelenkes ist eine mäßige Abduktion (etwa 60°) am günstigsten.

6. Das Ellenbogengelenk, Articulatio cubiti,

ist ein zusammengesetztes Gelenk, **Articulatio composita,** an dem drei Knochen (*Humerus*, *Radius* und *Ulna*) beteiligt sind.

Der *Humerus* wurde bereits S. 421 besprochen.

a) Die Knochen des Unterarmes

(Abb. 325, 326)

Der Unterarm enthält zwei nebeneinanderliegende Röhrenknochen, die Speiche oder Armspindel, **Radius,** und die Elle, **Ulna.** An jedem dieser Knochen können wir einen Schaft, *Corpus*, und ein proximales und ein distales Ende unterscheiden.

Der Schaft ist in der Mitte beider Knochen ungefähr gleich stark, dreikantig und dreiflächig. Die einander zugewandten Kanten beider Knochen sind scharf, dienen zum Ansatz der kräftigen *Membrana interossea antebrachii* und heißen jeweils **Margo interosseus.** Die anderen Kanten jedes Knochens sind abgerundet. An Radius und Ulna weist je eine Kante nach vorn und hinten, **Margo anterior** und **Margo posterior.** Ebenso weist je eine Fläche nach vorn und hinten, **Facies anterior** und **posterior radii** bzw. **ulnae.** Die beiden anderen Flächen sind einander abgekehrt, beim Radius ist sie nach außen **(Facies lateralis),** bei der Ulna nach innen **(Facies medialis)** gerichtet.

Die Enden des *Radius* und der *Ulna* sind **sehr unterschiedlich** gestaltet. Sie zeigen in vieler Hinsicht ein umgekehrtes Verhalten.

Die Ulna ist proximal wesentlich stärker, trägt einen tiefen, halbmondförmigen Ausschnitt, die **Incisura trochlearis** [semilunaris], der genau die Trochlea humeri umfaßt. Auf der überknorpelten Fläche der Incisura trochlearis verläuft ein medianer First, der als Führungsleiste in die Führungsrinne der Trochlea greift. Hinten wird die Wand der Inzisur von dem sehr kräftigen Ellenbogenhöcker, **Olecranon,** vorn von dem schnabelförmig ausgezogenen Kronenfortsatz, **Processus coronoideus,** begrenzt. An der dem Radius zugekehrten Seite des Proc. coronoideus liegt eine überknorpelte Aushöhlung für die Aufnahme des Radiuskopfes, die **Incisura radialis.** Von ihrer hinteren Begrenzung zieht die *Crista m. supinatoris* distalwärts. Distal vom Proc. coronoideus finden wir die **Tuberositas ulnae** (für den Ansatz des M. brachialis). Das schwächere, zylindrische, distale Ende ist als Gelenkkopf, **Caput ulnae,** ausgebildet. Die dem Radius zugekehrte Fläche des Kopfes ist überknorpelt und abgerundet zur **Circumferentia articularis.** Sie liegt in der Incisura ulnaris des Radius. Die distale, der Handwurzel zugekehrte Fläche des Caput ist leicht eingedellt und überknorpelt. Durch einen Discus articularis ist sie von den Handwurzelknochen getrennt. Medial und hinten wird sie vom Griffelfortsatz, dem **Proc. styloideus ulnae,** nach distal überragt.

Der Radius wird nach distal breiter und dicker; er stellt die Hauptverbindung mit der Hand her. Seine distale Gelenkfläche ist elliptisch und konkav und unterteilt in eine Fläche für das Kahnbein und das Mondbein. Ulnar geht sie in die **Incisura ulnaris** über. Radial wird sie von dem stumpfen und kräftigen Griffelfortsatz, dem **Proc. styloideus radii,** überhöht. An ihm inseriert der M. brachioradialis. Die Rückfläche des distalen Radiusendes zeigt mehrere, durch Höcker getrennte Furchen für die Sehnen der langen Extensoren (Abb. 326). **Das proximale Radiusende** ist schlanker. Der zylindrische Hals, **Collum radii,** trägt einen abgeplatteten Kopf, **Caput radii.** Dieser ist proximal für die Aufnahme des Capitulum humeri eingedellt. Der seitliche Umfang, die **Circumferentia articularis,** ist ebenfalls überknorpelt. Sie gleitet bei den Kreiselungsbewegungen in der Incisura radialis ulnae und in dem Lig. anulare radii (Abb. 327). Distal vom Collum setzt an der **Tuberositas radii** der M. biceps brachii an. An der Grenze zwischen proximalem und distalem Drittel haben beide Knochen auf der Vorderfläche ein *Foramen nutricium.*

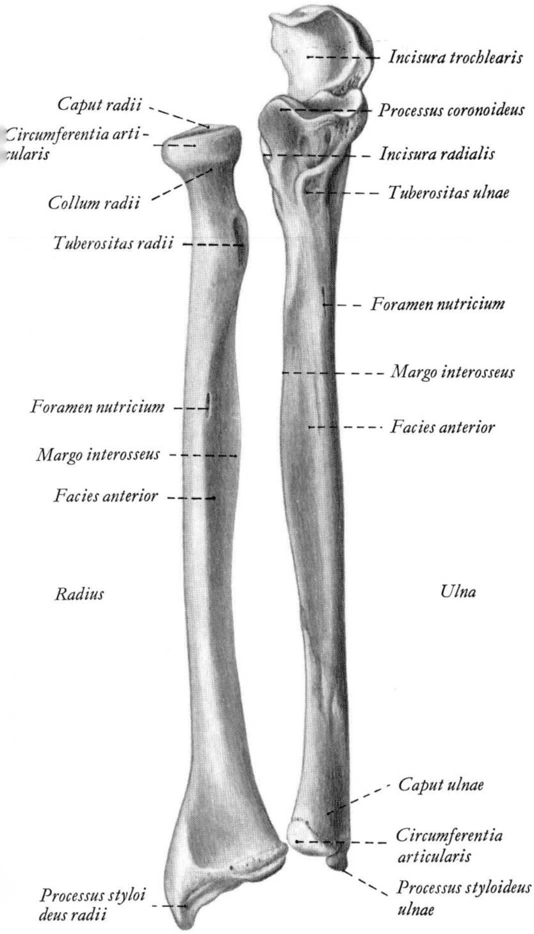

Abb. 325. Rechte Speiche, Radius, und rechte Elle, Ulna, von vorn gesehen

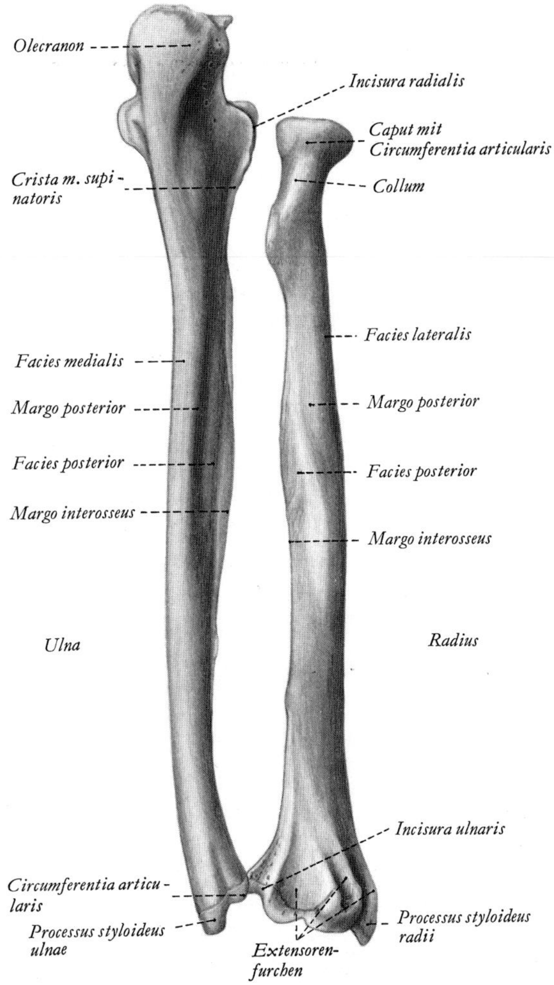

Abb. 326. Rechte Speiche, Radius, und rechte Elle, Ulna, von hinten gesehen

Gegensätze bei Radius und Ulna. **Die Ulna** reicht weiter nach proximal, ist hier verdickt, vermittelt die Verbindung zum Humerus. Sie hat ihr Caput distal. Bei den Kreiselungsbewegungen steht sie still. **Der Radius** reicht weiter nach distal, wird hier breiter und dicker und vermittelt die Verbindung zur Hand. Er hat sein Caput proximal. Bei den Kreiselbewegungen wird er um die Ulna herumgeführt.

Untersuchung am Lebenden. **Die Ulna.** Die hintere Kante ist in ganzer Ausdehnung vom Olecranon bis zum Proc. styloideus unter der Haut zu sehen und abzutasten (früheres Ellenmaß!). Der am meisten vorspringende Punkt des *Olecranon* liegt bei gestrecktem Arm in der Verbindungslinie der Epikondylen des Humerus. Bei Beugung wandert er distalwärts. Bei rechtwinkliger Beugung bildet er mit den Epikondylen ein gleichschenkliges Dreieck (Abb. 328A). (*Wichtig für die Diagnose von Frakturen und Luxationen!*) Das *Caput ulnae* tritt als Handknöchel deutlich in Erscheinung. Der *Proc. coronoideus* läßt sich nur mit einiger Mühe durch die starke Beugemuskulatur abtasten. **Der Radius.** Distal vom Epicondylus lateralis humeri lassen sich bei Kreiselbewegungen das *Caput radii* und der *Gelenkspalt* deutlich abtasten. Distal anschließend ist der Radius von Muskeln verdeckt. Im distalen Drittel ist er wieder (besonders hinten und radial) der Untersuchung zugänglich.

b) Die Verbindung der Unterarmknochen untereinander

(Abb. 327)

findet proximal durch die *Articulatio radioulnaris proximalis*, in der Mitte durch die *Membrana interossea antebrachii*, distal durch die *Articulatio radioulnaris distalis* statt.

1. Die **Articulatio radioulnaris proximalis** ist ein Radgelenk. Die überknorpelte **Circumferentia articularis radii** bewegt sich in der **Incisura radialis ulnae** und in

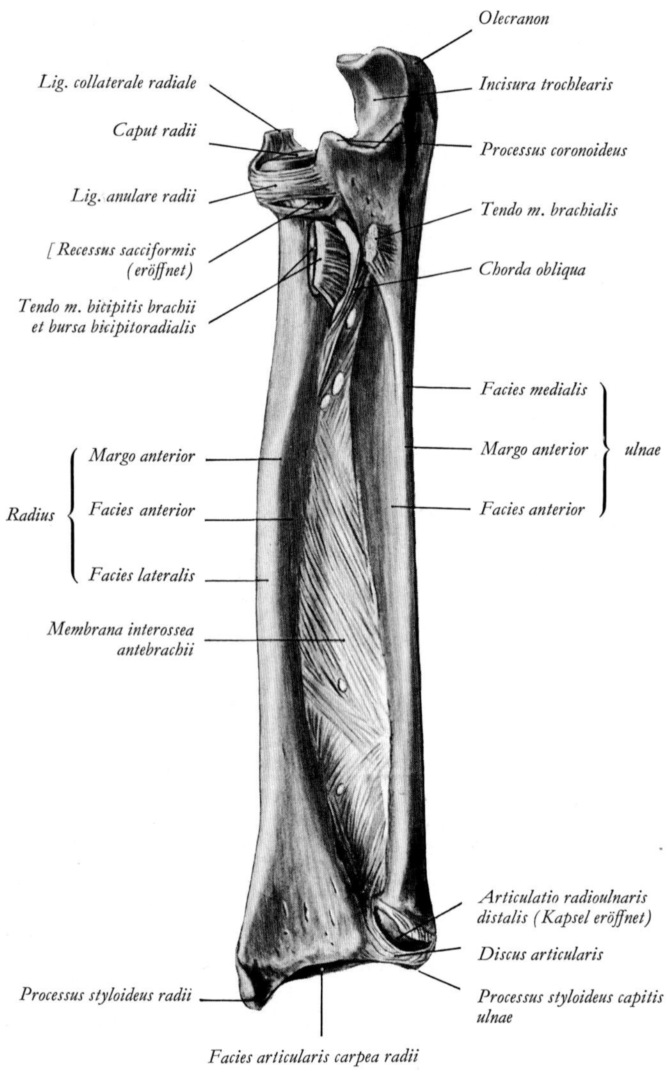

Abb. 327. Radius und Ulna mit Bandverbindungen in Supinationsstellung. Ansicht von vorn

dem starken **Lig. anulare radii.** Das letztere setzt vor und hinter der Incisura radialis an der Ulna an. Nach distal wird es beim Erwachsenen enger (*Günstig für Zugbeanspruchungen am Unterarm!*).

Da beim Kind diese kegelförmige Anordnung noch nicht ausgeprägt ist, kann bei starkem Zug an der Hand der Radius leichter aus dem Ringband herausgezogen werden.

Distal vom Ringband ist die Gelenkkapsel zart [**Recessus sacciformis**]. Diese Bucht ist der tiefste Punkt des Ellenbogengelenkes (*Schlammfänger!*). Die schlaffe Kapsel ermöglicht ausgedehnte Drehbewegungen.

2. **Die Membrana interossea antebrachii** verschließt nahezu ganz den Raum zwischen Radius und Ulna. Der Hauptteil der Fasern steigt vom Radius distalwärts zur Ulna ab. Sie sichert die beiden Knochen gegen Längsverschiebung.

Beim Fall auf die Hand wird der Radius nach proximal verschoben. Die Fasern der Membran werden gespannt und verschieben die Ulna in der gleichen Richtung. In umgekehrter Weise werden durch den Humerus auf die Ulna (*proximal kräftig!*) wirkende Kräfte durch die Membran auf den Radius und durch sein distal verbreitertes Ende auf die Hand übertragen. Dabei wird das untere Drittel des Radius besonders stark beansprucht. Er bricht hier häufig. Das distale Bruchstück wird dabei nach radial verlagert („Bajonettfraktur").

Bei den Umwendbewegungen (*Pro- und Supination*) bleibt immer ein Teil der Fasern der Membran gespannt. Die meisten sind in der Mittelstellung (zwischen Pro- und Supination) angespannt.

3. **Die Chorda obliqua** ist ein am proximalen Ende der Membrana interossea gelegener zusätzlicher und unterschiedlich ausgebildeter Faserzug, der in umgekehrter Richtung verläuft. Sie bremst die Supinationsbewegungen ab.

Proximal von der Chorda obliqua fehlt ein bindegewebiger Verschluß. In dieser Lücke wickelt sich die Bizepssehne bei der Pronation um den Radius.

Membrana interossea antebrachii und *Chorda obliqua* sichern die Knochen gegen Längsverschiebung, dienen der Kraftübertragung von der Hand auf den Oberarm, vergrößern die Ursprungsfläche für die Muskeln (s. unten) und trennen die Muskellogen der Streck- und Beugeseite (*Bedeutung für die Fortleitung von Phlegmonen!*).

4. **Die Articulatio radioulnaris distalis.** Die überknorpelte **Incisura ulnaris radii** bewegt sich bei den Umwendbewegungen um die feststehende, ebenfalls überknorpelte **Circumferentia articularis ulnae.** Der dreieckige, zwischen Handwurzel und Ulna gelegene **Discus articularis** ist breitbasig mit dem Radius und mit der Spitze am

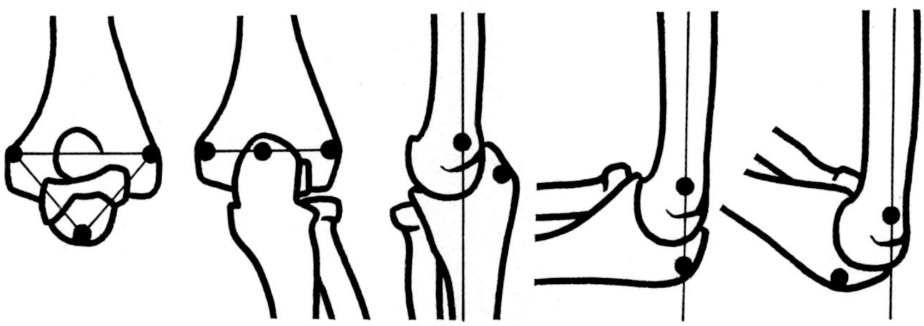

A B C D E

Abb. 328. Die Lage des Olecranon zu den Epikondylen. A = rechtwinklige Beugestellung von dorsal; B = Streckstellung von dorsal; C = Streckstellung von medial; D = rechtwinklige Beugung von medial; E = spitzwinklige Beugung von medial. Schematisiert nach *v. Lanz-Wachsmuth*

Proc. styloideus ulnae verwachsen. Er wird bei den Umwendbewegungen mit dem Radius mitgeführt. Die schlaffe Gelenkkapsel setzt an den Knorpelrändern und am Discus articularis an.

Die Umwendbewegungen des Unterarmes

erfolgen um eine **Achse,** die von der Mitte des Radiuskopfes zum Kopf der Ulna verläuft. Im Prinzip handelt es sich um Rotationsbewegungen um eine schräge Achse (Kreiselung in Radgelenken) denen die Hand zwangsläufig folgt. Die **Außendrehung** der Hand (Daumen nach lateral, Hohlhand nach oben gerichtet) bezeichnen wir als **Supination** (*Bettlerstellung!*), die **Innendrehung** als **Pronation.** Nur bei der Supination stehen die Unterarmknochen parallel; bei der Pronation überkreuzen sie sich; in der Mittelstellung ist der Zwischenknochenraum am größten.

Bei Knochenbrüchen stellen wir den Unterarm in der Mittelstellung ruhig, weil so die geringste Möglichkeit besteht, daß Radius und Ulna miteinander verwachsen, was die Umwendbewegungen unmöglich machen würde. Die Mittelstellung gibt außerdem bei Versteifung das funktionell (für das Greifen) günstigste Resultat.

An den für die Beweglichkeit der Hand wichtigen Umwendbewegungen sind mehrere Muskeln beteiligt. Grundsätzlich pronieren alle Muskeln welche ventral der Pronation-

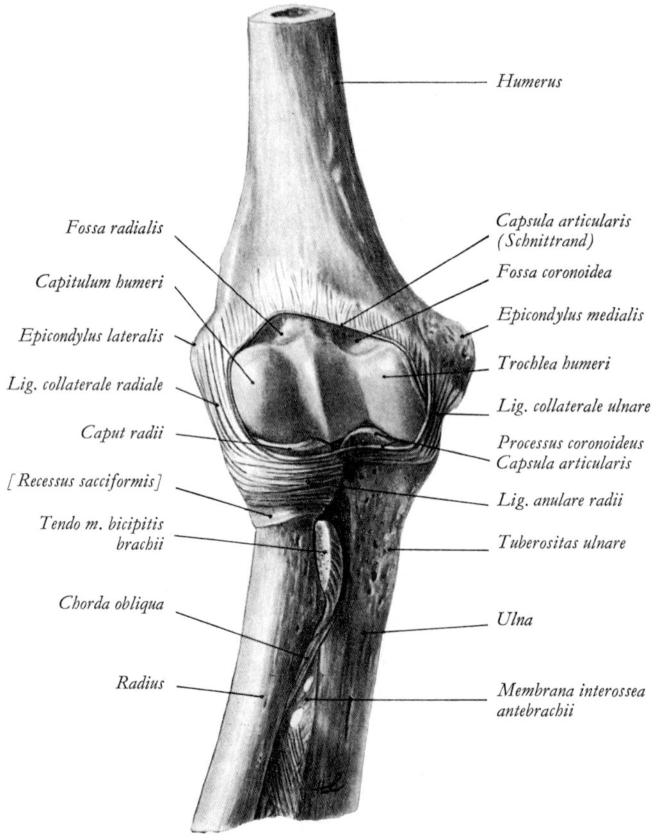

Abb. 329. Rechtes Ellenbogengelenk (Articulatio cubiti) von vorn. Gelenkkapsel gefenstert, um die Gelenkkörper zu zeigen

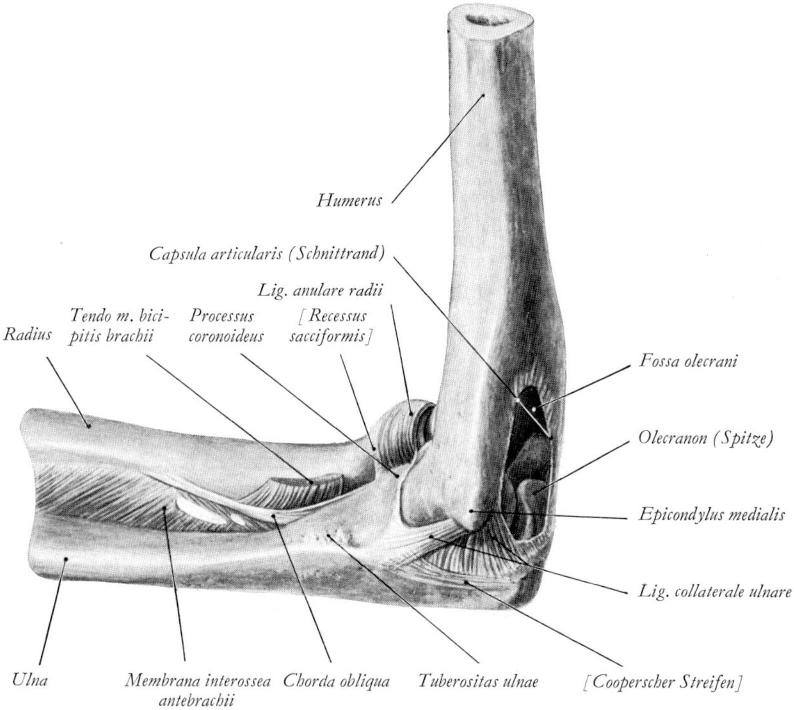

Abb. 330. Rechtes Ellenbogengelenk (Articulatio cubiti) von medial und hinten gesehen
Gelenkkapsel gefenstert

Supinationsachse liegen und diese überkreuzen (M. pronator teres, M. pronator quadratus, M. flexor carpi radialis). Dorsal der Umwendachse gelegene und diese überkreuzende Muskeln supinieren (M. supinator, M. abductor pollicis longus, M. extensor pollicis brevis). Über die Wirkung des M. biceps brachii als stärkster Supinator: S. 454 und des M. brachioradialis als Pronator und Supinator: S. 465.

c) Die Verbindung der Unterarmknochen mit dem Humerus

(Abb. 329–334)

erfolgt durch die *Articulatio humeroulnaris* und die *Articulatio humeroradialis* des Ellenbogengelenkes.

a) **Die Articulatio humeroulnaris** stellt die Hauptverbindung her. Die zangenförmige, überknorpelte, mit einer Führungsleiste versehene **Incisura trochlearis ulnae** umgreift die ebenfalls überknorpelte, mit einer Führungsrinne versehene Rolle, **Trochlea,** des Humerus. Wir haben eine ausgesprochene Knochenführung (Gegensatz zum Schultergelenk!).

Der leichte Schraubenverlauf der Führungsrinne erzwingt bei Beugung und Streckung eine geringe Lateral- oder Medialverschiebung der Unterarmknochen.

Die Bewegung erfolgt um die **Achse** der Trochlea. Diese verläuft **quer,** dicht unterhalb der Epikondylen. Nach *R. Fick* handelt es sich um ein **Scharniergelenk** mit verschiedenen, um die Mittelachse schwankenden Momentachsen.

b) **Die Articulatio humeroradialis** ist der Form nach ein Kugelgelenk. Das kugelförmige **Capitulum humeri** ruht in der flachen **Pfanne des Caput radii.** Die

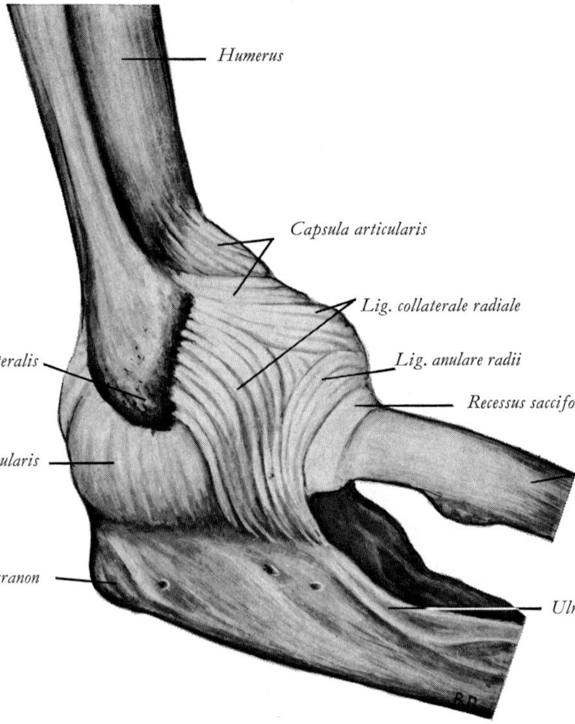

Abb. 331. Rechtes Ellenbogengelenk (Articulatio cubiti) von lateral gesehen. Gelenkhöhle gefüllt

Humerusradiusverbindung hat aber nur zwei Grade der Freiheit. Um eine **quere Achse,** die sie mit der Articulatio humeroulnaris gemeinsam hat, beteiligt sie sich an der **Beugung und Streckung,** um die **Pro- und Supinationsachse** (s. oben), die sie mit dem proximalen und distalen Radioulnargelenk gemeinsam hat, beteiligt sie sich an den **Umwendbewegungen.**

Beide Teile werden zusammen mit der bereits beschriebenen Articulatio radioulnaris proximalis von einer einheitlichen Kapsel umschlossen und als **Ellenbogengelenk, Articulatio cubiti,** bezeichnet.

Die Kapsel des Ellenbogengelenkes (Abb. 329–332) läßt die Epikondylen frei, bezieht vorn die *Fossa radialis* und die *Fossa coronoidea* (Abb. 329), hinten die *Fossa olecrani* in die Gelenkhöhle ein (Abb. 330). Sie ist vorn stärker als hinten, wird vorn bei der Streckung, hinten bei der Beugung gespannt. Seitlich wird sie durch kräftige Bänder verstärkt. Das **Lig. collaterale ulnare** ist dreieckig, entspringt am *Epicondylus medialis humeri* und strahlt fächerförmig gegen die *Ulna* aus. Die einzelnen Züge sind abwechselnd gespannt und schlaff. Das **Lig. collaterale radiale** (Abb. 329) entspringt am *Epicondylus lateralis humeri*, strahlt in zwei Schenkel aus, die vorn und hinten den Radiuskopf umfassen, zum Teil mit dem **Lig. anulare radii** verschmelzen und vorn und hinten an der *Ulna* ansetzen.

Ansatz am Radius würde die Umwendbewegungen hemmen.

Bei Ergüssen im Ellenbogengelenk wird der Arm leicht gebeugt gehalten, weil die Kapsel in dieser Mittelstellung am wenigsten gespannt und schmerzhaft ist. Da das Ellenbogengelenk leicht versteift, wählt man für jede längere Ruhigstellung eine rechtwinklige Beugung, weil diese Stellung das bestmögliche funktionelle Resultat ergibt.

Die **exzentrische Lage des Ellenbogengelenkes** ist auf dem Sagittalschnitt (Abb. 332) zu erkennen. Vorn ist es von Muskeln überlagert; hinten liegt es unmittelbar unter der Haut. Hier ist es für die manuelle Untersuchung und die Punktion leicht zugänglich.

Der Bewegungsumfang beträgt ungefähr 120–140°. Aus der Streckstellung von 175° (bei der Frau etwa 180°) kann bis zu einem Winkel von 35° gebeugt werden. Bei Kindern und Frauen (schwächere Kapsel) wird der Arm häufiger überstreckt. Das Abbremsen der Beugung erfolgt durch die Strecker, durch das Zusammenpressen der Weichteile und durch die Spannung der dorsalen Kapsel- und Seitenbandteile, weniger durch den Anschlag des Caput radii und des Processus coronoideus in ihren Gelenkgruben, Fossa radialis und Fossa coronoidea.

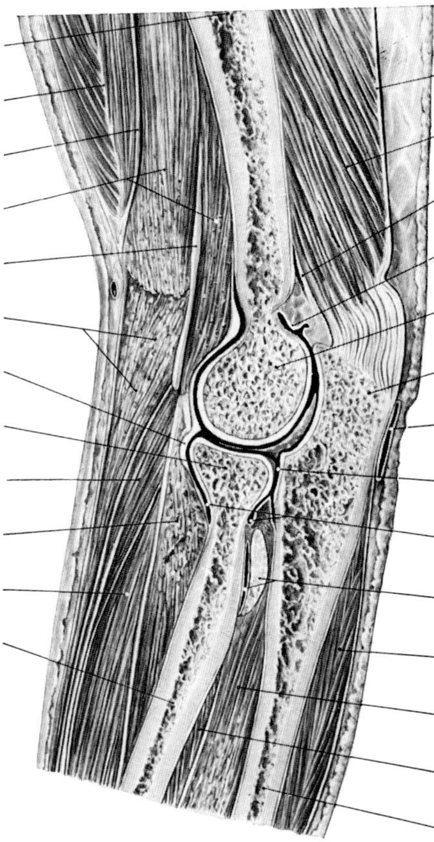

Abb. 332. Sagittalschnitt durch das Ellenbogengelenk. Blick auf die laterale Hälfte

Der physiologische X-Arm. Bei gestrecktem Arm bilden Ober- und Unterarm meist einen nach radial offenen Winkel (*Kubitalwinkel*) von 165–170° (bei der Frau im Durchschnitt um einige Grade kleiner). Er kommt dadurch zustande, daß die Schaftachsen des Humerus und der Ulna nicht senkrecht auf der Gelenkachse stehen. Ist diese Abweichung bei Humerus und Ulna gleich, so verschwindet der Winkel bei der Beugung; es decken sich Ober- und Unterarm.

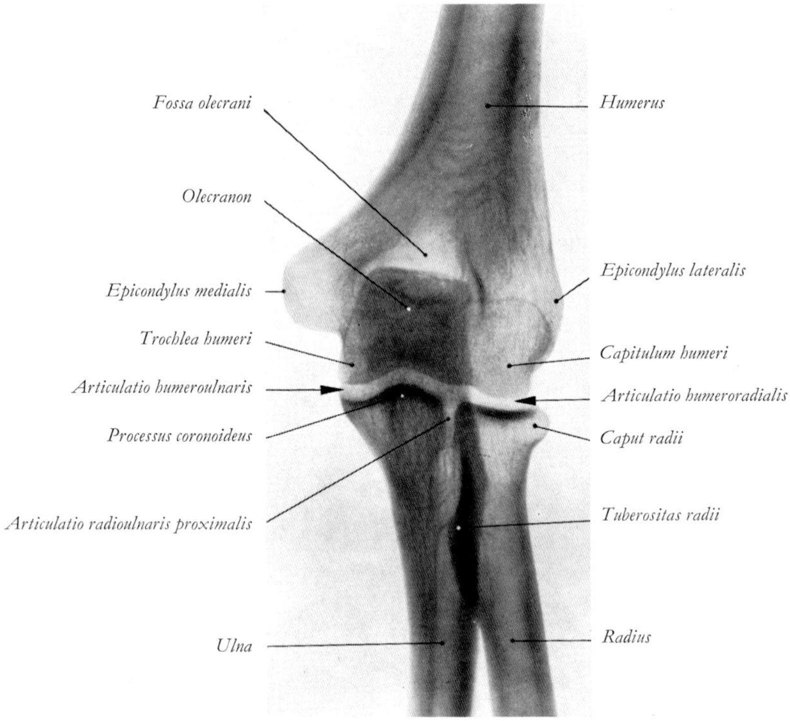

Abb. 333. Röntgenbild eines Ellenbogengelenkes in Streckstellung. (a. p. Aufnahme des Institutes für Röntgendiagnostik der Charité Berlin)

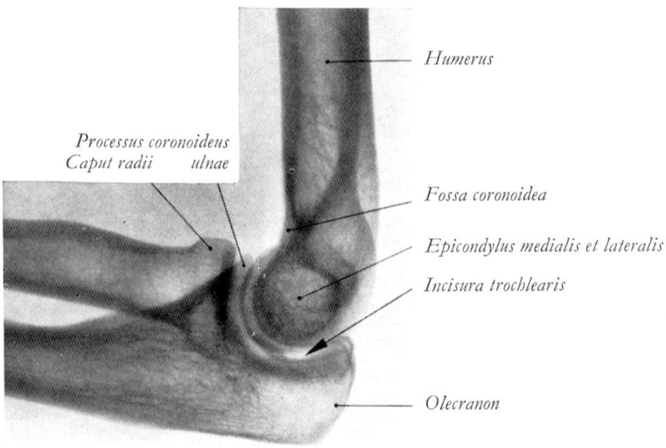

Abb. 334. Röntgenbild eines rechtwinklig gebeugten Ellenbogengelenkes. (Seitenaufnahme des Institutes für Röntgendiagnostik der Charité Berlin)

7. Die Fascia brachii

ist eine bindegewebige Hülle, deren Fasern vorwiegend senkrecht zur Muskelrichtung verlaufen. Sie trennt die oberflächlichen, subkutanen Gebilde des Armes von den tiefen, umkleidet wie ein Trikot die Oberarmmuskeln und schickt am Innen- und Außenrande des Oberarmes Scheidewände, das *Septum intermusculare brachii mediale* und *laterale*, in die Tiefe zum Humerus. Sie bildet damit je eine osteofibröse Loge für die Beuger und Strecker. Die Faszie ist volar dünn, dorsal etwas kräftiger. Proximal geht sie in die Fascia axillaris und in die Oberflächenfaszien der Schultergegend, distal in die Fascia antebrachii über. Dorsal setzt sie am Rande des Olecranon an.

Das Septum intermusculare mediale (Abb. 336) ist das stärkere. Es erstreckt sich vom Ansatz des M. coracobrachialis bis zum Epicondylus medialis und dient Fasern des *M. brachialis* und des *Caput mediale m. tricipitis brachii* zum Ursprung. Es wird vom *N. ulnaris* durchbohrt, der im distalen Drittel aus der ventralen in die dorsale Loge zieht. Das **Septum intermusculare laterale** erstreckt sich vom Ansatz des M. deltoideus bis zum Epicondylus lateralis. Seine dorsale Fläche dient Fasern des *M. triceps brachii*, seine ventrale Fläche Fasern des *M. brachialis*, *M. brachioradialis* und *M. extensor carpi radialis longus* zum Ursprung. An der Grenze des proximalen zum mittleren Drittel wird es vom *N. radialis* und der *A. collateralis radialis* durchbohrt, die hier aus der Strecker- in die Beugerloge gelangen.

8. Die Muskeln des Oberarmes

(Abb. 323, 324, 335, 336)

werden durch die *Septa intermuscularia brachii* in die dorsalen Strecker (*M. triceps brachii*) und die ventralen Beuger (*M. coracobrachialis*, *M. biceps brachii* und *M. brachialis*) getrennt.

1. **M. biceps brachii,** der zweiköpfige Armmuskel. Sein **Caput longum entspringt** innerhalb der Schultergelenkshöhle vom *Tuberculum supraglenoidale scapulae* und vom *Labrum glenoidale*, verläuft über das Caput humeri (*Hypomochlion*) hinweg, durchsetzt die Gelenkkapsel, zieht, umgeben von der **Vagina synovialis intertubercularis** (einer Ausstülpung der Synovialschicht der Kapsel), durch den Sulcus intertubercularis und geht darauf in seinen Muskelbauch über. Das **Caput breve entspringt** gemeinsam mit dem M. coracobrachialis vom *Processus coracoideus* und wird ungefähr in gleicher Höhe mit dem langen Kopf fleischig.

Der durch die Verschmelzung der beiden Köpfe entstandene Muskelbauch **setzt** mit seiner kräftigen Hauptsehne an der *Tuberositas radii* **an.** Seine platte Nebensehne, *Aponeurosis m. bicipitis brachii* [Lacertus fibrosus], überbrückt die A. brachialis und den N. medianus und strahlt medialwärts in die *Fascia antebrachii* aus.

Zwischen Bizepssehne und Tuberositas radii liegt die *Bursa bicipitoradialis*. Akzessorische Köpfe vom Humerus sind nicht selten.

Am Arm des Lebenden wölbt er sich als charakteristischer, jedem Laien bekannter **Wulst** vor. An beiden Seiten sinkt die Haut zu Furchen, dem **Sulcus bicipitalis medialis** und **lateralis,** ein. In ersteren sind die A. brachialis und der N. medianus leicht aufzusuchen.

Wirkung: Als zweigelenkiger Muskel wirkt er auf das Schultergelenk (siehe S. 441) und das Ellenbogengelenk.

Im Schultergelenk: *Caput longum* abduziert, rollt nach innen, *Caput breve* adduziert und rollt nach innen (bei Streckung im Ellenbogengelenk). Beide Köpfe heben den Arm nach vorn.

Im Ellenbogengelenk: Beugung. In den beiden Radioulnargelenken ist er bei Beugung im Ellenbogengelenk stärkster Supinator.

Die Wirkung auf das Schultergelenk ist bei gestrecktem und proniertem Unterarm, die Wirkung auf das Ellenbogengelenk bei nach hinten und seitlich geführ-

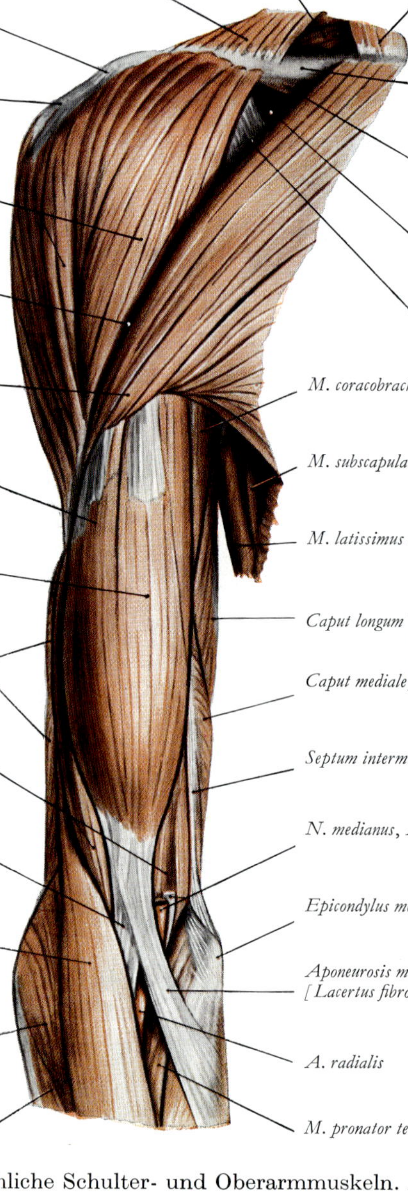

Abb. 335. Oberflächliche Schulter- und Oberarmmuskeln. Ansicht von vorn

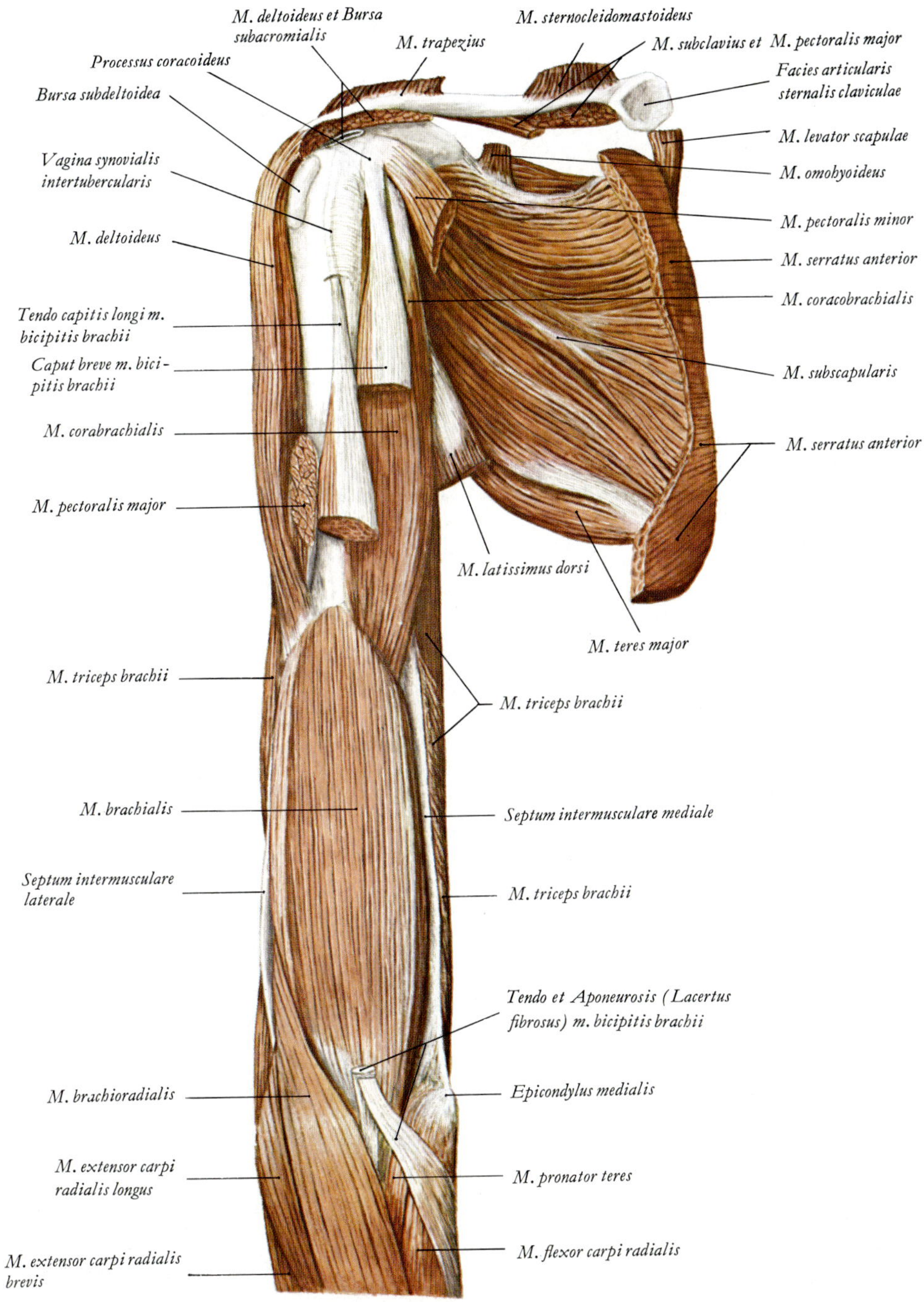

Abb. 336. Tiefe Schulter- und Oberarmmuskeln. Ansicht von ventral. M. deltoideus, M. biceps brachii, M. pectoralis major, M. pectoralis minor sind größtenteils abgetragen. Das Schlüsselbein ist nach dorsal verlagert

tem Oberarm am günstigsten. Bei der Pronation wird die Sehne um den Radius gewickelt. Bei der Beugung wird die Sehne zunächst abgewickelt (*Supination*), wenn die anderen Supinatoren die Unterarmknochen nicht in der Supinationsstellung halten. Mit zunehmender Beugung im Ellenbogengelenk entfernt sich die Bizepssehne von der queren Gelenkachse; der Bizeps wulstet sich vor und gibt damit dem M. brachialis Raum für die Dickenentfaltung bei der Kontraktion frei (*Selbststeuerung des Muskels*).

Nervenversorgung: *N. musculocutaneus.*

2. **M. coracobrachialis,** der Hakenarmmuskel, **entspringt** gemeinsam mit dem Caput breve m. bicipitis brachii von der Spitze des *Proc. coracoideus* (*Bursa m. coracobrachialis* unter der Ursprungssehne) und **setzt** in der Mitte des Humerus distal von der *Crista tuberculi minoris* **an.**

Wirkung nur auf das Schultergelenk. Er hebt den Arm vorwärts und adduziert ihn.

Nervenversorgung: *N. musculocutaneus.*

Er ist wichtiger **Leitmuskel** für das Gefäß-Nervenbündel des Oberarmes und wird vom N. musculocutaneus durchbohrt.

3. **M. brachialis,** der Armbeuger, **entspringt:**
   a) von der Vorderfläche der distalen Humerushälfte,
   b) von den Septa intermuscularia brachii,
   c) von der Gelenkkapsel des Ellenbogengelenkes.

Der breite, flache Muskel **setzt** kurzsehnig an der *Tuberositas ulnae* **an.**

Die Trennung vom M. brachioradialis bereitet manchmal Schwierigkeiten.

Wirkung: Reiner Beuger im Ellenbogengelenk.

Nervenversorgung: *N. musculocutaneus,* häufig Äste aus dem *N. radialis* zu den radialen Muskelbündeln.

4. **M. triceps brachii,** der dreiköpfige Armmuskel, ist der einzige Strecker und liegt in der dorsalen Muskelloge. Das **Caput longum entspringt** von dem *Tuberculum infraglenoidale scapulae,* verläuft zwischen dem M. teres minor und dem M. teres major, trennt die mediale und laterale Achsellücke (s. S. 438). Das **Caput laterale** (*Caput proximale*) **entspringt** proximal, das **Caput mediale** (*Caput distale*) distal vom Sulcus n. radialis von der *Dorsalfläche des Humerus* und vom *Septum intermusculare brachii mediale.*

Zwischen den beiden Köpfen liegt also der Kanal für den *N. radialis* und die *A. profunda brachii.*

Die drei Köpfe **setzen** mit breiter, kräftiger Sehne (Abb. 323, 324) am *Olecranon* **an.**

Wirkung: *Caput laterale* und *mediale* strecken den Unterarm bis zum rechten Winkel; das *Caput longum* vollendet die Streckung (etwa 170°). Das *Caput longum* ist außerdem ein kräftiger Adduktor und Strecker und schwacher Außenrotator im Schultergelenk.

5. **M. anconaeus,** der Knorrenmuskel, die distale Fortsetzung des Caput mediale m. tricipitis brachii (*daher auch als Caput quartum bezeichnet!*), liegt, von kräftiger Faszie bedeckt, bereits am Unterarm. Er **entspringt** vom *Epicondylus lateralis humeri* und von der Gelenkkapsel und **setzt** am Rande des *Olecranon* **an.**

Wirkung: Er spannt die Gelenkkapsel und schützt sie vor Einklemmung.

Nervenversorgung: M. triceps brachii und M. anconaeus werden vom *N. radialis* versorgt.

Die zweigelenkigen Muskeln (*M. biceps brachii, Caput longum m. tricipitis brachii*) können bei gleichzeitiger Wirkung auf Schulter- und Ellenbogengelenk nicht ihre volle Kraft entfalten, weil Ursprünge und Ansätze frühzeitig genähert werden. Vielmehr wird der Bizeps bei Streckung im Schultergelenk (rückwärts gehobenem Arm) am besten im Ellenbogengelenk beugen, der Trizeps bei Beugung und Abduktion im Schultergelenk (bei vor- und seitwärts gehobenem Arm) am besten im Ellenbogengelenk strecken können.

Ein kräftiger Hammerschlag wird mit vor- und seitwärts gehobenem Arm ausgeführt. Beim Aufheben einer schweren Last vom Boden wird der Oberarm rückwärts geführt.

Die Beugung im Ellenbogengelenk wird unterstützt durch die am Oberarm entspringenden Muskeln des Unterarmes, die radiale Gruppe (*M. brachioradialis, M. extensor carpi radialis longus* und *brevis*) und die ulnare Gruppe (*M. pronator teres, M. palmaris longus, M. flexor carpi radialis*). Diese Unterarmmuskeln sind an der Gesamtbeugeleistung mit etwa 30% beteiligt. Um diese 30% sind die Beuger den Streckern überlegen.

Wir finden deshalb an der Leiche häufig eine Beugung im Ellenbogengelenk, sofern der Arm bei der Konservierung nicht gestreckt wurde. Auch die Beugestellung bei spastischen Lähmungen (*Ausfall der Pyramidenbahn*) ist durch das Übergewicht der Beuger zu erklären.

9. Knochen, Gelenke und Bänder der Hand

(Abb. 337–344)

Einteilung. Ähnlich wie am Fuß unterscheiden wir an der Hand:

1. die Handwurzel, **Carpus** (am Fuß: Tarsus). Acht kurze Knochen, die zu je vier in einer proximalen und distalen Reihe angeordnet sind,
2. die Mittelhand, **Metacarpus** (am Fuß: Metatarsus), 5 Röhrenknochen,
3. die Finger, **Digiti manus.** Der Daumen hat zwei, die übrigen vier haben drei Glieder, **Phalanges.**

a) Die Handgelenke

Anatomisch unterscheiden wir ein proximales Gelenk, **Articulatio radiocarpea,** und ein distales Gelenk, **Articulatio mediocarpea.**

1. **Das proximale Handgelenk,** *Articulatio radiocarpea.* Die Knochen der proximalen Reihe (Abb. 337, 338), das Kahnbein, **Os scaphoideum** [naviculare], das Mondbein, **Os lunatum,** und das dreieckige Bein, **Os triquetrum,** bilden zusammen einen überknorpelten, nach proximal ellipsoidischen Gelenkkopf, der in einer von *Radius* und *Discus articularis* gebildeten Pfanne (Abb. 339) liegt. Das Erbsenbein, **Os pisiforme,** beteiligt sich nicht an dem Gelenk, ist vielmehr als ein Sesambein des M. flexor carpi ulnaris aufzufassen, das durch eine schlaffe Kapsel und eine plane Gelenkfläche mit dem Triquetrum verbunden ist. Die proximalen Handwurzelknochen sind untereinander durch *Ligg. intercarpea dorsalia, palmaria* und *interossea* so verbunden (*Articulationes intercarpeae*), daß noch eine gewisse Verschiebung der Knochen gegeneinander möglich ist (siehe unten). Die Gelenkhöhle ist sehr buchtenreich, steht häufig mit der Articulatio radioulnaris distalis und der Articulatio mediocarpea (meist zwischen Scaphoideum und Lunatum) in Verbindung.

   Verstärkungen der Kapsel sind:

   a) das **Lig. radiocarpeum dorsale** (vom Radius zur Dorsalfläche des Triquetrum,
   b) das kräftige **Lig. radiocarpeum palmare** (vom Proc. styloideus radii und distalen Radiusrande zum Lunatum und Triquetrum sowie weiter zum Capitatum und Hamatum, Abb. 340, 341),

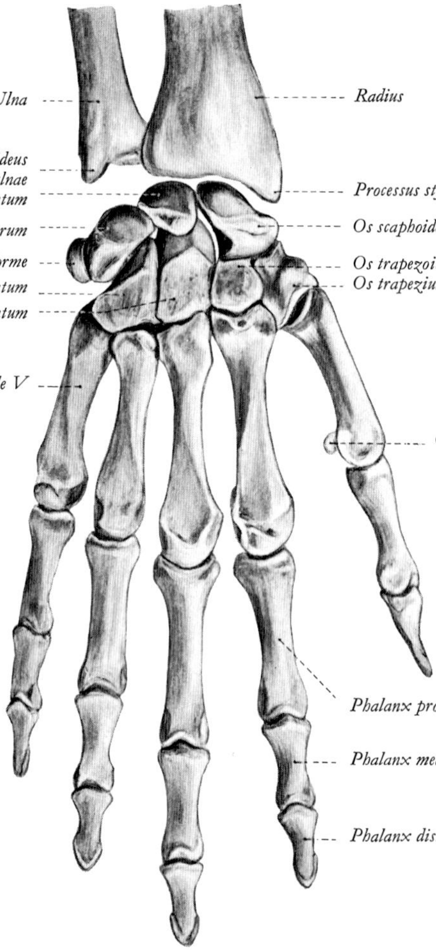

Abb. 337. Die Knochen der rechten Hand mit den distalen Enden der Unterarmknochen. Dorsalansicht

c) das **Lig. ulnocarpeum palmare** (vom Proc. styloideus capitis ulnae und Discus articularis zum Triquetrum und Lunatum).

2. **Das distale Handgelenk,** *Articulatio mediocarpea* (in der Mitte des Carpus), zeigt einen ∼-förmigen Gelenkspalt und wird von der proximalen und distalen Reihe der Handwurzelknochen gebildet. Die **Knochen der distalen Reihe** (Abb. 337–339, 342–344), das trapezförmige Bein, **Os trapezium** [multangulum majus], das trapezähnliche Bein, **Os trapezoideum** [multangulum minus], das Kopfbein, **Os capitatum** und das Hakenbein, **Os hamatum,** reichen verschieden weit nach proximal; sie bilden dadurch einen Gelenkkopf (*Capitatum* und *Hamatum*) und eine Pfanne (*Trapezium* und *Trapezoideum*). Sie artikulieren mit der Pfanne (*Triquetrum, Lunatum, Scaphoideum*) und dem Kopf (*Scaphoideum*) der proximalen Handwurzelknochen (Abb. 339). Die Knochen der distalen Reihe sind durch kräftige, kurze Bänder, **Ligg. intercarpea interossea, dorsalia** und **palmaria** so fest miteinander verbunden (*Articulationes intercarpeae*), daß keine

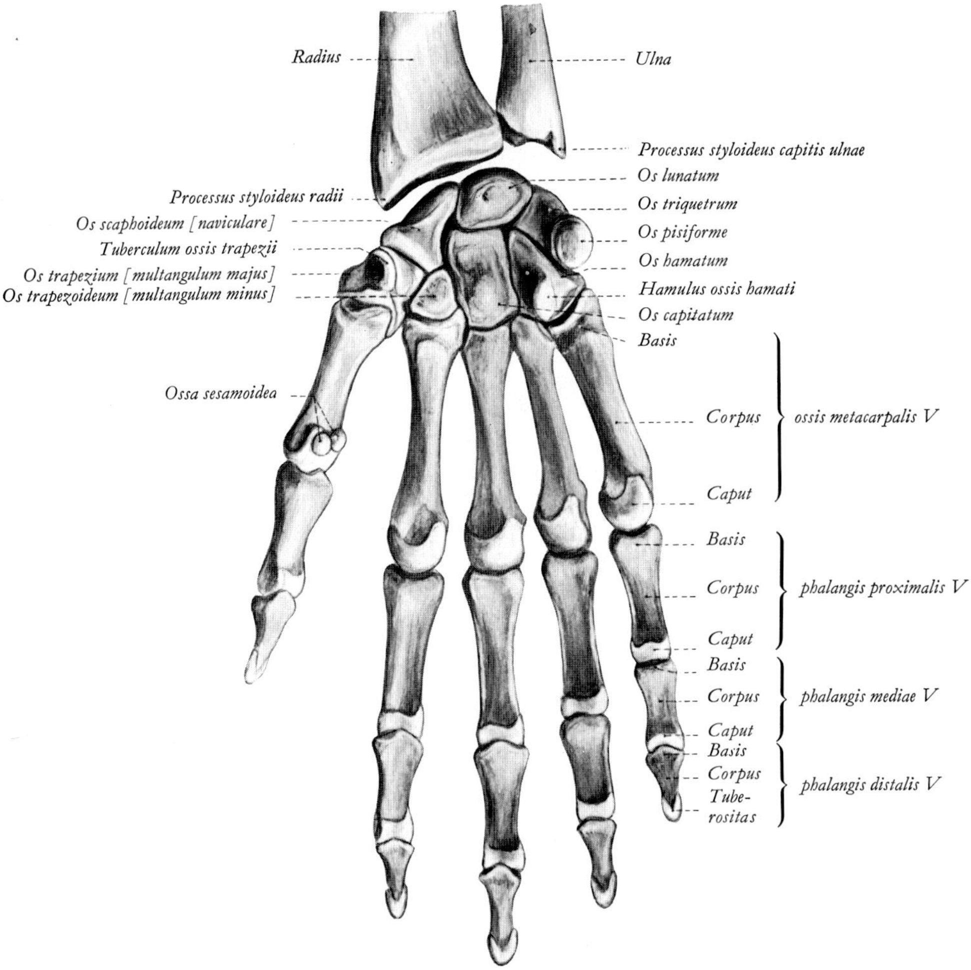

Abb. 338. Die Knochen der rechten Hand mit den distalen Enden der Unterarmknochen. Palmaransicht

stärkere Verschiebung gegeneinander möglich ist (*Amphiarthrosis*). Die Zwischenknochenbänder schließen den Gelenkraum nach distal gegen die Articulationes carpometacarpeae ab. Nur zwischen Trapezium und Trapezoideum besteht häufig eine Verbindung zu den Articulationes carpometacarpeae (*Bedeutung für die Ausbreitung von Eiterungen*!). Auf die häufige Verbindung der komplizierten Gelenkhöhle zur Articulatio radiocarpea wurde bereits verwiesen.

Verstärkungsbänder der Kapsel (Abb. 340, 341): Außer den bereits besprochenen hat dorsal das *Fick*sche „Bogenband", [Lig. arcuatum carpi dorsale] noch eine besondere Bedeutung; es zieht vom Scaphoideum bogenförmig über den vom Hamatum und Capitatum gebildeten Gelenkkopf zum Triquetrum und hält damit den Gelenkkopf in der Pfanne. Palmar sei das vom Capitatum radienförmig zu den benachbarten Knochen ausstrahlende **Lig. carpi radiatum** besonders hervorgehoben.

Die Form der Handwurzelknochen ist aus den Abb. 342, 343 zu ersehen. Man studiert sie am besten an isolierten Knochen. Es handelt sich meist um abgewandelte

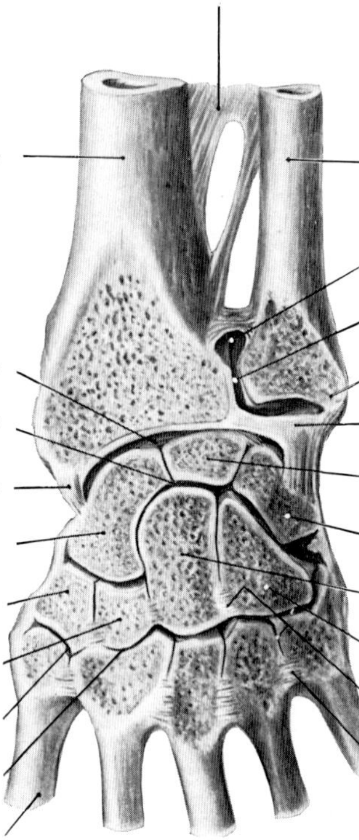

Abb. 339. Flachschnitt durch eine rechte Hand. Darstellung der Handgelenke. Palmaransicht

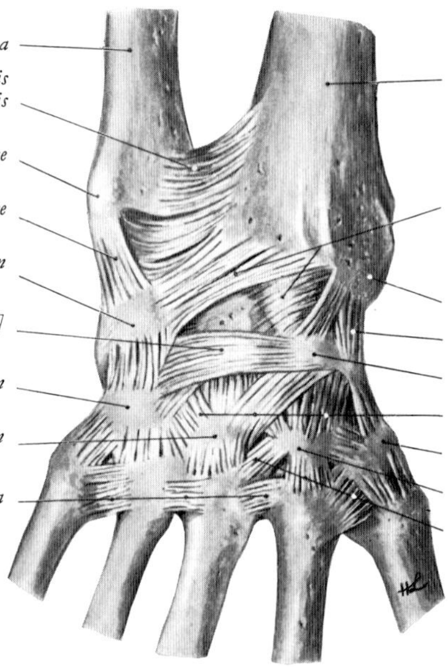

Abb. 340. Bänder der rechten Hand. Dorsalansicht

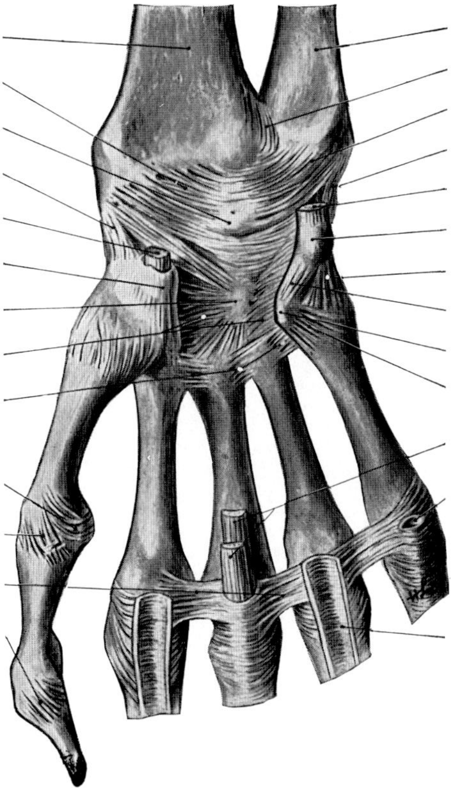

Abb. 341. Bänder der rechten Hand. Palmaransicht

Würfel. Die dorsalen und palmaren Flächen sind von Periost überzogen. Die proximalen, distalen und seitlichen Gelenkflächen sind überknorpelt. An der palmaren Fläche hat das Hamatum einen Haken, *Hamulus ossis hamati*, das Scaphoideum und das Trapezium je einen Höcker, *Tuberculum ossis scaphoidei* und *Tuberculum ossis trapezii.*

Canalis carpi, der Handwurzelkanal. Die Handwurzelknochen zeigen eine Gewölbekonstruktion mit nach dorsal gerichteter Konvexität. Palmar bilden das Erbsenbein und der Haken des Hakenbeins eine am Lebenden gut tastbare Erhebung, die **Eminentia carpi ulnaris.** Die Höcker des Kahn- und großen Trapezbeins sind als **Eminentia carpi radialis** ebenfalls gut zu fühlen. Zwischen den beiden Erhebungen spannt sich das kräftige **Retinaculum flexorum** [Lig. carpi transversum] aus, das das Gewölbe zu dem osteofibrösen **Canalis carpi** schließt. Durch den Kanal ziehen die Sehnen der langen Beuger und der N. medianus. Nur der M. palmaris longus verläuft außerhalb des Kanals und springt deshalb bei der Beugung der Hand besonders vor.

Karpaltunnel-Syndrom. Bei Einengung des Canalis carpi entstehen, durch Kompression des N. medianus, Atrophien der Daumenballenmuskeln und Sensibilitätsstörungen der Haut der Hohlhand und der Finger 1–3½.

Mechanik der Handgelenke: Die distalen Handwurzelknochen sind nicht nur untereinander, sondern auch mit den Mittelhandknochen 2–5 ziemlich fest verbunden. Sie bilden mit ihnen einen nur wenig verformbaren, einheitlichen Gelenkkörper. Die Knochen der proximalen Reihe sind stärker gegeneinander und gegen den Radius und den Discus articularis einerseits und den distalen Gelenkkörper andererseits

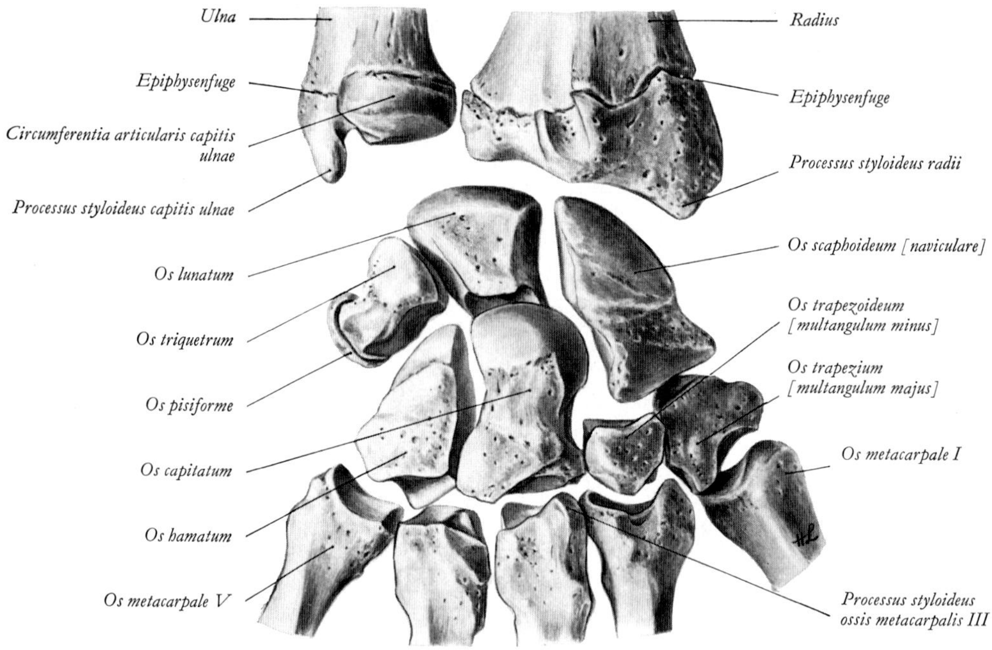

Abb. 342. Handwurzelknochen (Ossa carpi) der rechten Hand mit angrenzenden Unterarm- und Mittelhandknochen. Dorsalansicht

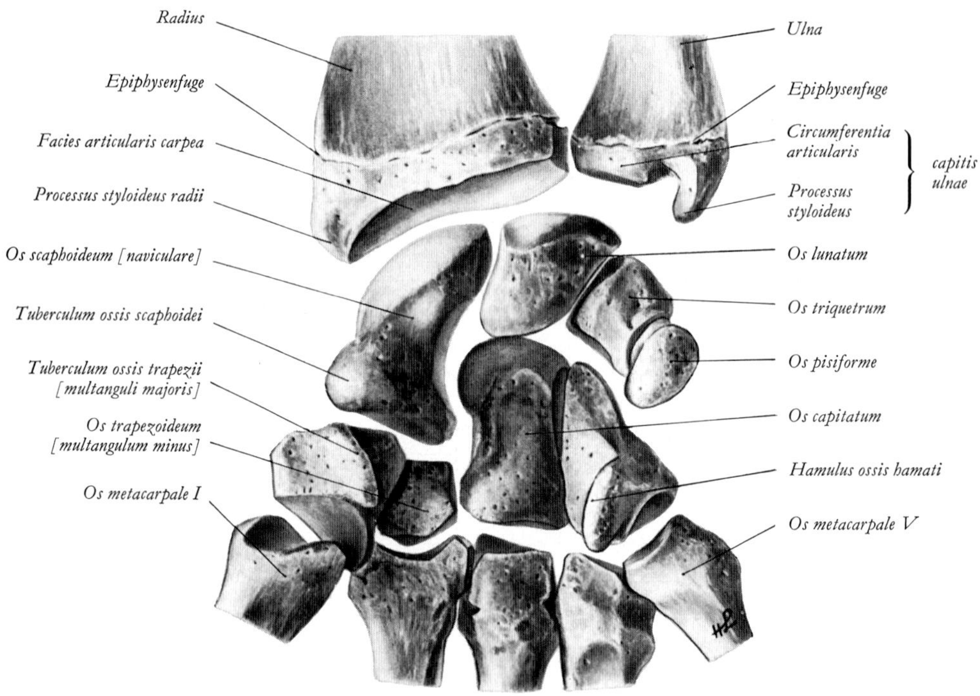

Abb. 343. Handwurzelknochen (Ossa carpi) der rechten Hand mit angrenzenden Unterarm- und Mittelhandknochen. Palmaransicht

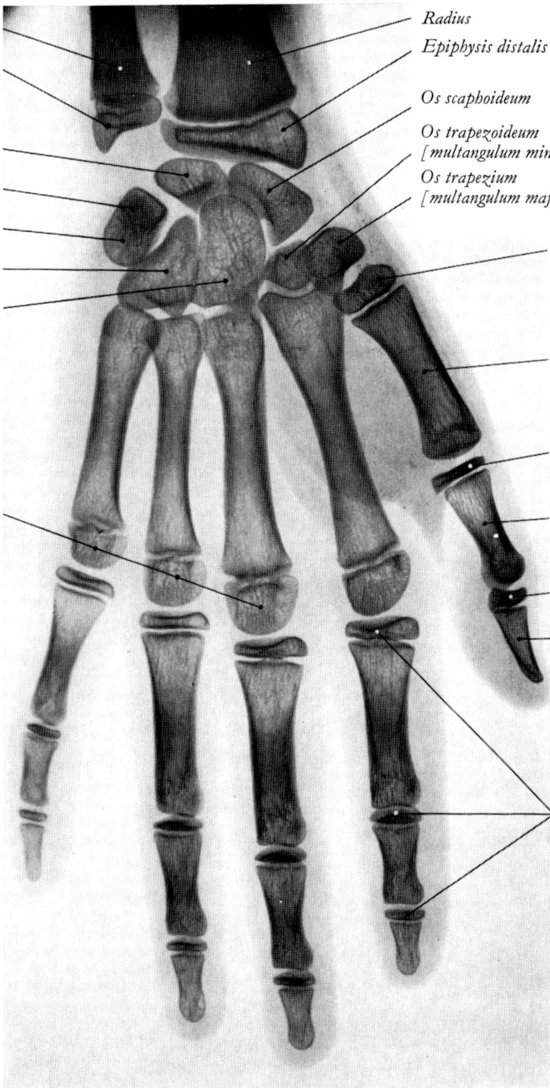

Abb. 344. Röntgenbild der Hand eines 14jährigen (dorsopalmare Aufnahme des Institutes für Röntgendiagnostik der Charité Berlin)

verschieblich. Man kann sie als einen verformbaren, knöchernen Discus articularis auffassen und mit den Kugeln eines Kugellagers vergleichen. Die durch längere Zwischenknochenbänder und schlaffere Kapsel ermöglichte Verformbarkeit wird noch durch die dicken Gelenkknorpel erhöht.

Das **proximale Handgelenk** ist der Form nach ein **Ellipsoidgelenk** (Eigelenk). Das **distale Handgelenk** besitzt einen ~-förmigen Gelenkspalt und je einen proximal und distal gerichteten Gelenkkopf.

Funktionell kann man die beiden Handgelenke als ein einheitliches Gelenk mit zwischengeschaltetem, knöchernem Diskus auffassen. In ihm führen wir:

1. um eine **quere Achse** Flächenbewegungen, die **Palmar-** und **Dorsalflexion,** Beugung und Streckung,
2. um eine **dorsopalmare,** durch den Kopf des Capitatum gehende (nicht genau festzulegende, siehe unten) **Achse** Randbewegungen, die **Radial-** und **Ulnarabduktion,** aus.

Der Bewegungsumfang beträgt für die Palmar- und Dorsalflexion 170°, für die Randbewegungen 55°, wobei wir von der Normalstellung aus 40° nach ulnar und 15° nach radial abduzieren können. Führen wir die Hand von der Dorsalflexions- in die Ulnarabduktions-, weiter in die Palmarflexions- und schließlich in die Radialabduktionsstellung, so sprechen wir von **Zirkumduktion oder Handkreisen.** Sie erfolgt um wechselnde, schräge Achsen und ist nicht mit der Rotation um eine Längsachse (Kreiseln) zu verwechseln. Die Rotation oder Pro- und Supination des Unterarmes wurde bereits S. 446 beschrieben.

Röntgenbeobachtungen lassen die Verlagerungen der proximalen Handwurzelknochen gut erkennen. Sie finden hauptsächlich bei den Randbewegungen statt. Bei der Radialabduktion kippt das *Scaphoideum* aus der proximal-distalen Richtung in eine dorsopalmare um, wodurch Raum für weitere Abduktion geschaffen wird. Gleichzeitig verlagert sich das *Triquetrum* dorsalwärts (*gut zu tasten!*). Die entgegengesetzte Bewegung erfolgt bei der Ulnarabduktion. Brüche finden sich vorwiegend am *Scaphoideum* und *Lunatum*, wohl deshalb, weil sie bei diesen Verlagerungen besonders beansprucht werden. Die starken Verlagerungen erschweren wohl auch die Blutgefäßversorgung, was die schlechten Heilungsaussichten der Brüche dieser Knochen erklären könnte.

b) Die Handwurzelmittelhandgelenke, Articulationes carpometacarpeae

Die Mittelhandknochen, **Ossa metacarpalia,** sind Röhrenknochen mit proximaler **Basis,** einem dreiseitig prismatischen Mittelstück, **Corpus,** und einem distalen, konvexen, seitlich mit Grübchen (für *Ligg. collateralia*) versehenem Kopf, **Caput.**

Articulatio carpometacarpea pollicis. Das kurze, kräftige, dorso-palmar abgeplattete Os metacarpale I trägt an seiner Basis eine sattelförmige Gelenkfläche für die Artikulation mit dem Trapezium. Eine weite, schlaffe Kapsel gibt diesem vollkommensten **Sattelgelenk** des Körpers beinahe die Bewegungsfreiheit eines Kugelgelenkes. In ihm kann der Daumen den anderen Fingern gegenübergestellt (Opposition) und zurückgeführt (Reposition) sowie abduziert und adduziert werden. Diese Bewegungen finden in zwei, zueinander senkrecht stehenden, Achsen statt. Eine isolierte Rotation (Kreiselung) ist nicht möglich. Mit der Opposition des Daumens ist eine Kreiselung immer verbunden.

Articulationes carpometacarpeae II–V. Die Ossa metacarpalia II–V bilden mit der distalen Handwurzelknochenreihe einen einheitlichen, zickzackförmigen Gelenkspalt. Dieser erstreckt sich auch zwischen die aneinanderstoßenden Seitenflächen der Basen und kommuniziert mit der *Articulatio mediocarpea.* Distale Handwurzelknochen und Mittelhandknochen sind durch **Ligg. carpometacarpea dorsalia** und **palmaria** verbunden. Die Basen der Mittelhandknochen II–V sind untereinander durch Zwischenknochenbänder, **Ligg. metacarpea interossea,** und durch dorsale und palmare Verstärkungsbänder, **Ligg. metacarpea dorsalia** und **palmaria,** verbunden. Eine straffe, feste Gelenkkapsel und dorsale und palmare Bänder verbinden die Ossa metacarpalia II und III fest, die Ossa metacarpalia IV und V etwas lockerer mit den angrenzenden Handwurzelknochen. Diese straffen Bandverbindungen und das zickzackförmige Ineinandergreifen der Knochen (Abb. 339) schaffen einen funktionell einheitlichen, aus den distalen Handwurzelknochen und den vier ulnaren Mittelhandknochen bestehenden Gelenkkörper. Die Gelenke sind alle **Amphiarthrosen** (Wackelgelenke), wobei das Gelenk für den V. Finger etwas beweglicher ist. Es ermöglicht eine geringe Opposition des Kleinfingers.

c) *Die Fingergelenke*

Die Fingerknochen, **Ossa digitorum manus.** Der Daumen hat zwei, die übrigen Finger haben drei Glieder, **Phalanges.** Wir unterscheiden ein Grund-, Mittel- und End- oder Nagelglied, eine **Phalanx proximalis, media** und **distalis.** Die Phalanges sind wie die Ossa metacarpalia Röhrenknochen. Sie werden von proximal nach distal kürzer und schwächer.

An jeder Phalanx stellen wir eine **Basis,** ein Mittelstück, **Corpus,** und einen distalen Kopf, **Caput,** bzw. an den Nagelgliedern eine plattenförmige, zackige Rauhigkeit, **Tuberositas phalangis distalis** [unguicularis], fest.

α) Die Grundgelenke der Finger, *Articulationes metacarpophalangeae,*

sind **eingeschränkte Kugelgelenke.** Die kugeligen, seitlich abgeplatteten Köpfe der Mittelhandknochen greifen in die kleinen und flachen, querovalen Pfannen der Grundphalangen. In die schlaffen, weiten Gelenkkapseln sind palmar vierseitige, faserknorpelige Platten eingewebt. Sie sind besonders mit der Pfanne verwachsen, vergrößern sie und nehmen die Köpfe in der Streckstellung auf. Die Kapseln sind durch starke Seitenbänder, **Ligg. collateralia,** verstärkt. Diese entspringen an den Seitenflächen der Köpfe in Gruben, dorsal von der queren Flexionsachse, verlaufen distal-palmarwärts. Diese Verlaufsrichtung und die Tatsache, daß die Köpfe palmar breiter werden und dadurch bei der Beugung die Seitenbänder auseinander drängen, erklären, daß die Seitenbänder in der Streckstellung schlaff sind und mit zunehmender Beugung immer stärker gespannt werden. In die Kapsel des Grundgelenkes des Daumens sind palmar zwei Sesambeine (für den Ansatz der Daumenballenmuskeln), in die des kleinen Fingers meist ein Sesambein (für den Ansatz der Kleinfingerballenmuskeln) eingelassen.

Das **Lig. metacarpeum transversum profundum** [Ligg. capitulorum ossium metacarpi transversa] spannt sich zwischen den Köpfen der Mittelhandknochen II–V aus und verhindert das Spreizen der Metacarpalia II–V. Es gestattet nur eine geringe Opposition des kleinen Fingers. Dorsal von den Bändern verlaufen die *Mm. interossei*, palmar die *Mm. lumbricales.*

Mechanik:

1. Um eine quere Achse findet Beugung und Streckung (etwa 100°),
2. um eine dorsopalmare Achse Ab- und Adduktion, Spreizen und Anziehen der Finger (Zeige- und Kleinfinger je 45°, Mittel- und Ringfinger weniger),
3. um eine proximal-distale Achse eine geringe passive Kreiselung statt.

Bei rechtwinkliger Beugung (Faustschluß) sind die Gelenke durch Spannung der Seitenbänder so versteift, daß die Finger kaum gespreizt werden können. Der Bewegungsumfang in den Gelenken ist individuell verschieden; er kann durch Übung (*Klavierspiel*) gefördert werden.

Das Grundgelenk des Daumens gestattet nur Scharnierbewegungen (30–50°). Die Hauptbewegungen des Daumens sind nach proximal in die *Articulatio carpometacarpea pollicis* verlagert.

Dieses Gelenk hat eine schlaffe Kapsel, die bei vielen Menschen eine Überstreckung ermöglicht. Luxationen des Gelenkes sind häufig (5% aller Luxationen).

β) Die Mittel- und Endgelenke der Finger, *Articulationes interphalangeae manus,*

sind **reine Scharniergelenke.** Der rollenförmige Kopf des Grund- und Mittelgliedes greift in die flache, mit einer Führungsleiste versehene Pfanne an der Basis des Mittel-

und Nagelgliedes. Die Gelenkkapsel ist durch starke Seitenbänder, **Ligg. collateralia,** dorsal durch die Dorsalaponeurose der Streckmuskeln, palmar durch Faserknorpel verstärkt. Der Bewegungsumfang beträgt im Mittelgelenk etwa 100°, im Endgelenk etwa 70°.

Verknöcherung: Die Elemente der Handwurzel verknöchern von je einem Knochenkern aus, der beim *Hamatum und Capitatum* im 1.–6. Monat nach der Geburt, beim *Triquetrum* im1.–3. Jahr, beim *Scaphoideum* im 4.–6. Jahr, beim *Trapezium* und *Trapezoideum* im 4.–8. Jahr und beim *Pisiforme* im 8.–12. Jahr auftritt.

Die Mittelhandknochen und Fingerglieder erhalten in der Diaphyse bereits in der 9. Keimlingswoche einen Knochenkern. Diese Röhrenknochen haben nur eine Epiphyse, die bei den Metacarpalia II–V distal, beim Metacarpale I und sämtlichen Phalangen proximal liegt (Abb. 344). Der Mittelhandknochen des Daumens verhält sich also hinsichtlich der Verknöcherung wie ein Fingerglied. Früher oder später verschmelzen die Epiphysenkerne mit den Diaphysen.

Phylogenese. Handwurzel. Ursprünglich sind in der distalen Reihe 5 Carpalia angelegt. Wahrscheinlich verschmilzt das 5. mit dem Hamatum. Niedere Affen und der Orang besitzen noch ein Os centrale carpi, das zwischen der proximalen und distalen Reihe liegt. Es schwindet beim Menschen, Gorilla und Schimpansen oder verschmilzt mit dem *Scaphoideum*. In seltenen Fällen kann es als akzessorischer Handwurzelknochen erhalten bleiben.

Die **Zweigliedrigkeit des Daumens** ist durch Verschmelzung des ursprünglichen Mittel- und Endgliedes zu erklären. Die seltene Dreigliedrigkeit des Daumens wäre damit als Atavismus aufzufassen.

10. Die Unterarmfaszie, Fascia antebrachii,

hält die drei Muskelgruppen des Unterarmes zusammen. Sie ist proximal derb, aponeurotisch und dient hier vielen oberflächlichen Muskeln als zusätzliche Ursprungsfläche. In der Mitte des Unterarmes wird sie besonders vorn schwächer, um oberhalb des Handgelenkes durch Ringfasern wieder verstärkt zu werden. Sie bildet hier dorsal das **Retinaculum extensorum** [Lig. carpi dorsale]. Unter diesem werden die Streckersehnen in besonderen Sehnenscheiden zur Hand geführt. Die palmaren Ringfasern (Abb. 347), früher als *Lig. carpi volare* bezeichnet, fixieren die nicht durch den Canalis carpi ziehenden Gebilde (*Tendo m. palmaris longi und A. und V. ulnaris*) gegen den Unterarm. Angeheftet ist die Unterarmfaszie am *Olecranon*, an der ganzen subkutanen Kante der *Ulna* und am distalen Drittel des *Radius*. An beiden Seiten der radialen Muskelgruppe schickt sie stärkere Scheidewände in die Tiefe. Wir erhalten so am Unterarm **drei Muskellogen** für die drei Muskelgruppen (*Wichtig für die Ausbreitung von Entzündungen, die die Faszie unter so hohen Druck setzen können, daß sie gespalten werden muß!*). In der Ellenbeuge setzt sie sich kontinuierlich in die Oberarmfaszie fort; sie besitzt hier Schlitze für den Durchtritt von Venen und Hautnerven.

Bei der Präparation entfernen wir nach Abgrenzung des *Retinaculum extensorum* die Faszie, von distal nach proximal vorgehend, und zwar nur so weit, wie sie nicht mit den Muskeln verwachsen ist.

11. Die Unterarmmuskeln

Der Unterarm hat die Gestalt eines abgestumpften Kegels, dessen Spitze gegen die Hand weist. Bei supiniertem Arm (mit nach außen gerichtetem Daumen) ist er dorsoventral etwas abgeplattet. Bei der Pronation, wenn mit der Überkreuzung der Unterarmknochen auch die Muskulatur verlagert wird, nimmt er mehr rundliche Form an. Die konische Form des Unterarmes kommt dadurch zustande, daß die Hauptmasse des Muskelfleisches proximal gelagert ist. Die **19** bzw. **20** (den M. anconaeus eingerechnet) **Unterarmmuskeln** entspringen mit ihrer oberflächlichen Schicht noch vom *Humerus*, mit der tiefen an der proximalen Hälfte von *Radius*,

Ulna und *Membrana interossea antebrachii.* Nach distal gehen sie in verschiedener Höhe in Sehnen über, die gestaffelt 1. am Unterarm, 2. am Carpus und Metacarpus, 3. an den Phalangen ansetzen. Diese Art der Muskelanordnung entlastet die Hand von überflüssiger Muskelmasse, gibt ihr große Kraft und trotzdem eine schlanke Form, die für sie als Greif- und Tastorgan besonders günstig ist. Die große Zahl der Muskeln ist der morphologische Ausdruck der sehr differenzierten, wohlabgestuften Bewegungen in der großen Zahl der Gelenke.

Einteilung. Nach der Genese und Innervation können wir am Unterarm eine dorsale oder **Streckergruppe** und eine palmare oder **Beugergruppe** unterscheiden. Im Laufe der Entwicklung ist aber ein Teil der dorsalen Muskeln über den Epicondylus lateralis humeri hinweg nach ventral gewandert, ist zu Beugern im Ellenbogengelenk geworden. Die streckende Wirkung auf das Handgelenk hat sie dagegen beibehalten. Da dieser Teil der Strecker funktionsmäßig eine Mittelstellung zwischen den Beugern und Streckern hat und gleichzeitig **topographisch** als wohlabgegrenzter Muskelwulst erscheint, soll sie als radiale Gruppe eigens beschrieben werden. Wir unterscheiden somit

1. eine **ulnare Gruppe** (von den *Nn. medianus* und *ulnaris* versorgt),
2. eine **dorsale Gruppe** } (vom *N. radialis* versorgt).
3. eine **radiale Gruppe** }

a) Die radiale Muskelgruppe

(Radialextensoren, Abb. 345–349)

greift am weitesten auf den Oberarm; sie deckt den Radius nahezu in seiner ganzen Länge und liegt bei supiniertem Arm an der Außen- oder Radialseite. Am Arm des Lebenden ist sie in der Ellenbeuge zwischen Bizepssehne und Epicondylus lateralis humeri als Muskelwulst gut zu umfassen. Genetisch gehört sie zur dorsalen oder Streckergruppe; sie wird deshalb auch vom **N. radialis** versorgt.

1. **M. brachioradialis,** der Oberarmspeichenmuskel (Abb. 347–349), **entspringt** an der lateralen Kante des Humerus (bis zum Ansatz des Deltoideus hinauf) und dem *Septum intermusculare brachii laterale* und **setzt** am *Radius* proximal vom Proc. styloideus **an.** Mit dem angrenzenden M. brachialis bildet er im Bereich der Ellenbeuge einen Kanal für den N. radialis und die ihn begleitenden Gefäße. Am Unterarm ist er **Leitmuskel** für die *A. radialis* und den *R. superficialis n. radialis.*

   Wirkung: Er ist besonders bei proniertem Arm ein kräftiger Beuger im Ellenbogengelenk. Außerdem bringt er den Unterarm in die Mittelstellung zwischen Pro- und Supination; er ist also bei proniertem Arm ein Supinator und bei supiniertem ein Pronator.
2. **M. extensor carpi radialis longus,** der lange radiale Handstrecker, **entspringt** distal vom Brachioradialis an der *lateralen Humeruskante* bis herab zum Epicondylus lateralis humeri und vom *Septum intermusculare brachii laterale.* Seine lange Sehne wird distal (Abb. 345) vom M. abductor pollicis longus und M. extensor pollicis brevis überkreuzt; sie verläuft an der Handwurzel durch das 2. Sehnenfach unter dem Retinaculum extensorum und **setzt** an der Basis des *Metacarpale II* **an.**
3. **M. extensor carpi radialis brevis,** der kurze radiale Handstrecker (Abb. 346), **entspringt** vom *Epicondylus lateralis humeri*, vom *Lig. anulare radii* und einem *Sehnenblatt*, das auch dem M. extensor digitorum zum Ursprung dient. Seine platte Sehne verläuft mit dem vorigen zusammen, unterkreuzt den M. abductor pollicis longus und den M. extensor pollicis brevis, zieht durch das 2. Sehnenfach und **setzt** an der Basis des *Metacarpale III* **an.**

Wirkung: Beide Muskeln sind Dorsalflektoren und Radialabduktoren der Hand. Außerdem wirken sie mit dem Brachioradialis gleichsinnig auf das Ellenbogengelenk (geringe Beugung).

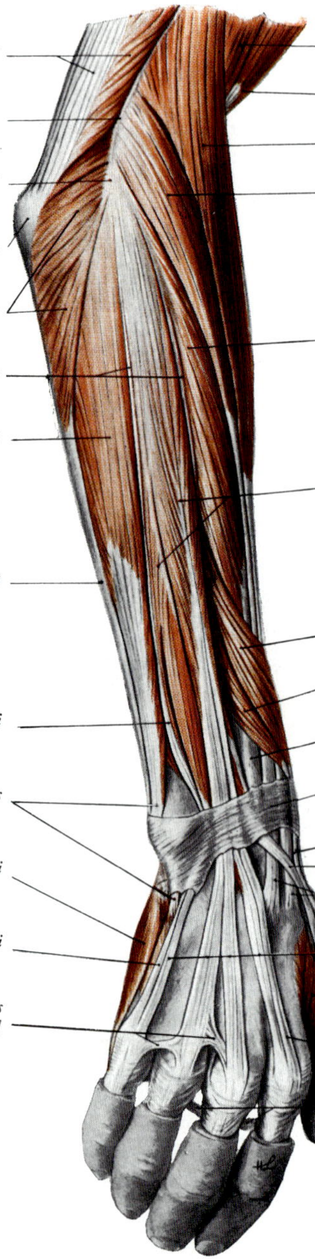

Abb. 345. Unterarm- und Handmuskeln eines supinierten rechten Armes. Dorsalansicht. Oberflächliche Lage

b) Die dorsale Muskelgruppe

wird vom **N. radialis** versorgt; sie läßt eine oberflächliche, gerade verlaufende und eine tiefe, schräg verlaufende Schicht unterscheiden (Abb. 345, 346).

α) Oberflächliche Schicht (Abb. 345)

1. **M. extensor digitorum** [communis], der gemeinsame Fingerstrecker, **entspringt** vom *Epicondylus lateralis humeri*, der *Fascia antebrachii* und einer *Sehnenplatte*, die ihn vom Extensor carpi radialis brevis trennt. Der spindelförmige Muskel entläßt **vier Sehnen,** die gemeinsam durch das 4. Fach des Retinaculum extensorum ziehen und in die **Dorsalaponeurose des 2.–5. Fingers** übergehen.

   Auf dem Handrücken sind die Sehnen durch **Connexus intertendinei** [Juncturae tendinum] verbunden. Diese hemmen isolierte Streckbewegungen der Finger (vor allem des 4. Fingers) im Grundgelenk.

   Die Sehne zum 5. Finger kann fehlen.

   Wirkung: Streckung des 2.–5. Fingers und der ganzen Hand.

2. **M. extensor digiti minimi,** der Kleinfingerstrecker, **entspringt** gemeinsam mit dem vorigen, von ihm durch eine Sehnenplatte getrennt. Die Sehne **zieht** durch das 5. Sehnenfach des Retinaculum extensorum **zur** *Dorsalaponeurose* des 5. Fingers.

   Der Muskel kann fehlen.

   Wirkung: Streckung des 5. Fingers. Hilft bei der Streckung der Hand.

3. **M. extensor carpi ulnaris,** der ulnare Handstrecker, **entspringt** gemeinsam mit den beiden vorigen vom *Epicondylus lateralis humeri* und der *Fascia antebrachii*, außerdem von der *Gelenkkapsel* und der dorsalen Kante der *Ulna.* Eine Sehnenplatte trennt ihn vom M. anconaeus. Die Sehne verläuft in einer Rinne der Ulna durch das 6. Fach des Retinaculum extensorum und **setzt** am *Metacarpale V* **an.**

   Wirkung: Dorsalflexion und Ulnarabduktion (gemeinsam mit dem M. flexor carpi ulnaris) der Hand.

4. **M. anconaeus,** der Knorrenmuskel, liegt, bedeckt von der derben Fascia antebrachii, mit den vorigen in der gleichen Schicht. Als Teil des Triceps brachii wurde er bereits S. 454 besprochen.

β) Tiefe Schicht (Abb. 346)

Sie hat einen schrägen, von proximal-ulnar nach distal-radial gerichteten Verlauf. Drei ziehen gestaffelt zum Daumen, einer zum Zeigefinger, einer zum Radius.

5. **M. supinator,** der Auswärtsdreher, **entspringt** von der *Crista m. supinatoris* an der Dorsalfläche der Ulna und vom *Lig. anulare radii,* **umfaßt** schräg absteigend das proximale **Radiusende** dorsal, lateral und ventral und **setzt** zwischen *Tuberositas radii* und dem Ansatz des *M. pronator teres* **an.**

   Er wird **durchbohrt vom** *Ramus prof. n. radialis* (Abb. 346).

   Wirkung: Im Gegensatz zum M. biceps brachii, der mit zunehmender Beugung im Ellenbogengelenk an supinierender Kraft verliert, behält der M. supinator in allen Stellungen des Gelenkes seine auswärtsdrehende (supinatorische) Wirkung.

6. **M. abductor pollicis longus,** der lange Daumenwegzieher, **entspringt** von der

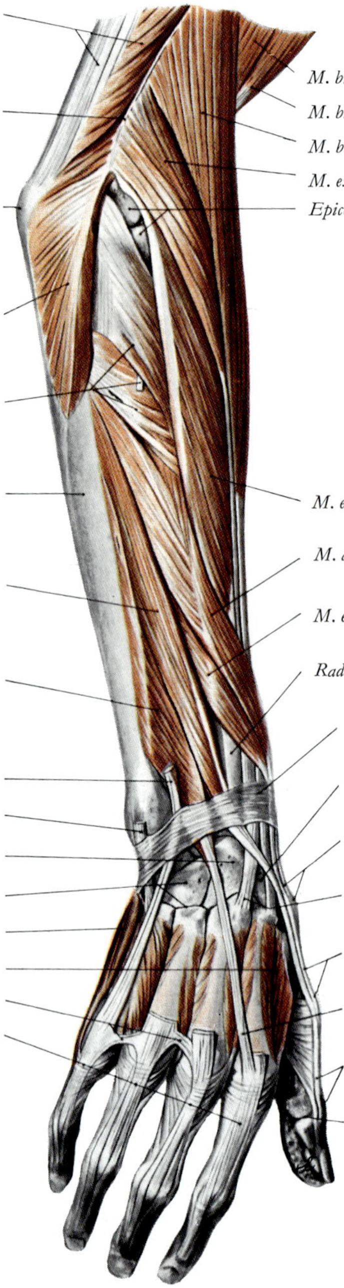

Abb. 346. Unterarm- und Handmuskeln eines supinierten rechten Armes. Dorsalansicht der tiefen Lage. Oberflächliche Muskeln sind zum Teil entfernt. Ellenbogengelenk und Handwurzelknochen sind freigelegt, um ihre Lage zu den Muskeln und Sehnen zu zeigen

Dorsalfläche des *Radius*, der *Membrana interossea antebrachii* und der *Ulna*, überkreuzt im distalen Drittel des Unterarmes zusammen mit dem Extensor pollicis brevis die *Extensores carpi radiales*, verläuft mit ihm durch das 1. Fach des Retinaculum extensorum und **setzt** an der Basis des **Metacarpale des Daumens an.**

7. **M. extensor pollicis brevis,** der kurze Daumenstrecker, hat mit dem vorigen den gleichen Ursprung und Verlauf, **setzt** an der Basis der **Grundphalanx des Daumens an.**
8. **M. extensor pollicis longus,** der lange Daumenstrecker, **entspringt** distal von den vorigen von der *Ulna* und angrenzender *Membrana interossea antebrachii*, zieht durch das 3. Fach des Retinaculum extensorum und **setzt** an der Basis der **Nagelphalanx des Daumens an.**

   Wirkung: Die Hauptfunktion der drei Daumenmuskeln ist aus dem Namen abzulesen. Da sie über das Handgelenk hinwegziehen, wirken sie in gleichem Sinne auch auf die Hand. Außerdem sind sie schwache Supinatoren des Unterarmes. Beide *Extensores pollicis* unterstützen die Abduktion der Hand. Aus der Abduktionsstellung heraus kann der lange Extensor adduzieren.
9. **M. extensor indicis,** der Zeigefingerstrecker, **entspringt** vom distalen Drittel der *Ulna*, verläuft mit dem Extensor digitorum durch das 4. Sehnenfach und **geht** in die *Dorsalaponeurose* des Zeigefingers **über.**

   Wirkung: Strecker des Zeigefingers und der Hand, schwacher Supinator.

c) *Die ulnare Muskelgruppe*

(Abb. 347–350)

liegt vorwiegend an der ulnaren und ventralen Seite des Unterarmes. Die dorsale Kante der Ulna trennt sie in ganzer Länge von der dorsalen Gruppe. Vom Ansatz des Biceps brachii läuft nach distal eine Hautfurche, die die Gruppe gegen die radialen Muskeln abgrenzt.

Als genetisch ventrale Muskulatur wird sie vom **N. medianus** und **N. ulnaris** versorgt. Man kann vier Schichten unterscheiden.

I. Schicht (Abb. 347)

1. **M. pronator teres,** der runde Einwärtsdreher, **entspringt** mit dem **humeralen Kopf** vom *Epicondylus medialis humeri* und dem *Septum intermusculare brachii mediale*, mit einem schwächeren, **ulnaren,** tiefen **Kopf** vom *Proc. coronoideus ulnae.*

   Zwischen beiden Köpfen verläuft der *N. medianus*, unter dem tiefen Kopf die *A. ulnaris.*

   Der Muskel verläuft distal- und radialwärts und **setzt** distal vom Ansatz des M. supinator in der Mitte des *Radius* **an.** Er bildet mit dem Brachioradialis einen nach proximal offenen, spitzen Winkel.

   Wirkung: Pronation und Beugung des Unterarmes.

   Nervenversorgung: *N. medianus.*
2. **M. flexor carpi radialis,** der radiale Handbeuger, **entspringt** vom *Epicondylus medialis humeri* und der *Fascia antebrachii.* Seine Sehne **verläuft** in einem osteofibrösen Kanal, umgeben von einer eigenen Sehnenscheide, **Vagina synovialis tendinis m. flexoris carpi radialis,** in einer Rinne des Trapezium und **setzt** an der Basis des *Metacarpale II* und *III* **an.**

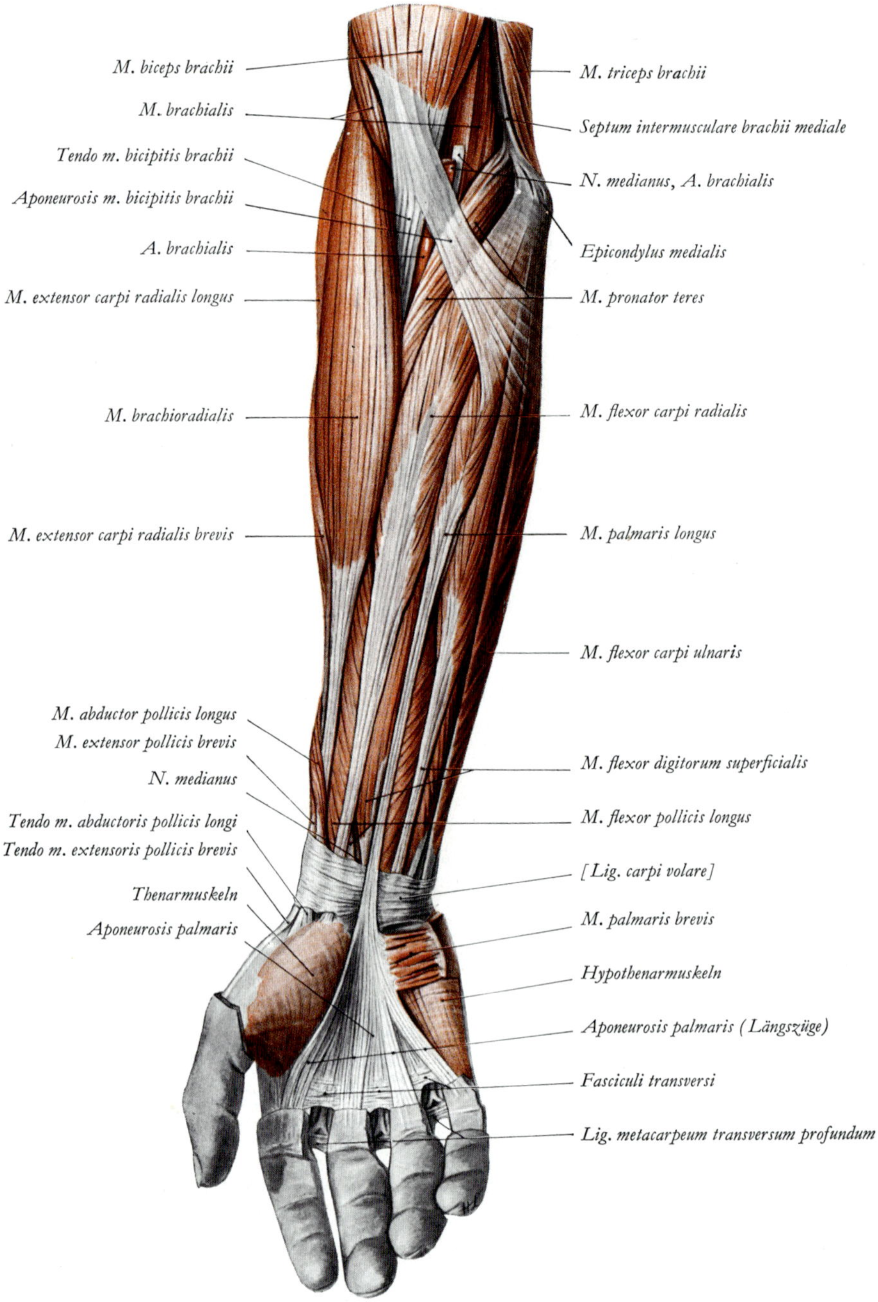

Abb. 347. Unterarm- und Handmuskeln eines supinierten rechten Armes. Ansicht von vorn. I. Schicht

Oberhalb des Handgelenkes ist seine Sehne bei Beugung gut zu sehen. Radial von ihr fühlt man den Puls der *A. radialis*, ulnar von ihr liegt der *N. medianus*.

Wirkung: Im Ellenbogengelenk geringe Beugung, in den Speichenellengelenken Pronation, im Handgelenk Beugung und Radialabduktion der Hand (zusammen mit den Extensores carpi radiales).

Nervenversorgung: *N. medianus.*

3. **M. palmaris longus,** der lange Hohlhandmuskel, **entspringt** vom *Epicondylus medialis humeri* und der *Fascia antebrachii*, **verläuft** als einziger Beuger **auf** dem **Retinaculum flexorum** [Lig. carpi transversum] **zur Aponeurosis palmaris** (*springt deshalb bei der Beugung der Hand am meisten vor*).

Er ist sehr variabel ausgebildet und fehlt häufig.

Wirkung: Er spannt die Palmaraponeurose. Außerdem beugt er im Ellenbogen- und im Handgelenk.

Nervenversorgung: *N. medianus.*

4. **M. flexor carpi ulnaris,** der ulnare Handbeuger, **entspringt** mit dem **Caput humerale** vom *Epicondylus medialis humeri*, mit dem **Caput ulnare** vom *Olecranon* und den proximalen zwei Dritteln der *Ulna*.

Zwischen den beiden Köpfen gelangt der *N. ulnaris* von der Streckseite des Oberarmes auf die Beugeseite des Unterarmes. An der radialen Seite des Muskels verlaufen *A.*, *V.* und *N. ulnaris* (Leitmuskel!).

Der Muskel **setzt** unter Zwischenschaltung eines Sesambeines (*Os pisiforme*) mittels des **Lig. pisohamatum** am *Hamulus ossis hamati*, mittels des **Lig. pisometacarpeum** an der Basis des *Metacarpale IV und V* **an.**

Wirkung: Beugung und Ulnarabduktion der Hand (zusammen mit dem M. extensor carpi ulnaris).

Nervenversorgung: *N. ulnaris.*

2. Schicht (Abb. 348)

5. **M. flexor digitorum superficialis,** der oberflächliche Fingerbeuger, **entspringt** mit dem **Caput humerale** vom *Epicondylus medialis humeri*, mit einem kleinen **Caput ulnare** vom *Proc. coronoideus ulnae* und mit dem **Caput radiale** (bedeckt vom Pronator teres) vom Radius.

Proximal wird er von den vier Muskeln der 1. Schicht bedeckt.

Unter seinem Ursprung verschwinden der *N. medianus* und die *A. brachialis* in der Tiefe.

Aus dem breiten Muskelbauch (Abb. 348) entwickeln sich **vier Sehnen,** die **zur** Basis der **Mittelphalanx** der Finger 2–5 ziehen. Die beiden randständigen Sehnen liegen oberhalb des Handgelenkes tief, die beiden mittelständigen oberflächlich. Im Canalis carpi liegen die Sehnen mit denen des tiefen Fingerbeugers in einer gemeinsamen Scheide, **Vagina synovialis communis mm. flexorum** (Abb. 353). In Höhe der Grundphalanx teilen sich die Sehnen und bilden einen Schlitz für den Durchtritt der Sehne des M. flexor digitorum profundus. Er wird deshalb auch **Perforatus** genannt. Die Sehnen beider Muskeln werden vom distalen Ende der Mittelhandknochen bis zum Ansatz von einer gemeinsamen Sehnenscheide umgeben.

Nervenversorgung: *N. medianus,* selten zusätzlich vom *N. ulnaris.*

3. Schicht (Abb. 349)

6. **M. flexor digitorum profundus,** der tiefe Fingerbeuger, **entspringt** von der *Ulna* und der angrenzenden *Membrana interossea antebrachii*, entwickelt **vier Sehnen** und **verläuft** mit dem vorigen gemeinsam. Er tritt in Höhe der Grundphalanx **durch** den Schlitz in der Sehne des **oberflächlichen Beugers, heißt** deshalb **Perforans** und **setzt** an der Basis der **Nagelphalanx** der Finger 2–5 **an.**

   Nervenversorgung: *N. medianus* (für 2. und 3. Finger), *N. ulnaris* (für 4. und 5. Finger).

   Wirkung: Beide Fingerbeuger beugen die Mittel- und Grundphalangen des 2.–5. Fingers und die Hand. Der tiefe beugt außerdem die Nagelphalangen, der oberflächliche noch gering im Ellenbogengelenk. Die Kraft der Beuger wird stärker, wenn die Strecker die Hand in dorsalflektierte Stellung gebracht haben.

7. **M. flexor pollicis longus,** der lange Daumenbeuger (Abb. 349), **entspringt** vom *Radius* und von der *Membrana interossea antebrachii* bis hinauf zum Ansatz des Supinator. Seine Sehne **zieht,** von einer eigenen Sehnenscheide, **Vagina tendinis m. flexoris pollicis longi** (Abb. 353), umgeben, durch den Canalis carpi, zwischen oberflächlichem und tiefem Kopf des Flexor pollicis brevis **zur** Basis der **Nagelphalanx** des Daumens.

   Nervenversorgung: *N. medianus.*

   Wirkung: Beugt den Daumen und die Hand.

4. Schicht (Abb. 350)

8. **M. pronator quadratus,** der viereckige Einwärtsdreher, **entspringt** an der vorderen Fläche der *Ulna* und **setzt** an der vorderen Fläche des *Radius* **an.**

   Nervenversorgung: *N. medianus.*

   Wirkung: Pronation des Unterarmes.

12. Die Faszien und Faszienräume der Hand

An der Beugeseite der Hand geht die Unterarmfaszie in eine fächerförmige, sehnige Platte, die **Aponeurosis palmaris,** über (Abb. 347). Seitlich wird sie wesentlich dünner und bekleidet die Daumen- und Kleinfingerballenmuskeln. Nach distal läuft die Palmaraponeurose in **vier Zipfel** aus, die durch Querzüge, *Fasciculi transversi*, verbunden sind. Ihre Längszüge strahlen z.T. in das Skelett der Finger aus. Die unter der Haut der Zwischenfingerfalten gelegenen quer verlaufenden *Ligg. metacarpea superficialia* (Ligg. natatoria, Schwimmhautbänder) hemmen zu starkes Fingerspreizen.

Außer den Längszügen, die als Ausstrahlungen des M. palmaris longus aufzufassen sind, sind noch tiefe Querfasern vorhanden, die man als distale Fortsetzung des Retinaculum flexorum ansehen kann. Von dieser tiefen Schicht gehen senkrechte Scheidewände in die Tiefe, die im Mittelgebiet Kammern für die Sehnen und für die zwischen ihnen liegenden Gefäße und Nerven bilden. Aus diesen Kammern entwickeln sich in Höhe der Grundphalanx die *Vaginae fibrosae digitorum manus.* Proximal vom *Lig. metacarpeum transversum superficiale* fehlen die Querfasern zwischen den vier

Abb. 348. Unterarm- und Handmuskeln eines supinierten rechten Armes. Ansicht von vorn. ▶
II. Schicht. Die oberflächliche Schicht ist z. T. entfernt

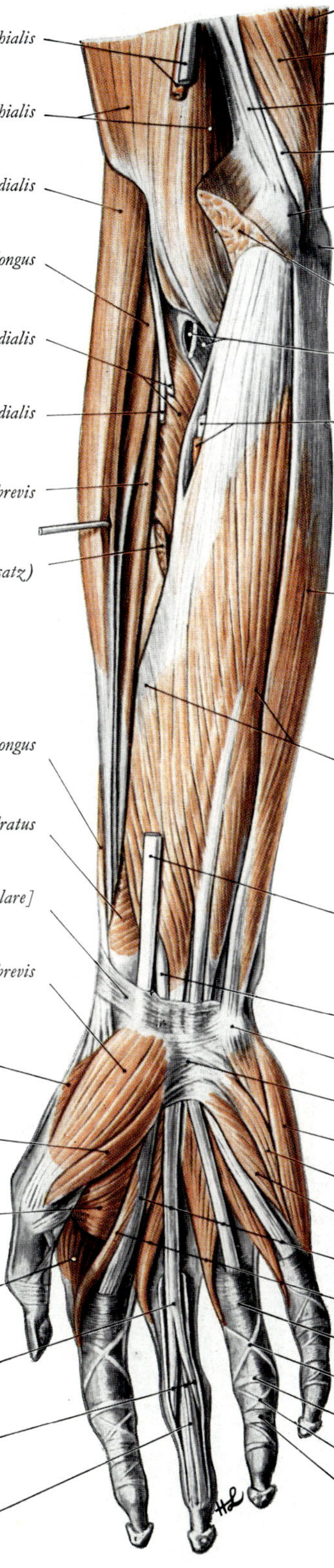
N. medianus A. brachialis
M. brachialis
M. brachioradialis
M. extensor carpi radialis longus
M. supinator, R. profundus n. radialis
R. superficialis n. radialis
M. extensor carpi radialis brevis
M. pronator teres (Ansatz)
M. abductor pollicis longus
M. pronator quadratus
[Lig. carpi volare]
M. abductor pollicis brevis
M. opponens pollicis
M. flexor pollicis brevis
M. adductor pollicis
M. interosseus dorsalis I
Tendo m. flexoris digitorum superficialis
Chiasma tendinum
Tendo m. flexoris digitorum profundi
Caput longum
Caput mediale
m. tricipitis brachii
Septum intermusculare brachii mediale
N. ulnaris
Epicondylus medialis
Olecranon
Ursprung von M. pronator teres et M. palmaris longus
Tendo m. bicipitis brachii, Bursa bicipitoradialis
N. medianus, A. ulnaris
M. flexor carpi ulnaris
M. flexor digitorum superficialis
Tendo m. flexoris carpi radialis
N. medianus
Os pisiforme
Retinaculum flexorum
M. abductor
M. flexor brevis
M. opponens
digiti minimi
Tendines m. flexoris digitorum superficialis
Mm. lumbricales
Vagina fibrosa digiti manus
Pars cruciformis
Pars anularis
Pars cruciformis
Pars anularis
vaginae fibrosae

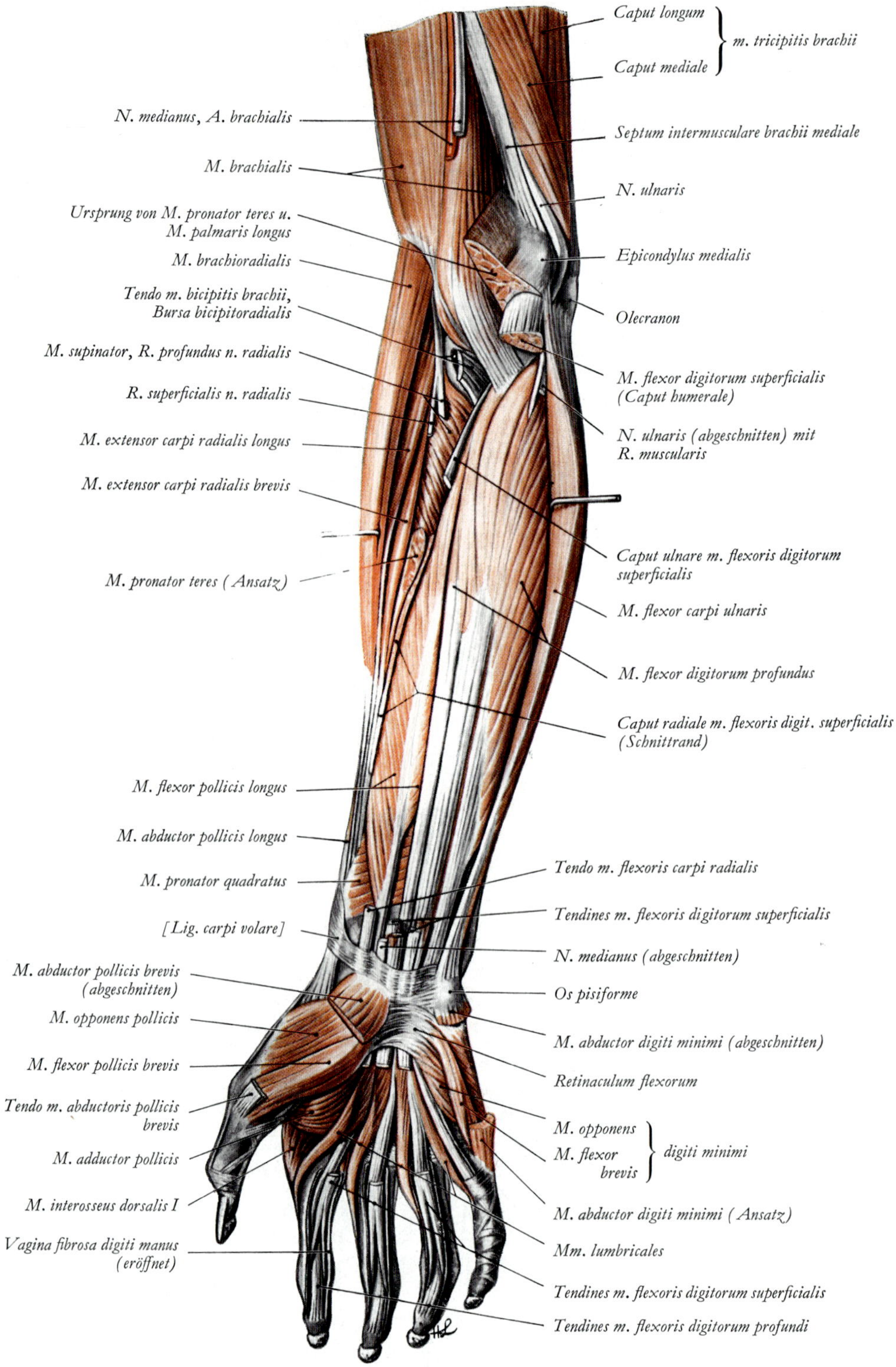
Caput longum
Caput mediale
m. tricipitis brachii
N. medianus, A. brachialis
Septum intermusculare brachii mediale
M. brachialis
N. ulnaris
Ursprung von M. pronator teres u. M. palmaris longus
Epicondylus medialis
M. brachioradialis
Tendo m. bicipitis brachii, Bursa bicipitoradialis
Olecranon
M. supinator, R. profundus n. radialis
M. flexor digitorum superficialis (Caput humerale)
R. superficialis n. radialis
N. ulnaris (abgeschnitten) mit R. muscularis
M. extensor carpi radialis longus
M. extensor carpi radialis brevis
Caput ulnare m. flexoris digitorum superficialis
M. pronator teres (Ansatz)
M. flexor carpi ulnaris
M. flexor digitorum profundus
Caput radiale m. flexoris digit. superficialis (Schnittrand)
M. flexor pollicis longus
M. abductor pollicis longus
Tendo m. flexoris carpi radialis
M. pronator quadratus
Tendines m. flexoris digitorum superficialis
[Lig. carpi volare]
N. medianus (abgeschnitten)
M. abductor pollicis brevis (abgeschnitten)
Os pisiforme
M. opponens pollicis
M. abductor digiti minimi (abgeschnitten)
M. flexor pollicis brevis
Retinaculum flexorum
Tendo m. abductoris pollicis brevis
M. opponens
M. flexor brevis
digiti minimi
M. adductor pollicis
M. interosseus dorsalis I
M. abductor digiti minimi (Ansatz)
Vagina fibrosa digiti manus (eröffnet)
Mm. lumbricales
Tendines m. flexoris digitorum superficialis
Tendines m. flexoris digitorum profundi

Längszipfeln. Hier quillt bei der Streckung das die Gefäße und Nerven einhüllende Fettgewebe aus der Tiefe vor. Es bildet die Unterpolsterung der Tastballen (S. 524). Etwas stärkere Scheidewände trennen die Daumen- und Kleinfingerballenmuskeln von dem Mittelfach, so daß wir drei **Muskellogen** erhalten. In der Tiefe werden die Mm. interossei noch von einer dünnen Faszie überzogen.

Am Handrücken überzieht ein oberflächliches Blatt der Faszie in Fortsetzung des Retinaculum extensorum die Streckersehnen und verliert sich nach distal in der Dorsalaponeurose. Ein zartes, tiefes Blatt spannt sich zwischen den Handwurzel- und Mittelhandknochen aus und deckt die Mm. interossei dorsales.

13. Die kurzen Handmuskeln

(Abb. 348–352)

liegen im Gegensatz zum Fuß, wo wir dorsale und plantare unterscheiden, **ausschließlich auf der Beugeseite.** Sie werden vom **N. medianus** und **N. ulnaris** versorgt. Nur als seltene Varietät kann ein *M. extensor digitorum brevis* vorhanden sein. Die **Hauptmasse** der Muskeln findet sich **randständig,** ordnet sich um das Metacarpale V als Kleinfingerballen, **Hypothenar,** und um das Metacarpale I als Daumenballen, **Thenar.** Die Daumen- und Kleinfingerballenmuskeln verleihen dem 5. Finger, vor allem aber dem Daumen eine größere Selbständigkeit, die ihn zum Gegenspieler aller anderen Finger macht. **Die übrigen Muskeln** liegen **in einer Mittelloge** als *Mm. lumbricales* zwischen den Sehnen der langen Beuger oder als *Mm. interossei* zwischen den Mittelhandknochen.

a) Die Muskeln des Daumenballens

1. **M. abductor pollicis brevis,** der kurze Daumenwegzieher, **entspringt** vom *Retinaculum flexorum* und vom *Tuberculum ossis scaphoidei* und **setzt** am *radialen Sesambein* und an der *Grundphalanx* des Daumens **an.**
   Wirkung: Abduktion des Daumens.
2. **M. opponens pollicis,** der Gegensteller des Daumens, **entspringt** vom *Retinaculum flexorum* und vom *Tuberculum ossis trapezii* und **setzt** am radialen Rande des **Metacarpale I an.**
   Wirkung: Er stellt den Daumen den anderen Fingern gegenüber.
3. **M. flexor pollicis brevis,** der kurze Daumenbeuger, **entspringt** mit dem **Caput superficiale** vom *Retinaculum flexorum,* mit dem **Caput profundum** vom *Trapezium,* vom *Trapezoideum* und vom *Capitatum.* Zwischen beiden Köpfen, die am *radialen Sesambein* **ansetzen,** verläuft die Sehne des M. flexor pollicis longus.
   Wirkung: Er beugt die Grundphalanx des Daumens.
4. **M. adductor pollicis,** der Heranzieher des Daumens, **entspringt** mit einem **Caput transversum** vom *Metacarpale III,* mit einem **Caput obliquum** von den benachbarten Handwurzelknochen und **setzt** am ulnaren Sesambein **an.**
   Wirkung: Er adduziert den Daumen und entspricht einen M. interosseus.

Nervenversorgung: *Caput profundum* des *Flexor pollicis brevis* und *Adductor pollicis* vom *N. ulnaris.* Alle anderen vom *N. medianus.*

◄ Abb. 349. Unterarm- und Handmuskeln eines supinierten rechten Armes. Ansicht von vorn. III. Schicht. I. u. II. Schicht z. T. entfernt

b) Die Muskeln des Kleinfingerballens

1. **M. palmaris brevis,** der kurze Hohlhandmuskel (Abb. 347), **entspringt** vom ulnaren Rande der *Aponeurosis palmaris,* setzt an der Haut am Ulnarrand der Hand an und erzeugt hier eine Furche bzw. 3–4 kleine Gruben.
2. **M. abductor digiti minimi,** der Abzieher des Kleinfingers (Abb. 348), **entspringt** vom *Retinaculum flexorum* und vom *Os pisiforme* und **zieht** zur Basis der Grundphalanx des Kleinfingers.
3. **M. flexor digiti minimi brevis,** der kurze Kleinfingerbeuger (Abb. 348, 349), **entspringt** vom *Retinaculum flexorum* und vom *Hamulus ossis hamati* und **setzt** gemeinsam mit dem vorigen **an.**

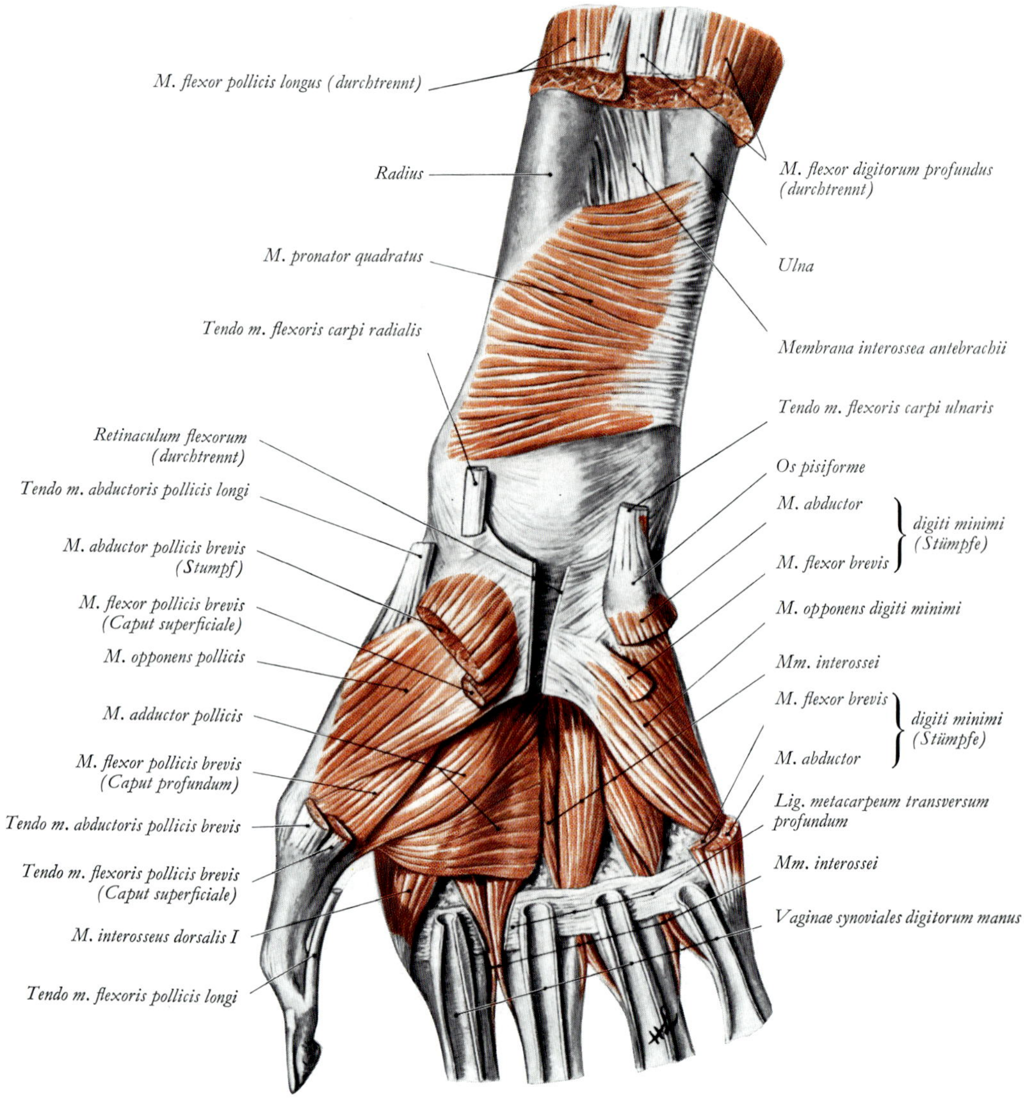

Abb. 350. Unterarm- und Handmuskeln eines supinierten rechten Armes. Palmaransicht. IV. Schicht

4. **M. opponens digiti minimi,** der Gegensteller des Kleinfingers (Abb. 350), **entspringt** vom *Retinaculum flexorum* und vom *Hamulus ossis hamati* und **setzt** am ulnaren Rande des **Metacarpale V an.**

Wirkung: Die Muskeln abduzieren, beugen und opponieren den kleinen Finger.

Nervenversorgung: Alle Kleinfingerballenmuskeln vom *N. ulnaris.*

c) Die mittleren Handmuskeln

1. **Mm. lumbricales,** die Regenwurmmuskeln (Abb. 348, 349), meistens vier, **entspringen** zum Teil zweiköpfig von den vier Sehnen des *M. flexor digitorum profundus* und **strahlen** an der radialen Seite der Basis der Grundphalanx in die **Dorsalaponeurose ein** (Abb. 352).

Wirkung: Sie beugen im Grundgelenk und strecken im Mittel- und Endgelenk. Da mit zunehmender Beugung ihr Ursprung an der Sehne des tiefen Beugers nach proximal verlagert wird, bleibt ihre Wirkung erhalten.

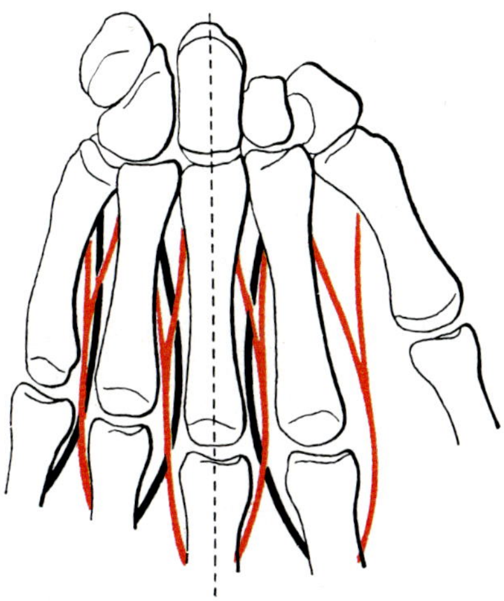

Abb. 351. Schema der Mm. interossei. Achse = punktiert; dorsale = rot; palmare = schwarz

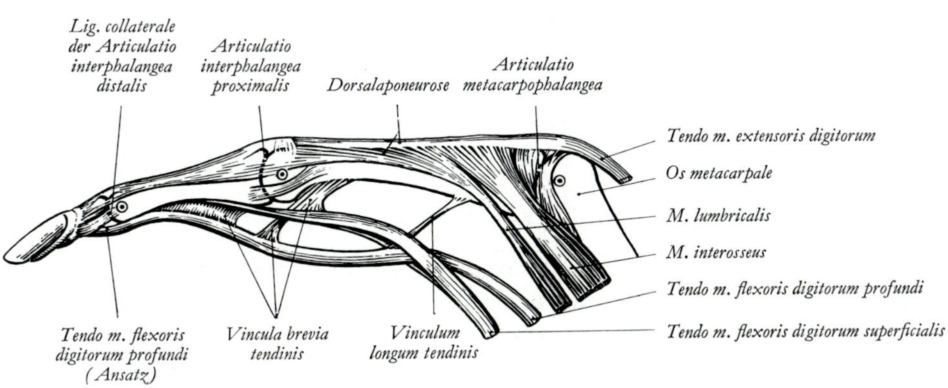

Abb. 352. Vincula tendinum. Lage der Sehnen zu den Achsen der Fingergelenke. Die Lage der Achsen ist durch Punkt und Kreis markiert

Sie erzeugen eine Fingerstellung, wie wir sie beim Schreiben, Klavierspiel usw. benötigen. Die alten Anatomen nannten sie „Geigermuskeln".

Nervenversorgung: *N. medianus* (1 und 2, evtl. 3), *N. ulnaris* (3 und 4, evtl. nur 4).

2. **Mm. interossei,** die Zwischenknochenmuskeln (Abb. 350, 351). Wir unterscheiden vier dorsale und drei palmare, die sich um die Achse des Mittelfingers gruppieren.

   Die vier dorsalen entspringen zweiköpfig von den einander zugekehrten Flächen der *Metacarpalia I–V*, konvergieren zur Achse und **strahlen** an der Basis der Grundphalangen in die **Dorsalaponeurose ein.**

   Die drei palmaren entspringen einköpfig am ulnaren Rande des Metacarpale II und am radialen Rande der *Metacarpalia IV–V*, divergieren von der Achse und **strahlen** an der Basis des Grundgliedes in die **Dorsalaponeurose ein.**

   Wirkung: Die dorsalen spreizen, die palmaren führen die zwei ulnaren Finger und den Zeigefinger zum Mittelfinger hin. Gemeinsam beugen sie im Grundgelenk und strecken im Mittel- und Endgelenk (wie die Mm. lumbricales).

   Der Daumen erhält keinen Interosseus; er hat seinen eigenen Ab- und Adductor. Der kleine Finger hat nur einen Interosseus (der als Adductor wirkt) und einen eigenen Abductor.

   Innervation der Mm. interossei manus. Alle werden vom *N. ulnaris* versorgt. Lähmung: S. 532.

d) Die Dorsalaponeurose der Finger

(Abb. 352)

Die Sehnen des *M. extensor digitorum* [communis] erhalten an der Basis der Grundphalanx von palmar her beiderseits Zuzug durch die fächerförmig verbreiterten Sehnen der *Mm. interossei* und *lumbricales.* Da diese schlingenförmig die Grundphalanx umfassen, können sie im Grundgelenk beugen (Abb. 352). Nach distal verschmälert sich die gemeinsame Sehnenplatte und spaltet sich über der distalen Hälfte der Grundphalanx in drei Streifen. Der mittlere setzt an der Basis der Mittelphalanx an, die seitlichen ziehen weiter zur Basis der Nagelphalanx. Durch diese Anordnung ist es möglich, die Glieder einzeln zu strecken bzw. im Zusammenspiel mit den Beugern zu beugen.

e) Die Sehnenscheiden der Hand

Um das Gleiten der Sehnen zu erleichtern und um die Wirkungsmöglichkeit der Unterarmmuskeln auf dem langen, über mehrere Gelenke führenden Wege zur Mittelhand und zu den Fingern zu erhöhen, sind streckenweise auf der Beuge- und auf der Streckseite Sehnenscheiden ausgebildet.

α) Die Sehnenscheiden der Beugeseite (Abb. 348, 353)

Im Canalis carpi finden wir gewöhnlich eine ulnare und eine radiale Sehnenscheide.

1. Die **Vagina synovialis communis mm. flexorum** ist mehrfach gekammert und enthält die acht Sehnen der *Mm. flexor digitorum superficialis* und *profundus.* Sie beginnt etwas proximal von der oberen Handwurzelbeugefalte und endet distal vom Retinaculum flexorum, über den Basen der Mittelhandknochen. Beim Erwachsenen steht die digitale Sehnenscheide des Kleinfingers gewöhnlich mit ihr in Verbindung.

2. Die **Vagina tendinis m. flexoris pollicis longi** liegt neben der vorigen und enthält die Sehne des langen Daumenbeugers. Beim Erwachsenen reicht sie bis zur Basis der Nagelphalanx.
3. Die **Vagina synovialis tendinis m. flexoris carpi radialis** liegt nicht mit den beiden vorigen im Canalis carpi, sondern in einem eigenen osteofibrösen Kanal.
4. Die **Vaginae synoviales tendinum digitorum manus** beginnen über den Köpfen der Mittelhandknochen und reichen bis zur Basis der Nagelphalanx. Die Scheide des 5. Fingers hängt meist mit der *Vagina synovialis communis mm. flexorum* zusammen. Sie werden außen durch die **Vaginae fibrosae digitorum manus** verstärkt. Diese sind über dem Schaft der Knochen besonders kräftig. Über den Gelenken findet sich eine schmale **Pars anularis vaginae fibrosae** (Abb. 348), an die sich proximal und distal eine **Pars cruciformis vaginae fibrosae** anschließt.

Diese Konstruktion ermöglicht bei stärkerer Beugung das Ausweichen der Sehnen über den Gelenken.

Über der Grund- und Mittelphalanx führen die **Vincula tendinum** (Abb. 352) Blutgefäße zur Sehne. Sie sind als Reste des **Mesotenon** (Mesotendineum, Bd. I) aufzufassen.

Anwendung. Die Sehnenscheiden der Finger sind starrwandige Führungsröhren, in denen infektiöse Keime sich leicht ausbreiten können. Solche Infektionen finden an den 3 mittleren Fingern am proximalen Ende der digitalen Scheiden ihr Ende. Vergleiche in

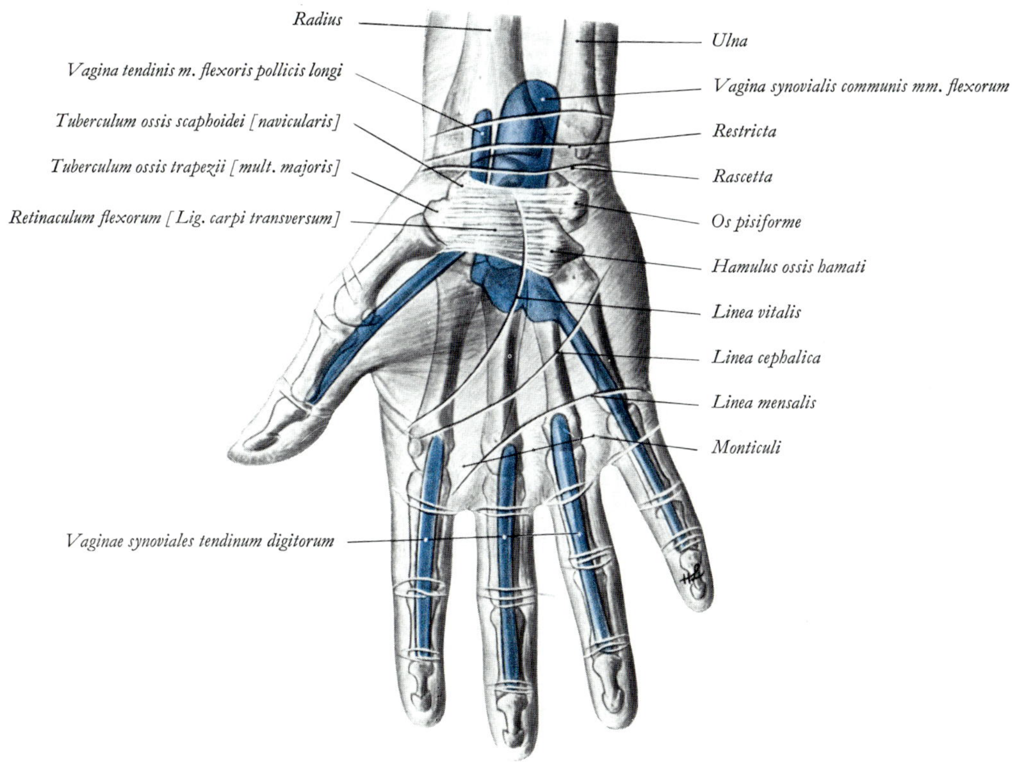

Abb. 353. Sehnenscheiden (blau) der Beugefläche der Hand. Zur topographischen Orientierung sind Beugefalten, Skelett und Retinaculum flexorum (Lig. carpi transversum) eingezeichnet

Abb. 353 die Lage zu den Beugefalten der Hand. Da die digitalen Scheiden des 1. und 5. Fingers beim Erwachsenen meist im Handwurzelbereich mit der gemeinsamen Beuger-Sehnenscheide zusammenhängen (beim Kind sind auch sie zunächst einzeln angelegt), können Sehnenscheidenentzündungen am Kleinfinger auf den Daumen übergreifen und umgekehrt. Es entsteht so eine V-förmige Phlegmone. Ausflockung der Synovialflüssigkeit ruft bei Bewegungen Reibungsgeräusche und Schmerzen hervor. Stärkere entzündliche Schwellungen der Sehnenscheiden werden im Handwurzelbereich durch das Retinaculum flexorum eingeschnürt; sie wölben sich proximal und distal des Bandes vor (*Sanduhrform*). Das proximale Ende der Scheiden läßt sich dabei gut abtasten.

β) Die Sehnenscheiden der Streckseite

Über der Handwurzel werden die Streckersehnen durch das *Retinaculum extensorum* gegen den Knochen fixiert. Das Band schickt Scheidewände in die Tiefe, wodurch **sechs osteofibröse Fächer** entstehen. In jeder dieser Kammern umgibt eine Sehnenscheide eine oder mehrere Sehnen. Wir zählen die Fächer von radial nach ulnar. Es ziehen durch das:

1. Fach: *Abductor pollicis longus* und *Extensor pollicis brevis,*
2. Fach: *Extensor carpi radialis longus* und *brevis,*
3. Fach: *Extensor pollicis longus,*
4. Fach: *Extensor digitorum* und *Extensor indicis,*
5. Fach: *Extensor digiti minimi,*
6. Fach: *Extensor carpi ulnaris.*

14. Untersuchung am Lebenden

Das Skelett der oberen Gliedmaße ist nur an wenigen Stellen unter der Haut zu sehen. Wesentliche Teile lassen sich aber durch die Weichteile tasten (Abb. 354).

Die S-förmig gekrümmte **Clavicula** ist im allgemeinen in ganzer Ausdehnung unter der Haut zu sehen und zu tasten. Bei mageren, asthenischen Menschen kann man das Schlüsselbein im Bereich der oberhalb und unterhalb desselben gelegenen Gruben nahezu völlig umgreifen. Das akromiale Ende steht tiefer und weiter nach hinten. Bei kräftiger Muskulatur steht es auch höher; die Krümmung und die Enden pflegen stärker ausgeprägt zu sein.

Von der **Scapula** sind die Spina und das Acromion immer durch die Haut zu sehen bzw. zu fühlen. Der Angulus inferior und Margo medialis sind immer tastbar; bei Serratuslähmung und bei muskelschwachen Menschen heben sie sich von der Brustwand flügelartig ab (*Scapula alata*). Der **Processus coracoideus** läßt sich bei herabhängendem Arm unter dem vorderen Teil des Deltamuskels durchtasten; bei abduziertem Arm ist er im Trigonum deltoideopectorale zu fühlen. Die übrigen Teile der Scapula sind durch Schultergürtel- und Schultermuskeln so verdeckt, daß sie der manuellen Untersuchung nicht zugänglich sind.

Der **Humerusschaft** wird in ganzer Ausdehnung von einem kräftigen Muskelmantel umgeben. Da dieser seitlich, vor allem medial schwächer ist, kann man den Innenrand, teilweise auch den Außenrand durchtasten. Der **Humeruskopf** kann eventuell von der Achselhöhle aus bei adduziertem Arm (Entspannung der Fascia axillaris) getastet werden. Das **Tuberculum majus** und **minus** durch den Deltamuskel zu fühlen, ist schwierig. Von den **Epikondylen** ist der mediale immer deutlich zu sehen und zu tasten; der laterale wird zeitweise von der radialen Muskelgruppe überlagert; bei proniertem Unterarm und leichter Beugung im Ellenbogengelenk tritt er deutlicher hervor; in dem etwas distal von ihm gelegenen Grübchen kann man den Gelenkspalt und das **Caput radii** gut abtasten. Vom **Radius** ist außer dem Kopf nur noch das distale Ende mit dem kräftigen Processus styloideus radii der manuellen Untersuchung zugänglich; es liegt unmittelbar unter der Haut oder es wird von den flachen Strecksehnen überlagert.

Die **Ulna** liegt an der Streckseite in ganzer Ausdehnung, vom **Olecranon** bis zum kleinen **Processus styloideus ulnae,** unmittelbar unter der Haut. Das **Caput ulnae**

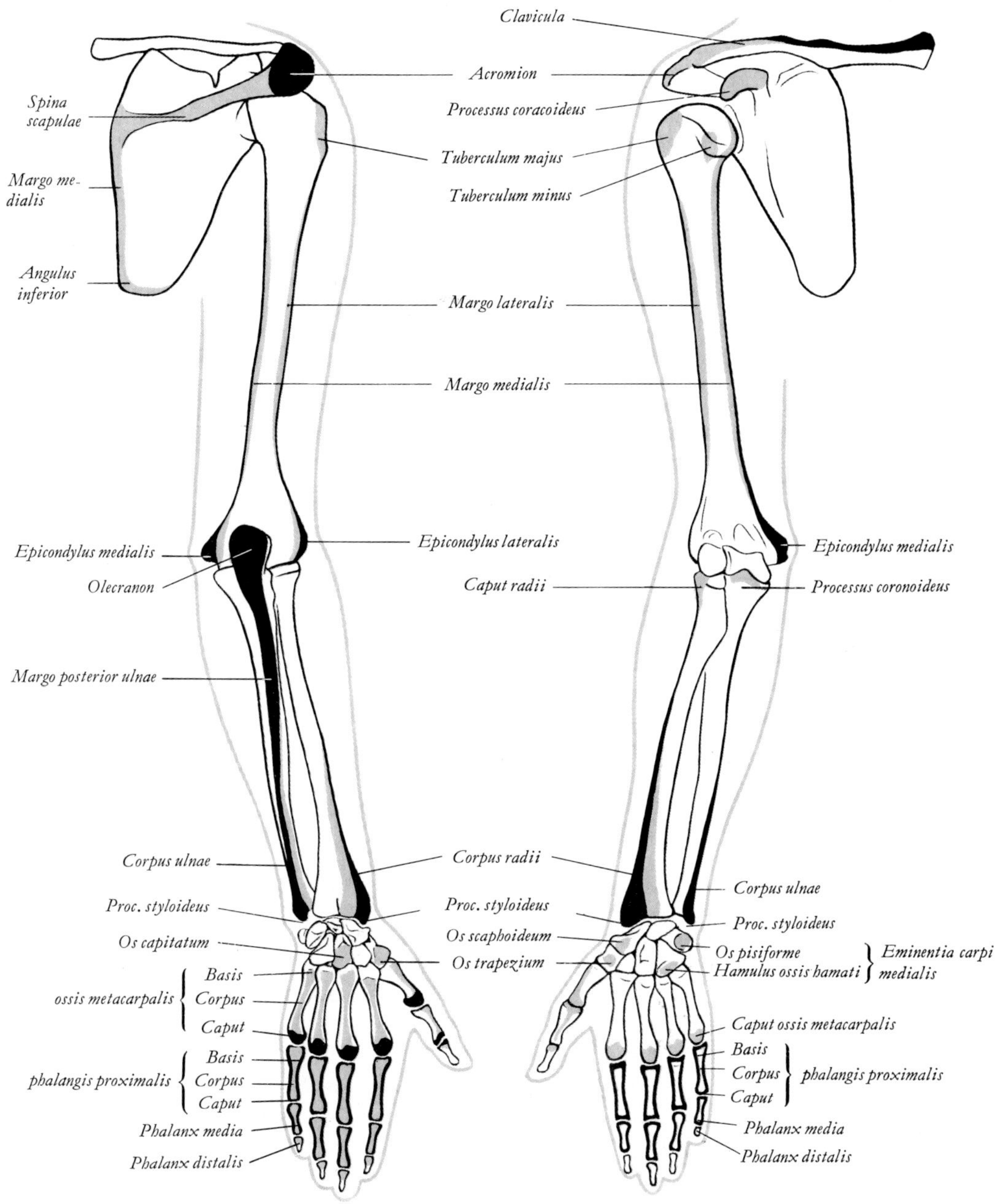

Abb. 354. Armskelett von dorsal und von ventral. Praktisch wichtige, direkt tastbare Knochenteile schwarz. Durch dünne Muskeln oder Sehnen hindurch indirekt tastbare Teile grau. In Anlehnung an *v. Lanz-Wachsmuth*

springt deutlich als **Handknöchel** vor. Bei kontrahierten Unterarmmuskeln erscheint der unter der Haut gelegene Teil der Ulna als Rinne. Der Olekranonpunkt und die beiden Epikondylenpunkte des Humerus liegen bei gestrecktem Arm in einer Geraden; bei rechtwinkliger Beugung bilden die 3 Punkte ein gleichschenkliges Dreieck (Abb. 328). Die gut sichtbare und tastbare **Elle** wurde in alten Zeiten als Längenmaß verwendet. Vom Carpus sind palmar die **Eminentia radialis** (Tuberculum ossis scaphoidei, Tuberculum ossis trapezii) und die **Eminentia ulnaris** (Os pisiforme, Hamulus ossis hamati), seitlich das Hamatum und Trapezium, dorsal zwischen den Strecksehnen das Capitatum zu fühlen.

Die **Mittelhand- und Fingerknochen** sind dorsal in ganzer Ausdehnung zu sehen und gut abzutasten; palmar sind nur die Köpfe der Mittelhandknochen, Basen, Seitenränder und Köpfe der Fingerknochen und die Sesambeine der Untersuchung zugänglich.

II. Übersicht über die Arterienversorgung des Armes

(Abb. 355)

Die obere Gliedmaße wird bis auf unbedeutende, segmentale Äste zu den Muskeln des Schultergürtels von einem großen Arterienstamm versorgt. Er heißt im Halsgebiet **A. subclavia,** im Achselbereich **A. axillaris,** am Oberarm **A. brachialis,** und teilt sich am Unterarm in die zwei großen Äste: **A. radialis** und **A. ulnaris.**

1. Die Schlüsselbeinarterie, A. subclavia,

entspringt rechts hinter dem Sternoklavikulargelenk aus dem *Truncus brachiocephalicus,* links im Brustraum direkt aus dem *Arcus aortae.* Sie verläuft in nach kranial konvexem Bogen über die Pleurakuppel, hinterläßt auf der Lungenspitze einen Eindruck, zieht mit dem Plexus brachialis durch die **Skalenuslücke** (zwischen M. scalenus anterior und medius) und erzeugt hier auf der 1. Rippe den Sulcus a. subclaviae. Zwischen 1. Rippe und Clavicula gelangt sie in die Achselhöhle, wo sie fortan A. axillaris heißt. In ihrem Verlauf gibt sie **fünf Äste** ab, die in der Hauptsache Hals, Kopf und Brustraum versorgen. Nur drei kleinere Äste sind für die Schulterversorgung und für den Kollateralkreislauf des Armes von Bedeutung.

Äste:

1. **A. vertebralis,** Wirbelarterie, verläuft durch die Foramina transversaria des 6.–1. Halswirbels, wendet sich oberhalb des Atlas nach medial, durchbohrt die Membrana atlantooccipitalis posterior und die Dura mater spinalis und gelangt durch das Foramen magnum in die Schädelhöhle; hier umgreift sie seitlich die Medulla oblongata und vereinigt sich kaudal von der Brücke mit der Arterie der anderen Seite zur **A. basilaris,** die mit der rechten und linken A. carotis interna den **Circulus arteriosus cerebri** bildet (siehe Gehirn S. 411).

   Am Hals gibt sie nur unbedeutende Zweige ab:

   a) *Rr. musculares* für die tiefen, prävertebralen Halsmuskeln,
   b) *Rr. spinales,* kleine segmentale Äste, in den Wirbelkanal,
   c) *R. meningeus* für die hintere Schädelgrube.

   In der Schädelhöhle gibt sie ab:

   a) *A. spinalis posterior* für die Dorsalfläche des Rückenmarks,
   b) *A. spinalis anterior.* Diese fließt bald mit dem Gefäß der anderen Seite zu einem unpaaren Stamm zusammen, der in der Fissura mediana anterior des Rücken-

marks verläuft und mit der vorigen und den Rr. spinales der segmentalen Arterien zahlreiche Verbindungen eingeht.

c) *A. cerebelli inferior posterior* für die Unterfläche des Kleinhirns.

2. **A. thoracica interna,** innere Brustarterie, entspringt gegenüber der A. vertebralis von der Konkavität der A. subclavia, verläuft zur Dorsalfläche der vorderen Brustwand, wo sie fingerbreit neben dem Seitenrande des Brustbeins abwärts zieht, um nach dem Durchtritt durch das Zwerchfell sich in die **A. epigastrica superior** fortzusetzen. Die A. thoracica interna **versorgt** im wesentlichen die **vordere Brust- und Bauchwand** und gibt nur kleine Äste an die Brusteingeweide ab.

I. Eingeweideäste:

a) *Rr. mediastinales,* feine Äste zum Inhalt des vorderen Mediastinum,
b) *Rr. thymici,* Zweige zum Thymus,
c) *Rr. bronchiales* zum unteren Teil der Luftröhre und zum rechten und linken Bronchus.

II. Brustwandäste:

a) *A. pericardiacophrenica,* ein dünnes, langes Gefäß, das mit dem N. phrenicus zum Zwerchfell gelangt und unterwegs Ästchen zum Herzbeutel abgibt.

b) *Rr. sternales* zur Dorsalfläche des Brustbeines,

c) *Rr. perforantes* durchbohren die Brustwand, versorgen die Ventralfläche des Brustbeins und mit:

α) *Rr. musculares* den M. pectoralis major,
β) *Rr. cutanei* die Haut der vorderen Brustwand,
γ) *Rr. mammarii* die Brustdrüse.

d) *Rami intercostales anteriores,* meist je 2 für die ersten 6 Zwischenrippenräume. Sie anastomosieren mit den Aa. intercostales posteriores (aus der Aorta).

e) *A. musculophrenica,* der laterale Endast, verläuft auf den Rippenursprüngen des Zwerchfells lateralwärts und versorgt mit Rr. costales den 7.–10. Zwischenrippenraum und außerdem das Zwerchfell.

III. Bauchwandast:

A. epigastrica superior, der mediale Endast, gelangt durch die *Larrey*sche Spalte (*Trigonum sternocostale*) an die Rückfläche des M. rectus abdominis, wo er mit der A. epigastrica inferior (aus der A. iliaca ext.) anastomosiert.

3. **Truncus thyrocervicalis,** Schilddrüsen-Hals-Stamm, entspringt am medialen Rande des M. scalenus anterior und zweigt sich meist in 4 Äste für Schilddrüse, Hals und Schulter auf:

a) *A. thyroidea inferior,* untere Schilddrüsenarterie, steigt senkrecht bis zum 6. Halswirbel auf und wendet sich hinter der A. carotis communis medialwärts zur Rückfläche der Schilddrüse. Äste:

α) A. laryngea inferior zum Kehlkopf,
β) Rr. pharyngei zum Pharynx,
γ) Rr. oesophagei zum Oesophagus,
δ) Rr. tracheales zur Trachea.

b) *A. cervicalis ascendens,* aufsteigende Halsarterie, verläuft medial vom N. phrenicus auf dem M. scalenus anterior kranialwärts bis zur Schädelbasis. Äste:

α) Rr. musculares für die benachbarten Muskeln,
β) Rr. spinales für den Wirbelkanal.

c) *A. transversa colli*, quere Halsarterie, verläuft in variabler Weise durch das seitliche Halsdreieck. Sie teilt sich in einen oberflächlichen und tiefen Ast.

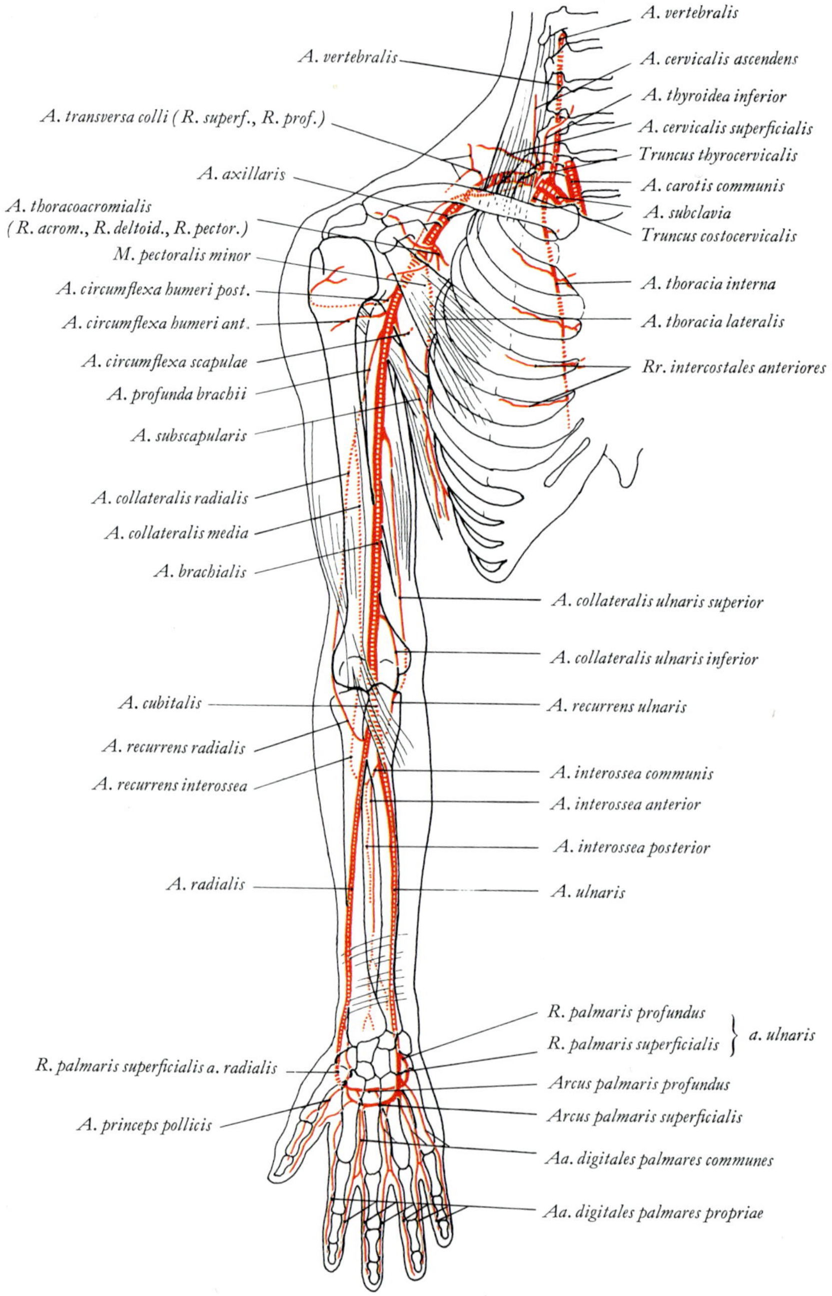

Abb. 355. Schema der Arterienversorgung des Armes

Der tiefe Ast entspringt häufig selbständig aus der A. subclavia und durchbohrt dabei den Plexus brachialis; er wurde bisher als eigentliche A. transversa colli bezeichnet.

α) R. superficialis [A. cervicalis superficialis], oberflächlicher Ast, verläuft vor dem M. scalenus anterior oberflächlich durch das seitliche Halsdreieck, um dann unter dem M. trapezius zu verschwinden.
β) R. profundus [A. transversa colli], tiefer Ast, teilt sich auf dem Levator scapulae in einen auf- und absteigenden Ast. Der letztere verläuft längs des Margo medialis scapulae auf oder unter den Mm. rhomboidei.

d) *A. suprascapularis*, oberhalb der Scapula verlaufende Arterie, verläuft wie die vorige vor dem M. scalenus anterior, zieht dann hinter der Clavicula bis zum oberen Rande des Schulterblattes und gibt hier einen *R. acromialis* zum Rete acromiale ab; sie tritt über dem Lig. transversum scapulae superius zur Fossa supraspinata, versorgt den M. supraspinatus und erreicht um den Hals des Schulterblattes die Fossa infraspinata, wo sie mit der **A. circumflexa scapulae anastomosiert** und sich mit ihr an der Versorgung des M. infraspinatus beteiligt.

4. **Truncus costocervicalis,** Rippen-Hals-Stamm, entspringt dorsokaudal aus der Subclavia und teilt sich in:

a) *A. intercostalis suprema*, oberste Zwischenrippenarterie, biegt vor dem Hals der 1. (und 2.) Rippe in den 1. (und 2.) Zwischenrippenraum (Aa. intercostales posteriores I u. II) ein. Äste:

α) Rr. dorsales zu den tiefen Hals- und Rückenmuskeln,
β) Rr. spinales in den Wirbelkanal.

b) *A. cervicalis profunda*, tiefe Halsarterie, verläuft zwischen dem Hals der 1. Rippe und dem Querfortsatz des 7. Halswirbels nach dorsal zur tiefen Nackenmuskulatur.

A. transversa colli und **A. suprascapularis** versorgen die Schultermuskeln. Sie variieren sehr in der Größe, können sich gegenseitig vertreten und anastomosieren vielfach untereinander und mit Ästen der A. axillaris.

2. Die Achselarterie, A. axillaris,

ist die Fortsetzung der A. subclavia unterhalb der Clavicula und des M. subclavius. Sie verläuft durch die Achselhöhle, verläßt diese am unteren Rande des M. pectoralis major und wird fortan A. brachialis genannt. Ihre Äste versorgen das Schultergebiet, gehen mit den oben erwähnten Ästen der A. subclavia wichtige Anastomosen ein, die für die arterielle Versorgung des Armes von praktischer Bedeutung sind. Äste:

1. **A. thoracica suprema,** oberste Brustarterie, kleiner Ast zu den obersten Serratuszacken und Interkostalräumen.
2. **A. thoracoacromialis** geht oberhalb des M. pectoralis minor ab und teilt sich sofort in:

a) *R. acromialis.* Er verläuft unter dem M. pectoralis major und dem M. deltoideus lateralwärts, versorgt sie und endet im *Rete acromiale.*
b) *R. deltoideus* steigt im Sulcus deltoideopectoralis abwärts und versorgt den M. deltoideus.
c) *Rr. pectorales* verlaufen zwischen den beiden Mm. pectorales und versorgen sie.

3. **A. thoracica lateralis,** seitliche Brustarterie, entspringt hinter dem M. pectoralis minor und versorgt die Muskeln der seitlichen Brustwand. Am unteren

Rande des Pectoralis major ziehen Zweige zur Haut der Brust und zur Brustdrüse (*Rr. mammarii laterales*).

4. **A. subscapularis,** Unterschulterblattarterie, teilt sich nach Abgabe kleiner Äste zum gleichnamigen Muskel in:
   a) *A. circumflexa scapulae.* Sie erreicht durch die mediale, dreieckige Achsellücke die Dorsalfläche des Schulterblattes, wo sie unter dem M. infraspinatus eine Anastomose mit der A. suprascapularis eingeht.
   b) *A. thoracodorsalis.* Sie verläuft mit dem gleichnamigen Nerven zwischen M. latis imus dorsi und M. serratus anterior nach dorsal und kaudal und versorgt beide Muskeln.
5. **A. circumflexa humeri anterior** schlingt sich ventral um das Collum chirurgicum humeri, zieht unterhalb des M. coracobrachialis zum Sulcus intertubercularis, in dem sie mit einem Ast zum Schultergelenk gelangt.
6. **A. circumflexa humeri posterior,** stärker als die vorige, zieht mit dem N. axillaris durch die viereckige, laterale Achsellücke, schlingt sich, dem Knochen dicht anliegend, um das Collum chirurgicum humeri und versorgt den M. deltoideus und das Schultergelenk.

3. Die Armarterie, A. brachialis,

setzt am unteren Rande des Pectoralis major die *A. axillaris* fort, zieht unterAbgabe von Muskelästen im Sulcus bicipitalis medialis nach distal bis zur Ellenbeuge, wo sie von der Aponeurosis m. bicipitis brachii überbrückt wird und in Höhe des Gelenkspaltes des Ellenbogengelenkes in ihre großen Äste, A. radialis und A. ulnaris, zerfällt. Außer den erwähnten Muskelästen gibt sie ab:

1. **A. profunda brachii,** tiefe Oberarmarterie, zur Streckseite des Oberarmes. Nach ihrem Ursprung, distal von der Latissimussehne, verläuft sie mit dem N. radialis zwischen lateralem und medialem Trizepskopf durch den Sulcus n. radialis auf der Rückfläche des Humerus. Äste:
   a) *A. nutricia humeri* in das proximale Foramen nutricium,
   b) *R. deltoideus* zum gleichnamigen Muskel,
   c) *A. collateralis media* erreicht unter dem medialen Trizepskopf das Olecranon,
   d) *A. collateralis radialis* verläuft mit einem vorderen Ast in Begleitung des N. radialis zur Beugeseite und mit einem hinteren Ast zur Streckseite des Ellenbogengelenkes.
2. **A. collateralis ulnaris superior** entspringt nur wenig distal von der A. prof. brachii und erreicht in Begleitung des N. ulnaris hinter dem Septum intermusculare brachii mediale die Rückseite des Ellenbogengelenkes.
3. **A. collateralis ulnaris inferior** entspringt kurz oberhalb des Gelenkes und zieht ebenfalls hinter dem Septum intermusculare brachii mediale distalwärts.

Das Rete articulare cubiti

Die **vier** soeben beschriebenen **Aa. collaterales** bilden mit **drei** rückläufigen Arterien, **Aa. recurrentes,** aus der A. radialis und ulnaris ein arterielles Gefäßnetz für das Ellenbogengelenk. Diese Arterienanastomosen sind so erweiterungsfähig, daß wir die A. brachialis **distal vom Abgang der A. profunda brachii ohne Gefahr für den Unterarm unterbinden** können (*doppelte Unterbindung* ist *bei Verletzungen notwendig!*).

4. Die Speichenarterie, A. radialis,

setzt die Richtung der *A. brachialis* fort. Sie folgt, wie der Name sagt, dem Verlauf des Radius. An der Handwurzel wendet sie sich durch die *Tabatière* zum Handrücken und dringt zwischen den Basen der Mittelhandknochen I und II in die Hohlhand ein, um mit dem tiefen Ast der A. ulnaris den tiefen Hohlhandbogen, **Arcus palmaris profundus,** zu bilden. In der ganzen Länge des Unterarmes liegt sie oberflächlich, im proximalen Drittel zwischen Brachioradialis und Pronator teres, in den distalen Zweidritteln zwischen Brachioradialis und Flexor carpi radialis. Sie wird vom R. superficialis n. radialis begleitet. Äste:

1. **A. recurrens radialis** läuft neben dem N. radialis zurück zum Oberarm und anastomosiert mit der *A. collateralis radialis* **(Rete articulare cubiti).**
2. **R. carpeus palmaris,** kleiner, dem Knochen aufliegender Ast zum *Rete carpi palmare.*
3. **Ramus palmaris superficialis,** meist sehr dünner Ast, der über oder durch den Abductor pollicis brevis zum oberflächlichen Hohlhandbogen, *Arcus palmaris superficialis,* zieht.
4. **R. carpeus dorsalis,** zum **Rete carpi dorsale,** das noch Äste des *R. carpeus dorsalis a. ulnaris* und die Endäste der *A. interossea anterior* und *posterior* erhält. Aus dem Handrückennetz gehen hervor: *Aa. metacarpeae dorsales II–V,* die sich in je zwei *Aa. digitales dorsales* für den 2.–5. Finger teilen.

   Die *A. metacarpea dors. I* kommt direkt aus der A. radialis.
5. **A. princeps pollicis** entspringt nach dem Durchtritt der A. radialis durch den Interosseus dorsalis I und teilt sich in zwei Aa. digitales palmares propriae für den Daumen. Außerdem gibt sie die

   A. radialis indicis für die radiale Seite des Zeigefingers ab, die auch selbständig aus dem Arcus palmaris prof. entspringen kann.
6. **Arcus palmaris profundus,** tiefer Hohlhandbogen, liegt (Abb. 355, 371) proximal vom oberflächlichen Hohlhandbogen auf den Basen der Mittelhandknochen. Den Hauptblutstrom liefert die **A. radialis,** den geringeren der R. palmaris profundus der **A. ulnaris.** Äste:
   a) 3–4 *Aa. metacarpeae palmares* zu den Mm. interossei. Ihre Endäste münden meist in die Aa. digitales palmares communes.
   b) *Rr. perforantes* anastomosieren zwischen den Mittelhandknochen mit den Aa. metacarpeae dorsales.

5. Die Ellenarterie, A. ulnaris,

der andere Endast der *A. brachialis,* verschwindet unter dem M. pronator teres und strebt zwischen oberflächlichen und tiefen Beugern zur Ulnarseite, wo sie in Begleitung des N. ulnaris an der radialen Seite des Flexor carpi ulnaris (Leitmuskel!) zur Handwurzel herabzieht. Hier verläuft sie über dem Retinaculum flexorum und unter der Palmaraponeurose zum oberflächlichen Hohlhandbogen. Nur im distalen Drittel des Unterarms ist sie tastbar und aufzusuchen! Äste:

1. **A. recurrens ulnaris** verläuft mit ihrem Ramus anterior vor und mit ihrem R. posterior hinter dem Epicondylus medialis, neben dem N. ulnaris, zum Rete articulare cubiti und anastomosiert mit den Aa. collaterales ulnares.
2. **A. interossea communis,** der stärkste Ast, teilt sich bald in:
   a) *A. interossea anterior.* Sie verläuft auf der Membrana interossea antebrachii

bis zum M. pronator quadratus, durchbohrt hier die Membran und endet im Rete carpi dorsale.

b) *A. interossea posterior.* Sie tritt zwischen Chorda obliqua und Membrana interossea antebrachii zur Streckseite, durchbohrt dort den M. supinator, gibt die *A. interossea recurrens* ab und verläuft zum *Rete carpi dorsale.*

Die *A. interossea recurrens* zieht zum Rete articulare cubiti, anastomosiert mit der A. collateralis media (aus der A. profunda brachii).

3. **A. mediana,** ein zartes Ästchen, das den N. medianus begleitet. Sie ist Rest einer früher großen Arterie des Unterarmes. Nur selten bleibt dieses Gefäß erhalten und ersetzt dann die A. radialis.
4. **R. carpeus dorsalis** zum Rete carpi dorsale,
5. **R. carpeus palmaris** zum Rete carpi palmare,
6. **R. palmaris profundus** durchbohrt distal vom Os pisiforme die Kleinfingerballenmuskeln und bildet in der Tiefe mit der *A. radialis* den tiefen Hohlhandbogen.
7. **Arcus palmaris superficialis,** oberflächlicher Hohlhandbogen, ist der Endast der A. ulnaris. Er erhält einen spärlichen Zufluß durch den *R. palmaris superficialis a. radialis.* Er liegt distal vom tiefen Hohlhandbogen zwischen Palmaraponeurose und den Beugersehnen. Äste:

   Aa. digitales palmares communes, die sich an den Basen der Grundphalangen in je zwei *Aa. digitales palmares propriae* teilen.

Die Arterien des Unterarmes und der Hand gehen so zahlreiche Verbindungen ein, daß bei Verletzungen beide Enden unterbunden werden müssen!

III. Übersicht über die Venen des Armes

(Abb. 356, 357)

Wir unterscheiden tiefe, subfasziale oder Begleitvenen, **Vv. comitantes,** und oberflächliche, extrafasziale oder Hautvenen, **Vv. subcutaneae.** Beide haben zahlreiche Klappen und stehen durch viele Anastomosen miteinander in Verbindung. **Die Vv. comitantes** begleiten die Arterien und sind mit ihnen durch eine gemeinsame Gefäßscheide verbunden. Nur das proximale Stück der V. brachialis, die V. axillaris und die V. subclavia sind einfach, alle übrigen paarig. Die paarigen Venen haben so zahlreiche Anastomosen, daß ein langmaschiges Venennetz um die gleichnamige Arterie entsteht. Werden die tiefen Venen bei starker Muskelarbeit komprimiert, so strömt das Blut aus der Tiefe zu den Hautvenen, die entsprechend anschwellen. Die **Vena subclavia** verläuft **vor dem M. scalenus anterior** zum Venenwinkel, wo sie sich mit der *V. jugularis interna* zur **V. brachiocephalica** vereinigt.

Die Hautvenen, Vv. subcutaneae. An der Hohlhandfläche finden wir unter dem Einfluß der Druckbeanspruchung ein feinmaschiges, kleinkalibriges, am Handrücken ein grobmaschiges, grobkalibriges Venennetz. Aus ihm entwickeln sich zwei größere Stämme, an der ulnaren Seite die *V. basilica,* an der radialen die *V. cephalica.* Beide streben bald der Unterarmbeugeseite zu, wo sie aus dem grobmaschigen Venennetz weiteren Zufluß erhalten. In der Ellenbeuge sind sie durch eine von radial und distal nach ulnar und proximal verlaufende **V. mediana cubiti** verbunden, die meist zur Blut-

Abb. 356.
Hautnerven und Hautvenen eines rechten Armes von vorn. *G. Wilcke* praep., *H. Link* del. ▶

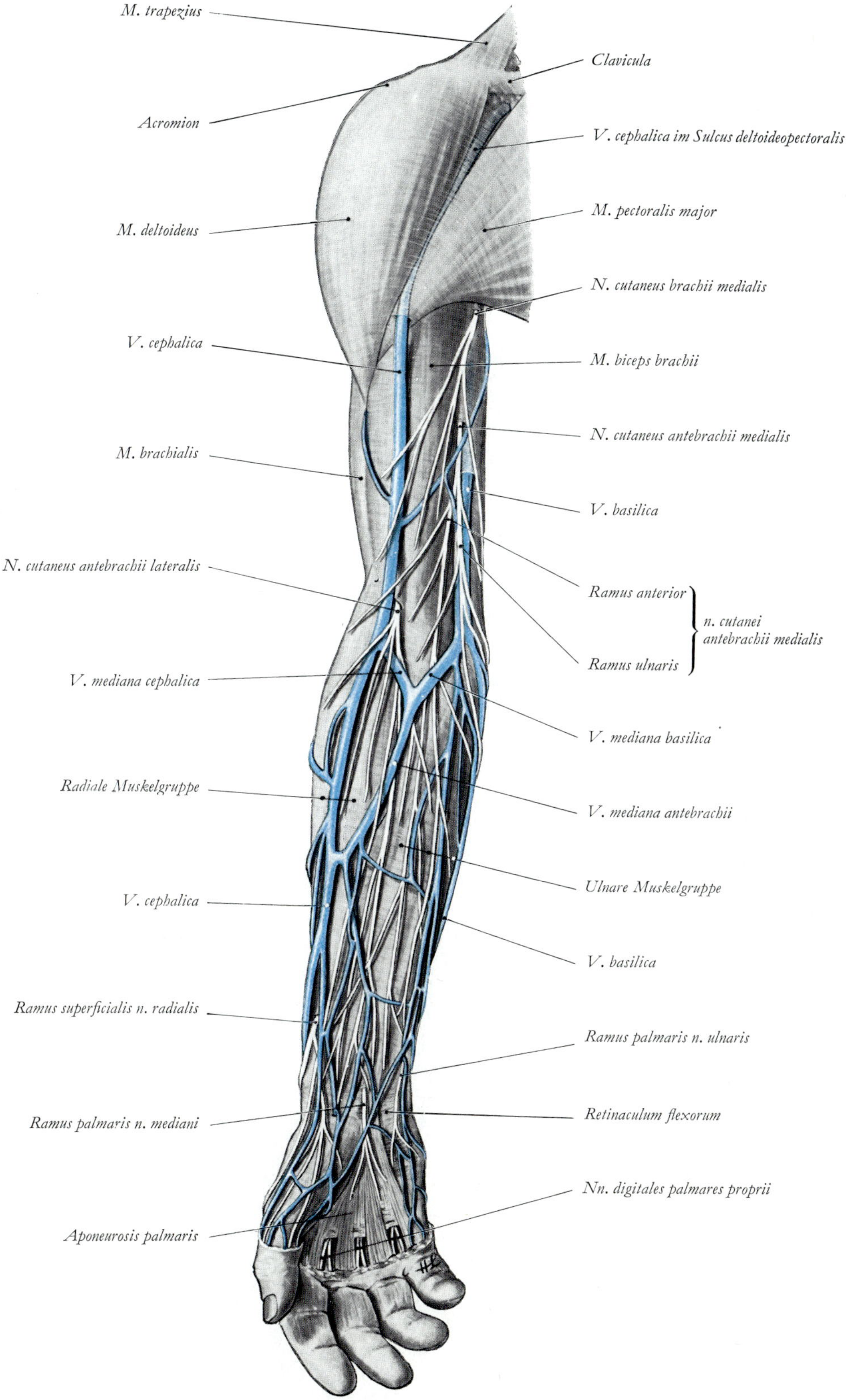
M. trapezius
Clavicula
Acromion
V. cephalica im Sulcus deltoideopectoralis
M. deltoideus
M. pectoralis major
N. cutaneus brachii medialis
V. cephalica
M. biceps brachii
N. cutaneus antebrachii medialis
M. brachialis
V. basilica
N. cutaneus antebrachii lateralis
Ramus anterior
n. cutanei antebrachii medialis
Ramus ulnaris
V. mediana cephalica
V. mediana basilica
Radiale Muskelgruppe
V. mediana antebrachii
Ulnare Muskelgruppe
V. cephalica
V. basilica
Ramus superficialis n. radialis
Ramus palmaris n. ulnaris
Ramus palmaris n. mediani
Retinaculum flexorum
Nn. digitales palmares proprii
Aponeurosis palmaris

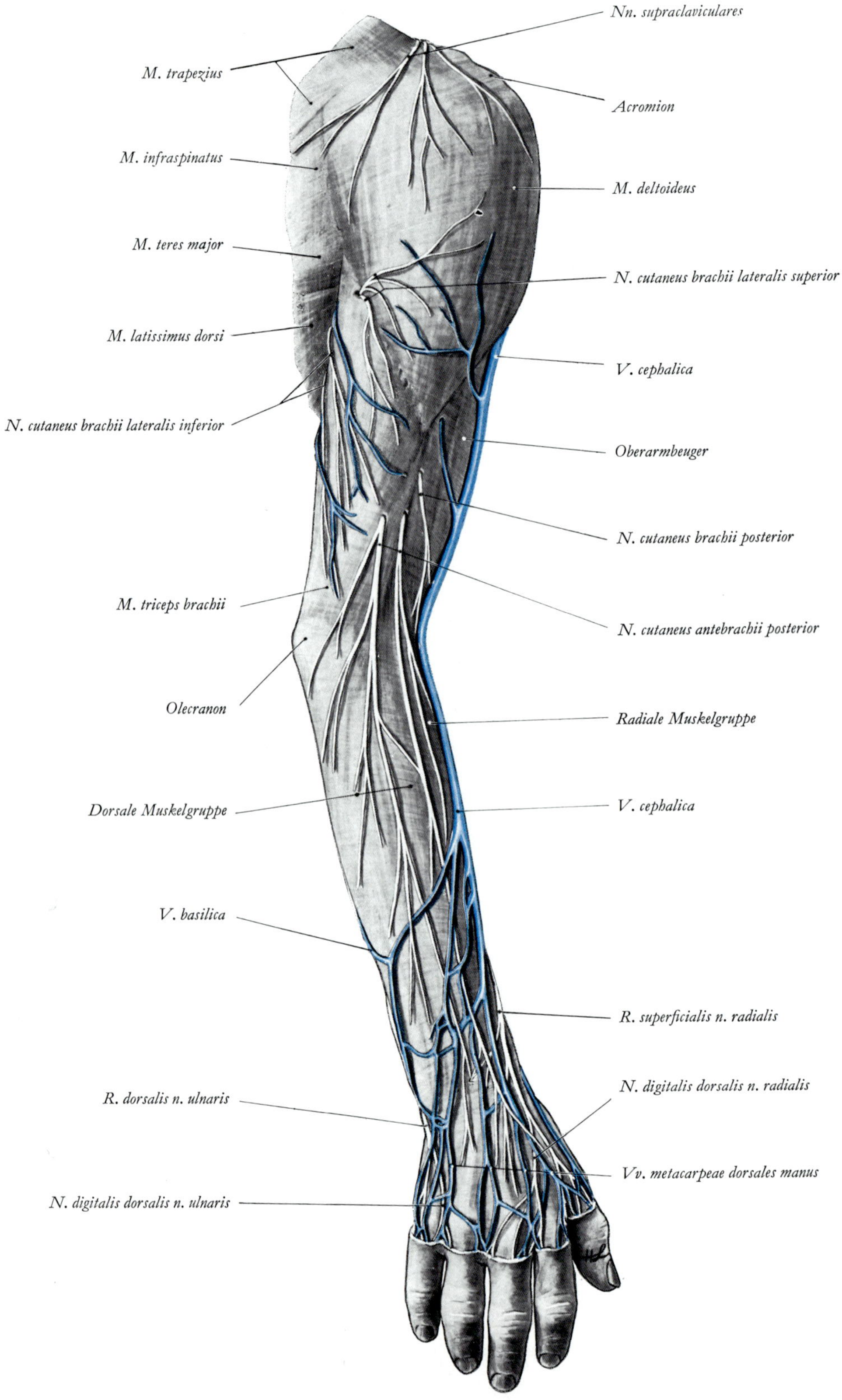
Nn. supraclaviculares
M. trapezius
Acromion
M. infraspinatus
M. deltoideus
M. teres major
N. cutaneus brachii lateralis superior
M. latissimus dorsi
V. cephalica
N. cutaneus brachii lateralis inferior
Oberarmbeuger
N. cutaneus brachii posterior
M. triceps brachii
N. cutaneus antebrachii posterior
Olecranon
Radiale Muskelgruppe
Dorsale Muskelgruppe
V. cephalica
V. basilica
R. superficialis n. radialis
N. digitalis dorsalis n. radialis
R. dorsalis n. ulnaris
Vv. metacarpeae dorsales manus
N. digitalis dorsalis n. ulnaris

entnahme und zur intravenösen Injektion verwendet wird. Ist an der Unterarmbeugeseite eine **V. mediana antebrachii** entwickelt, so gabelt sie sich in der Ellenbeuge V-förmig in eine **V. mediana cephalica** und in eine **V. mediana basilica,** die die *V. mediana cubiti* ersetzen. Die **V. basilica** verläuft am Oberarm im Sulcus bicipitalis medialis, durchbohrt bereits in der Mitte des Oberarms die oberflächliche Faszie und mündet in die *V. brachialis.* Die **V. cephalica** bleibt auch am Oberarm an der lateralen Seite, im Sulcus bicipitalis lateralis, zieht dann zwischen M. deltoideus und M. pectoralis major zum Trig. deltoideopectorale, wo sie nach Durchbohrung der Fascia clavipectoralis in die *V. axillaris* einmündet.

An der seitlichen Rumpfwand seien erwähnt:

a) Die **Vv. thoracoepigastricae,** die mit den Bauchdeckenvenen in Verbindung stehen (Kollateralkreislauf!, s. Bd. I);
b) die **V. thoracica lateralis,** die das Blut aus den 6–7 oberen Zwischenrippenräumen sammelt. Beide münden in die V. axillaris.

IV. Die Lymphgefäße und Lymphknoten des Armes

Wie bei den Venen unterscheiden wir oberflächliche und tiefe Lymphgefäße.

Die tiefen Lymphgefäße (von den Knochen, Sehnen und Muskeln) folgen am Unterarm der A. radialis, A. ulnaris und A. interossea. In der Ellenbeuge können in ihrem Verlauf einige **Nodi lymphatici cubitales** eingeschaltet sein. Am Oberarm verlaufen sie mit dem Gefäß-Nervenstrang im Sulcus bicipitalis medialis, um sich in der Achselhöhle in die oberflächlichen *Nodi lymphatici axillares* zu ergießen. **Die oberflächlichen Lymphgefäße** bilden an der Hohlhand ein feinmaschiges, am Handrücken ein grobmaschiges Netzwerk, aus dem sich am Unterarm zahlreiche Längsstämme entwickeln, die in der Hauptsache mit der V. cephalica und V. basilica bis zur Ellenbeuge verlaufen. Hier sind in 30% in ihren Verlauf 1–2 **Nodi lymphatici cubitales** eingeschaltet. Von der Ellenbeuge aus begleiten nur wenige Äste die V. cephalica bis zum Trig. deltoideopectorale. Die Masse begleitet die V. basilica. Doch nur der kleinere Teil senkt sich mit der Vene in die Tiefe, der größere erreicht extrafaszial in der medialen Bizepsfurche die oberflächlichen **Nodi lymphatici axillares.**

Die Lymphknoten der Achselhöhle, *Nodi lymphatici axillares,* variieren sehr an Zahl (8–50) und Größe (Abb. 381). Nach der Lage und nach dem Einzugsgebiet unterscheiden wir:

1. **Nodi lymphatici laterales.** Sie liegen in der Fascia axillaris und filtern die gesamte Lymphe des Armes.
2. **Nodi lymphatici subscapulares** liegen an der A. subscapularis und nehmen die Lymphe von der Schulter und der Schulterblattgegend auf.
3. **Nodi lymphatici pectorales** liegen unter und am unteren Rande des M. pectoralis major und nehmen die Lymphe von der Brustwand und Brustdrüse auf.
4. **Nodi lymphatici centrales** [axillares profundi] liegen am Gefäß-Nervenstrang zentral in der Achselhöhle und sammeln die Lymphe aus den übrigen Gruppen.
5. **Nodi lymphatici apicales** [infraclaviculares] liegen zwischen Clavicula und oberem Rande des Pectoralis minor. Sie nehmen die Lymphe aus den **Nodi lymphatici centrales,** aber auch direkte Bahnen von der Brustdrüse und die spär-

Abb. 357.
◀ Hautnerven und Hautvenen eines rechten Armes von hinten. *G. Wilcke* praep., *H. Link* del.

lichen, oberflächlichen Lymphgefäße auf, die mit der V. cephalica verlaufen. Ihre abführenden Lymphgefäße vereinigen sich zum **Truncus subclavius,** der somit die gesamte Lymphe von der oberen Gliedmaße und Brustwand rechts in den Ductus lymphaticus dexter, links in den Ductus thoracicus oder selbständig in den Venenwinkel (*Angulus venosus*) ableitet.

V. Übersicht über die Nervenversorgung des Armes

(Abb. 356, 357, 358)

Die obere Gliedmaße entsteht als Knospe der ventralen Rumpfwand im Bereich der Segmente C_5–Th_1. Bei der Differenzierung der Gliedmaße werden die Skelett-, Muskel- und Hautbestandteile der Segmente aufgelöst und zu neuen, funktionellen Einheiten zusammengebaut. Da die Nerven ihre ursprünglichen Beziehungen beibehalten, führt die Umlagerung des Baumateriales zu Geflechtbildungen der Rami ventrales der Spinalnerven C_5–Th_1, die wir als

Armgeflecht, *Plexus brachialis,*

bezeichnen. Es hat am Hals eine Verbindung zum *Plexus cervicalis* und in der Achselhöhle mit 1–2 *Nn. intercostobrachiales.* Es versorgt sensibel den Arm und motorisch alle Muskeln des Armes und des Schultergürtels mit Ausnahme des M. trapezius. Die **Rami ventrales von C_5–Th_1** bilden **3 Stämme, Trunci.** Die Wurzeln von C_5 und C_6 vereinigen sich zu einem **Truncus superior,** die Wurzeln von C_8 und Th_1 zum **Truncus inferior.** C_7 liefert den **Truncus medius.** Jeder dieser drei Trunci teilt sich in einen ventralen und einen dorsalen Ast.

Die drei dorsalen Äste vereinigen sich zu einem **Fasciculus posterior,** die drei ventralen zu einem **Fasciculus lateralis** und einem **Fasciculus medialis.**

Die drei Stränge, *Fasciculi,* liegen hinter, lateral und medial von der A. subclavia und der A. axillaris.

Topographisch unterscheiden wir eine am Hals gelegene **Pars supraclavicularis** und eine in der Achselhöhle gelegene **Pars infraclavicularis.** Die Pars supraclavicularis zieht kranial und dorsal von der A. subclavia durch die Skalenuslücke.

a) Die Pars supraclavicularis

gibt folgende Äste ab:

1. *Rr. musculares,* direkte Äste aus den Wurzeln zum M. longus colli und zu den Mm. scaleni.
2. *Ventrale Äste:*
   a) **N. subclavius** (C_4, C_5), kurzer Ast ventral von der A. subclavia zum M. subclavius. Er kann den Nebenphrenikus abgeben.
   b) **Nn. pectorales medialis** und **lateralis** [thoracici ventrales] (C_5–Th_1), verlaufen hinter der Clavicula, wo sie in mehrere Äste für den Pectoralis major und minor zerfallen.
3. *Dorsale Äste:*
   a) **N. dorsalis scapulae** (C_4, C_5) durchbohrt meist den Scalenus medius, versorgt Levator scapulae und Rhomboidei.
   b) **N. suprascapularis** (C_4–C_6), durch die Incisura scapulae zum M. supraspinatus und M. infraspinatus.

c) **N. thoracicus longus** (C_5–C_{7-8}) durchbohrt mit 2–3 Zweigen den Scalenus medius, vereinigt sich bald zu einem Stamm, der dorsal vom Plexus brachialis zur Achselhöhle gelangt, wo er sich, dem Serratus anterior anliegend, in der Versorgung dieses Muskels erschöpft.

d) **N. subscapularis** (C_5–C_{6-7}) zum M. subscapularis und M. teres major.

e) **N. thoracodorsalis** (C_6–C_8), langer Ast zum M. latissimus dorsi, der an der Innenfläche des Muskels abwärts steigt.

b) Die Pars infraclavicularis

liegt in der Achselhöhle, umgibt mit ihren drei Fasciculi die A. axillaris und gliedert sich folgendermaßen auf:

Fasciculus lateralis	N. musculocutaneus
Fasciculus lateralis, Fasciculus medialis	N. medianus
Fasciculus medialis	N. ulnaris
Fasciculus medialis	N. cutaneus antebrachii medialis
Fasciculus medialis	N. cutaneus brachii medialis
Fasciculus posterior	N. axillaris
Fasciculus posterior	N. radialis.

1. **N. musculocutaneus** (C_5–C_7), Muskelhautnerv, durchbohrt den M. coracobrachialis und versorgt diesen, den M. biceps brachii und den M. brachialis und gelangt zwischen Bizeps und Brachialis von der medialen zur lateralen Seite des Armes, wo er in der Ellenbeuge die oberflächliche Faszie durchbohrt und als **N. cutaneus antebrachii lateralis** die Haut an der radialen Seite des Unterarms versorgt.

2. **N. medianus** (C_6–Th_1), der mittlere Nerv, entsteht aus dem Fasciculus lateralis und medialis. Seine beiden Wurzeln, Radix lateralis und medialis umfassen als **Medianusgabel** (Medianusschlinge) die A. axillaris. Der einheitliche Stamm verläuft am Oberarm ohne Astabgabe im Sulcus bicipitalis medialis. Er beschreibt in seinem Verlauf eine **Schraubentour um die A. brachialis,** indem er zunächst lateral, in der Mitte des Oberarmes vor und in der Ellenbeuge medial von der Arterie liegt. In der Ellenbeuge durchbohrt er den M. pronator teres, am Unterarm verläuft er in der Mitte des Armes zwischen M. flexor digitorum superficialis und profundus. Unter dem Retinaculum flexorum erreicht er die Hohlhand, wo er in seine Endäste zerfällt. Äste:

   a) *Rr. musculares* (gehen bereits in der Ellenbeuge ab) für Mm. pronator teres, flexor carpi radialis, palmaris longus und flexor digitorum superficialis.

   b) *Rr. articulares* für das Ellenbogengelenk,

   c) *N. interosseus* [antebrachii] *anterior*, auf der Membrana interossea, neben der gleichnamigen Arterie, mit Ästen für M. flexor pollicis longus, radialen Teil des Flexor digitorum profundus und den M. pronator quadratus,

   d) *Ramus palmaris n. mediani*, für die Haut über der Handwurzel,

   e) *Ramus communicans cum n. ulnari*, eine Verbindung mit dem N. ulnaris in Höhe des oberflächlichen Hohlhandbogens. Sie ermöglicht einen Faseraustausch.

   f) 3 *Nn. digitales palmares communes* stellen die Endäste dar. Sie versorgen alle Daumenballenmuskeln mit Ausnahme des tiefen Kopfes des Flexor pollicis brevis und des M. adductor pollicis und die Lumbricales 1 u. 2 (3). Die *Nn. digitales palmares communes* teilen sich in *Nn. digitales palmares proprii* für die Haut der $3\frac{1}{2}$ radialen Finger der Hand.

Der N. medianus versorgt somit alle Beuger des Unterarmes mit Ausnahme des Flexor carpi ulnaris und des ulnaren Teiles des Flexor digitorum profundus (für 4. u. 5. Finger), **alle Daumenballenmuskeln mit Ausnahme des Adductor pollicis und des Caput profundum m. flexoris pollicis brevis, außerdem die Lumbricales 1 u. 2 und die Haut über der Handwurzel, über der Palma manus und an der Beugelfläche der 3½ radialen Finger.**

Autonomgebiet des N. medianus. Von dem soeben angegebenen Schema der Hautinnervation gibt es beträchtliche Abweichungen. Regelmäßig versorgt der N. medianus nur die Haut über dem Mittel- und Endglied des 2. und 3. Fingers. Autonomgebiet (*Area propria*) siehe Bd. I.

3. **N. ulnaris,** Ellennerv (C_5–Th_1), entspringt aus dem Fasciculus medialis, verläuft zunächst medial von der A. brachialis, tritt dann durch das Septum intermusculare brachii mediale auf die Streckseite, wo er im Sulcus n. ulnaris humeri, hinter dem Epicondylus medialis, gut zu tasten ist. Zwischen den beiden Köpfen des Flexor carpi ulnaris gelangt er wieder auf die Beugeseite, wo er ulnar von der A. ulnaris, unter dem M. flexor carpi ulnaris (*Leitmuskel!*) bis zur Handwurzel herabzieht. Hier verläuft er auf dem Retinaculum flexorum zur Hohlhand. Äste:

a) *Rr. articulares* zum Ellenbogengelenk,
b) *Rr. musculares* zum Flexor carpi ulnaris und zum ulnaren Teil des Flexor digitorum profundus (4. u. 5. Finger),
c) *R. palmaris n. ulnaris* zur Haut der Handwurzel (an der ulnaren Seite).
d) *Ramus dorsalis n. ulnaris*; er geht etwa 5 cm oberhalb des Handgelenks zur Dorsalseite des Handgelenks ab, wo er in

5 Nn. digitales dorsales für die Streckseiten der 2½ ulnaren Finger

zerfällt. Er hat meist eine Verbindung zum R. superficialis n. radialis.
e) Der Endast teilt sich in der Hohlhand in:

α) R. superficialis — zum M. palmaris brevis / — *Nn. digitales palmares communes.*

Die letzteren versorgen mit ihren *Nn. digitales palmares proprii* die Haut an der Beugeseite der 1½ ulnaren Finger.

β) R. profundus; er durchbohrt und versorgt die Kleinfingerballenmuskeln, außerdem die Mm. lumbricales 3 und 4, sämtliche Mm. interossei, M. adductor pollicis und das Caput profundum m. flexoris pollicis brevis.

Der N. ulnaris versorgt somit an der Beugeseite des Unterarms und der Hand alle Muskeln, die nicht vom N. medianus versorgt werden, außerdem die Haut an der ulnaren Seite der Hand, 2½ Finger dorsal, 1½ Finger palmar.

Autonomgebiet des N. ulnaris. Der Nerv versorgt in jedem Falle die Haut des kleinen Fingers.

4. **N. cutaneus antebrachii medialis** (C_8, Th_1) kommt aus dem Fasciculus medialis, verläuft mit der V. axillaris, V. brachialis und V. basilica distalwärts, tritt mit der letzteren durch die Oberarmfaszie und teilt sich in:

a) *Ramus anterior* für die vordere } Fläche der Haut des Unterarms.
b) *Ramus ulnaris* für die ulnare }

5. **N. cutaneus brachii medialis** (Th_1, Th_2), aus dem medialen Faszikel, verbindet sich mit dem *N. intercostobrachialis* des 2. Interkostalnerven und versorgt die Haut der medialen Seite des Oberarms bis zur Ellenbeuge.
6. **N. axillaris** (C_5, C_6) verläßt den Fasciculus posterior in der Achselhöhle, verläuft mit der A. circumflexa humeri posterior durch die laterale Achsellücke und versorgt den M. deltoideus und M. teres minor.

Ein Hautast, der *N. cutaneus brachii lateralis superior*, zieht um den hinteren Rand des Deltoideus zur Haut der seitlichen Schultergegend.

7. **N. radialis,** Speichennerv (C_6–Th_1), der Endast des Fasciculus posterior, windet sich im Sulcus n. radialis, dem Knochen dicht anliegend, in Begleitung der A. profunda brachii schraubenförmig um das mittlere Drittel des Humerus und gelangt

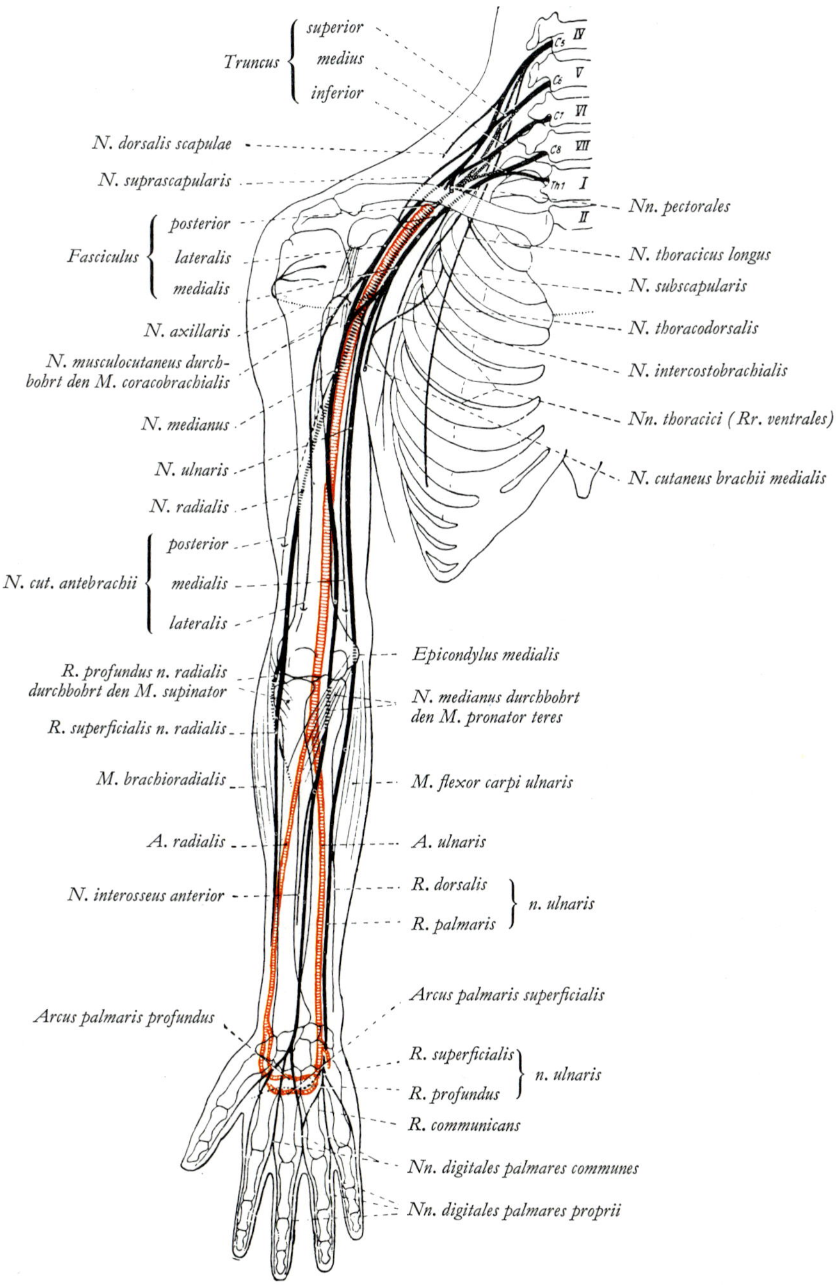

Abb. 358. Schema der Nervenversorgung des Armes

zwischen M. brachioradialis und M. brachialis in die Ellenbeuge, wo er sich in seine Endäste, einen *R. superficialis* und *R. profundus*, aufteilt. Der R. profundus zieht durch den M. supinator zur dorsalen Gruppe der Unterarmmuskeln. Der R. superficialis verläuft radial von der A. radialis, bedeckt vom M. brachioradialis (*Leitmuskel!*), nach distal und wendet sich im distalen Drittel des Unterarmes unter dem Brachioradialis zur Haut der Streckseite der Hand. Äste:

a) *N. cutaneus brachii posterior* und *N. cutaneus brachii lateralis inferior* gehen bereits in der Achselhöhle ab und versorgen die Haut der Streckseite und der lateralen Seite des Oberarms.
b) *Rr. musculares* zum Trizeps gehen vor dem Eintritt in den Canalis n. radialis ab.
c) *N. cutaneus antebrachii posterior* entspringt im Sulcus n. radialis, durchbohrt am Oberarm die Faszie und versorgt die Haut der Unterarmstreckseite bis zur Handwurzel.
d) *Rr. musculares* für die radialen Unterarmmuskeln entspringen in der Ellenbeuge vor der Aufteilung in die Endäste.
e) **Ramus profundus,** der tiefe Ast, tritt in den M. supinator ein und windet sich in ihm spiralig um den Radius zur Streckseite, wo er die dorsale Muskelgruppe des Unterarmes versorgt.

   Ein dünner Ast (für die tiefe Muskellage und für das Handgelenk) verläuft auf der Membrana interossea antebrachii und wird als N. interosseus [antebrachii] posterior bezeichnet.

f) **Ramus superficialis,** der oberflächliche oder Hautast, zieht, begleitet von der A. radialis und dem M. brachioradialis, auf der Beugeseite des Unterarmes herab und wendet sich erst im distalen Drittel unter der Sehne des Brachioradialis zur Streckseite, wo er:

   α) durch den Ramus communicans ulnaris Fasern mit dem dorsalen Hautast des N. ulnaris austauscht,
   β) in 5 Nn. digitales dorsales für die Streckseiten der $2\frac{1}{2}$ radialen Finger zerfällt.

Der N. radialis versorgt somit die Strecker des Oberarmes, die radialen und dorsalen Muskeln des Unterarmes, die Haut an der Streckseite des Ober- und Unterarmes, an der radialen Seite des Handrückens und der $2\frac{1}{2}$ radialen Finger.

Die Haut der Mittel- und Endglieder aller Finger wird auch dorsal von den palmaren Ästen versorgt, die wesentlich stärker als die dorsalen sind.

Der N. radialis **hat kein Autonomgebiet,** weil alle von ihm normalerweise versorgten Hautgebiete auch von anderen Nerven innerviert werden können.

B. Propädeutik der topographischen und angewandten Anatomie der oberen Gliedmaße

Topographisch unterscheiden wir an der oberen Gliedmaße die Schulter, den Oberarm, den Ellenbogen, den Unterarm und die Hand.

I. Die Schulter *(Axilla)*

entspricht dem Becken der unteren Gliedmaße, zeichnet sich aber entsprechend der Greiffunktion des Armes durch eine größere Beweglichkeit aus.

Begriff. Der Laie versteht unter Schulter die durch das Acromion, die laterale Hälfte des Schlüsselbeins und den Deltamuskel gegebene, seitliche Ausladung der Brust. Vom praktisch-ärztlichen Standpunkt aus verstehen wir unter Schulter die Wurzel der oberen Gliedmaße: Schulterblatt, Schlüsselbein, proximales Ende des Oberarmknochens und die sie deckenden Weichteile.

Grenzen. Gegen den Hals wird sie durch das Schlüsselbein und die vom Acromion zum 7. Halswirbeldorn gezogene Linie abgegrenzt. Gegen den Oberarm sind die Grenzen durch den Ansatz des Pectoralis major, Deltoideus und Latissimus dorsi gegeben. Die Mm. pectorales und der M. latissimus dorsi sollen mit bei der Schulter besprochen werden, zu der sie funktionell und praktisch-anatomisch als Begrenzungen der Achselhöhle gehören.

Form. Die Schulter hat die Form eines abgestumpften Kegels, dessen ausgehöhlte Basis, die Achselgrube, der seitlichen Brustwand aufsitzt, und dessen abgerundete Spitze vom M. deltoideus gebildet wird.

Einteilung. Wir unterscheiden eine vordere, seitliche und hintere Schultergegend, *Regio infraclavicularis*, *Regio deltoidea* und *Regio scapularis* und zwischen Schultergelenk und seitlicher Brustwand den großen Versorgungsraum des Armes, das *Spatium axillare* (Achselhöhle).

1. Die vordere Schultergegend, Regio infraclavicularis,

bildet die vordere Wand der Achselhöhle.

Beobachtung am Lebenden. Das Schlüsselbein, die Grenze gegen den Hals, springt bei mageren Menschen und bei nach vorn geführter Schulter deutlich vor und läßt sich nahezu ganz mit den Fingern umfassen. Bei ruhig herabhängenden Armen steht es nahezu horizontal. Bei muskelstarken Männern steht die Clavicula lateral höher, bei muskelschwachen, asthenischen Individuen entsprechend tiefer und mehr nach vorn. Nur von Haut und dem dünnen Platysma bedeckt, läßt sie sich in ganzer Ausdehnung abtasten (*Brüche, Kallus und andere Verdickungen sind leicht festzustellen!*).

Die Haut über dem Schlüsselbein und über dem großen Brustmuskel ist gut verschieblich und muß deshalb bei Hautschnitten gespannt werden. Sie wird bei Schlüsselbeinbrüchen selten angespießt. Oberhalb der Clavicula sinkt sie zur **Fossa supraclavicularis** (s. Hals), unterhalb von ihr zur **Fossa infraclavicularis** oder **Mohrenheimschen Grube** ein. Letztere entspricht dem **Trigonum deltoideopectorale,** der individuell sehr variablen Muskellücke zwischen Deltoideus und Pectoralis major. Sie setzt sich nach unten in den *Sulcus deltoideopectoralis* fort. Am vorderen Rande des Deltamuskels kann man bei abduziertem Arm in der Tiefe der Grube den **Proc. coracoideus** tasten.

Bei der Verrenkung des Oberarmkopfes nach vorn (*Luxatio subcoracoidea!*) ist die Fossa infraclavicularis vorgewulstet.

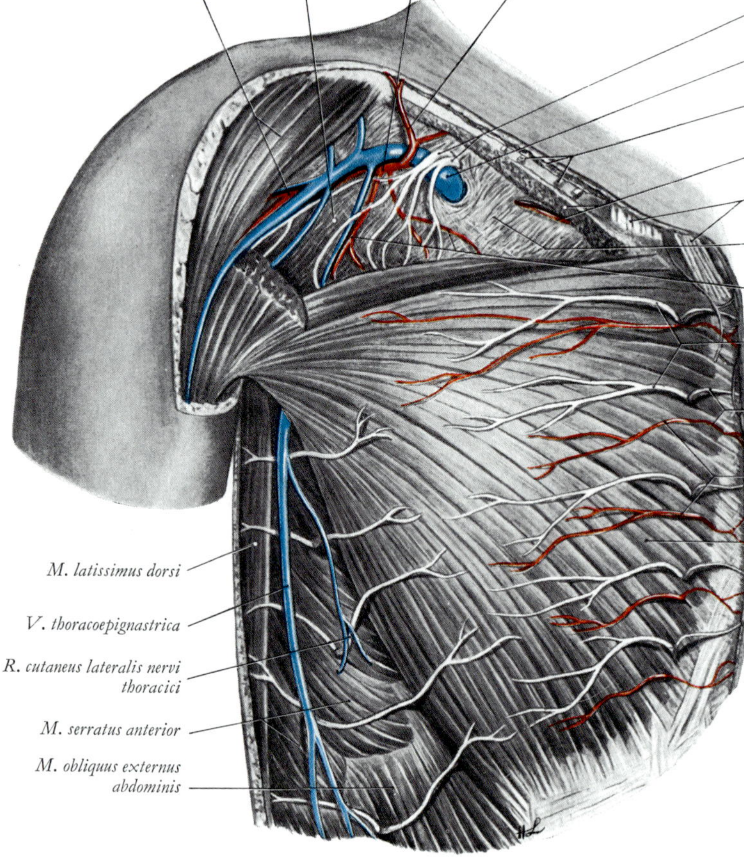

Abb. 359. Regio infraclavicularis. Die Pars clavicularis m. pectoralis majoris ist teilweise entfernt. V. cephalica, A. thoracoacromialis und Nn. pectorales durchbohren die Fascia clavipectoralis

Oberflächliche Region. Nach Entfernung der Haut erscheinen im oberen Teil der vorderen Schultergegend die ausstrahlenden Fasern des *Platysma* und die die Haut versorgenden *Nn. supraclaviculares*. Beide ziehen über das Schlüsselbein (Abb. 97). Im medialen und unteren Teil finden wir auf der Fascia pectoralis die feinen **Rr. cutanei anteriores** und **laterales** aus den Interkostalnerven und die gleichnamigen Gefäßäste. Im Sulcus deltoideopectoralis läßt sich die **V. cephalica** in Begleitung des *R. deltoideus* der *A. thoracoacromialis* verfolgen.

Die dünne **Fascia pectoralis** zieht von der Clavicula über den Pectoralis major, senkt sich am Sulcus deltoideopectoralis in die Tiefe und geht am unteren Rande des großen Brustmuskels in die Fascia abdominis superficialis und weiter lateral in die kräftige Fascia axillaris über.

Tiefe Region. Nach Abtrennung der Pars clavicularis des M. pectoralis major erscheint die derbere **Fascia clavipectoralis** [pectoralis profunda]. Sie spannt sich zwischen dem Unterrand des Schlüsselbeins und dem M. coracobrachialis aus und umscheidet den M. subclavius und den M. pectoralis minor. O b e r h a l b d e s k l e i n e n

Brustmuskels wird sie von der *V. cephalica*, den *Nn. pectorales* und den *Ästen der A. thoracoacromialis* (Rr. pectorales, R. deltoideus, R. acromialis) durchbohrt. Die V. cephalica mündet unter der Faszie in die V. axillaris, die Nn. pectorales (medialis und lateralis) und die Rr. pectorales der Arterie verzweigen sich in dem Verschiebespalt zwischen den beiden Brustmuskeln.

Nach dem Entfernen der Fascia clavipectoralis gelangt man in den großen Bindegewebsraum der Achselhöhle (*Spatium axillare*). Für die **Unterbindung der A. axillaris im Trig. deltoideopectorale,** die wegen der großen Tiefe schwierig ist, merke man sich die genaue Topographie:

1. *V. axillaris* liegt mehr ventral und medial,
2. *A. axillaris* liegt etwas tiefer und lateral,
3. *Plexus brachialis* liegt am weitesten dorsal und lateral.

Die *Nn. pectorales* verlaufen vor den großen Gefäßen. An der medialen Seite der V. axillaris finden wir eine variable Zahl von **Nodi lymphatici apicales** [infraclaviculares]. Der lateral-distalwärts verlaufende Gefäß-Nervenstrang verschwindet unter dem Pectoralis minor.

Anwendung. Der **M. subclavius,** von einer derben Faszienhülle umgeben, unterpolstert das Schlüsselbein, schützt das Gefäß-Nervenbündel vor Druck und verhindert beim Schlüsselbeinbruch meistens eine Verletzung der Gefäße durch Knochensplitter.

Da die Wand der **V. subclavia** zwischen 1. Rippe und der Faszie des Subclavius bindegewebig verspannt ist, fördern die Schlüsselbeinbewegungen den Rückstrom des Venenblutes (*Gefahr der Luftembolie bei Verletzungen der Venenwand!*).

Ermüden beim längeren Tragen von Lasten die am Schultergürtel ansetzenden „Tragemuskeln" (S. 440), so drückt die gegen die 1. Rippe gepreßte Clavicula auf den **Gefäß-Nervenstrang,** wodurch der Rückstrom des venösen Blutes erschwert, der Arterienpuls herabgesetzt und der Plexus brachialis gereizt werden kann. Führen wir durch Zurück- und Herabziehen der Arme die Schultern maximal dorsokaudalwärts, so kann der **Puls der A. subclavia** vollständig verschwinden.

2. Die Achselgegend, Regio axillaris,

erscheint **am Lebenden** als eine zwischen Arm und seitlicher Brustwand gelegene Vertiefung, die mit der Stellung des Armes ständig ihre Form und Größe wechselt. Wir bezeichnen sie als **Achselgrube** (*Fossa axillaris*), um sie eindeutig von der in der Tiefe gelegenen, mit Fettgewebe, Gefäßen, Nerven und Lymphknoten ausgefüllten **Achselhöhle** (*Spatium axillare*) zu unterscheiden. Die mit Haut ausgekleidete, medial von der seitlichen Brustwand, lateral vom Arm, vorn und hinten von der vorderen und hinteren Achselfalte begrenzte Achselgrube stellt nur die Basis der pyramidenförmigen Achselhöhle dar, deren Spitze unter dem Schlüsselbein in der seitlichen Halsgegend ausmündet (S. 439).

Bei etwa horizontal abduziertem Arm hat die Achselgrube ihre größte Tiefe. Der untere Rand des Pectoralis major springt als **vordere** und der laterale Rand des Latissimus und Teres major als **hintere Achselfalte** mächtig vor. An der medialen Wand erscheinen zwischen Pectoralis und Latissimus die **Zacken des Serratus anterior.** An der lateralen Wand, dem Arm, erkennt man von ventral nach dorsal den Wulst des *Biceps brachii,* den flacheren Wulst des *Coracobrachialis* und den *Gefäß-Nervenstrang,* der sich bei stärkerer Abduktion noch deutlicher vorwulstet.

Die Achselhaut ist dünn, bei dunklen Menschen bräunlich pigmentiert; sie enthält neben Talgdrüsen zahlreiche kleine und **große Schweißdrüsen,** die die Haut dauernd feucht halten. Die Verdunstung des durch seinen charakteristischen, stechenden Geruch ausgezeichneten Achselschweißes wird durch ein **Haarpolster** gefördert, das sich mit der Geschlechtsreife entwickelt. Die großen Schweißdrüsen liegen in dem fettarmen, fest mit der Fascia axillaris verbundenen **Unterhautfettgewebe.**

Durch Reiben an den Kleidern rötet und entzündet sich die dauernd feuchte Haut nicht selten. Die kleinen, lästigen Schweißdrüsenabszesse liegen außerhalb der *Fascia axillaris* (*sie braucht nicht gespalten zu werden!*).

Die Fascia axillaris spannt sich als Fortsetzung der Oberflächenfaszie am Boden der Achselgrube aus. Sie nimmt, an den Rändern verstärkt, im Zentrum (unter dem Haarpolster) für den Ein- bzw. Austritt der zahlreichen Lymphgefäß-, Arterien-, Venen- und Nervenäste vielfach durchlöchert, die Zugbeanspruchungen der Umgebung auf. Bei abduziertem Arm ist sie gespannt (*Abtasten des Achselhöhleninhaltes ist erschwert oder unmöglich!*). **Bei anliegendem Arm** ist sie entspannt und leicht für die **digitale Untersuchung** zugänglich. Der Humeruskopf läßt sich an der lateralen Achselwand abtasten.

Normale Lymphknoten sind nicht zu tasten, entzündlich vergrößerte und verhärtete (*Entzündungen im Bereich der oberen Gliedmaße, Karzinom der Brustdrüse!*) lassen sich ohne weiteres feststellen.

Wird der Arm längere Zeit in Adduktionsstellung ruhiggestellt, so schrumpft die Fascia axillaris. Operationsschnitte sind so anzulegen, daß die Exkursionsbreite des Armes nicht durch Narbenschrumpfung herabgesetzt wird.

3. Die Achselhöhle, Spatium axillare

hat die Aufgabe, das Gefäß-Nervenbündel möglichst ohne Druck und Zerrung zum Arm zu führen und gleichzeitig die ausgedehnten Bewegungen des Schultergürtels und des Armes zu ermöglichen. Die **Grundform** einer Pyramide, deren Wände und Bindegewebsauskleidung man S. 439 wiederhole, hat sie nur bei mäßig abduziertem Arm. Das darin exzentrisch von der Mitte des Schlüsselbeins zum Sulcus bicipitalis medialis verlaufende Gefäß-Nervenbündel ist von einer bindegewebigen Hülle umgeben. Von dieser Hülle ziehen bindegewebige Stränge und Lamellen zu den benachbarten Wänden und gewährleisten bei der Verformung der Wände eine zweckmäßige Verlagerung des Gefäß-Nervenbündels. Das in den Bindegewebsmaschen untergebrachte Fettgewebe ist Reservefett. Es schwindet bei starker Abmagerung nahezu vollständig.

Das Gefäß-Nervenbündel unterteilen wir topographisch in drei Strecken:

I. Die proximale Strecke, zwischen Clavicula und oberem Rande des Pectoralis minor, wurde bereits S. 499 beschrieben.

II. Die mittlere Strecke, bedeckt vom Pectoralis minor, zeigt eine **Umordnung des Gefäß-Nervenbündels.** Aus den Trunci formen sich die Fasciculi. Der **Fasciculus medialis** wendet sich dorsal um die Arterie und erscheint zwischen Arterie und Vene. Die Arterie ist jetzt lateral vom **Fasciculus lateralis,** dorsal vom **Fasciculus posterior** und medial vom **Fasciculus medialis** umgeben. Die A. axillaris schickt die *A. thoracica lateralis* am unteren Rande des Pectoralis minor abwärts. Der aus dem 2. evtl. 3. Zwischenrippenraum kommende *N. intercostobrachialis* zieht frei durch die Achselhöhle zum N. cutaneus brachii medialis.

Ausstrahlende Schmerzen im Versorgungsgebiet des *N. intercostobrachialis* (Innenseite des Oberarms bis in die Ellenbogengegend) sind oft der erste Hinweis auf ein Karzinom der Brustdrüse, weil der in seiner Nachbarschaft am Pektoralisrande gelegene Lymphknoten (*Sorgius*scher Knoten) meist zuerst Metastasen aufweist.

III. In der distalen Strecke, vom Pectoralis minor bis zum unteren Rande des Pectoralis major, entwickeln sich aus den Fasciculi die langen Nervenstämme des Armes. Fasciculus lateralis und medialis schicken je eine Wurzel, *Radix medialis* und *lateralis*, zum **N. medianus.** Die Medianusgabel ist nicht selten doppelt. Der Nerv wendet sich bald an die laterale Seite der Arterie. Der Rest

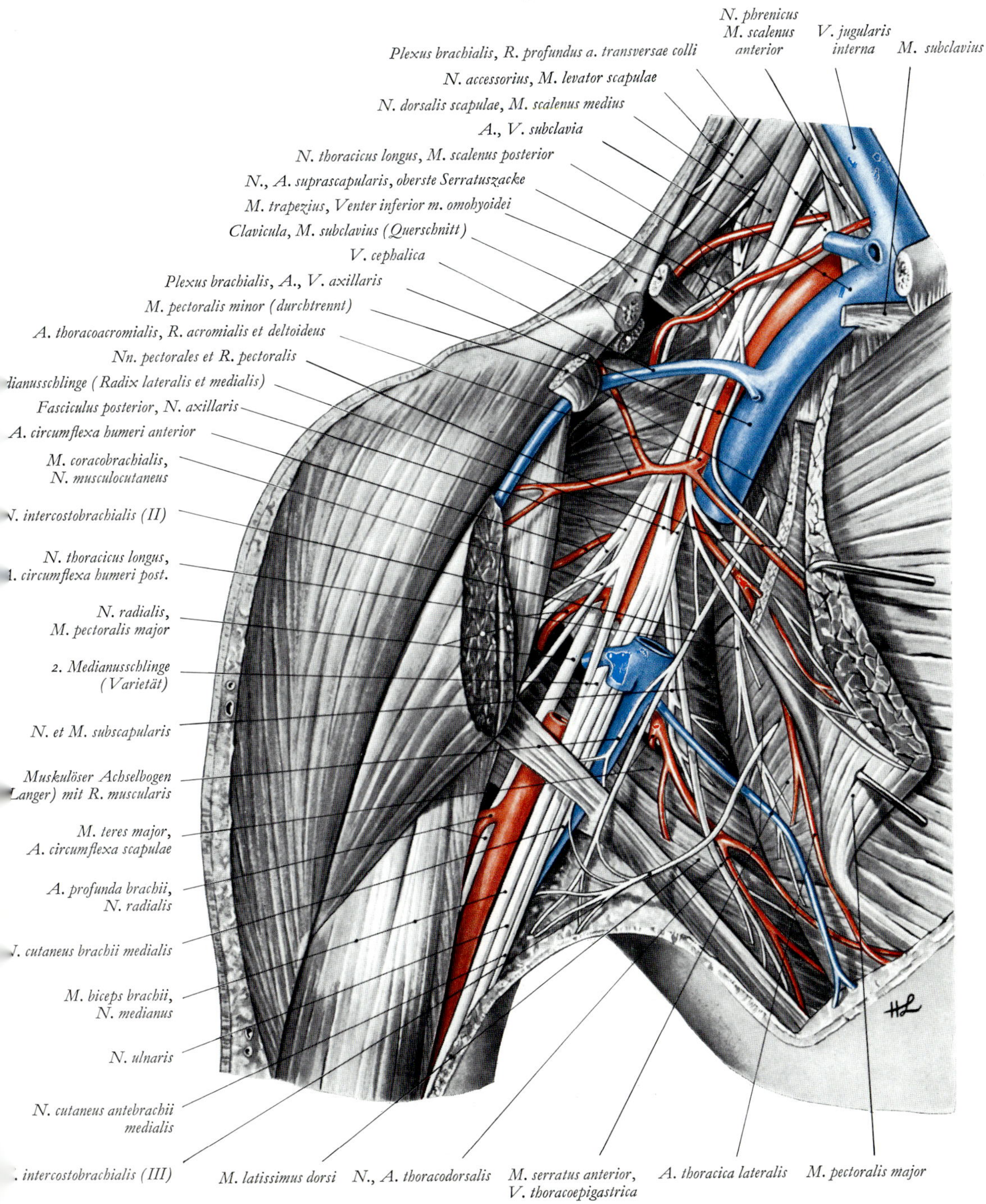

Abb. 360. Gefäße und Nerven der rechten Achselhöhle. Clavicula, M. pectoralis major und minor sind teilweise entfernt und zurückgeschlagen. Muskulöser Achselbogen (*Langer*) überkreuzt den Gefäß-Nervenstrang und trennt Achselhöhle und Oberarm. Als weitere Varietät eine doppelte Medianusschlinge

des lateralen Faszikels zieht als **N. musculocutaneus** in den Coracobrachialis. Der **N. cutaneus antebrachii medialis** (aus dem Fasciculus medialis) verläuft auf der Vorderfläche der Arterie distalwärts. Der **N. ulnaris,** die Fortsetzung des Fasciculus medialis, liegt etwas weiter dorsal und wird von der V. axillaris verdeckt. Der Fasciculus posterior behält seine Lage dorsal von der Arterie bei. Er schickt den **N. axillaris** in Begleitung der A. circumflexa humeri posterior durch die laterale Achsellücke. Die aus der A. axillaris entspringende *A. subscapularis* teilt sich in die *A. thoracodorsalis* (für den Latissimus) und die *A. circumflexa scapulae,* die durch die mediale Achsellücke zur Rückfläche der Scapula zieht, wo sie mit der A. suprascapularis in sehr variabler Weise anastomosiert (*in 15% fehlt jegliche Anastomose*).

Für die operative Ausräumung der Achselhöhle merke man sich noch: Der **N. thoracicus longus** liegt, bedeckt von der Faszie, der seitlichen Brustwand dicht an, ist deshalb weniger gefährdet als der durch das Achselfett zum Latissimus ziehende **N. thoracodorsalis.**

Aufsuchen und Unterbindung der A. axillaris. Leitmuskel für den Gefäß-Nervenstrang ist der *M. coracobrachialis.* Zur Orientierung sucht man zunächst den N. musculocutaneus auf und verfolgt ihn nach proximal bis zur Medianusgabel. Zwischen den beiden Radices dieser Gabel liegt die A. axillaris. Unterbunden wird möglichst nahe der Clavicula, jedenfalls proximal vom Abgang der beiden Aa. circumflexae humeri. Von einer Unterbindung weiter distal ist abzuraten, weil zuweilen kein ausreichender Kollateralkreislauf zustande kommt.

Die Lymphbahnen und Lymphknotengruppen der Achselhöhle liegen oberflächlich und tief (Abb. 381). **Oberflächlich** finden wir:

1. **Nodi lymphatici pectorales** unter und am Rande des Pectoralis major. Einzugsgebiet: seitliche und vordere Brustwand, Brustdrüse!
2. **Nodi lymphatici subscapulares** am Margo lateralis scapulae. Einzugsgebiet: hintere Schultergegend.
3. **Nodi lymphatici laterales** an der V. axillaris bzw. brachialis. Einzugsgebiet: der gesamte Arm.

In der Tiefe der Achselhöhle finden wir:

1. **Nodi lymphatici centrales** hinter dem Pectoralis minor, an der Vena axillaris,
2. **Nodi lymphatici apicales** [infraclaviculares] direkt unterhalb der Clavicula, an der V. axillaris. Die beiden letzten Gruppen nehmen die Lymphe aus den oberflächlichen auf und stellen die zweite und dritte Filterstation dar. Sie können aber, auch direkt erreicht werden. So bestehen direkte Lymphbahnen der Mamma zu den Nodi lymphatici apicales, die auch einen Teil der Lymphe von der radialen Seite des Armes und der Hand (z.B. vom Daumen, entlang der V. cephalica) aufnehmen.

4. Die seitliche Schultergegend, Regio deltoidea,

entspricht der Ausdehnung des Deltamuskels. Als obere Begrenzung lassen sich die Spina scapulae, das Acromion und die Clavicula gut tasten. Der Deltoideus hüllt von drei Seiten, von vorn, von lateral und von hinten das Schultergelenk ein. Der unter dem Muskel gelegene Humeruskopf gibt der Schulter die normale Rundung.

Hat er bei Verrenkung seine normale Lage aufgegeben, so springt das Dach des Schultergelenkes (S. 427) „epaulettenartig“ vor!

Bei nicht zu muskelstarken Individuen kann man durch den M. deltoideus das lateral und hinten gelegene *Tuberculum majus,* den *Sulcus intertubercularis* mit der langen Bizepssehne und das vorn gelegene *Tuberculum minus* fühlen. Den *Proc. coracoideus* tastet man bei abduziertem Arm im Trig. deltoideopectorale. Von ihm aus kann man eventuell das *Lig. coracoacromiale* eine Strecke weit verfolgen.

Schultergelenk, S. 425.

Die **Haut** wird von den *Nn. supraclaviculares* und vom *N. cutaneus brachii lateralis superior*, der aus dem N. axillaris um den hinteren Rand des Muskels zieht, versorgt. Unter der Haut findet sich oft eine **Bursa subcutanea acromialis.** Zwischen M. deltoideus, Knochen und Schultergelenk findet sich ein mit lockerem Bindegewebe ausgefüllter **Verschieberaum (Spatium subdeltoideum,** subdeltoidaler Gleitraum). In ihm sind meist zwei große Schleimbeutel, die unter dem Acromion gelegene **Bursa subacromialis** und die etwas distalere **Bursa subdeltoidea,** entwickelt. Sie können miteinander kommunizieren und ermöglichen die ausgedehnten Verschiebungen zwischen Muskel und Gelenk bei Abduktion (siehe S. 429).

Entzündungen des subdeltoidalen Gleitraumes und der Schleimbeutel setzen die Bewegungsfähigkeit des Schultergelenks herab und werden leicht mit Gelenkprozessen verwechselt.

Der Verschieberaum steht durch die laterale Achsellücke mit dem Bindegewebsraum der Achselhöhle, unter dem Acromion mit dem Bindegewebe auf den Mm. supraspinatus und infraspinatus in Verbindung (*Ausbreitung von Entzündungen*!).

Der **N. axillaris** und die begleitende **A. circumflexa humeri posterior** treten durch die laterale Achsellücke aus der Achselhöhle in den subdeltoidalen Gleitraum ein, verlaufen fingerbreit unterhalb des Kapselansatzes auf dem Collum chirurgicum und verzweigen sich im Muskel. Der Nerv gibt vorher noch regelmäßig einen Ast zum M. teres minor ab. Die Arterie anastomosiert mit der kleineren **A. circumflexa humeri anterior** und versorgt mit ihr den Deltamuskel und das Schultergelenk.

N. axillaris und *A. circumflexa humeri posterior* sind bei Brüchen des Collum chirurgicum und Verrenkungen des Schultergelenkes besonders gefährdet. Man prüfe das Hautfeld des N. cut. brachii lateralis superior!

Die Punktion des Gelenkes von dorsal her, dicht unterhalb des Acromion, ist am ungefährlichsten. Sie vermeidet Schleimbeutel (*Gefahr der Infektion!*) und größere Nerven und Gefäße.

5. Die hintere Schultergegend, Regio scapularis,

(Abb. 361)

entspricht im streng topographischen Sinne der Ausdehnung des Schulterblattes. Da das Schulterblatt bei den Armbewegungen dauernd seine Lage ändert, ist es zunächst notwendig, die beteiligten Gelenke, **Articulatio acromioclavicularis** und **Articulatio sternoclavicularis** (S. 423), die **Rumpf-Gliedmaßenmuskeln** (S. 431) und das **Zusammenspiel der Rumpf-Gliedmaßen- und der Schulter-Gliedmaßenmuskeln** (S. 439–441) zu wiederholen.

Die Haut über der hinteren Schultergegend ist als typische Rückenhaut dick und derb; sie enthält reichlich Talgdrüsen und ist meist gut mit Unterhautfettgewebe unterpolstert. Über der Spina scapulae ist sie dünner und hat ein geringes oder kein Fettpolster (*Gefahr des Wundliegens, Decubitus!*). Die Haut wird kranial von den *Nn. supraclaviculares* aus dem Plexus cervicalis, medial von den *Rr. dorsales der Nn. thoracici*, lateral von den *Rr. cutanei laterales* der Interkostalnerven versorgt.

Die oberflächliche Muskelschicht wird vom M. trapezius, M. latissimus dorsi und M. teres major gebildet.

Die tiefe Muskelschicht bilden die vom Angulus inferior, Margo medialis und Angulus superior schräg aufwärtsziehenden *Mm. rhomboidei*, der *M. levator scapulae* und die aus der Fossa supra- und infraspinata dem Tuberculum majus zustrebenden

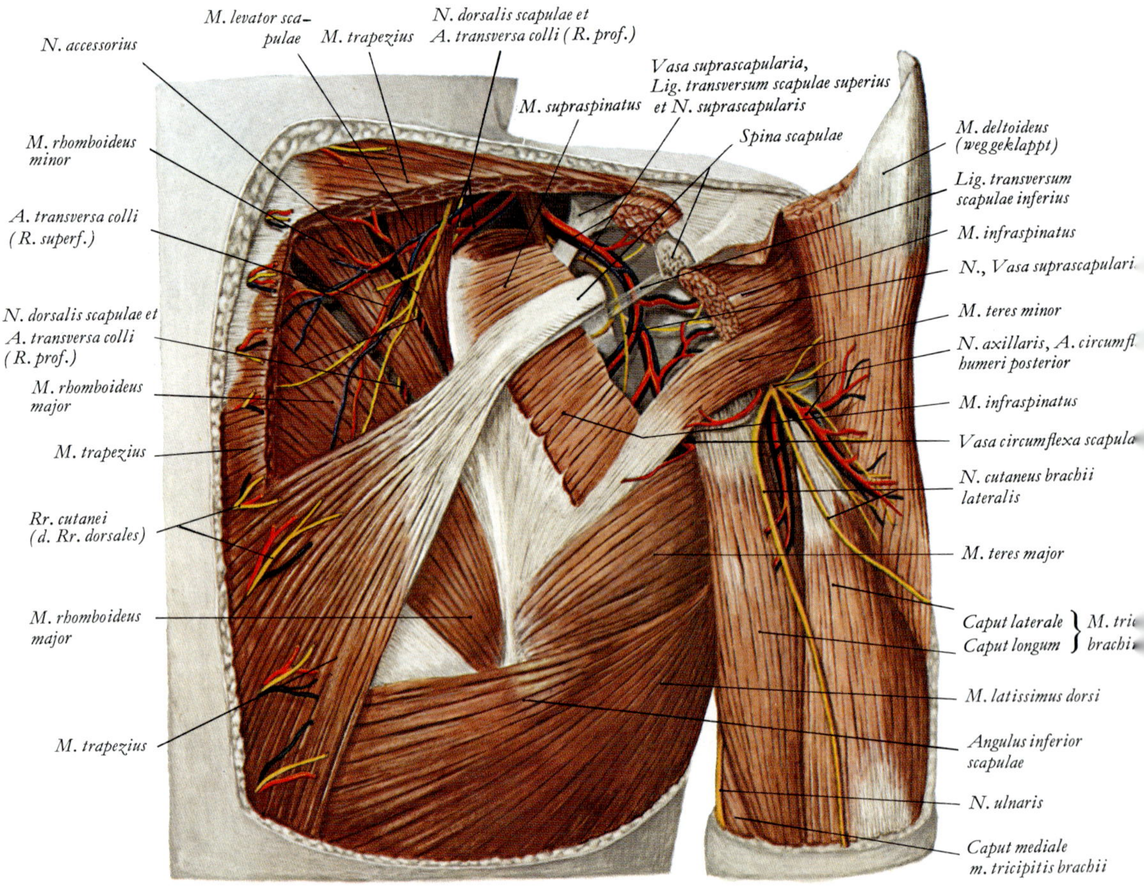

Abb. 361. Regio scapularis und dorsaler Teil der Regio deltoidea. Spina scapulae teilweise entfernt. M. trapezius, M. supraspinatus, M. infraspinatus gefenstert. M. deltoideus dicht an der Spina scapulae durchtrennt und nach lateral geklappt

Mm. supraspinatus, infraspinatus und *teres minor*. Die drei letzten sind von einer sehr derben Faszie bedeckt, die mit dem Knochen osteofibröse Köcher bildet.

Blutungen und eitrige Ergüsse finden aus diesen Muskellogen erst relativ spät einen Weg nach außen.

Zwischen oberflächlicher und tiefer Muskelschicht findet sich eine lockere **bindegewebige Verschiebeschicht.** Die Bindegewebs- und Fettgewebsräume über den Grätengruben stehen nach oben mit dem seitlichen Halsdreieck, nach lateral, unter dem Acromion, mit dem Spatium subdeltoideum, nach ventral, durch die Achsellücken, mit dem Achselbindegewebsraum in Verbindung.

Der M. subscapularis unterpolstert die Rippenfläche des Schulterblattes und gleitet in einer lockeren, bindegewebigen Verschiebeschicht auf dem Serratus anterior. Er zieht als der stärkste Innenkreisler des Armes zum Tuberculum minus.

Gefäß- und Nervenversorgung (Abb. 361). **N. suprascapularis** (aus dem Plexus brachialis) und **A. suprascapularis** (aus dem Truncus thyrocervicalis der A. subclavia) gelangen mit dem Venter inferior des Omohyoideus zur Incisura scapulae (Nerv unterhalb, Arterie oberhalb des Lig. transversum scapulae superius), verschwinden unter dem M. supraspinatus, versorgen ihn und ziehen um das Collum scapulae zur Untergrätengrube, wo sie den M. infraspinatus versorgen. Die Arterie anastomosiert mit einem stärkeren Ast mit der **A. circumflexa scapulae** (aus der A. subscapularis). Diese gelangt durch die mediale, dreieckige Achsellücke unter dem Teres minor zur Untergrätengrube. Der **N. accessorius** und der *R. superficialis* der **A. transversa colli** verzweigen sich zwischen oberflächlicher und tiefer Muskellage an der Unterfläche des Trapezius. Der **N. dorsalis scapulae** (aus dem Plexus brachialis) und der *R. profundus* der **A. transversa colli** versorgen den Levator scapulae und die Rhomboidei und verlaufen medial vom Margo medialis scapulae abwärts. Man sucht sie in der Lücke zwischen M. levator scapulae und M. rhomboideus minor auf.

Rete arteriosum scapulare und acromiale. Bei Unwegsamkeit der A. axillaris sind für die Entstehung eines Kollateralkreislaufes die Anastomosen der Arterien im Schulterbereich wichtig. Das größere *Rete scapulare* wird hauptsächlich von folgenden Gefäßen gebildet: *A. transversa colli* (R. profundus), *A. suprascapularis, A. subscapularis.* Das kleinere, auf dem Akromion gelegene *Rete acromiale* besteht vorwiegend aus Ästen der *A. thoracoacromialis* und der *A. circumflexa humeri posterior.*

II. Der Oberarm, *Brachium*

Grenzen. Da der proximale Humerusabschnitt im Bereich der Schulter liegt und der distale dem Ellenbogenbereich angehört, verstehen wir unter Oberarm im topographischen Sinne nur das zylindrische Mittelstück. Es wird proximal durch die Achselfalten, den Ansatz des Pectoralis major, Teres major und Latissimus begrenzt. Distal geht es fließend in die Ellenbogengegend über. Als künstliche Grenze nehmen wir eine Linie an, die eine Handbreite proximal von den Epikondylen liegt.

Am Lebenden ist der Oberarm bei schwachen Muskeln, gutem Fettpolster (bei Kindern und Frauen) zylindrisch. Bei kräftigen Muskeln erscheint er lateral und medial abgeplattet, da sich der M. biceps brachii stärker vorwulstet. Die Grenze zwischen den Beugern und den Streckern ist am Oberarm durch zwei längsverlaufende Hautfurchen markiert. Der **Sulcus bicipitalis medialis** ist tiefer. In ihm fühlt man in ganzer Ausdehnung den Puls der A. brachialis. Der **Sulcus bicipitalis lateralis** ist flacher und teilt sich am Ansatz des Deltoideus in zwei Furchen, die den Muskel einrahmen. Distalwärts fließen die Bizepsfurchen in der Ellenbeuge zusammen. An der lateralen Oberarmseite lädt proximal der Deltoideus, distal die radiale Muskelgruppe seitlich stärker aus (*man kann an der Außenseite des Oberarms keine gerade Schiene anlegen!*).

Die Haut ist dorsal und lateral derber als volar und medial; sie zeigt lateral häufig stärkere Behaarung und neigt zur „Gänsehaut"bildung. Auf der Unterlage ist sie besonders gut verschieblich (*Verwendung gestielter Lappen zu plastischen Operationen!*).

Subkutane Gefäße und Nerven (Abb. 356, 357). In der medialen Bizepsfurche verlaufen die **V. basilica, oberflächliche Lymphgefäße** und der **N. cutaneus antebrachii medialis.** Etwas unterhalb der Mitte des Oberarmes durchbohrt die **V. basilica** am **Hiatus basilicus** schräg die Oberarmfaszie und gelangt in die Tiefe. In der lateralen Bizepsfurche finden wir die **V. cephalica** in Begleitung oberflächlicher Lymphgefäße. Sie wendet sich proximal dem Sulcus deltoideopectoralis zu und erreicht in ihm die Fossa infraclavicularis, wo sie sich in die Tiefe senkt.

Cephalica ist nach *Hyrtl* die latinisierte Form des arabischen *Al-kifal* (zum Kopf gehörig). Die alten Ärzte pflegten bei Kopfleiden diese Vene zur Ader zu lassen.

An der ventralen und medialen Seite des Oberarmes treten weiter proximal der **N. cutaneus brachii medialis** und der **N. intercostobrachialis** (*Ausstrahlende Schmerzen bei Karzinom der Brustdrüse!*, S. 539) durch die Faszie zur Haut. Die Haut der Dorsalseite wird vom **N. cutaneus brachii posterior** (aus dem N. radialis) versorgt (Abb. 357). Distal von ihm, etwa in der Mitte des Oberarms, tritt noch der **N. cut. antebrachii posterior** (aus dem N. radialis) durch die Faszie.

Fascia brachii, Septa intermuscularia brachii und Muskellogen (Abb. 363). Die Oberarmfaszie hüllt als derbe, hauptsächlich aus Ringfasern bestehende Binde die Muskeln ein, senkt sich lateral und medial als *Septum intermusculare brachii laterale* und *mediale* in die Tiefe und setzt an den Seitenrändern des Humerus an. Die **Beugerloge** setzt sich proximal in den Achselbindegewebsraum, distal in die Ellenbeuge fort (*wichtig für die Ausbreitung von Entzündungen!*). Die **Streckerloge** endet distal am Olecranon (*subfasziale Ergüsse finden hier eine Schranke!*). Da die Muskelsepten vom N. radialis, N. ulnaris und den begleitenden Gefäßen durchbrochen werden, besteht keine vollständige Trennung der beiden Logen.

1. Die vordere Oberarmgegend, Regio brachii anterior

(Abb. 362)

Die **Beugerloge** enthält außer den Beugern (*Biceps, Brachialis* und *Coracobrachialis*) noch den durch Bindegewebe zusammengehaltenen Gefäß-Nervenstrang. Dieser legt sich dem Ulnarrand des M. biceps brachii an und wird bei starkem Muskel noch teilweise von ihm überlagert.

Der Gefäß-Nervenstrang ist durch den M. brachialis, der schalenförmig die Vorderfläche des Humerus umfaßt, bei Oberarmschaftbrüchen weitgehend geschützt. Proximal vom Brachialis ist er durch ein Bindegewebspolster vom Knochen getrennt. Der **N. musculocutaneus** hat bereits in der Achselhöhle den Strang verlassen. Nachdem er den Coracobrachialis durchbohrt hat, verläuft er unter Abgabe von Muskelästen zwischen Bizeps und Brachialis nach lateral, um in der Ellenbeuge als *N. cutaneus antebrachii lateralis* die Faszie zu durchbohren. Der **N. radialis** tritt proximal vom Septum intermusculare brachii mediale in Begleitung der **A. profunda brachii** in den Sulcus n. radialis und damit in die Streckerloge ein. Der **N. ulnaris** und die begleitende **A. collateralis ulnaris superior** wenden sich medialwärts, durchbohren das Septum intermusculare brachii mediale und gelangen damit ebenfalls in die Streckerloge. Der zunächst auf der A. brachialis verlaufende **N. cutaneus antebrachii medialis** zieht schräg durch die Faszie, um am Hiatus basilicus oder in seiner Nachbarschaft zur Oberfläche zu gelangen. Fortan besteht der Gefäß-Nervenstrang des Oberarmes nur noch aus der **A. brachialis, zwei oder drei Begleitvenen, tiefen Lymphgefäßen** und dem **N. medianus.** Dieser liegt im proximalen Drittel lateral, im mittleren vor, im distalen medial von der Arterie.

Anwendung. Die engen Nachbarschaftsbeziehungen erklären, daß Lymphgefäßentzündungen auf die Venen übergreifen können und umgekehrt.

Für die **Unterbindung der A. brachialis** ist von Wichtigkeit, daß man bisweilen am Oberarm zwei größere Arterien findet. Die eine liegt dann ganz oberflächlich (unter der Faszie), die andere tiefer (im Gefäß-Nervenstrang). Diese Verdoppelung der Oberarmarterie kann zwei Ursachen haben. Es handelt sich entweder um die Persistenz der primitiven, bei den meisten Menschen zurückgebildeten, *A. brachialis superficialis* oder um eine „**Hohe Teilung**" der *A. brachialis*. In solchen Fällen teilt sich das Gefäß nicht wie üblich in der Regio cubiti, sondern bereits am Oberarm in beliebiger Höhe (in die A. radialis und die A. ulnaris).

Distal vom Abgang der A. profunda brachii kann man die A. brachialis ohne Gefahr für den Arm unterbinden, da durch die Seitenäste ein genügender **Kollateralkreislauf** (S. 486) gegeben ist. Die Technik der Unterbindung bietet keine Schwierigkeiten, da die Lage durch den Bizeps bestimmt ist. Im proximalen Teil wird man, um an die Arterie zu gelangen, den N. medianus nach lateral, im distalen nach medial verlagern.

Da der M. brachialis den Knochen schalenförmig umgibt, wird er nicht selten durch Stoß, durch Oberarmbrüche und bei Verrenkungen des Ellenbogengelenkes verletzt.

Bei **Oberarmamputationen** erhalte man möglichst die Ansätze des *Deltoideus* und *Coracobrachialis*, die etwa in gleicher Höhe in der Mitte des Oberarms liegen, um dem Stumpf eine möglichst gute Bewegungsfähigkeit zu erhalten.

Der über zwei Gelenke verlaufende *Bizeps* zieht sich beim Ringschnitt stärker zurück als die am Humerus entspringenden Muskeln.

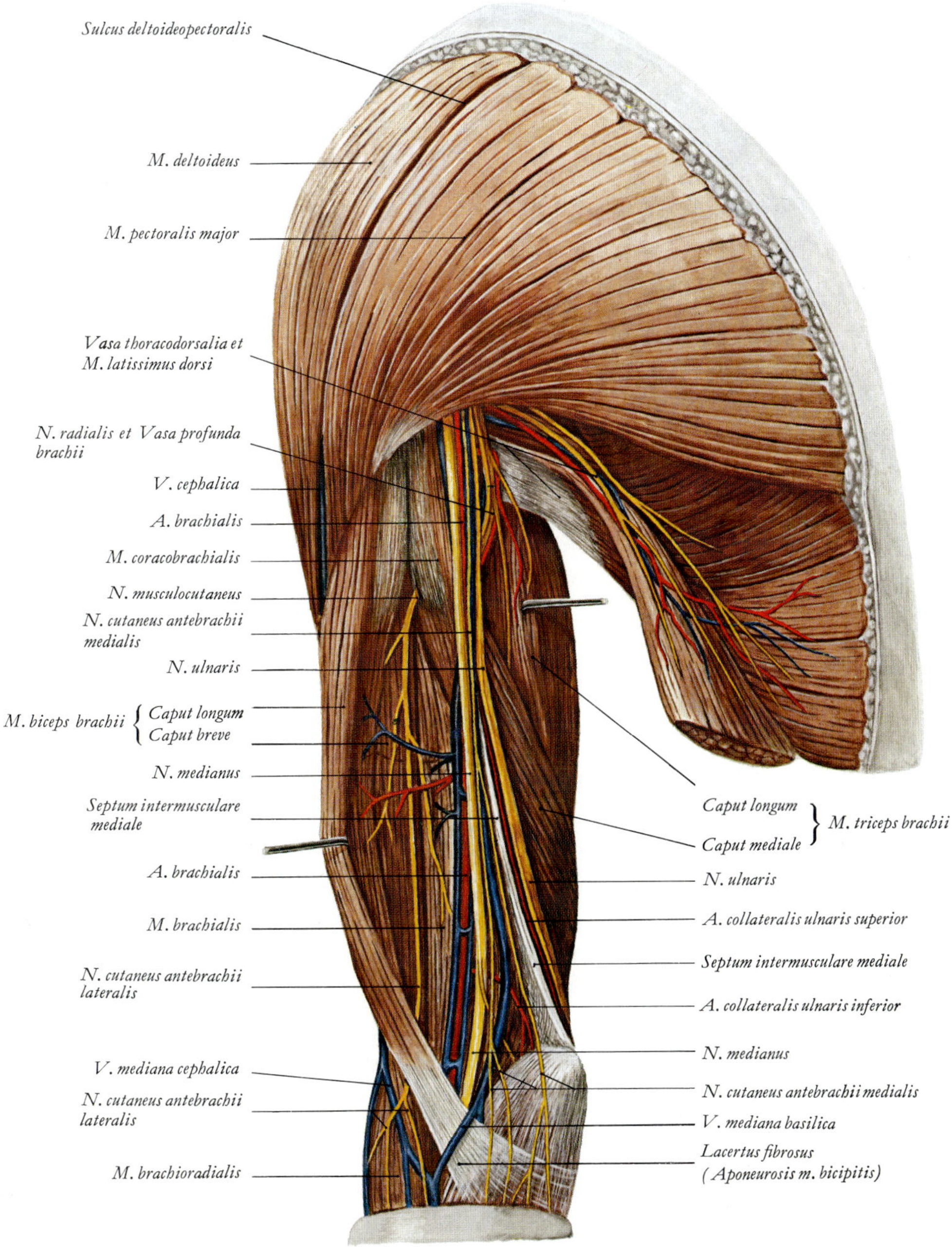

Abb. 362. Regio brachii anterior von medial gesehen. M. biceps brachii nach ventral und lateral gezogen

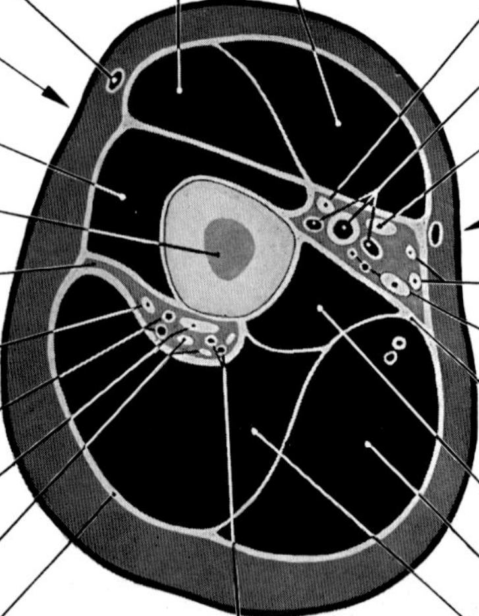

Abb. 363. Halbschematischer Querschnitt durch die Mitte des Oberarmes. Faszien und Nerven weiß; Muskeln schwarz; Unterhautfettgewebe dunkelgrau

2. Die hintere Oberarmgegend, Regio brachii posterior

(Abb. 364)

Die Streckerloge enthält außer dem M. triceps brachii noch den N. radialis, den N. ulnaris und die begleitenden Gefäße (Abb. 363).

Der **N. radialis** betritt mit der *A. profunda brachii* proximal vom Septum intermusculare brachii mediale die Streckerloge und windet sich, vom M. triceps brachii bedeckt, **im Sulcus n. radialis,** um die Streckseite des Humerus. Zusammen mit der A. collateralis radialis, dem einen Endast der A. profunda brachii durchbohrt er im distalen Drittel das Septum intermusculare brachii laterale, um zwischen Brachialis und Brachioradialis in die Ellenbeuge zu gelangen. Vor dem Eintritt in den Sulcus gibt er den *N. cutaneus brachii lateralis inferior* und den *N. cut. brachii posterior,* im Anfang des Sulcus die Muskeläste für den Trizeps, in dessen Mitte den *N. cut. antebrachii posterior* und in der Beugerloge die Muskeläste für die radiale Gruppe der Unterarmmuskeln ab. In der Ellenbeuge zerfällt er in den motorischen *R. profundus* und den sensiblen *R. superficialis.* Die **A. profunda brachii** schickt nach Abgabe von Muskelästen die *A. collateralis media* unter dem Trizeps, die *A. collateralis radialis* in Begleitung des N. radialis zum Rete cubiti. Der **N. ulnaris** wendet sich mit der beglei-

Abb. 364. Regio scapularis und Regio brachii posterior. M. infraspinatus durchtrennt; ▶ M. teres minor gefenstert; M. deltoideus teilweise am Ursprung abgelöst und nach lateral geklappt. Caput laterale m. tricipitis brachii bis zum Septum intermusculare laterale durchtrennt, um den Verlauf des N. radialis und der A. profunda brachii zu zeigen

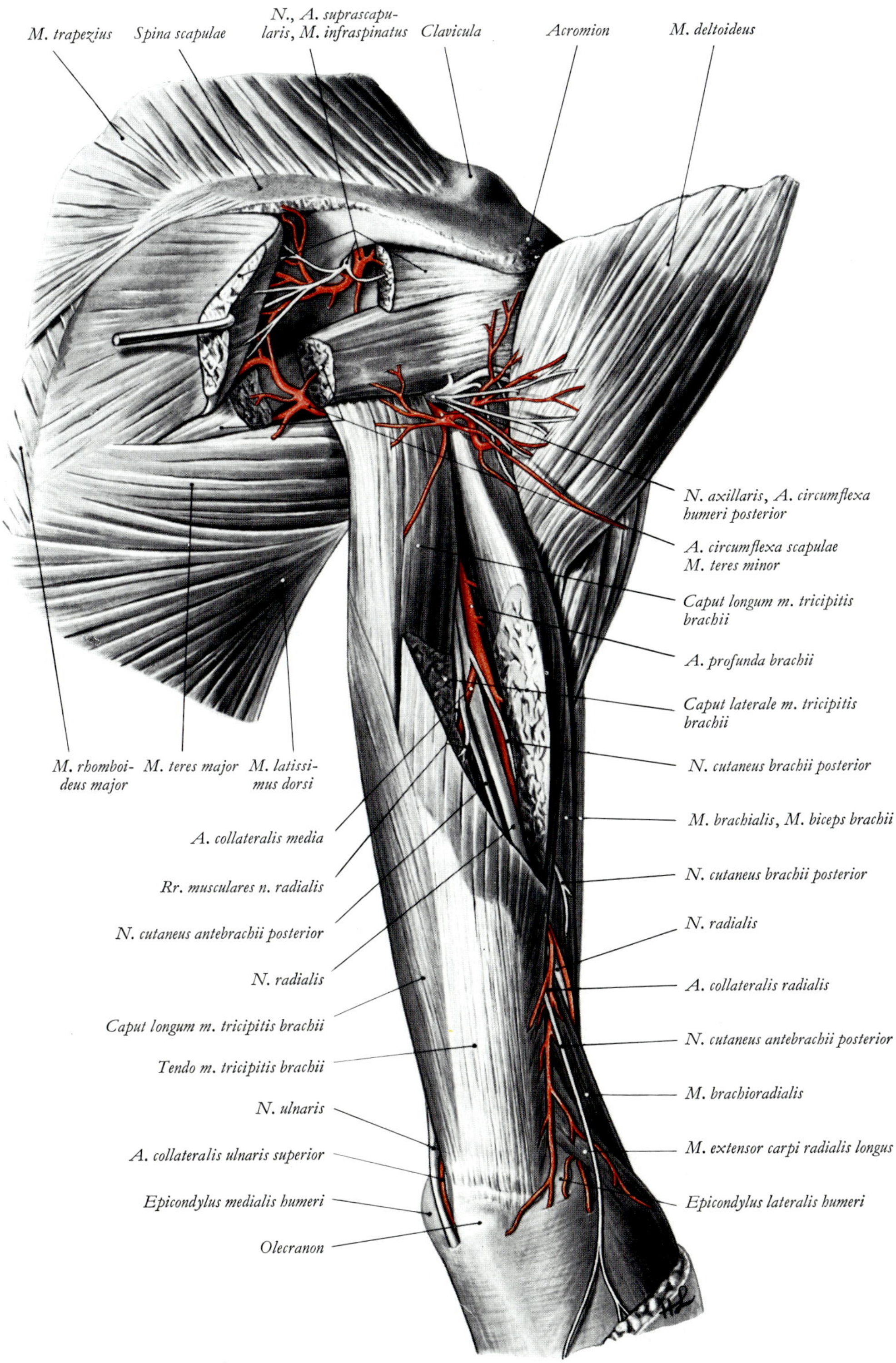
M. trapezius
Spina scapulae
N., A. suprascapularis, M. infraspinatus
Clavicula
Acromion
M. deltoideus
N. axillaris, A. circumflexa humeri posterior
A. circumflexa scapulae
M. teres minor
Caput longum m. tricipitis brachii
A. profunda brachii
Caput laterale m. tricipitis brachii
N. cutaneus brachii posterior
M. brachialis, M. biceps brachii
N. cutaneus brachii posterior
N. radialis
A. collateralis radialis
N. cutaneus antebrachii posterior
M. brachioradialis
M. extensor carpi radialis longus
Epicondylus lateralis humeri
M. rhomboideus major
M. teres major
M. latissimus dorsi
A. collateralis media
Rr. musculares n. radialis
N. cutaneus antebrachii posterior
N. radialis
Caput longum m. tricipitis brachii
Tendo m. tricipitis brachii
N. ulnaris
A. collateralis ulnaris superior
Epicondylus medialis humeri
Olecranon

tenden **A. collateralis ulnaris superior** vom Gefäß-Nervenstrang nach medial und betritt nach Durchbohren des Septum intermusculare brachii mediale die Strekkerloge, wo er eingebettet in den medialen Trizepskopf, zum **Sulcus n. ulnaris** verläuft. Er ist hinter dem Epicondylus medialis leicht aufzusuchen.

Anwendung. N. radialis und **A. profunda brachii** liegen im Sulcus n. radialis unmittelbar auf der Knochenhaut; sie können hier bei Oberarmbrüchen leicht gezerrt oder verletzt werden. Auch Kallusbildungen und längerer Druck gegen eine feste Unterlage können hier den Nerven schädigen. Für die **Lokalisation von Radialisschädigungen** ist die Kenntnis der schubweisen, oben geschilderten Astabgabe unbedingte Voraussetzung (*Dissoziierte Radialislähmung!*). Das Aufsuchen des **N. radialis** kann in seiner ganzen Länge erfolgen, ist aber im distalen Drittel, zwischen Brachialis und Brachioradialis, am einfachsten.

III. Der Ellenbogen, *Cubitus*

Begrenzung. Sie ist willkürlich. Meist verlegt man sie handbreit proximal und distal von der queren Beugefalte, die etwa der Verbindungslinie der Epikondylen entspricht.

Unter „Ellenbogen" versteht man eigentlich nur den Vorsprung des Olecranon. Aus praktischen Gründen werden in den Ellenbogenbereich nicht nur das Ellenbogengelenk, sondern auch alle Weichteile seiner Umgebung, einbezogen.

Allgemeine Form und Einteilung. Gegenüber dem mehr zylindrischen Oberarm ist der Ellenbogen von vorn nach hinten abgeplattet. Diese Abplattung ist bedingt durch die seitliche Ausladung der Epikondylen und durch die **Umordnung dsr Muskulatur.** Die Beuger des Oberarms, Bizeps und Brachialis, verjüngen sich gegen ihren Ansatz spindelförmig und verschwinden zwischen den Muskelwülsten des Unterarms in der Tiefe. Die vom Epicondylus medialis entspringende Beuger- oder ulnare Muskelgruppe und die vom Epicondylus lateralis und weiter proximal vom Humerus entspringende radiale Muskelgruppe umfassen die Oberarmbeuger seitlich und springen bei gestrecktem Arm als deutliche Wülste vor. Es entsteht so in der Ellenbeuge eine V-förmige Grube (*Fossa cubitalis*). Die beiden Schenkel des V laufen in die Bizepsfurchen aus. Dorsal geht die Muskelmasse des Triceps brachii in eine flache Sehne über, die am Olecranon ansetzt. Die Strecker- oder dorsale Muskelgruppe des Unterarms entspringt am Epicondylus lateralis und an den Unterarmknochen. Die geschilderte Muskelanordnung ergibt auch die **exzentrische Lage des Ellenbogengelenkes.** Ventral ist es von den mächtigen Ober- und Unterarmmuskeln überlagert. Dorsal liegt es unmittelbar unter der Haut und ist der Untersuchung und für operatives Eingehen leicht zugänglich (Abb. 332). Topographisch unterscheiden wir die vordere Ellenbeuge, *Regio cubiti anterior*, und die hintere Ellenbogenstreckseite, *Regio cubiti posterior.*

1. Die Ellenbeuge, Regio cubiti anterior

Untersuchung am Lebenden. Zwischen dem medianen Wulst der Oberarmbeuger und den seitlichen (ulnaren und radialen) Unterarmmuskelwülsten senkt sich die Haut zur *Fossa cubitalis* ein. In ihr fühlt man bei Beugung im Ellenbogengelenk deutlich die Sehne des M. biceps brachii. Die von ihr medial-distal in die Unterarmfaszie ausstrahlende **Aponeurosis m. bicipitis brachii** (*Lacertus fibrosus*) läßt sich in dieser Stellung mit zwei Fingern weitgehend umfassen. Sie überbrückt den **Gefäß-Nervenstrang,** den man ebenfalls tasten kann.

Oberflächliche Region. Die Haut ist dünn, elastisch, haarlos und leicht auf der Unterlage verschieblich. Man muß sie deshalb über der Vene spannen, wenn man durch Einstich Blut entnehmen oder ein Medikament injizieren will. Die Haut zeigt in der

Beugestellung eine **quere Beugefurche,** die bei der Streckung verschwindet. Die Lage der Beugefurche variiert individuell und läßt keinen sicheren Schluß auf die Lage des Gelenkspaltes zu. Meist liegt sie 2 cm proximal von diesem. Die **Hautvenen** werden zur Blutentnahme und intravenösen Injektion benützt. Bei gut entwickeltem Fettpolster (Frauen und Kinder) sind sie manchmal schwer zu erkennen. Bei Männern und älteren Menschen (*geringeres Fettpolster!*) sind sie als bläuliche Stränge gut sichtbar. Nach kunstgerechter Anlegung einer Stauungsbinde (*nicht zu fest anziehen, damit nicht auch der arterielle Zustrom unterbunden wird!*), treten auch schlecht erkennbare Venen genügend hervor. Kontraktion der Unterarmmuskeln, Öffnen und Schließen der Hand „pumpt" das Blut aus den tiefen Venen in die Hautvenen. Die **Anordnung der Venen** variiert sehr. Ist eine *V. mediana antebrachii* vorhanden (Abb. 365), so gabelt sie sich meist in eine **V. mediana cephalica** (zur lateral gelegenen V. cephalica) und eine **V. mediana basilica** (zur medial gelegenen V. basilica). Sie bilden ein nach proximal offenes V und besitzen fast immer eine Verbindung zu den tiefen Venen. Eine einfache, von radial-distal nach ulnar-proximal verlaufende Verbindung bezeichnen wir als **V. mediana cubiti.** V. mediana cubiti und V. mediana basilica ziehen über die Aponeurosis m. bicipitis brachii hinweg und werden durch diese von dem in der Tiefe gelegenen Gefäß-Nervenstrang getrennt.

Intravenöse Injektionen. Durch Streckung im Ellenbogengelenk wird die oberflächliche Faszie und die Aponeurosis m. bicipitis brachii gespannt. Beide dürfen bei der Injektion nicht durchstochen werden, um eine Verletzung des N. medianus oder der A. brachialis zu vermeiden. Man führt deshalb die Injektion, wenn möglich, nicht direkt über dem Lacertus fibrosus, sondern weiter lateral durch.

Die subkutanen, extrafaszialen Gebilde. Neben den eben beschriebenen **Hautvenen** verlaufen die **oberflächlichen Lymphgefäße.** Sie streben in der Ellenbeuge hauptsächlich der V. basilica zu und verschwinden mit ihr im Hiatus basilicus. Nur ein kleiner Teil der Lymphgefäße folgt dem Verlauf der V. cephalica. Zwei bis drei kleine **Nodi lymphatici cubitales superficiales** finden sich meist proximal vom Epicondylus medialis neben der V. basilica. Der durch den Hiatus basilicus austretende **N. cutaneus antebrachii medialis** verzweigt sich an der Ulnarseite. Lateral von der Bizepssehne tritt der **N. cutaneus antebrachii lateralis** (Endast des N. musculocutaneus) durch einen Faszienschlitz aus.

Die Oberflächenfaszie setzt sich vom Oberarm über die Ellenbeuge auf den Unterarm fort. Die Venen- und Nervenschlitze stellen eine Verbindung zwischen dem subfaszialen und subkutanen Raum her.

Die Muskeln wiederhole man S. 451, 464.

Tiefe Region. Medial von der Bizepssehne senkt sich die **A. brachialis** (hier auch *A. cubitalis* genannt) mit ihren Begleitvenen, vom N. medianus begleitet in die Tiefe. Sie verschwindet, in reichliches Fett- und Bindegewebe eingebettet, unter der Aponeurosis m. bicipitis brachii. Hier teilt sie sich meist etwas distal vom Gelenkspalt in zwei ungefähr gleich starke Äste. Die **A. radialis** bleibt oberflächlich und zieht entlang dem Pronator teres an die ulnare Seite des R. superficialis n. radialis. Die **A. ulnaris** wendet sich unter dem Pronator teres nach ulnar. Sie gibt auf die Vorderfläche der Membrana interossea die *A. interossea communis* ab. A. radialis und ulnaris schicken je eine **A. recurrens** zum *Rete cubiti* (*Kollateralkreislauf* S. 486). Der **N. medianus** gibt bereits in der Ellenbeuge mehrere Äste an die oberflächlichen Beuger ab (Abb. 366), durchbohrt den Pronator teres und gelangt zwischen Flexor digitorum superficialis und profundus zum Unterarm. Zwischen Brachioradialis und Brachialis betritt der **N. radialis** in Begleitung der **A. collateralis radialis** (aus der A. profunda brachii) die Ellenbeuge, gibt zunächst die Äste für die radiale Muskelgruppe ab und teilt sich in die Endäste. Der **R. profundus n. radialis** durchbohrt den M. supinator und windet sich schraubenförmig um den Radius zur Streckseite

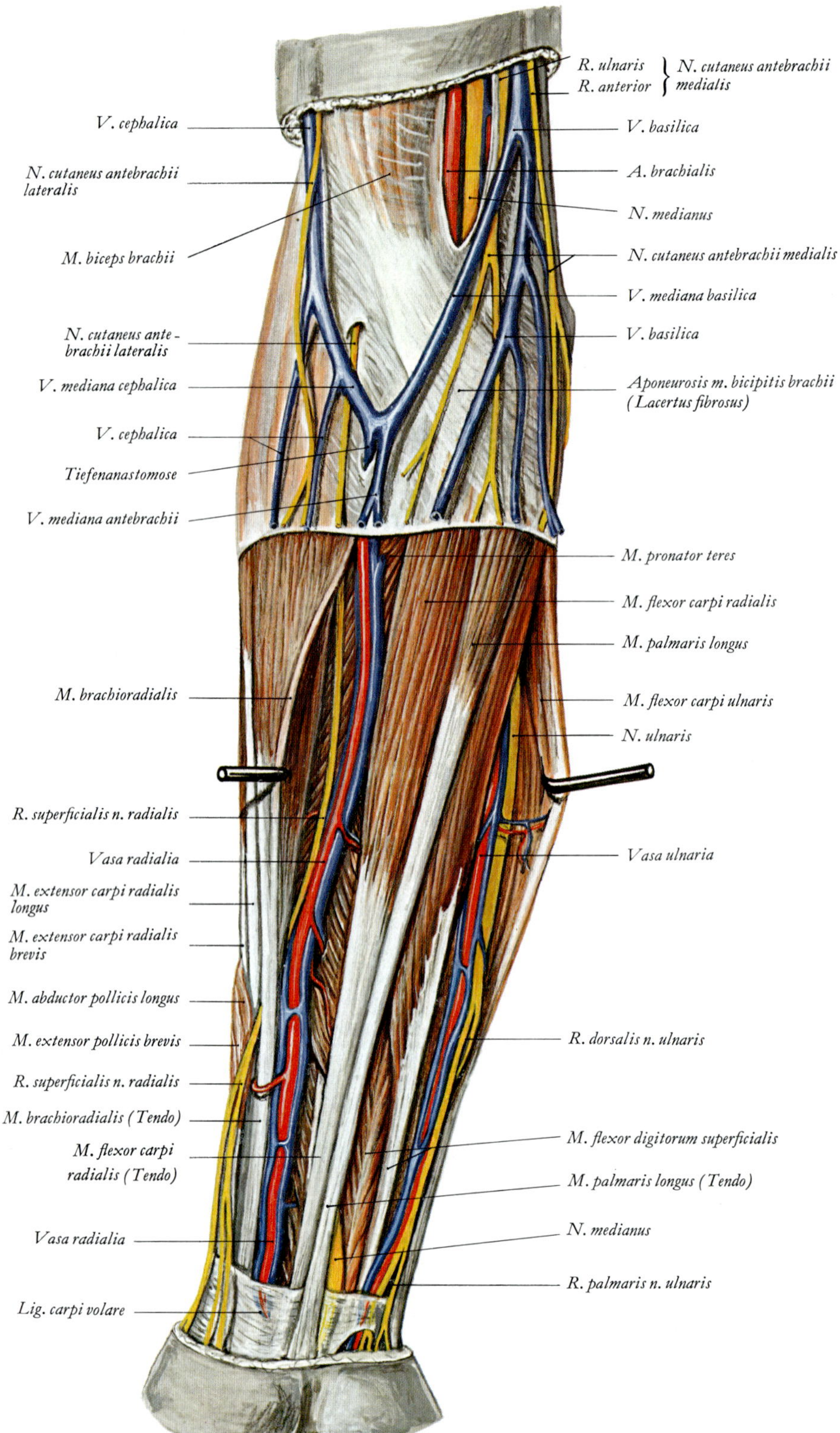
R. ulnaris
R. anterior
N. cutaneus antebrachii medialis
V. cephalica
V. basilica
N. cutaneus antebrachii lateralis
A. brachialis
N. medianus
M. biceps brachii
N. cutaneus antebrachii medialis
V. mediana basilica
N. cutaneus antebrachii lateralis
V. basilica
V. mediana cephalica
Aponeurosis m. bicipitis brachii (Lacertus fibrosus)
V. cephalica
Tiefenanastomose
V. mediana antebrachii
M. pronator teres
M. flexor carpi radialis
M. palmaris longus
M. brachioradialis
M. flexor carpi ulnaris
N. ulnaris
R. superficialis n. radialis
Vasa radialia
Vasa ulnaria
M. extensor carpi radialis longus
M. extensor carpi radialis brevis
M. abductor pollicis longus
M. extensor pollicis brevis
R. dorsalis n. ulnaris
R. superficialis n. radialis
M. brachioradialis (Tendo)
M. flexor digitorum superficialis
M. flexor carpi radialis (Tendo)
M. palmaris longus (Tendo)
N. medianus
Vasa radialia
R. palmaris n. ulnaris
Lig. carpi volare

(Abb. 368). Der **R. superficialis n. radialis** zieht, vom Brachioradialis bedeckt zur radialen Seite der A. radialis.

Anwendung. **Unterbindung der A. brachialis in der Ellenbeuge:** Hautschnitt von proximal-ulnar nach distal-radial. Durchtrennung der Faszie und der Aponeurosis m. bicipitis brachii. A. brachialis und Begleitvenen liegen radial vom N. medianus.

Operativer Zugang zum Gelenk. Von ventral her am schonendsten nach Längsspaltung der Sehnen des Bizeps und Brachialis.

Verrenkungen des Caput radii gefährden den anliegenden *R. profundus n. radialis.* Da der Nerv durch Kontraktion des Supinator dem Gelenk genähert wird, ist bei operativen Eingriffen am Gelenk die Pronationsstellung zu wählen.

Extreme Beugung (*Adelmann*) komprimiert die A. brachialis in der Ellenbeuge und kann bei Blutungen vorübergehend angewandt werden.

N. medianus und N. radialis werden bei Streckung im Ellenbogengelenk gedehnt, bei Beugung entspannt.

2. Die Ellenbogenstreckseite, Regio cubiti posterior (Regio olecrani)

Oberflächenanatomie. Das gut sichtbare und tastbare **Olecranon** bildet den eigentlichen Ellenbogen. Es liegt bei gestrecktem Arm mit dem kleineren **Epicondylus lateralis** und dem seitlich stärker ausladenden **Epicondylus medialis** in einer Linie. Bei Beugung wandert es nach distal (Abb. 328). Bei rechtwinkliger Beugung bildet es mit den Epikondylen ein gleichschenkeliges Dreieck (*wichtig für die Beurteilung von Frakturen und Luxationen!*). Distal vom Olecranon läßt sich die dorsale Ulnakante abtasten. **Die Haut** ist derber als auf der Beugeseite; sie ist stärker verhornt und neigt zur Schuppenbildung. Zwischen dem Olecranon und den Epikondylen sinkt sie zu Grübchen ein, die sich bei der Streckung vertiefen. Im medialen Grübchen liegt der **N. ulnaris** hinter dem Epicondylus medialis. Bei kräftigem Fingerdruck gleitet er hin und her. (*Bei längerem Druck Taubheit in den ulnaren Fingern!*) Im lateralen Grübchen fühlt man bei leicht gebeugtem Arm gut den Gelenkspalt der Articulatio humeroradialis. Bei Pro- und Supinationsbewegungen gleitet hier das vorspringende **Caput radii** unter dem tastenden Finger. Auch bei sonst gutem Fettpolster fehlt hier das subkutane Fett (*Schönheitsgrübchen des weiblichen Armes!*). Das besonders lockere, über dem Olecranon fettgewebsfreie, **subkutane Bindegewebe** ermöglicht die starken Verschiebungen des Knochens unter der Haut. Meist entwickelt sich hier eine **Bursa subcutanea olecrani,** die sich nicht selten chronisch entzündet.

Die Oberflächenfaszie verbindet sich am Olecranon und an den Epikondylen mit dem Periost (*Ergüsse in der Streckerloge des Oberarms finden hier eine Schranke!*). Über dem N. ulnaris ist die Faszie verstärkt.

Der **N. ulnaris,** begleitet von der A. collateralis ulnaris superior, ist zwischen Epicondylus medialis und Olecranon nach Spaltung der Faszie leicht auffindbar. Distal verschwindet er zwischen den beiden Köpfen des Flexor carpi ulnaris.

Das Ellenbogengelenk wiederhole man S. 442.

Da es exzentrisch liegt und dorsal nur von Haut und Oberflächenfaszie bedeckt ist, zeigen sich Gelenkergüsse zuerst hinten; sie wölben die Gelenkkapsel zwischen Epikondylen und Olecranon vor. Punktion des Gelenkes ist hier besonders leicht. Medial beachte man den N. ulnaris. Verrenkungen und Brüche im Bereich des Ellenbogengelenkes sind nicht selten. Kenntnis der tastbaren Knochenpunkte ist für die Diagnose sehr wertvoll.

◀ Abb. 365. Oberflächliche Regio cubiti anterior und Regio antebrachii anterior. In der Ellenbeuge ist die Oberflächenfaszie erhalten und teilweise gefenstert

IV. Der Unterarm, *Antebrachium*

Grenzen. Der Laie rechnet den Unterarm bis zu dem deutlich vorspringenden „Handknöchel“, dem Caput ulnae. Die Länge der in ganzer Ausdehnung tastbaren Elle wurde früher als Längenmaß verwendet. Ärztlich-topographisch wird die oben beschriebene Ellenbogengegend als gesonderte Region betrachtet.

Allgemeine Form. Da die Muskelmasse hauptsächlich proximal liegt und gegen die Hand hin in Sehnen übergeht, verjüngt sich der Unterarm handwärts und erhält eine konische Gestalt. Der Übungszustand der Muskulatur, die Stärke des Fettpolsters und die Stellung der Unterarmknochen wandeln diese Form ab. Gut ausgebildete Muskeln, geringes Fettpolster und Supinationsstellung lassen ihn dorso-palmar abgeplattet erscheinen. Bei schwacher Muskulatur, stärkerem Fettpolster (Frauen und Kinder) und Pronationsstellung hat er eine rundliche Form.

Untersuchung am Lebenden. Das Skelett, Radius und Ulna, hat eine ähnlich exzentrische Lage wie im Ellenbogenbereich; es ist vorn von stärkeren Muskeln (der ulnaren und radialen Gruppe) bedeckt als hinten, wo nur die dorsale Gruppe liegt. Die hintere Ellenkante liegt in ganzer Ausdehnung unter der Haut; sie ist direkten Gewalteinwirkungen ausgesetzt (*Parierfrakturen*). Bei Brüchen kann hier die Haut leicht verletzt werden. Von der Speiche liegen nur der Kopf und die distalen zwei Drittel oberflächlich. **In der Mittelstellung** zwischen Pro- und Supination, bei ruhig herabhängendem Arm, verlaufen die Knochen parallel. Der Raum zwischen ihnen ist groß; der Radius liegt vorn und die Ulna hinten. **Bei Pronation** dreht sich der Radius um die Ulna und überkreuzt sie in der distalen Hälfte. Dabei wird der Zwischenraum kleiner (*Gefahr der knöchernen Vereinigung nach Frakturen!*). Bei **supiniertem Unterarm** (Abb. 347) verläuft von der Ellenbeuge zum Daumenballen eine auch am Lebenden sichtbare Furche, die die ulnare von der radialen Gruppe der Unterarmmuskulatur trennt. Die ulnare Gruppe erscheint proximal als eine einheitliche Muskelmasse. Erst in der distalen Hälfte treten die einzelnen Muskeln hervor. **Bei Faustschluß und Beugung im Handgelenk** springt proximal von der Handwurzel die Sehne des **M. palmaris longus** direkt unter der Haut am deutlichsten vor. Radial von ihr erkennt man die Sehne des **M. flexor carpi radialis,** ulnar von ihr die des **M. flexor digitorum superficialis.** Die Sehne des **M. flexor carpi ulnaris** bildet die ulnare Begrenzung der Vorderfläche. Legt man den Daumen in die Ellenbeuge und den Zeigefinger auf den Epicondylus lateralis, so umfaßt man den seitlich stark ausladenden Wulst der radialen Gruppe. Bei proniertem Arm windet sich der **M. brachioradialis** in einer halben Schraubentour um den Radius. Aus dieser Stellung heraus ist er ein Supinator, führt er die Hohlhand nach oben („Bettlermuskel“). Von der radialen Gruppe erkennt man auch den Muskelbauch des **M. extensor carpi radialis brevis** recht gut. Er erscheint bei dorsalflektierter Hand als ein spindelförmiger Wulst, der vom Epicondylus lateralis bis zum Wulst des **M. abductor pollicis longus** und **M. extensor pollicis brevis** reicht (Abb. 345). Der letztere verläuft von ulnar-proximal nach radial-distal und windet sich um die Sehnen der radialen Gruppe und um den Radius. **An der Streckseite** erkennt man proximal die **Septen** zwischen *Extensor carpi radialis brevis* und *Extensor digitorum* und zwischen diesem und dem *Extensor carpi ulnaris* meist als deutliche Furchen. Gegen die Handwurzel hin treten die Streckersehnen weniger deutlich hervor als die Beugersehnen. Sie werden durch das Retinaculum extensorum (Abb. 345, 368) gegen die Knochen fixiert.

Abb. 366. Tiefe Regio cubiti anterior und tiefe Regio antebrachii anterior. M. brachioradialis und M. extensor carpi radialis longus nach radial, M. flexor carpi ulnaris nach ulnar verlagert; M. flexor digitorum superficialis und profundus weitgehend entfernt, M. pronator teres gefenstert ▶

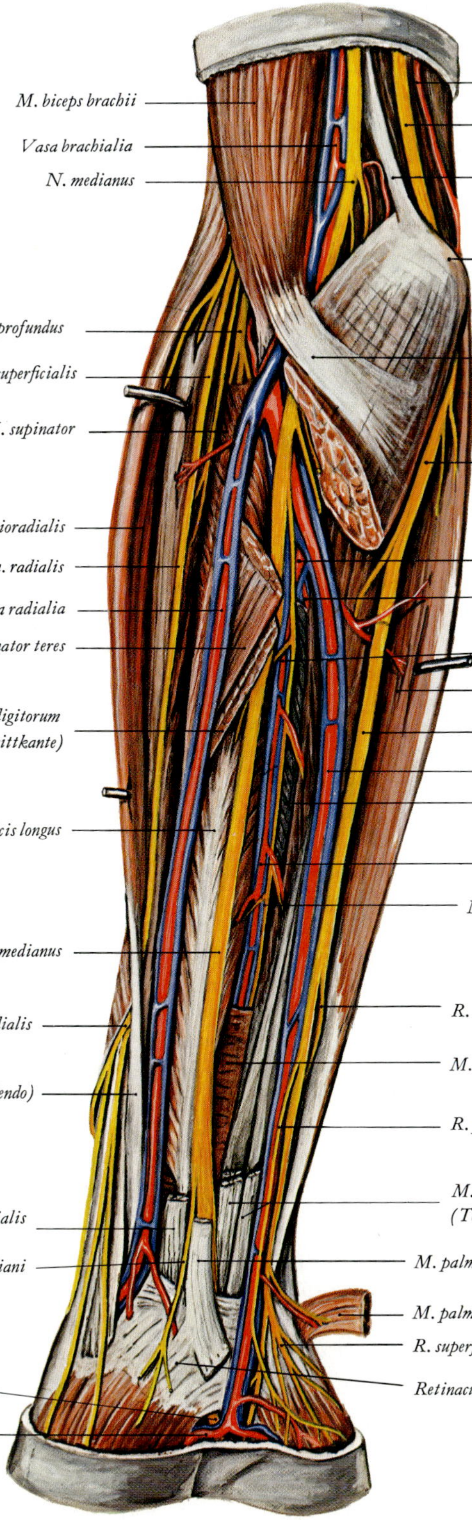

M. biceps brachii
Vasa brachialia
N. medianus
N. radialis
R. profundus
R. superficialis
M. supinator
M. brachioradialis
R. superficialis n. radialis
Vasa radialia
M. pronator teres
M. flexor digitorum superficialis (Schnittkante)
M. flexor pollicis longus
N. medianus
R. superficialis n. radialis
M. brachioradialis (Tendo)
M. flexor carpi radialis (Tendo)
R. palmaris n. mediani
N. medianus
Arcus palmaris superficialis
A. collateralis ulnaris superior
N. ulnaris
Septum intermusculare mediale
Epicondylus medialis
Aponeurosis m. bicipitis brachii (Lacertus fibrosus)
N. ulnaris
A. interossea communis
A. interossea posterior
A. interossea anterior
M. flexor carpi ulnaris
N. ulnaris
Vasa ulnaria
Membrana interossea
Vasa interossea anteriora
N. interosseus anterior
R. dorsalis n. ulnaris
M. pronator quadratus
R. palmaris n. ulnaris
M. flexor digitorum superficialis (Tendines)
M. palmaris longus (Tendo)
M. palmaris brevis
R. superficialis n. ulnaris
Retinaculum flexorum

Die Haut ist auf der Beugeseite dünner als auf der Streckseite, wo sich meist (besonders beim Mann) auch eine stärkere Terminalbehaarung zeigt. Sie ist elastisch und läßt sich gut auf der Unterlage verschieben. **Die Hautvenen** ziehen vom Handrücken zunächst auf die Unterarmstreckseite, sammeln sich meist zu zwei Hauptstämmen, die sich bereits in der distalen Hälfte schraubenförmig um die ulnare bzw. radiale Kante auf die Beugeseite winden, wo sie **V. basilica** bzw. **cephalica** heißen. Häufig findet sich auf der Beugefläche noch eine mittelständige **V. mediana antebrachii** (Abb. 356).

Faustschlußbewegungen „pumpen" das Blut aus den tiefen Venen in die Hautvenen und lassen sie deutlicher hervortreten.

Zu fest angelegte Verbände komprimieren die Hautvenen. Die Stauung greift auf die tiefen Venen über, wodurch die Zirkulation stark herabgesetzt und das Gewebe geschädigt wird.

Die oberflächlichen Lymphgefäße bilden langgestreckte Maschen; sie sind an der Beugeseite zahlreicher als an der Streckseite. Gegen die Ellenbeuge hin verlaufen sie vorwiegend mit den Hautvenen.

Bei Entzündungen im Bereich der Finger und der Hand treten sie nicht selten am Unterarm als rote Streifen hervor (*Lymphangitis!*).

Die Hautnerven des Unterarms haben wir bereits in der Ellenbeuge kennengelernt. Der **N. cut. antebrachii lateralis** (aus dem N. musculocutaneus) und der **N. cut. antebrachii medialis** (aus dem Plexus brachialis) versorgen die ganze Vorderfläche und die radialen und ulnaren Ränder der Streckseite. Das verbleibende Mittelfeld der Streckseite wird vom **N. cut. antebrachii posterior** (aus dem N. radialis) innerviert. Über der Handwurzel schicken der N. medianus und der N. ulnaris je einen feinen Hautast, die **Rr. palmares n. mediani** und **n. ulnaris** zur Palma [Vola] manus.

Die Fascia antebrachii ist proximal, besonders über der dorsalen und der ulnaren Muskelgruppe, aponeurotisch; sie dient hier Muskelfasern zum Ursprung. Distal, über der Handwurzel, nehmen besonders dorsal die Ringfasern zu. Sie bilden auch das **Retinaculum extensorum.** Die Unterarmfaszie ist an der ganzen hinteren Ulnakante angeheftet. Eine Befestigung am Radius ist nur proximal und distal vorhanden. In der Mitte wird er von der radialen Muskelgruppe überlagert, die zusammen mit ihrer Gruppenfaszie eine Scheidewand zwischen den Beugern und den Streckern bildet. Da die Unterarmknochen bis auf ein kleines, proximales Feld durch die kräftige, als undurchlässige Scheidewand wirkende **Membrana interossea antebrachii** verbunden sind, können wir eine größere **Beuger-** und eine kleinere **Streckerloge** unterscheiden. Dazu kommt noch die seitlich dem Radius angelagerte kleine **Loge** der **radialen Extensoren** S. 517, Abb. 367).

Phlegmonen, die meist von den Sehnenscheiden der Finger und der Hand ausgehen, setzen die Logenwände bald unter Spannung, was die schnelle Ausdehnung nach proximal begünstigt. Frühzeitige und genügende Inzisionen der Faszie setzen den Innendruck herab, wirken der Ausbreitung entgegen.

1. Die Unterarmbeugeseite, Regio antebrachii anterior

Grenzen: S. 514, **Oberflächliche Region:** S. 516.

Tiefe Region. Die ulnare Muskelgruppe läßt vier Schichten unterscheiden. Die 1. Schicht (*Pronator teres, Flexor carpi radialis, Palmaris longus, Flexor carpi ulnaris*) entspringt (Abb. 347) im wesentlichen vom Epicondylus medialis humeri und verläuft distal- und radialwärts; sie hat deshalb neben der beugenden Komponente auch noch eine pronierende. Sie ist von der 2. Schicht (*Flexor digitorum superficialis,* Abb. 348) nur durch wenig Bindegewebe getrennt. Die 3. Schicht (*Flexor digitorum profundus, Flexor pollicis longus,* Abb. 349) entspringt von Radius, Ulna und Membrana interossea antebrachii. Sie bildet mit der 4. Schicht (*Pronator quadratus*) die tiefe Muskelloge, die von der oberflächlichen (1. und 2. Schicht) durch reichlich lockeres Bindegewebe getrennt ist. In diesem Bindegewebe verlaufen drei Gefäß-Nervenstraßen, eine radiale, eine mediane und eine ulnare. Eine 4. Straße liegt in der Tiefe auf der Membrana interossea.

Die radiale Muskelgruppe (*Brachioradialis, Extensor carpi radialis longus* und *brevis*) gehört genetisch und versorgungsmäßig zu den Streckern. Sie greift mit ihrem Ursprung am weitesten auf den Oberarm, liegt vor der Beuge-Streckachse des Ellenbogengelenkes, muß also in diesem beugen. Ihre Lage zur Pro- und Supinationsachse ändert sich mit der Stellung des Armes. Bei proniertem Arm supiniert sie, bei supiniertem proniert sie. Sie versucht jeweils den Arm in die Mittelstellung zwischen Pro- und Supination zu bringen. Von einer eigenen Gruppenfaszie eingehüllt, bildet sie eine radiale Scheidewand zwischen der ulnaren und dorsalen Gruppe.

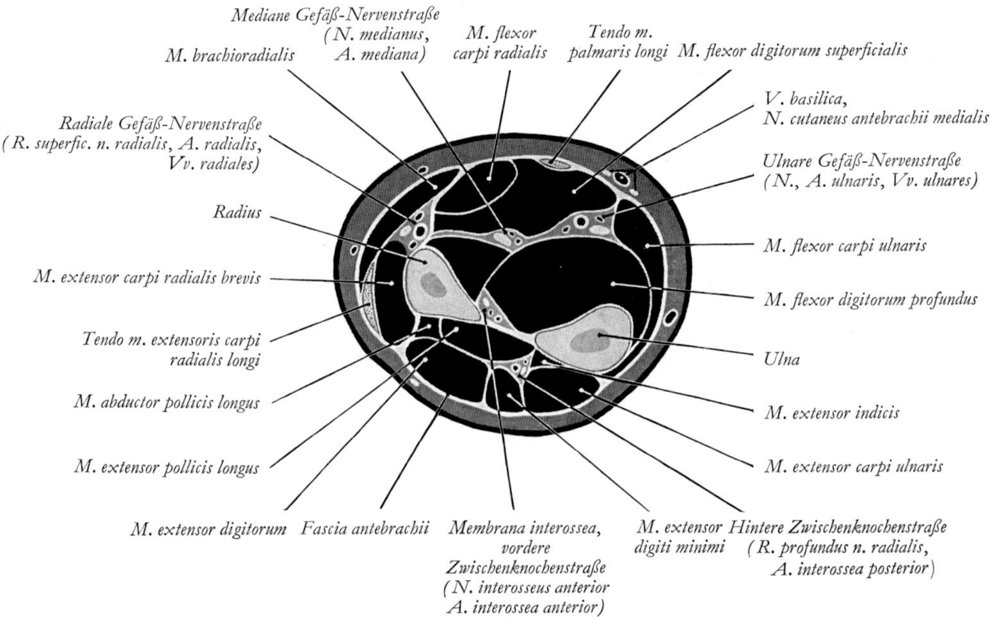

Abb. 367. Halbschematischer Querschnitt durch die Mitte des Unterarmes. Faszien und Nerven weiß; Muskeln schwarz; Unterhautfettgewebe dunkelgrau

Die Gefäß-Nervenstraßen haben bereits in der Ellenbeuge ihre Umordnung erfahren.

1. **Die radiale Gefäß-Nervenstraße** (Abb. 365, 366) verläuft entlang dem Brachioradialis (Leitmuskel!) von der Mitte der Ellenbeuge zum distalen Radiusrande. Sie enthält die **A. radialis,** Begleitvenen und radial von ihnen den **R. superficialis n. radialis.** Dieser trennt sich im distalen Drittel von den Gefäßen und wendet sich unter der Brachioradialissehne zum Handrücken.

Die oberflächliche Lage gestattet es, die A. radialis in ganzer Länge aufzusuchen. Im distalen Drittel fühlt man zwischen den Sehnen des Brachioradialis und Flexor carpi radialis den **Radialispuls.**

2. **Die ulnare Gefäß-Nervenstraße** (Abb. 365, 366) enthält die **A. ulnaris,** die Begleitvenen und ulnar von ihnen den **N. ulnaris.** Sie verläuft verdeckt vom Flexor carpi

ulnaris (Leitmuskel!) und ist auch proximal, von der oberflächlichen Muskellage bedeckt (vgl. Abb. 365 u. 366) und deshalb schwer aufzusuchen. Distal liegt sie oberflächlicher, zwischen den Sehnen des Flexor carpi ulnaris und Flexor digitorum superficialis. Die Arterie gelangt unter dem Pronator teres, der Nerv zwischen den beiden Köpfen des Flexor carpi ulnaris in die Straße. Der Nerv schickt proximal seine Äste zum Flexor carpi ulnaris und zum ulnaren Teil (4. u. 5. Finger) des Flexor digitorum profundus.

3. **Die mediane Straße** (Mittelstraße) enthält den **N. medianus** und die unbedeutende **A. mediana,** die in der Entwicklung zeitweise das Hauptgefäß des Unterarms darstellt. Der Nerv gelangt durch den Pronator teres zwischen den Flexor digitorum profundus und den Flexor digitorum superficialis, gibt hier die restlichen Muskeläste für den Unterarm ab und läuft ohne weitere Astabgabe in der Mitte des Unterarms (daher der Name!) bis zur Handwurzel, wo er ulnar von der Sehne des Palmaris longus oberflächlich wird. Hier wird er beim Sturz auf die Hand oft verletzt.

Für das Aufsuchen des N. medianus merke man sich, daß er durch lockeres Bindegewebe an der Unterfläche des Flexor digitorum superficialis befestigt ist und deshalb mit ihm hochgehoben wird.

4. **Die vordere Zwischenknochenstraße** enthält die **A. interossea anterior** und den **N. interosseus anterior** (aus dem N. medianus, für den Pronator quadratus) und verläuft zwischen Flexor pollicis longus und Flexor digitorum profundus auf der Membrana interossea antebrachii. Die Arterie durchbohrt unter dem Pronator quadratus die Membrana interossea antebrachii und gelangt zum Rete carpi dorsale.

2. Die Unterarmstreckseite, Regio antebrachii posterior,

enthält die dorsale Muskelgruppe und die hintere Zwischenknochenstraße.

Die dorsale Muskelgruppe läßt ebenfalls eine oberflächliche und eine tiefe Schicht unterscheiden, die durch reichliches Bindegewebe getrennt werden. Die **oberflächliche Schicht** (Abb. 345, *Extensor digitorum, Extensor digiti minimi, Extensor carpi ulnaris, Anconaeus*) hat mit Ausnahme des letzteren, den man auch zum Triceps brachii rechnet, einen geraden Verlauf. Es sind vorwiegend Strecker. Die **tiefe Schicht** (Abb. 346, *Supinator, Abductor pollicis longus, Extensor pollicis brevis, Extensor pollicis longus, Extensor indicis*) verläuft von proximal-ulnar nach distal-radial. Dieser schräge Verlauf läßt sie neben Abduktoren und Extensoren noch Supinatoren sein.

Die hintere Zwischenknochenstraße enthält die kleine **A. interossea posterior** und den **R. profundus n. radialis.** Der Nerv windet sich aus der Ellenbeuge durch den M. supinator um den Radius zur Streckseite, wo er sich zwischen oberflächlicher und tiefer Schicht verzweigt (Abb. 368). Er endet als *N. interosseus posterior*, der bis zum Handgelenk herabreicht und dieses und das Periost der Knochen versorgt. Die A. interossea posterior kommt aus der A. interossea communis, betritt durch die Membrana interossea antebrachii die Streckerloge, wo der Hauptstamm, getrennt vom Nerven, direkt auf der Membran zum Handgelenk herabläuft und sich im *Rete carpi dorsale* verliert. Kleinere Zweige verlaufen als *A. interossea recurrens* zum Rete articulare cubiti oder ziehen zu den Muskeln.

Abb. 368. Regio antebrachii posterior. M. extensor digitorum und M. extensor pollicis longus ▶ sind nach ulnar gezogen

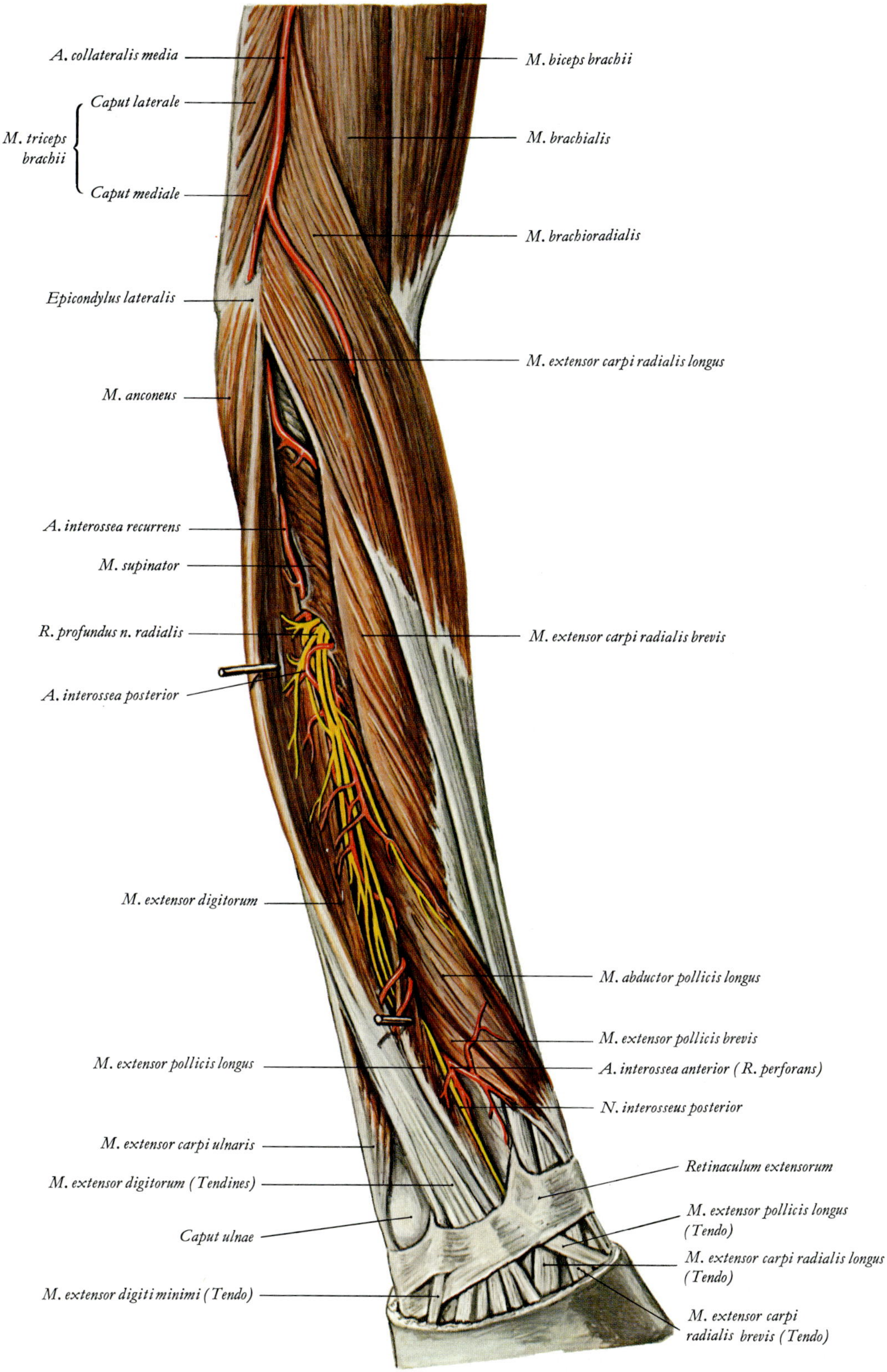
A. collateralis media
M. triceps brachii
Caput laterale
Caput mediale
Epicondylus lateralis
M. anconeus
A. interossea recurrens
M. supinator
R. profundus n. radialis
A. interossea posterior
M. extensor digitorum
M. extensor pollicis longus
M. extensor carpi ulnaris
M. extensor digitorum (Tendines)
Caput ulnae
M. extensor digiti minimi (Tendo)
M. biceps brachii
M. brachialis
M. brachioradialis
M. extensor carpi radialis longus
M. extensor carpi radialis brevis
M. abductor pollicis longus
M. extensor pollicis brevis
A. interossea anterior (R. perforans)
N. interosseus posterior
Retinaculum extensorum
M. extensor pollicis longus (Tendo)
M. extensor carpi radialis longus (Tendo)
M. extensor carpi radialis brevis (Tendo)

Anwendung. Die **Anastomosen der Unterarmarterien** sind so zahlreich, daß ein guter Kollateralkreislauf gesichert ist. Es muß deshalb bei Verletzungen sorgfältig unterbunden werden. Hat man die Wahl, so ist die Unterbindung proximal von der Handwurzel am einfachsten (s. Abb. 365).

Unterarmbrüche können direkt, durch Schlag gegen den zur Abwehr erhobenen Arm (Parierfrakturen), und indirekt, durch Fall auf die Hand, entstehen. Sind beide Knochen gebrochen, so wird die Stellung der Bruchenden weitgehend durch die Pro- und Supinatoren beeinflußt. Da sie in verschiedener Höhe der Knochen ansetzen, ist es wesentlich, ob der Bruch im proximalen Drittel, in der Mitte oder im distalen Drittel liegt. Ist nur ein Knochen gebrochen, so sind meist keine stärkeren Dislokationen zu beobachten, weil die Membrana interossea antebrachii die Bruchenden an den erhaltenen Knochen schient. Auf die Bedeutung der **Membrana interossea antebrachii** wurde schon mehrfach hingewiesen. Sie dient als Scheidewand für die Beuger- und Streckerloge (*Unterarmphlegmone* S. 516), als Muskelursprungsfläche und zur Kraftübertragung von der Hand über den Radius auf die Ulna und damit auf den Humerus und umgekehrt. Sie sichert die Unterarmknochen gegen Parallelverschiebungen. Beim Fall auf die Hand wird die Körperlast vom Humerus auf die Ulna und von dieser (durch Spannung der von ulnar-distal nach radial-proximal verlaufenden Fasern der Membran) auf den Radius übertragen. Druck und Gegendruck treffen sich im Radius und führen dort unmittelbar proximal vom Proc. styloideus zur klassischen Radiusfraktur. Erhaltung der Pro- und Supination ist möglichst anzustreben. Soll sie nicht durch „**Brückenkallus**" verhindert werden, so muß man die Bruchenden möglichst achsengerecht und in **Mittelstellung** einrichten, da die Unterarmknochen nur so den größten Abstand voneinander besitzen.

V. Die Hand, *Manus*,

ist wegen ihrer zahlreichen Gelenke und ihrer vielfältigen Bewegungsmöglichkeiten ein **Greiforgan.** Eine Sonderstellung hat der Daumen, der mit jedem der übrigen Finger eine Zange bilden kann. Die Bedeutung der menschlichen Hand als **Werkzeug** hat zur Folge, daß beim Rechtshänder der Verlust der rechten Hand mit 60–70% Erwerbsbehinderung bewertet wird. Die zahlreichen, besonders in den Fingerbeeren gelegenen Tastkörperchen machen sie zu einem wichtigen **Tastorgan,** das durch Übung z.B. beim Blinden zu höchster Leistung entwickelt werden kann. So gebraucht der Deutsche die Worte „begreifen" für verstehen und „Begriff" für Wesenheit (*Hyrtl*). **Die Form** der Hände ist vererbt, wird aber auch durch den Beruf gestaltet. Auf die Darstellung der Hände haben Künstler in manchen Perioden besonderen Wert gelegt, da sie, nicht mit Kleidung bedeckt, in ihrem Bewegungsspiel Gefühle und Gedanken ausdrücken.

Einteilung und Grenzen. Wir unterscheiden eine **Handwurzel,** *Carpus*, eine **Mittelhand,** *Metacarpus* und die **Finger,** *Digiti*. Die Hand ist an der Beugeseite durch eine bei der Beugung sich vertiefende Querfurche, die *Rascetta* der Chiromanten (Handliniendeuter), gegen den Unterarm abgegrenzt. Die Furche grenzt an den Daumen- und Kleinfingerballen und entspricht in Beugestellung der Hand der Articulatio mediocarpea. Da hier die Haut mit der Unterlage verankert ist, bleibt die Furche auch bei Schwellungen erhalten. Bei gut genährten Säuglingen und Kleinkindern erscheint sie als tiefe Einschnürung. Proximal von ihr finden sich in der Beugestellung zwei weitere durchgehende Querfurchen. Die mittlere (*Restricta*) verbindet die Spitzen der Proc. styloidei. Sie entspricht der *Articulatio radiocarpea*. Die noch weiter proximal gelegene Beugefalte entspricht der Epiphysenfuge des Radius.

Da die Hand dorsopalmar abgeplattet ist, ergibt sich die gesonderte Beschreibung der Streck- und Beugeseite. Die Streckseite der Handwurzel soll zusammen mit der Streckseite der Mittelhand beschrieben werden, da weder scharfe Grenzen noch charakteristische Unterschiede bestehen.

1. Die Handwurzelbeugeseite, Regio carpi anterior,

wird recht häufig verletzt. Sie zeigt gegenüber dem Unterarm eine gewisse Umordnung der Sehnen, Nerven und Gefäße, gegenüber der Hohlhand eine unterschiedliche Beanspruchung, die sich vor allem im Charakter der Haut und in der Stärke und Anordnung des Unterhautfettgewebes äußert. Sie soll deshalb als eigene Region besprochen werden. Nach distal wird sie durch die *Rascetta*, nach proximal durch die proximale Beugefalte begrenzt.

Die Haut ist dünn und nahezu haarlos. Die straffere Anheftung gibt ihr eine geringere Verschieblichkeit als am Unterarm. Eine subkutane Fettgewebsschicht fehlt fast vollständig.

Beobachtung am Lebenden. In der Mitte der Region springt bei leichter Beugung im Handgelenk und Opposition des Daumens und Kleinfingers die Sehne des **M. palmaris longus** am stärksten vor (Fehlen in 10%). Radial von ihr liegt die dickere Sehne des **M. flexor carpi radialis.** Zwischen beiden liegt in der Tiefe der *N. medianus.* Zwischen Flexor carpi radialis und Radius sinkt die Haut zu einer Furche ein. In ihr fühlen wir den **Puls der A. radialis.** Das distale, verbreiterte Radiusende ist von den Sehnen des **M. abductor pollicis longus** und **M. extensor pollicis brevis** überlagert. Sie springen bei Spreizung und Streckung des Daumens als palmare Begrenzung der Tabatière deutlich hervor. Proximal vom Daumenballen läßt sich das freie Ende des **Griffelfortsatzes der Speiche** abtasten. Hier wendet sich die **A. radialis** unter den Sehnen zum Handrücken. Die ulnare Begrenzung der Handwurzelbeugeseite ist durch die Sehne des **M. flexor carpi ulnaris** gegeben. Sie springt auf ihrem Wege zum deutlich tastbaren Erbsenbein dann vor, wenn wir mit dem Kleinfinger den Daumenballen berühren und gleichzeitig im Handgelenk leicht beugen. Radial von ihr ist der **Puls der A. ulnaris** zu fühlen. Das distale Ende der Elle ist in Pronationsstellung der Hand als deutlicher Höcker sichtbar. Der Griffelfortsatz der Elle läßt sich besser in Supinationsstellung (an der ulnaren Kante) tasten.

Die Faszie ist durch Ringfasern, die an Radius und Ulna angeheftet sind, besonders verstärkt. Sie wurden früher als Lig. carpi volare bezeichnet. Die Faszie wird von den kleinen *Rr. palmares n. mediani* und *n. ulnaris* durchbohrt.

Die subfaszialen Gebilde (Sehnen, Gefäße und Nerven) ordnen wir nach ihrer **Lage zum Retinaculum flexorum.** Es spannt sich als kräftiges Band zwischen der *Eminentia carpi radialis* (Höcker des Kahn- und großen Trapezbeins) und der *Eminentia carpi ulnaris* (Erbsenbein und Haken des Hakenbeins) aus und schließt den *Sulcus carpi* zu dem osteofibrösen **Canalis carpi.** Durch diesen starrwandigen Kanal werden nur die **langen Fingerbeuger** (*Flexor digitorum superficialis, Flexor digitorum profundus* und *Flexor pollicis longus*) und der **N. medianus** zur Mittelloge der Hohlhand geführt. Am oberflächlichsten liegt der N. medianus, unter ihm der Flexor digitorum superficialis (die Sehnen zum 2. und 5. Finger unter denen zum 3. und 4. Finger). Die vier Sehnen des Flexor digitorum profundus liegen am tiefsten und nebeneinander. **Karpalkanalsyndrom, Karpaltunnelsyndrom:** S. 459.

Um die Reibung herabzusetzen, sind die acht Beugesehnen von einer gemeinsamen, gekammerten **Sehnenscheide** umgeben. Ihr proximales Ende ist bei Sehnenscheidenentzündungen etwa 4 cm proximal von der Rascetta deutlich zu fühlen. Die selbständige Scheide des Flexor pollicis longus reicht etwa 3 cm proximalwärts von der Rascetta.

Von den **oberflächlichen Muskeln** zieht die Sehne des **M. flexor carpi radialis,** umgeben von einer eigenen Sehnenscheide, in einer Rinne des Os trapezium, außerhalb des Canalis carpi zum Metacarpale II und III; die Sehne des **M. palmaris longus** strahlt außerhalb des Retinaculum flexorum in die Palmaraponeurose ein.

Die ulnare Gefäß-Nervenstraße behält die Lage zum Leitmuskel (Flexor carpi ulnaris) bei, zieht außerhalb des Retinaculum flexorum, neben dem Os pisiforme, bedeckt durch die verstärkte Oberflächenfaszie und zusätzlich geschützt durch den M. palmaris brevis, zur Hohlhand.

Die radiale Gefäß-Nervenstraße. Nachdem der *R. superficialis n. radialis* sich bereits im distalen Radiusdrittel unter dem Brachioradialis zur Streckseite wendet, behalten die *A. radialis* und die Begleitvenen zunächst die Lage zwischen Brachioradialis und Flexor carpi radialis bei, wenden sich aber zwischen Proc. styloideus radii und Daumen-

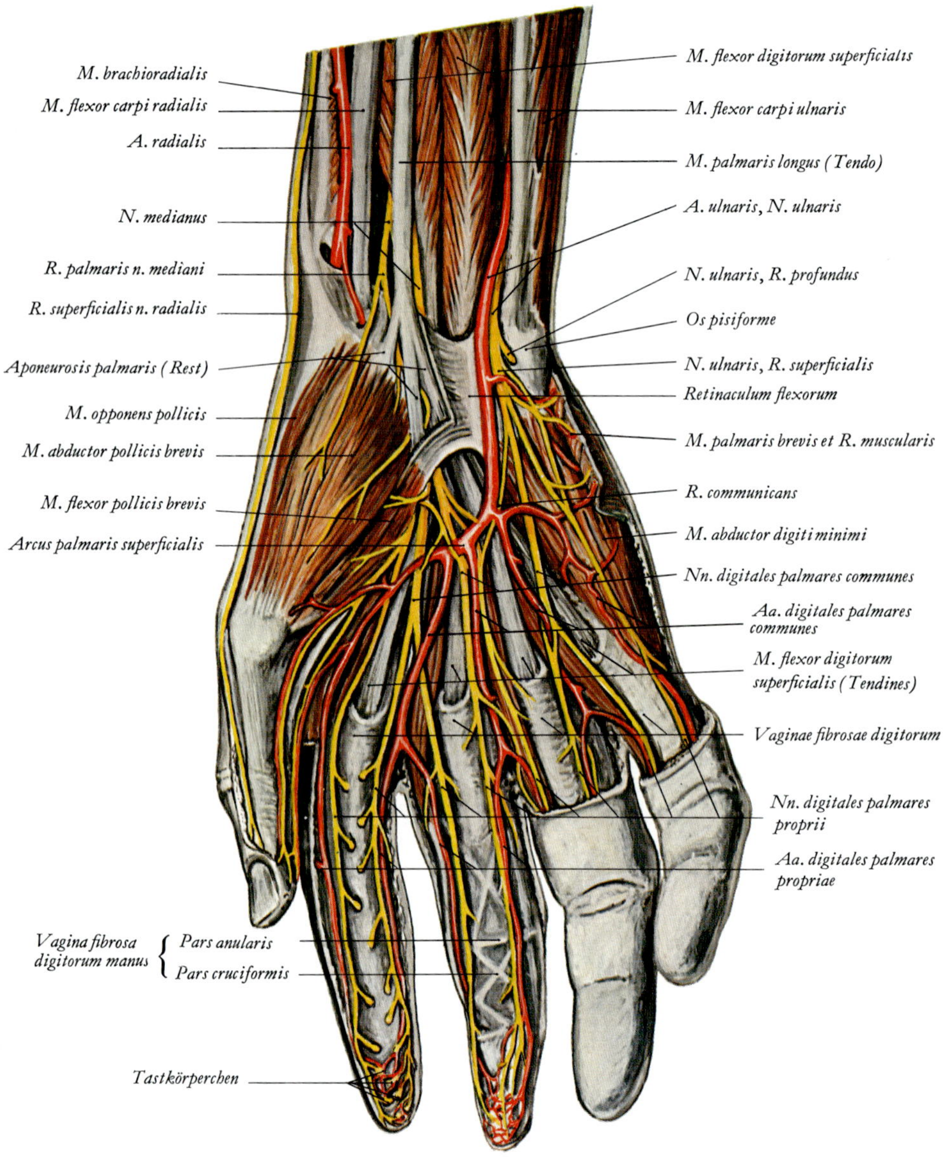

Abb. 369. Palma manus I und Regio carpi anterior. Palmaraponeurose zum größten Teil abgetragen, M. palmaris brevis nach medial geklappt. Nach einem Präparat von *G. Kunz* und einer Zeichnung von *H. Link*

ballen, unter den Sehnen des Abductor pollicis longus und Extensor pollicis brevis, durch die *Tabatière* ebenfalls zum Handrücken.

Die vordere Zwischenknochenstraße endet bereits am M. pronator quadratus.

Handwurzelknochen, Bänder und Handgelenk wiederhole man S. 455.

2. Die Hohlhand, Palma (Vola) manus,

reicht von der Rascetta bis zu den Schwimmhautfalten zwischen den Fingergrundgliedern. Sie bildet ein festes Widerlager beim Greifen und Festhalten von Gegenständen und zeigt eine ausgesprochene **Druckkonstruktion.** Durch Adduktion des Daumens und Beugung der Finger kann ihre geringe Höhlung vertieft und als Schöpfgefäß verwendet werden.

Vola ist von *volare* (= fliegen) abzuleiten und bedeutet nach *Hyrtl* ursprünglich die Grube am Rücken der Vögel zwischen den ausgebreiteten Schwingen. *Palma,* ursprünglich das breite Ende am Ruder, bedeutet Hohlhand und Finger.

Seitlich wird die Hohlhand von Muskelwülsten, dem Daumenballen, **Thenar,** und dem Kleinfingerballen, **Hypothenar,** eingefaßt.

Die derbe, haarlose **Haut** besitzt keine Talgdrüsen, aber zahlreiche Schweißdrüsen und eine dicke Epidermis, die bei Handarbeitern an manchen Stellen schwielig verdickt sein kann. Straffe, vertikale Bindegewebszüge heften die Haut an der Palmaraponeurose fest, bilden prall **mit Fettgewebe gefüllte Kammern,** die den örtlichen Druck aufnehmen, verteilen und damit die in der Tiefe gelegenen Nerven und Gefäße schützen. Verschieben und Abheben der Haut ist bei dieser Konstruktion nicht möglich.

Entzündungen in diesem stark gekammerten Subkutangewebe können sich schlecht ausbreiten, führen kaum zu Schwellungen, setzen aber die Kammerwände unter starken Druck und rufen dadurch erhebliche Schmerzen hervor. Sie neigen dazu, in die Tiefe durchzubrechen, und erzeugen häufig ein kollaterales Ödem am Handrücken.

Relief der Hohlhand. Die Hohlhand zeigt einige konstante Hautfurchen, die ein mehr oder minder deutliches M darstellen (Abb. 353).

1. Die *Linea vitalis,* Lebenslinie, umgreift den Daumenballen und entspricht ungefähr dem Ursprung des Adductor pollicis.
2. Die *Linea mensalis,* Monatslinie, beginnt am Ulnarrand, zieht über die Grundgelenke der Finger und läuft zwischen Zeigefinger und Mittelfinger aus.
3. Die *Linea cephalica* beginnt an der Basis des Zeigefingers und läuft proximal von der vorigen quer über den Handteller zum Ulnarrand, den sie nicht ganz erreicht.
4. Die *Linea stomachica* verläuft von der Handwurzel zum Mittelfinger, schneidet die beiden vorigen spitzwinklig.

Diese vier Hauptfurchen, die individuell abgewandelt sein können, sind als Beugungs- oder Stauchungsfurchen aufzufassen. Außerdem ermöglichen sie eine topographische Orientierung (Lage des Hohlhandbogens, der Gelenkspalten usw.). Mehr herauslesen zu wollen ist Scharlatanerie. Distal von der Linea mensalis wölbt sich bei Überstreckung in den Metakarpophalangealgelenken die Haut zwischen den Basen der Grundphalangen zu flachen Hügeln, *Monticuli,* vor. Sie werden auch als interdigitale oder metakarpale **Tastballen** bezeichnet. Ähnliche Tastballen finden sich noch auf dem Thenar, dem Hypothenar und den Fingerbeeren. Das feinere Relief der gesamten Beugefläche der Hand (und der Fußsohle) wird durch die Haut- oder **Papillarleisten,** *Cristae cutis,* bestimmt. Die etwa 0,2 mm breiten, durch Furchen, *Sulci cutis,* begrenzten Leisten können gerade oder geschweift verlaufen und besonders auf den Tastballen komplizierte *Figurae tactiles* (Bogen, Schleifen und Wirbel) bilden (s. Bd. I). Auf den Leisten münden die Schweißdrüsen aus, unter ihnen erheben sich zwei Reihen von Koriumpapillen. Im Gegensatz zu den verformbaren,

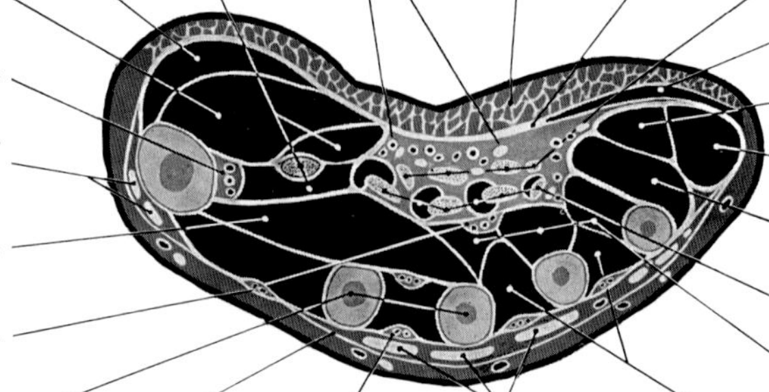

Abb. 370. Halbschematischer Querschnitt durch die Mittelhand.
Faszien und Nerven weiß; Muskeln schwarz; Unterhautfettgewebe dunkelgrau

rhombischen *Areae cutaneae* (s. Bd. I) der übrigen Haut behalten sie während des ganzen Lebens in Ruhe und Bewegung die gleiche Form. Da die **Papillarleistenmuster** vererbt sind und so große Variabilitätsunterschiede zeigen, daß auf der ganzen Welt kaum zwei Menschen mit dem gleichen Muster gefunden werden, verwendet man sie in der Kriminalistik zur Identifizierung. Auch in der Vererbungs- und Rassenforschung spielen sie eine gewisse Rolle.

Die **Oberflächenfaszie** ist über der Daumen- und Kleinfingerballenmuskulatur dünn, in dem dreieckigen Feld dazwischen zur **Aponeurosis palmaris** verstärkt. Ihre fächerförmig angeordneten Längszüge laufen distalwärts in vier Zipfel aus, die über den Grundgelenken der Finger in die Haut und die Vaginae fibrosae digitorum manus ausstrahlen. Quere Faserzüge bremsen die Spreizbewegungen ab, reichen nicht so weit nach distal. Senkrechte Scheidewände gehen von der Aponeurose in die Tiefe, heften sie fest an die Mittelhandknochen an und schaffen dadurch Kammern für die Sehnen, Nerven und Gefäße. Werden bei starker Streckung der Finger die Zipfel der Aponeurose gespannt, so quillt durch die Lücke zwischen ihnen das Fettgewebe hervor, unterpolstert die interdigitalen Tastballen, die *Monticuli*. Durch diese Polster werden die darunter gelegenen Gefäße und Nerven gegen Druck geschützt.

Knötchenförmige Verdickung und anschließende narbige Schrumpfung einzelner Zipfel der Palmaraponeurose führt zur Beugung des Grundgliedes und wird als **Dupuytrensche Kontraktur** bezeichnet. Der Prozeß beginnt meist am 4. Finger und kann auf die anderen übergreifen.

Der M. palmaris brevis liegt in gleicher Ebene mit der Palmaraponeurose. Er entspringt an ihrem ulnaren Rand, zieht über die ulnare Gefäß-Nervenstraße und über die Kleinfingerballenmuskulatur zur Haut, die er bei Kontraktion zu einer deutlichen Furche einzieht. Dieser kleine Muskel ist oft nur schwach ausgebildet.

Muskelfächer. Zwei stärkere, von der Palmaraponeurose zu den Mittelhandknochen ziehende Scheidewände unterteilen den tiefen Hohlhandbereich in drei Räume, das

Daumenballenfach, das Mittelfach (für die Sehnen der langen Beuger, die Mm. lumbricales und die Gefäße und Nerven) und das Kleinfingerballenfach (Abb. 370). Sie wirken ebenfalls als **Druckkammern.**

Entzündungen und Blutungen in diesen Kammern setzen den Inhalt unter Druck und verursachen starke Spannungsschmerzen. Da die starken Bindegewebslamellen einen Durchbruch nach palmar verhindern, suchen sich die Ergüsse entlang den Rr. perforantes der Gefäße einen Weg zum Handrücken (*kollaterales Ödem*) oder vom Mittelfach aus durch den Canalis carpi zum Unterarm (*Unterarmphlegmone !*).

Der Inhalt des Hohlhandbereiches

1. **Das Daumenballenfach** enthält die Daumenballenmuskeln (S. 475), die von einer eigenen Sehnenscheide umgebene Sehne des Flexor pollicis longus und die Nerven- und Gefäßäste.

   Der meist sehr dünne R. palmaris superficialis der A. radialis verläuft über oder durch den M. abductor pollicis brevis zum oberflächlichen Hohlhandbogen. Der stärkere Endast der A. radialis gelangt durch den M. interosseus dorsalis I in das Fach; er gibt hier die A. princeps pollicis ab und betritt als tiefer Hohlhandbogen das Mittelfach. Die Muskeläste des N. medianus treten unmittelbar distal vom Retinaculum flexorum in die Muskeln (Abb. 369). Die Muskeläste des N. ulnaris (*für Adductor pollicis und Caput profundum m. flexoris pollicis brevis*) erreichen in der Tiefe, vom Mittelfach aus, ihr Ziel. Die Hautäste des N. medianus ziehen über den Flexor pollicis brevis zur Beugeseite des Daumens.
2. **Das Kleinfingerballenfach** enthält die Kleinfingerballenmuskeln (S. 476), die langen Sehnen zum kleinen Finger und Äste der A. und des N. ulnaris.

   Die langen Sehnen des kleinen Fingers gleiten in einer Sehnenscheide. Die A. ulnaris und der R. superficialis n. ulnaris verlaufen zwischen Retinaculum flexorum und M. palmaris brevis, wo die Arterie in den oberflächlichen Hohlhandbogen übergeht und der Nerv sich in zwei Nn. digitales palmares communes aufspaltet (Abb. 369). Der R. profundus n. ulnaris und der Ramus palmaris profundus a. ulnaris senken sich unter Abgabe von Ästen an die Muskeln zwischen Abductor und Flexor brevis des kleinen Fingers in die Tiefe, wo sie dem Mittelfach zustreben (Abb. 369).
3. **Das Mittelfach** zeigt eine Dreischichtung:
   a) **Die oberflächlichen Gefäße und Nerven.** Der distalwärts konvexe, oberflächliche Hohlhandbogen, **Arcus palmaris superficialis,** hauptsächlich aus der A. ulnaris gespeist, verläuft etwa über die Mitte der Mittelhandknochen, gibt die **Aa. digitales palmares communes** ab, die sich in Höhe der Grundgelenke in je zwei *Aa. digitales palmares propriae* aufzweigen. Der **N. medianus** betritt durch den Canalis carpi, der **R. superficialis n. ulnaris** dagegen oberflächlich, auf dem Retinaculum flexorum das Fach. Beide tauschen durch eine Anastomose Fasern aus und teilen sich in **Nn. digitales palmares communes,** die mit je zwei *Nn. digitales palmares proprii* die benachbarten Flächen zweier Finger versorgen.

   b) **Die Sehnen der langen Fingerbeuger** werden durch den Canalis carpi in das Mittelfach geführt. Ihre **Vagina synovialis communis mm. flexorum** begleitet sie noch bis auf die Basen der Mittelhandknochen (Abb. 353). Zwischen ihnen und mit ihnen in gleicher Ebene liegen die von der Radialseite der Sehnen des Flexor digitorum profundus entspringenden **Mm. lumbricales.** Sie verlaufen auf dem Lig. metacarpeum transversum profundum zur Dorsalaponeurose der Finger.

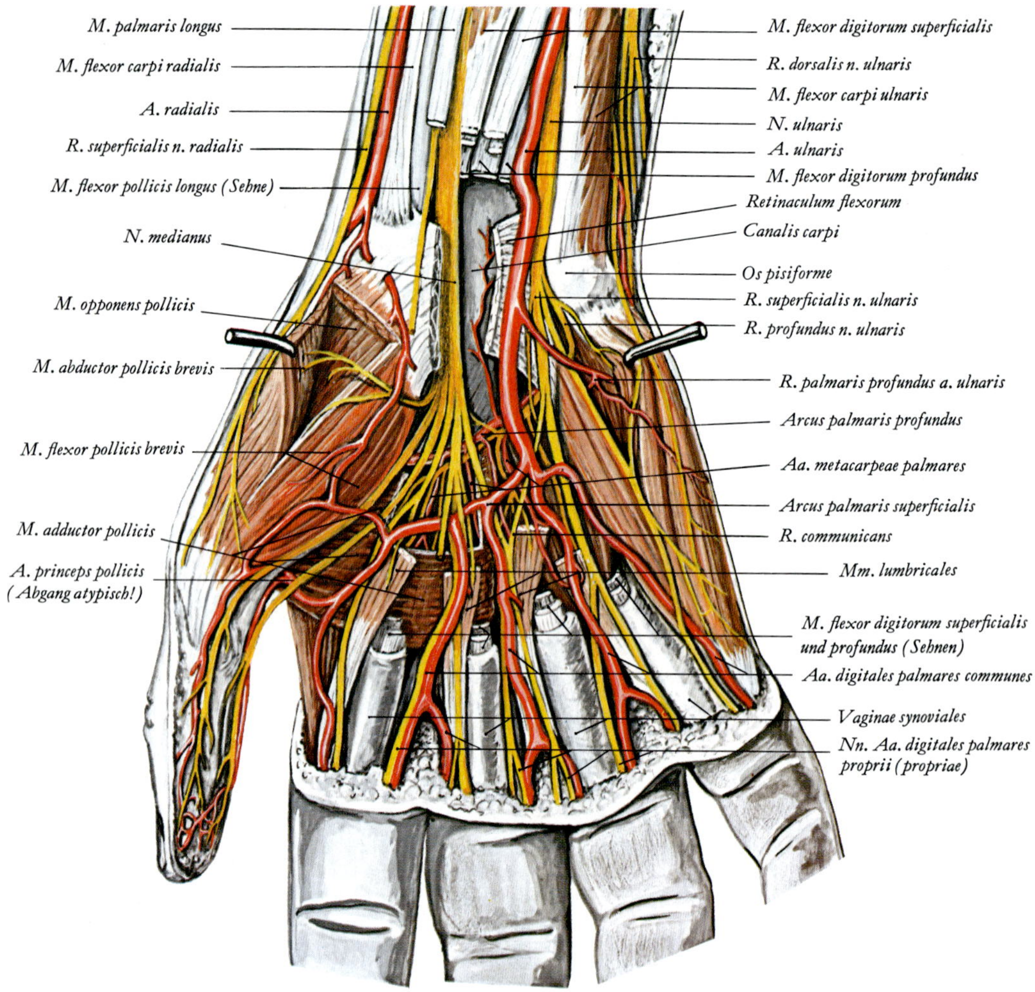

Abb. 371. Palma manus II und Regio carpi anterior. Die Sehnen der oberflächlichen und tiefen Beuger sind streckenweise entfernt. Der M. abductor pollicis brevis ist durchtrennt und nach lateral geschlagen. M. adductor pollicis teilweise gefenstert. Nach einem Präparat von *G. Kunz* und einer Zeichnung von *H. Link*

Da ihre Ursprünge bei der Beugung der Finger nach proximal verlagert werden, behalten sie ihre volle Wirkung, wenn die Kraft der langen Fingerbeuger mit Zunahme der Beugung abnimmt.

Die Sehnenscheide des kleinen Fingers kommuniziert meist mit der Vagina synovialis communis mm. flexorum (Abb. 353).

Von Panaritien des Kleinfingers ausgehende Sehnenscheidenentzündungen greifen deshalb oft auf die angrenzende Scheide des langen Daumenbeugers über und rufen das Bild der V- oder Y-Phlegmone hervor. Entzündliche Schwellungen der gemeinsamen Sehnenscheide werden durch das straffe Retinaculum flexorum sanduhrförmig eingeschnürt und wulsten die Haut proximal und distal vom Band vor.

c) **Die tiefen Gefäße und Nerven.** Der **Arcus palmaris profundus,** hauptsächlich aus der A. radialis gespeist, verläuft mit dem **R. profundus n. ulnaris** über die

Basen der Mittelhandknochen. Er liegt mithin proximaler als der oberflächliche. Er gibt die **Aa. metacarpeae palmares** ab. Diese versorgen die tiefen Muskeln und stehen durch *Rr. perforantes* mit den Aa. metacarpeae dorsales und durch ihre Endäste mit den Aa. digitales palmares communes in Verbindung. So kann bei Bedarf ein Blutaustausch zwischen den oberflächlichen und tiefen und den Handrückenarterien erfolgen. **Die begleitenden Venen** haben besonders starke Abflüsse zum Handrücken. Der **Abfluß der Lymphe** zum Handrücken ist noch umfangreicher. Der R. profundus n. ulnaris gibt im Mittelfach zahlreiche feine Äste an die Lumbricales III u. IV und an sämtliche Interossei ab und endet im Adductor pollicis und im tiefen Kopf des Flexor pollicis brevis (Abb. 371).

Die **Mittelhandknochen** und die zwischen ihnen liegenden **Mm. interossei** (S. 478) werden palmar und dorsal von einer dünnen Faszie bedeckt und bilden eine **osteomuskuläre Scheidewand** zwischen Hohlhand und Handrücken.

Tabatière anatomique (*Fovea radialis,* Abb. 372). An der Grenze zwischen der radialen Kante des Unterarmes und dem Daumen sinkt die Haut zu einer dreieckigen Grube ein. Begrenzt wird diese palmar von den Sehnen des *M. abductor pollicis longus* und *M. extensor pollicis brevis* und dorsal von der Sehne des *M. extensor pollicis longus*. Den Boden der Grube bildet der *Processus styloideus radii* (proximal), das *Os scaphoideum* (*Os naviculare*) und das *Os trapezium* (distal). Alle diese Knochen haben in der Fovea radialis ihren Druckpunkt! Oberflächlich liegt in der Grube der *R. superficialis* n. *radialis,* etwas tiefer die *A. radialis* mit ihren Begleitvenen. Manchmal fühlt man den Puls dieser Arterie in der Tabatière besser als an der Handwurzelbeugeseite.

3. Der Handrücken, Dorsum manus

Die Streckseite der Handwurzel und der Mittelhand bieten so wenig Unterschiede, daß sie zusammen besprochen werden sollen.

Skelett, Bänder und Gelenke S. 455.

Beobachtung am Lebenden. Die Haut ist dünn und besitzt Talgdrüsen und Haare. Den queren Stauchungsfalten kommt keine topographische Bedeutung zu. Das nahezu fettgewebslose, lockere **subkutane Bindegewebe** ermöglicht es, die Haut gegen die Unterlage zu verschieben und in Falten abzuheben. Es kann bei Kreislaufstörungen und örtlichen Prozessen (Insektenstichen, Eiterungen der Palma usw.) große Flüssigkeitsmengen aufnehmen (*Oedem!*). **Die Hautvenen** bilden ein sehr variables *Rete venosum dorsale manus,* das bläulich durchschimmern und die Haut deutlich vorwölben kann. **Die Sehnen** sind distal vom Retinaculum extensorum, das sie gegen das Skelett fixiert, als Stränge zu erkennen. Beugt und streckt man die mittleren Finger im Grundgelenk, so kann man sogar die **Connexus intertendinei** beobachten. **Das Skelett** der Hand kann vom Handrücken aus weitgehend getastet und operativ angegangen werden. Die Köpfe der Mittelhandknochen springen bei der Beugung als „Knöchel" vor. Seitlich von den Streckersehnen, die über die Knöchel hinweglaufen, lassen sich die Gelenkspalten der Grundgelenke tasten. Auch die Körper der Mittelhandknochen sind unter den Sehnen zu palpieren. Von den Basen sind nur die des 1. und 2. Mittelhandknochens der digitalen Untersuchung zugänglich. Die Handwurzelknochen lassen trotz ihrer oberflächlichen Lage wenig Einzelheiten erkennen. Der *M. interosseus dorsalis I* springt bei Adduktion des Daumens als kräftiger Wulst vor.

Die Hautnerven gelangen schon am Unterarm als *R. superficialis n. radialis* und als *R. dorsalis n. ulnaris* auf die Streckseite. Ihre *Nn. digitales dorsales* versorgen den Handrücken und die Streckseiten der Finger bis zu den Mittelphalangen ($2\frac{1}{2}$ vom N. radialis, $2\frac{1}{2}$ vom N. ulnaris!).

Die Oberflächenfaszie ist über der Handwurzel zum **Retinaculum extensorum** verstärkt. Es spannt sich als derbes, vorwiegend aus Ringfasern bestehendes Blatt über die Sehnen.

Die Sehnen werden, umgeben von Sehnenscheiden, in sechs Fächern (S. 480) unter dem Retinaculum extensorum zur Mittelhand geführt; sie gehen über den Phalangen in die Dorsalaponeurose über.

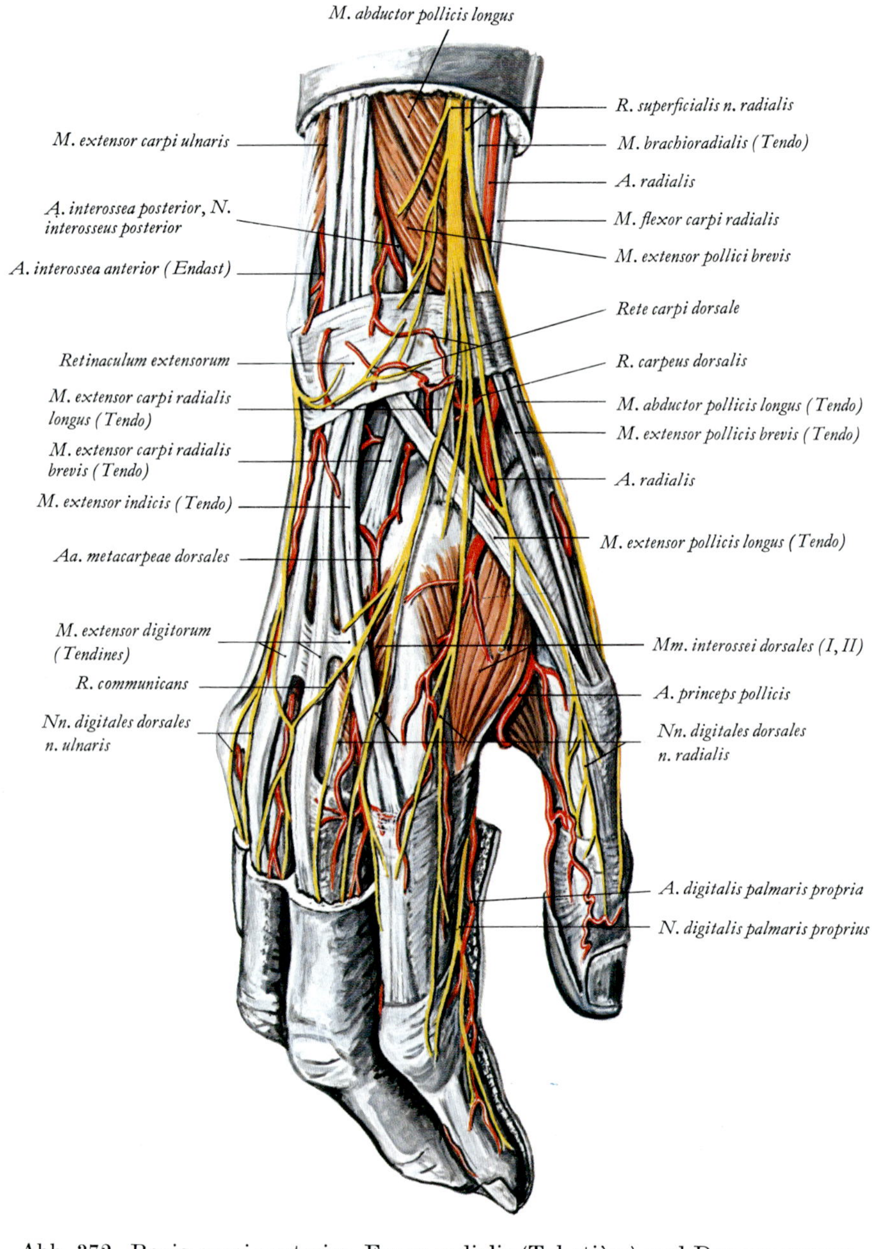

Abb. 372. Regio carpi posterior, Fovea radialis (Tabatière) und Dorsum manus

Die Arterien des Handrückens liegen unter den Sehnen und sind verhältnismäßig schwach. Der *R. carpeus dorsalis* der *A. radialis*, der *R. carpeus dorsalis* der *A. ulnaris* und die Endäste der *Aa. interosseae* bilden ein **Rete carpi dorsale.** Die aus ihm hervorgehenden **Aa. metacarpeae dorsales** verlaufen auf den Mm. interossei. Sie stehen durch Rr. perforantes mit dem tiefen Hohlhandbogen in Verbindung. Über die Mm. interossei und die Mittelhandknochen spannt sich ein tiefes Blatt der Faszie.

4. Die Finger, Digiti,

geben der Hand ihre vielseitige Verwendungsmöglichkeit. Verlust sämtlicher Finger kommt dem Verlust der Hand gleich. Der Daumen hat eine Sonderstellung und erhält deshalb allein acht Muskeln. Er kann mit allen anderen Fingern eine Greifzange bilden. Sein Verlust wird deshalb sehr hoch (rechts mit 20%, links mit 15%) bewertet. Er entwickelt aber auch eine besondere Kraft. Dies kommt in der Bezeichnung ,,Pollex" (von pollere = stark sein) und in vielen Redewendungen (jemandem den Daumen halten, den Daumen auf etwas halten usw.) zum Ausdruck. Als ,,Greifer" sind die Finger schlank und von allem überflüssigen Material entlastet. Ihre Muskeln sind auf den Unterarm und die Mittelhand verlagert. Nur die Sehnen werden zu den einzelnen Gliedern geführt.

Die gestreckten Finger sind verschieden lang. Es folgen der Länge nach: Mittelfinger, Ringfinger, Zeigefinger, Kleinfinger, Daumen. Ergreifen wir mit den Fingern eine Kugel, so stehen die Fingerkuppen nahezu in gleicher Höhe.

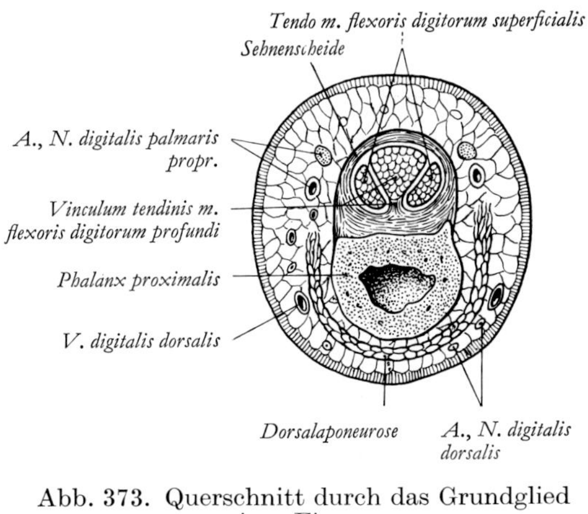

Abb. 373. Querschnitt durch das Grundglied eines Fingers

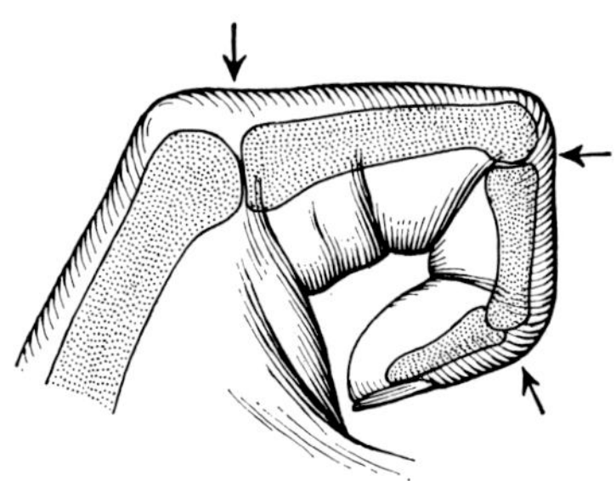

Abb. 374. Finger in Beugestellung mit eingezeichneten Knochen. Lage der Gelenkspalten zu den Knöcheln und Beugefalten. Pfeile zeigen die Lage des Schnittes bei der Exartikulation an

Die Haut und das Unterhautbindegewebe weisen **an der Beugeseite** eine Druckkonstruktion auf. Die Oberhaut ist dick, zeigt häufig Schwielen. Sie besitzt Papillarleisten und -furchen, die auf den Endgliedern Bogen, Schleifen und Wirbel bilden. (*Bedeutung für die Kriminalistik, Vererbungs- und Rassenforschung*!) Die Lederhaut ist derb und durch senkrechte, straffe Züge des subkutanen Bindegewebes mit den Sehnenscheiden verbunden. Die Maschen des Bindegewebes sind mit Baufett prall gefüllt. Eine eigene Oberflächenfaszie fehlt.

Diese Bauweise macht es verständlich, daß sich entzündliche Prozesse nicht flächenhaft ausbreiten, sondern durch Erhöhung des Innendruckes der Kammern starke Spannungsschmerzen hervorrufen und sich leicht in die Tiefe, auf die Sehnenscheiden und Knochen, ausdehnen.

Haare und Talgdrüsen fehlen. Schweißdrüsen sind zahlreich. Viele Nervenendigungen machen die Tastballen der Endglieder, die Fingerbeeren, zu einem hochentwickelten Tastorgan.

Die Haut der Streckseite ist dünner. Sie kann auf den Grund- und Mittelgliedern Haare tragen. Ein lockeres, fettgewebsarmes Subkutangewebe macht sie verschiebbar. Über den Gelenken finden sich Reservefalten, die bei der Beugung verschwinden. Über den Endgliedern ist die Haut durch vertikale Züge auf der Unterlage angeheftet, nicht verschiebbar und glänzend.

Die Nerven und Gefäße verlaufen nebeneinander im subkutanen Bindegewebe an den Kanten, je zwei dorsal und palmar. Die palmaren (*Nn. digitales palmares proprii* [drei aus dem N. ulnaris, sieben aus dem N. medianus] und die *Aa. digitales palmares propriae*) sind stärker als die dorsalen (*Nn. digitales dorsales*); sie versorgen deshalb auch die Rücken der Mittel- und Endglieder. Sowohl die Nerven als auch die Arterien haben zahlreiche Verbindungen.

Die Nägel schützen die Endglieder und liefern ein Widerlager für den Tastapparat der Fingerbeere. Bau und Verankerung s. Bd. I. Als durchsichtige Hornplatten lassen sie die Gefäße des Nagelbettes durchscheinen. Die bei normalem Kreislauf rötliche Farbe verschwindet auf Druck (*Entleerung der Kapillaren!*). Blaufärbung weist auf Kreislaufstörungen hin.

Weiße Flecken im Nagel entstehen durch Aufnahme von Luft in die Hornschicht. Da das Wachstum des Nagels nur im Bereich der weißen *Lunula* erfolgt, ist dieses Gebiet bei Eingriffen möglichst zu schonen. Verletzungen der *Matrix unguis*, manche Störungen des Stoffwechsels und der nervösen, trophischen Versorgung rufen Nagelmißbildungen hervor. Die Nägel werden in der Woche etwa um 1 mm länger.

Die Sehnen der Finger verbreitern sich auf der Streckseite zu einer Sehnenplatte, der **Dorsalaponeurose** (S. 478). Auf der Beugeseite werden sie in **Führungsröhren** zu ihrem Ansatz geleitet. Diese bestehen aus den **Vaginae synoviales,** die das Gleiten erleichtern, und aus fibrösen Verstärkungen, den **Vaginae fibrosae.** Diese sind über dem Schaft des Grund- und Mittelgliedes kräftig, über den Gelenken ring- und kreuzförmig angeordnet (*Pars anularis, Pars cruciformis*).

VI. Lähmungen der großen Nerven des Armes

1. N. radialis (Abb. 375).
   a) Verletzung des R. profundus in seinem schraubenförmigen Verlauf um das proximale Radiusende ergibt die „**Fallhand**". Die Hand kann nicht dorsalflektiert werden (*Ausfall der dorsalen Muskelgruppe!*) und bei gestrecktem Unterarm nicht supiniert werden (*Ausfall des M. supinator!*). Bei gebeugtem Unterarm ist die Supination durch den *Biceps brachii* möglich. Bei längerem Bestehen entsteht eine Beugekontraktur der Hand.
   b) Verletzungen des R. superficialis zeigen nur **Sensibilitätsausfall** (radiale Hälfte des Handrückens, Streckseiten der Grundglieder des Daumens, des Zeigefingers und der radialen Seite des Mittelfingers).
   c) Bei Verletzungen im Sulcus n. radialis ist auch die **Radialabduktion der Hand** (*Ausfall der radialen Muskelgruppe!*) erschwert. Außerdem fällt die Hautversorgung der radial-dorsalen Fläche des Unterarms (*N. cut. antebrachii posterior*) aus.
   d) Bei Verletzung proximal vom Sulcus n. radialis ist auch die **Streckung im Ellenbogengelenk unmöglich** (*Ausfall des Triceps brachii!*). Außerdem fällt die Hautversorgung an der radial-dorsalen Fläche des Oberarms aus.

2. N. medianus. (Abb. 376).

a) Totalausfall ergibt die „**Schwurhand**". Beim **Faustschluß** bleiben die drei radialen Finger gestreckt, zum Schwur erhoben, während der 4. und 5. Finger durch den ulnaren Teil des Flexor digitorum prof., der 5. Finger außerdem noch durch den Flexor digiti minimi brevis gebeugt werden können. Eine gewisse Beugung aller Grundglieder ist noch durch die Interossei und Lumbricales möglich. Bei der „**Daumen-Kleinfingerprobe**" kann der Daumen nicht opponiert werden (*Ausfall des Opponens pollicis!*). Der Daumen ist durch den vom N. ulnaris versorgten Adductor adduziert (**„Geburtshelferhand"**) und durch die Strecker dorsal-flektiert. Die **Pronation** des Unterarms ist nahezu aufgehoben. Sie kann nur noch durch die radiale Muskelgruppe bis zur Mittelstellung erfolgen. **Palmarflexion der**

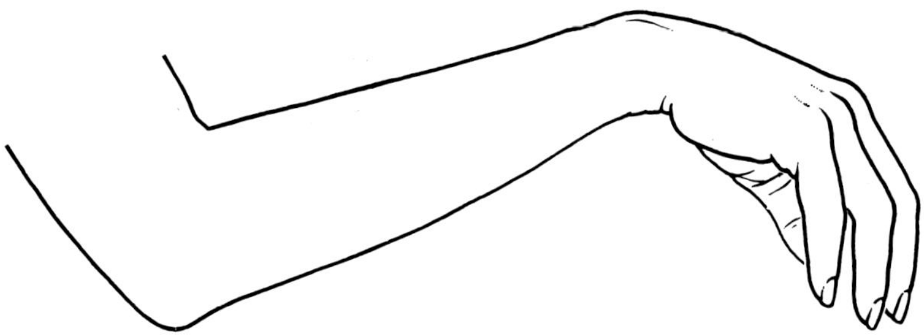

Abb. 375. Radialislähmung. Skizze nach einer Fotografie von *O. Foerster*. Durch Ausfall des R. profundus n. radialis ist die Dorsalflexion der Hand nicht möglich (Fallhand)

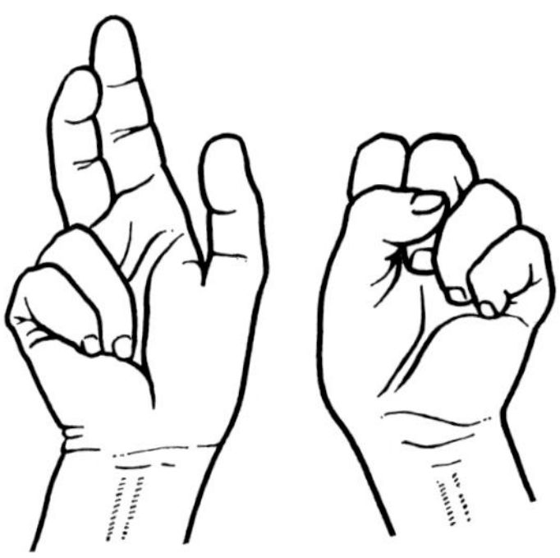

Abb. 376. Medianuslähmung. Faustschluß der 3 radialen Finger mangelhaft (Schwurhand). Umgezeichnet nach *v. Lanz-Wachsmuth*

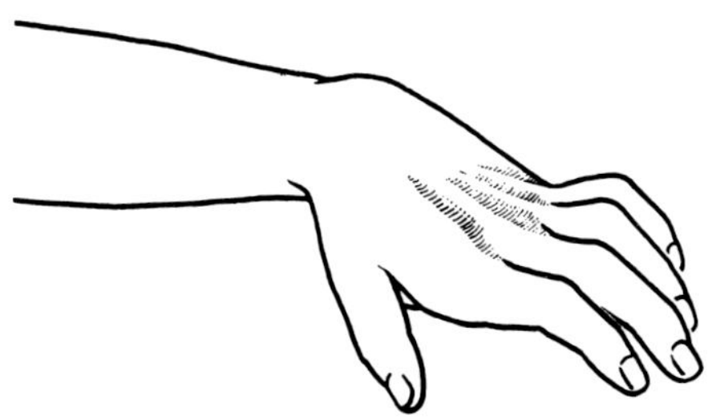

Abb. 377. Ulnarislähmung. Skizze nach einer Fotografie von *O. Foerster*. Durch Ausfall der Mm. interossei Überstrekkung in den Grundgelenken, Beugung in den Mittel- und Endgelenken der Finger (Krallen- oder Klauenhand). Durch Ausfall des M. adductor pollicis steht der Daumen abduziert

Hand ist nur noch an der Ellenseite möglich. Die **Sensibilität** über dem Daumenballen, an der Beugeseite der $3\frac{1}{2}$ radialen Finger, auf der Streckseite der Mittel- und Nagelglieder der gleichen Finger ist aufgehoben. Ist nach einiger Zeit die Daumenballenmuskulatur atrophiert, so spricht man von einer „**Affenhand**".

b) Verletzung oberhalb des Handgelenkes zeigt nur den Ausfall der Sensibilität, der Opposition des Daumens und eine herabgesetzte Beugekraft des Daumens.

3. N. ulnaris (Abb. 377).

Der Ausfall aller **Interossei** und der 2–3 **ulnaren Lumbricales,** die die Grundglieder beugen und die Mittel- und Nagelglieder strecken, ergibt das charakteristische Bild der „**Krallen- oder Klauenhand**". Die Grundglieder sind überstreckt, die Mittel- und Nagelglieder durch das Übergewicht der Beuger gebeugt. Außerdem ist das Spreizen der Finger unmöglich. **Adduktion des Daumens** ist unmöglich, das Festhalten von Gegenständen erschwert. **Beim Faustschluß** bleiben der 4. und 5. Finger gestreckt (*Ausfall des ulnaren Teiles des Flexor digitorum profundus und des Flexor digiti minimi brevis*). **Bei der „Daumen-Kleinfingerprobe"** kann der 5. Finger dem Daumen nicht genähert werden (*Ausfall des Opponens digiti minimi!*). Ist nach längerem Bestehen der Lähmung die Muskulatur atrophiert, so sinkt am Handrücken die Haut zwischen den Mittelhandknochen zu tiefen Furchen ein. **Beugung und Ulnarabduktion der Hand** sind an der Ellenseite herabgesetzt (*Ausfall des Flexor carpi ulnaris und des ulnaren Teiles des Flexor digitorum prof.!*). **Sensibilitätsausfall** über dem Kleinfingerballen (*R. palmaris*) und an den Fingern (dorsal $2\frac{1}{2}$ ulnare, palmar $1\frac{1}{2}$ ulnare Finger).

Die Brust

ist der obere Teil des Rumpfes, der die Hauptorgane des Atmungs- und Kreislaufsystems (Luftröhre, Bronchien, Lungen, Herz und große Gefäßstämme) enthält. Unter „Brustkorb" verstehen wir nur die Skelettgrundlage.

A. Allgemeines

Grenzen. Die Brust wird nach oben durch den freien Rand des Brustbeines, die beiden Schlüsselbeine und eine vom Acromion zum 7. Halswirbeldorn gezogene Linie begrenzt. Die untere Grenze verläuft vom Schwertfortsatz entlang den Rippenbögen über die Spitzen der untersten Rippen zum Dorn des 12. Brustwirbels. Diese äußeren, auf den Brustkorb bezogen Grenzen decken sich nicht mit den inneren, jenen des **Brustraumes.** Da die obere Brustkorböffnung nach vorn abfällt, reichen die **Lungenspitzen** bis in das Halsgebiet hinauf (S. 161); sie überragen die Schlüsselbeinmitte 2–3 cm. Unten wölbt sich das Zwerchfell kuppelartig in den Brustkorb hinein. Die Höhenlage der Zwerchfellkuppeln schwankt bei der Ein- und Ausatmung beträchtlich.

Die allgemeine Form der Brust gleicht einem dorsoventral abgeplatteten Kegel, dessen dorsale Wand flacher und zugleich länger als die ventrale ist. Am Brustkorb weist die abgestumpfte Spitze des Kegels halswärts, die Basis bauchwärts. Die auf dem Brustkorb ruhende, mächtige Schultergürtelmuskulatur läßt die Brust oben breiter als unten erscheinen. **Bei muskelstarken Männern** ist die Breitenzunahme nach oben besonders ausgeprägt. Eine stark gewölbte Brust verkörpert Kraft, Mut und Tapferkeit, weshalb schon die alten Künstler bei ihren Götterstatuen die Brust absichtlich größer darstellten. **Die Brust des Neugeborenen** erinnert noch an die Brust der Vierfüßler. Der sagittale Durchmesser ist verhältnismäßig groß, der transversale klein. Die Rippen stehen fast horizontal, wodurch der Brustkorb gehoben und der Hals relativ kurz erscheint. Die untere Brustkorböffnung ist verhältnismäßig weit, bietet Platz für die große Leber. Da die Rippenwinkel noch nicht voll ausgebildet sind, ist die Wirbelsäule noch nicht so weit in den Brustraum vorgeschoben. **Die weibliche Brust** ist schmaler und kürzer. Die schwächere Muskulatur, das meist besser ausgebildete Fettpolster und die Brustdrüse verleihen ihr eine weichere, abgerundete Form. Mit zunehmendem **Alter** senken sich die Rippen, nähert sich das Brustbein der Wirbelsäule. Der Brustkorb wird flacher, die untere Brustkorböffnung und der von den beiden Rippenbögen gebildete Winkel werden kleiner. Auch deutliche **konstitutionelle Unterschiede** sind festzustellen. Es finden sich Übergänge vom schmalen, langen und flachen Brustkorb des Asthenikers zum breiten, gewölbten Thorax des Pyknikers mit weiter unterer Brustkorböffnung. Zahlreiche **pathologische Formen** (angeborene Verkrümmungen der Wirbelsäule und dadurch bedingte Veränderungen des ganzen Thorax, Fehlen der Schlüsselbeine, teilweises Fehlen des M. pectoralis major usw.) sind nicht selten. Auch der Zustand der Brustorgane beeinflußt die Brustform, wie wir weiter unten sehen werden.

Oberflächenanatomie. Da die Dorsalfläche bereits beim Rücken (Bd. I) beschrieben wurde, bleibt nur noch die Ventralfläche zu besprechen. In der Mittellinie verläuft

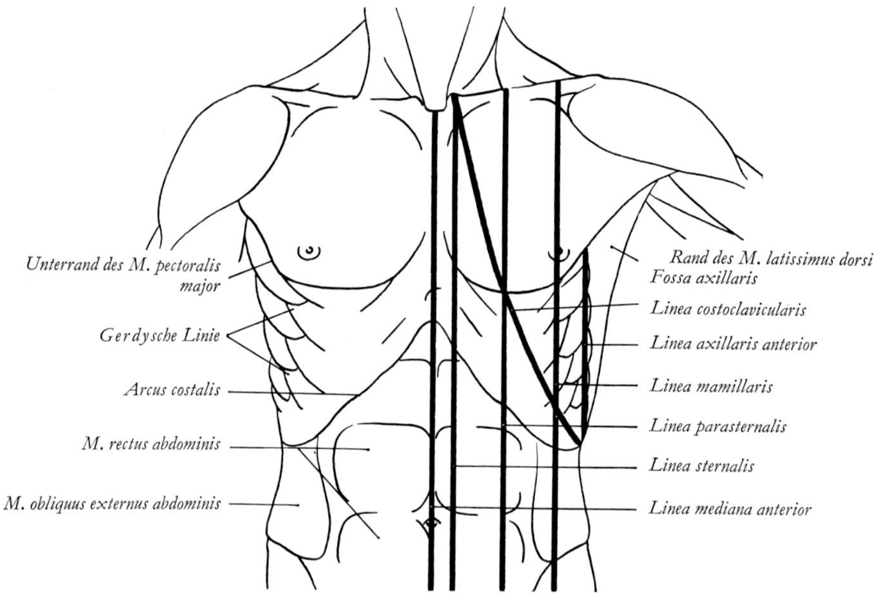

Abb. 378. Brustwand von vorn mit Orientierungslinien

zwischen den Brustbeinursprüngen des großen Brustmuskels die vordere Medianfurche. Nach oben geht sie in die Drosselgrube, nach unten in die Herz- oder Magengrube über. In der Mittellinie wölbt sich an der Grenze von Handgriff und Körper des Brustbeins der *Angulus sterni* (*Ludovici*) individuell stark vor. Da er dem Ansatz der 2. Rippe entspricht, lassen sich von hier aus die Rippen gut abzählen. Das Schlüsselbein und sein stark verdicktes Brustbeinende treten bei mageren Individuen deutlich hervor. Bei Fettleibigen kann man sich durch Schulterbewegungen leicht über die Lage des Schlüsselbeins und des Brustbein-Schlüsselbeingelenkes orientieren. Unterhalb des Schlüsselbeins fällt bei muskelstarken Männern der große Brustmuskel auf. Gegen den Deltamuskel ist er meist durch die *Fossa infraclavicularis* (*Mohrenheimsche Grube*) abgegrenzt. In der Tiefe dieser Grube verläuft das Gefäß-Nervenbündel vom Hals zum Arm. Lateral von der Grube läßt sich der Rabenschnabelfortsatz des Schulterblattes, bedeckt vom Rande des Deltamuskels, tasten. Bei abduziertem Arm fühlen wir ihn in der Grube. Unterhalb des großen Brustmuskels verläuft der gerade Bauchmuskel über den Rippenbogen. An der seitlichen Brustwand erkennt man meist (besonders bei stärkerer Abduktion des Armes) den vorderen Sägemuskel. Er greift mit seinen unteren Zacken in die oberen Zacken des äußeren schrägen Bauchmuskels, wodurch die zickzackförmige *Gerdysche Linie* entsteht.

Orientierungslinien. Zur Bestimmung der Lage der Brustorgane benutzen wir als horizontale Orientierungslinien die Rippen und Zwischenrippenräume. Senkrechte Orientierungslinien sind:

1. *Linea mediana anterior*, die vordere Mittellinie;
2. *Linea sternalis*; sie verläuft am Seitenrande des Brustbeins;
3. *Linea mamillaris*; sie ist die durch die Brustwarze gelegte Senkrechte; da die Lage der Brustwarze variiert, wählt man besser die *Linea medioclavicularis*, die Senkrechte durch die Mitte des Schlüsselbeines;
4. *Linea parasternalis*: sie verläuft in der Mitte zwischen Linea sternalis und Linea mamillaris;

5. *Linea axillaris*; sie zieht vom höchsten Punkt der Achselhöhle senkrecht abwärts;
6. *Linea axillaris anterior*; sie verläuft senkrecht durch die Stelle, an der sich der große Brustmuskel bei abduziertem Arm von der Brustwand abhebt;
7. *Linea axillaris posterior*; sie ist die Senkrechte durch den Punkt, wo sich der M. latissimus dorsi bei abgespreiztem Arm von der Brustwand abhebt;
8. *Linea scapularis*; sie verläuft senkrecht durch den unteren Schulterblattwinkel;
9. *Linea mediana posterior*, die hintere Mittellinie, über den Dornfortsätzen.

Die *Linea costoarticularis*, vom Brustbein-Schlüsselbeingelenk zur Spitze der 11. Rippe, wird links zur Bestimmung der normalen Lage der Milz verwendet.

B. Die Brustwand

Da die dorsale Wand bereits beim Rücken (Bd. I) und die untere Wand, das Zwerchfell, bereits beim Bauch (Bd. I) dargestellt wurden, sind nur noch die ventrale und seitliche Wand zu besprechen. Wir unterscheiden hier 4 Schichten:

I. Oberflächliche Schichten { Haut und Brustdrüse, Tela subcutanea.
II. Die Gliedmaßenmuskeln.
III. Das Skelett (Rippen und Brustbein) und die Zwischenrippenmuskeln.
IV. Die Binnenschichten { Fascia endothoracica, Pleura parietalis.

I. Oberflächliche Schichten

1. Die Haut der Brust ist dünn und im allgemeinen gut verschieblich. Nur über dem Brustbein ist sie straffer mit der Membrana sterni verbunden. Auch in Höhe der Brustwarze ist sie fest mit der Unterlage verankert. Eine stärkere **Terminalbehaarung** kann sich bei Männern über dem Brustbein und von dort aus abnehmend bis in die Brustdrüsengegend finden. Ist das Terminalhaarkleid schwach entwickelt, so trifft man wenigstens um den Warzenvorhof herum einen Kranz stärkerer und längerer Haare an. Beim Kind und bei der Frau sind nur Lanugohaare vorhanden. Abkömmlinge der Haut sind

2. Die Milchdrüsen (Brustdrüsen), *Mammae.*

Alle Säugetiere oder **Mammalia** besitzen an der vorderen Rumpfwand zwischen Vorder- und Hintergliedmaßen besonders große, bilateral-symmetrische, häufig segmental gegliederte Hautdrüsen, deren Sekret, die Milch, zur Ernährung der Jungen dient.

Beim Menschen kommt gewöhnlich nur das 4. Drüsenpaar zur Ausbildung. Form, Feinbau und Funktionszustand der Milchdrüse zeigen charakteristische Geschlechts- und Altersunterschiede und werden hormonal gesteuert.

Die Milchdrüse der geschlechtsreifen Frau reicht im allgemeinen von der 3. bis 6. Rippe und von der Parasternal- bis zur vorderen Axillarlinie. Manchmal überragt sie als *Lobus axillaris* den unteren Rand des großen Brustmuskels. Der größte Teil der Brustdrüse ist mit der *Fascia pectoralis* (superficialis), ein kleinerer Teil (der Lobus axillaris) mit der Faszie des *M. serratus anterior* verschieblich verbunden. Rechte und linke Drüse werden durch eine über dem Brustbein verlaufende Furche, den **Busen,** *Sinus mammarum,* voneinander getrennt. Form und Größe zeigen mannigfaltige Alters-, Konstitutions-, Rassen- und Funktionsunterschiede. Sie werden außerdem noch durch den Ernährungszustand, die Art der Kleidung und durch die Körperhaltung be-

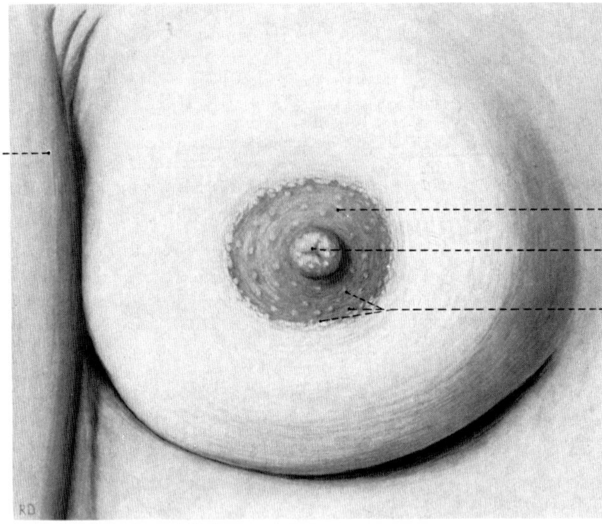

Abb. 379. Weibliche Brustdrüse

einflußt. Im Liegen flacht sich die Brust ab und sie nimmt mehr Halbkugelform an. Im Stehen senkt sich auch die straffe Brust etwas, so daß die Brustwarze unterhalb der Mitte liegt. Im allgemeinen gilt die Halbkugelform, die durch keine Furche von der Brustwand abgesetzt ist, wie wir sie auf antiken Bildwerken finden, als europäisches Schönheitsideal. Die konische, etwas nach oben und außen gerichtete **Brustwarze,** *Papilla mammae,* erhebt sich auf dem nahezu kreisförmigen, dunkler getönten Warzenhof. Auf der zerklüfteten Warzenspitze münden 12–15 Milchgänge. Die besonders zarte Haut der Warze und des Warzenhofes ist mehr oder minder runzelig, bedingt durch den Kontraktionsgrad der darunter gelegenen Muskulatur. Der **Warzenhof,** *Areola mammae,* ist stärker pigmentiert als die übrige Haut und wird unter dem Einfluß der ersten Schwangerschaft noch dunkler (Abb. 379). Ein Kranz von 10–15 Höckerchen umgibt den Warzenhof. Sie sind bedingt durch größere, apokrine Duftdrüsen, *Glandulae areolares,* die im Aufbau und in der Art der Sekretion den Milchdrüsen gleichen. Sie befeuchten die Haut der Areola mammae und schaffen damit den für den Saugakt notwendigen luftdichten Abschluß. Daneben treffen wir noch Talg- und Schweißdrüsen an. Eine stärkere, recht kompliziert angeordnete glatte Muskulatur in Brustwarze und Warzenhof vermag auf Berührungsreize hin die Brustwarze umzuformen, zu erigieren und für den Saugakt greifbarer zu machen.

Unter dem Niveau der Umgebung liegende Brustwarzen, **Hohlwarzen** genannt, sind als Entwicklungshemmung aufzufassen. Sie können den Saugakt unmöglich machen.

Auf einem Sagittalschnitt durch die Drüse (Abb. 380) lassen sich zwei Hauptbestandteile, der weißliche Drüsenkörper oder das Parenchym und der gelbliche Fettkörper, leicht unterscheiden. Der **Drüsenkörper** ist unter der Papille und unter dem Warzenhof am stärksten und wird gegen die Peripherie hin schwächer. Er gliedert sich in **15–24** durch Bindegewebe voneinander getrennte **Lappen,** die in der Peripherie breit und platt sind und sich gegen die Brustwarze hin zuspitzen. Jeder Lappen besitzt einen **Ausführungsgang,** *Ductus lactiferus,* der sich unter dem Warzenhof zum spindelförmigen, etwa $\frac{1}{2}$ cm breiten **Milchsäckchen,** *Sinus lactiferus,* erweitert, um dann in der Brustwarze senkrecht aufzusteigen und in den Buchten der Spitze auszumünden.

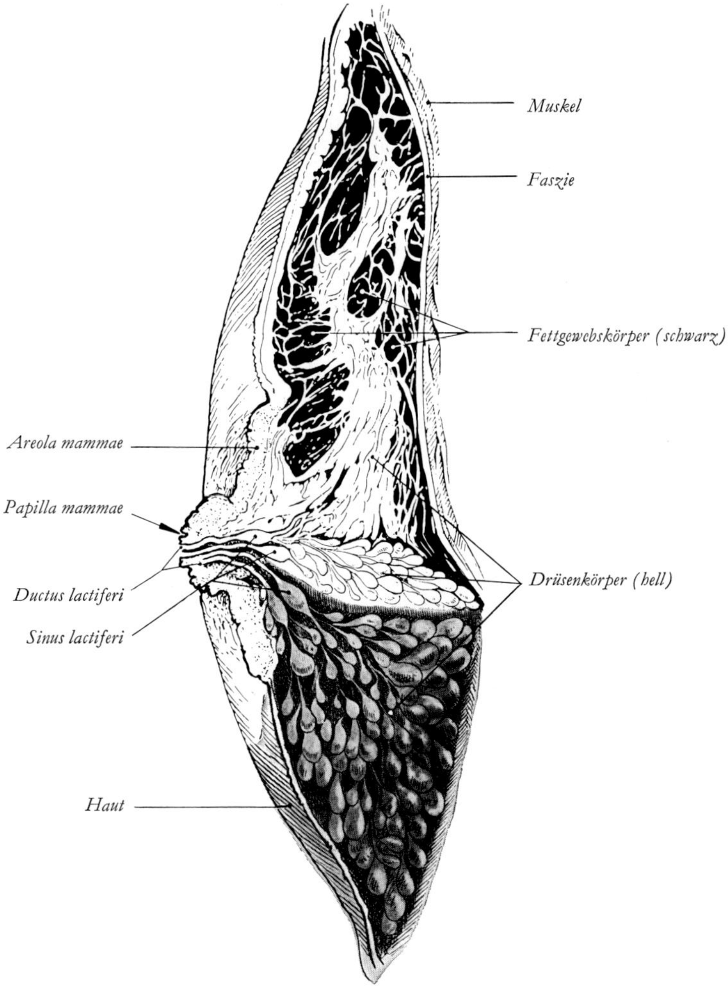

Abb. 380. Brustdrüse von der Seite gesehen. Oben ist ein Quadrant der Drüse herausgeschnitten, um auf der Schnittfläche den Drüsenkörper (hell) und den Fettgewebskörper (schwarz) hervorzuheben. Unten sind die Drüsenteile freipräpariert. Frei kombiniert nach *Benninghoff* und *Luschka*

Da sich in der Brustwarze benachbarte Gänge manchmal vereinigen, ist die Zahl der Mündungen meist kleiner als die Zahl der Lappen.

Jeder Lappen ist durch Bindegewebe wieder in kleinere **Läppchen** unterteilt, deren Gänge in den Hauptausführungsgang einmünden.

Bindegewebsplatten und -stränge, *Retinacula,* ziehen von der Haut zum interlobären Bindegewebe und von dort zur Fascia superficialis. Die Maschen dieses Bindegewebsgerüstes sind mit **Fettgewebe** ausgefüllt.

Mit beginnender **Schwangerschaft** wird die Drüse stärker durchblutet. So bilden die Milchgänge neue Sprossen, auf denen sich schließlich weite Endkammern, Alveolen, anlegen. Das interlobuläre Bindegewebe wird durch das sich stark vergrößernde, eigentliche Drüsengewebe verdrängt.

Durch diese Volumenzunahme wird das Bindegewebsgerüst unter erhöhte Spannung versetzt. Die Brust fühlt sich prall und fest an. Häufig werden Frauen erst durch das auftretende Spannungsgefühl auf eine bestehende Schwangerschaft aufmerksam. Während der **Laktationsperiode** mahnt das durch die Milchbildung auftretende Spannungsgefühl zum Stillen. Bildet sich nach dem Abstillen das Drüsengewebe zurück oder schwindet plötzlich das Fettgewebe, so wird die Spannung des Bindegewebsgerüstes herabgesetzt, die Brust wird schlaff, der umgebende Hautmantel ist gleichsam zu weit. Bei der Verwendung fester Büstenhalter wird das Bindegewebsgerüst funktionsuntüchtig, weil die mechanische Beanspruchung wegfällt.

Entwicklung. Gegen Ende des 1. Embryonalmonats verdickt sich das Ektoderm an der seitlichen Rumpfwand zum **Milchstreifen.** Anfang des 2. Monats verdickt sich der Streifen zwischen den Abgangsstellen der oberen und unteren Gliedmaßen zur **Milchleiste.** Während sich bei Tieren mit zahlreichen Milchdrüsen aus der Leiste in regelmäßigen Abständen mehrere entwickeln, kommt beim Menschen nur eine, im Brustgebiet, zur Ausbildung. Im Gebiet der späteren Brustdrüse verdickt sich die Milchleiste linsenförmig, erhebt sich zunächst leicht über die Körperoberfläche, und senkt sich dann zapfenförmig in das darunterliegende Mesenchym. Von diesen Epithelkolben sprossen solide Epithelzapfen in die Tiefe. Sie liefern die späteren *Sinus* und *Ductus lactiferi.* Ihre zunächst kolbigen Enden verzweigen sich mehrfach und bilden die Läppchen der Milchdrüse. Erst im 7.–8. Monat tritt in den Milchgängen ein Lumen auf. Das Mesenchym in der Umgebung der Drüsenanlage verdichtet sich, die Milchgänge münden auf einem Drüsenfeld aus, das zur Zeit der Geburt in der Höhe der Körperoberfläche liegt und sich erst später, manchmal erst in der Pubertät, zur Brustwarze erhebt. Bleibt diese Weiterentwicklung aus, so haben wir eine Hohlwarze. Gleichzeitig entstehen im 5.–6. Monat die apokrinen *Glandulae areolares.*

Feinbau. Die Milchdrüse besitzt vielfach verästelte, aber einheitlich gebaute, mit zweischichtigem Epithel ausgekleidete Milchgänge, die nur spärliche Endbläschen mit einschichtigem Epithel zeigen. Während des Menstruationszyklus sind unter dem Einfluß des Corpus luteum-Hormons stärkere Durchblutung, Sprossungen und Rückbildungen der Gänge und Veränderungen des Bindegewebes beobachtet worden. Während der Schwangerschaft kommt es zu einer stärkeren Durchblutung der Drüse. Unter hormonalem Einfluß (Follikelhormon der Plazenta und Corpus-luteum-Hormon) sprossen neue Milchgänge, die seitliche Ausbuchtungen, Endkammern oder Alveolen erhalten. Das Bindegewebe in der Umgebung der Drüsenläppchen ist zunächst sehr zellreich, wird aber später durch das wachsende Drüsengewebe mehr und mehr verdrängt. Die Milchsekretion erfolgt nach der Geburt des Kindes unter dem Einfluß des Laktationshormons (*Prolactin*) des Hypophysenvorderlappens. Die Zellen der Alveolen enthalten feine Fetttröpfchen, die sich in ihrem lumennahen Teil in großen Sekretvakuolen ansammeln. Die größten Fetttropfen werden an der Zelloberfläche abgeschnürt (*apokrine Sekretion*); Fetttropfen und mitgegebene Zytoplasmahülle bilden zusammen die **Milchkügelchen.** Die Zytoplasmahülle verhindert ihr Zusammenfließen. Die Entleerung der Milch erfolgt 1. durch das Saugen und 2. unter Mitwirkung von *Myoepithelzellen*, die zwischen Epithel und Membrana propria der Alveolen und der Milchgänge liegen. Ihre Kontraktion wird offenbar durch das *Oxytozin* des Hypophysenhinterlappens gesteuert. Beim Abstillen werden die Alveolen durch Sekretstauung bis zur Verschmelzung benachbarter Endbläschen gedehnt. Unter der Mitwirkung mononukleärer Kolostrumzellen wird das Fett abtransportiert. Die Lichtung schwindet; die Zellen werden niedriger und verschwinden schließlich. Nur die Gänge bleiben bestehen. Das intralobuläre Bindegewebe nimmt zu. Ruhende Brustdrüsen können bis auf das ursprüngliche Stadium rückgebildet sein. Bei rasch aufeinanderfolgenden Schwangerschaften bleiben Endbläschen teilweise erhalten. Im Klimakterium bildet sich das Drüsengewebe bis zu den weiten, kolbig verdickten Milchgängen zurück. Das elastische Bindegewebe und das Fettgewebe sind häufig vermehrt.

Die Milch, das reife Sekret der Brustdrüse, stellt eine Emulsion von Fett in einer Salz-Eiweißlösung dar. Sie enthält alle für die Ernährung des Säuglings notwendigen Stoffe.

Kolostrum, das unreife Sekret der Brustdrüse, unterscheidet sich chemisch und morphologisch von der reifen Milch. Besonders charakteristisch sind die Kolostrumkörperchen, amöboide histiozytäre Elemente, die reichlich mit Fetttröpfchen beladen sind. Sie wandern, mit Fett beladen, teils in die Blutbahn, teils in das Lymphgefäßsystem und werden in den axillaren Lymphknoten gefunden. Kolostrum finden wir in der Brustdrüse in geringen Mengen bereits in den ersten Monaten der Schwangerschaft (*Schwangerschaftszeichen!*), vor allem aber kurz vor und in den ersten Tagen nach der Entbindung und am Ende der Stillperiode. Unter dem Einfluß der mütterlichen Hormone kann auch die Brustdrüse der neugeborenen Knaben und Mädchen geringe Kolostrummengen, sogenannte Hexenmilch, absondern.

Die Brustdrüse des Mannes bleibt in der Entwicklung auf dem kindlichen Stadium stehen. Vergrößerung des Drüsengewebes beim Manne läßt auf eine Mißbildung der Keimdrüsen schließen.

Überzählige Brustwarzen, *Hyperthelie,* und **überzählige Brustdrüsen,** *Hypermastie,* können beim Mann und bei der Frau im Gebiet der Milchleiste (von der Achselhöhle bis zur Leistengegend) vorkommen. Außerhalb dieser Linie vorkommende Brustdrüsen sind durch Keimversprengung zu erklären.

Die Arterien der Brustdrüse sind:

1. *Rami mammarii mediales* aus der A. thoracica interna, hauptsächlich Äste aus dem 2. und 3. Interkostalraum.
2. *Rami mammarii laterales,* Zweige aus dem Stromgebiet der A. axillaris (A. thoracica lat. und A. thoracodorsalis).

Die Venen der Brustdrüse. Die tiefen Venen verlaufen mit den zugehörigen Arterien. Die oberflächlichen, subkutanen Venen bilden ein weites Maschenwerk, das nicht selten, besonders in der Schwangerschaft und während der Stillperiode, durch die Haut durchschimmert. Unter dem Warzenhof verdichtet es sich zu einem *Plexus venosus areolaris.* Die subkutanen stehen mit den tiefen Venen in Verbindung, können aber außerdem zu den Bauchwandvenen und zur V. jugularis externa abfließen.

Die Lymphbahnen der Brustdrüse haben wegen des häufigen Brustkrebses große praktische Bedeutung. Wir unterscheiden, wie bei den Venen, ein oberflächliches (subkutanes) und ein tiefes, in der Drüsensubstanz liegendes Netz, zwischen denen vielfache Verbindungen bestehen. Der Hauptlymphstrom fließt zur Achselhöhle. Meist erkranken bei Brustkrebs zuerst die am unteren Rande des Pectoralis major, auf der 3. Serratuszacke gelegenen *Nodi lymphatici* (*Nll.*) *pectorales* (*Sorgius*sche Gruppe). Da der hier austretende N. intercostobrachialis durch die Krebsmetastasen nicht selten gereizt wird, sind zur medialen Seite des Oberarmes ausstrahlende Schmerzen häufig das erste Symptom eines Brust-

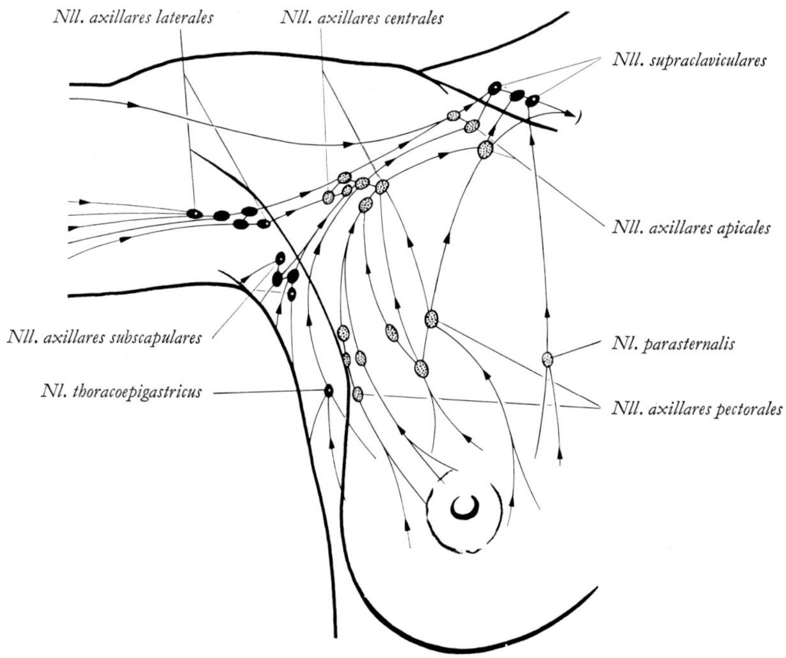

Abb. 381. Lymphknotengruppen der Achselhöhle und der Brustdrüse
Die oberflächlichen sind schwarz, die tiefen punktiert. Pfeile zeigen die Stromrichtung an

krebses. Von den Nll. pectorales fließt die Lymphe weiter zu den *Nll. axillares centrales* und *Nll. apicales* [infraclaviculares]. Häufig schwellen auch einige auf der 4. und 5. Serratuszacke liegende Knoten zuerst an. Von ihnen fließt die Lymphe in den Interkostalräumen nach dorsal zu den *Nll. intercostales* und den *Nll. mediastinales posteriores*. Den M. pectoralis major durchbohrende Lymphbahnen gelangen direkt zu den *Nll. apicales* und *supraclaviculares*. Nach medial ziehende Lymphgefäße gelangen parasternal durch die Brustwand zu den *Nll. parasternales*. Schließlich bestehen noch Verbindungen zur Drüse der anderen Seite.

Praktische Anwendung: Bei der Vorsorgeuntersuchung sucht man in der Brustdrüse Knoten und Verhärtungen zu tasten. Man prüft die Verschieblichkeit der Haut über dem Drüsenkörper und die des Drüsenkörpers auf der Brustwand. Auch werden die regionären Lymphknoten genau abgetastet. Bei der Radikaloperation des Mammakarzinoms ist der N. thoracodorsalis besonders gefährdet, weniger der dem Serratus anterior aufliegende N. thoracicus longus. Bei Inzisionen in die entzündete Mamma schone man möglichst die radiär verlaufenden Milchgänge!

Die Nerven der Brustdrüse stammen aus den Hautästen der Brustwand, den *Rr. cutanei anteriores* und *laterales* (hauptsächlich 2–6).

3. Das Unterhautfettgewebe ist im Bereich des Brustbeins im allgemeinen spärlich, in der Brustdrüsengegend besonders gut entwickelt. Es schwankt aber individuell in weiten Grenzen. Bei der Frau ist es im allgemeinen stärker als beim Mann. Vom Hals aus strahlt das *Platysma* über das Schlüsselbein hinweg in das Unterhautfettgewebe aus. In der Brustbeingegend beobachten wir manchmal den *M. sternalis*, den Überrest einer früher vorhandenen Hautmuskulatur. Er entspringt einfach oder paarig an der Oberflächenfaszie und strahlt auch in diese aus.

4. Die Hautnerven und -gefäße. Die Hautnerven. Vom Hals aus strahlen die *Nn. supraclaviculares* in das Brustgebiet ein. Die Interkostalnerven durchbohren in der Axillarlinie mit ihren *Rr. cutanei laterales*, neben dem Brustbein mit ihren *Rr. cutanei anteriores* die Brustwand, um die Hautschichten zu versorgen (Abb. 359).

Die Hautarterien kommen medial als *Rr. perforantes* segmental aus der A. thoracica interna, lateral als *Rr. cutanei laterales* aus den Aa. intercostales posteriores und aus den Ästen der A. axillaris (A. thoracica lat., A. thoracodorsalis).

Die Hautvenen bilden ein großes Maschenwerk, das einerseits durch die Begleitvenen der oben erwähnten Arterien, andererseits auch durch die in der mittleren Axillarlinie verlaufende *V. thoracoepigastrica* und in die V. jugularis externa abfließt.

II. Die Gliedmaßenmuskeln der Brust s. beim Arm, S. 431

III. Das Skelett und die Eigenmuskeln des Brustkorbes

(Abb. 382–389, 391),

begrenzen gemeinsam einen Raum, den wir **Cavum thoracis** nennen. Sie schließen ihn aber nicht nur gegen die Umgebung ab, sondern ermöglichen durch die Art ihrer Anordnung auch eine Vergrößerung und Verkleinerung des Raumes, wodurch wichtige Voraussetzungen für die Atmung erfüllt werden.

1. Der Thorax

37 Knochen: 12 Brustwirbel (s. Bd. I,), 12 Rippenpaare und das unpaare Brustbein liefern den knöchernen Rahmen, den **Brustkorb,** *Thorax*. Er erinnert an ein Faß, an dem die Rippen die Reifen darstellen (Abb. 382, 391).

a) Das Brustbein, Sternum

(Abb. 382–384, 388),

ist als flacher, unpaarer Knochen zwischen die vorderen Enden der 7 oberen Rippenpaare eingefügt. Es besteht bis auf eine dünne, kompakte Außenzone aus Spongiosa (Abb. 388 links). Die Form erinnert an ein römisches Schlachtschwert. Wir unterscheiden deshalb einen Handgriff, *Manubrium sterni*, eine Klinge (Körper), *Corpus sterni*, und eine Spitze oder Schwertfortsatz, *Processus xiphoideus* [ensiformis].

Das **Manubrium sterni** ist oben breit und dick; es nimmt seitlich in einer sattelförmigen, mit Faserknorpel überzogenen **Incisura clavicularis** das sternale Ende des Schlüsselbeins auf (Abb. 388). Der Seitenrand ist für die Anlagerung des 1. Rippenknorpels zur **Incisura costalis I** ausgekehlt. Der obere Rand springt am Lebenden unterhalb der Drosselgrube deutlich vor. Er ist seicht zur **Incisura jugularis** ausgeschnitten (Abb. 383).

Das **Corpus sterni** bildet mit dem Handgriff den variablen **Angulus sterni** (*Ludovici*).

Die Größe dieses Winkels ist abhängig:

1. vom Längenunterschied des 1. und 2. Rippenringes (*vorspringender Winkel weist auf eine enge obere Brustkorböffnung!*);
2. vom Geschlecht (*bei Frauen ist der Winkel weniger deutlich!*);
3. von der Atmung (*er wird bei der Einatmung kleiner und dadurch deutlicher!*).

Da das 2. Rippenpaar in Höhe des Angulus sterni ansetzt, bietet dieser einen festen Anhalt beim Abzählen der Rippen am Lebenden, zumal die erste Rippe weitgehend durch das Schlüsselbein verdeckt ist.

Der Brustbeinkörper ist mit dem Handgriff durch Faserknorpel verbunden (*Synchondrosis sternalis*). An den Seitenrändern trägt das Brustbein Gruben für die Anlagerung der Rippen, *Incisurae costales*, Abb. 383, 384.

Der **Processus xiphoideus** [ensiformis] schwankt in der Größe, Form, Lage und im Material. Er kann knorpelig oder knöchern sein, lang oder kurz, einfach, durchlöchert oder längsgespalten. Auch kann er nach vorn oder hinten abgebogen sein. Die Verbindung mit dem Körper verknöchert im Alter.

Formunterschiede des Brustbeins. Man findet große Breiten-, aber nur geringe Längenunterschiede. Breite Formen werden häufiger bei Frauen, schmale häufiger bei Männern beobachtet.

Abarten. Löcher im Brustbein und im Schwertfortsatz sind ebenso wie die sehr seltene Längsspaltung des ganzen Sternum (*Fissura sterni congenita*) als Entwicklungshemmungen, unvollständige Vereinigung der ursprünglich paarigen Sternalleisten, aufzufassen.

Sternalpunktion. In der Spongiosa des flachen Brustbeins befindet sich rotes Knochenmark. Dieses kann aus dem unmittelbar unter der Haut liegenden Knochen relativ leicht entnommen werden. Bei der Punktion des Brustbeines sind eventuell vorhandene Löcher und Spalten (siehe oben!) zu beachten.

b) Die Rippen, Costae

(Abb. 382, 385, 386, 387, 391),

sind bogenförmige Skelettstücke zwischen Wirbelsäule und Brustbein. Bei niederen Wirbeltieren finden wir sie noch an der ganzen Rumpfwirbelsäule. Beim Menschen sind sie als selbständige Skelettstücke in der Regel auf **12 Rippenpaare** im Brustbereich reduziert. Der längere, vertebrale Teil der Rippen verknöchert schon frühzeitig **(Os costale)**, der kurze, sternale bleibt lange knorpelig **(Cartilago costalis)**.

Die 7 oberen Rippenpaare erreichen als **Costae verae** das Sternum und bilden mit ihm 7 von oben nach unten an Größe zunehmende Rippenringe. Die 5 unteren Paare liefern den bogenförmigen unteren Rand des Brustkorbes. Das 8.–10. Paar ist mit den knorpeligen Enden an der nächst oberen Rippe bindegewebig befestigt **(Costae**

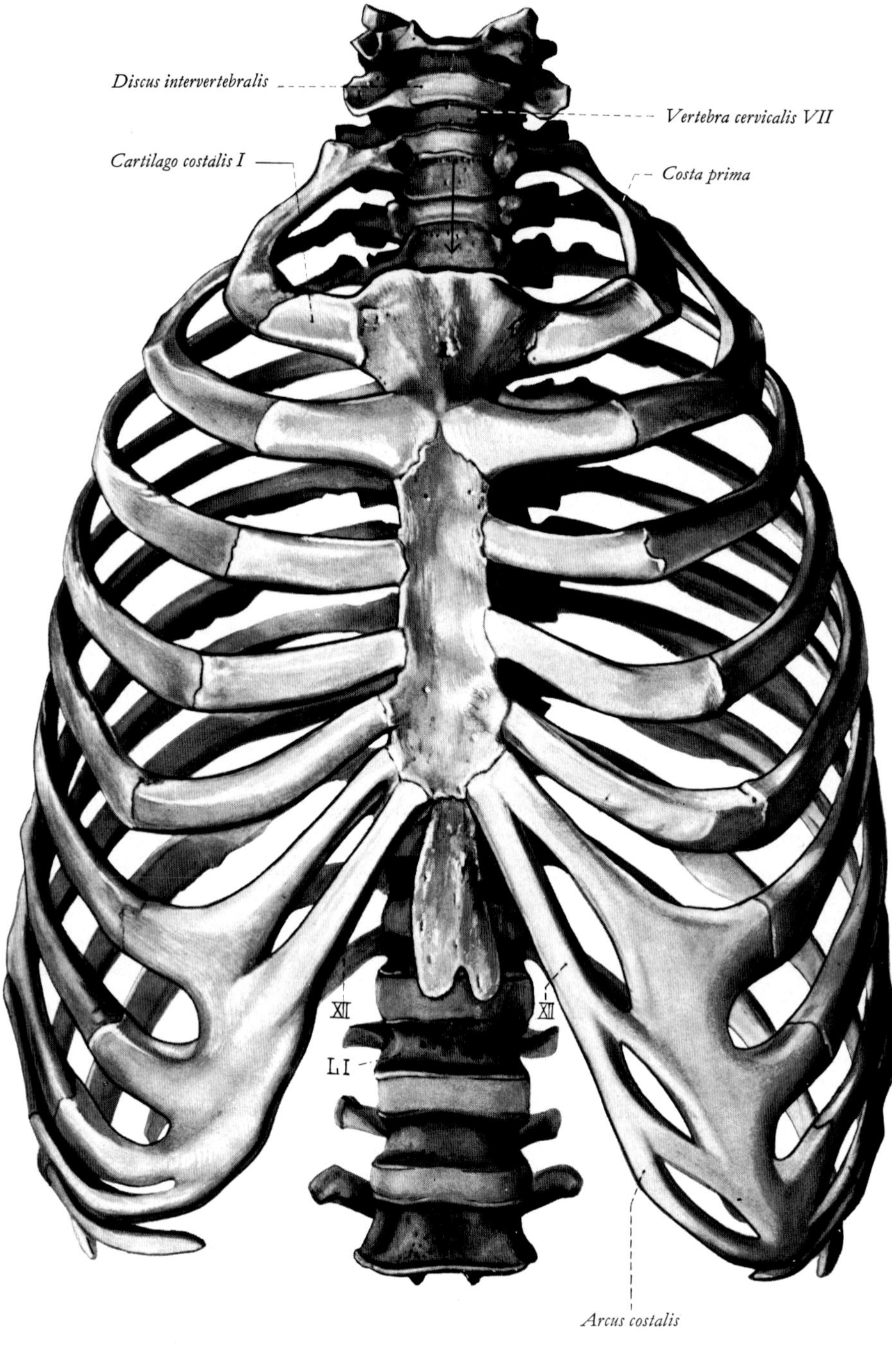

Abb. 382. Brustkorb eines Mannes. Von vorn gesehen. Unter Erhaltung der natürlichen Form und Ergänzung der Rippenknorpel und Zwischenwirbelscheiben aufgestellt. Präparat von *H. Virchow*. L I = 1. Lendenwirbel; XII rechts = 12. Rippe; XII links = 7. Rippenknorpel

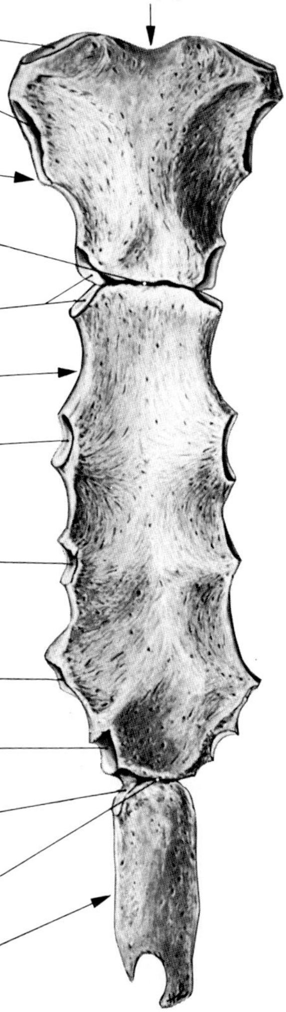

Abb. 383. Brustbein, Sternum, von vorn gesehen

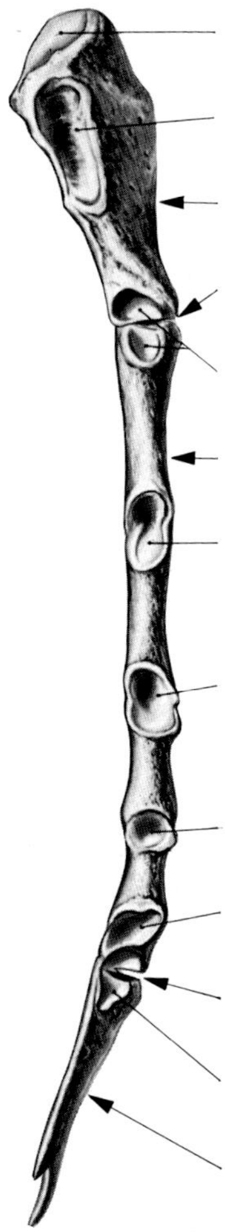

Abb. 384. Brustbein, Sternum, von rechts gesehen

spuriae). Das 11. und 12. Paar endigt mit den knorpeligen Spitzen frei zwischen den Bauchmuskeln (*Costae fluctuantes*). Die Länge nimmt von der 1.–7. Rippe zu, von der 8.–12. allmählich ab.

Ossa costalia. An jedem Rippenknochen unterscheiden wir einen Kopf, *Caput costae*, einen Hals, *Collum costae*, und einen Körper, *Corpus costae.*

Das rundliche **Caput costae** (Abb. 386, 387) lagert sich mit seiner überknorpelten *Facies articularis capitis costae* an die Foveae costales der Wirbelkörper.

An der 2.–10. Rippe, die mit 2 benachbarten Wirbelkörpern artikulieren, ist die Gelenkfläche durch eine quere *Crista capitis costae* unterteilt.

Das dreikantige, schwächere **Collum costae** reicht bis zum **Tuberculum costae,** einem dorsolateral gerichteten Höcker, der sich mit seiner *Facies articularis tuberculi*

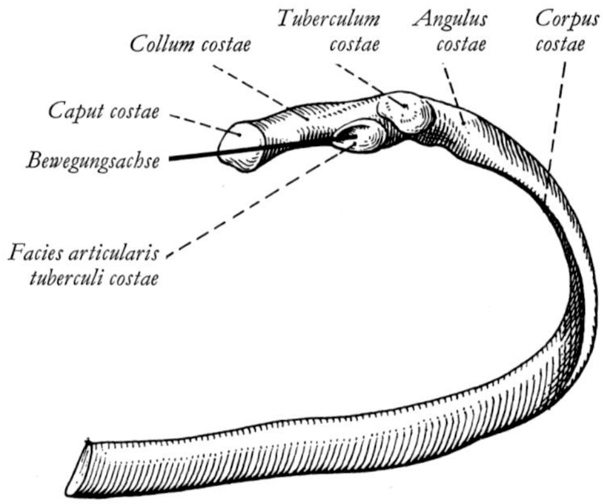

Abb. 385. Rechte 3. Rippe mit eingezeichneter Bewegungsachse. Ansicht von dorsal

costae an den Querfortsatz des Brustwirbels legt. Die Längsachse des Rippenhalses stellt die **Bewegungsachse** der Rippe dar.

Das abgeplattete **Corpus costae** setzt bis zum Rippenwinkel, **Angulus costae,** den dorsolateralen Verlauf des Halses fort, wendet sich hier nach ventral. Es zeigt eine Außen- und Innenfläche, einen oberen, abgerundeten und einen unteren, scharfen Rand. An der Innenfläche verläuft nahe dem unteren Rande ein flacher **Sulcus costae** für die Aufnahme der Zwischenrippengefäße. Er ist am Rippenhöcker am tiefsten und verstreicht ventralwärts.

An den einzelnen Rippenknochen finden wir **3 Arten von Krümmungen** in sehr verschiedenem Grade ausgeprägt. Bedingt sind sie durch die Form des Thorax und durch das tiefer stehende sternale Rippenende.

1. Die Flächenkrümmung ist am Rippenwinkel am stärksten. Sie liegt (Abb. 391) bei den oberen Rippen nahe an der Wirbelsäule und entfernt sich nach unten hin immer mehr von dieser.
2. Die Kantenkrümmung ist am Übergang des Rippenhalses in den Körper besonders ausgeprägt.
3. Die Verdrehung um die Längsachse (Torsion) zeigt sich bei den mittleren Rippen am deutlichsten. Ihre Flächen stehen am vertebralen Ende senkrecht, am sternalen schräg (der obere Rand liegt der Wirbelsäule näher als der untere).

Die **1. Rippe** (Abb. 386) ist breit und kurz. Ihre Flächen sind nach oben und unten, ihre Kanten nach medial und lateral gerichtet. Ihre obere Fläche trägt für den Ansatz des M. scalenus anterior ein aufgerauhtes Höckerchen, **Tuberculum m. scaleni anterioris.** Dorsal von ihm verläuft der **Sulcus a. subclaviae,** ventral der seichte **Sulcus v. subclaviae.**

Die **2. Rippe** (Abb. 387) ist länger und schmaler. Ihre Flächen weisen nach oben und lateral bzw. unten und medial. Ungefähr in ihrer Mitte zeigt sie eine Rauhigkeit, **Tuberositas m. serrati anterioris,** für den Ursprung einer starken Zacke des M. serratus anterior.

Die **11. und 12. Rippe** sind rudimentär. Crista capitis costae, Sulcus costae, Tuberculum costae und Angulus costae fehlen oder sind nur schwach ausgebildet.

Varietäten. Die 12. Rippe kann mit dem 12. Brustwirbel verschmelzen, kurz oder sehr lang sein. Auch eine selbständige Rippe am 1. Lendenwirbel wird beobachtet. Andererseits findet man am oberen Brustkorbende von einer mehr oder minder vollständigen Halsrippe über einen langen Proc. transversus am 7. Halswirbel bis zu einer besonders schmalen 1. Brustrippe alle möglichen Übergänge. In neuerer Zeit unterscheidet man eine kraniale Entwicklungstendenz (kurze oder fehlende 12. Rippe zusammen mit Halsrippe oder besonders langem Processus transversus am 7. Halswirbel) und eine kaudale Tendenz (besonders lange 12. Rippe oder selbständige Lendenrippe zusammen mit besonders schmaler 1. Brustrippe). Gleichgerichtete Entwicklungstendenzen werden am Übergang vom Lenden- zum Kreuzbeingebiet festgestellt. Da diese kraniale und kaudale Entwicklungsrichtung ver-

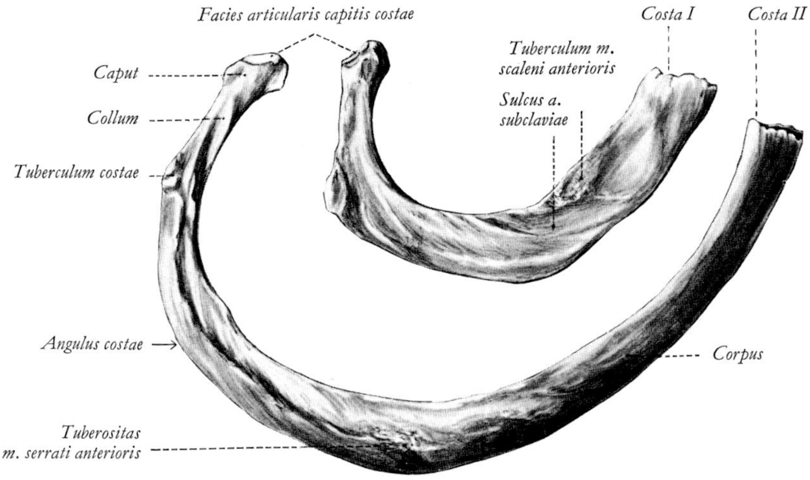

Abb. 386 u. 387. 1. u. 2. rechte Rippe, von oben gesehen

erbt werden soll, zieht man sie (*Kühne*, *Bickenbach*) zu Vaterschaftsbestimmungen mit heran.

Die Rippenknorpel, *Cartilagines costales,* sind runder und dicker als die zugehörigen Rippen. Ihre Länge nimmt vom 1.–7. zu, vom 8.–12. rasch ab. Der 6. und 7. Knorpel, seltener die angrenzenden, stehen durch Knorpelbrücken (Abb. 382) miteinander in (oft gelenkiger) Verbindung. Der 3.–10. Knorpel ist über die Kante kranialwärts gekrümmt **(Knorpelknickungswinkel).**

Die Knorpel der 7.–10. Rippe sind durch kurze Bänder verbunden; sie bilden so den rechten und linken Rippenbogen, **Arcus costalis** (Abb. 382). Rechter und linker Bogen begrenzen den **Angulus infrasternalis** [Angulus arcuum costarum; epigastrischer Winkel], der sich bei der Atmung stetig ändert und außerdem konstitutionelle Größenunterschiede zeigt.

Verkalkungen und Verknöcherungen, die im 1. Rippenknorpel um das 20. Lebensjahr, in den anderen später auftreten, erhöhen den elastischen Widerstand und machen den Thorax starrer. Ein ursächlicher Zusammenhang zwischen frühzeitiger Verknöcherung der 1. Rippe und Lungenspitzentuberkulose wird behauptet, ist aber nicht eindeutig bewiesen.

c) Die Band- und Gelenkverbindungen der Rippen

α) **Articulationes sternocostales.** Die 1. Rippe ist immer, die 6. und 7. häufig synchondrotisch mit dem Sternum verbunden. Zwischen der 2.–5. Rippe und dem Brustbein finden wir meist eine spaltförmige Gelenkhöhle. Das 2. Gelenk wird durch ein faserknorpeliges *Lig. sternocostale intraarticulare* unterteilt.

Ein System sich kreuzender Bindegewebsfasern verläuft in Schraubentouren um die knöcherne Rippe, den Rippenknorpel und die Sternokostalverbindung, strahlt radienförmig auf die Vorder- und Rückfläche des Brustbeins aus und geht in entsprechende Fasertouren der anderen Seite über. Dieser einheitliche Fasermantel, der über dem Rippenknorpel noch durch elastische Fasern besonders verstärkt ist, sichert die Verbindung der einzelnen Skeletteile, gestattet aber auch die für die Atmung notwendige Umformung des Brustkorbes. Er wird über der knöchernen Rippe als **Periost,** über dem Rippenknorpel als **Perichondrium,** über dem Gelenk als **Kapsel** und **Lig. sternocostale radiatum** (Abb. 388) und auf dem Brustbein als **Membrana sterni** bezeichnet.

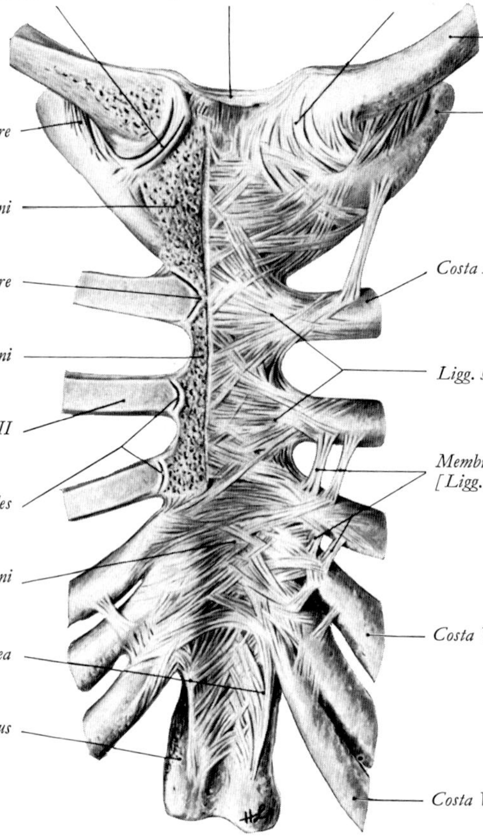

Abb. 388. Bänder und Gelenke zwischen Brustbein, Schlüsselbein und Rippen. Von vorn gesehen. Rechts Flachschnitt durch Brustbein, Schlüsselbein und Rippenknorpel

β) **Articulationes costovertebrales.** Die Rippenköpfe artikulieren mit den Foveae costales der Wirbelkörper **(Articulatio capitis costae),** die Rippenhöckerchen mit den Querfortsätzen der Wirbel **(Articulatio costotransversaria).** Die Gelenkflächen und Bänder wurden bereits bei der Wirbelsäule (Bd. I) beschrieben. In den Rippenwirbelgelenken wird eine Art Drehbewegung durchgeführt, welche, bei der großen Länge der Rippen, einen bedeutenden Ausschlag am vorderen Ende ergibt. Die **Bewegungsachse** entspricht der Längsachse des Rippenhalses (Abb. 385) und ist dorsolateral gerichtet. Sie verläuft bei den oberen Rippen nahezu horizontal und bei den unteren schräg, latero-kaudal. Dieser unterschiedliche Verlauf der Rippenachsen wirkt sich auf die Erweiterung des Brustkorbes bei der Einatmung aus. Im oberen Brustkorbbereich wird bei der Inspiration überwiegend der Sagittaldurchmesser des Thorax größer, im unteren Bereich dagegen der **Transversaldurchmesser** (Querdurchmesser). Diese Erweiterung des Querdurchmessers wird als **Flankenatmung** bezeichnet.

2. Die Eigenmuskeln des Brustkorbes

schließen den knöchernen Thorax bis auf die Apertura thoracis superior. Sie vergrößern und verkleinern den umschlossenen Raum, das *Cavum thoracis* und wirken damit als eigentliche **Atemmuskeln.** Zahlreiche **Hilfsatemmuskeln,** die von oben und unten an den Brustkorb herantreten, können sie bei tiefer Atmung unterstützen.

a) **Die Zwischenrippenmuskeln,** *Mm. intercostales,* entsprechen in ihrem Verlauf und in ihrer Schichtung den seitlichen Bauchmuskeln. Sie zeigen aber noch die ursprüngliche metamere Gliederung. Versorgt werden sie von den Interkostalnerven 1–11.

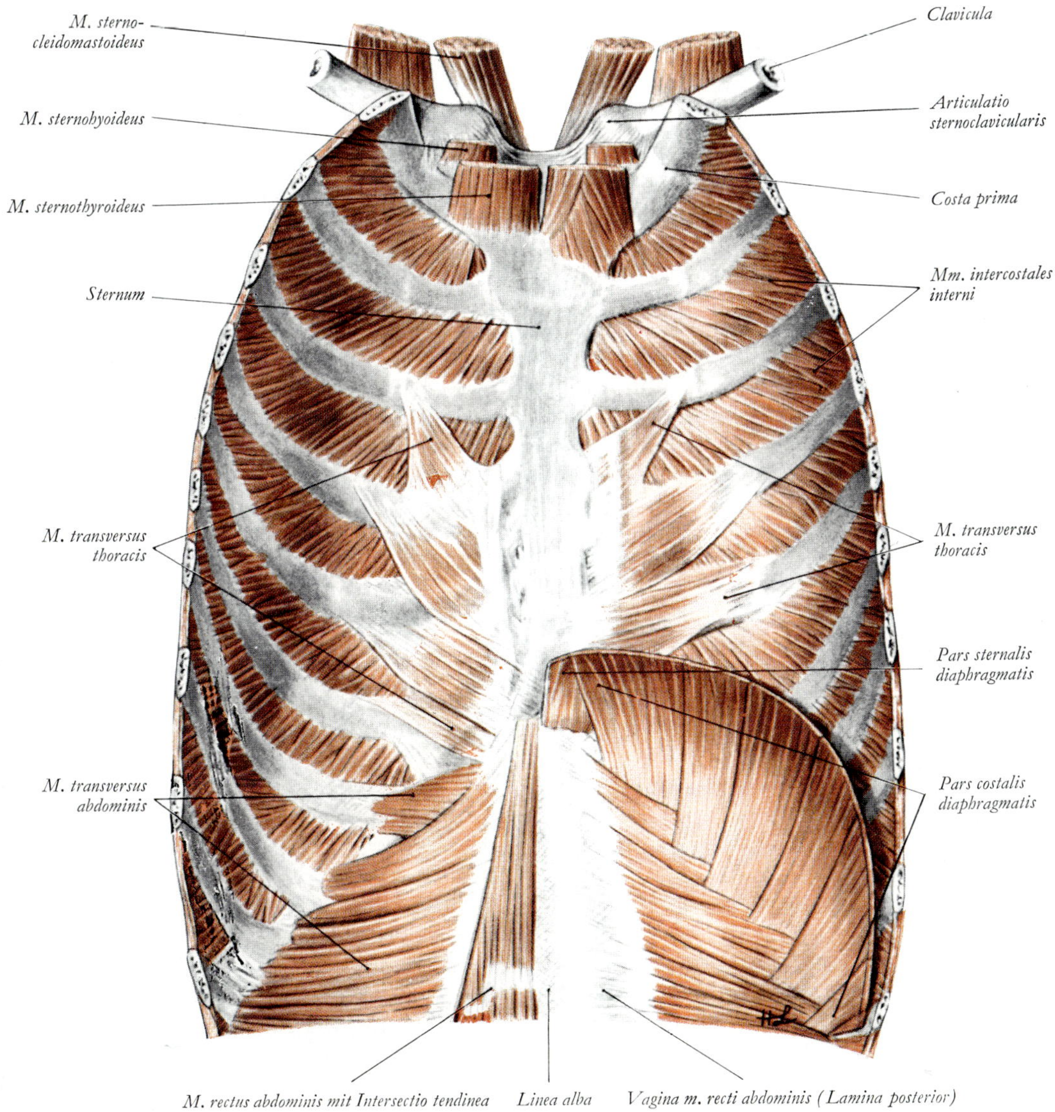

Abb. 389. Ventrale Brustwand von hinten. M. transversus thoracis. Rechts Ursprungszacken des Zwerchfells

α) *Mm. intercostales externi* verlaufen wie der Obliquus externus abdominis von hinten oben nach vorn unten. Sie reichen von den Tubercula costarum bis zum Beginn der Rippenknorpel, wo sie in die sehnige *Membrana intercostalis externa* [Ligg. intercostalia ext.] übergehen.

β) *Mm. intercostales interni* (Abb. 389) verlaufen wie der Obliquus internus abdominis senkrecht zu den vorigen. Sie reichen vom Brustbein bis zu den Anguli costarum. Von ventral nach dorsal werden sie schwächer, während die Externi an Stärke zunehmen. Zwischen den Rippenknorpeln heißen sie auch Mm. intercartilaginei. Medial von den Anguli costarum gehen sie in die *Membrana intercostalis interna* über, die sich in die Ligg. costotransversaria fortsetzt. Intercostales externi und interni werden von einer kräftigen Muskelfaszie überzogen, die von Rippe zu Rippe zieht.

γ) *Mm. subcostales* sind Fasern der Interni, die auf die Innenfläche der Rippen übergreifen und eine oder mehrere Rippen überspringen. Sie finden sich hauptsächlich im dorsalen Bereich der Rippen.

b) **M. transversus thoracis** (Abb. 389) entspricht dem Transversus abdominis. Er entspringt vom Seitenrande des Brustbeins und setzt an den Rippenknorpeln 2–6 an. Die unteren Fasern setzen die Richtung des queren Bauchmuskels fort und haben die gleiche zusammenschnürende Wirkung. Die mittleren und oberen Fasern steigen immer steiler an.

c) **Das Zwerchfell,** *Diaphragma,* wurde bereits in Bd. I beschrieben.

Wirkung. Die Funktion der Zwischenrippenmuskeln, seit *Galen* umstritten, ist heute dahin geklärt, daß die **Intercostales externi** und die **Intercartilaginei** die Rippen heben, damit den Brustkorb erweitern und die Lungen dehnen, d.h. **Inspiratoren** sind. Das **Zwerchfell** vergrößert bei der Kontraktion durch Abflachung der Zwerchfellkuppeln und Eröffnung des *Recessus costodiaphragmaticus* (S. 562) den Brustraum auf Kosten des Bauchraumes und dient damit ebenfalls der **Inspiration.** Die **Intercostales interni** und der **Transversus thoracis** senken die Rippen, sind **Exspiratoren.** Außerdem verspannen die Zwischenrippenmuskeln die Zwischenrippenräume durch dauernde Tonusänderung so, daß sie bei erhöhtem Außendruck (Luftdruck, Zug der Lungen) nicht nach innen, bei erhöhtem Innendruck (Husten) nicht nach außen gewölbt werden.

Die **Sulci costarum** auf der Oberfläche der Lungen sind nicht, wie man früher annahm und wie der Name vermuten läßt, Eindrücke der Rippen. Sie entstehen vielmehr durch Vorwölbung der mit dem Tode erschlafften Zwischenrippenmuskeln in den Brustraum. Das Erhaltenbleiben der Intercostales bei knöcherner Verbindung benachbarter Rippen beweist ihre Bedeutung als Verspanner der Zwischenrippenräume. **Einseitige Lähmung der Intercostales** führt zu einer Skoliose. Die Zwischenrippenräume sind an der gesunden Seite verengt, an der gelähmten erweitert.

3. Der Thorax als Ganzes und die Mechanik der Atmung

Der Thorax des erwachsenen Menschen hat die Form eines oben abgestumpften Kegels (Abb. 382), der dorsoventral abgeplattet ist. Auf dem Querschnitt (Abb. 390) erscheint er nierenförmig. Die vertebralen Enden der Rippen sind bis zum Angulus costae dorsolateralwärts gerichtet und biegen erst hier nach ventral um. Auf diese Weise entsteht rechts und links von der Wirbelsäule eine tiefe, breite Rinne, **Sulcus pulmonalis,** für die Aufnahme großer Lungenabschnitte. Die Brustwirbelsäule wird nach ventral verlagert, der Schwerpunkt des Brustkorbes und seines Inhaltes dagegen nach dorsal. Diese für den Erwachsenen typische Thoraxform ergibt die günstigsten statischen Voraussetzungen für den aufrechten Gang. Durch den dorsolateralen Verlauf der vertebralen Rippenenden entsteht (Abb. 391) zwischen den Wirbeldornen und den Anguli costarum beiderseits eine Rinne für die Aufnahme der langen Rückenmuskulatur. Diese Rückenrinne wird entsprechend der Massenzunahme der Muskulatur von oben nach unten breiter.

Diese durch Skelett und Bandapparat gegebene Grundform ist ein elastisch-

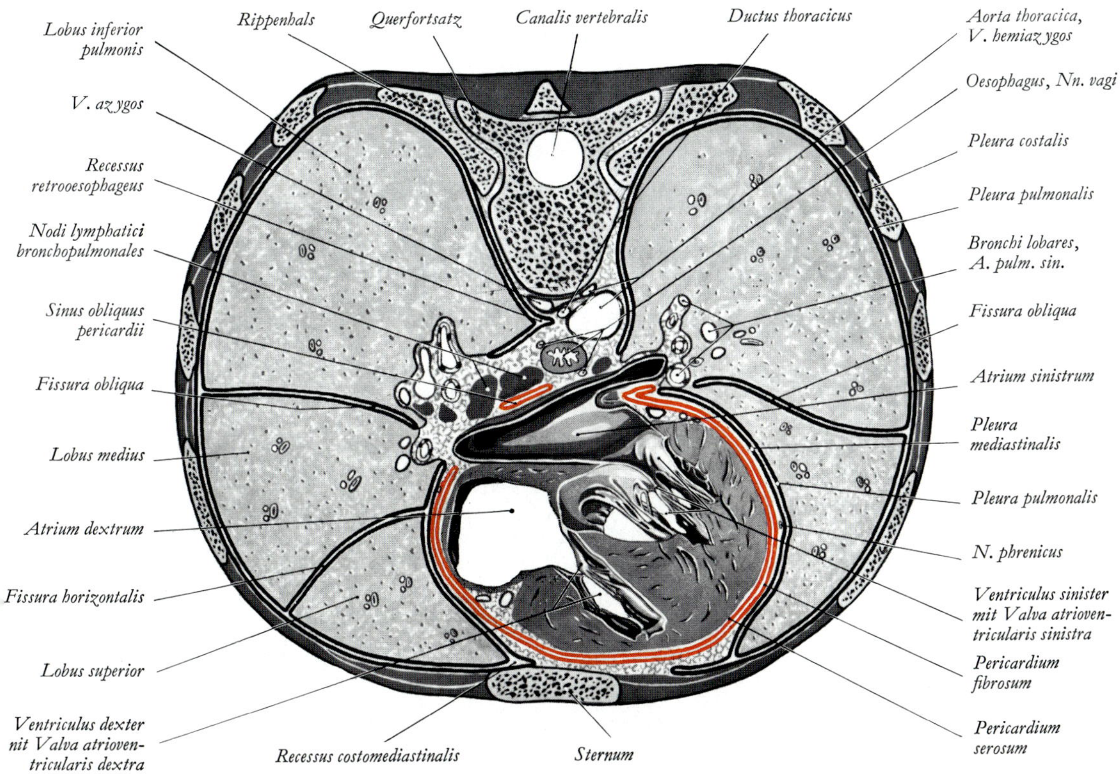

Abb. 390. Pleura pulmonalis und parietalis dunkelgrau, Lungenlappen hellgrau, Pericardium fibrosum (Perikard) und serosum (Epikard) rot auf einem schematisierten Querschnitt durch die Brust

federndes System. Es wird durch eine große Zahl von Kräften, die gleichsinnig und gegensinnig wirken, laufend aus seiner Gleichgewichtslage gebracht, weiter und enger gestellt. Die dicht anliegenden Lungen folgen zwangsläufig diesen Bewegungen. Sie werden bei der Erweiterung des Brustkorbes gedehnt, saugen Luft durch die Luftwege an (Einatmung oder *Inspiration!*). Verkleinerung des Brustkorbes bedeutet auch Verkleinerung der Lungen, Austreibung der Luft (Ausatmung oder *Exspiration!*).

Vor der Analyse der einwirkenden Kräfte sollen die Exspirations- und Inspirationsform des Brustkorbes studiert werden.

a) Die Exspirationsform

(Abb. 392)

Die vom ersten Rippenring begrenzte **Apertura thoracis superior** ist stark nach vorn geneigt. Der Oberrand des Brustbeins liegt in Höhe des 3. Brustwirbelkörpers, die Körper-Schwertfortsatzgrenze in Höhe der Mitte des 10. Brustwirbelkörpers. **Die Rippenknochen** divergieren nach vorn und erscheinen in Seitenansicht fächerförmig angeordnet. Ihre Neigung nimmt von oben nach unten zu. So projiziert sich in der Ansicht von vorn (Abb. 392) das vordere Ende der 2. Rippe auf das hintere Ende der 4. Rippe, jenes der 6. Rippe bereits auf die 10. Rippe. **Die Rippenknorpel** (3–10) lassen einen Knorpelknickungswinkel, der kaudalwärts deutlicher wird, erkennen. Sie bilden

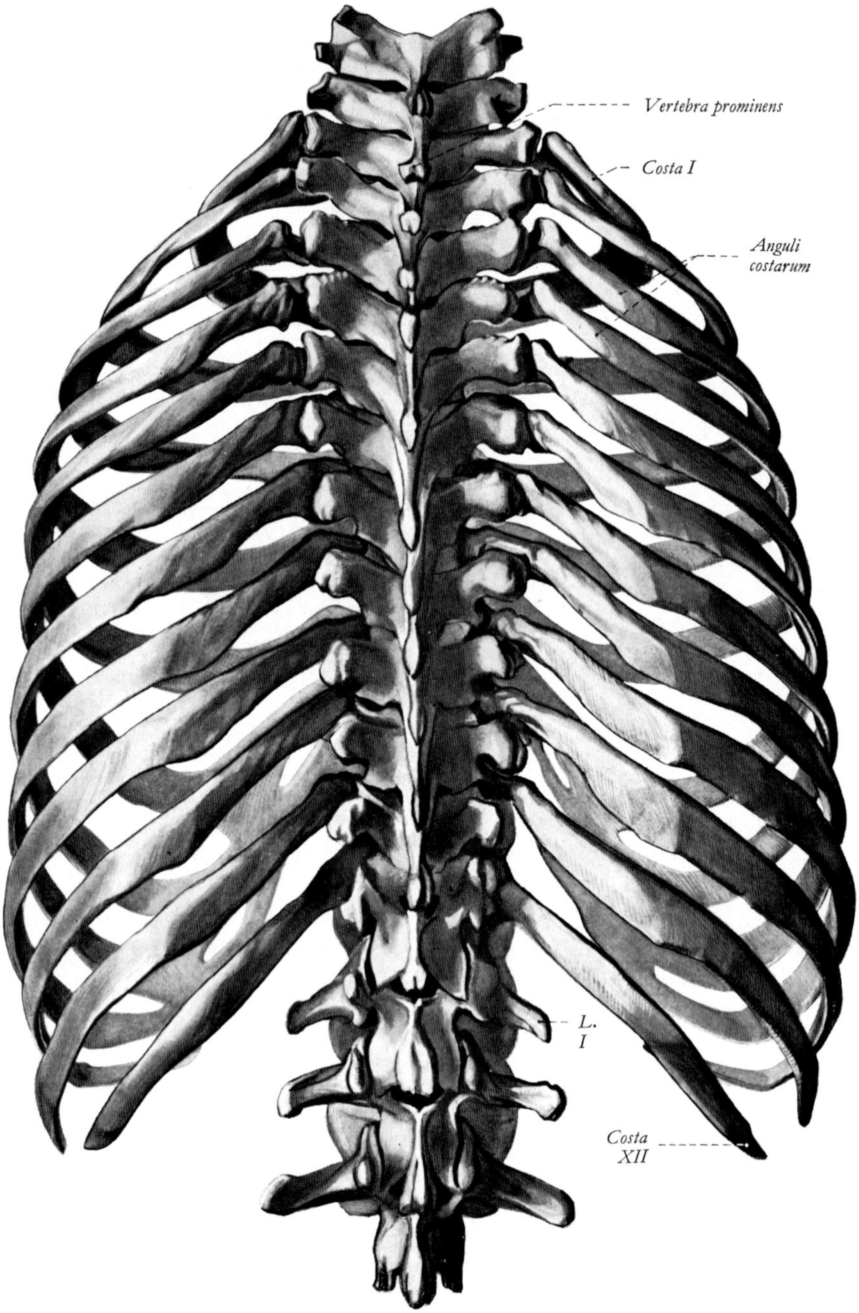

Abb. 391. Brustkorb eines Mannes, von hinten gesehen. Dasselbe Präparat wie Abb. 382

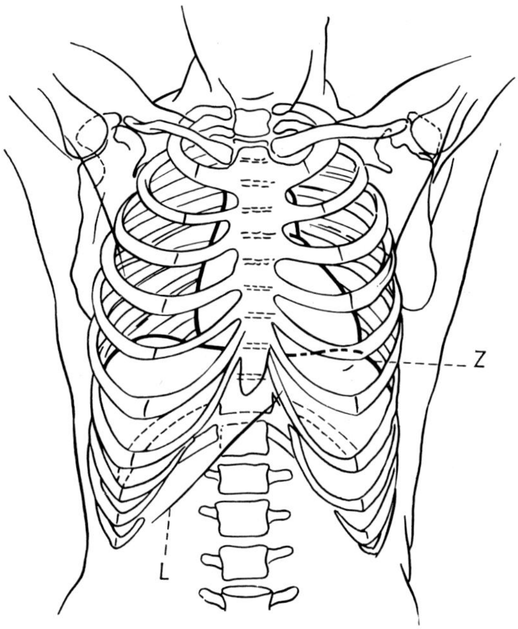

Abb. 392. Exspirationsform des Thorax mit Lage des Herzens, des Zwerchfells (Z) und der Leber (L), von vorn gesehen. Nach *Hasselwander*

außerdem mit dem Seitenrande des Brustbeins einen spitzen, nach unten offenen Knorpelansatzwinkel. **Die Zwischenrippenräume** nehmen von hinten bis zur Knorpelknochengrenze an Breite zu; zum Brustbein hin werden sie wieder enger. Der vom rechten und linken Rippenbogen gebildete **Angulus infrasternalis** [Angulus arcuum costarum; epigastrischer Winkel] ist spitz, die **Apertura thoracis inferior** eng. Die Bauchmuskeln haben die Baucheingeweide und mit ihnen das **Zwerchfell** weit in den Brustraum vorgeschoben. Dadurch ist die stoßempfindliche Leber zum größten Teil in den Schutz des knöchernen Thorax gelangt. Die rechte Zwerchfellkuppel reicht bis in den 4. Zwischenrippenraum, die linke bis zur 5. Rippe. Das Centrum tendineum und die auf ihm ruhende Zwerchfellfläche des Herzens stehen in Höhe der Körper-Schwertfortsatzgrenze vor der Bandscheibe zwischen 9. und 10. Brustwirbel.

b) Inspirationsform

(Abb. 393)

Die **Apertura thoracis superior** steht fast horizontal und ist stark dorsoventral erweitert. Der Oberrand des Brustbeins liegt in Höhe des 1., die Körper-Schwertfortsatzgrenze in Höhe des Oberrandes des 8. Brustwirbelkörpers. **Die Rippenknochen** sind (besonders am vorderen Ende) gehoben und haben einen mehr horizontalen Verlauf. **Die Rippenknorpel** sind gestreckt, die Knorpelknickungs- und die Knorpelansatzwinkel größer geworden. Durch die Biegung und Torquierung der Rippenknorpel sind in dem elastisch-federnden System Kräfte gespeichert, die den Brustkorb beim Nachlassen der Muskeltätigkeit in die Gleichgewichtslage zurückführen. **Die Zwischenrippenräume** erscheinen (besonders an der Knorpelknochengrenze) enger. Durch

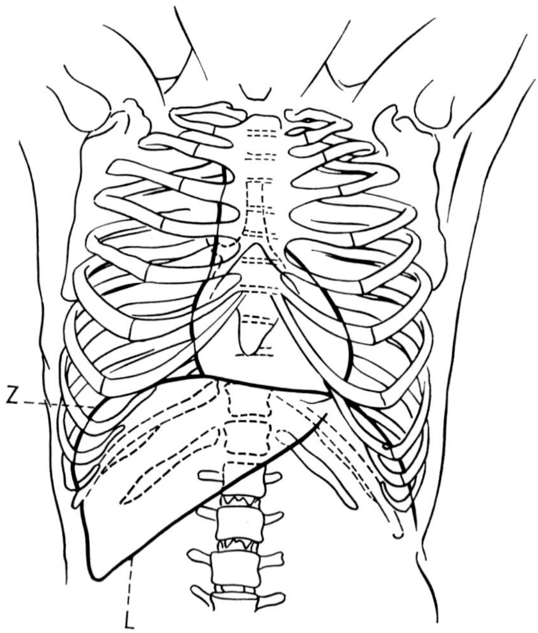

Abb. 393. Inspirationsform des Thorax mit Lage des Herzens, des Zwerchfells (Z) und der Leber (L), von vorn gesehen. Nach *Hasselwander*

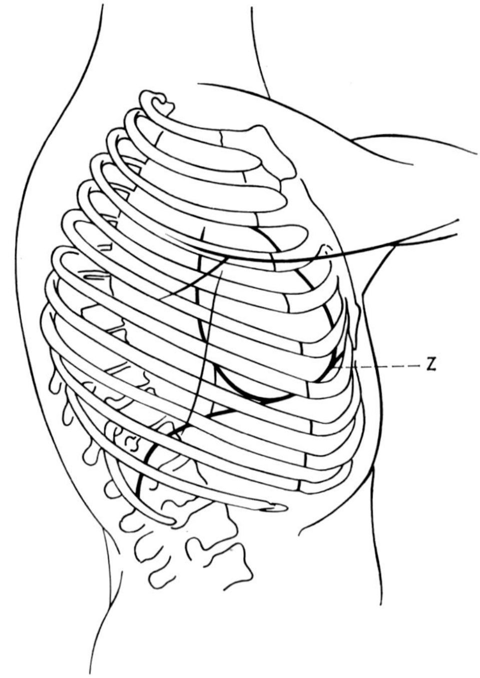

Abb. 394. Lage des Zwerchfells (Z) und des Herzens bei maximaler Inspiration, von rechts gesehen. Nach *Hasselwander*

die Lage- und Formänderung der Rippen ist das **Brustbein** gehoben und nach vorn verlagert. Die größere Länge der unteren Rippen und die stärkere Streckungsmöglichkeit ihrer Knorpel erklären, daß die sagittale Vergrößerung des Brustraumes im unteren Abschnitt bedeutend ausgeprägter ist als im oberen. Sie zeigt sich auch in einer starken Erweiterung der **Apertura thoracis inferior.** Der **Angulus infrasternalis** ist nahezu rechtwinklig. Eine wesentliche, nach unten hin zunehmende **Verbreiterung des Thorax** lassen Abb. 393 u. 395 erkennen. Die stärkere Breitenentfaltung des unteren Thoraxabschnittes (Flankenatmung) findet vor allem durch die Schrägstellung der Bewegungsachse aber auch durch die Streckung der hier besonders stark gekrümmten Rippenknorpel ihre Erklärung. Die Breitenzunahme des Brustkorbes bringt die kostalen Ursprünge des Zwerchfells in eine günstige Ausgangslage. Sie können nach *Hasselwander* im Zusammenwirken mit den langen Fasern der kräftigen Pars lumbalis nicht nur die Zwerchfellkuppeln abflachen, sondern auch das gesamte Zwerchfell senken, wobei die Sternalportion nach unten heruntergeklappt wird (Abb. 394). So steht nach röntgenstereoskopischen Untersuchungen von *Hasselwander* (Abb. 393) der zentrale Teil des Zwerchfells bei maximaler Einatmung bis 4 cm unterhalb der Schwertfortsatzspitze. Die bei Exspiration spaltförmigen, zwischen Brustwand und Zwerchfell gelegenen *Recessus costodiaphragmatici* [Sinus phrenicocostales] sind entfaltet. Die Leber liegt größtenteils unterhalb des Rippenbogens, das Herz zum Teil im Angulus infrasternalis.

c) Die Einatmung

erfolgt aus der Gleichgewichtslage durch Muskeltätigkeit. Die **Intercostales externi,** die **Intercartilaginei** und das **Diaphragma** erweitern den Brustraum nach ventral, lateral und kaudal. Im Bereich der sternalen Rippen wird der Brustkorb vorwiegend im sternovertebralen Durchmesser, weniger (von der 1. bis zur 7. Rippe zunehmend) im transversalen Durchmesser erweitert (*Sternokostaler Atmungstyp oder Oberrippenatmung!*). Die unteren Rippen und ihre Zwischenrippenmuskeln bilden eine Arbeitsgemeinschaft mit dem Zwerchfell (*Kostodiaphragmaler Atmungstyp, Unterrippen-, Zwerchfell- oder Bauchatmung!*). Die Rippen werden hier bei der Hebung stark seitwärts geführt (*Schräge Rippenhalsachse!*). Durch diesen Seitenstoß (*Flankenatmung!*) wird das Zwerchfell gedehnt; es gewinnt damit eine günstige Ausgangslage für die Kontraktion, durch die es abgeflacht und gesenkt wird. Seitenstoß, Abflachung und Senkung des Zwerchfells öffnen den Recessus costodiaphragmaticus, der seitlich besonders groß ist (Abb. 395). Die Erweiterung des Brustraumes erfolgt gegen den Widerstand der

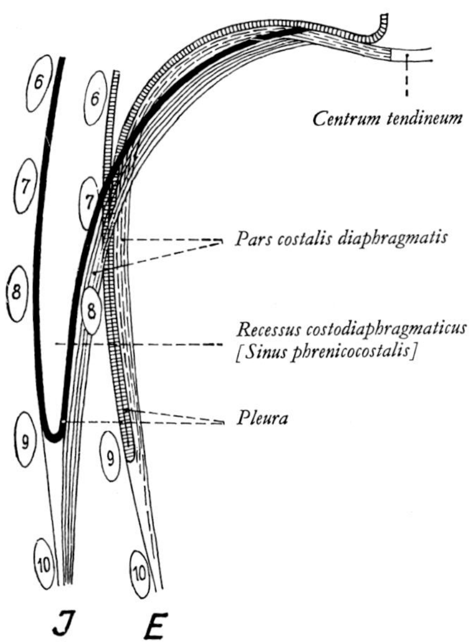

Abb. 395. Rippen, Zwerchfell und Recessus costodiaphragmaticus (Sinus phrenicocostalis) bei Inspiration (J) und Exspiration (E). Nach *Walter Felix*

elastischen Lungenspannung. Die Lungen befinden sich schon in der Ruhelage in einem Spannungszustand, der auf alle Wände des Brustraumes ansaugend wirkt. Dieser **Lungensog** oder **Lungenzug** entsteht in der Entwicklung dadurch, daß der Thorax schneller als die Lungen wächst, wodurch die elastischen Bestandteile der Lunge gedehnt werden. Mit zunehmender Inspiration steigt der Lungensog an und setzt der Erweiterung größeren Widerstand entgegen. Gleichsinnig steigt auch der Widerstand im elastisch-federnden System des Brustkorbes (*Verformung der Knorpel, Spannung der Bänder*). In der Regel werden beide Atmungstypen kombiniert. Bei ruhiger Atmung betätigen wir aber überwiegend das **Zwerchfell.** Bei der Einatmung heben die **Mm. scaleni** (Treppenmuskeln, S. 79) geringfügig die 1. und 2. Rippe und, unter Vermittlung des Tonus der Interkostalmuskeln, alle anderen Rippen. Das Zwerchfell kontrahiert sich und erweitert den Thorax von unten her. Erst bei verstärkter Inspiration treten die *Mm. intercostales externi* und die *Mm. intercartilaginei* in Aktion. Bei starken körperlichen Anstrengungen (oder bei bestimmten Krankheiten z.B. Asthma) werden die **Atemhilfsmuskeln** beansprucht. Die **Unterzungenbeinmuskeln** und der **Sternocleidomastoideus** heben den Brustkorb, wenn vorher der Kopf und die Halswirbelsäule durch die Strecker festgestellt sind. **Rhomboidei, Levator scapulae** und **Trapezius** heben den Schultergürtel und befreien den Thorax von dieser exspiratorisch wirkenden Last. Weiter unterstützen die **Strecker der Brustwirbelsäule** die Inspiration, weil mit der Streckung eine zwangsläufige Hebung der Rippen verbunden ist. Schließlich können noch die vom Schultergürtel zum Brustkorb ziehenden Muskeln **(Pectoralis major und minor, Serratus anterior),** den Thorax heben und erweitern, wenn die Arme durch Aufstützen der Hände fixiert sind.

d) Die Ausatmung

Sobald die Inspiratoren erschlaffen, federt der Brustkorb durch den elastischen Zug der Lungen, durch die im Thorax selbst wirksamen federnden Kräfte und durch die Schwerkraft wieder in seine Ausgangslage zurück. Soll über diese hinaus noch stärker ausgeatmet werden, so senken die **Intercostales interni** und der **Transversus thoracis** die Rippen. **Die Bauchmuskeln** senken den Brustkorb (Recti), verengen die untere Thoraxapertur (seitliche Bauchmuskeln), erhöhen den intraabdominalen Druck und schieben die Bauchorgane und damit das Zwerchfell gegen den Brustraum vor. Sie sind damit die wichtigsten Hilfsmuskeln für die Exspiration, wie man bei jeder forcierten Ausatmung (*Lachen, Niesen, Husten*) feststellen kann. Bei festgestellten Armen werden sie noch durch den **Latissimus dorsi** unterstützt. Man kann dies bei einem Asthma- oder Hustenanfall (*erschwerte Ausatmung!*) leicht beobachten. Unwillkürlich wird dabei auch die Brustwirbelsäule gebeugt, weil damit eine zwangsläufige Senkung der Rippen verbunden ist.

e) Thoraxform und Atmungstyp

Der Thorax des Neugeborenen hat wie beim Vierfüßer einen großen sagittalen Durchmesser. Er verhält sich zum transversalen wie 1:2 (beim erwachsenen Mann 1:3). Die Rippen verlaufen nahezu horizontal; die Brustwirbelsäule ist gestreckt. Der Brustkorb befindet sich nahe der maximalen Inspiration in der Gleichgewichtslage. Die Rippen können aus dieser Stellung heraus nur noch wenig gehoben werden. Der Säugling atmet deshalb hauptsächlich abdominal; das verhältnismäßig hochstehende Zwerchfell wird gesenkt, der Bauch durch die tiefertretenden Baucheingeweide vorgewölbt.

Beim Kind senken sich allmählich die Rippen (*Descensus costarum*); der sagittale Durchmesser wird verhältnismäßig kleiner. Die Brustwirbelsäule erhält mit dem aufrechten Gang ihre physiologische Kyphose. Die Gleichgewichtslage des Brustkorbes nähert sich mehr der Exspirationsform. Aus dieser Lage heraus können die Rippen stärker gehoben werden. Parallel mit dieser Umformung des Brustkorbes erfolgt allmählich, zwischen dem 3.–7. Lebensjahr, der Übergang von der abdominalen zur kostalen Atmung. Das Zwerchfell tritt um eine Wirbelhöhe tiefer.

Beim Erwachsenen ist der Thorax noch weiter abgeflacht. Er befindet sich noch näher der Exspirationsform in der Gleichgewichtslage. Kostale und abdominale Atmung kommen gemeinsam vor. Doch finden wir deutliche konstitutionelle Unterschiede. **Der Pykniker** besitzt einen faßförmigen, stark gewölbten Thorax mit großer unterer Brustapertur und großem infrasternalem Winkel. Die Rippen stehen nahezu horizontal, das Brustbein hoch. Die Gleichgewichtslage des Brustkorbes ist der Inspirationsform genähert. Die Atmung erfolgt deshalb stärker abdominal. **Der Leptosome** hat einen flachen, schmalen, langen Thorax mit steil abfallenden Rippen, tiefstehendem Brustbein, enger unterer Brustapertur und kleinem infrasternalem Winkel. Die Gleichgewichtslage ist mehr der Exspirationsform genähert. Aus ihr heraus können die Rippen stärker gehoben werden. Er atmet deshalb mehr kostal.

Im Alter nimmt mit der Abnahme der Elastizität und des Muskeltonus die Krümmung der Wirbelsäule, die Senkung der Rippen, die Verkalkung der Rippenknorpel, die Abflachung des Brustkorbes und die Verkleinerung der unteren Thoraxapertur zu. Gleichzeitig erschlaffen aber auch die Bauchmuskeln. Die hierdurch gegebene Senkung der Baucheingeweide führt in Verbindung mit dem Nachlassen des Lungensogs (*Elastizitätsverlust!*) zu einer Senkung und Abflachung des Zwerchfells. Die Atmung ist stärker abdominal.

Im Liegen finden wir mehr kostale, **im Stehen** mehr abdominale Atmung. **Der Mann** soll mehr abdominal, **die Frau** mehr kostal atmen. Sicher ist, daß die Frau in den letzten Schwangerschaftsmonaten überwiegend kostal atmet. Korsetts und andere die Bauchatmung behindernde Kleidungsstücke bedingen eine stärkere Rippenatmung.

Beim Emphysem, der Lungenblähung, ergeben der Elastizitätsverlust der Lungen und die dadurch bedingte Abnahme des Lungensogs in Verbindung mit einer asbestartigen Degeneration der Rippenknorpel einen starren, abnorm weiten, stark gewölbten und kurzen Thorax mit einem infrasternalen Winkel bis 120° (*extreme Inspirationsform!*). Die Atmung erfolgt ausschließlich abdominal.

Der **Thorax phthisicus** zeigt eine abnorm enge obere Brustapertur und einen deutlich vorspringenden Angulus sterni (*Ludovici*). Angeborene und erworbene pathologische Krümmungen der Wirbelsäule bedingen zwangsläufig auch eine Umformung des ganzen Thorax. Am **kyphoskoliotischen Thorax** sind an der konvexen Seite der Wirbelsäule die Rippen nach dorsal zu einem Buckel vorgetrieben. Sie weichen hier in der Regel stärker auseinander, während sie an der konkaven Seite zusammengeschoben sind.

Behindern **raumbeengende und entzündliche Prozesse** in der Bauchhöhle die Bauchatmung, so beobachten wir eine stärkere Rippenatmung. Ist umgekehrt die Rippenatmung erschwert oder schmerzhaft, so springt kompensatorisch eine stärkere Bauchatmung ein. Totales oder partielles Zurückbleiben einer Brustseite gegenüber der anderen gibt dem Arzt wichtige diagnostische Hinweise.

Beim **Pneumothorax** ist die erkrankte Brusthälfte größer, weil der exspiratorisch wirkende Lungensog fortfällt. Ist das Zwerchfell durch einseitige **Phrenikotomie** oder **Phrenikusexhairese** künstlich gelähmt, so steht es auf der betroffenen Seite hoch, wodurch die Lunge verkleinert und die Ausheilung einer Tuberkulose begünstigt wird. Das gelähmte Zwerchfell bewegt sich wenig oder paradox. Es wird bei der Einatmung durch die Lunge angesaugt, bei der Ausatmung gesenkt. Die beidseitige Durchtrennung des N. phrenicus führt zum Ausfall des gesamten Zwerchfells und, weil dieses 60% der Atmungsarbeit leistet, zur Erstickung.

IV. Die Binnenschichten der Brustwand

1. Die Fascia endothoracica ist eine Schicht lockeren Bindegewebes, das die Pleura parietalis verschieblich mit der Brustwand verbindet. Sie verdient die Bezeichnung Faszie lediglich im Bereich der Pleurakuppel, wo sie eine festere Struktur und die Eigenschaften einer Faszie annimmt (*Gibson*sche Faszie). Bindegewebsfasern, die vom Hals der 1. Rippe weiter nach vorn zur 1. Rippe ziehen (*Lig. costopleurale*), sind durch Bindegewebe mit der Pleurakuppel verbunden und geben ihr einen festen Halt. Fasern der Lamina praevertebralis fasciae cervicalis, die vom 6. Hals- bis 1. Brustwirbel entspringen, verlieren sich an der Innenseite der Pleurakuppel (*Lig. pleurovertebrale*). Nicht selten entspringt ein **M. scalenus minimus** am Querfortsatz des 7. Halswirbels und setzt teils an der Pleurakuppel, teils an der 1. Rippe an.

2. Die Pleura parietalis, verschieblich mit der vorigen verbunden, entspricht dem Peritonaeum parietale. Näheres siehe S. 558.

V. Die Gefäße und Nerven der tiefen Schichten der Brustwand

zeigen wie das Skelett und die Zwischenrippenmuskeln eine segmentale Anordnung. Sie verlaufen als *Aa.*, *Vv. intercostales posteriores* und *Rr. ventrales der Nn. thoracici* [Nn. intercostales] bis zur vorderen Axillarlinie unter dem Schutz der Rippen im Sulcus costae. In der Regel wird die Arterie oben von der Vene, unten vom Nerven begleitet.

Die **Aa. intercostales posteriores** kommen:

1. aus dem *Truncus costocervicalis* der A. subclavia;

die vor dem Hals der beiden ersten Rippen unter der Pleura herabziehende **A. intercostalis suprema** versorgt den 1. und 2. Zwischenrippenraum.

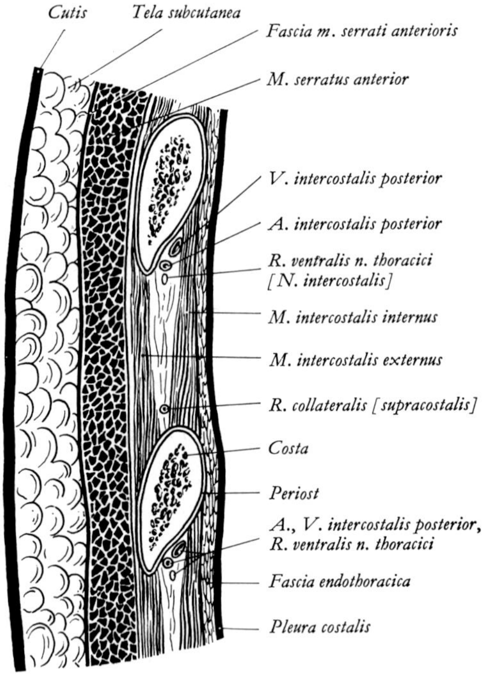

Abb. 396. Schematisierter Längsschnitt durch einen Zwischenrippenraum

2. aus der *Aorta thoracica*. Die **Aa. intercostales posteriores 3–11** und die **A. subcostalis** (unter der 12. Rippe) ziehen aus der Aorta rückläufig (*durch Wachstumsverschiebungen zu erklären!*) zum zugehörigen Sulcus costae. Die rechten, längeren (*Aorta links an der Wirbelsäule!*) Arterien verlaufen hinter dem Oesophagus, hinter der *V. azygos* und hinter dem rechten Grenzstrang des Sympathicus; die linken Arterien sind kürzer; sie ziehen hinter der V. hemiazygos und hemiazygos accessoria und hinter dem Grenzstrang zu ihrem Zwischenrippenraum. Nach der Abgabe eines *R. dorsalis* zum Rücken verläuft jede Zwischenrippenarterie im Sulcus costae bis zum Angulus costae, nur von Pleura, Fascia endothoracica und Membrana intercostalis interna bedeckt, dann zwischen M. intercostalis externus und internus. Hier sendet sie einen schwachen *R. collateralis* (supracostalis) zum oberen Rand der nächst unteren Rippe.

Die **Rami intercostales anteriores** (aus der *A. thoracica interna* für die 6 oberen Intercostalräume bzw. aus der *A. musculophrenica* für die unteren Interkostalräume), meist zwei in jedem Zwischenrippenraum, anastomosieren mit den Aa. intercostales posteriores und ihrem R. collateralis.

Die **A. thoracica interna** (S. 483), aus der *A. subclavia*, bildet somit einen wichtigen **Kollateralkreislauf mit der Aorta thoracica.** Die innere Brustarterie verläuft 1 cm vom Brustbeinrande und ist hier leicht aufzusuchen. In ihrer oberen Hälfte ist sie nur von Pleura bedeckt (*bei Verletzungen leicht Blutung in die Pleurahöhle!*); weiter unten liegt sie zwischen den Rippen und dem M. transversus thoracis.

Die **Vv. intercostales posteriores** verlaufen in der Regel oberhalb der gleichnamigen Arterien im Sulcus costae. Sie fließen nach dorsal zu den Vv. azygos, hemiazygos und hemiazygos accessoria, nach ventral zu den Vv. thoracicae internae ab. Die letzteren begleiten unten paarig, oben unpaar die gleichnamige Arterie. Die Interkostalvenen bilden somit **ringförmige Anastomosen zwischen den Vv. thoracicae internae und den Vv. azygos, hemiazygos** und **hemiazygos accessoria.**

Die Lymphgefäße der Pleura parietalis und der Zwischenrippenmuskeln verlaufen in den Zwischenrippenräumen nach dorsal zu den vor den Rippenhälsen gelegenen *Nll. intercostales.* Diese erreichen direkt oder über einen Sammelgang den Ductus thoracicus. Nach ventral strömt die Lymphe zu den neben den Vasa thoracica interna gelegenen *Nll. parasternales.* Von ihnen fließt die Lymphe links zum Ductus thoracicus, rechts zum Venenwinkel oder auch zu den unteren tiefen Halslymphknoten.

Die **Rami ventrales der Nn. thoracici** [Nn. intercostales] verlaufen bis zum Angulus costae kaudal der Arterien (Abb. 396) zwischen M. intercostalis externus und Membrana intercostalis interna. Vom Angulus ab läuft nur der motorische Ast für den Intercostalis externus mit den Gefäßen zwischen Intercostalis internus und externus weiter. Der Hauptast (für den Intercostalis int. und die Pleura parietalis) verläuft zunächst subpleural, dann in die Substanz des Intercostalis internus eingebettet bis zum Brustbeinrande, wo er als *R. cutaneus anterior* nach Durchbohrung der Brustwand die Haut versorgt. Die 7 unteren Interkostalnerven treten mit den gleichnamigen Gefäßen am Arcus costalis zwischen M. transversus abdominis und M. obliquus internus abdominis und versorgen die Bauchwand (s. Bd. I). Der 12. Interkostalnerv verläuft bereits kaudal der 12. Rippe (deshalb: *N. subcostalis*).

Anwendung. Da die Interkostalgefäße und -nerven bis zur Axillarlinie im Schutz der Rippen verlaufen, nimmt man die **Punktion der Pleurahöhle** am besten dorsal von dieser Linie im 5.–7. Interkostalraum vor. Die subpleurale Lage und der schräg absteigende Verlauf der Interkostalnerven erklären die **Interkostalneuralgien und die in die Bauchwand ausstrahlenden Schmerzen** bei Pleuritis. Bei der eventuellen **Resektion der Interkostalnerven** ist auf den vorwiegend sensiblen, subpleuralen Hauptast besonders zu achten!

Aus der Lage der Interkostalgefäße und -nerven im Sulcus costae ergeben sich folgende praktische Folgerungen:

1. Rippenbrüche sind häufig mit Gefäßverletzungen und Reizungen der Nerven verbunden.
2. Unterbindungen der Gefäße können nur nach der Resektion der Rippen vorgenommen werden.
3. Rippenresektionen sind subperiostal vorzunehmen, um eine Verletzung der Gefäße zu vermeiden.

Eiter kann in dem lockeren Gewebe zwischen den Interkostalmuskeln leicht bis zum Mediastinum vordringen.

Die Gefäß- und Nervenversorgung des Zwerchfells wurde bereits in Bd. I beschrieben.

C. Der Inhalt des Brustraumes

Mit dem Descensus des Herzens und dem Auftreten des Zwerchfells gliedert sich die ursprünglich einheitliche Leibeshöhle in die unpaare Bauchhöhle, die paarige Brust- oder Pleurahöhle und die unpaare Herzbeutel- oder Perikardialhöhle. Die letztere enthält das Herz und liegt in einem medianen Raum (Mittelfell), der ventral vom Brustbein, dorsal von der Wirbelsäule und lateral von der Pleura mediastinalis begrenzt wird. Wir nennen ihn **Mediastinum** (*quod per medium stat*, was in der Mitte steht). Es trennt die rechte und linke Brusthöhle, die von der **Pleura parietalis** ausgekleidet sind und deshalb als **Pleurahöhlen** bezeichnet werden. Sie nehmen die Lungen auf.

I. Pleura, Pleurahöhlen und Lungen

1. Die Pleura

Jede Lunge ist in einen geschlossenen serösen Sack, den Pleurasack, eingestülpt. Zwischen den beiden Pleurasäcken liegt das Mediastinum. Die äußere Wand des Pleurasackes ist mit der Brustwand und mit dem Zwerchfell verwachsen (*Pleura parietalis*), die innere mit den Lungen (*Pleura visceralis, Pleura pulmonalis*). Beide Blätter gehen am Lungenhilus und am *Lig. pulmonale* (S. 564) ineinander über.

a) **Die Pleura pulmonalis** (Lungenfell, schwarz in Abb. 390, 397) ist mit der Oberfläche der Lungen verwachsen. Sie setzt sich auch in die Spalten der Lunge, Fissurae interlobares, fort.

b) **Die Pleura parietalis** (schwarz in Abb. 390, 397) überzieht als **Pleura costalis** (Brustfell) Rippen, Wirbelkörper und Rückfläche des Brustbeins, als **Pleura diaphragmatica** die obere Zwerchfellfläche, als **Pleura mediastinalis** das Mediastinum. Jener Teil, der dem Herzbeutel anliegt, wird auch als **Pleura pericardiaca** bezeichnet. Die **Cupula pleurae** schiebt sich über die 1. Rippe in das Halsgebiet vor und nimmt die Lungenspitze auf. Pleura costalis und Pleura mediastinalis gehen vorn, hinter oder neben dem Brustbein unter Bildung des **Recessus costomediastinalis** ineinander über. Pleura costalis und Pleura diaphragmatica bilden unterhalb des unteren Lungenrandes den **Recessus costodiaphragmaticus** (Sinus phrenicocostalis blau in Abb. 398, 399, dunkelgrau in Abb. 400, 401).

c) **Die Pleuragrenzen,** die Umschlagstellen der einzelnen Teile der Pleura parietalis (Abb. 397–401), sind für den Arzt von besonderer Bedeutung. Man projiziert sie auf die Brustwand. Die **vordere Pleuragrenze** beginnt beiderseits hinter dem Sternoklavikulargelenk, konvergiert nach unten und medial bis zum Angulus sterni. Von hier aus verläuft sie **rechts** nahe der Medianlinie abwärts bis zum Ansatz des 6. Rippenknorpels, wo sie in die **untere Pleuragrenze** übergeht. Diese zieht schräg abwärts, schneidet in der Medioklavikularlinie die 7. Rippe, in der mittleren Axillarlinie die 10. Rippe, in der Skapularlinie die 11. Rippe und neben der Wirbelsäule die 12. Rippe. **Links** weicht die **vordere Pleuragrenze** bereits am Ansatz der 4. Rippe nach lateral ab, kreuzt den 5. und 6. Rippenknorpel und geht in die **untere Pleuragrenze** über, die im wesentlichen wie rechts verläuft. Nur in der Axillarlinie liegt sie meist etwas tiefer. Durch das Auseinanderweichen der vorderen Pleuragrenzen entstehen oben und unten hinter dem Sternum 2 dreieckige, pleurafreie Felder. In der *Area interpleurica superior* (Thymusdreieck) liegt der Thymus, in der *Area interpleurica inferior* (Trigonum pericardiacum) der Herzbeutel der vorderen Brustwand direkt an. Letzterer kann hier ohne Eröffnung der Pleurahöhlen operativ freigelegt werden. Die Größe der Dreiecke schwankt. Bei großem

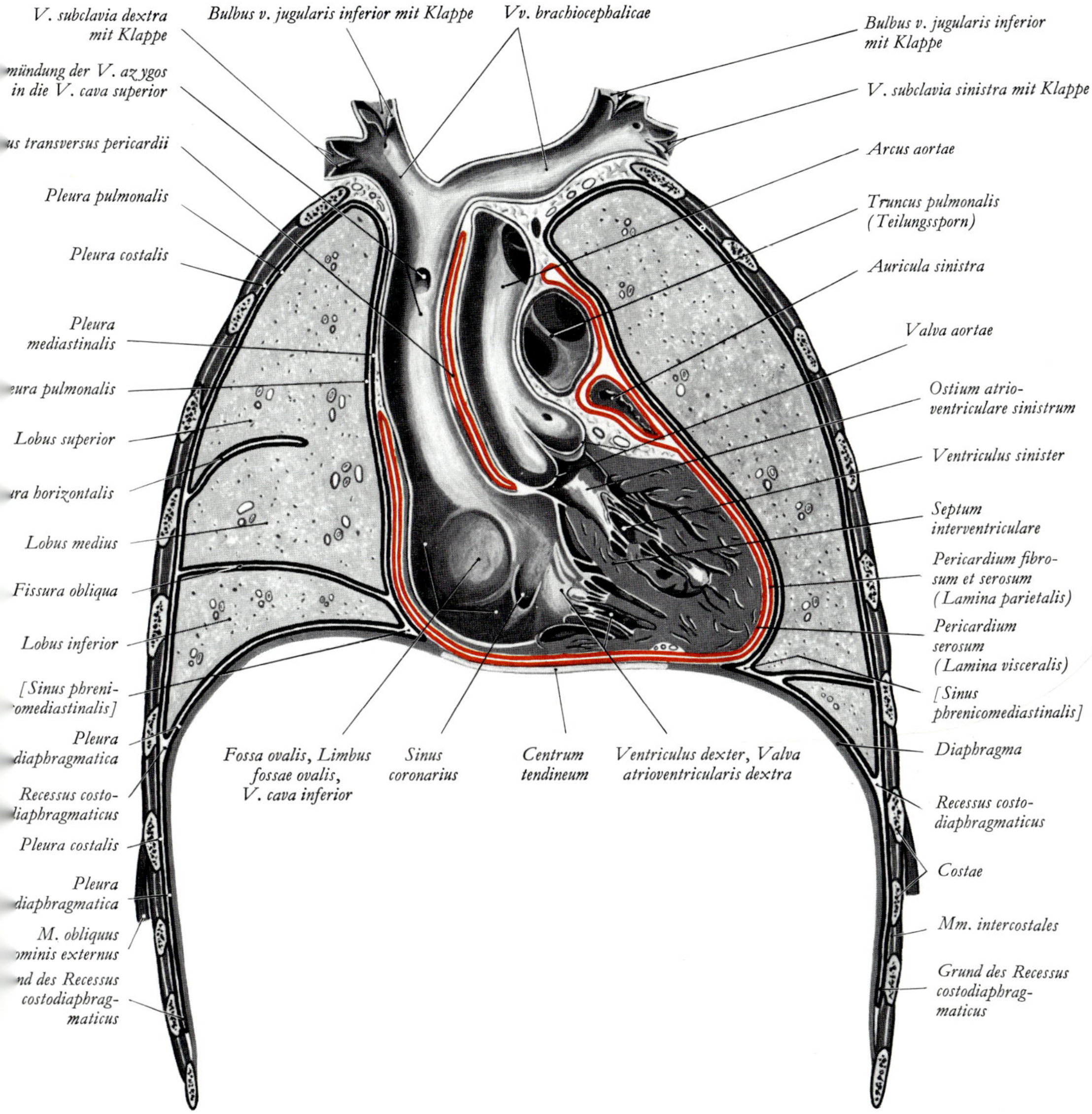

Abb. 397. Pleura (schwarz) Recessus pleurales, Pericardium (rot) auf einem Frontalschnitt durch den Brustkorb. Schematisiert nach einem Schnitt von *Pernkopf*

Thymus (Neugeborenes, Kind) ist das Thymusdreieck groß. Bei oberflächlicher Herzlage (*Cor superficiale*) und starker Herzhypertrophie ist das Trigonum pericardiacum ebenfalls groß, bei tiefer Herzlage (*Cor profundum*) verschwindet es. Die vorderen Pleuragrenzen können nach links oder nach rechts verschoben sein. Die **hintere Pleuragrenze** (Abb. 399) verläuft **links** auf den Rippenköpfchen abwärts bis zur Mitte des 12. Brustwirbelkörpers. **Rechts** weicht sie nach *Heiss* vom 3.–10. Brustwirbel über die Mittellinie hinaus nach links ab.

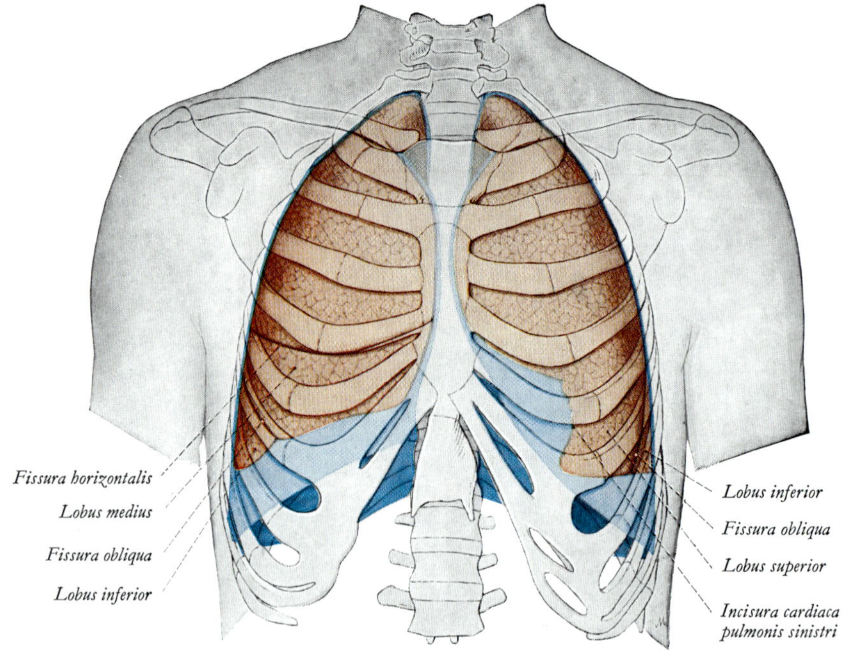

Abb. 398. Lungen- und Pleuragrenzen auf den Brustkorb projiziert. Ansicht von vorn. Lungen = rot-braun; Pleura und Recessus pleurales = blau

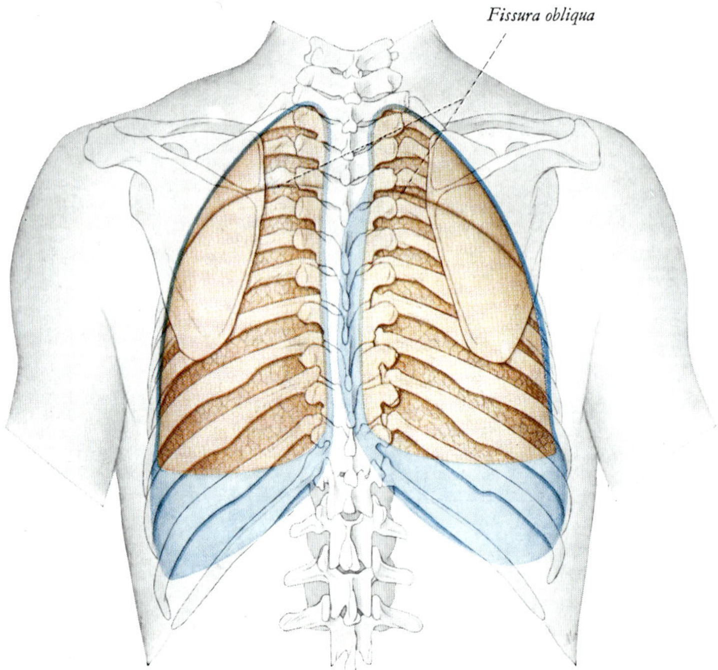

Abb. 399. Lungen- und Pleuragrenzen auf den Brustkorb projiziert. Ansicht von hinten. Lungen = rotbraun; Pleura und Recessus pleurales = blau

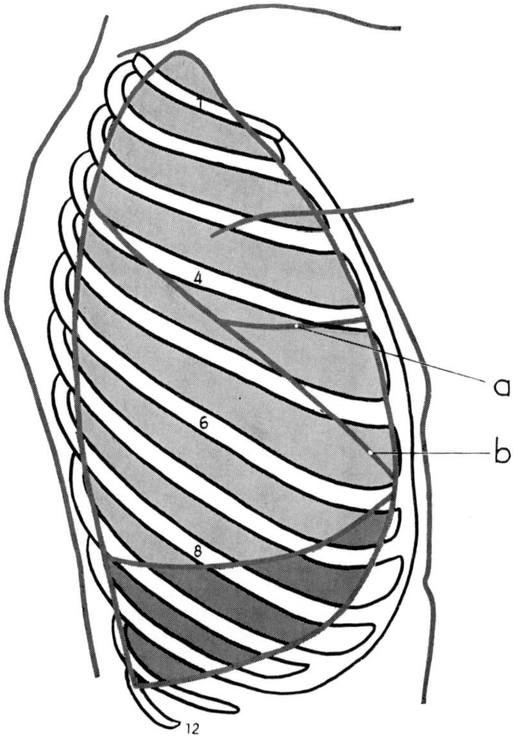

Abb. 400. Lungen- und Pleuragrenzen von rechts

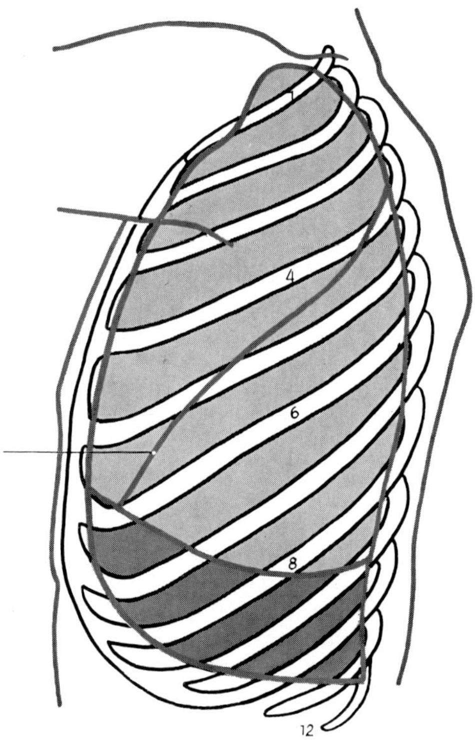

Abb. 401. Lungen- und Pleuragrenzen von links

Lungen hellgrau; Recessus costodiaphragmaticus dunkelgrau. a = Fissura horizontalis; b = Fissura obliqua

Es entsteht so zwischen Wirbelkörpern einerseits und Rückfläche der Speiseröhre andererseits ein *Recessus retrooesophageus*, der nach links bis zur Aorta thoracica reichen kann. An der Leiche ist es ein spaltförmiger Raum; beim Lebenden, wo sich die Speiseröhre abwärts zunehmend (Abb. 442) von der Wirbelsäule entfernt, ist er entfaltet.

Feinbau und Aufgabe der Pleura. Sie ist mesodermaler Herkunft und besteht aus 2 Schichten. Die *Tunica serosa* hat eine Deckschicht aus flachen Mesothelzellen und eine bindegewebige Unterlage mit kollagenen und elastischen Fasern. Die Deckzellen sondern in den Pleuraspalt geringe Mengen einer serösen Flüssigkeit ab, die bei der Atmung das Gleiten der Pleurablätter gegeneinander ermöglicht und gleichzeitig ihre Lösung voneinander verhindert. Die *Tunica subserosa* beinhaltet Bindegewebe mit kollagenen und elastischen Fasern und eine Schicht mit Blutkapillaren, Lymphgefäßen und staubbeladenen Histiocyten. Sie verbindet die Pleura visceralis mit der Lunge, die Pleura parietalis mit der Brustwand (als *Fascia endothoracica*), mit dem Zwerchfell und mit dem Perikard. Die *Fascia endothoracica* ermöglicht die operative Lösung der Pleura parietalis von der Brustwand (Pneumolyse). Der so geschaffene „extrapleurale Pneumothorax" bringt die Lunge zum Kollabieren. Beim eigentlichen **Pneumothorax** wird die oben erwähnte Funktion der Pleuraflüssigkeit, durch Einbringung von Luft in den Pleuraspalt aufgehoben. In der nun kollabierten Lunge wird die Heilung der Tuberkulose begünstigt.

2. Die Pleurahöhle, Cavum pleurae

ist ein kapillarer, feuchter Spalt in dem die beiden Pleurablätter, wie zwei feuchte Glasplatten, gegeneinander verschieblich, aber voneinander nicht trennbar, verbunden sind. An den Lungenrändern geht der Pleuraspalt über diese hinaus. Er besitzt hier Reserveräume in die sich die Lunge bei der Einatmung hineinschieben kann. Die Reserveräume bezeichnen wir als **Komplementarräume** oder **Recessus (Sinus) pleurales.** Sie werden nach den begrenzenden Teilen der Pleura parietalis benannt.

Der praktisch wichtigste ist der **Recessus costodiaphragmaticus** [Sinus phrenicocostalis] am Übergang der *Pleura costalis* zur *Pleura diaphragmatica* (Abb. 395, 397–401). Er hat halbmondförmige Gestalt, ist in der Axillarlinie 6–8 cm, neben der Wirbelsäule 2,5 cm und in der Mamillarlinie 3–5 cm hoch. Das Vordringen des unteren Lungenrandes in den Recessus kann man beim Lebenden durch Perkussion feststellen. Beim Gesunden wird der Recessus costodiaphragmaticus auch bei maximaler Inspiration niemals vollständig entfaltet.

Bei starkem *Emphysem* ist er dauernd, bei *Asthma* zeitweise durch die Lunge ausgefüllt. Auch entzündliche Ergüsse der Pleura, Blut und Eiter können sich, besonders beim Stehen, in ihm ansammeln. Pleuritische Reizung stellt das Zwerchfell ruhig, der intraabdominale Druck schließt den Recessus. Nachfolgende **basale, ringförmige Verwachsung** kann ihn vollständig zur Verödung bringen. Bei der **Punktion** in der hinteren Axillarlinie soll man mit dem Trokar nicht kaudaler als dem 6. Interkostalraum eingehen. Weiter dorsal kann man bis zum 9. Interkostalraum einstechen. In den folgenden Interkostalräumen legt sich das nachdrängende Zwerchfell vor die Einstichöffnung. Außerdem besteht die Gefahr der Leberverletzung.

Der **Recessus** [Sinus] **costomediastinalis** liegt vorn am Übergang der Pleura costalis in die Pleura mediastinalis. Er nimmt bei der Inspiration die medialen Lungenränder auf, die bei der Exspiration einige Millimeter lateral von der Umschlagslinie liegen. Links entfernt sich der vordere Lungenrand unterhalb der 4. Rippe etwa 1,5 cm vom Rand des Recessus.

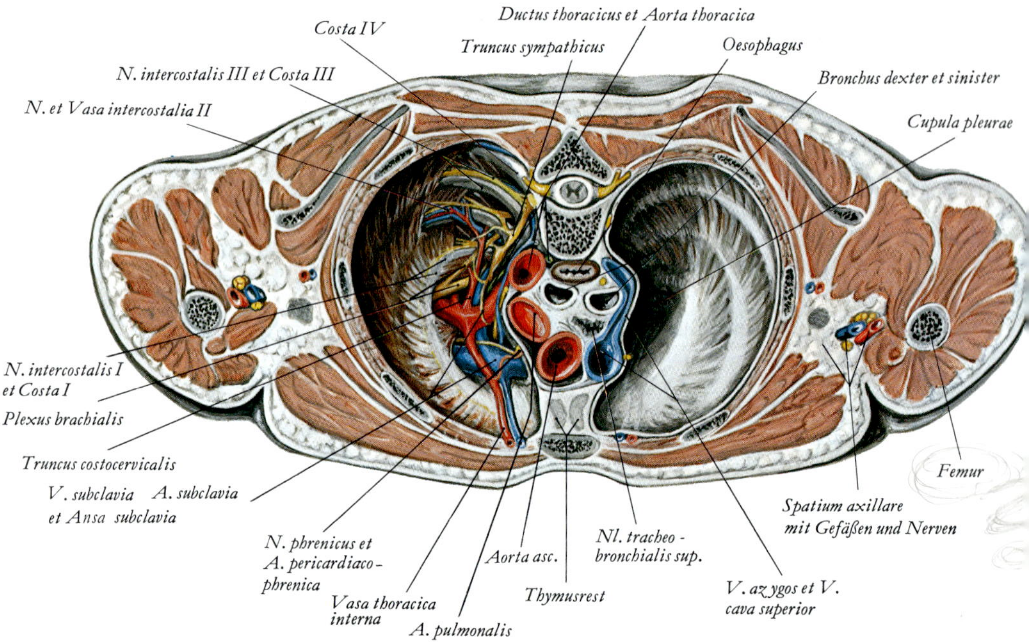

Abb. 402. Ansicht der Pleurakuppel von kaudal. Links ist die Pleura entfernt, um die angrenzenden Gefäße und Nerven zu zeigen. Querschnitt durch den Rumpf in Höhe der Einmündung der V. azygos

Der **Recessus diaphragmaticomediastinalis** [Sinus phrenicomediastinalis] ist in den PNA nicht mehr aufgeführt. Er liegt am Übergang der Pleura diaphragmatica in die Pleura mediastinalis (Abb. 397). Da der Begriff von den Röntgenologen noch verwendet wird, sei er kurz erwähnt.

Werden die beim Gesunden spiegelnden Flächen der Pleura aufgerauht **(Pleuritis sicca)**, so sind bei den Atembewegungen der Lunge Reibegeräusche zu hören. Verwächst nach einer Pleuritis die Pleura parietalis mit der Pleura pulmonalis in größerer oder geringerer Ausdehnung (Pleuraschwarten), so wird die Bewegungsfähigkeit der Lungen entsprechend herabgesetzt. Die verwachsenen Stellen können durch die Bewegungen der Lunge zu kürzeren oder längeren Strängen ausgezogen werden. Diese Stränge verlaufen in der Hauptbewegungsrichtung der Lunge (S. 573). Durch die häufig ausgeführte **Stranglösung** wird die Bewegungsfähigkeit der Lunge wiederhergestellt und die Anlegung eines vollständigen Pneumothorax ermöglicht. Bei der Stranglösung an der Lungenspitze ist die Lage der großen Gefäße auf der Pleurakuppel (Abb. 402) besonders zu beachten, wenn man gefährliche Blutungen vermeiden will.

3. Die Lungen, Pulmones,

liegen mit ihrer Pleura pulmonalis der Pleura parietalis an und sind nur durch eine kapillare Flüssigkeitsschicht von ihr getrennt. Durch diese Einfügung in den Brustraum müssen die Lungen bei der Vergrößerung des Brustraumes den Wänden folgen, können sich aber auch gleichzeitig gegen die Wände verschieben. Selbst bei stärkster Ausatmung befindet sich die Lunge in einem elastischen Spannungszustand. Er ist während der Entwicklung entstanden (S. 553). Eröffnet man die Pleurahöhlen von außen, so kollabiert die gesunde Lunge und zieht sich gegen die Lungenwurzel zusammen. Je nach Menge der in den Pleuraraum eingedrungenen Luft, nimmt ein kleinerer oder größerer Abschnitt der Lunge an der Atmung nicht teil (Pneumothorax als ärztlicher Eingriff oder als Verletzungsfolge). Härtet man die Lungen in der Leiche durch entsprechende Fixierungsmittel, so behalten sie auch nach der Eröffnung der Brusthöhlen (Abb. 413), ja sogar nach der Herausnahme (Abb. 403, 404) ihre Form. Da sich die Lungen an ihre Wandungen anschmiegen, finden wir bei in situ gehärteten (Abb. 403, 404) besonders an ihren medialen Flächen charakteristische Furchen und Eindrücke, die ein Negativ der im Mediastinum gelegenen Gebilde (Abb. 443, 444) darstellen. In der neuen Nomenklatur sind die Bezeichnungen für diese Furchen entfallen; sie sind deshalb in Abb. 403 u. 404 mit Klammern versehen.

a) Form und Lage

Die Lunge hat, grob betrachtet, die Form eines Kegels dessen Basis dem Zwerchfell aufsitzt, dessen Spitze durch die obere Thoraxapertur in den Halsbereich hineinragt.

Die Lungenspitze, *Apex pulmonis*, ist abgerundet und durch die erste Rippe gegen die übrige Lunge abgegrenzt. Sie liegt, bei der Atmung praktisch unverschieblich, in der Cupula pleurae und ist ventral 2–3 cm oberhalb der Clavicula zu perkutieren. Dorsal reicht sie nur bis zum Oberrand der 1. Rippe. **Die Lungenbasis** ruht mit ihrer konkaven **Facies diaphragmatica** auf dem Zwerchfell. Ihr zugeschärfter *Margo inferior* weist gegen den Recessus costodiaphragmaticus [Sinus phrenicocostalis] und entfaltet ihn teilweise bei der Einatmung. Die große, konvexe **Facies costalis** geht vorn mit dem scharfen *Margo anterior* [sternalis], hinten mit einem stumpfen Rande in die längliche **Facies medialis** (mediastinalis, Abb. 403, 404), über. An dieser Fläche treten Gefäße, Nerven und Bronchen aus dem Mediastinum in die Lunge ein. Sie bilden die **Lungenwurzel, Radix pulmonis.** Auch gehen an der mediastinalen Fläche die beiden Pleurablätter ineinander über. Die Umschlagstelle umgreift kragenförmig die Lungenwurzel und begrenzt an der medialen Lungenfläche einen kommaförmigen, pleurafreien Bezirk (Abb. 403, 404).

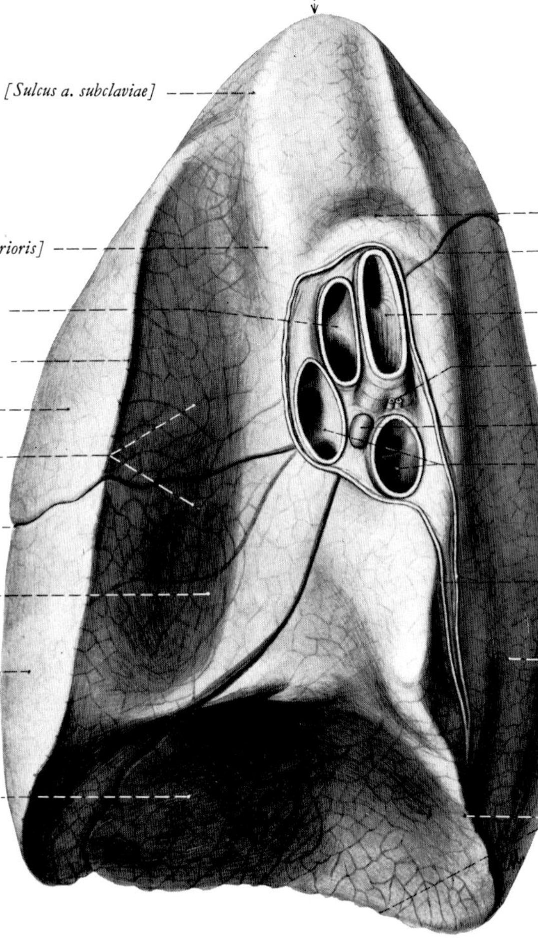

Abb. 403. Rechte Lunge (in situ gehärtet). Von medial gesehen

Im oberen, breiten Teil des Kommas liegt die **Lungenpforte (Lungenhilus, Hilus pulmonis).** Der schmale Teil des Kommas erstreckt sich als gefäßfreie Pleuraduplikatur seitlich bis zum Herzbeutel und nach unten bis zum Zwerchfell **(Lig. pulmonale,** *Plica mediastinopulmonalis*). Beide Lungen zeigen ventral und kaudal vom Lungenhilus eine **Impressio cardiaca.** Links ist sie entsprechend der asymmetrischen Lage des Herzens wesentlich tiefer. Hier ist der Margo anterior zur *Incisura cardiaca* ausgeschnitten. Unterhalb von ihr ist der linke obere Lungenlappen zur *Lingula pulmonis sinistri* ausgezogen. An der Facies medialis der Lungen unterscheiden wir noch eine **Pars vertebralis,** die neben der Wirbelsäule (Abb. 390) im Sulcus pulmonalis liegt, und eine **Pars mediastinalis,** die an das Mediastinum grenzt.

Topographie des Lungenhilus (Abb. 403, 404). Auf beiden Seiten liegt der Bronchus dorsal, die *Vv. pulmonales* ventral und kaudal. In der Lage der *A. pulmonalis* bestehen dagegen Seitenunterschiede. Die linke A. pulmonalis sitzt dem Hauptbronchus kranial auf („hyparterieller Bronchus"). Die rechte Lungenarterie liegt dagegen entweder vor dem Hauptbronchus oder, wenn sich dieser bereits geteilt hat, zwischen dem Oberlappen-

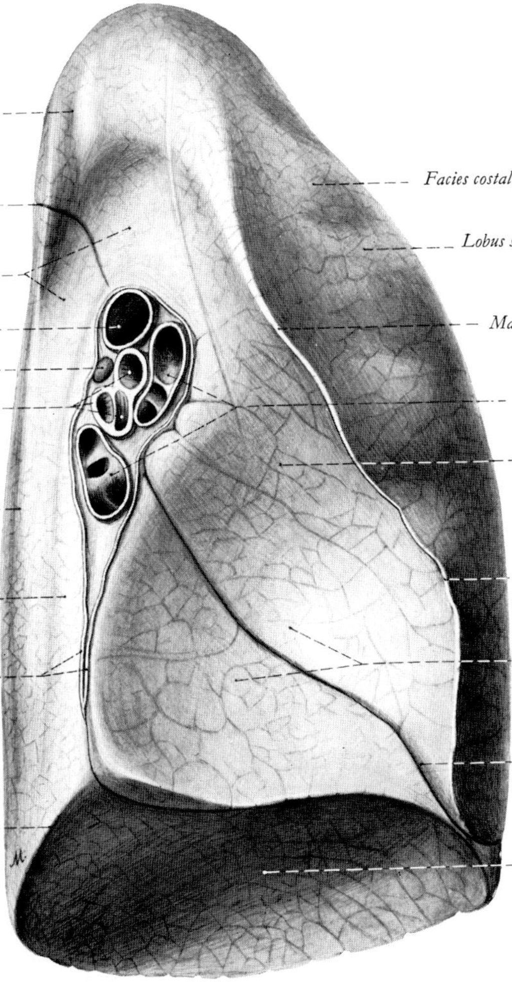

Abb. 404. Linke Lunge (in situ gehärtet). Von medial gesehen

bronchus und dem Bronchus für den Mittel- und Unterlappen. Im letzteren Falle hat der Oberlappenbronchus eine eparterielle Lage. Neben Bronchen und Pulmonalgefäßen, treten am Lungenhilus noch die *Rr. bronchiales* der Aorta, die *Vv. bronchiales*, Lymphgefäße und Nerven (*Rr. bronchiales* des N. vagus, Sympathikusäste) ein oder aus.

Die Lungen sind durch tiefe, bis in Hilusnähe reichende Verschiebespalten **(Fissuren)** in Lappen, **Lobi**, unterteilt. Beiderseits verläuft die **Fissura obliqua** [interlobaris] von dorsokranial nach ventrokaudal schräg über die Facies costalis (Abb. 399, 401) und über die Facies medialis (Abb. 403, 404). Den **Verlauf der Spalte** über die Facies costalis projizieren wir auf die Oberfläche der Brust, weil die klinische Abgrenzung der Lungenlappen von diagnostischer Bedeutung ist. Sie beginnt (Abb. 399) in Höhe des 3. Brustwirbeldorns oder in der Interspinallinie (Verbindung der Spinae scapulae bei herabhängenden Armen), verläuft von hier im Bogen kaudal-ventralwärts. Rechts erreicht sie etwa handbreit vom Sternum den unteren Lungenrand (Abb. 398). Links schneidet sie etwa an der Knorpelknochengrenze der 6. Rippe den unteren Lungenrand (Abb. 401). Zwischen ihr und der Incisura cardiaca erreicht noch ein zungenförmiger

Fortsatz des linken Oberlappens, die **Lingula,** das Zwerchfell. Durch die Fissura obliqua wird der Oberlappen, **Lobus superior** [ventrocranialis], vom Unterlappen, **Lobus inferior** [dorsocaudalis], abgeteilt. Rechts wird durch die **Fissura horizontalis** [accessoria pulmonis dextri], die etwa parallel der 4. Rippe verläuft, vom Oberlappen noch ein Mittellappen, **Lobus medius,** abgetrennt. Der keilförmige Mittellappen liegt im wesentlichen ventral und endet, nach dorsal spitz auslaufend, etwa in der Axillarlinie (Abb. 400). Auf der gesamten Oberfläche der Lungen ist eine grob netzförmige Zeichnung zu erkennen (Abb. 403, 404). Bei Erwachsenen ist sie durch Rußablagerungen meistens mehr oder minder dunkel getönt. Die dunklen Linien entsprechen den Bindegewebssepten, die die Lungenläppchen, **Lobuli pulmonis,** trennen.

Der Röntgenologe unterscheidet zur Lokalisation von Prozessen in der Lunge unabhängig von den Lungenlappen ein Ober-, Mittel- und Unterfeld des Lungenschattens. Das **Oberfeld** reicht von der Lungenspitze bis zum vorderen Ende der 2. Rippe. Das **Mittelfeld** umfaßt den Bezirk zwischen den vorderen Enden der 2. und 4. Rippe. Das **Unterfeld** reicht vom vorderen Ende der 4. Rippe bis zum Zwerchfell.

Die *Fissurae* werden von der *Pleura pulmonalis* ausgekleidet. Sie ermöglichen die Verschiebung der Lungenlappen während der Atmung. Der Chirurg kann in ihnen ohne Verletzung des Lungengewebes bis zu den Bronchi vordringen. In den Fissuren können sich Abszesse durch Verklebungen abkapseln (interlobäre Abszesse). Verwachsungen können die Bewegungen der Lunge beeinflussen.

Akzessorische Lungenlappen kommen rechts und links vor. Sie halten sich an die Segmentgrenzen. Lediglich der **Lobus v. azygos** hat eine andere Genese. Die *V. azygos*, die regulär über den rechten Bronchus zur V. cava superior zieht, kann abnormerweise in einer Pleurafalte verlaufen, die in den rechten Oberlappen verschieden tief einschneidet und je nach ihrer Lage einen unterschiedlich großen Lappen abtrennt. Die zusätzliche Spalte verläuft im Röntgenbild als feine Linie von oben nach unten medial.

Die **Lungengrenzen** lassen sich beim Lebenden durch Beklopfen feststellen. Die **Perkussion** ergibt über dem lufthaltigen Lungengewebe den hellen Lungenschall, über soliden Organen (Leber, Herz, Milz, Niere, stärkere Muskelmassen) den gedämpften Schall und über mit Luft oder Gas gefüllten Hohlräumen (Magen, Darm) den tympanitischen Schall. Die **Lungenspitze** liegt der Pleurakuppel an. Sie ist 2–3 cm oberhalb der Clavicula zu perkutieren.

Die **vorderen Lungenränder** entsprechen nahezu den vorderen Pleuragrenzen (Abb. 398). Nur links unten, im Bereich der Incisura cardiaca, weicht die Lungengrenze stärker von der Pleuragrenze ab. Das lungenfreie Feld entspricht der absoluten Herzdämpfung. Bei stärkerer Inspiration kann sich hier der Lungenrand weiter in den Recessus costomediastinalis vorschieben und das Feld der absoluten Herzdämpfung verkleinern. Die **unteren Lungenränder** beginnen rechts in der Sternal-, links in der Parasternallinie in Höhe des **6.** Rippenknorpels, kreuzen in der Axillarlinie die **8.**, in der Skapularlinie die **10.** und in der Paravertebrallinie die **11.** Rippe. Dorsal reicht der untere Lungenrand links etwas tiefer herab als rechts. Die **Verschiebung der unteren Lungenränder** läßt sich durch die Perkussion feststellen. Bei ruhiger Atmung bewegen sie sich nur wenig. Bei maximaler Einatmung erreichen sie in der Axillarlinie die **9.** Rippe. Hier kann die Differenz zwischen maximaler Ein- und Ausatmung fast Handbreite betragen. Rechts ist die Verschiebung leichter festzustellen, weil der Lungenschall gut gegen den Schall der Leber und Niere abzugrenzen ist. Links erschwert der tympanitische Schall des Magens die Abgrenzung. **Einfluß der Körperlage:** Bei Rückenlage treten die Lungenränder vorn, bei Seitenlage an der oberen Körperseite tiefer. **Einfluß des Alters:** Beim Kinde findet man die angegebenen Grenzen etwas höher, beim Greis wegen des Elastizitätsverlustes der Lungen und der Senkung des Zwerchfells tiefer. Die **Lage zu den Bauchorganen** ist rechts und links unterschiedlich und von praktischem Interesse. Je nach dem Stande der Respiration schiebt sich **rechts** der untere Lungenrand verschieden weit über den **rechten Leberlappen;** bei maximaler

Inspiration erreicht der Lungenrand den oberen Nierenpol; der Recessus costodiaphragmaticus liegt sogar hinter dem oberen Drittel der **Niere.** Stich- und Schußverletzungen können gleichzeitig Lunge, Leber und Niere betreffen. **Links** wird je nach der Atmungsphase die **Milz** zur Hälfte bis zu zwei Dritteln von Lunge überlagert. Die Beziehungen zur **Niere** sind enger als rechts, weil die linke Niere höher steht. Die den oberen Nierenpolen angelagerten **Nebennieren** sind dorsal ebenfalls von Lungenrändern überlagert. Der **Magen** liegt je nach Füllungszustand mit seinem Fundus verschieden hoch in der linken Zwerchfellkuppel.

b) Bronchialbaum und bronchopulmonale Segmente

(Abb. 405–407, 411)

Die Luftröhre, **Trachea,** teilt sich **(Bifurcatio tracheae)** vor dem 4. Brustwirbelkörper in den *Bronchus principalis dexter* und *sinister.*

Der **Bronchus principalis dexter** ist kürzer und weiter als der linke. Außerdem steht er steiler und setzt nahezu die Richtung der Luftröhre fort. Eingeatmete Fremdkörper gelangen in ihn leichter als in den linken. Nach dem Eintritt in den Lungenhilus gibt er den Oberlappenbronchus, **Bronchus lobaris superior dexter,** ab. Dieser teilt sich in **3 Segmentbronchien** (*Bronchus segmentalis apicalis, posterior* und *anterior*). Der Hauptbronchus verläuft weiterhin dorsokaudal bis zur Basis der Lunge. Ventral gibt er den Mittellappenbronchus, **Bronchus lobaris medius dexter** ab, der sich in **2 Segmentbronchien** (*Bronchus segmentalis lateralis* und *medialis*) aufgliedert. Der Unterlappenbronchus, **Bronchus lobaris inferior dexter,** verläuft im Zentrum des Unterlappens weiter und gibt **5 Segmentbronchien** (*Bronchus segmentalis apicalis, basalis medialis, basalis anterior, basalis lateralis* und *basalis posterior*) ab.

Der **Bronchus principalis sinister** (Abb. 405, 407) ist enger und länger als der rechte; bis zur Abgabe des Oberlappenbronchus weicht er etwa 30° von der Horizontalen ab. Er wendet sich dann stärker kaudalwärts und hat dabei die gleiche zentrale Lage im Unterlappen wie der rechte. Der linke Oberlappenbronchus, **Bronchus lobaris superior sinister,** teilt sich in einen kurzen oberen und unteren Ast. Der obere Ast teilt sich in **3 Segmentbronchien** (*Bronchus segmentalis apicoposterior* (1 + 2) und *anterior* (3)). Der untere Ast gabelt sich in **2 Segmentbronchien** (*Bronchus lingularis superior* und *inferior*). Der linke Unterlappenbronchus, **Bronchus lobaris inferior sinister,** unterscheidet sich vom rechten durch das häufige Fehlen eines Segmentbronchus (7). Deshalb fehlt links meistens das entsprechende Lungensegment (Segmentum basale mediale). Er teilt sich meist in **4 Segmentbronchien** (*Bronchus segmentalis apicalis, basalis anterior, basalis lateralis* und *basalis posterior*). Diese **Segmentbronchien** versorgen keilförmige, wechselnd große und verschieden gestaltete Lungengebiete, die wir mit den Klinikern als **bronchopulmonale Segmente** bezeichnen. Ihre Basis liegt an der Lungenoberfläche, ihre Spitze ist gegen den Lungenhilus gerichtet. Die Segmente werden durch etwas stärkere Bindegewebssepten, die man im allgemeinen auf der Lungenoberfläche nicht erkennen kann, getrennt. In diesen Septen verlaufen genau wie beim Lungenläppchen (S. 569) die zugehörigen **Venen.** Diese liegen mithin **intersegmental** und beziehen ihr Blut aus benachbarten Segmenten. Die **Segmentarterien** verlaufen mit den zugehörigen Segmentbronchien im allgemeinen im Zentrum des Segmentes. Ihre Äste können aber auf benachbarte Segmente übergreifen. Streng genommen, sind die Segmente nur **bronchiale Baueinheiten der Lunge.** Da bronchogene Lungenerkrankungen sich häufig auf Segmente beschränken, hat die Segmentanatomie für den Bronchoskopiker und Röntgenologen eine große Bedeutung erlangt. Für den Thoraxchirurgen ist die Kenntnis der Lungensegmente unerläßlich. Es würde aber den Rahmen dieses Buches überschreiten, die Segmentanatomie bis ins einzelne zu beschreiben. **Lage, Größe und Form** der Segmente der rechten und linken Lunge sind aus der Abb. 405 zu ersehen. Sie werden beiderseits

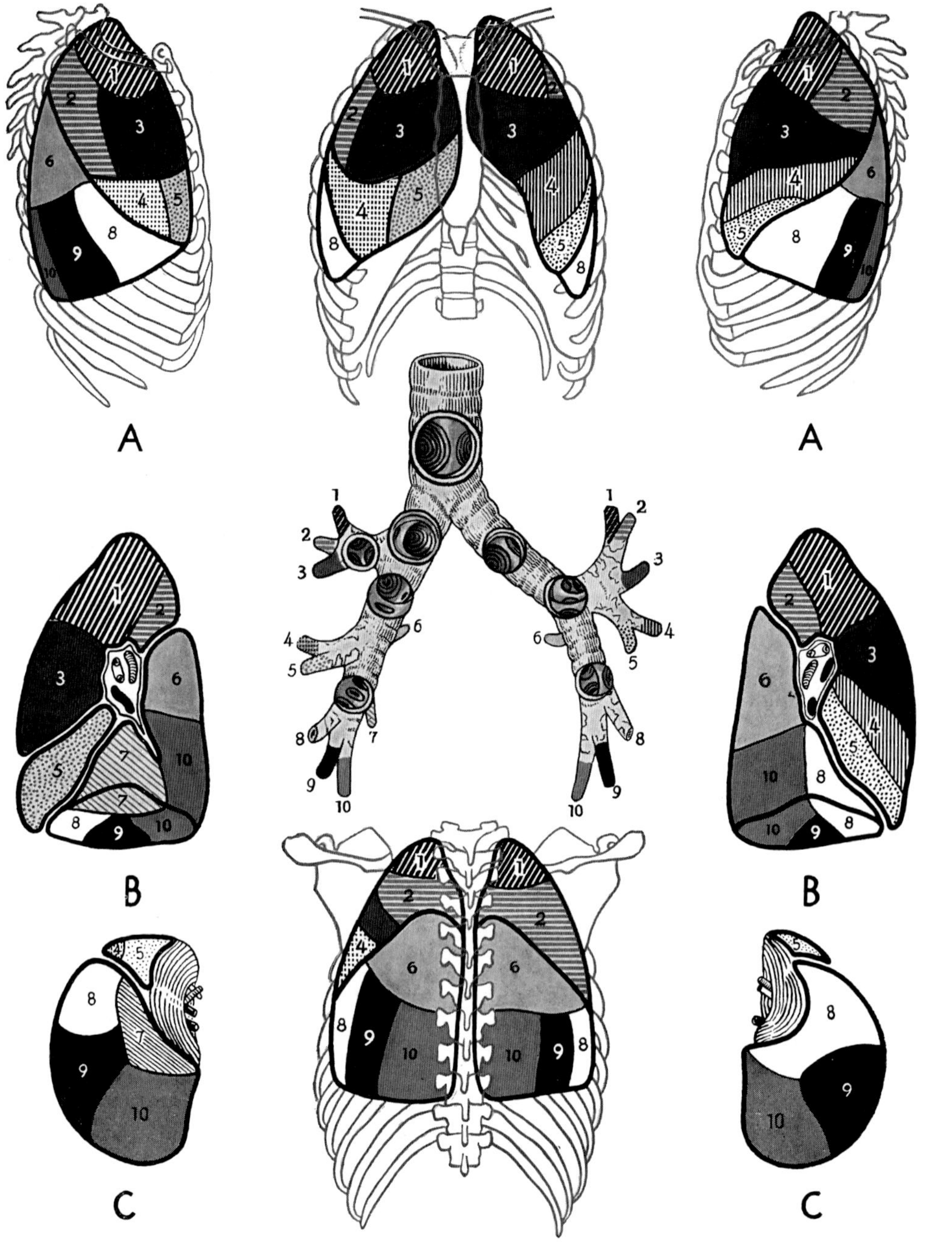

Abb. 405. Schematische Darstellung der Lungensegmente
(Umgezeichnet nach *Zenker-Heberer-Löhr*, Springer-Verlag 1954)

Links = rechte Lunge; rechts = linke Lunge; in der Mitte von oben nach unten: Ansicht von vorn, Bronchialbaum mit Segmentbronchien, Ansicht von hinten. Die bei der Bronchoskopie sichtbaren Abgänge der Lappen- und Segmentbronchen sind auf dem Bronchialbaum eingezeichnet. A = Facies costalis; B = Facies medialis; C = Facies diaphragmatica der Lungen. Internationale Nomenklatur der Lungensegmente (London 1949) mit den arabischen Zahlen 1–10 bezeichnet. Links fehlt das 7. Segment wie auch der 7. Segmentbronchus. Die Namen der Segmente sind aus der Tabelle neben der Abb. 405 zu entnehmen.

Über ihre Lage und Aufzweigung orientieren die Abb. 406 u. 407.

Ein Segment gliedert sich weiter in kleinere Einheiten, die **Subsegmente.** Die letzteren sind aus einer wechselnden Zahl von größeren und kleineren Lungenläppchen, **Lobuli pulmonales,** aufgebaut.

An der *Bifurcatio tracheae* springt ein **Teilungssporn** von kaudal gegen das Lumen vor. Er liegt mehr links, wie man bei der *Bronchoskopie* sehen kann. Diese Tatsache sowie der steilere Verlauf des rechten Bronchus erklären, daß **Fremdkörper** leichter in die rechte Lunge aspiriert werden. Wir finden deshalb Unterlappenpneumonien häufiger rechts als links.

Der asymmetrische Abgang der Oberlappenbronchien findet in der Lage der großen Gefäße seine Erklärung (Abb. 408). Der **Aortenbogen** verläuft über die Bifurcatio tracheae und über den linken Bronchus. Die anschließende **Aorta thoracica** zieht dorsal vom linken Bronchus abwärts.

c) Die Lungenläppchen, Lobuli pulmonales,

zeichnen sich an der Lungenoberfläche (Abb. 403, 404) durch grob netzförmige Linien ab. Beim Erwachsenen sind sie meist durch Rußeinlagerungen mehr oder minder dunkel getönt. Diese dunklen Linien entsprechen den interlobulären Bindegewebssepten. Sie schneiden unterschiedlich tief in das Lungengewebe ein und erreichen nicht immer die Bronchien. In den Septen verlaufen die Venen (Abb. 409), die das Blut aus benachbarten Läppchen und von der Pleura aufnehmen. Das lockere Bindegewebe der Interlobulärsepten ermöglicht bei der Atmung das Verschieben der Läppchen gegeneinander. Im Zentrum der Läppchen verzweigen sich der Bronchus und die begleitende Arterie dichotomisch. Die Größe der Lungenläppchen ist in den einzelnen Lungenabschnitten sehr unterschiedlich. Ihre Seitenlänge schwankt zwischen 0,5 und 3 cm.

d) Die großen Gefäße

(Abb. 410, 411)

Die Lungenarterien sind in Abb. 410 durch ein Kontrastmittel dargestellt. Der Katheter wurde von der V. femoralis aus über die V. iliaca externa und communis, über die V.

Rechte Lunge	**Linke Lunge**
Oberlappen	*Oberlappen*
	Pars superior:
1. Segmentum apicale	1. Segmentum apicale } Segmentum apicoposterius
2. Segmentum posterius	2. Segmentum posterius }
3. Segmentum anterius	3. Segmentum anterius
Mittellappen	Pars inferior (lingularis)
4. Segmentum laterale	4. Segmentum lingulare superius
5. Segmentum mediale	5. Segmentum lingulare inferius
Unterlappen	*Unterlappen*
6. Segmentum apicale	6. Segmentum apicale
7. Segmentum basale mediale	7. fehlt
8. Segmentum basale anterius	8. Segmentum basale anterius
9. Segmentum basale laterale	9. Segmentum basale laterale
10. Segmentum basale posterius	10. Segmentum basale posterius

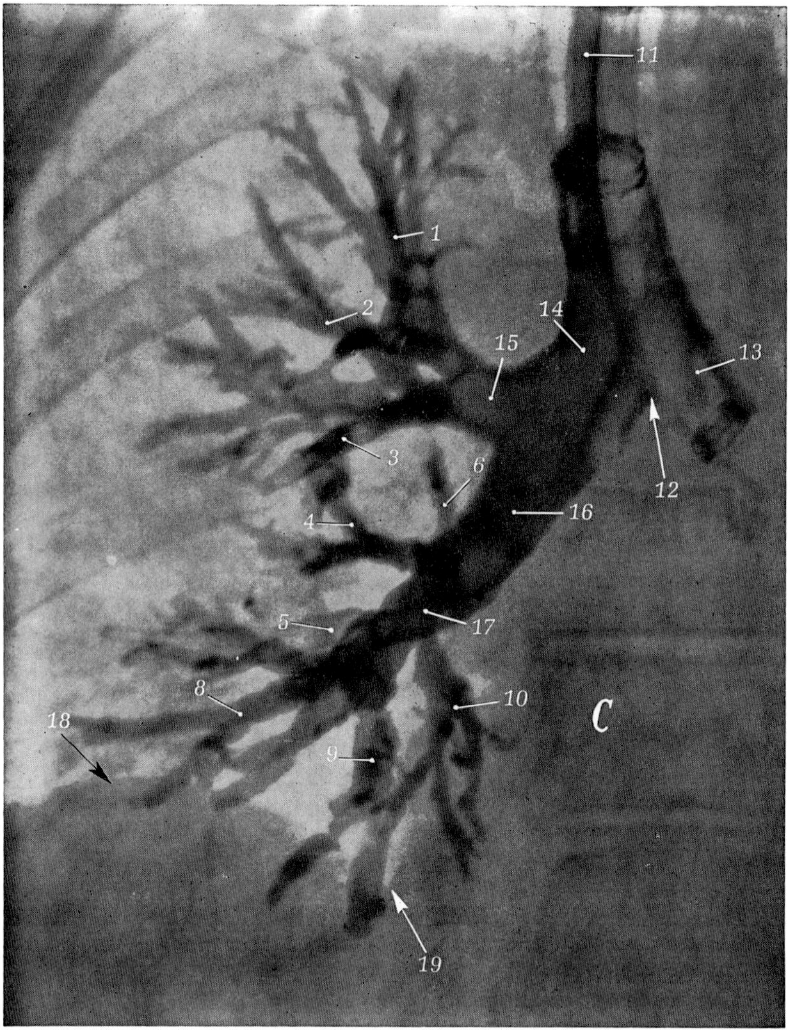

1.–10. Segmentbronchien (der 7. fehlt)
11. Katheter in der Trachea
12. Bifurcatio tracheae
13. Bronchus principalis sinister (beatmet, hell)
14. Bronchus principalis dexter (mit Kontrastmittel gefüllt, dunkel)
15. Bronchus lobaris superior dexter
16. Zwischenbronchus der Röntgenologen
17. Bronchus lobaris inferior dexter
18. Rechte Zwerchfellkuppel
19. Recessus diaphragmaticomediastinalis
C. Cor vor der Wirbelsäule
Der Bronchus lobaris medius dexter ist in der Aufnahme verdeckt

Abb. 406. Bronchogramm der rechten Lunge
(p. a.-Aufnahme des Instituts für Röntgendiagnostik der Charité Berlin)

cava inferior und den rechten Vorhof in die rechte Kammer (1) eingeführt. Sie ist mit Kontrastmittel gefüllt und zeigt nahe der Ventrikelspitze (2) zackige Aussparungen im Bereich der Trabeculae carneae. Der **Truncus pulmonalis** (3) teilt sich kaudal von der Bifurcatio tracheae (Abb. 408, 411) in die rechte (4) und linke (5) Lungenarterie, **A. pulmonalis dextra** und **sinistra.** Beide teilen sich wieder in eine **Oberlappen-** (6 u. 8) und **Unterlappenarterie** (7 u. 9), welche die nicht näher bezeichneten Segmentarterien abgeben. Diese verlaufen mit den Segmentbronchien zu den Lungensegmenten. Der

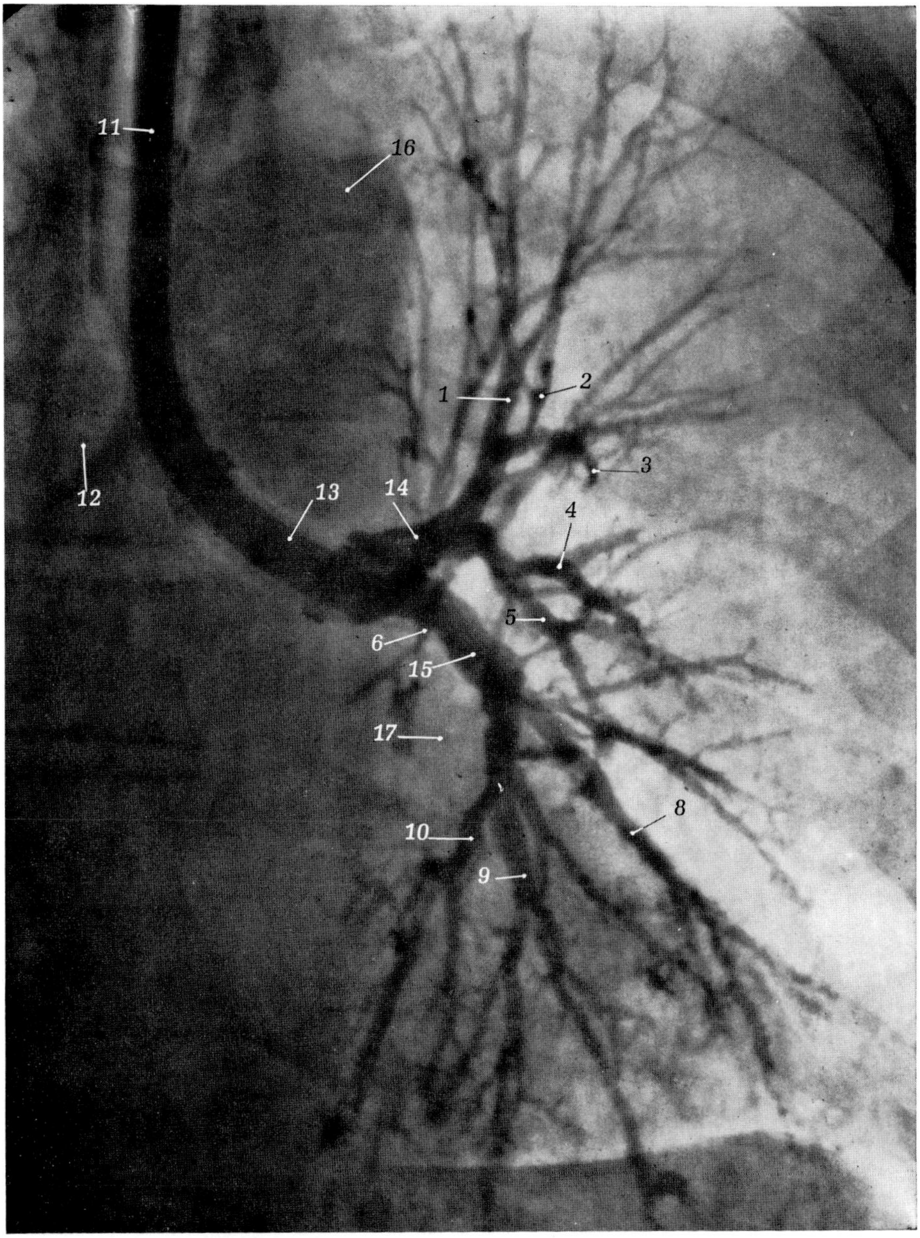

1.–10. Segmentbronchien (der 7. fehlt)
11. Katheter in der Trachea
12. Bronchus principalis dexter (beatmet, hell)
13. Bronchus principalis sinister
14. Bronchus lobaris superior sinister
15. Bronchus lobaris inferior sinister
16. Arcus aortae
17. Cor

Abb. 407. Bronchogramm der linken Lunge
(p. a.-Aufnahme des Instituts für Röntgendiagnostik der Charité Berlin)

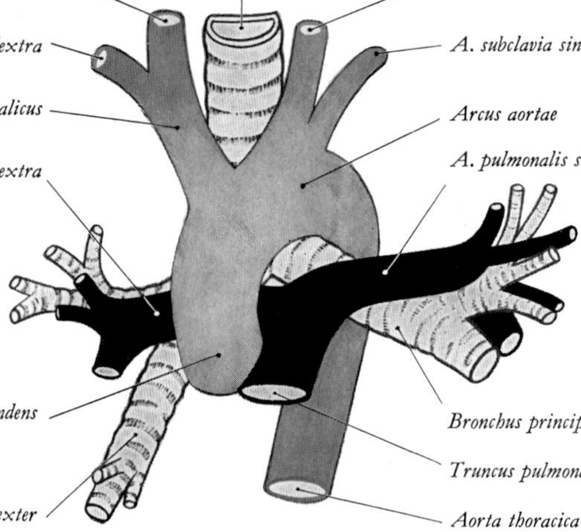

Abb. 408. Topographie der Trachea, Bronchi principales, Aorta, Aa. pulmonales und des Truncus pulmonalis

Truncus pulmonalis liegt innerhalb des Herzbeutels. Nach der Teilung steigt die **A. pulmonalis sinistra** im Bogen nach dorsal und links auf, verläuft über den Oberlappenbronchus, gibt die oberen Segmentarterien ab und zieht dann lateral vom Stammbronchus abwärts (Abb. 411). Die **A. pulmonalis dextra** zieht unter dem Aortenbogen (Abb. 408) nahezu transversal nach rechts (Abb. 411), überkreuzt unterhalb des Oberlappenbronchus den Stammbronchus und steigt an seiner lateralen Seite abwärts. Die Segmentäste haben beiderseits die gleiche charakteristische Lage zu den Segmentbronchien; die aufsteigenden liegen medial, die horizontalen oberhalb, die absteigenden lateral von dem zugehörigen Segmentbronchus.

Die Lungenvenen. Gewöhnlich münden rechts und links je 2 Lungenvenen (*V. pulmonalis superior* und *inferior*) in den linken Vorhof (Abb. 418, 426, 439, 443). Da die Lungenvenen nur einen kurzen Stamm haben, können beiderseits bis zu 4 Venen getrennt in den Vorhof einmünden. Die *V. pulmonalis superior dextra* und *sinistra* nehmen meist das Blut aus dem Ober- (Mittel-)lappen, die *V. pulmonalis inferior dextra* und *sinistra* aus dem Unterlappen auf. Im Lungenhilus liegt die obere Vene ventral bzw. ventrokaudal vom Bronchus, die untere Vene kaudal bzw. dorsokaudal von diesem. Die Äste der Venen verlaufen nur eine kurze Strecke mit den Bronchien und Arterien gemeinsam und erhalten bald eine intersegmentale Lage.

Die Bronchien geben im Röntgenbild keinen Schatten. Die gesamte, vom Hilus radiär ausgehende **Hiluszeichnung** rührt von den Gefäßen, vornehmlich von den Arterien her. Bronchien, die in der Richtung des Strahlenganges liegen, ergeben einen hellen Fleck. Kreuzt eine Arterie einen größeren Bronchus, so wird der Arterienschatten ausgelöscht.

Die Aa. und Vv. pulmonales sind **„Vasa publica"**, sie dienen dem ganzen Körper. Die A. pulmonalis führt das venöse Blut aus der rechten Kammer in die Lungen. Ihr Kapillargebiet liegt den feinsten Endverzweigungen des luftführenden Gangsystems, den Alveolen oder Lungenbläschen, unmittelbar an. Die **äußere Atmung,** der Gasaustausch zwischen Blut und Luft, ist damit sehr erleichtert. Die Vv. pulmonales leiten das arterialisierte Blut in den linken Vorhof. Von hier gelangt es über die linke Kammer, Aorta und Arterien zu den Organen, wo die **innere Atmung,** der Gasaustausch zwischen Blut und Gewebe, erfolgt.

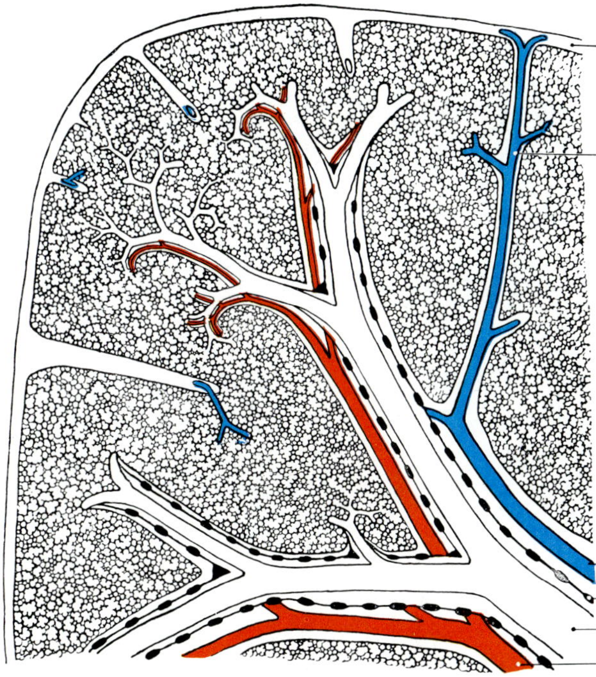

Abb. 409. Schema der Läppchengliederung der menschlichen Lunge mit der Lage der Arterien (rot) und Venen (blau). Nach *v. Hayek*, 1953

e) Atmungsbewegung und Verformung der Lunge

Bei ruhiger Atmung werden mit jedem Atemzug etwa 500 cm^3 Luft gewechselt. Nach tiefster Einatmung kann man 3500–6000 cm^3 Luft ausatmen **(Vitalkapazität).**

Nach tiefster Ausatmung verbleiben noch etwa 700 cm^3 **Residualluft** in der Lunge. Die Vergrößerung und Verformung der Lunge ist somit bei der ruhigen Atmung nur gering, bei maximaler Einatmung sehr stark. Die Lunge folgt bei der Ein- und Ausatmung elastisch der Brustwand und dem Zwerchfell. Dabei stellt die Lungenspitze den ruhigsten Abschnitt dar. Die Hebung des 1. Rippenringes gibt ihr eine Entfaltungsmöglichkeit nach vorn. Auch die folgenden Rippenringe entfalten die Lunge bei der Einatmung nach vorn und etwas nach unten, weniger nach der Seite. Der **Oberlappen** bewegt sich somit nach vorn, medial und unten, wobei er eine Art Drehung durchführt. Nach kaudal werden die Schraubenwindungen steiler, so daß sich die seitlichen und hinteren Abschnitte des **Unterlappens** entsprechend dem costodiaphragmalen Atemmechanismus vorwiegend kaudalwärts und seitwärts ausdehnen.

Bei der geschilderten Entfaltung der Lunge werden die Bronchien wie die Stäbe eines Fächers gespreizt, wobei das zwischen ihnen gelegene Lungengewebe gedehnt wird. Gleichzeitig werden die Bronchien länger und weiter, was das Einströmen der Luft erleichtert. Die Verengung der Bronchien bei der Ausatmung ergibt eine Erhöhung des Strömungswiderstandes, eine Druckerhöhung in den Alveolen. Diese bremst die Exspiration weich ab. Die rein passive Weiter- und Engerstellung kann noch durch die glatte, vegetativ innervierte Bronchialmuskulatur fein reguliert werden (S. 578). Die Spreizung der Bronchien bei stärkerer Einatmung zeigt uns an, daß die Entfaltung der Lunge zentral, d. h. hiluswärts nur

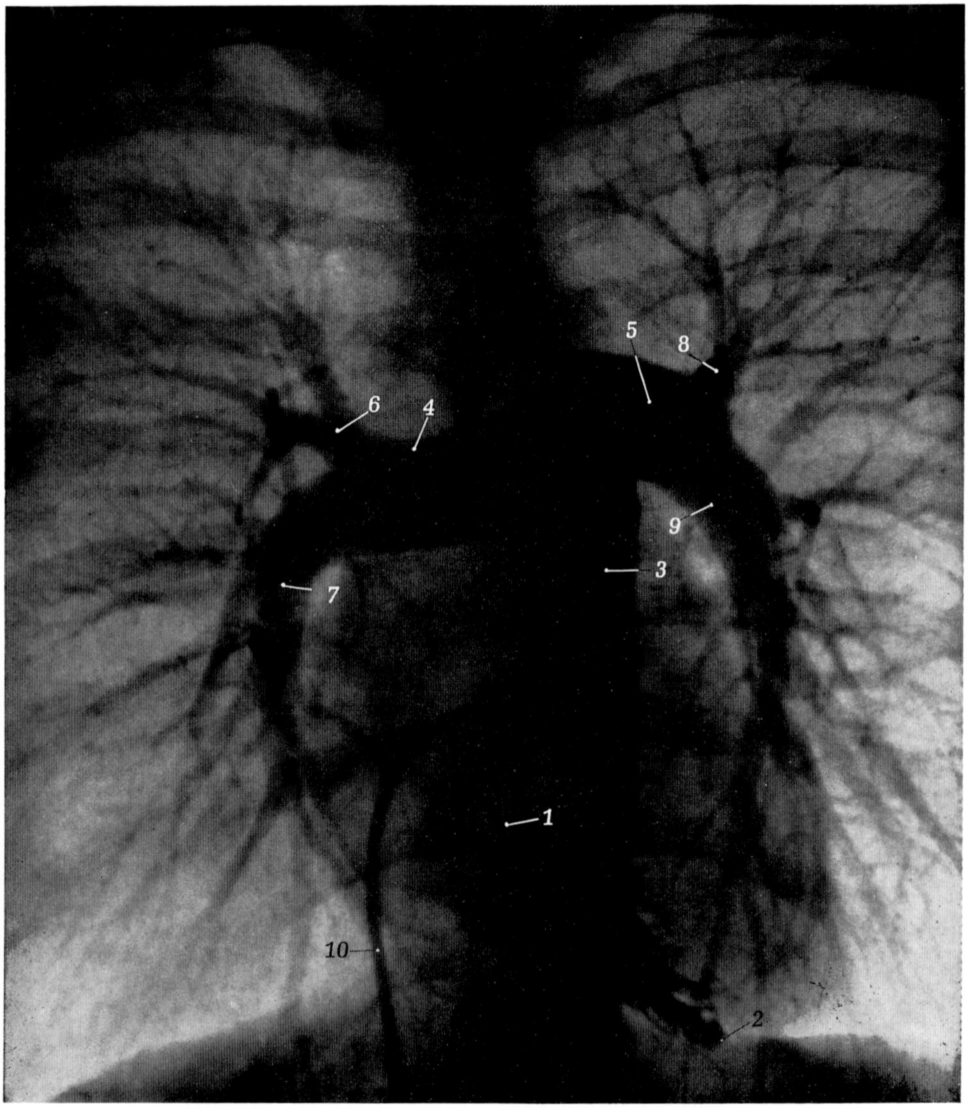

1. Cor (rechter Ventrikel)
2. Spitze des rechten Ventrikels (Trabeculae carneae)
3. Truncus pulmonalis
4. A. pulmonalis dextra
5. A. pulmonalis sinistra
6. Rechte Oberlappenarterie
7. Rechte Unterlappenarterie
8. Linke Oberlappenarterie
9. Linke Unterlappenarterie
10. Katheter

Abb. 410. Arteriogramm des Truncus pulmonalis
Der Katheter ist von der V. femoralis über V. cava inferior und rechten Vorhof in den rechten Ventrikel eingeführt (Aufnahme des Instituts für Röntgendiagnostik der Charité Berlin)

gering ist, peripheriewärts dagegen ständig zunimmt. Bei der inspiratorischen Dehnung der peripheren Lungenanteile verschiebt sich zwangsläufig die Pleura pulmonalis gegen die Pleura parietalis. Die Verschiebung ist an der Lungenspitze und am Lungenhilus gering, nimmt an der Facies costalis von oben nach unten zu. Neben röntgenkymato-

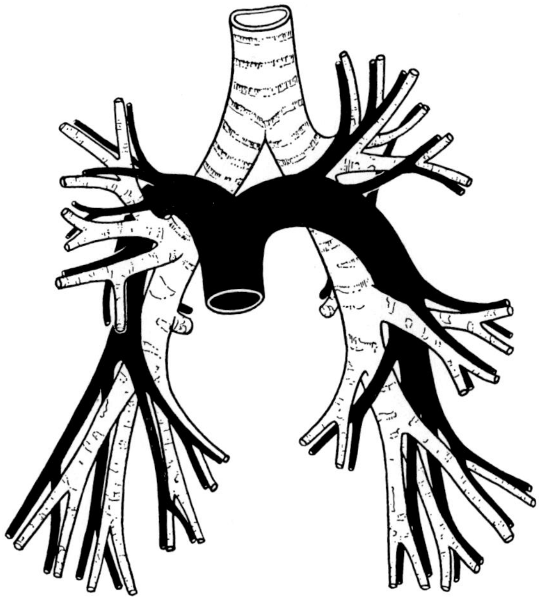

Abb. 411. Bronchialbaum mit Lungenarterien (schwarz) von vorn. Umgezeichnet nach *v. Hayek*, 1953

graphischen Studien gibt uns die unterschiedliche Länge der Verwachsungsstränge zwischen Pleura parietalis und Pleura pulmonalis Auskunft über die unterschiedliche Dehnung der verschiedenen Lungengebiete. Obwohl der **Lungenhilus** bei ruhiger Atmung relativ feststeht, kann er sich bei starker Zwerchfellkontraktion um 1 Wirbelkörperhöhe senken.

Dieses Tiefertreten des Lungenhilus soll die Durchlüftung der Lungenspitze besonders begünstigen.

Auch an den **Facies interlobares** kommt es zu Verschiebungen, wie Verwachsungsstränge zeigen. Diese Verschiebungen ergeben sich aus der geschilderten Tatsache, daß sich der Oberlappen vorwiegend nach ventral und kaudal, der Unterlappen stärker nach kaudal ausdehnt. Die Spalten verhindern mithin das Auftreten von Spannungen zwischen Ober- und Unterlappen. **Verklebungen der Facies interlobares** schränken die Verschiebung der Lungen ein. Gleichzeitig ergibt sich daraus aber auch eine Zugwirkung des Zwerchfells auf den Oberlappen.

f) Vasa privata, Lymphgefäße und Nerven der Lunge

Die **Rr. u. Vv. bronchiales** sichern als Vasa privata die Ernährung der Bronchien, der Wände der großen Gefäße, der pulmonalen Lymphknoten und zum Teil der Pleura pulmonalis. Die *Rr. bronchiales* entspringen links (meist 2) aus der Brustaorta, rechts (meist eine, die sich gabelt) aus der 3. oder 4. Interkostalarterie. Die *Vv. bronchiales* der peripheren Lungengebiete münden in die Lungenvenen, die zentralen, in Hilusnähe entstehenden in die V. azygos und hemiazygos. Die Rr. bronchiales gehören zum muskulären Bautyp und zeigen, da in ihnen der Blutdruck des großen Kreislaufs herrscht, eine relativ dicke Tunica media.

Zwischen den Bronchial- und Pulmonalarterien bestehen **arterielle Anastomosen** in Form von **Sperrarterien.** Sie finden sich 1. subpleural, 2. an den kleinen Bronchien. Die

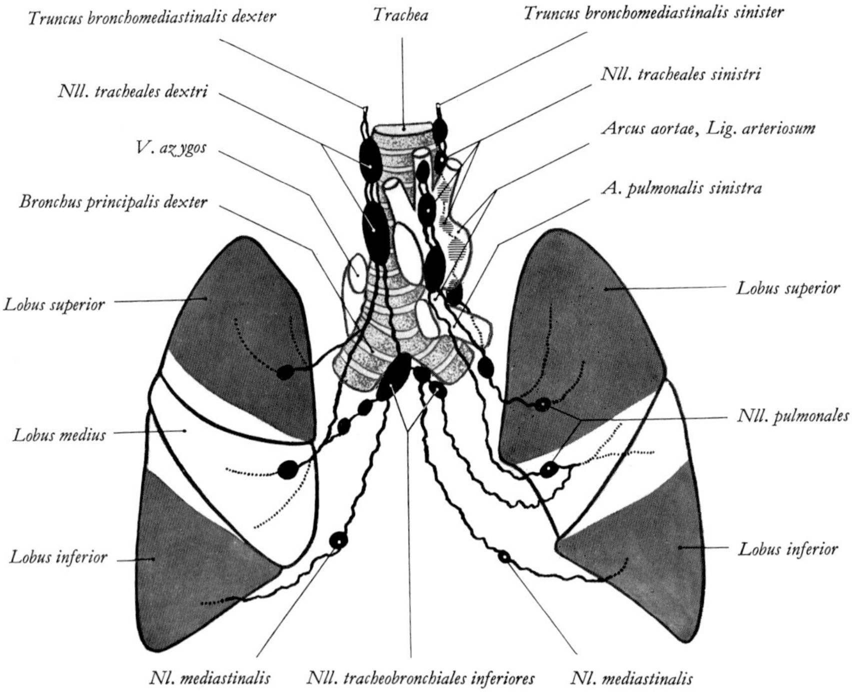

Abb. 412. Lymphabfluß aus den verschiedenen Lungenterritorien. Schema nach *Rouvière*

Sperrarterien besitzen eine dünne äußere Ringmuskelschicht und eine mächtige Längsmuskelschicht mit reichlichen elastischen Fasernetzen. Das auf den Bronchien gelegene Venennetz kann mittels zahlreicher **arteriovenöser Anastomosen** entweder von der A. pulmonalis oder dem R. bronchialis gefüllt werden. *v. Hayek* schätzt, daß bis zu $^1/_5$ der Blutmenge des Lungenkreislaufs durch arterielle Anastomosen, arteriovenöse Anastomosen und durch die sogenannten Riesenkapillaren der Pleura strömen kann, ohne mit der Alveolarluft in Verbindung zu treten.

Wenn wir auch die Bedeutung dieser zahlreichen **Nebenschlüsse** in der Lunge nicht voll erkennen, so stellen sie doch nach den Befunden der Pathologen wichtige **Umgehungswege** dar. Bereits *Virchow* beobachtete bei Embolie der A. pulmonalis eine Erweiterung der Verzweigungen der Rr. bronchiales. Bei Herzmißbildungen fand man überzählige Bronchialarterien und ihre Erweiterung auf das 7–8fache. *Meesen* beobachtete bei Pulmonalstenose eine mächtige Erweiterung der Bronchialarterien und ihrer Anastomosen.

Die Lymphgefäße der Lungen. Über die Lage der einzelnen Lymphknoten und die Zugehörigkeit bestimmter Lungenabschnitte zu bestimmten Lymphknotengruppen orientiert die Abb. 412. Die Lungen besitzen ein gut entwickeltes, für die Abwehrleistung wichtiges Lymphgefäßsystem. Ein oberflächliches weitmaschiges, subpleurales Lymphgefäßnetz steht mit dem Lymphgefäßnetz der Interlobularsepten in Verbindung. Beide nehmen die Lymphe aus der Peripherie des Läppchens auf. Die Lymphe aus dem Zentrum des Läppchens tritt in blind endigende periarterielle Lymphgefäße über. Diese tiefen Lymphgefäße gehen hiluswärts in ein peribronchiales Netzwerk über, das durch große Lymphgefäße den Hilus verläßt. Die kleinen **Nodi lymphatici** (Nll.) **pulmonales** liegen an den Abgängen der Segmentbronchien, die größeren **Nll. bronchopulmonales** an den Abgängen der Lappenbronchien. Da wir sie noch im Lungenhilus finden, werden sie vom Kliniker gewöhnlich als „Hilusdrüsen" bezeichnet. Weitere Stationen sind die in der Umgebung der Bifurcatio tracheae gelegenen **Nll. tracheobronchiales superiores** und **inferiores** und die zu beiden Seiten der Luftröhre liegenden **Nll. tracheales.** Links findet man noch einen Lymphknoten in der Nähe des Lig. arteriosum (*Botalli*). Schließlich fließt die Lymphe auch durch die **Trunci bronchomediastinales dexter** und **sinister** direkt oder über den Ductus thoracicus und den Ductus lymphaticus dexter in den linken und rechten **Venenwinkel.** Daneben gibt es noch Verbindungen zu den *Nll. mediastinales anteriores* und *posteriores.*

Korpuskuläre Elemente (*Kohlen-*, *Stein-*, *Metallstaub*, *Bakterien*), die nicht in Nase, Rachen, Kehlkopf, Luftröhre und Bronchialbaum durch Schleim festgehalten und durch den Flimmerstrom nach außen befördert werden, sondern in die Lungenbläschen gelangen, werden durch Alveolarphagozyten aufgenommen (Staubzellen). Diese Staub- oder Körnerzellen werden entweder durch den Flimmerstrom und Husten nach außen befördert oder in das interlobuläre und interazinäre Bindegewebe abtransportiert. Auf der Lungenoberfläche rufen die Staubpartikel eine gröbere oder feinere, netzförmige Zeichnung hervor; außerdem werden sie in den verschiedenen Lymphknotenstationen festgehalten. Sie färben sie an und rufen in ihnen wie auch im Bindegewebe eine reaktive Entzündung hervor (*Steinstaublungen!*).

Ob diese Alveolarphagozyten Nischenzellen (s. u.), Histiozyten aus den Interalveolarsepten oder monozytoide Zellen aus den Kapillaren darstellen, ist noch umstritten. Die sogenannten „Herzfehlerzellen" in Stauungslungen sind Hämosiderinkörnchen enthaltende Alveolarphagozyten.

Die Nerven der Lungen. Der **N. vagus** schickt in den Lungenhilus ein Nervengeflecht, das in der Hauptsache hinter dem Bronchus liegt. Dieser **Plexus pulmonalis posterior** und der schwächere **Plexus pulmonalis anterior** nehmen aus dem Grenzstrang des **Sympathicus** Fasern auf. Dieses Geflecht, in das Ganglienzellen eingeschaltet sind, setzt sich auf den Bronchialbaum fort und versorgt sowohl die luft- als auch die blutführenden Anteile der Lungen.

Das automatisch arbeitende, in der Medulla oblongata gelegene **Atemzentrum** schickt Impulse zu allen an der Atmung beteiligten Muskeln, löst in der Ruhe 12–20, bei erhöhten Anforderungen entsprechend vermehrte und vertiefte Atembewegungen aus. Gesteuert wird es vor allem durch die *Wasserstoff-Ionenkonzentration des Blutes.* Doch wird es auch durch nervöse Reize vom Großhirn, von der Haut, von Muskeln und Gelenken (die an der Atmung beteiligt sind) und von den Lungen beeinflußt. So registrieren **sensible Fasern des Vagus** den Spannungszustand der Lungen und regen über das Atemzentrum eine Exspiration oder Inspiration an (*Selbststeuerung der Atmung!*). Schmerzempfindliche Fasern fehlen den Lungen. Die **parasympathischen Vagusfasern** innervieren die Bronchialmuskulatur und verengen die Luftwege. Der **Sympathicus** setzt den Tonus der Muskulatur herab und erweitert die Luftwege. Übersteigerte Kontraktion beim **Bronchialasthma** läßt sich somit durch das den Parasympathicus lähmende *Atropin* und das den Sympathicus reizende *Adrenalin* bekämpfen. Die Weite der Blutgefäße der Lungen wird durch den Sympathicus und Parasympathicus ebenfalls geregelt.

g) Feinbau der Lunge

Die **Bronchi principales** zeigen den gleichen Aufbau wie die Luftröhre; sie haben nur einen kleineren Durchmesser. Die **Bronchi lobares** und **segmentales** sowie die sich weiter dichotomisch teilenden **kleineren Bronchien** besitzen als Stütze eine *Tunica fibrocartilaginea.* Ihre unregelmäßig gestalteten Knorpelstücke sind in den größeren Bronchien hyalin und werden in den kleineren immer mehr durch elastische Knorpel ersetzt. Die Tunica fibrocartilaginea und Lamina propria der Schleimhaut enthalten längsgerichtete elastische Fasernetze, die bei der Inspiration in Längs- und Querrichtung gedehnt werden.

Die Schleimhaut, *Tunica mucosa,* ist in den großen Bronchien fest mit der Tunica fibrocartilaginea verbunden. In den kleineren Bronchien und Bronchiolen ist sie lockerer angeheftet. Sie legt sich deshalb in entspanntem Zustande in Längsfalten (auf dem Querschnitt Sternform). Das zunächst mehrreihige respiratorische Epithel mit Becherzellen wird mit abnehmender Größe der Bronchien niedriger. Die seromukösen *Glandulae bronchiales* liegen meist in der Tunica fibrocartilaginea zwischen den Knorpelstücken.

Das Sekret der Bronchialdrüsen und der Becherzellen feuchtet die Wandung und die Luft an und hält die eingeatmeten Staubteilchen fest. Die Flimmerhaare befördern den Sekretstrom nach außen. Zwischen Schleimhaut und Tunica fibrocartilaginea findet sich die *Tunica muscularis*, eine Schicht glatter Muskulatur, die zunächst ringförmig, peripheriewärts aber schraubenförmig verläuft.

Die **Bronchioli** liegen bereits im Lobulus; Knorpeleinlagerungen fehlen; auf der Tunica fibroelastica finden wir schraubenförmig verlaufende glatte Muskelzellen. Da ihnen die knorpelige Stütze fehlt, sind sie so in das elastische System des Läppchens eingebaut, daß sie nicht kollabieren. Das Flimmerepithel ist einschichtig geworden; Becherzellen fehlen meistens. Die Bronchioli teilen sich 3–4mal in etwa 8–12 **Bronchioli terminales,** die mit einem kubischen Epithel ohne Flimmerhaare ausgekleidet sind. Durch mehrfache Teilung entstehen aus einem Bronchiolus terminalis etwa 8 **Bronchioli respiratorii** oder **alveolares.** In ihre Wand sind bereits Alveolen eingelassen. Durch weitere Aufzweigung entstehen die weitlumigen **Ductuli alveolares** und schließlich die **Sacculi alveolares.** Das Verzweigungsgebiet eines Bronchiolus terminalis wird auch als Beere, **Acinus,** zusammengefaßt. 12–18 Acini bilden ein Lungenläppchen, **Lobulus.** Die Größe der Läppchen ist in den einzelnen Teilen der Lunge sehr unterschiedlich. Von den Bronchioli respiratorii, Ductuli und sacculi alveolares gehen die halbkugeligen Atmungskammern, **Alveoli pulmonis,** ab. Sie haben beim erwachsenen Menschen einen Durchmesser von 0,1–0,2 mm in der Exspiration und 0,3–0,5 mm in der Inspiration. Beim Keimling sind sie noch von einer geschlossenen Lage entodermalen Epithels ausgekleidet. Es wird mit dem Beginn der Atmung zu sogenannten „kernlosen Platten" gedehnt. Zwischen ihnen bleiben nur vereinzelte kubische, kernhaltige **Alveolarepithelien** erhalten. Sie liegen meist in den Maschen des Kapillarnetzes (*Nischenzellen*), behindern so den Gasaustausch nicht. Sie phagozytieren kleine Fremdkörper (Staubzellen). Nach ihrem körnigen Zytoplasma nennt man sie auch Körnchenzellen. Neuere elektronenoptische Untersuchungen ergaben, daß die sogenannten kernlosen Platten den flächenhaft ausgezogenen Zelleib der Alveolarepithelien darstellen. Ein feines Netzwerk elastischer Fasern umspinnt korbartig die Alveole. Es ist am Alveoleneingang zu einem stärkeren Randreifen verdickt, dessen Fasern in die Randreifen benachbarter Alveolen übergehen. Glatte Muskeln, die auf den Bronchioli respiratorii und Ductus alveolares in steilen Schraubentouren verlaufen, strahlen tangential in die Randreifen aus; sie können die Größe des Alveoleneinganges regulieren. Zwischen den elastischen Fasern finden sich noch vereinzelte Fibrozyten und feine, kollagene Fasern.Dieser Faserschicht liegt außen ein engmaschiges Netz von Blutkapillaren auf. Es liegt interalveolär, grenzt gleichzeitig an die Nachbaralveolen, so daß der Gasaustausch gleichzeitig an beiden Flächen erfolgen kann. Die Kapillaren sind von Gitterfasern umsponnen, die in die Umgebung ausstrahlen.

Durch dieses Bauprinzip der Alveolen bleibt zwischen Blut und Luft nur eine feine, lebende Membran, die den Gasaustausch erleichtert. Die Alveole bildet damit die eigentliche respiratorische Oberfläche.

Sie beträgt beim erwachsenen Menschen 7 cm^2 pro Gramm Körpergewicht. Nimmt die Körperoberfläche im Verhältnis zum Körpergewicht zu, so steigt auch die respiratorische Oberfläche an. Sie beträgt bei der Maus 54 cm^2, bei der Fledermaus mit ihren großen Flughäuten 100 cm^2 pro Gramm Körpergewicht.

Der elastische Fasermantel ermöglicht eine Erweiterung der Alveole auf das 2–3-fache, ist aber bestrebt, sie auf die Ausgangsgröße zurückzuführen. Die Elastizität der Alveolen soll noch wesentlich durch die Oberflächenspannung einer feinen Flüssigkeitsschicht erhöht werden, die sich zwischen Luft und Alveolarwand findet.

Gewicht und Farbe der Lungen. Eine Lunge, die bereits funktioniert hat, beinhaltet Luft und schwimmt im Wasser. Die Lunge einer Totgeburt ist dagegen frei von Luft und sinkt im Wasser unter (Bedeutung für Rechtsmedizin!).

Die Lunge Neugeborener ist hellrot. Im Laufe des Lebens wird sie zunehmend dunkel, im Alter schieferfarben grau. Die Verfärbung entsteht durch Ablagerung von Staub und Ruß im Gewebe zwischen den Alveolen.

Die Lunge des Erwachsenen wiegt ca. 400 g.

II. Das Mediastinum und sein Inhalt

Das Mediastinum reicht als sagittaler Raum zwischen den beiden Pleurahöhlen von der Wirbelsäule bis zur Rückfläche des Brustbeins. Seitlich wird es von den Pleurae mediastinales bekleidet. Unten reicht es bis zum Zwerchfell, oben bis zum Oberrand des Brustbeines, wo es kontinuierlich in den Eingeweideschlauch des Halses übergeht.

Inhalt. Es enthält das Herz mit dem Herzbeutel, die großen Gefäße, den unteren Teil der Luftröhre und ihre Teilung in die Hauptbronchien, den Brustteil der Speiseröhre, begleitet von den Nn. vagi, den Ductus thoracicus, eine große Zahl von Lymphknoten, den Thymus und eine Reihe kleinerer Gebilde.

Einteilung. Wir unterscheiden ein vor der Bifurcatio tracheae gelegenes **Mediastinum anterius,** das hauptsächlich den Thymus, das Herz und die herznahen großen Gefäße enthält und ein hinter der Trachea gelegenes **Mediastinum posterius** mit Speiseröhre, Aorta thoracica, Ductus thoracicus, Truncus sympathicus, Nn. splanchnici, Vv. azygos und hemiazygos.

Form. Das Volumen des Mediastinum ist durch Größe, Form und Lage seiner Organe bestimmt. Hinter dem Brustbein und hinter der Speiseröhre (Abb. 390) nähern sich die beiden Pleurae mediastinales streckenweise so stark, daß die Scheidewand sehr dünn wird. Sie kann hier in einzelnen Fällen sogar durchbrochen sein. Durch die asymmetrische Lage des Herzens (Abb. 390, 414) ist das Mediastinum vor allem im unteren Teil stark nach links ausgebuchtet. Ein Blick auf die Abb. 443, 444 zeigt uns jene Gebilde, die die rechte und linke Fläche des Mediastinum modellieren.

1. Das Mediastinum anterius

enthält den Thymus oder seinen Restkörper, das Herz mit dem Herzbeutel, weiter die Nn. phrenici, Lymphknoten und Lymphgefäße. Nach der Entfernung des Brustbeines und des sternalen Teiles der Rippen sehen wir (Abb. 413) die Umschlaglinien der Pleurae mediastinales. Kranial erkennen wir zwischen ihnen das Fettgewebe des Thymus. In Höhe des Angulus sterni sind die Pleuragrenzen am meisten genähert. Sie verlaufen etwas links von der Mittellinie. Rechts erreicht der vordere Lungenrand nahezu die Pleuragrenze, links weicht er im Bereich der *Incisura cardiaca pulmonis sinistri* nach lateral aus und läßt das Feld der absoluten Herzdämpfung frei.

In Abb. 414 sind die Pleurae mediastinales, der Thymus und die vordere Wand des Herzbeutels entfernt. Wir sehen das **Herz in situ.** Es ruht mit seiner *Facies diaphragmatica* auf dem Zwerchfell. Von der Herzbasis, *Basis cordis*, gehen die großen Gefäßstämme, Aorta, Truncus pulmonalis und die V. cava superior, ab. Sie liegen bis zu der (in der Abb. 414 weißen) Umschlaglinie noch innerhalb des Herzbeutels. Von der Mitte der Herzbasis zur links gelegenen Herzspitze verläuft die Herzachse. Auf der freigelegten *Facies sternocostalis* sehen wir rechts den dünnwandigen, rechten Vorhof, *Atrium dextrum*, mit dem rechten Herzohr, *Auricula dextra*. Sie sind durch den *Sulcus coronarius* (Abb. 415) gegen die rechte Kammer, *Ventriculus dexter*, abgesetzt. Diese reicht nach links bis zum *Sulcus interventricularis anterior*, in dem der R. interventricularis anterior der A. coronaria sinistra liegt. Links von ihr weist noch ein kleiner Teil der linken Kammer, *Ventriculus sinister*, gegen die vordere Brustwand. Zwischen Pleura

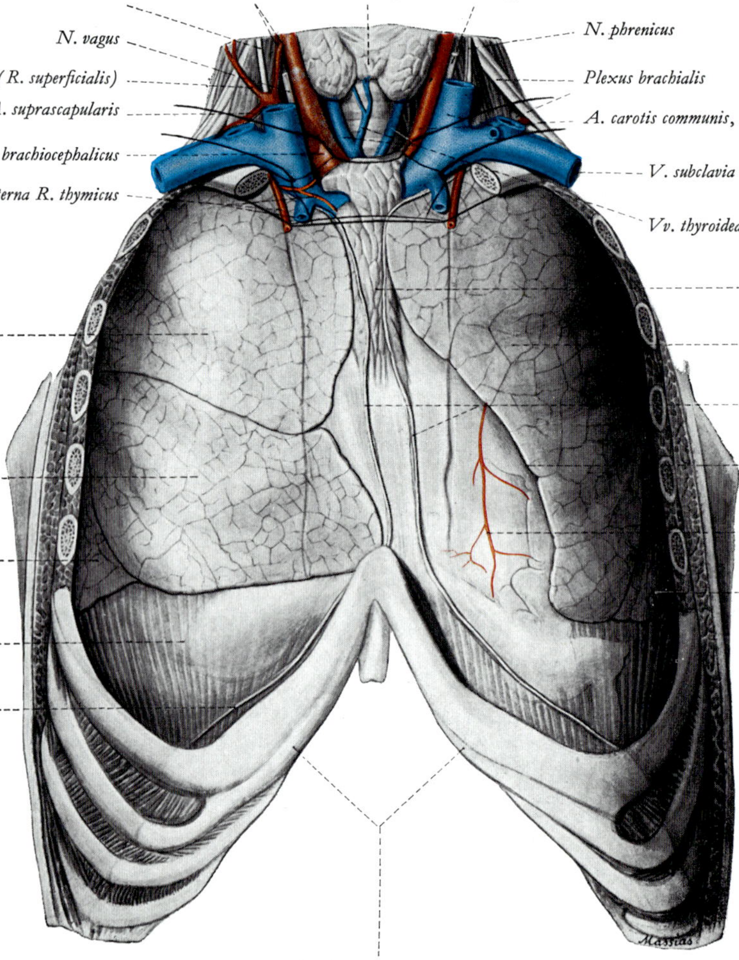

Abb. 413. Lage der Brustorgane (einer in Formalin gehärteten Leiche). Lungen, Herzbeutel, Pleuragrenzen. Vordere Brustwand ist entfernt; Pleurahöhlen sind eröffnet. Der Verlauf der 1. Rippe, der Clavicula und der kraniale Teil des Brustbeins sind durch schwarze Linien gekennzeichnet

mediastinalis und Herzbeutel verläuft rechts und links der *N. phrenicus* in Begleitung der *Vasa pericardiacophrenica*. Links sind Nerv und Blutgefäße länger, da sie um die ausladende Herzspitze verlaufen müssen. Verlängern wir den Proc. xiphoideus nach kranial, so stellen wir fest, daß **etwa 1/3 des Herzens rechts, 2/3 links von der Medianebene** liegen.

a) Das Herz, Cor

α) Allgemeine Form

Das Herz hat die Form eines Kegels, dessen Basis, **Basis cordis,** nach rechts oben und hinten, und dessen Spitze, **Apex cordis,** nach links unten und vorn weist. Die konvexe

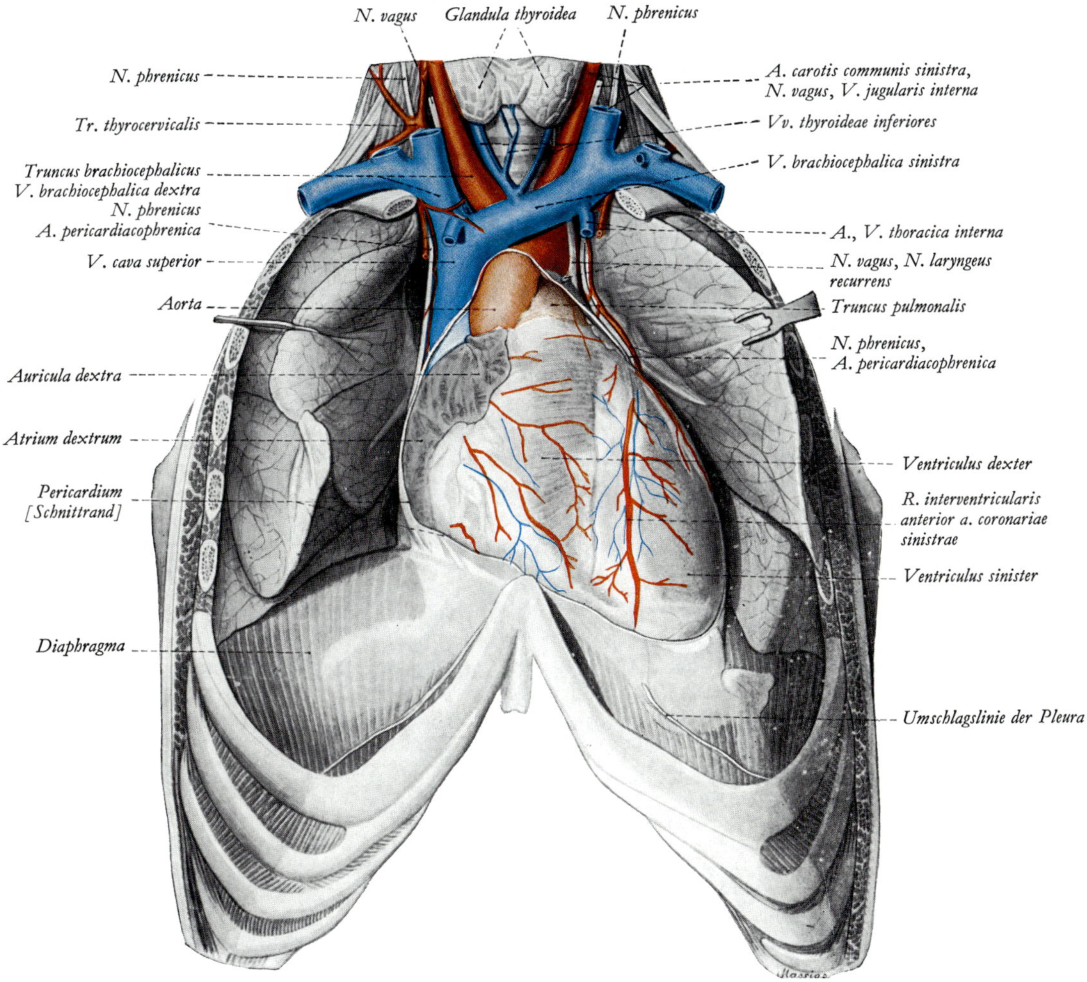

Abb. 414. Lage des Herzens und der großen Gefäße. Thymus und vordere Wand des Herzbeutels sind entfernt, die Lungen zurückgeschlagen

Facies sternocostalis (Abb. 415) ist gegen die vordere Brustwand gerichtet und rechts und links von der Lunge überlagert (Abb. 413, 433 gestrichelte Linie). Die Oberfläche ist von einer dünnen, spiegelnden, serösen Haut, dem viszeralen Blatt des Herzbeutels, der **Lamina visceralis pericardii (Epicardium)** bekleidet. Es setzt sich auch auf den Anfangsteil der großen Gefäße (Aorta, Truncus pulmonalis und V. cava superior) fort und geht hier in das parietale Blatt des Herzbeutels, **Lamina parietalis pericardii (Pericardium)** über.

Aorta und Truncus pulmonalis liegen somit in einer Ausdehnung von etwa 3 cm innerhalb des Herzbeutels. Platzt hier eines dieser Gefäße (*z. B. beim Aortenaneurysma*), so ergießt sich das Blut in den Herzbeutel (*Selbsttamponade des Herzens!*).

Die Lamina visceralis pericardii setzt sich auch auf die Vorderfläche der in den rechten Vorhof mündenden *V. cava superior* fort. Führen wir zwischen ihr und der *Aorta ascendens* den Finger in den *Sinus transversus pericardii* ein, so liegt ventral vom

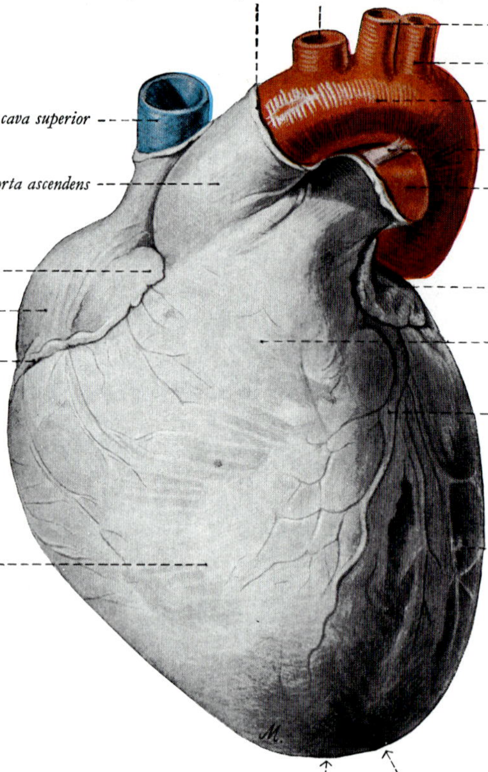

Abb. 415. Herz. Von vorn gesehen

Finger **der arterielle Pol** des Herzens (Aorta und Truncus pulmonalis) dorsal von ihm **der venöse Pol,** die Vv. cavae und die Vv. pulmonales.

Der *Sulcus interventricularis anterior* grenzt die rechte Kammer, **Ventriculus dexter,** gegen die linke, **Ventriculus sinister,** ab und läuft nach unten in die seichte, rechts von der Herzspitze gelegene *Incisura apicis cordis* aus. Die Kranzfurche, *Sulcus coronarius,* trennt die Vorhöfe von den Kammern. Der dünnwandige rechte Vorhof, **Atrium dextrum,** nimmt von oben die *V. cava superior* auf. Er ist durch den seichten *Sulcus terminalis* gegen das rechte Herzohr, **Auricula dextra,** abgesetzt. Dieses umgreift den Anfangsteil der *Aorta ascendens*, die hinter dem Truncus pulmonalis aus dem linken Ventrikel hervorgeht. Vom linken Vorhof, **Atrium sinistrum,** erscheint nur das linke Herzohr, **Auricula sinistra,** auf der Facies sternocostalis. Es füllt den Winkel zwischen Truncus pulmonalis und Ventriculus sinister aus. Der **Ventriculus dexter** bildet den Hauptteil der Facies sternocostalis. Er ruht breitbasig auf dem Zwerchfell (Abb. 414), verjüngt sich nach links oben zum **Conus arteriosus** und mündet in den Truncus pulmonalis. Die A. pulmonalis sinistra ist außerhalb des Herzbeutels durch das *Lig. arteriosum*, den Rest des Ductus arteriosus (*Botalli*), mit dem Arcus aortae verbunden.

Eine variable Menge von Fettgewebe liegt unter der Lamina visceralis pericardii [Epicard], vorwiegend in der Umgebung der Kranzgefäße des Herzens. Es füllt als Baufett die Furchen des Herzens, gleicht die Unebenheiten der Oberfläche aus und erleichtert damit die Bewegungen im Herzbeutel.

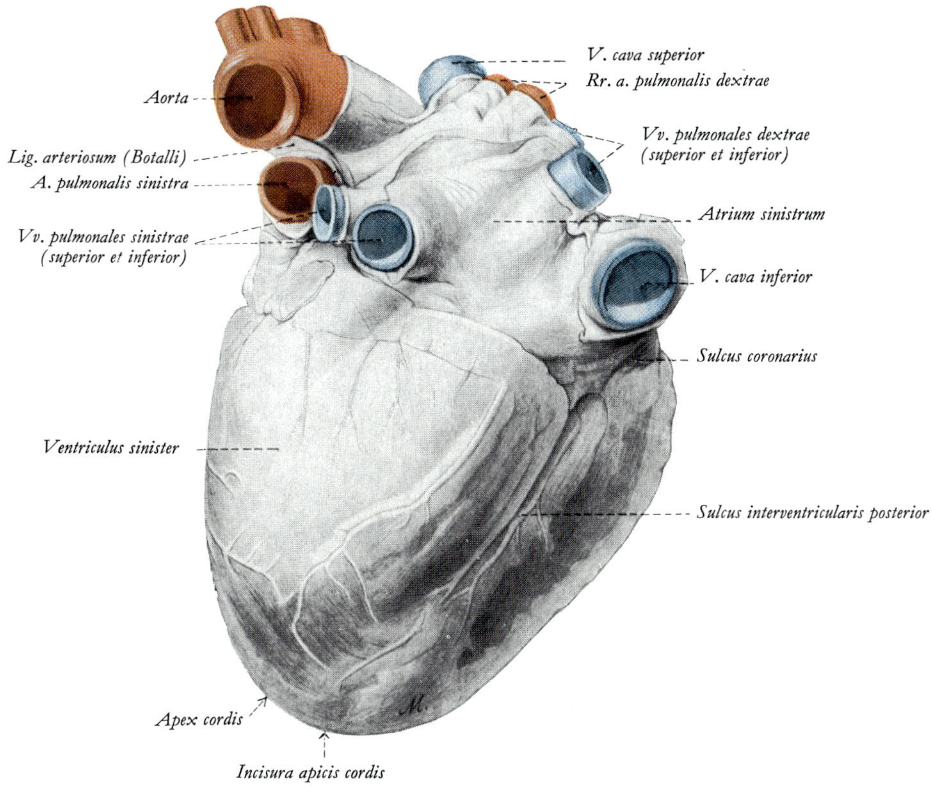

Abb. 416. Herz. Von hinten gesehen

Die flache Rückfläche des Herzens (Abb. 416) liegt mit ihrem größeren, kaudalen Teil dem Zwerchfell auf und heißt deshalb **Facies diaphragmatica.** Der *Sulcus interventricularis posterior* grenzt den linken Ventrikel gegen den rechten, der *Sulcus coronarius* die Vorhöfe gegen die Kammern ab. Auf dem Zwerchfell ruhen in der Hauptsache der linke Ventrikel, außerdem eine schmale Zone des rechten und das Atrium dextrum im Bereich der *V. cava inferior*. Der kraniale Teil der Rückfläche des Herzens, vom linken Vorhof gebildet, weist gegen das hintere Mediastinum und kommt hier in unmittelbaren Kontakt mit der Speiseröhre. Der linke Vorhof nimmt beiderseits 2 *Vv. pulmonales* auf.

β) Die Kranzgefäße, *Aa. und Vv. coronariae,*

ernähren den Herzmuskel. Sie müssen den dauernd tätigen Herzmuskel optimal mit O_2 und Nährstoffen versorgen. Benannt werden sie nach der Lage ihrer Hauptstämme in der Kranzfurche des Herzens. Nach der Entfernung der Lamina visceralis pericardii und des Fettgewebes können wir den Verlauf ihrer Hauptäste übersehen.

Die **A. coronaria sinistra** entspringt im Sinus aortae hinter der linken Aortenklappe (Abb. 421) und erscheint zwischen dem Truncus pulmonalis und dem linken Herzohr auf der Facies sternocostalis (Abb. 417). Sie teilt sich hier in einen **R. interventricularis anterior,** der im Sulcus interventricularis anterior unter Abgabe von Seitenästen zur Herzspitze verläuft, und einen **R. circumflexus,** der im Sulcus coronarius nach links zur Zwerchfellfläche des Herzens gelangt.

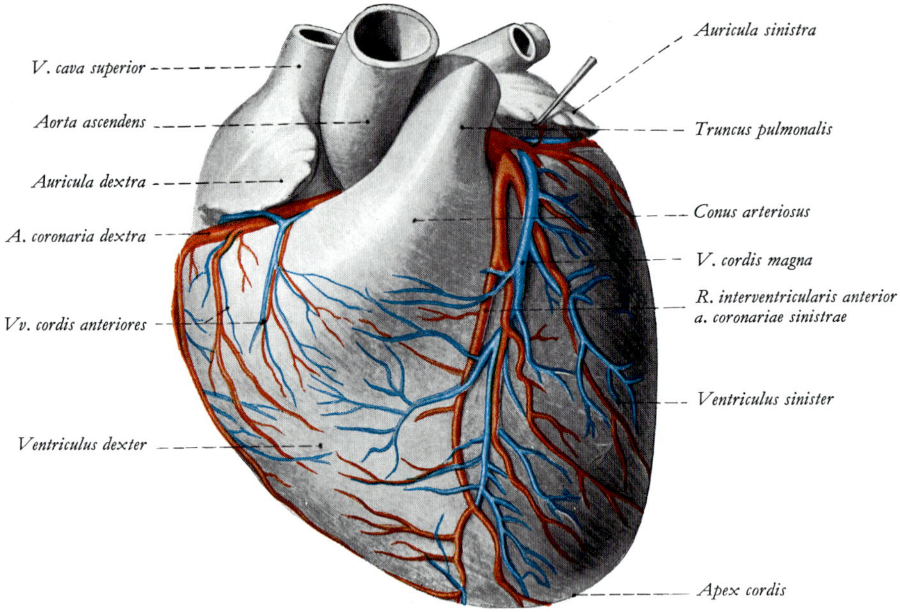

Abb. 417. Kranzgefäße des Herzens. Von vorn gesehen

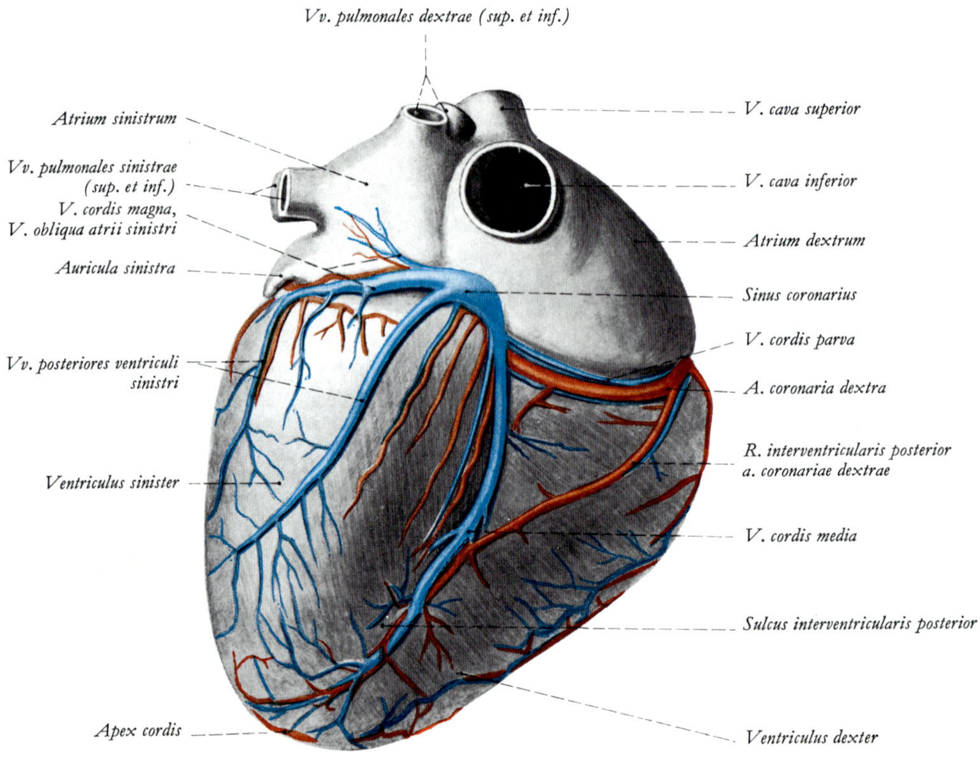

Abb. 418. Kranzgefäße des Herzens. Von hinten gesehen

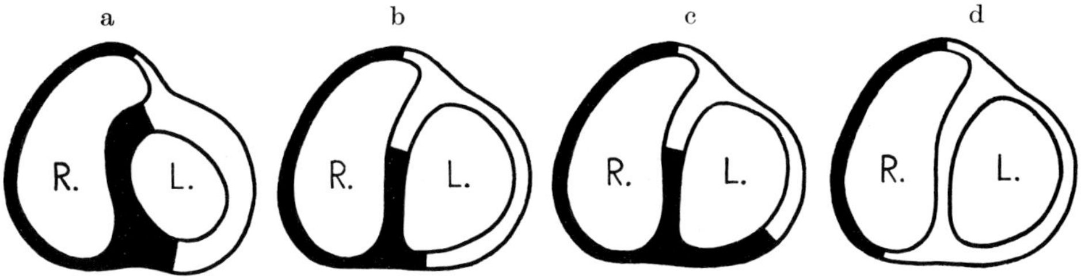

a = Querschnitt nahe der Ventilebene *b = häufiges Verhalten*
b–d = Querschnitt durch die Mitte der Kammern *c = große A. coronaria dextra*
d = große A. coronaria sinistra

Abb. 419. Versorgungsgebiet der rechten (schwarz) und linken (weiß) Koronararterie. Schemata nach *v. Hayek*, Springer-Verlag 1958

Die **A. coronaria dextra** entspringt im Sinus aortae der rechten Aortenklappe (Abb. 421), verläuft in der Kranzfurche nach rechts bis zum Sulcus interventricularis posterior, wo sie als **R. interventricularis posterior** bis zur Herzspitze absteigt (Abb. 418). Der Anfangsteil ist vom rechten Herzohr bedeckt (Abb. 417). In ihrem Verlauf in der Kranzfurche gibt sie Äste an die rechte Kammer und den rechten Vorhof ab.

Die Kranzvenen fließen in der Hauptsache durch den auf der Zwerchfellfläche des Herzens (Abb. 418) gelegenen **Sinus coronarius** in den rechten Vorhof ab. Die **V. cordis magna** steigt im Sulcus interventricularis anterior bis zur Kranzfurche (Abb. 417) auf, wendet sich in ihr nach links zur Zwerchfellfläche, nimmt hier die **Vv. posteriores ventriculi sinistri** auf und setzt sich in den Sinus coronarius fort (Abb. 418). Die große **V. cordis media** verläuft im Sulcus interventricularis posterior. Eine vom linken Vorhof zum Sinus coronarius fließende Vene, **V. obliqua atrii sinistri,** sei als Rest des linken Sinushorns erwähnt. Die kleinen **Vv. cordis anteriores** (Abb. 417) von der rechten Kammer und zahlreiche kleinste Venen, **Vv. cordis minimae** (*Thebesii*), münden direkt in den rechten Vorhof, andere auch in den linken Vorhof und in die Kammern.

Die **A. coronaria dextra** versorgt den größten Teil des rechten Herzens, den hinteren Teil der Scheidewand und wechselnd große Teile der Hinterwand des linken Ventrikels (schwarz in Abb. 419 b u. c).

Die **A. coronaria sinistra** versorgt den übrigen Teil des linken Ventrikels, den vorderen Teil der Scheidewand und einen schmalen Streifen der Vorderwand des rechten Ventrikels (weiß in Abb. 419 b u. c).

Der **R. interventricularis anterior** entläßt in seinem Verlauf eine Reihe von Ästen, hauptsächlich an den linken Ventrikel. An der Herzspitze dringen seine Äste mit den

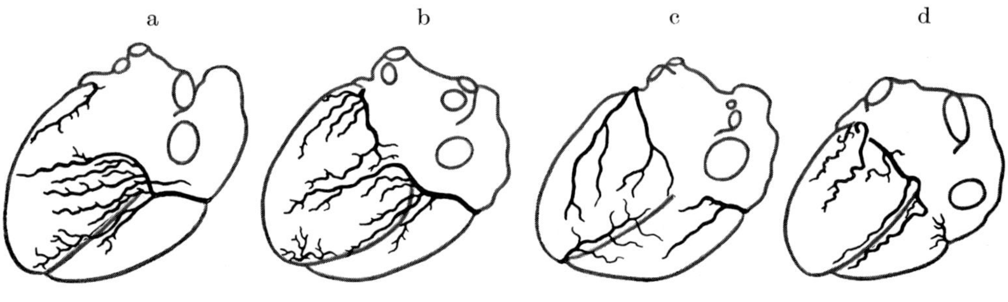

a u. b = starke Ausbildung der A. coronaria dextra *c u. d = schwache A. coronaria dextra*

Abb. 420. Variabilität der Koronararterien. Herzen von hinten gesehen Nach *v. Hayek*, Springer-Verlag 1958

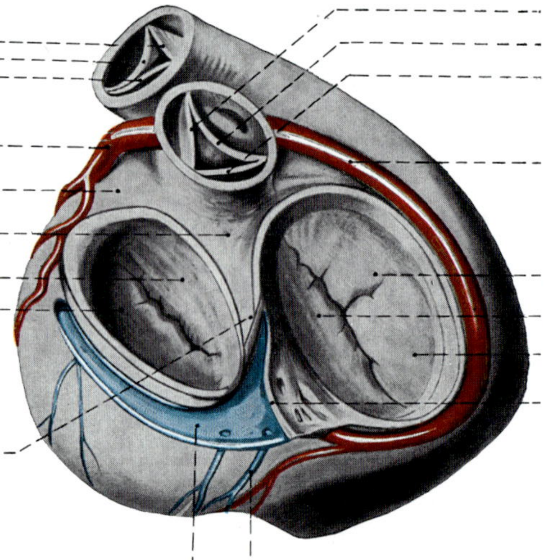

Abb. 421. Ventilebene des Herzens mit Herzklappen und Kranzgefäßen. Die Vorhöfe sind entfernt

Muskelfasern in die Tiefe und versorgen die tiefen Muskelfasern beider Ventrikel, die Papillarmuskeln und die unteren Teile der Scheidewand. Diese Art der Verzweigung erklärt das Vorkommen tief gelegener Infarkte bei intakter oberflächlicher Muskulatur.

Der geschilderte ausgeglichene Versorgungstyp der beiden Kranzarterien kommt in etwa der Hälfte aller Herzen vor. Einen Überblick über das **Vorherrschen der rechten oder linken Koronararterie** vermittelt die Abb. 420a–d. Die vorherrschende Arterie versorgt den größten Teil der Scheidewand (Abb. 419). Der Sinusknoten und das *His*sche Bündel werden in der Regel von der rechten Koronararterie versorgt.

Zwischen rechter und linker Koronararterie bestehen zahlreiche **Anastomosen**, die aber so fein sind, daß man die Kranzarterien als funktionelle Endarterien ansehen muß. Lediglich in 9% normaler Herzen sind zwischen ihnen funktionsfähige Anastomosen nachgewiesen. Im allgemeinen können die Anastomosen die Ernährung des Herzmuskels nicht sicherstellen, wenn ein benachbarter Ast undurchgängig ist. Es kommt zum **Herzinfarkt**, der beim Ausfall eines größeren Astes den sofortigen Tod (*Herzschlag*) herbeiführt. Der Ausfall eines kleineren Versorgungsgebietes kann mit einer Schwiele ausheilen. Um die Weite eines jeden Herzgefäßes zu sichern, verlaufen die Kranzgefäße in der Systole meist geschlängelt, in der Diastole gerade. *Adrenalin*, das die übrigen peripheren Gefäße verengt, erweitert die Kranzgefäße.

γ) Die Räume des Herzens

Das Herz wird durch eine Scheidewand, die dem Verlauf der Sulci interventriculares entspricht, und durch einen Klappenapparat an der Vorhof-Kammergrenze in 4 annähernd gleich große Räume, die beiden Vorhöfe und die beiden Kammern, unterteilt. Das **Septum interventriculare** stellt in seinem größeren, unteren Teil eine kräftige Muskelplatte dar (*Pars muscularis*). Oben geht es in die dünne *Pars membranacea septi interventricularis* über (Abb. 422). Das **Septum interatriale** (Abb. 423) besteht ebenfalls aus einer *Pars muscularis* und einer *Pars membranacea*.

Der rechte Vorhof, *Atrium dextrum* (Abb. 423), nimmt das Blut der **V. cava superior** und **inferior** und des **Sinus coronarius** auf. Die *Valvula v. cavae inferioris* (*Eustachii*) und die *Valvula sinus coronarii* (*Thebesii*) umrahmen von rechts her die Einmündungen der

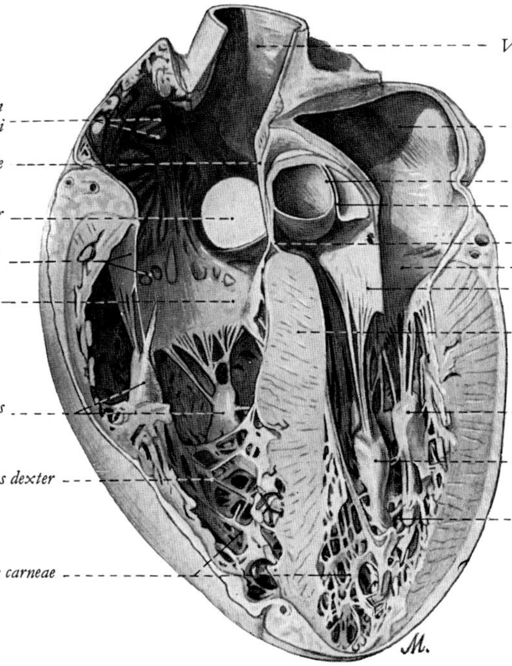

Abb. 422. Frontalschnitt durch das Herz in der Ebene der Atrioventrikularöffnungen

V. cava und des Sinus coronarius. Sie sind die Reste der rechten Sinusklappe (s. Entwicklung). Die Valvula v. cavae inferioris leitet in der Embryonalzeit das Blut der unteren Hohlvene zu dem in der Vorhofscheidewand gelegenen *Foramen ovale.* Das Blut gelangt so unter Umgehung des Lungenkreislaufs direkt in den linken Vorhof. Die **Fossa ovalis** wird von dem wulstförmigen *Limbus fossae ovalis* umrahmt.

Der Limbus ist der verdickte Rand des *Septum secundum.* Der Boden der Fossa ovalis hängt beim Embryo als freier Rand des *Septum primum* wie „ein geöffneter Türflügel" als *Valvula foraminis ovalis* in den linken Vorhof hinein. Strömt nach der Geburt das mit dem ersten Atemzuge in die Lunge gesaugte Blut in den linken Vorhof zurück, so wird die Tür durch den entstehenden Überdruck zugeschlagen, das Foramen wird funktionell geschlossen. Allmählich verkleben die Ränder miteinander. Doch kann man bei 23% der Erwachsenen das Foramen noch sondieren. Ist aber die Valvula foraminis ovalis zu kurz angelegt, so bleibt das Loch auch funktionell offen; die Durchmischung des venösen und arteriellen Blutes führt zu Kreislaufstörungen, die nach der Größe der Öffnung verschieden schwere Formen annehmen können.

Der zwischen den Mündungen der Hohlvenen gelegene Teil des rechten Vorhofes ist glattwandig. Er wurde erst später als *Sinus venarum cavarum* in den Vorhof einbezogen und ist durch die gegen das Lumen vorspringende *Crista terminalis* gegen den ursprünglichen Vorhof abgesetzt. Der letztere zeigt kammartige Erhebungen der Muskulatur, *Mm. pectinati,* die senkrecht auf die Crista terminalis zustreben. Vom ursprünglichen Vorhof geht das rechte Herzohr nach vorn ab.

Die rechte Kammer, *Ventriculus dexter,* erhält ihr Blut aus dem rechten Vorhof durch das *Ostium atrioventriculare dextrum* (Abb. 421–424). Vom Rande dieser Öffnung entspringen 3 bindegewebige, von Endokard überzogene, dreieckige Klappen, **Cuspes.** Nach ihrer Lage bezeichnen wir sie als *Cuspis anterior, Cuspis posterior* und *Cuspis septalis.* Sie bilden zusammen die **Valva atrioventricularis dextra** (*Valvula tricuspidalis*). Von der freien Spitze und der Außenfläche der Cuspes entspringen Sehnenfäden, **Chordae**

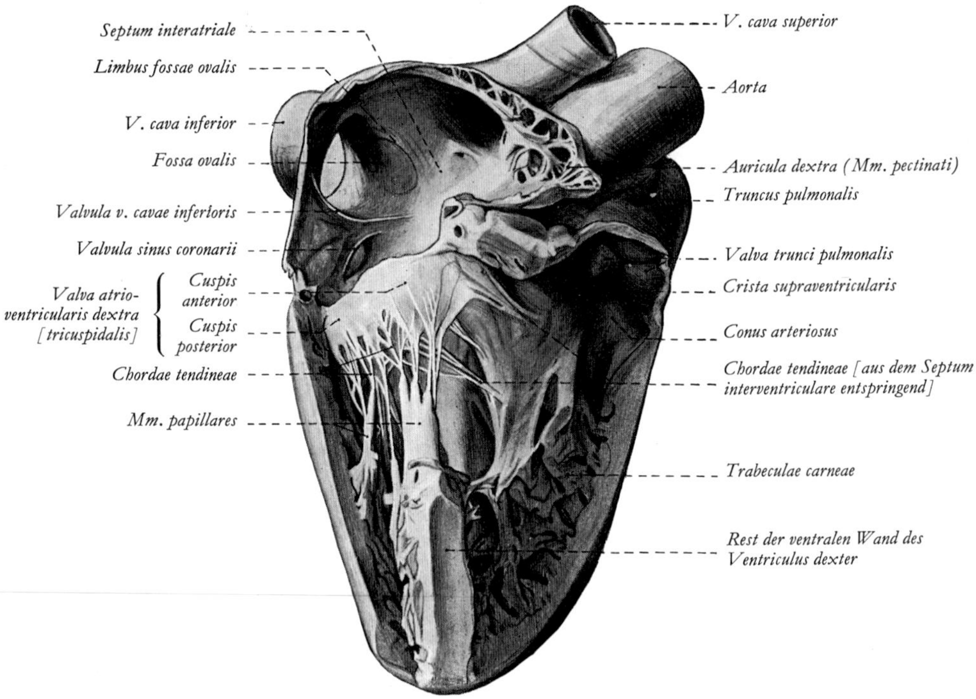

Abb. 423. Rechter Vorhof und rechte Kammer nach Abtragung der ventralen Wand

tendineae, die zu den **Mm. papillares** ziehen. Diese liegen an der Grenze zweier Klappen, die sie mittels der Chordae tendineae spannen. Der lange *M. papillaris anterior* entspringt von einem kräftigen Muskelbalken, *Trabecula septomarginalis,* der vom Septum zur Kammerwand zieht. Er ist in dieser Lage bei der Eröffnung der rechten Kammer gefährdet. Der hintere Papillarmuskel ist kurz. Am Septum können 2 kleine Papillarmuskeln vorkommen. Ihre Chordae tendineae können aber auch direkt an der Scheidewand entspringen. Wie die Segel vom Wind, so werden die Cuspes vom Blut gebläht, bei der Kammerkontraktion durch das Blut vor das Ostium atrioventriculare getrieben (Abb. 424 Sy). Die Cuspes legen sich so dicht aneinander, daß der Rückstrom des Blutes in den Vorhof verlegt ist. Die Papillarmuskeln verhindern mit ihren Chordae tendineae, daß die Klappen in den Vorhof zurückschlagen.

Auf dem Querschnitt (Abb. 425) erscheint der rechte Ventrikel halbmondförmig. Die relativ dünne Wand hat nur den geringen Widerstand im Lungenkreislauf zu überwinden. Zahlreiche netzförmig angeordnete Muskelzüge, Trabeculae carneae, springen besonders im Bereich der **Einströmungsbahn,** die von der Vorhofkammeröffnung zur Herzspitze verläuft, gegen das Innere vor. Die von der Herzspitze zur Valva trunci pulmonalis aufsteigende **Ausströmungsbahn** ist glattwandiger. Oberhalb der *Crista supraventricularis* (Abb. 423) wird sie als **Conus arteriosus** bezeichnet.

Die Pulmonalisklappe, *Valva trunci pulmonalis* (Abb. 421, 423), wird von 3 halbmondförmigen Segeln, *Valvulae semilunares,* gebildet, die mit ihrer Basis an der Gefäßwand angeheftet sind. Ihre freien Ränder ragen in das Arterienlumen vor und tragen ein Knötchen, *Nodulus valvulae semilunaris* und seitlich von diesem jederseits eine halbmondförmige, verdünnte Stelle, die *Lunula valvulae semilunaris.* Läßt der Blutstrom aus der rechten Kammer nach, so füllen sich die zwischen Gefäßwand und Segeln gelegenen Taschen; die freien Schließungsränder der Segel lagern sich so dicht anein-

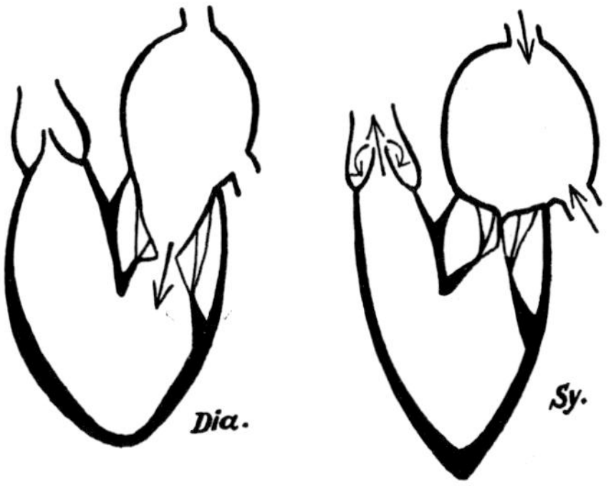

Abb. 424. Die Stellung der Atrioventrikular- und Semilunarklappen in Diastole (Dia) und Systole (Sy). Schema

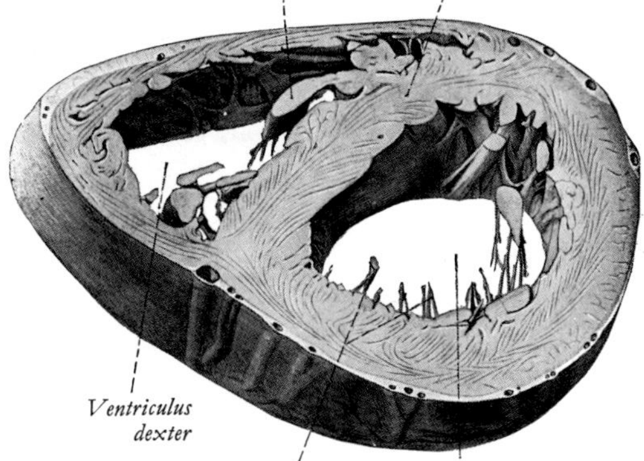

Abb. 425. Querschnitt durch die Herzkammern

ander, daß das Rückströmen des Blutes verhindert wird. Noduli (Arantii) und Lunulae sollen den vollständigen Klappenschluß unterstützen. Nach der Lage der Segel unterscheiden wir an der Valva trunci pulmonalis eine Valvula semilunaris anterior, dextra und sinistra.

Der linke Vorhof, *Atrium sinistrum,* nimmt jederseits mit 2 *Vv. pulmonales* das aus der Lunge zurückströmende, arterialisierte Blut auf und leitet es durch das *Ostium atrioventriculare sinistrum* in die linke Kammer weiter. Der zwischen den Lungenvenen gelegene, glattwandige Teil wurde erst in der Entwicklung in den Vorhof einbezogen. Vom ursprünglichen Vorhof aus wendet sich das schmale, linke Herzohr, Auricula sinistra, zur Vorderfläche des Herzens, wo es zwischen Truncus pulmonalis und Ventriculus sinister erscheint.

Die linke Kammer, *Ventriculus sinister* (Abb. 422, 425, 426), ist durch eine besonders kräftige Wand ausgezeichnet, die den starken Widerstand im großen Körperkreislauf überwinden muß. Ein engmaschiges Netzwerk von **Trabeculae carneae** springt gegen das Lumen vor. Aus ihm erheben sich **2** kräftige **Mm. papillares** (anterior und posterior), die ihre **Chordae tendineae** zu der zweizipfligen Klappe, **Valva atrioventricularis sinistra** (*Valvula bicuspidalis*), schicken. Da sie mit der *Mitra* des Bischofs eine gewisse Ähnlichkeit besitzt, nennt sie der Kliniker **Valvula mitralis.** Die Zipfel der Klappe werden als *Cuspis anterior* und *posterior* bezeichnet. Die Cuspis anterior bildet gleichzeitig auch die Scheidewand zwischen der vom Ostium atrioventriculare sinistrum zur Herzspitze verlaufenden **Einströmungsbahn** und der zwischen Septum interventriculare und Cuspis anterior aufsteigenden, glattwandigen **Ausströmungsbahn,** die sich durch die Aortenklappe in die Aorta ascendens fortsetzt (Abb. 427).

Die Aortenklappe, *Valva aortae,* wird wie die Pulmonalklappe von 3 halbmondförmigen Segeln, *Valvulae semilunares,* gebildet (Abb. 421, 427). Nach ihrer Lage werden sie als *Valvula semilunaris posterior, dextra* und *sinistra* bezeichnet. Hinter den Klappen ist die Aortenwand zum *Sinus aortae* (Valsalvae) ausgebuchtet. Die Segel bestehen aus einer bindegewebigen Grundlage, die vom Endokard überzogen ist, aber keine Gefäße besitzt.

Der zu gleicher Zeit erfolgende Schluß der Aorten- und Pulmonalisklappe erzeugt den 2. Herzton. Erkrankungen der Segel können zu Verwachsungen, Kalkablagerungen und

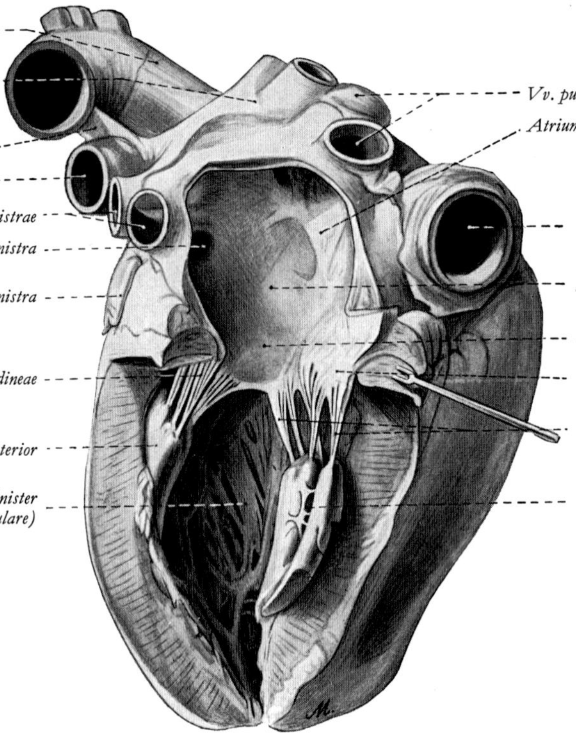

Abb. 426. Linker Vorhof und linke Kammer nach teilweiser Entfernung der dorsalen Wand

Zerstörungen führen, wodurch die Klappe eingeengt (*Stenose*) oder schlußunfähig wird (*Insuffizienz*). Bei der Stenose ist das Ausströmen des Blutes erschwert, bei der Insuffizienz strömt ein Teil des Blutes in der Diastole zurück. Stenose und Insuffizienz kommen auch kombiniert vor.

δ) Herzskelett und Anordnung der Herzmuskulatur

An der Vorhofkammergrenze ist das Bindegewebe zu je einem **Anulus fibrosus dexter** und **sinister** verdichtet, die einerseits den Cuspes der Atrioventrikularklappen, andererseits der Vorhof- und Kammermuskulatur zum Ursprung bzw. Ansatz dienen. Auch Aorta und Truncus pulmonalis besitzen oberhalb der Klappen bindegewebige Ringe. Ein Bindegewebszwickel zwischen Aorta und Anulus fibrosus dexter und sinister (Abb. 421) wird als **Trigonum fibrosum dextrum,** ein weiterer, links von Aorta und Anulus fibrosus sinister, als **Trigonum fibrosum sinistrum** bezeichnet. Diese Bindegewebsverstärkungen bilden zusammen mit der **Pars membranacea** der Scheidewände das bindegewebige Skelett des Herzens.

Die quergestreifte **Muskulatur des Herzens** (s. Bd. I) bildet ein Raumnetz, das am Herzskelett entspringt und ansetzt, aber einige Hauptverlaufsrichtungen erkennen läßt. **An den Kammern** unterscheiden wir eine äußere, mittlere und innere Schicht. Die äußere Schicht entspringt vom Herzskelett, verläuft in linksgerichteten Schraubenzügen bis zur Herzspitze, wo sie sich im *Vortex cordis*, Herzwirbel, in die Tiefe senkt, um als innere Schrägfasern wieder bis zum Herzskelett aufzusteigen. Andere Fasern der äußeren Schicht senken sich vor allem in den Sulci interventriculares in die Tiefe, umkreisen die beiden Ventrikel einzeln (Abb. 428) und

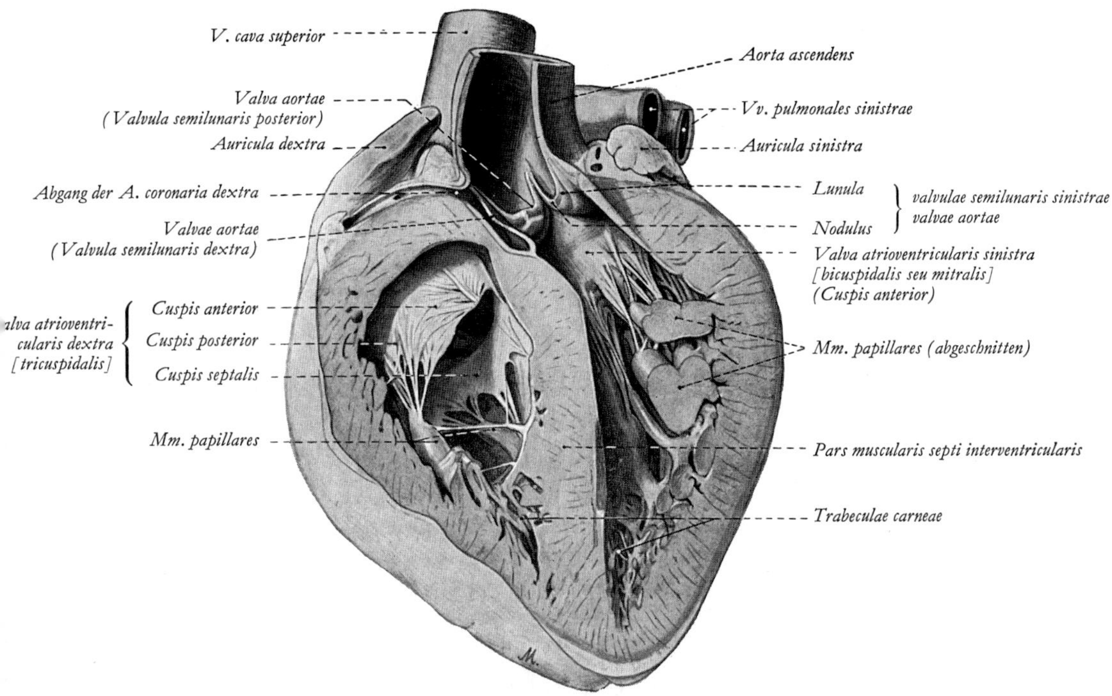

Abb. 427. Frontalschnitt durch das Herz in der Ebene des Aortenabganges

streben dann ebenfalls in der inneren Längsschicht wieder dem Herzskelett zu. Die äußere Schicht umkreist beide Kammern gemeinsam, die Ringschicht jede Kammer für sich. Die dünne **Muskulatur der Vorhöfe** läßt äußere, quere, über beide Vorhöfe verlaufende Züge und innere Bogenfasern erkennen, die vom Herzskelett über das Vorhofsdach zum Herzskelett ziehen. Sie setzen die Richtung der äußeren Kammerfasern fort und können in Zusammenarbeit mit ihnen die Vorhofkammergrenze nach hinten und vorn verschieben. Die Ringfasern verengen das Lumen und treiben das Blut aus.

Die Herzspitze wird ausschließlich von der linken Kammer gebildet (Abb. 422). Die Wand ist hier außerordentlich dünn und nimmt vorhofwärts allmählich an Stärke zu. Diese Tatsache beweist, daß die Kammerkontraktion an der Herzspitze beginnt und arterienwärts fortschreitet. Die Kontraktion der Ring- und inneren Längsfasern engt den Ventrikelraum ein und verkürzt ihn gleichzeitig. Die kontrahierten Teile verdicken die Wand und passen sie dem steigenden Druck in der Kammer an. Die Blutsäule wird dabei durch die Aortenklappe in die Aorta geschoben. Mit der Dickenzunahme der Kammerwand steigt auch gleichzeitig der Widerstand in den großen Gefäßen.

Die Herzspitze bleibt bei diesem Vorgang nahezu an Ort und Stelle. Die an der Vorhofkammergrenze gelegene **Ventilebene des Herzens** (*Graf Spee*) wird durch die Kammerverkürzung herzspitzenwärts bewegt. Dabei werden die Vorhöfe entfaltet, und das Blut wird aus den Venen angesaugt. Da Entleerung und Verkleinerung der Kammern mit einer Füllung und Vergrößerung der Vorhöfe einhergehen, bleibt das Gesamtvolumen des Herzens nahezu konstant. Das **Herz** ist somit eine **Druck- und Saugpumpe.**

Dauernde Mehrarbeit, hervorgerufen durch Widerstände in der peripheren Strombahn, und Klappenfehler führen zur **Hypertrophie** der Herzmuskulatur. Verstärkte Füllung der Herzräume ruft zunächst eine **tonogene**, beim Nachlassen der Herzkraft eine **myogene Dilatation** hervor. Diese Veränderungen betreffen zunächst nur den besonders beanspruchten Teil des Herzens, können dann aber auch die übrigen in Mitleidenschaft ziehen.

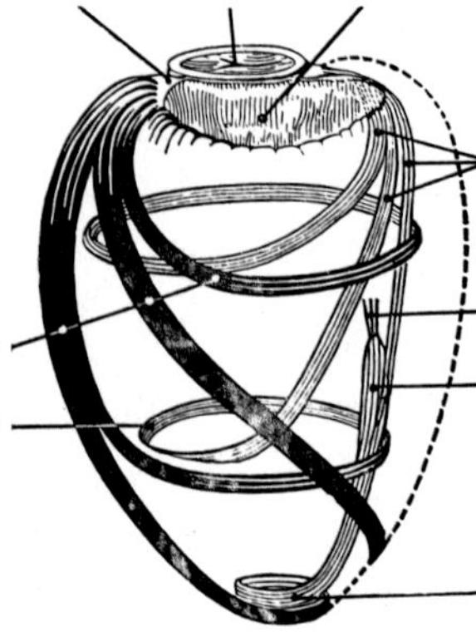

Abb. 428. Schema des Muskelfaserverlaufs in der linken Kammer. Nach *Benninghoff*

ε) Erregungsbildungs- und Erregungsleitungssystem und Herznerven

Bei der Darstellung der Herzmuskulatur wurde festgestellt, daß die Vorhof- und Kammermuskulatur durch das Bindegewebe des Herzskeletts getrennt sind. Nur durch eine schmale Muskelbrücke, die sich histologisch von der übrigen Muskulatur unterscheidet, wird die Erregung vom Vorhof zur Kammer geleitet. Sie bildet mit gleich oder ähnlich gebauten Muskeln das Erregungsleitungssystem des Herzens.

Es ist durch eine bindegewebige Hülle gegen die Umgebung abgesetzt. Durch Injektion einer Farbstofflösung in diesen Mantel läßt sich das System leicht darstellen.

Der **Nodus sinuatrialis,** Sinusknoten oder *Keith-Flack*scher Knoten liegt am vorderen Umfang der Einmündungsstelle der V. cava superior. Er besteht aus einem regellosen Netzwerk dünner, sarkoplasmareicher Muskelfasern, die nach mehreren Richtungen in die Vorhofsmuskulatur ausstrahlen. Ein längeres Bündel verläuft im Sulcus terminalis. Der Knoten hat einen Durchmesser von etwa 2 mm, enthält zahlreiche Nerven und gelegentlich auch Ganglienzellen. Beim ruhenden, erwachsenen Menschen werden im Sinusknoten pro Min. 60–80 rhythmische Erregungen produziert, die die Vorhofsmuskulatur zur Kontraktion anregen und durch sie den Atrioventrikularknoten in Tätigkeit setzen. Wir bezeichnen deshalb den **Sinusknoten** als den führenden Teil oder **Schrittmacher der Herzbewegung.**

Der **Nodus atrioventricularis,** der Vorhof-Kammer- oder *Aschoff-Tawara*sche Knoten, empfängt die rhythmischen Erregungen des Sinusknotens über die Vorhofsmuskulatur und leitet sie über den unpaaren Stamm, *Truncus*, und die paarigen Schenkel, *Crura*, in beide Kammern. Der Knoten liegt (Abb. 429) subendokardial an der Mündung des Sinus coronarius, nahe dem Anulus fibrosus der rechten Atrioventrikularöffnung. Er besteht aus einem Netzwerk regellos angeordneter, dünner, sarkoplasmareicher, fibrillenarmer Muskelfasern. Nerven und Ganglienzellen sind beim Menschen nur in der Nachbarschaft des Knotens nachgewiesen. Die vom Sinusknoten kommende Erregung wird im Atrioventrikularknoten verzögert, wodurch die Überleitungszeit zustande kommt.

Der Stamm, **Truncus fasciculi atrioventricularis,** zieht vom Knoten an der Vorhofkammergrenze zur Pars membranacea septi interventricularis, wo er sich in den rechten und linken Schenkel teilt. Der Stamm wurde als erster Teil des Systems von *His jun.* entdeckt und wird nach ihm auch als *Hissches Bündel* bezeichnet.

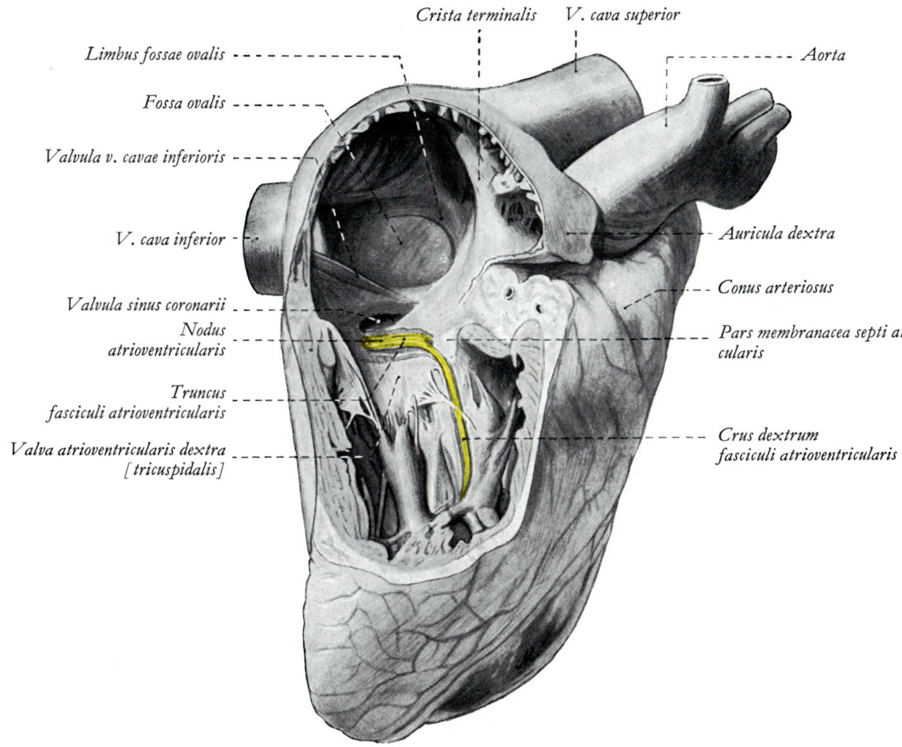

Abb. 429. Nodus atrioventricularis, Truncus und Crus dextrum des Erregungsleitungssystems des Herzens (gelb)

Das **Crus dextrum fasciculi atrioventricularis** verläuft als rundlicher Strang an der Grenze der Einströmungs- und Ausströmungsbahn des rechten Ventrikels kaudalwärts zur Wurzel des großen, vorderen Papillarmuskels. Erst hier verzweigt er sich im Papillarmuskel und in den Trabeculae carneae.

Das **Crus sinistrum fasciculi atrioventricularis** durchbohrt am unteren Rande der Pars membranacea septi interventricularis die Scheidewand und liegt unterhalb der Valva aortae (Abb. 430) als dünnes, aber breites Band auf der linken Fläche der Kammerscheidewand. Hier steigt es unter Teilung in zwei oder mehrere Stränge abwärts zur Basis der Papillarmuskeln. Die feineren Äste bilden ein auf den Trabeculae carneae liegendes Netzwerk, das bis zur Herzspitze reicht. Rückläufige Fasern streben zur Vorhofkammergrenze. Bisweilen ziehen einzelne, nur vom Endokard überzogene Fäden als „falsche Sehnenfäden" frei durch den Ventrikel.

Am frischen Herzen ist das Bündel mit seiner netzförmigen Verzweigung (den „Purkinje-Fasern") ohne weitere Präparation häufig durch das Endokard zu sehen.

Die Tatsache, daß die Erregungsleitungsfasern zuerst an die Papillarmuskeln, dann an die Trabeculae der Herzspitze und zuletzt an die Kammerbasis herantreten, erklärt die **Reihenfolge der Kontraktion**: Papillarmuskeln, Herzspitze, Kammerbasis.

Die durch das Erregungsleitungssystem bedingte Automatie des Herzens steht noch unter der regulierenden, antagonistischen Wirkung der **Herznerven,** des **Sympathicus** und des **Parasympathicus.**

Die **Nn. vagi** verlangsamen die Schlagfolge (negativ chronotrop), hemmen die Erregungsleitung (negativ dromotrop) und setzen die Kraft der Herzkontraktionen herab (negativ

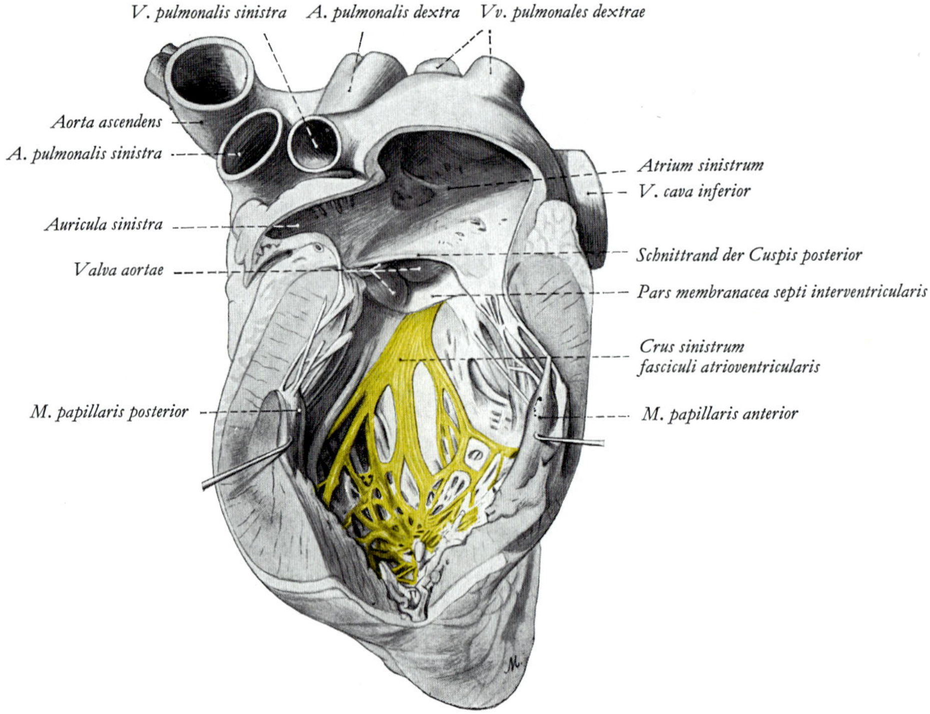

Abb. 430. Crus sinistrum des Erregungsleitungssystems des Herzens (gelb)

inotrop). Der **Sympathicus** beschleunigt die Schlagfolge (positiv chronotrop), wird deshalb auch *Accelerans* genannt, fördert die Erregungsleitung (positiv dromotrop) und steigert die Kraft der Herzkontraktionen (positiv inotrop).

Äste des Halsgrenzstranges **(Nn. cardiaci cervicales)** und des N. vagus **(Rr. cardiaci)** mischen sich auf dem Herzen zu den Herzgeflechten, die untereinander in Verbindung stehen. Der **Plexus cardiacus superficialis** liegt mehr links, vor dem Aortenbogen, der **Plexus cardiacus profundus** mehr rechts, hinter dem Aortenbogen. Die aus den Geflechten hervorgehenden Äste verzweigen sich 1. auf den großen Gefäßen, 2. auf den Vorhöfen und Kammern und 3. als Plexus coronarius mit den Kranzgefäßen.

Sie verlaufen zunächst im Epikard, bilden in ihm ein Geflecht, dringen in das Myokard ein, umspinnen hier mit feinsten Geflechten die Herzmuskelfasern und bilden schließlich noch ein Geflecht unter dem Endokard. In die Geflechte sind intramurale Ganglien eingestreut, die wahrscheinlich mit präganglionären Vagusfasern in Verbindung stehen.

Die zu den Plexus cardiaci ziehenden Nerven seien hier kurz zusammengestellt:

1. Die *Rr. cardiaci superiores* entspringen aus dem Vagusstamm unterhalb des Ggl. inferius [nodosum] – manchmal auch vom N. laryngeus superior – und ziehen mit den großen Halsgefäßen zum Plexus cardiacus.
2. Die *Rr. cardiaci inferiores* verlassen den Vagus rechts in Höhe der A. subclavia, links erst vor dem Aortenbogen. Nicht selten kommen sie erst aus den Nn. laryngei recurrentes.
3. Der *N. cardiacus cervicalis superior* entspringt als zarter Ast am unteren Ende des Ggl. cervicale superius, verläuft medial vom Grenzstrang unter der tiefen Halsfaszie abwärts und erreicht links mit der A. carotis communis, rechts mit dem Truncus brachiocephalicus das Herzgeflecht.
4. Der *N. cardiacus cervicalis medius,* meist ein starker Ast, entspringt aus dem Ggl.

cervicale medium (beim Fehlen desselben aus dem R. interganglionaris) und gelangt vor oder hinter der A. subclavia zum Plexus cardiacus.

5. Der *N. cardiacus cervicalis inferior* kommt mit mehreren Wurzeln aus dem Ganglion cervicothoracicum (stellatum) und verläuft rechts hinter dem Truncus brachiocephalicus, links hinter dem Aortenbogen zum Herzgeflecht.
6. Vom 2.–4. (5.) Brustganglion ziehen feine Äste als *Nn. cardiaci thoracici* zum Herzgeflecht.

Die Vagus- und Sympathikusäste können schon am Hals Verbindungen eingehen und Geflechte bilden. Der stärkere *Plexus cardiacus profundus* nimmt den größeren Teil der Äste, sämtliche Nn. und Rr. cardiaci der rechten Seite, außerdem die Nn. cardiaci cervicales medius und inferior des linken Sympathicus und die Rr. cardiaci inferiores des linken Vagus auf.

Sensible Nervenendigungen sind besonders zahlreich im Epikard und Endokard nachgewiesen. In der Wand der Vorhöfe wurden nahe der Einmündung der Vv. cavae und der Vv. pulmonales netzförmige Nervenverzweigungen als Dehnungsrezeptoren nachgewiesen (*Nonidez*). Der beim Kaninchen nachgewiesene **Depressor** geht von der Aorta aus, registriert den Blutdruck und kann über das Vaguszentrum durch Verlangsamung des Herzschlages den Blutdruck senken und dadurch die Aorta entlasten. Beim Menschen könnte ihm der aus dem N. laryngeus superior entspringende Vagusast entsprechen.

Erwähnt sei noch, daß auch psychische Erregungen und Reizungen der Baucheingeweide, besonders des Magens und des großen Netzes, die vielleicht über den Vagus verlaufen, die Herztätigkeit beeinflussen können.

ζ) Die Topographie des Herzens und seine Projektion auf die vordere Brustwand

Projizieren wir die Herzsilhouette (Abb. 431, 432) auf die vordere Brustwand, so sind **randbildend auf der rechten Seite:** die V. cava superior (V. c.) und der rechte Vorhof (R. V.), **auf der linken Seite:** der linke Ventrikel (zwischen 3 u. 4), das linke Herzohr (zwischen 4 u. 5), der Truncus pulmonalis (P.) und der Arcus aortae (A)

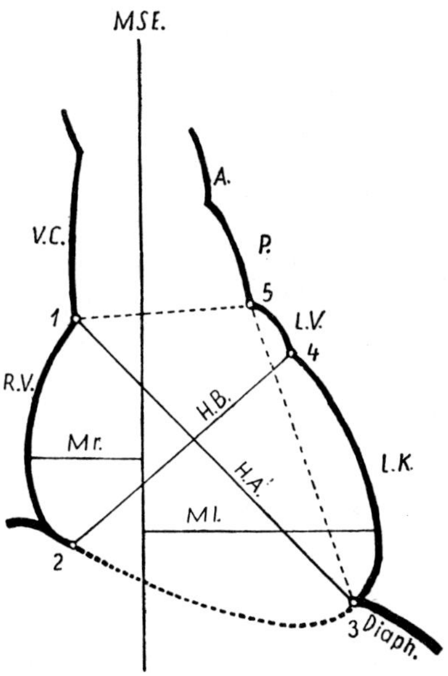

Abb. 431. Herzsilhouette. Röntgenpause: HA = Herzachse; HB = Herzbreite; Mr = rechter Medianabstand; Ml = linker Medianabstand; MSE = Mediansagittalebene; RV = rechter Vorhof; LV = linker Vorhof; LK = linke Kammer; A = Aorta; P = Truncus pulmonalis; V. C. = V. cava superior

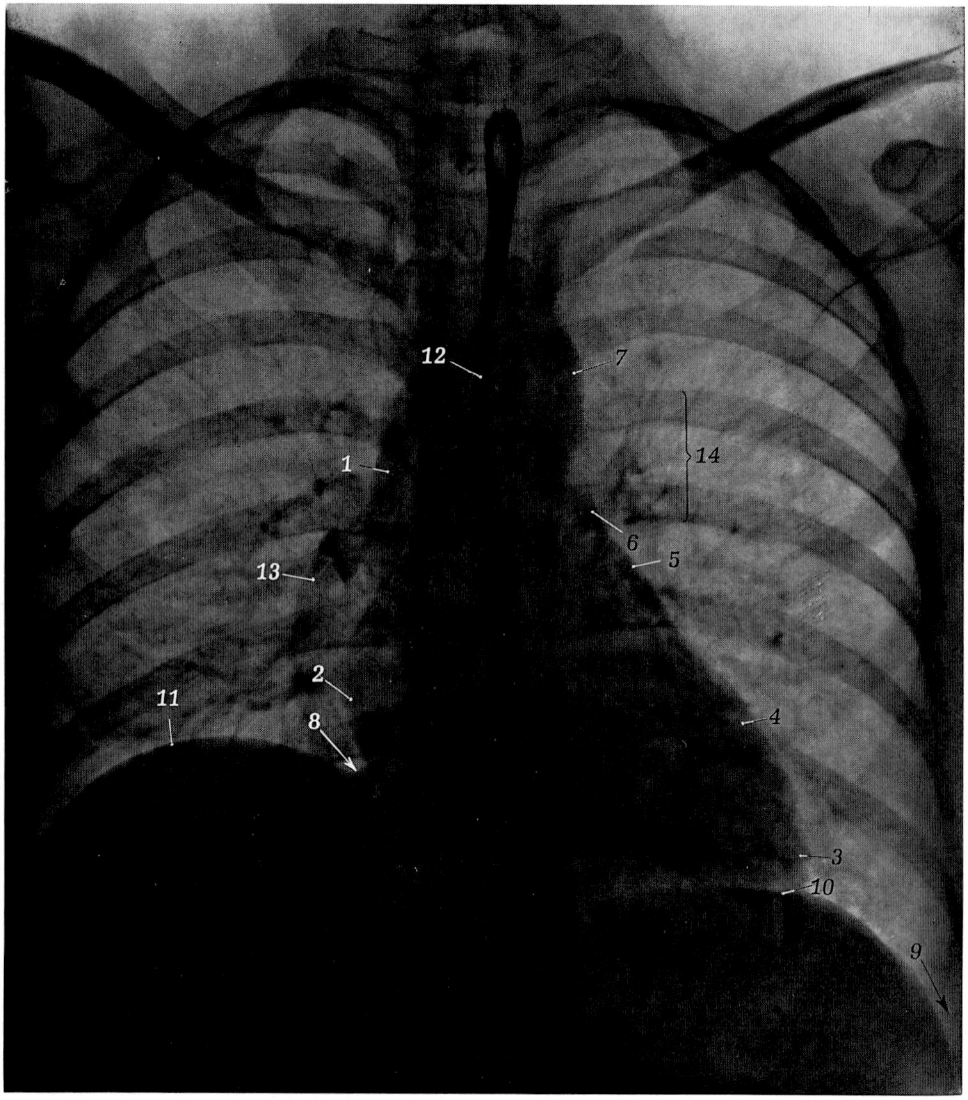

1. V. cava superior
2. Rechter Vorhof
3. Herzspitze
4. Linker Ventrikel
5. Linkes Herzohr
6. Pulmonalisbogen
7. Aortenknopf
8. Recessus diaphragmaticomediastinalis dexter
9. Recessus costodiaphragmaticus sinister
10. Linke Zwerchfellkuppel
11. Rechte Zwerchfellkuppel
12. Oesophagus (Aortenenge)
13. Rechte Unterlappenarterie
14. Linker Lungenhilus

Abb. 432. Topographie des Herzens und des Oesophagus (mit Kontrastmittel gefüllt) (p. a.-Aufnahme des Instituts für Röntgendiagnostik der Charité Berlin)

Nach kaudal (in Abb. 431 punktiert) geht der Herzschatten in den durch die Bauchorgane (Leber) bedingten Schatten über. Herzspitze und unterer Herzrand projizieren sich bei postero-anteriorem Strahlengang in den Schatten der linken Zwerchfellkuppel (Abb. 432). Sie liegen in der Bucht, die von der vorderen Brustwand und von dem nach vorn abfallenden Zwerchfell gebildet wird. An der Herzsilhouette können wir noch die

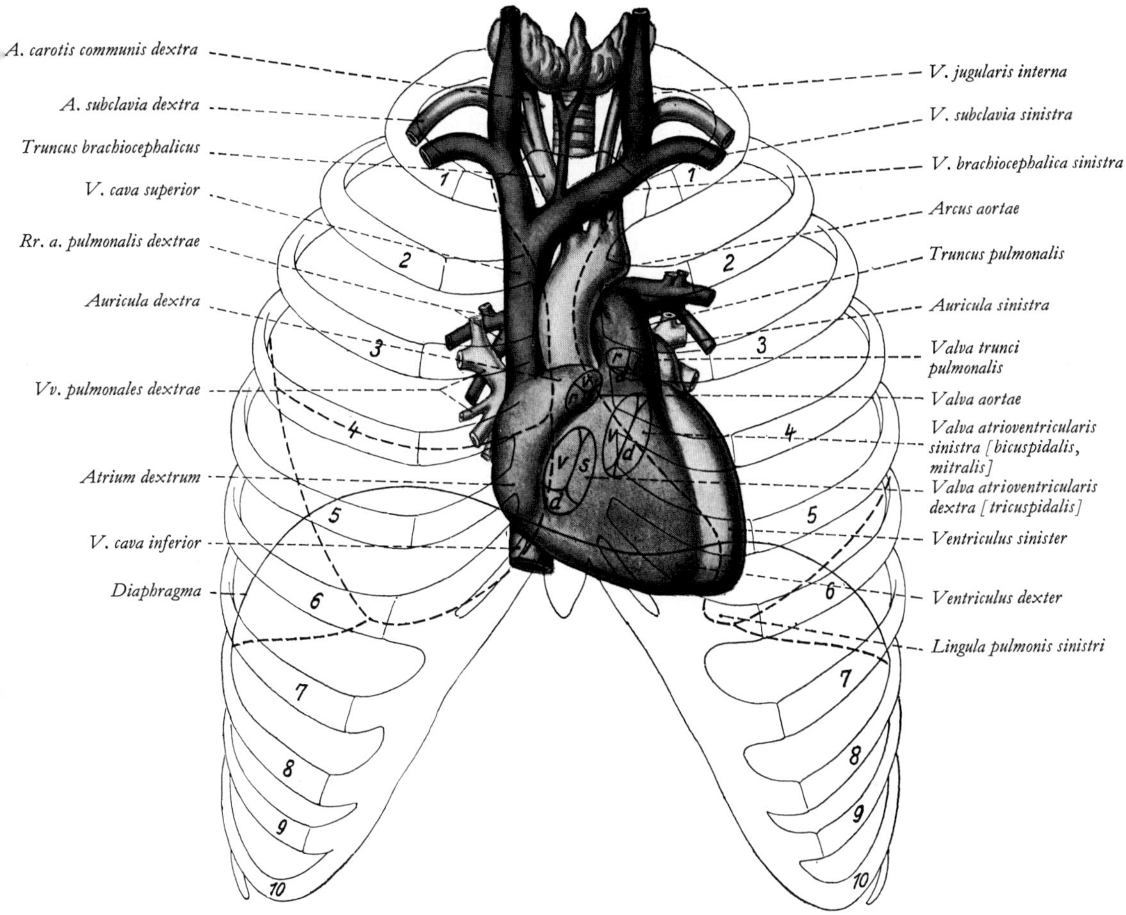

Abb. 433. Herz, Herzklappen und große Gefäße sagittal auf die ventrale Wand des Brustkorbes projiziert. Grenzen der Lungenlappen gestrichelt. Die segel- und halbmondförmigen Klappen tragen in der Abb. noch die alten Namen. Die neuen Namen ersehe man aus umstehender Skizze (Abb. 434)

Länge des ganzen Herzens (1–3 in Abb. 431), die Herzbreite (2–4), den rechten Medianabstand (Mr) und den linken Medianabstand (Ml) messen, die uns über die Größe des Herzens (S. 599) Auskunft geben. Die Herzachse (1–3) bildet mit der Horizontalen einen Winkel von etwa 45°. Ist der Winkel größer, so sprechen wir von einem Steilherzen, ist er kleiner, von einem Querherzen.

Die Lage der einzelnen Herzabschnitte zur vorderen Brustwand (Abb. 433). **Der rechte Vorhof,** durch den vorderen Rand der rechten Lunge (in Abb. 433 gestrichelt) und den Recessus costomediastinalis von der vorderen Brustwand getrennt, liegt in Höhe des 3.–6. Rippenknorpels und ragt 1–2 cm über die rechte Sternallinie nach rechts. **Das rechte Herzohr** liegt in Höhe des 3. Interkostalraumes hinter dem Sternum. **Die rechte Kammer,** nur teilweise durch die Lungenränder und die Recessus costomediastinales von der vorderen Brustwand getrennt, reicht vom 3. bis zum 6. Rippenknorpel und liegt medial von der linken Parasternallinie hinter den linken Zwischenrippenräumen 3–5 und der linken Hälfte des Brustbeines. Sie wird bei Stichverletzungen besonders häufig betroffen. **Der linke Vorhof** liegt in der Hauptsache dorsal, in Höhe des 7.–9. Brustwirbels. Nur das linke Herzohr erscheint auf der Vorderfläche in Höhe des dritten linken Rippenknorpels. **Die linke Kammer** weist nur mit einem schmalen Streifen, der sich von der 3. bis zur 6. Rippe erstreckt, gegen die vordere Brustwand. Der Hauptteil ruht auf dem Zwerchfell. Die von der linken Kammer gebildete **Herzspitze** liegt beim Erwachsenen meist im 5. Interkostalraum, 8–9 cm links von der Mittellinie, etwa medial von der Medioklavikularlinie. Sie entspricht nicht genau dem Herzspitzenstoß. Bei Frauen fühlen wir ihn in etwa 20% der Fälle im 4. Interkostalraum, ebenso bei Kindern bis zu 8 Jahren.

Der Herzspitzenstoß verschiebt sich bei linker Seitenlage nach links, bei rechter etwas nach rechts. Außerdem wird seine Lage durch den Zwerchfellstand beeinflußt. Bei Flüssigkeitsansammlung im Herzbeutel schwindet er. Systolische Einziehung an der Stelle des Spitzenstoßes läßt auf adhaesive Perikarditis schließen. Hebender Spitzenstoß verrät eine Hypertrophie der linken Kammer, schwacher Spitzenstoß ein Nachlassen der Herzkraft.

Die Lage der Herzostien und ihre Auskultation (Abb. 433). Die **Valva atrioventricularis dextra** [tricuspidalis] liegt in der Höhe des Sternalansatzes der 5. Rippe hinter dem Sternum. Dort findet auch die Auskultation statt. Die **Valva atrioventricularis sinistra** [bicuspidalis] projiziert sich hinter den Sternalansatz des 4. linken Rippenknorpels. Ihr Ton wird fortgeleitet und am besten abgehorcht an der Herzspitze im 5. Interkostalraum, etwas medial von der Medioklavikularlinie. Die **Valva trunci pulmonalis,** Pulmonalklappe, liegt hinter dem Sternalansatz der linken 3. Rippe. Ihren fortgeleiteten Ton auskultiert man im 2. Interkostalraum links vom Sternum. Die **Valva aortae,** Aortenklappe, liegt rechts von der Pulmonalklappe hinter dem Sternum. Ihren fortgeleiteten Ton auskultiert man im 2. Interkostalraum rechts vom Sternum.

Perkussion des Herzens. Klopfen wir den Brustkorb in Richtung auf das Herz von oben, von links und von rechts her ab, so wird der laute, tiefe Schall der Lungen an der Herzgrenze deutlich leiser und etwas höher. Diese **relative Herzdämpfung** entspricht ungefähr der Projektionsfigur des Herzens (Abb. 433). Sie darf beim gesunden Herzen fingerbreit über den rechten Sternalrand hinausragen. Links beginnt sie an der Herzspitze, 8–11 cm links von der Medianlinie; nach oben reicht sie bis in den 3. linken Interkostalraum. Perkutiert man

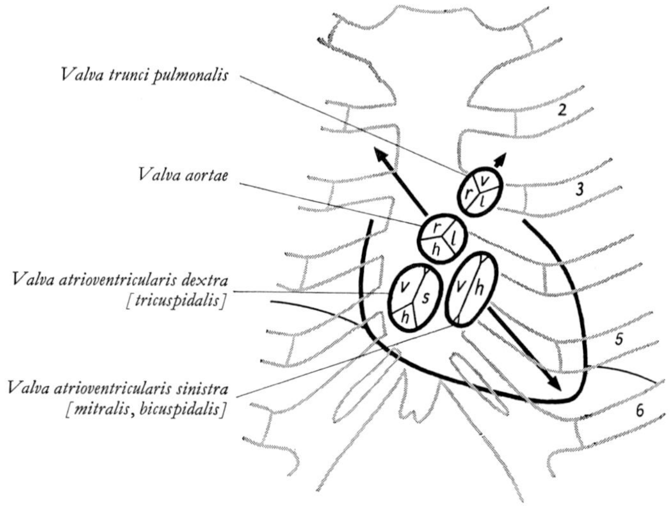

Abb. 434. Skizze zu Abb. 433 mit den neuen Namen der Klappen. r = rechte; l = linke; h = hintere; v = vordere; s = septale. Pfeile weisen auf die Auskultationsorte

im Bereich der relativen Herzdämpfung mit leisen Schlägen weiter medianwärts, so schwindet am Lungenrand die letzte Spur des hellen Lungenschalles. Das Herz liegt hier unmittelbar der Brustwand an oder ist nur durch den Recessus costomediastinalis sinister von ihr getrennt. Da das Sternum als Ganzes schwingt, läßt sich hinter ihm kein Schallunterschied feststellen. Wir bezeichnen mithin das Feld der maximalen Dämpfung links vom Sternum als **absolute Herzdämpfung.** Sie reicht vom Sternalansatz der 4. linken Rippe nach lateral etwas über die Parasternallinie hinaus, von hier abwärts bis zum 6. Rippenknorpel (in Abb. 433 zwischen dem linken Sternalrand und dem gestrichelten linken Lungenrand). Nach unten ist die Abgrenzung nur möglich, wenn die Dämpfung an den tympanitischen Schall des Magens oder Darmes grenzt. Meist geht sie aber in die Leberdämpfung über.

Lungenblähung (*Emphysem*), Inspiration und Exspiration, schrumpfende Prozesse der Lunge, oberflächliche und tiefe Lage des Herzens können die absolute Herzdämpfung größer oder kleiner werden lassen, ohne daß die Herzgröße verändert ist.

η) Größe und Gewicht des Herzens

sind abhängig vom Alter, vom Geschlecht, vom Körpergewicht, von der Körperlänge und vom Trainingszustand. Im allgemeinen gilt die Regel, daß das Herz so groß ist wie die Faust des Individuums.

Am Lebenden läßt sich ein leidlich exaktes Urteil über die Herzgröße durch die Bestimmung der Herzmaße an der orthodiagraphisch oder durch Röntgenfernphotographie hergestellten Herzsilhouette gewinnen. Die projizierte **Länge des ganzen Herzens** (1–3 in Abb. 431) beträgt beim Mann etwa 14,5 cm, bei der Frau etwa 12 cm, die **Herzbreite** (2–4 in Abb. 431) 10,5 cm, der **rechte Medianabstand** (Mr) etwa 4 cm, der **linke Medianabstand** (Ml) etwa 8,8 cm. Rechter und linker Medianabstand (Mr, Ml) ergeben den 12–15 cm großen **Transversaldurchmesser.** Aus den Maßen läßt sich die Flächengröße der Herzsilhouette berechnen. Der *Groedel*sche **Herz-Lungenquotient** gibt an, wie oft der Transversaldurchmesser des Herzens im größten Transversaldurchmesser des Thorax enthalten ist. Er beträgt beim Kinde 1,8, beim Erwachsenen 2, wodurch ausgedrückt ist, daß das Herz des Kindes relativ größer ist.

Das Herz des Neugeborenen ist relativ groß und schwer (7,6 g Herzgewicht pro kg Körpergewicht), weil es in der Fetalzeit auch den Widerstand in dem weitverzweigten Plazentarkreislauf überwinden mußte. Bis zum 4. Monat sinkt dieses relative Herzgewicht auf 3,8 g. Mit etwa 1 ¼ Jahren hat es wieder 5 g erreicht und bleibt mit gewissen Schwankungen während des Lebens bestehen. Das weibliche Herz ist gewöhnlich etwas leichter und kleiner. Dauernd erhöhte Muskelarbeit führt zu leichter Herzvergrößerung. Im Alter bleibt das Herz trotz Abnahme des Körpergewichts meist relativ groß, weil die Widerstände im Kreislauf mit zunehmender Verkalkung der Arterien größer werden. Pathologisch kann das Herz durch Hypertrophie und Dilatation vergrößert sein. Die Herzvergrößerung betrifft dabei die besonders beanspruchten Abschnitte. Verbreiterung nach links spricht für eine Vergrößerung des linken Herzens und ergibt eine „Schuhform“ der Herzsilhouette. Verbreiterung nach oben und rechts weist auf eine Vergrößerung der rechten Kammer hin („Kugelform“ der Silhouette).

δ) Form- und Lageveränderungen des Herzens

ergeben sich vor allem durch Veränderungen des intrathorakalen und intraabdominalen Druckes und durch die Größe und Lage der Nachbarorgane.

Der elastische Zug der rechten und linken Lunge hält das Mittelfell und mit ihm das Herz in einer bestimmten Lage zur Medianebene. Zunahme dieses Lungensogs bei der Inspiration wirkt erweiternd auf das zwischen den beiden Lungen gelegene Herz, besonders auf die dünnwandigen großen Venen und die Vorhöfe, die sich stärker füllen. Das rhythmische An- und Abschwellen des intrathorakalen Sogs kommt in der Pulskurve zum Ausdruck.

Wird der Lungensog einer Seite herabgesetzt oder aufgehoben **(Pneumothorax)**, so zieht die gesunde Lunge das Mittelfell und damit das Herz zu sich herüber. Sammeln sich **größere Flüssigkeitsmengen** (Exsudat, Eiter, Blut) oder **Luft** (*Spannungspneumothorax*) in der kranken Brusthöhle an, so wird mit zunehmendem Druck das Herz (vor allem seine dünnwandigen Teile) komprimiert und stärker zur gesunden Seite verlagert. Durch die Verlagerung kommt es zu einer Abknickung und Torsion der großen Gefäße, besonders der V. cava inferior, zu hochgradiger Stauung in den Venen und ungenügender Füllung des Herzens. Es entsteht eine lebensbedrohliche Kreislaufstörung. Pendelt beim Pneumothorax das Mittelfell mit den rhythmischen Druckveränderungen bei der Ein- und Ausatmung abwechselnd zur gesunden und kranken Seite, so sprechen wir vom **Mediastinalflattern.** Es beeinträchtigt stark den Kreislauf. Auch Verwachsungen des Herzens mit der Umgebung, Stränge und schrumpfende Prozesse im Brustraum können mehr oder minder starke Verlagerungen des Mittelfells und des Herzens und dadurch starke Kreislaufbehinderung hervorrufen.

Einfluß der Körperlage. Im Stehen ist der Herzschatten schmal und länglich, in Rückenlage breiter und kürzer; das Herz steht höher und ist mehr quer gelagert. In linker Seitenlage verschiebt sich das Herz mehr nach links. In rechter Seitenlage ergibt sich keine wesentliche Verschiebung, weil sich das Herz auf die Leber stützt.

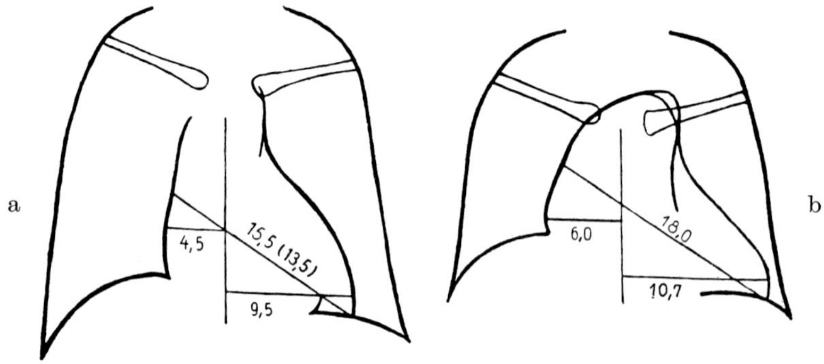

Abb. 435. Herzsilhouette bei Inspiration (a) und Exspiration (b).
Röntgenpause nach Aufnahmen von Dr. *G. A. Weltz* (in *Lubosch* 1935)

Einfluß des Zwerchfellstandes (Abb. 435). Hochstand des Zwerchfells bei starker Ausatmung und raumbeengenden Prozessen in der Bauchhöhle (Schwangerschaft, Geschwülste, Lebervergrößerung, starke Füllung des Magendarmkanals usw.) heben und verbreitern das Herz, wobei die Spitze leicht nach vorn gedreht wird.

Starke Füllung des Magens und Gasansammlung in der Flexura coli sinistra können durch Einwirkung auf das Herz Druckgefühl hinter dem Brustbein und Herzklopfen hervorrufen. Auch starke Einschnürungen durch Korsetts und Leibbinden verändern die Herzlage.

Tiefstand des Zwerchfells bei starker Einatmung, beim Emphysem, bei geringem Druck in der Bauchhöhle (schlaffe Bauchdecken) ergibt ein schmales, nach unten gezogenes Herz. Es „hängt" an seinen Gefäßen.

Da der Aortenbogen über den linken Bronchus zieht, kann bei starker Zwerchfellsenkung die Luftröhre und damit auch der Kehlkopf in der Systole abwärts gezogen werden (*Oliver-Cardarellisches Symptom!*). Paradoxer Puls und Anschwellen der Halsvenen bei der Einatmung werden ebenfalls beobachtet.

Auch **Konstitutions- und Altersunterschiede** des Thorax (S. 554) und pathologische Thoraxformen führen zu Lage- und Formveränderungen des Herzens (*„Tropfenherz" des schmalbrüstigen Asthenikers, „Querherz" des breitschultrigen Pyknikers, Verlagerungen beim Kyphoskoliotiker!*).

b) Die Herzinnenhaut, Endocardium, das Endokard,

überzieht als dünne Schicht die Räume des Herzens einschließlich der Klappen.

Ein dünnes, einschichtiges polygonales Endothel bildet den Abschluß gegen das Blut. Unter dem Endothel liegt eine Schicht kollagener Fasern, die in der Systole gewellt, in der Diastole gedehnt sind. Eingelagerte elastische Fasern fangen den Schub des vorbeiströmenden Blutes ab. Glatte Muskelzellen können den elastischen Widerstand herauf- und herabsetzen. Da das Endokard durch den vorbeistreichenden Blutstrom beansprucht wird, ist es an der

Mündung und am Ursprung der Gefäße am stärksten, in der linken Kammer stärker als in der rechten. Eingespritzte Tusche oder Farbstoffe werden von den Bindegewebszellen des Endokard gespeichert. In das Blut gelangte Bakterien können zu einer Entzündung des Endokard, *Endocarditis*, führen und starke Veränderungen am Klappenapparat hervorrufen.

c) Der Herzbeutel

besteht, wie die übrigen serösen Häute, aus einem viszeralen Blatt, der **Lamina visceralis pericardii,** dem **Epikard,** das die Oberfläche des Herzens und die Abgänge der großen Gefäße überzieht und aus einem parietalen Blatt, **Lamina parietalis pericardii, Pericardium,** einem straffen, etwas dehnbaren Sack, der das Herz und die Anfangsteile der großen Gefäße umgibt. Es besteht aus einer äußeren kräftigen fibrösen Schicht und einer inneren serösen.

Das Perikard liegt beim Gesunden dem Herzen faltenlos an. Die innere, seröse Schicht sondert eine geringe Menge Flüssigkeit (normal etwa 15 cm^3) ab, die das reibungslose Gleiten in dem kapillaren Spalt zwischen Herz und Herzbeutel ermöglicht. Die äußere, derbe Faserschicht verhindert eine Überdehnung des Herzens und stellt die Verbindung mit der Umgebung her. Nach dem Prinzip des Scherengitters überkreuzte oder auch gewellte kollagene Fasern fangen die Überdehnung des Herzens ab, elastische Fasernetze raffen das Perikard und verkleinern den Herzbeutel. Durch dieses Konstruktionsprinzip kann sich der Herzbeutel den Form-, Größen- und Lageveränderungen des Herzens anpassen und sich dem Herzen anschmiegen. Er erlaubt eine Größenzunahme um etwa $\frac{1}{3}$.

Bei Eröffnung des Herzbeutels am Lebenden springt das Herz in jeder Diastole hervor, alle Hohlräume des Herzens, besonders die rechten, nehmen an Größe zu. Dadurch werden die Atrioventrikularklappen, besonders die Valva atrioventricularis dextra, insuffizient. Die geringere Herzleistung spricht für die Bedeutung des unversehrten Herzbeutels, der über dem dünnwandigen, rechten Vorhof besonders kräftig ist.

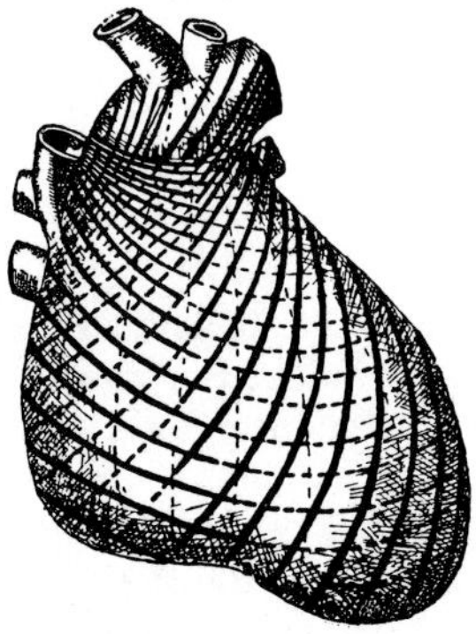

Abb. 436. Verlauf der kollagenen Fasern des Herzbeutels. Von ventral gesehen. Nach *Wallraff*

Der Herzbeutel liegt nur zwischen den vorderen Umschlaglinien der Pleura (Abb. 413) der vorderen Brustwand unmittelbar an und ist hier durch die **Ligg. sternopericardiaca** an der Rückfläche des Brustbeins angeheftet. Die Verbindung mit der Pleura mediastinalis und dem hinteren Mediastinum ist nicht besonders fest. Inniger ist sie dagegen mit dem Zwerchfell, hier besonders am vorderen Rande.

Das Innere des Herzbeutels ist mit Endothel ausgekleidet und spiegelnd glatt. Die Vorder-, Zwerchfell- und Seitenflächen liegen dem Herzen glatt an. Die Rückfläche (Abb. 437) zeigt zwischen den Abgängen der großen Gefäße verschiedene Buchten, die

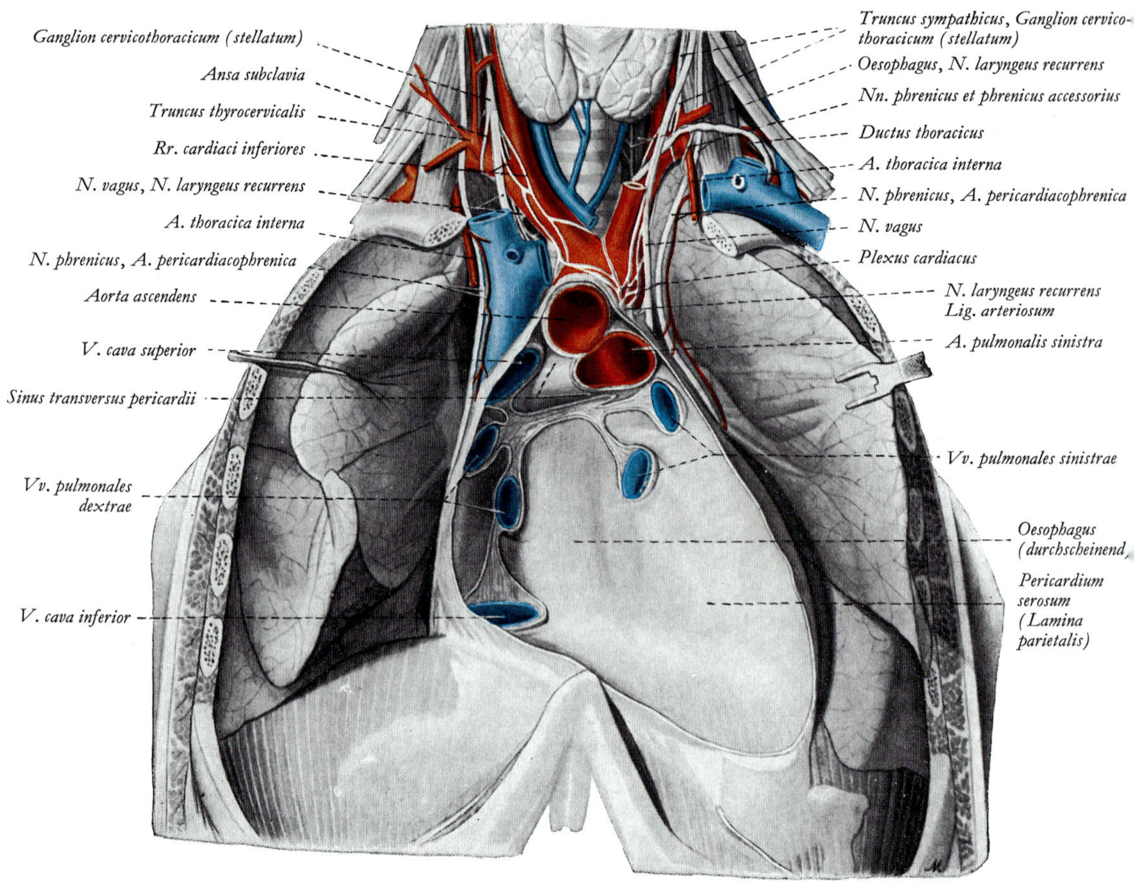

Abb. 437. Rückwand des Herzbeutels nach Herausnahme des Herzens

bei Ergüssen im Herzbeutel praktische Bedeutung gewinnen können. Der Übergang des Perikards in das Epikard erfolgt an der Porta arteriosa und venosa. Zwischen beiden liegt der spaltförmige **Sinus transversus pericardii.**

Die Porta arteriosa liegt in der Kuppel des Herzbeutels. Die Umschlaglinie reicht auf der Aorta fast bis an den Abgang des Truncus brachiocephalicus, auf dem Truncus pulmonalis bis nahe an die Teilungsstelle. **Die Porta venosa** hat eine ⊢ Form. Der senkrechte Schenkel wird von den Vv. cavae, der horizontale von den Vv. pulmonales gebildet. Alle Venenmündungen sind durch eine kurze, gekröseartige Platte zusammengefaßt.

Zwischen den Venenmündungen finden sich Buchten, *Recessus*, die sich bei umfangreichen Ergüssen im Herzbeutel füllen können. Zwischen den beiden unteren Lungenvenen erstreckt sich der **Sinus obliquus pericardii** nach rechts oben. Der rechts von dem rechten Schenkel gelegene **Hohlvenenrezessus** kann größere Flüssigkeitsmengen aufnehmen. Der Übergang der Hinterwand zur Zwerchfellfläche ist abgerundet. Ergüsse im Herzbeutel sammeln sich meist an dieser Stelle und buchten sich nach dorsal gegen die Speiseröhre aus. Der Übergang der Zwerchfellfläche des Beutels zur Vorderwand ist spitzwinklig. Da er beim Stehen den tiefsten Punkt darstellt, sammeln sich in dieser Stellung perikarditische Ergüsse in ihm an.

Starke **Ergüsse im Herzbeutel** komprimieren besonders die dünnwandigen Herzabschnitte. Stauung der Venen, Leberschwellung, Aszites, Stauungsnephritis zeigen die Behinderung des venösen Zuflusses an; Lungenödem weist auf Insuffizienz der rechten Kammer. Die **Punktion des Herzbeutels** wirkt oft lebensrettend. Die günstigste Stelle für die Punktion ist der Winkel, den die linke 7. Rippe mit der Basis des Schwertfortsatzes bildet. Ohne Gefahr von Nebenverletzungen erreicht man hier beim steil sitzenden Patienten die tiefste Stelle des Herzbeutels. Die operative Eröffnung des Herzbeutels, **Perikardiotomie,** führt man am zweckmäßigsten an der gleichen Stelle unter eventueller Resektion des 7. Rippenknorpels aus. **Verwachsungen des Herzbeutels** mit dem Epikard und mit der vorderen Brustwand beeinträchtigen ebenfalls das rechte Herz (mangelnde diastolische Füllung und unvollständige systolische Entleerung). Neben der Einflußstauung zeigt sich äußerlich vor allem eine systolische Einziehung der vorderen Brustwand. Durch intraperikardiale **Kardiolyse** kann man die mechanische Behinderung beheben.

Das Herz ist im Herzbeutel an der Porta arteriosa und venosa verankert. Die nach links unten gerichteten Teile sind aber beweglich und können um eine schräge Achse, die von der Aorta zur V. cava inferior verläuft (Abb. 437), durch Druck und Zug verlagert werden.

d) Der Thymus, Bries,

ist ein plattes, längliches, beim Kinde graurötliches Organ, das hinter dem Sternum und vor den großen Gefäßen liegt (Abb. 413). Die paarige Anlage entsteht als ventraler Sproß der 3. (seltener auch der 4.) Schlundtasche (Abb. 146, 147) und wandert nach kaudal, bis sie ihre endgültige Lage hinter dem Sternum erreicht.

Der kraniale Teil der Anlage geht meist zugrunde, kann aber in Form von akzessorischen Lappen, die man gelegentlich in der Schilddrüse findet, erhalten bleiben. Auch Stränge, die manchmal von der Schilddrüse kranialwärts ziehen, weisen auf die ursprüngliche Verbindung zum Schlunddarm.

Größe. Der Thymus erreicht seine größte Ausdehnung im Kindesalter. Er wiegt beim Neugeborenen etwa 12 g, im 2.–3. Lebensjahr etwa 37 g. Bis zur Pubertät bleibt dieses Gewicht erhalten. Darauf erfolgt eine allmähliche Rückbildung des Organes, ein Ersatz des spezifischen Gewebes durch Fettgewebe, wobei die Form des Organes erhalten bleibt.

Form und Lage. Die beiden meist asymmetrischen Lappen, **Lobi,** lagern sich gewöhnlich in der Mittellinie aneinander. Nach kaudal laufen sie meist in Hörner aus. Kleine, durch Bindegewebe getrennte Läppchen, **Lobuli,** sind auf der Oberfläche sichtbar, hängen aber alle mit dem zentralen Markstrang jedes Lappens zusammen. Beim Kleinkinde, hat das Organ die größte Ausdehnung und überragt nach kranial meist den Brustbeinrand. Es kann nicht selten, der Luftröhre aufgelagert, bis zur Schilddrüse reichen (*Wichtig für Tracheotomie!*). Im Bereich der Area interpleurica superior (S. 558) ist der Thymus durch lockeres Bindegewebe mit der Rückfläche des Brustbeins verbunden. Seitlich ist er von der Pleura mediastinalis bedeckt und stößt an den N. phrenicus. Dorsal liegt er auf den großen Gefäßen (V. cava superior, Vv. brachiocephalicae, Aorta, Truncus pulmonalis) und dem Herzbeutel (vgl. Abb. 413 mit Abb. 414).

Ein abnorm großer Thymus kann Druck auf die anliegenden Venen ausüben und die vorderen Pleuragrenzen lateralwärts verschieben.

Gefäße und Nerven. Die *Rr. thymici* kommen direkt aus der A. thoracica int. oder ihren Ästen (Rr. mediastinales und A. pericardiacophrenica). Die Venen münden in der Regel in die linke V. brachiocephalica. Die *Lymphgefäße* fließen in die vor oder hinter dem Thymus liegenden Nodi lymphatici mediastinales anteriores. Die *Nerven* stammen aus dem Vagus und Sympathicus.

Feinbau. An einem hellen, zentralen Markstrang hängen durch lockeres Bindegewebe getrennte Läppchen, die eine hellere **Markschicht** und eine dunkler färbbare **Rindenschicht** erkennen lassen. Die Rinde besteht hauptsächlich aus kleinen Rundzellen, die wahrscheinlich Lymphozyten darstellen. Sie wandern vom 3. Embryonalmonat an in das ursprünglich epitheliale Organ ein (*Immigrationstheorie*) oder entstehen durch Umwandlung der Epithelzellen (*Transformationstheorie*). Epitheliale Zellkugeln, **Hassallsche Körperchen,** die im Inneren einen degenerativen Zerfall (Verhornung, Verfettung, Verkalkung und Hohlraumbildung) zeigen, und ein Netzwerk von **sternförmig verzweigten Zellen** sind die Charakteristika des Markes und wohl als Reste der ursprünglich rein epithelialen Anlage aufzufassen. In das epitheliale Zellnetz sind ebenfalls Rundzellen, nur in geringerer Zahl als in der Rinde, eingelagert. Es hat eine gewisse Ähnlichkeit mit einem stark von Rundzellen durchsetzten Tonsillenepithel.

Bei der **Rückbildung des Thymus** verändert sich das Mark am wenigsten. Die Zahl der Hassallschen Körperchen, etwa 1350000 beim Neugeborenen, bleibt bis zur Pubertät ziemlich konstant. Nach der Pubertät beginnt die **Pubertätsinvolution.** Durch Auswanderung der Lymphozyten wird zunächst die Rinde stärker betroffen. An Stelle des Parenchyms tritt in zunehmendem Maße Fettgewebe auf. Im Mark wird die Neubildung von *Hassall*schen Körperchen eingeschränkt. Dadurch sinkt ihre Zahl bis zum 50. Lebensjahr auf etwa 250000. Viele von ihnen zeigen Verkalkung. Der zentrale Markstrang unterliegt einer epithelialen Umwandlung, indem sich die epithelialen Retikulumzellen vergrößern und enger aneinander legen. Infolge der kontinuierlichen Rückbildung finden wir in dem Thymus des Greises nur noch letzte Reste von Parenchym ohne deutliche Differenzierung von Mark und Rinde.

Neben der Pubertäts- und Altersinvolution können wir auch noch eine **akzidentelle Involution** beobachten. Das Organ reagiert wahrscheinlich unter dem Einfluß der Nebennierenrindenhormone sehr empfindlich auf Unterernährung, Infektionen, Gifte und chronische Erkrankungen. Unabhängig vom Alter kommt es zu einer lebhaften Auswanderung der Lymphozyten aus der Rinde, zu Lymphozytenzerfall und Phagozytose der Trümmer durch die entodermalen Retikulumzellen. Die *Hassall*schen Körperchen verhalten sich unterschiedlich. Bei akuten Infektionen (Diphtherie, Tetanus) kommt es zu einer Vermehrung. Es herrschen die kleinen Formen vor. Bei chronischen Krankheiten und Hungerzuständen sinkt dagegen die Zahl der *Hassall*schen Körperchen gegen die Norm ab.

Die Funktion des Thymus ist noch nicht geklärt. Als lymphoepitheliales Organ beteiligt er sich an der Bildung kleiner Lymphozyten und damit an den Abwehrmaßnahmen. Die Neubildung von *Hassall*schen Körperchen bei Infektionskrankheiten und experimenteller Zufuhr von Toxinen läßt an eine entgiftende Tätigkeit des Thymus denken (*Hammar*). Eine inkretorische Leistung ist noch immer umstritten. Tierexperimente sprechen für eine Beeinflussung des Wachstums, der Skelettentwicklung und des Kohlenhydratstoffwechsels. Die Rückbildung des Thymus nach der Geschlechtsreife und nach der Zuführung von Geschlechtshormonen lassen ursächliche Beziehungen zu den Keimdrüsen annehmen, zumal die Rückbildung bei Kastraten ausbleibt. Auch eine Schwangerschaft soll zu einer akzidentellen Involution des Thymus führen, die die physiologische Rückbildung überlagert. Neuere Untersuchungen weisen erneut auf die führende Rolle des Thymus bei **Immunisierungsvorgängen** und seine Bedeutung für den Aufbau und Wiederaufbau lymphatischer Strukturen hin.

Vereinzelt bleibt der Thymus auch beim Erwachsenen in voller Ausbildung erhalten (*Status thymicus*). Ob solche Menschen gegenüber verschiedenen Schäden besonders anfällig sind (Thymustod!), ist nicht eindeutig geklärt.

e) Die großen Gefäße und Nerven

sind erst nach der Entfernung des Thymus und der Eröffnung des Herzbeutels in ganzer Ausdehnung zu übersehen (Abb. 414). Die beiden Vv. brachiocephalicae entstehen hinter den Sternoklavikulargelenken durch den Zusammenfluß der V. jugularis interna und der V. subclavia. In den Venenwinkel mündet links der Ductus thoracicus, rechts der Ductus lymphaticus dexter ein. Die lange **V. brachiocephalica sinistra** verläuft am konvexen Rande des Aortenbogens, überkreuzt die 3 großen Äste des Arcus aortae und vereinigt sich hinter der rechten Brustbeinhälfte in Höhe der 1. Rippe mit der kurzen **V. brachiocephalica dextra** zur V. cava superior. Die Vv. brachiocephalicae

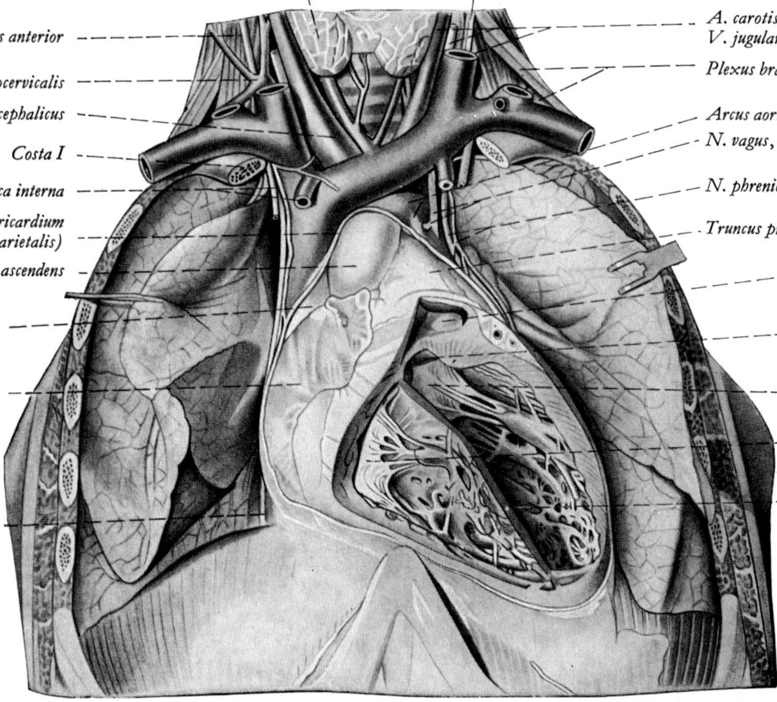

Abb. 438. Lage der großen Gefäße, der Herzkammern, der Kammerscheidewand, der Valvae atrioventricularis dextra und sinistra und der Valvae aortae und trunci pulmonalis. Die ventrale Wand der Kammern ist entfernt

nehmen von kranial die Vv. thyroideae inferiores und ima und von kaudal die Vv. thoracicae internae (Abb. 414), die linke außerdem noch das Blut aus den oberen Interkostalräumen auf. Die **V. cava superior** steigt rechts vom Sternalrand senkrecht abwärts und mündet, nachdem sie von dorsal her die über den rechten Bronchus verlaufende V. azygos aufgenommen hat, in Höhe des Sternalansatzes der 3. Rippe in den rechten Vorhof. Das im Herzbeutel liegende, untere Ende ist vom Epikard überzogen. Vorn ist die Vene durch den Thymus, den Recessus costomediastinalis und den vorderen scharfen Lungenrand von der Brustwand getrennt. Lateral ist sie von der Pleura mediastinalis bedeckt. Zwischen Vene und Pleura läuft der rechte *N. phrenicus* vor dem Lungenhilus abwärts. Auf der rechten Lunge erzeugt sie eine Impressio. Hinten grenzt sie an die rechte Lungenwurzel. Medial ist sie durch Bindegewebe mit der Aorta ascendens verbunden. Sie kann hier durch Aortenaneurysmen komprimiert werden.

Die etwa 6 cm lange **Aorta ascendens** verläuft nach ihrem Ursprung aus dem linken Ventrikel von links hinten unten nach rechts vorn oben, erreicht hier in Höhe des Sternalansatzes der 2. Rippe den rechten Brustbeinrand und geht am Ursprung des Truncus brachiocephalicus in den Arcus aortae über. An ihrem Ursprung liegt sie, vom Truncus pulmonalis überkreuzt und vom rechten Herzohr bedeckt, etwa 6 cm, an ihrem Ende nur etwa 2 cm vom Brustbein entfernt. Nahezu ganz im Herzbeutel gelegen, ist sie mit dem Truncus pulmonalis durch Bindegewebe und eine gemeinsame Epikardhülle verbunden. Hinten grenzt sie an den rechten Vorhof, die rechte Lungenarterie und den rechten Bronchus, rechts und hinten an die V. cava superior, links an die Teilungsstelle des Truncus pulmonalis.

Das aus dem linken Ventrikel einströmende Blut prallt bei der bestehenden Krümmung der Aorta besonders gegen die rechte Wand. Diese wird stark beansprucht und mit zunehmendem Aortendruck nach rechts ausgebuchtet.

Der **Arcus aortae** beginnt unmittelbar unterhalb des Ursprungs des Truncus brachiocephalicus, in Höhe des Ansatzes der 2. rechten Rippe, verläuft nach dorsal und links und geht an der linken Seite des 4. Brustwirbelkörpers in die Aorta descendens über (Abb. 444). Da der Aortenbogen nahezu sagittal steht, entspringen die 3 großen Arterien, Truncus brachiocephalicus, A. carotis communis sinistra und A. subclavia sinistra, nicht neben-, sondern hintereinander aus dem Aortenbogen. Der am oberflächlichsten gelegene Truncus brachiocephalicus muß auf seinem Wege nach rechts die Luftröhre überkreuzen.

Sein Puls kann bei der Laryngoskopie an der vorderen Luftröhrenwand beobachtet werden. Geht das Gefäß sehr weit links ab oder steigt es steil an, so kann es erst oberhalb des Brustbeins die Luftröhre überkreuzen (*Vorsicht bei der Tracheotomie!*).

Die am weitesten dorsal entspringende A. subclavia sinistra wendet sich von ihrem Ursprung nach vorn und oben zur Skalenuslücke und erzeugt auf der Lungenspitze eine besonders tiefe Furche.

Der Aortenbogen verläuft über die rechte A. pulmonalis, gelangt an die linke Seite der Luftröhre, reitet auf dem linken Bronchus (Abb. 408) und legt sich in Höhe des 4. Brustwirbels an die linke Seite der Speiseröhre (S. 611). Oben tangiert der Aortenbogen die Verbindungslinie der 1. Rippenknorpel. Er ist hier von der V. brachiocephalica bedeckt. Die linke Fläche wird vom Plexus cardiacus superficialis, vom linken N. phrenicus und vom linken N. vagus überkreuzt (Abb. 444). In ihrem hinteren Abschnitt ist sie von Pleura mediastinalis überzogen. Auf der linken Lunge erzeugt sie einen tiefen Eindruck. Von der Konkavität des Bogens zieht das **Lig. arteriosum** (*Botalli*) zur linken A. pulmonalis. Um das Band und den Aortenbogen verläuft der **linke N. laryngeus recurrens** dorsokranialwärts zur Luftröhre, Speiseröhre und zum Kehlkopf (*Aortenaneurysmen und Mediastinaltumoren können eine linksseitige Rekurrenslähmung hervorrufen!*).

Der etwa 5 cm lange **Truncus pulmonalis** liegt nahezu ganz im Herzbeutel (mit der Aorta ascendens durch ein gemeinsames Epikard verbunden), verläuft nach kranial, dorsal und links zum Ansatz des 2. Rippenknorpels und zerfällt außerhalb des Herzbeutels, unterhalb des Aortenbogens, in die *A. pulmonalis dextra* und *sinistra*. Die größere **A. pulmonalis dextra** setzt die Richtung des Truncus pulmonalis fort und zieht hinter der Aorta ascendens und hinter der V. cava superior zum rechten Lungenhilus. Verlauf und Größe erklären die Tatsache, daß ein Embolus aus dem rechten Ventrikel immer in die rechte Lunge gelangt. Die kürzere und kleinere **A. pulmonalis sinistra** steigt über den linken Bronchus zum linken Lungenhilus an.

2. Das Mediastinum posterius

liegt in der unteren Hälfte dorsal vom Herzbeutel. Kranial ist die Abgrenzung nur unscharf durch eine durch die beiden Lungenhili gelegte Frontalebene möglich. Es enthält: Luftröhre und ihre Teilung in die Hauptbronchien, Speiseröhre, Nn. vagi, Aorta thoracica, Ductus thoracicus, Vv. azygos und hemiazygos.

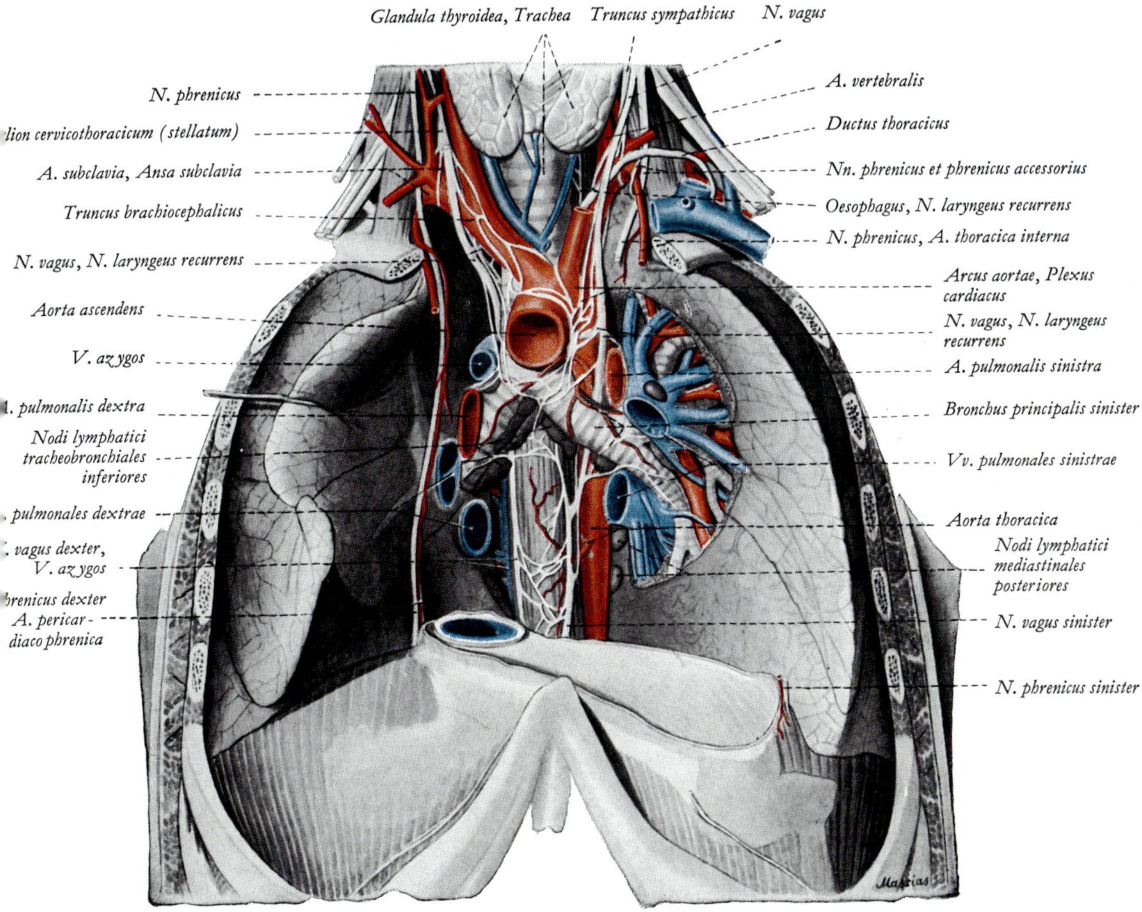

Abb. 439. Lungenhilus (links präpariert), Bifurcatio tracheae, Oesophagus mit Plexus oesophageus, Aorta mit Plexus cardiacus nach Herausnahme des Herzbeutels

a) Die Luftröhre, Trachea,

betritt vor dem 1. Brustwirbelkörper den Brustraum und steigt ventral von der Speiseröhre abwärts bis zum 4. Brustwirbelkörper, wo sie sich in den rechten und linken Bronchus principalis teilt (*Bifurcatio tracheae*). Lage am Hals und Aufbau S. 155.

Lage im Brustraum. Dorsal liegt sie auf dem Oesophagus.

Da sie nur durch ihn von der Wirbelsäule getrennt ist, lassen sich Rasselgeräusche in ihr am besten auf dem Rücken neben der Wirbelsäule feststellen. Sie endet jedoch schon in Höhe des 3. Brustwirbeldorns bzw. in der **Interspinallinie** (*Verbindung der Spinae scapulae bei herabhängenden Armen*).

Ventral wird sie vom Aortenbogen und vom Truncus brachiocephalicus überkreuzt und vom Thymus bedeckt (*Aortenaneurysma, Thymushyperplasie, Tauchkropf können sie komprimieren!*). Rechts grenzt sie an das Endstück der auf dem rechten Bronchus principalis reitenden V. azygos (Abb. 443), an den rechten Vagus, an die Pleura mediastinalis und an den Truncus brachiocephalicus. Links wird sie oberhalb des linken Bronchus durch den Aortenbogen eingedellt. Weiter kranial grenzt sie an die A. carotis communis sinistra, die A. subclavia sinistra und den N. laryngeus recurrens sinister. Neben ihr finden wir die *Nodi lymphatici tracheales*, kranial und kaudal von der Bifurcatio die *Nll. tracheobronchiales superiores* und *inferiores*. Vor der Bifurcatio gelangt noch der Plexus cardiacus profundus zum Herzen (Abb. 439).

Der **Bronchus principalis dexter** und **sinister** wurden bereits S. 567 besprochen.

b) Die Speiseröhre, Oesophagus,

verbindet als 23–26 cm langes Rohr den Schlund mit dem Magen. Sie beginnt am unteren Rande des Ringknorpels etwa in Höhe des 6. Halswirbels mit dem **Oesophagusmund,** verläuft vor der Wirbelsäule in flachem, nach dorsal konvexem Bogen abwärts und geht vor dem 11.–12. Brustwirbel am **Magenmund,** *Cardia*, in den Magen über. Da der Oesophagusmund 14–15 cm von den Schneidezähnen beginnt, beträgt die Entfernung vom Munde bis zum Magen 37–41 cm.

Das Maß schwankt mit der Rumpflänge des Individuums. Nach *Joessel* kann man die Länge beim sitzenden Patienten, dessen Kopf nach vorn gebeugt ist, dadurch bestimmen, daß man mit dem Bandmaß vom Dorn des 11. Brustwirbels zum Dorn des 7. Halswirbels und von dort über die Schulter hinweg zum Munde mißt.

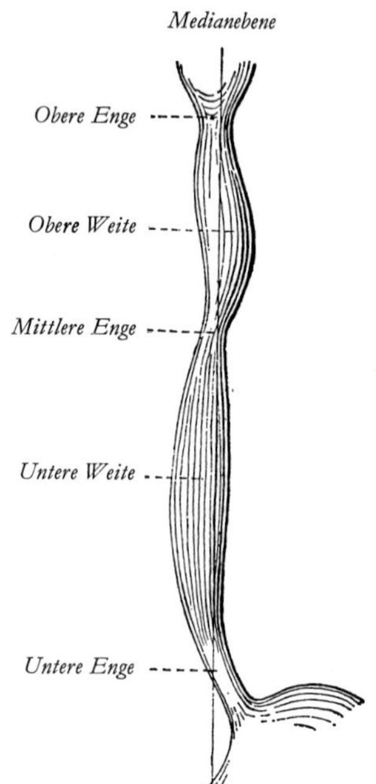

Abb. 440. Oesophagus von ventral mit „Engen“ und „Weiten“. Nach *Corning*

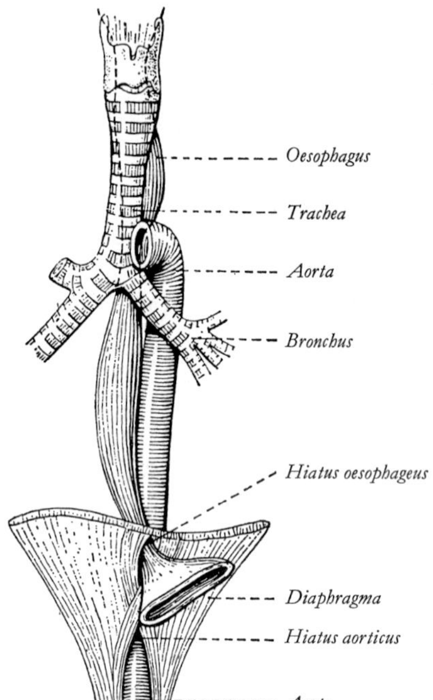

Abb. 441. Topographie der Luftröhre, Speiseröhre und Aorta. Schema nach *Walter Felix*

An der Speiseröhre unterscheiden wir einen Hals-, Brust- und Bauchteil, *Pars cervicalis, thoracica* und *abdominalis*.

Die Pars cervicalis, etwa 8 cm lang, reicht bis zum Oberrand des Sternum. Sie liegt vor der Wirbelsäule und ist mit der Lamina praevertebralis fasciae cervicalis durch eine lockere Verschiebeschicht verbunden.

Retropharyngeale und retrooesophageale Eiterungen können in dieser Verschiebeschicht zum hinteren Mediastinum absinken und eine lebensbedrohende *Mediastinitis* hervorrufen.

Ventral grenzt sie an den membranösen Teil der Luftröhre. Sie kann hier beim Verschlingen eines großen Bissens nach ventral erweitert werden. Während der Oesophagusmund etwa in der Mittellinie liegt, weicht sie im Hals- und oberen Brustgebiet etwas nach links ab und erscheint z. T. links von der Trachea (Abb. 441).

Hier kann sie operativ eröffnet werden (*Oesophagotomia externa*). Zu beachten sind hierbei die A. carotis communis sinistra, die A. thyroidea inferior und der N. laryngeus recurrens sinister.

Im oberen Teil grenzt sie beiderseits an die Schilddrüse (*Schlingbeschwerden bei starkem Kropf!*).

Die Pars thoracica liegt beim Lebenden nicht, wie wir es meist an der Leiche finden, auf der Brustwirbelsäule. Sie läuft vielmehr vom 2. Brustwirbel ab in einem flachen Bogen in einigem Abstand von der Wirbelsäule kaudal- und ventralwärts (Abb. 442). In Höhe des 4.–5. Brustwirbels wird sie vom linken Bronchus überkreuzt und von links her durch den Aortenbogen eingeengt (*Mittlere oder Aortenenge!*). Kaudal von dieser Enge weicht die Speiseröhre etwas nach rechts ab (Abb. 440). Sie verläuft hier zunächst neben der Aorta thoracica, wendet sich kaudalwärts wieder nach ventral und links und tritt ventral von der Aorta durch den Hiatus oesophageus des Zwerchfells.

Oberhalb der Bifurcatio tracheae liegt der Oesophagus teilweise hinter der Luftröhre **(Pars retrotrachealis).** Unterhalb der Bifurcatio grenzt er an den Herzbeutel **(Pars retropericardiaca).**

Die Nachbarschaftsbeziehungen zur Rückwand des Herzbeutels sind so eng, daß **Erweiterungen des linken Vorhofes** bei Mitralstenose und **Ergüsse im Herzbeutel** den Oesophagus einengen und Passageschwierigkeiten hervorrufen können. Die nahen Lagebeziehungen zum linken Vorhof ermöglichen es auch, die Pulsation des Vorhofes vom Oesophagus aus zu registrieren. **Oesophaguskrebse** können auf den Herzbeutel und das Herz übergreifen. Von praktischem Interesse sind noch die unterhalb der Bifurcatio tracheae vor dem Oesophagus gelegenen **Nll. tracheobronchiales.** Bei stärkerer Vergrößerung können sie das Oesophaguslumen einengen; bei schrumpfenden Prozessen kann die Oesophaguswand zu **Traktionsdivertikeln** ausgezogen werden.

Unmittelbar oberhalb des Zwerchfells ist die Speiseröhre durch lockeres Bindegewebe vom Herzbeutel und von der linken Kammer getrennt.

Dieses Bindegewebe gestattet es, daß der Herzbeutel sich hier bei Herzbeutelergüssen nach dorsal zu einem Recessus ausbuchtet (S. 602).

Die Pars abdominalis, der unterhalb des Zwerchfells gelegene Teil, ändert mit der Stellung des Zwerchfells, mit der Körperhaltung, mit der Füllung des Magens und mit dem Kontraktionszustand der Speiseröhrenmuskulatur ihre Länge (0–3 cm). In Rükkenlage kann der nach links und hinten absinkende Magen die Speiseröhre bis zu 3 cm herabziehen. Andererseits kann die Kardia bis in den Zwerchfellschlitz heraufgezogen sein.

Das untere Speisenröhrenende ist im Hiatus oesophageus verschieblich eingebaut (**Hiatushernien,** Bd. I). Die thorakale und abdominale Zwerchfellfaszie verbinden sich am oberen und unteren Rande des Hiatus mit der Tunica adventitia des Oesophagus, die oberhalb und im Bereich des Hiatus besonders verstärkt ist. Die Ringmuskulatur ist hier besonders verdickt; sie bildet bei Kontraktion die 3. oder **Zwerchfellenge** des Oesophagus.

Die Lichtung der Speiseröhre hat (Abb. 440) abwechselnd weite und enge Stellen. Die **1. Enge,** 15 cm von der Zahnreihe entfernt, entspricht dem **Oesophagusmund.** Er ist nur für Instrumente bis zu 14 mm Dicke durchgängig und damit die engste Stelle. In Ruhe wird er durch rhythmische Kontraktionen der obersten Ringmuskelfasern lokkerer oder fester geschlossen gehalten. Oberhalb von ihm wulstet ein submuköses Venengeflecht die Rückwand der Pars laryngea des Schlundes als **Oesophaguslippe** gegen die Ringknorpelplatte vor. Die anschließende 1. Weite stellt in Ruhe einen quer-

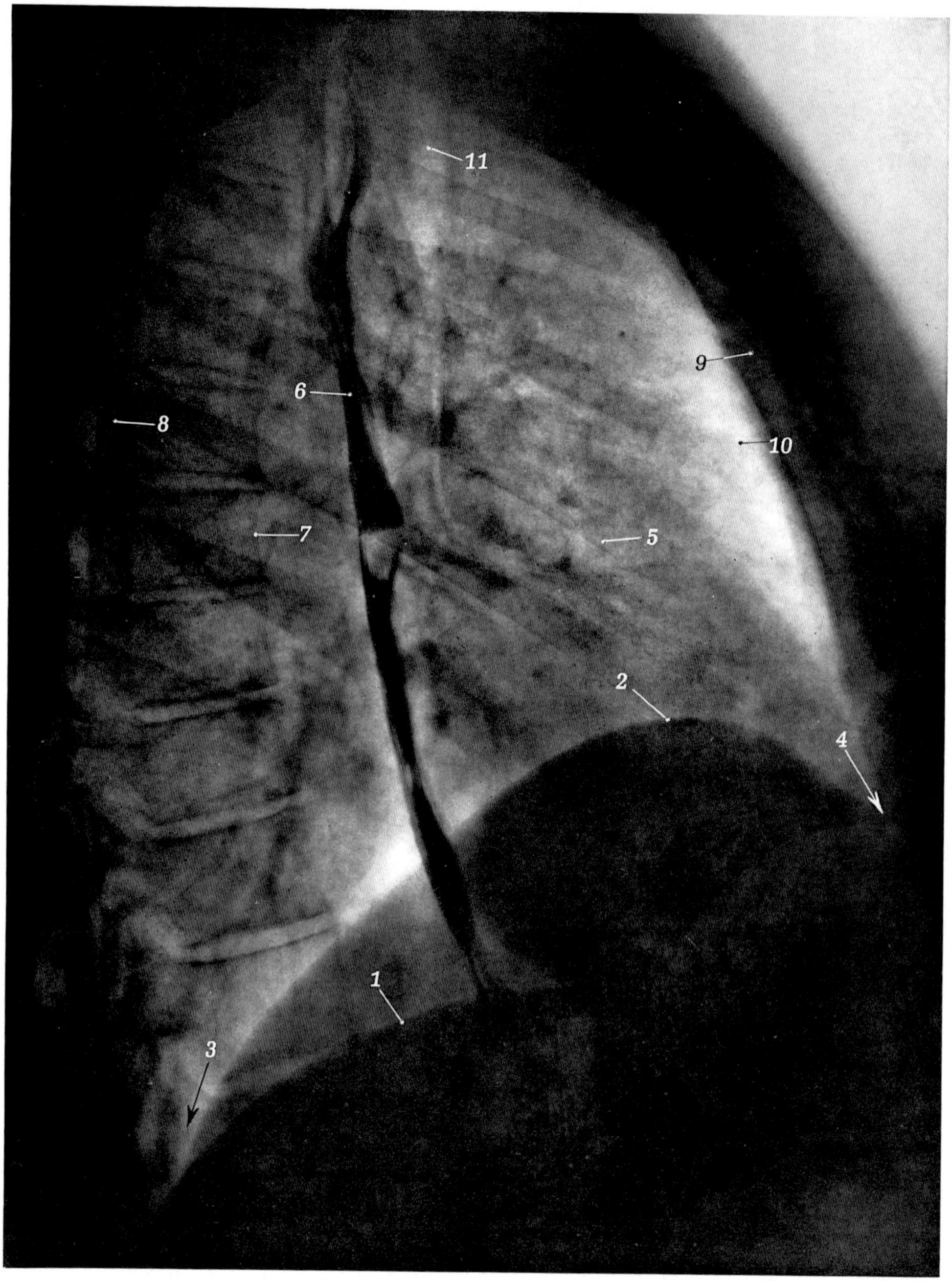

1. *Linke Zwerchfellkuppel*
2. *Rechte Zwerchfellkuppel*
3. *Recessus costodiaphragmaticus hinten*
4. *Recessus costodiaphragmaticus vorn*
5. *Cor*
6. *Oesophagus*
7. *Columna vertebralis*
8. *Scapula*
9. *Sternum*
10. *Retrosternaler Raum*
11. *Trachea (hell)*

Abb. 442. Topographie des Oesophagus (mit Kontrastmittel gefüllt) bei transversalem Strahlengang (Röntgenaufnahme des Instituts für Röntgendiagnostik der Charité Berlin)

gestellten Spalt dar. Vorder- und Rückwand liegen unter dem Einfluß des äußeren Luftdrucks und des Druckes der Nachbarorgane aneinander. Die **2. Enge,** 25 cm von der Zahnreihe entfernt, erreichen wir dort, wo sich der Aortenbogen von links und der linke Bronchus von vorn her an den Oesophagus legen (Abb. 441). Sie wird auch **Aortenenge** genannt (*Vorsicht beim Verdacht auf Aortenaneurysma!*). Die 2. Weite steht unter dem Einfluß des Lungensogs und wird durch ihn dauernd offengehalten, zeigt aber respiratorische Schwankungen. Die **3. Enge,** 40 cm von der Zahnreihe und 3 cm von der Kardia entfernt, kommt durch die Kontraktion der hier besonders kräftigen Ringmuskulatur zustande. Sie wird meist **Zwerchfellenge** genannt, obwohl ihre Lage zum Zwerchfell wechselt. Unterhalb von ihr ist die Speiseröhre leichter erweiterungsfähig. **Die Kardia** ist in Ruhe geschlossen. Die den Hiatus oesophageus begrenzenden Muskelschenkel des Zwerchfells können das untere Speiseröhrenende bei tiefer Einatmung komprimieren und durch diesen zusätzlichen Verschluß das Erbrechen unterdrücken. Nach *Sauerbruch* u. a. soll noch ein 3. Faktor, eine rein mechanische Ventilsperre, das Eintreten von Mageninhalt in die Speiseröhre verhindern.

Blut- und Lymphgefäße. Die arterielle Versorgung ist sehr variabel. Im oberen Abschnitt erfolgt sie aus der A. subclavia, entweder durch einen direkten Ast oder durch Äste aus dem Truncus thyrocervicalis. Der mittlere Abschnitt erhält beiderseits 4–5 Rami oesophagei, die links aus der Aorta, rechts meist aus den Interkostalarterien stammen. Der untere Abschnitt (bis zu 10 cm) wird von Ästen der A. gastrica sinistra und A. phrenica inferior versorgt. **Die Venen** fließen im oberen Drittel zu den *Vv. thyroideae inferiores,* im mittleren Abschnitt zu den *Vv. azygos* und *hemiazygos,* im unteren Abschnitt durch den Hiatus oesophageus zur *V. gastrica sinistra* und damit zur **V. portae.** Damit ist eine wichtige **Anastomose zwischen Pfortader und V. cava superior** gegeben. *Oesophagusvarizen bei Pfortaderstauung!*

Die Lymphgefäße aus dem mukösen und submukösen Geflecht ziehen durch die Muskelschicht direkt zu den benachbarten oder auch mittels Längsanastomosen zu entfernteren Lymphknoten. Als regionäre Lymphknoten sind zu nennen: *Nll. cervicales profundi, Nll. tracheales, Nll. tracheobronchiales, Nll. mediastinales posteriores* und *Nll. gastrici sinistri.*

Die Nervenversorgung erfolgt antagonistisch durch den **Vagus und Sympathicus.** Der Vagus fördert, der Sympathicus hemmt die peristaltischen Bewegungen.

Vagusdurchschneidung führt zur Erschlaffung der Speiseröhre. Die untere Enge bleibt aber geschlossen, so daß sich Bissen oberhalb ansammeln.

Im oberen Abschnitt treten die aus dem *Ggl. cervicothoracicum* kommenden, sympathischen Fasern an die Abgangsstellen des *N. laryngeus recurrens* heran und gelangen mit dessen *Rr. oesophagei* zur Speiseröhre. Unterhalb der Bifurcatio tracheae lagern sich die beiden Vagusstämme an die Speiseröhre (Näheres S. 615) und bilden den grobmaschigen *Plexus oesophageus* (Abb. 439, 443), zu dem sich auch beiderseits sympathische Fasern aus dem *Brustgrenzstrang* und dem *Plexus aorticus thoracicus* gesellen. Sympathische und parasympathische Fasern treten an den intramuralen, zwischen Längs- und Ringmuskelschicht gelegenen *Plexus myentericus* heran. Vagusfasern enden auch an den motorischen Endplatten der quergestreiften Muskelfasern. Schmerz- und Temperaturempfindung sind gering. Berührungsreize, die den Schluckreflex fördern, verlaufen wahrscheinlich ebenfalls über den Vagus. Die sensiblen Fasern ziehen zum 5. Brustsegment (*Headsche Zone, Überempfindlichkeit der Haut bei Verätzungen und Krebs!*).

Der Schluckakt erfolgt, nachdem die Speisen durch die Schlundenge in den Schlund gespritzt sind (S. 98), **reflektorisch.** Die Reizung der Schleimhaut des Schlundes wird über die sie versorgenden Nerven (*Trigeminus, Glossopharyngeus* und *Vagus*) zum **Schluckzentrum** in der Medulla oblongata geleitet. Von hier aus erfolgt die koordinierte, zeitlich richtig aufeinanderfolgende Erregung der Schlund- und Oesophagusmuskulatur über den *Glossopharyngeus und Vagus.* Durch Heben, Verkürzung und Einschnürung

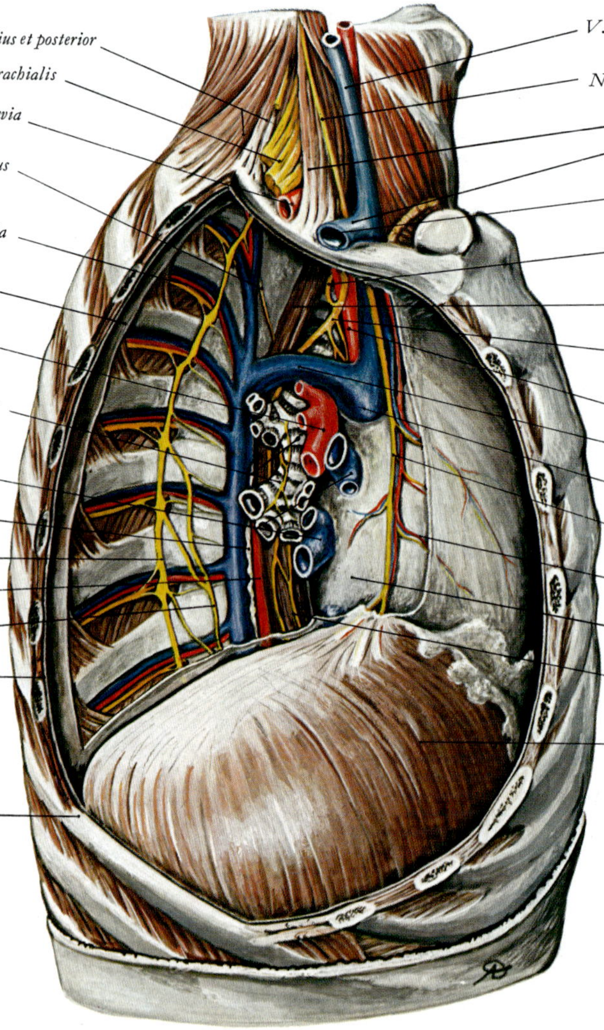

Abb. 443. Mediastinum von rechts. Brustkorb seitlich gefenstert, rechte Lunge entfernt. Pleura mediastinalis und Pleura costalis zum größten Teil abgetragen

des Schlundes wird der Bissen speiseröhrenwärts getrieben; der Oesophagusmund öffnet sich; peristaltische Kontraktionen der Speiseröhrenmuskulatur schieben den Bissen bis zur Kardia, die reflektorisch den Eintritt in den Magen freigibt.

Zu starke Reize (heiße und ätzende Flüssigkeiten) führen zu einem Verschluß der Kardia, wodurch es oberhalb wie auch an der 1. und 2. Enge zu starken Verbrennungen und Verätzungen kommen kann. Bei zu geringen Reizen sammelt sich der Inhalt oberhalb der Kardia an, bei der Erreichung der Reizschwelle öffnet sie sich. Flüssigkeiten können, nachdem sie in den oberen Oesophagus gelangt sind, heruntergespritzt werden. Sie erreichen in 0,5–1,5 s die Kardia. Feste Bissen benötigen etwa 8 s.

Feinbau. Die glatte, helle Schleimhaut besteht aus einem mehrschichtigen Plattenepithel, einer schwachen Lamina propria und einer kräftigen Muscularis mucosae. Ihre glatten Muskelzellen greifen mit zahlreichen elastischen Sehnen am elastischen Gerüst der angrenzenden Bindegewebsschichten und an den Gefäßen an und sichern eine planmäßige Führung aller Bestandteile bei der Weiter- und Engerstellung des Lumens. Das Epithel ist an der Kardia durch eine scharfe, gezackte Linie gegen das Magenepithel abgesetzt. Vereinzelt beobachtet man versprengte Inseln von rötlicher Magenschleimhaut. Eine lockere Tela submucosa gestattet eine Verschiebung der Muskularis gegen die Schleimhaut, die sich an der Leiche in Längsfalten legen und ein sternförmiges Lumen schaffen kann. Eine variable Zahl in der Submucosa gelegener Schleimdrüsen erleichtert mit ihrem Sekret das Gleiten der Speisen. Die Tunica muscularis besteht nach Lierse (1968) nicht aus einer isolierten äußeren Längs- und inneren Ringschicht. Sie läßt vielmehr 2 prinzipielle Muskelkonstruktionen erkennen: 1. Muskelbündel verlaufen in stets gleichem Abstand vom Lumen von kranial nach kaudal in steilen Touren im Uhrzeigersinn **(Wendel)**, 2. Muskelbündel umkreisen das Lumen in schraubenförmigen Touren. Diese verlaufen in der Außenschicht steiler, in der Innenschicht stärker geneigt, am oberen und unteren Ende nahezu ringförmig (*Verschlußsegmente*). Im **Schraubensystem** überkreuzen sich ab- und aufsteigende Muskelbündel, die im oder gegen den Uhrzeigersinn verlaufen. Die Muskelschicht wird von kranial nach kaudal dicker. Die Dicke der Längs- und Ringmuskulatur verhält sich zervikal wie 1:2, thorakal wie 2:2, abdominal wie 3:2. Die starke Längsschicht ermöglicht durch ihren Tonus eine stärkere Längsspannung. Diese unterstützt besonders das untere ringförmige Verschlußsegment. Ist die Längsspannung zu groß oder die Muskulatur insuffizient, so ergibt sich eine Öffnungsinsuffizienz (*Kardiospasmus*). Ist die Längsspannung aufgehoben, so fehlt der Verschluß des unteren Ösophagusendes (z. B. *Refluxösophagitis* bei Hiatushernien). Wird der Oesophagus am Magen durchtrennt, so zieht er sich auf Grund seiner Längsspannung zurück, wenn er nicht festgehalten wird. Kranial sind die Längsmuskelzüge an der Ringknorpelplatte angeheftet, kaudal gehen sie in die Magenmuskulatur über. Längs- und Ringmuskelschicht bestehen im kranialen Abschnitt aus quergestreifter Muskulatur. Bis zur Bifurcatio tracheae, in der Ringschicht etwas früher, werden sie allmählich durch glatte Muskelzellen ersetzt. Kaudal finden wir nur glatte Muskulatur. Bei vielen Säugetieren (Rind, Schaf, Kaninchen) besteht die ganze Speiseröhre aus quergestreifter Muskulatur. Eine bindegewebige Tunica adventitia stellt die Verbindung zu den Nachbarorganen her. Aus der Muskularis abgezweigte Muskelfasern können zusammen mit elastischen Fasern an der Luftröhre, dem linken Bronchus, der Pleura mediastinalis, der Aorta und am Zwerchfell ansetzen. Sie gestatten der Speiseröhre, ihre Einstellung zu den Nachbarorganen zu ändern. Ein Serosaüberzug kommt nur an wenigen Stellen vor.

Die Beziehungen der Pleura zur Speiseröhre interessieren vor allem den Chirurgen, weil ein Fehlen des Serosaüberzuges eine Unsicherheit der Naht und erhöhte Infektionsgefahr bedeutet. In der Ansicht von **rechts** (Abb. 443) sieht man den Oesophagus oberhalb und unterhalb des horizontalen Endstückes der V. azygos. Unterhalb der Vene liegt die Pleura der Speiseröhre und dem rechten Vagus unmittelbar an. Da die rechte Pleura zwischen dem 3. und 10. Brustwirbel meist über die Mittellinie hinausgreift (Abb. 399) und einen bis zur Aorta thoracica reichenden *Recessus retroesophageus* (*Heiss*) bildet, ist hier auch die Oesophagusrückfläche weitgehend von Serosa überkleidet (Abb. 390). In der Ansicht von **links** (Abb. 444) ist die Speiseröhre nur in einem kleinen Feld unterhalb des Lungenhilus zwischen Herzbeutel und Aorta sichtbar (von Pleura überzogen). Sie kann hier auch einen flachen Eindruck auf der linken Lunge erzeugen.

c) Die Gefäße und Nerven des Mediastinum posterius

Die Aorta thoracica

geht an der linken Seite des 4. Brustwirbelkörpers aus dem Arcus aortae hervor, verläuft an der linken Seite der Brustwirbelsäule abwärts und schiebt sich gegen das Zwerchfell hin mehr gegen die Mittellinie vor, die sie aber erst im *Hiatus aorticus*, vor dem 12. Brustwirbel, mit ihrem rechten Rande erreicht. In ihrem Verlauf steigt sie hinter der linken Lungenwurzel und dem Herzbeutel herab (Abb. 444). Links wird sie weitgehend von der Pleura mediastinalis überkleidet. Auf der linken Lunge erzeugt sie eine tiefe Furche. Rechts wird sie vom Ductus thoracicus und vom Oesophagus begleitet, der sie oberhalb des Zwerchfells überkreuzt (Abb. 445). Unten kann sie auch Beziehungen zur rechten Pleura mediastinalis gewinnen.

Ihre **parietalen Äste**, 10 *Aa. intercostales posteriores*, entspringen beiderseits dorsal und steigen nach kranial und lateral auf zu ihren zugehörigen Zwischenrippenräumen. Sie unterkreuzen den Ductus thoracicus, die Vv. azygos und hemiazygos, die Nn. splanchnici und den Grenzstrang. Die rechten Interkostalarterien sind wesentlich länger, da sie die Wirbelkörper überkreuzen müssen.

Ihre **viszeralen Äste**:

1. *Rami bronchiales* (für die Ernährung des Lungengewebes),
2. *Rami oesophagei*, 3–6 Äste zur Speiseröhre,
3. *Rr. mediastinales*, zu Lymphknoten des hinteren Mediastinum,
4. *Rami pericardiaci* zum Herzbeutel,
5. *Aa. phrenicae superiores*, zum Lendenteil des Zwerchfells, gehen in variabler Zahl und Größe lateral und ventral ab.

Die Vv. azygos und **hemiazygos** [thoracicae longitudinales],

die Längsvenen des Brustkorbes, begleiten als Reste der embryonalen Vv. cardinales inferiores die Aorta, nehmen die segmentalen Rumpfwandvenen und die Plexus venosi vertebrales externi und interni auf. In der Bauchhöhle verlaufen sie als *Vv. lumbales ascendentes* auf den Querfortsätzen der Wirbel hinter dem M. psoas major. Sie nehmen die Vv. lumbales auf und stehen mit der V. cava inferior und den Vv. iliacae communes in Verbindung.

Die **V. azygos** [thoracica longitudinalis dextra] tritt mit dem N. splanchnicus major in den Brustraum, steigt unter Aufnahme der Vv. intercostales posteriores und der V. hemiazygos vor der Wirbelsäule aufwärts bis zum 4. Brustwirbelkörper, wo sie über den rechten Lungenhilus verläuft und außerhalb des Herzbeutels von hinten her in die V. cava superior einmündet (Abb. 443, 445). Links wird sie vom Ductus thoracicus begleitet. Ventral ist sie meist mit Pleura bekleidet.

Ihre Lage schwankt außerordentlich. Nicht selten senkt sie sich, in eine Pleurafalte eingeschlossen, in die Substanz der rechten Lunge ein, wodurch ein akzessorischer, im Röntgenbild erkennbarer „Lobus v. azygos“ entsteht.

Die **V. hemiazygos** [thoracica longitudinalis sinistra] steigt unter Aufnahme der Vv. intercostales posteriores links von den Brustwirbelkörpern empor und wendet sich in Höhe des 7.–10. Brustwirbelkörpers hinter der Aorta thoracica und dem Ductus thoracicus zur V. azygos, in die sie mündet. Nach oben setzt sie sich meist in eine **V. hemiazygos accessoria** fort, die das Blut aus den oberen Interkostalräumen sammelt und in die V. brachiocephalica sinistra mündet. Häufig besteht noch eine direkte, quer über den Aortenbogen nach ventral verlaufende Verbindung zur V. cava superior (Abb. 444).

Vv. lumbales ascendentes und Vv. azygos und hemiazygos stellen zusammen mit den inneren und äußeren venösen Geflechten der Wirbelsäule eine wichtige Verbindung zwischen V. cava inferior und V. cava superior her, die bei Abflußbehinderung der einen Hohlvene einen Kollateralkreislauf ermöglicht.

Ductus thoracicus, Brustmilchgang

Die beiden Trunci lumbales und der unpaare Truncus intestinalis vereinigen sich höher oder tiefer vor dem 11. Brustwirbel bis zum 2. Lendenwirbel im Hiatus aorticus zu der variablen, manchmal fehlenden **Cisterna chyli.** Der aus ihr hervorgehende kontraktionsfähige Ductus thoracicus gelangt hinter der Aorta in den Brustraum und verläuft hier vor den Wirbelkörpern zwischen Aorta thoracica und V. azygos (Abb. 445) bis zum 4. Brustwirbel. Bis hierher ist er ventral meist von der rechten Pleura mediastinalis bekleidet und von der Speiseröhre durch den Recessus retrooesophageus getrennt. Weiter oben unterkreuzt er den Aortenbogen und gelangt an der linken Seite der Speiseröhre zum Hals, wo er ventral der Äste der A. subclavia und ventral des Grenzstranges und des

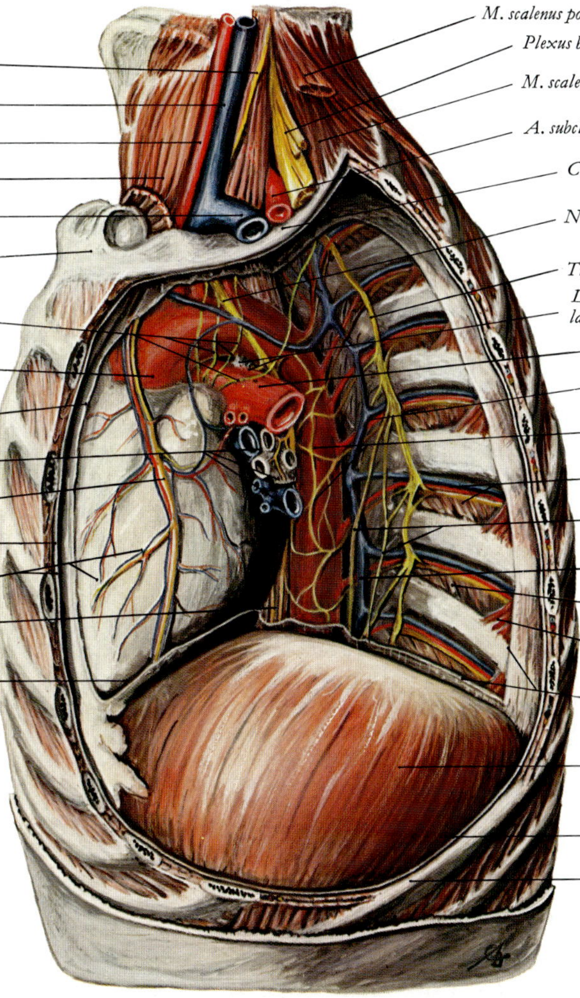

Abb. 444. Mediastinum von links. Brustkorb seitlich gefenstert, linke Lunge entfernt. Pleura mediastinalis und Pleura costalis zum größten Teil abgetragen

N. phrenicus zum Venenwinkel (Vereinigung der V. jugularis interna und V. subclavia) zieht.

Die Nn. vagi (s. S. 119)

haben im Brustraum einen unterschiedlichen Verlauf. Der **rechte N. vagus** tritt zwischen A. und V. subclavia dextra ins Mediastinum, gibt hier nach dorsal um die A. subclavia den *N. laryngeus recurrens* und nach ventral die *Rr. cardiaci inferiores* ab. Hier wendet er sich, dicht unter der Pleura liegend, nach dorsal, kreuzt die Seitenfläche der Luftröhre (Abb. 443) und unterkreuzt die V. azygos. Hier gibt er die *Rr. bronchiales* zum Plexus pulmonalis anterior und posterior ab. Weiter unten bildet er, von Pleura bedeckt, unter Abgabe von zahlreichen *Rr. oesophagei* den grobmaschigen **Plexus oesophageus.**

In ihm findet ein Faseraustausch zwischen rechtem und linkem Vagus statt, so daß die aus dem Geflecht hervorgehenden **Trunci vagales** Fasern aus dem rechten und linken N. vagus enthalten. Der **Truncus vagalis posterior** erreicht hinter dem Oesophagus durch den Hiatus oesophageus die Bauchhöhle und zieht nach Abgabe von Ästen zur Rückfläche des Magens mit der Masse seiner Fasern zum Plexus coeliacus. Der **linke N. vagus** erreicht an der lateralen Seite der A. carotis communis sinistra, mit ihr medianwärts ziehend, den Aortenbogen. Auf dieser Strecke gibt er die *Rr. cardiaci inferiores* ab (Abb. 439) und unterkreuzt die V. brachiocephalica sinistra und den N. phrenicus (Abb. 444). An der linken Fläche des Aortenbogens wendet er sich, von Pleura bedeckt, nach hinten. Unterhalb des Arcus aortae gibt er um das Lig. arteriosum den linken *N. laryngeus recurrens* ab (*bei Aortenaneurysma besonders häufig linksseitige Recurrenslähmung!*). Zwischen A. pulmonalis sinistra und Aorta gelangt er an die Rückfläche des linken Lungenhilus, wo er die *Rr. bronchiales* zu dem Plexus pulmonalis schickt. Erst in Höhe des 7. Brustwirbels erreicht er die linke Fläche der Speiseröhre (Abb. 444). Nach Faseraustausch im Plexus oesophageus gelangt er als **Truncus vagalis anterior** auf die Vorderfläche der Speiseröhre und durch den Hiatus oesophageus in den Bauchraum, um mit *Rr. gastrici anteriores* zur Vorderfläche des Magens und mit *Rr. hepatici* zur Leber zu ziehen.

Der Truncus sympathicus

tritt vom Hals, wo er medial vom Gefäß-Nervenbündel in der Lamina praevertebralis fasciae cervicalis (Fascia cervicalis profunda) leicht aufzusuchen ist, vor dem Köpfchen der 1. Rippe in den Brustraum. Der **Brustgrenzstrang** liegt von allen Gebilden des Mediastinum am weitesten lateral. Eingebettet in die Fascia endothoracica wird er von der Pleura costalis bedeckt. Auch ohne Präparation ist er gut durch die Pleura zu erkennen. Oben liegt er vor den Rippenköpfen, zwerchfellwärts schiebt er sich weiter nach medial und liegt an der Seite der Wirbelkörper. In seinem Verlauf überkreuzt er die Interkostalgefäße und -nerven. 10–12 Brustganglien (*Ganglia thoracica*) liegen meist in Höhe des zugehörigen Spinalnerven. Ihre Zahl schwankt, weil benachbarte Ganglien nicht selten miteinander verschmelzen (vgl. Abb. 443–445). Jedes Ganglion ist durch 1–3 *Rami communicantes* mit dem zugehörigen Spinalnerven verbunden. Sie führen:

1. weiße, markhaltige, präganglionäre Fasern von Zellen der Seitensäule des Rükkenmarkes zum Ganglion (*Rr. communicantes albi*),
2. graue, marklose oder markarme, postganglionäre Fasern vom Ganglion über die Spinalnerven zur Körperwand (Schweißdrüsen, Arrectores pilorum, Vasokonstriktoren, Knochen, Muskeln usw., *Rr. communicantes grisei*),
3. afferente, schmerzleitende, von den Eingeweiden kommende Fasern zu ihren im Spinalganglion liegenden bineuritischen Ganglienzellen, deren efferenter Neurit an Zellen der Hintersäule endet. Von hier wird der Eingeweideschmerz im Seitenstrang (wie der Tr. spinothalamicus) zum Thalamus geleitet.

Beim Menschen sind diese verschiedenen Faserarten in den Rami communicantes so gemischt, daß eine Unterscheidung von Ramus albus und griseus meist nicht möglich ist.

Nach medial gehen vom Brustgrenzstrang zahlreiche feine und größere Äste zu den Eingeweiden und den Gefäßen des Mediastinum ab. Vom 2.–4. (5.) Brustganglion, *Ganglion thoracicum*, ziehen feine Äste als **Nn. cardiaci thoracici** zum Herzgeflecht. Sie enthalten akzelerierende und Schmerzfasern. Andere Zweige gelangen zum Plexus oesophageus und als **Rr. pulmonales** zum Plexus pulmonalis. Zwei größere Stämme ziehen als großer und kleiner Eingeweidenerv, *N. splanchnicus major* und *minor*, durch das Zwerchfell zu den praevertebralen Ganglien des Bauchraumes. Der **N. splanchnicus**

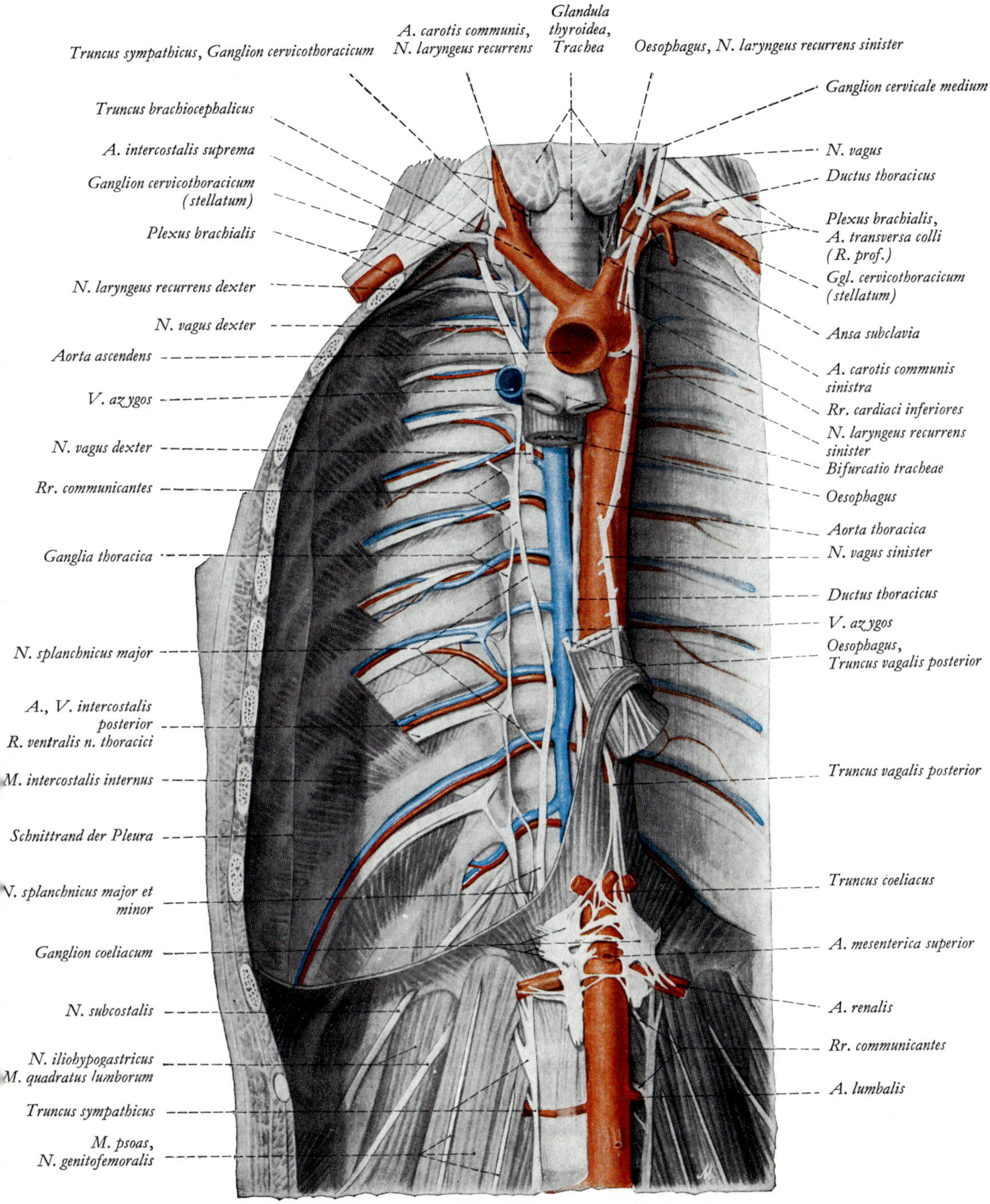

Abb. 445. Topographie des Mediastinum posterius. Der Oesophagus ist z. T. reseziert, um die tiefer liegenden Gebilde zu zeigen

major kommt aus den Brustganglien 6–9, der **N. splanchnicus minor** aus dem 10. und 11. Brustganglion.

Manchmal findet man im Verlauf des N. splanchnicus major ein größeres Ggl. splanchnicum. Es handelt sich um Ganglienzellen, die in der Entwicklung die prävertebralen Ganglien nicht erreicht haben. Ähnliche Zellansammlungen werden im Verlauf der verschiedensten vegetativen Nerven beobachtet.

Die *Nn. splanchnici* führen:

1. in der Hauptsache efferente, präganglionäre Fasern (s. o. unter 1), die die Brustganglien ohne Unterbrechung durchlaufen, um nach Umschaltung in den prävertebralen Ganglien die Baucheingeweide zu versorgen.
2. in geringerer Zahl afferente, schmerzleitende Fasern von den Eingeweiden (über ihren weiteren Verlauf siehe oben unter 3).

Das 1. Brustganglion liegt auf dem Köpfchen der 1. Rippe, wo es meist mit dem unteren Halsganglion zum **Ganglion cervicothoracicum** (stellatum) verschmolzen ist. Dorsal von der A. subclavia zieht ein stärkerer Ast zum Halsgrenzstrang, ventral von ihr ein schwächerer zum Ganglion cervicale medium (Ansa subclavia). Kaudal von der Arterie kommt aus dem Ganglion der *N. cardiacus cervicalis inferior.*

Da kranial von C_8 keine Verbindungen zwischen Rückenmark und Halsgrenzstrang bestehen, erhalten von ihm aus Kopf, Hals, obere Gliedmaßen und Herz, z. T. auch Aorta und Lungen, ihre gesamte sympathische Versorgung. Neuerdings wird vor allem bei spastischen Zuständen in diesem Gebiet das Ganglion durch Injektion oder zusammen mit dem ganzen Halsgrenzstrang operativ ausgeschaltet **(Stellatumblockade).**

Bevor man diesen schwerwiegenden Eingriff vornimmt, sei man sich darüber klar, daß damit nicht nur der gesamte Kopfsympathicus (*Horner*scher Symptomenkomplex: S. 159) und die Vasokonstriktoren, sondern vor allem auch die sympathischen Fasern zum Herzen und zu wichtigen innersekretorischen Organen (Schilddrüse, Epithelkörperchen, Hypophyse) ausgeschaltet werden. Vor allem ist bei einem doppelseitigen Eingriff daran zu denken. Wenn die innersekretorischen Organe auch noch hormonal gesteuert werden und das Herz auch ohne sympathische Versorgung automatisch arbeitet, so bedeutet doch die Ausschaltung des Sympathicus einen tiefen Eingriff in die vegetative Steuerung, der sich vor allem am erkrankten Organ unangenehm bemerkbar machen kann.

Das Lymphsystem des Brustraumes (Abb. 446)

Die bereits bei den Organen beschriebenen Lymphgefäße und regionären Lymphknoten seien hier nochmals im Zusammenhang mit den größeren Lymphstämmen dargestellt.

Außer dem **Ductus thoracicus** (s. S. 614) und dem Ductus lymphaticus dexter (s. unten) gibt es im Brustraum rechts und links je 3 größere Lymphstämme:

1. Der **Truncus parasternalis** sammelt die Lymphe aus den Nll. parasternales [sternales] und leitet sie beiderseits direkt oder nach Vereinigung mit dem Truncus mediastinalis anterior in den „Venenwinkel". Außerdem sollen noch, besonders links, Verbindungen zu den supraklavikulären Lymphknoten bestehen. Frühe Metastasen in ihnen bei Karzinomen im oberen Bauchraum würden so ihre Erklärung finden.

   Nll. parasternales [sternales]. Quellgebiet: Haut über und neben dem Sternum und oberhalb des Nabels, medialer Teil der Mamma, Interkostalräume, Pleura parietalis, Zwerchfell, Peritonaeum parietale oberhalb des Nabels, Leber.
2. Der **Truncus mediastinalis anterior** verläuft an der Rückfläche des Brustbeins und nimmt die Lymphe aus den Nll. mediastinales anteriores und den Nll. phrenici auf und führt sie selbständig oder mit dem vorigen vereint zum „Venenwinkel".

   Die *Nll. mediastinales anteriores* liegen hinter dem Sternum, vor und hinter dem Thymus, vor den großen Gefäßen und vor dem Herzbeutel. Die untersten,

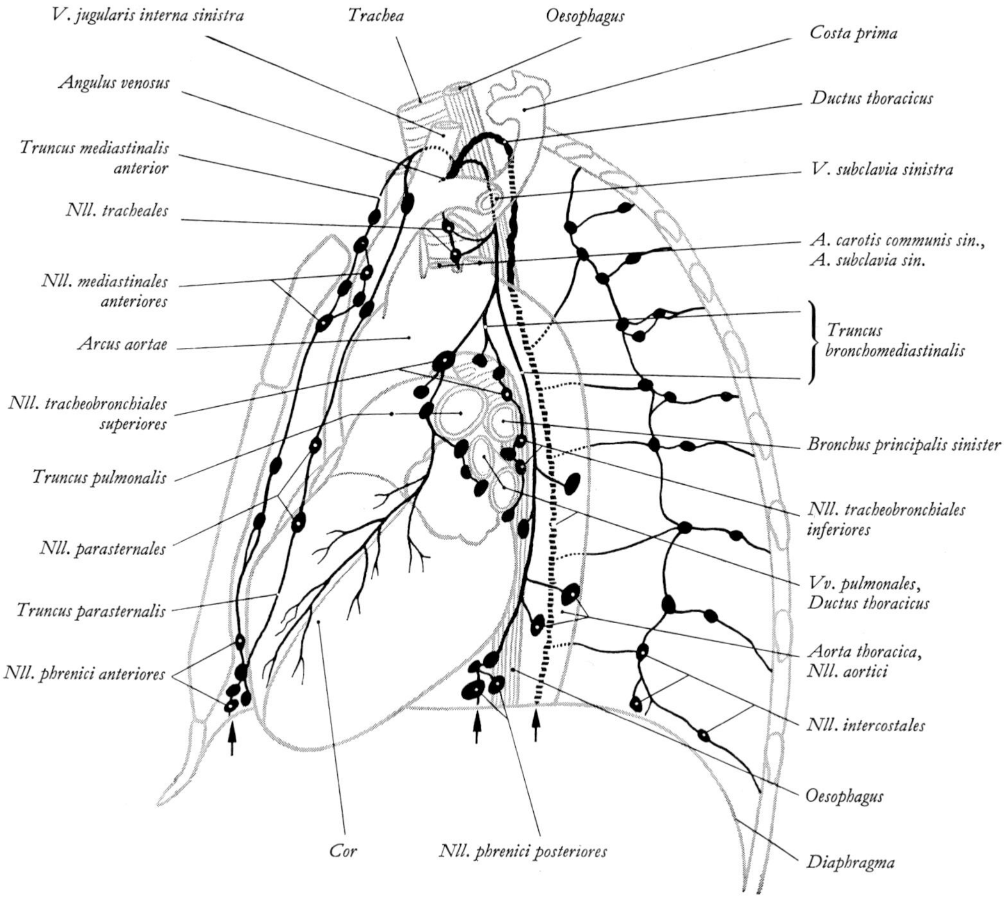

Abb. 446. Hauptlymphstämme und Lymphknotengruppen des Brustraumes (Schema). Sicht auf das Mediastinum von links. Pfeile zeigen den Lymphzufluß vom Bauchraum an. Verdeckte Teile der Lymphstämme gestrichelt

unmittelbar auf dem Zwerchfell liegenden, werden auch als *Nll. phrenici* bezeichnet.

Quellgebiete: Leber, Herzbeutel, Herz, Thymus. Außerdem sind noch Verbindungen zu den Nll. parasternales beschrieben.

3. Der **Truncus bronchomediastinalis** verbindet eine Lymphknotenkette, die zu seiten des Oesophagus und der Aorta liegt (Nll. mediastinales posteriores), nimmt außerdem noch die Lymphe aus den Nll. tracheobronchiales und tracheales auf und mündet links in den Ductus thoracicus. Rechts vereinigt er sich mit dem Truncus mediastinalis anterior sowie mit dem Truncus jugularis und Truncus subclavius zu dem sehr kurzen **Ductus lymphaticus dexter.**

Nll. mediastinales posteriores. Quellgebiet: Leber, Zwerchfell, Speiseröhre, Lungen, dorsaler Teil der Zwischenrippenräume.

Nll. tracheobronchiales inferiores (an der Bifurcatio tracheae) und *superiores* (im Winkel zwischen Luftröhre und Stammbronchien). Quellgebiet: Lunge, Bronchien, Pleura pulmonalis und linke Herzhälfte.

Nll. tracheales (neben der Luftröhre). Quellgebiet: Kehlkopf unterhalb der Rima glottidis, Luftröhre, Lungen, mittleres Drittel der Speiseröhre.

Sachregister

Alle Zahlen sind Seitenzahlen, kursiv gedruckte Zahlen weisen auf Hauptstellen des Textes hin.

C

D

H

I

J

K

L

N

Q

R

S

T

W

X

Z